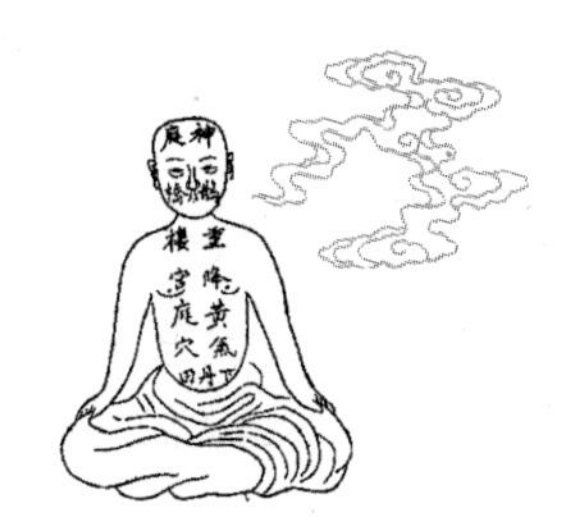
神庭
重樓
黃庭
氣穴
下丹田

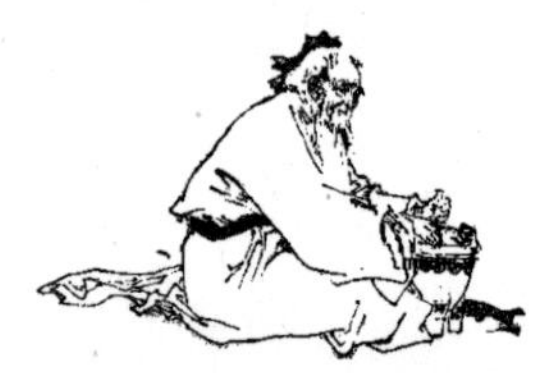

饮食起居均有健康学问
生活点滴皆有长寿法则

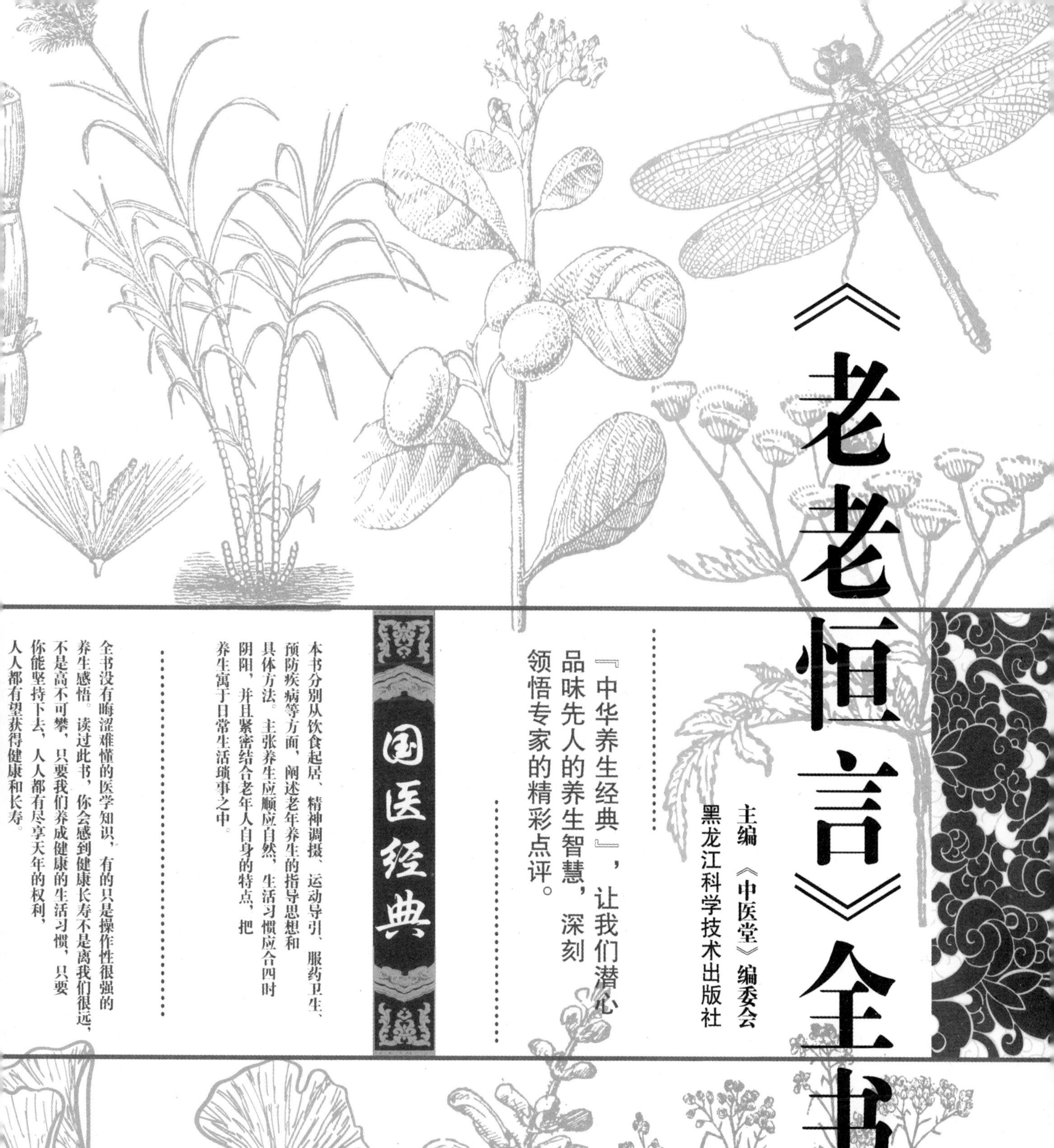

《老老恒言》全书

主编 《中医堂》编委会

黑龙江科学技术出版社

『中华养生经典』，让我们潜心品味先人的养生智慧，深刻领悟专家的精彩点评。

国医经典

本书分别从饮食起居、精神调摄、运动导引、服药卫生、预防疾病等方面，阐述老年养生的指导思想和具体方法。主张养生应顺应自然，生活习惯应合四时阴阳，并且紧密结合老年人自身的特点，把养生寓于日常生活琐事之中。

全书没有晦涩难懂的医学知识，有的只是操作性很强的养生感悟。读过此书，你会感到健康长寿不是离我们很远，不是高不可攀，只要我们养成健康的生活习惯，只要你能坚持下去，人人都有尽享天年的权利，人人都有望获得健康和长寿。

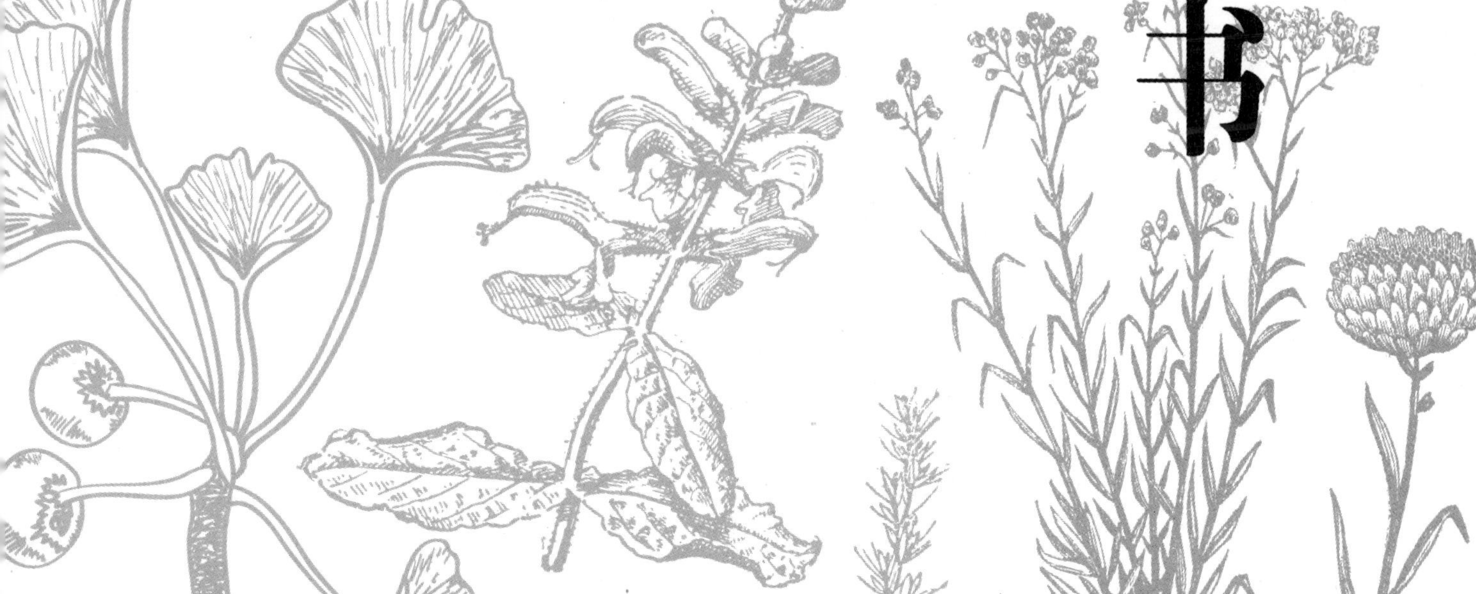

图书在版编目（CIP）数据

《老老恒言》全书/《中医堂》编委会主编.—哈尔滨:黑龙江科学技术出版社,2015.1
ISBN 978-7-5388-8159-2

Ⅰ.①老… Ⅱ.①中… Ⅲ.①老年人－养生（中医）－中国－清代 Ⅳ.①R161.7 ②R212

中国版本图书馆CIP数据核字(2015)第016363号

《老老恒言》全书

LAOLAO HENGYAN QUANSHU

主　　编　《中医堂》编委会
责任编辑　焦　琰
封面设计　刘丽奇　赵雪莹　叶　子
出　　版　黑龙江科学技术出版社
　　　　　地址：哈尔滨市南岗区建设街41号　邮编：150001
　　　　　电话：(0451)53642106　传真：(0451)53642143
　　　　　网址：www.lkcbs.cn　www.lkpub.cn
发　　行　全国新华书店
印　　刷　深圳市雅佳图印刷有限公司
开　　本　889mm×1194mm　1/16
印　　张　27.50
字　　数　500千字
版　　次　2015年4月第1版　2015年4月第1次印刷
书　　号　ISBN 978-7-5388-8159-2/R·2442
定　　价　109.80元

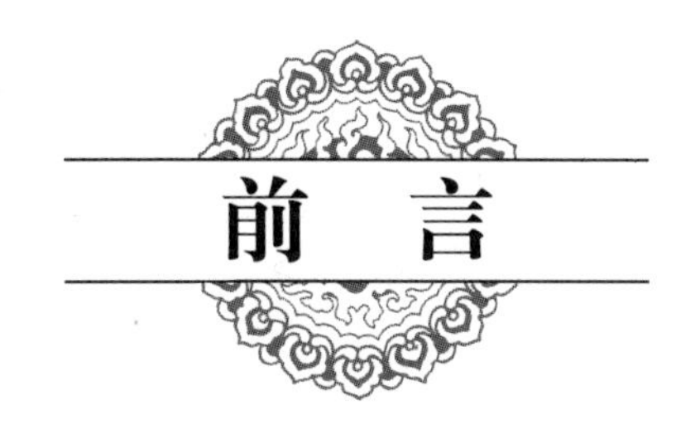

前　言

《老老恒言》是清初文苑之秀曹庭栋撰写的一本老年养生专著。曹庭栋字偕人，号六圃，又号慈山居士；其性旷达，善于养生，其随事随物留心体察，闲披往籍，凡有涉养生者，摘取以参得失旁征博引，参考历代文献300余种，并结合自身体验，著成《老老恒言》。

《老老恒言》（又名《养生随笔》）是历代养生思想及经验的总结，内容广博，经史子集无所不涉，如《周易》《老子》《庄子》《论语》《孟子》等中国古典名著以及《黄帝内经》《遵生八笺》《寿亲养老新书》等中医养生著作。

曹庭栋主张养生要适应日常生活习惯，不可有半点勉强；养生实践要寓于日常生活起居琐事之中；重视调摄脾胃，推崇食粥，列粥谱达百余方，强调老年养生要重省心养性。

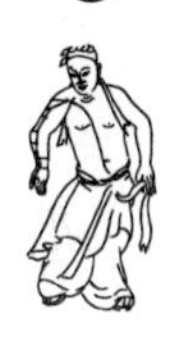

《老老恒言》认为日常生活应顺乎自然，调摄要按时，衣帽“适体”就好；“寒热饥饱，起居之常”，要注意保暖，须“随时审量”。“衣可加即加，勿以薄寒而少耐”，“热即脱，冷即着”。并主张用兜肚暖腹，认为腹为五脏之总，故腹本“喜暖”。老人下元虚弱，更宜加意暖之。要重视气候的变化，遇大风、大雨和大寒、大热时，非特不可出门，即居家亦当“密室静摄，以养天和”。切忌疲困，当午后微倦时，应“卧室安枕移时”，醒、寐则“任其自然，欲起即起，不须留恋”；亦可“坐而假寐，醒时弥觉神清气爽，较之就枕而卧，更为受益”。劳逸必须适度，“老年气弱，运动久则气道涩”，宜“寝以节之”，“倦欲卧而勿卧，醒欲起而勿起，勉强转多不适”。养生不求助于医药，唯以顺应自然为宗法，以求颐养天和，克享遐寿。

《老老恒言》认为老年人脏腑功能衰退，脾胃薄弱，强调饮食必须以“量腹”为原则。食取称意，所需多少，“非他人所知，须自己审量”。“早饭可饱，午后即宜少食，至晚更必空虚”；“勿极饥而食，食不过饱；勿极渴而饮，饮不过多。但使腹不空虚。则冲和之气，沦浃肌髓”。曹氏认为粥对老年人最宜。每日空腹食粥一瓯，能推陈致新，生津快胃。并指出煮粥要注意选米、择水，掌握火候。指出五味需要调和，冷热必须适当，“食物之冷热，当顺乎时之自然”；但宁可过热，因“胃喜暖，暖则散，冷则凝，凝则胃先受伤，脾即不运”；对于“瓜果生冷诸物，亦当慎”。

《老老恒言》认为老年人肝血渐衰，未免性生急躁，“当以耐字处之”；“急便伤肝”，“在乎善养”，最忌发怒。“若怒心一发，则气逆而不顺，窒而不舒”。指出“养静为摄生首务”，然应辩证看待，“心不可无所用，非必如槁木，如死灰，方为养生之道，静时固戒动，动而不妄动，亦静也”；“坐，是以静求静”；“行千步，是以动求静”，乃动与静有机结合。在性情恬淡的同时，曹氏还具有广泛的兴趣，如说“笔墨挥洒，最是乐事……书必草书，画必兰竹，乃能纵横任意，发抒性灵，而无拘束之嫌”；丽观奕听琴，亦足以消永昼，但“棋可消闲”而“易动心火”；“琴能养性”而“嫌磨指甲”；植花木，不求名种异卉，四时不绝便佳；贮水养金鱼，观其“浮沉旋绕”，“既足怡情，兼堪清目”。

《老老恒言》认为活动能使血脉流通，消化功能增强。曹氏认为：有些小事，老年人

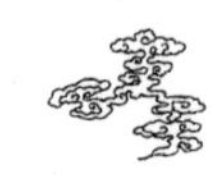

"不妨身亲之，使时有小劳，筋骸血脉乃不凝滞，所谓流水不腐，户枢不蠹也"。平时应多散步缓行，盖"步则筋舒而四肢健，懒步则筋挛"，"坐久则络脉滞"：应于"饭后食物停胃"之时，"缓行数百步，散其气以输于脾，则胃磨而易腐化"。而散步之时，"须得一种闲暇自如之态"，"且行且立，且立且行"，"散而不拘"。认为老年人"久坐、久卧不能免，须以导引诸法，随其坐卧行之，使血脉流通"。指出如八段锦、华佗五禽戏、天竺按摩诀等，能够"宣畅气血，展舒筋骸，有益无损"。并详细介绍适合老年人易行之仰卧、正立、趺坐诸法，至于"叩齿咽津，任意为之可也"。

《老老恒言》全书共五卷，前二卷从日常生活、饮食起居讲述养生之道，包括安寝、晨兴、昼卧、夜坐、盥洗、饮食、散步、消遣、出门、见客等之宜；次二卷从居处备用之物讲述养生之术，如衣、帽、鞋、袜、床、枕、席、被等之要；后一卷为"粥谱"，介绍药粥百种，讲述调养治病之需，全面明了。全书虽篇幅不大，却引用300多种古书典籍。在"饮食"篇中，引用《卫生录》关于四季饮食的论述："春不食肝，夏不食心，秋不食肺，冬不食肾，四季不食脾。当旺之时，不可犯以物之死气，但凡物总无活食之理。"在"省心"篇中，引用《论语》关于节俭的论述："及其老也，戒之在得。财利一关，似难打破，亦念去日已长，来日已短，虽堆金积玉，将安用之？然使恣意耗费，反致奉身匮乏，有待经营，此又最苦事。"在"晨兴"篇中，引用《黄帝内经》关于春、夏、秋、冬四时作息时间的论述："春宜夜卧早起，逆之则伤肝，夏同于春，逆之则伤心；秋宜早卧早起，逆之则伤肺；冬宜早卧晏起，逆之则伤肾。"《老老恒言》是老年人养生的集大成者。

《老老恒言》集中体现了我国历代养生家的养生思想和养生方法，对目前指导老年人养生和预防"亚健康"等现代卫生保健重大问题，均有重要的现实意义。

本书依托《老老恒言》，在尊重原书的基础上，同时又根据现代生活实际做以相应修正和拓展，最大限度将原书内容清晰地呈献给读者。全书没有晦涩难懂的医学知识，有的只是操作性很强的养生方法以及指导性很强的养生感悟。读过此书，你会感到健康长寿不是离我们很远，不是高不可及，只要我们养成健康的生活习惯，只要能坚持下去，人人都有能力获得健康和长寿。

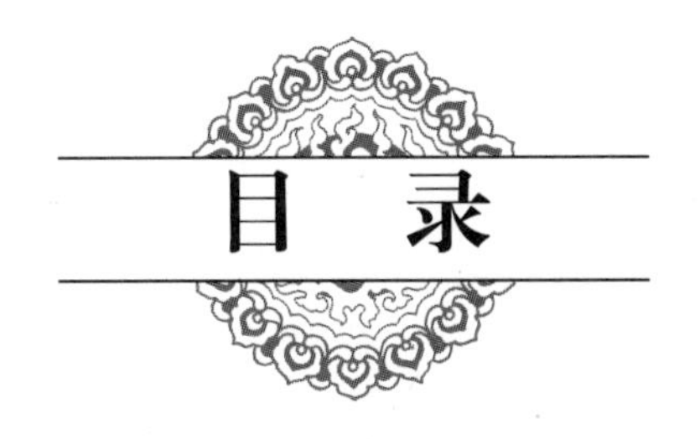

目　录

序　养生集大成者《老老恒言》

长寿是世人的普遍愿望 …… 2
长寿之人谈长寿 …… 3
老年养生之道应顺乎自然 …… 4
长寿者靠后天的保养 …… 5
调理饮食，固护脾胃 …… 5
修身养性，长寿之道 …… 7
四季中的情志养生 …… 8
顺应四时，养生之本 …… 10
起居有常，养生之要 …… 11
衣食住行皆有养老学问 …… 12
生命在于运动 …… 13
日常生活行动亦养生 …… 15
未病先防，用药宜慎 …… 15
调养心身，健康长寿 …… 17
养生要适度 …… 18
阴阳平衡乃长寿之根本 …… 19
曹庭栋与他的《老老恒言》 …… 20

第一章　养生之旨，以养心为本

养生始于养心 …… 22
老人养生重在养心 …… 23
静坐闭目养心法 …… 25
清心养生法 …… 27
“慢”中宁心神 …… 28
乐花者乐心，乐心者长寿 …… 28

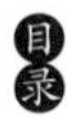

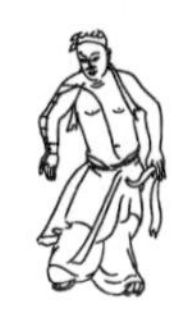

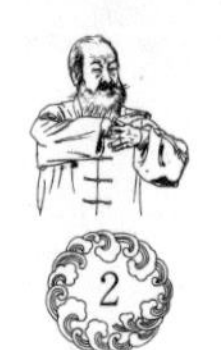

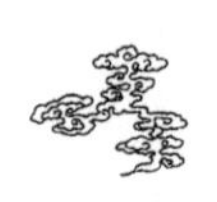

高寿不如高兴 …… 29
开心有助长寿，乐观有益健康 …… 29
养静忌伤怒 …… 30
情绪波动易伤身 …… 31
去留无意，宠辱不惊 …… 32
淡泊名利，“戒之在得” …… 32
服老是一种智慧 …… 33
心存感恩，知足常乐 …… 34
学会宽容 …… 35

第二章　养生之道，首在养性

保持心态平衡，有利于健康 …… 38
读书可以养生治病 …… 38
仁智者寿——活到老学到老 …… 39
踏游青山，健身益养性 …… 40
老年人放风筝益处多 …… 41
书画养生，闲情逸致 …… 42
习书读帖利养生 …… 43
音乐养生 …… 44
养花怡情益寿 …… 46
养在旅途中 …… 47
养生保健话下棋 …… 49
养鸟怡情养性 …… 51
老人垂钓益长寿 …… 52
力所能及，心旷神怡 …… 53

第三章　养生贵在于养神

养生之道在于养神 …… 56
情志养生重在养神 …… 57
养生必先养德 …… 58
养神宜安心 …… 59
闭目养神，养身静气 …… 60
静坐凝神 …… 61
“糊涂”宜养神 …… 62
补身不如补神 …… 64
虚静养神 …… 65
睡眠养神益处多 …… 65
午后小睡精神加倍 …… 66
静则神藏，躁则消亡 …… 68

精神内守，病安从来 …… 69
养神以恬愉为务 …… 70
四气调神 …… 72

第四章　起居有常，不妄作劳

安寝 …… 78
神统于心，心静自然安眠 …… 78
少寐养生之大患 …… 79
勿依赖药物催眠 …… 79
睡下后忌忧愁多虑 …… 80
入睡困难可以试用“操”“纵”二法 …… 81
睡眠的正确姿势 …… 81
餐后不宜立刻睡 …… 82
就寝熄灯，神守其舍 …… 83
冬宜冻脑，卧不覆首 …… 84
护腹保暖宜元气 …… 85
睡眠保暖的学问 …… 85
晨兴 …… 87
清晨起床多讲究 …… 87
四时晨起养五脏，宜养生 …… 88
早晨起床勿急起 …… 89
正确漱口，去浊生清 …… 90
早餐喝粥，清淡为主 …… 91
晨起锻炼要避雾 …… 91
早晨晒太阳，壮阳补益 …… 92
老人晨练讲究多 …… 93
盥洗 …… 95
发宜常梳，脸宜多洗 …… 95
老年人洗浴不宜过频 …… 96
热水洗面好处多 …… 97
泔水洗漱，去垢不伤气 …… 98
老人洗浴有讲究 …… 98
卧而擦身，谓之“干浴” …… 99
空腹洗浴伤元气 …… 100
春秋洗浴宜忌 …… 101
香水洗身，疏泄元气 …… 102
昼卧 …… 104
卧榻即眠，不如卧室安枕 …… 104
午后不宜久睡 …… 105

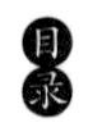

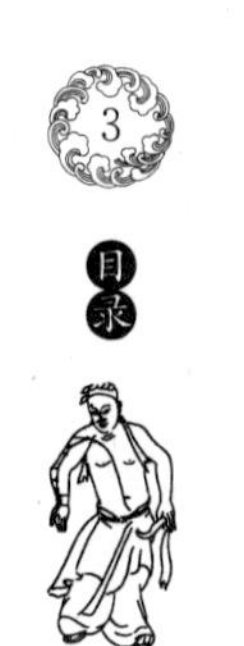

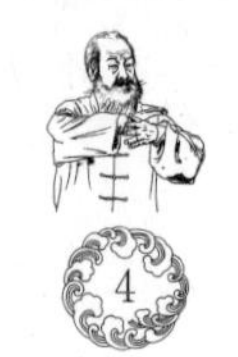

夏天午睡讲究多 …… 106
冬天昼卧注意保暖 …… 107
坐而假寐宜养神 …… 107
当昼即寝，寝之有节 …… 108

夜坐 …… 110
入夜不眠，老人常静坐 …… 110
闭灯静坐宜养精气 …… 111
夜坐饮食需注意 …… 111
夏夜纳凉须防夜寒 …… 112
夜坐不语，护肾纳气 …… 113

见客 …… 115
老人待客，不必拘于礼 …… 115
老人待客不宜强饮 …… 116
见客衣帽适体即可 …… 117
待客应避免疲劳 …… 118

出门 …… 120
出行看天气 …… 120
近游宜随身带茶果暖衣 …… 121
行程交通计划好 …… 122
鞋袜合脚适宜 …… 123
椅帽不离身 …… 124
步伐应缓慢 …… 125
出远门宜备周全 …… 125

第五章　养心、养神之地

卧房 …… 128
卧房宜小、宜静、宜简，方便出入 …… 128
卧室需防寒防暑，保温为重 …… 129
卧室应光线柔和 …… 130
卧室应隔绝潮湿 …… 131
卧室需适度通风 …… 133

床 …… 134
养生需要一张好床 …… 134
卧床需要避开湿气 …… 135
床的冷暖要随季节变化 …… 136

帐 …… 138
夏季蚊帐的选用 …… 138
配合植物驱蚊 …… 139

冬季暖帐的选用 …… 140

枕 …… 142

枕头的高低与长短 …… 142

枕头的填充物 …… 143

别忘了耳枕、膝枕 …… 145

怎样正确地使用枕头 …… 146

席 …… 148

席子不可长时间使用 …… 148

老人适合用温和柔软的席子 …… 149

席子的清洁与保养 …… 150

被 …… 152

被子保暖一定要宽大 …… 152

什么质地的被子保暖 …… 153

夜半天凉要添被 …… 154

褥 …… 156

贴身的褥子每年要换新絮 …… 156

褥子要经常晒 …… 157

寒暑变化用什么褥子 …… 158

铺毯子可以防湿气 …… 159

第六章　读书养生两相宜

书房 …… 162

书房的光线要明暗适度 …… 162

书房要防风 …… 163

书房应清新卫生 …… 164

书房要防潮 …… 165

书房的窗户 …… 166

书桌 …… 168

书桌实用就好 …… 168

书桌以香楠木品质最佳 …… 169

书桌面冬夏冷暖要适宜 …… 170

书桌的摆放位置 …… 171

书桌下设个滚脚凳 …… 172

坐榻 …… 174

老人书房常用的椅子 …… 174

要防椅子后面的风 …… 175

解决冬季椅子冷的方法 …… 176

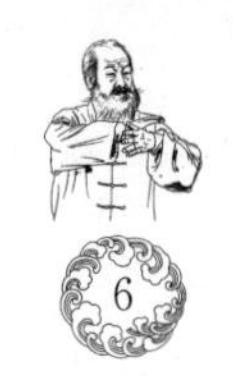

第七章　穿衣戴帽话养生

衣 …… 178
衣不必华，适体就好 …… 178
依据天时随时增减衣服 …… 179
备件“背搭”护胸背 …… 180
姜汁浸衣可治风湿、寒嗽 …… 181
如何为自己选择合身的服装 …… 182
如何选择老年人的衣料 …… 184
老年人四季的穿着 …… 186
帽 …… 188
老年人怎样戴帽 …… 188
皮帽不可轻易戴 …… 189
防寒，谨记戴帽子 …… 190
带 …… 192
老人的腰带不宜太紧 …… 192
腰带佩囊中的生活细节 …… 193
袜 …… 195
膝部要保暖，袜口宜宽松 …… 195
双脚四季都应暖 …… 196
药袜可治病 …… 197
鞋 …… 200
好鞋好在“鞋底” …… 200
外出鞋宜紧，居家鞋宜宽 …… 201
冬鞋宽大保暖，夏鞋轻便防潮 …… 202
老人居家最宜穿布鞋 …… 203

第八章　日常用具，养生要知道

杖 …… 206
拐杖是老年人的好帮手 …… 206
拐杖的选择 …… 207
拐杖上的养心 …… 208
杂器 …… 210
眼镜 …… 210
按摩器具 …… 211
痰盂 …… 213
取暖和降温器具 …… 213
饮食小器具 …… 215

拂尘 …… 216

便器 …… 218
老年人便器不可或缺 …… 218
大小便与排气均不可忍 …… 219
如何通利小便 …… 220
正确的排便方法 …… 221
观二便了解健康 …… 222

第九章　和于阴阳，四季养生

春季养生先养肝 …… 226
春主升发，重在调肝 …… 226
晚睡早起，春捂秋冻 …… 227
减酸增甘，以养脾气 …… 228
防病流行，用药轻清 …… 229
春季六节气养生 …… 231

夏季养生宜养心 …… 234
夏主生长，重在养心 …… 234
晚睡早起，不可贪凉 …… 235
食宜清淡，肥腻当戒 …… 237
防治中暑，冬病夏治 …… 238
夏季六节气养生 …… 240

秋季养生当养肺 …… 243
秋主收获，重在益肺 …… 243
早睡早起，敛神宁志 …… 244
补品瓜果，食宜讲究 …… 246
秋病多燥，药宜清润 …… 248
秋季六节气养生 …… 249

冬季养生应养肾 …… 251
冬主收藏，重在补肾 …… 251
早睡晚起，避寒就温 …… 253
冬季进补，因人而异 …… 255
冬季用药的窍门 …… 256
冬季六节气养生 …… 258

第十章　五味调和，饮食养生

五味养生随四季变化 …… 262
五味、五行、五脏和四季的对应关系 …… 262

四季饮食的养生食物 …… 263
健康饮食与盐的关系 …… 267
养生饮食健脾最好 …… 269
养生饮食的冷热问题 …… 270
夏季饮食的养生宜忌 …… 272

进食的健康问题 …… 275
吃多少的问题 …… 275
一日三餐的正确安排 …… 276
熟烂食物的正确吃法 …… 278
养生与口腔的关系 …… 280
老年人饮茶的学问 …… 283

煮饭和煮粥窍门 …… 287
煮饭选米的问题 …… 287
煮粥的小知识 …… 290

烟酒和养生的关系 …… 293
酒对身体的作用 …… 293
吸烟的坏处 …… 297
多吃蒸食好长寿 …… 300
主食里的养生精华 …… 302

养生食物不能太精细 …… 303
营养与食物的粗细 …… 303
称意的食物最好 …… 304

第十一章　世间第一补——粥

粥膳养生 …… 306
粥最宜人 …… 306
老人食粥，多福多寿 …… 306
药粥的养生之道 …… 307

择米第一 …… 309
选米要品种择优 …… 309
用健康米煮健康粥 …… 310

择水第二 …… 312
取对水方得正味 …… 312
择水不能草率 …… 313

火候第三 …… 315

食候第四 …… 316
食粥宜空腹 …… 316

冬季最好食热粥 …… 317
上品三十六 …… 318
中品二十七 …… 328
下品三十七 …… 335

第十二章　运动养生，流水不腐

散步 …… 346
即使在室内也应时时散步 …… 346
时常散步好处多 …… 347
散步时最好不要说话 …… 348
散步形式不要拘泥 …… 348
老人散步应该量力而行 …… 349
导引 …… 351
老年人多做导引有益无害 …… 351
卧功——仰卧练腰腿 …… 352
立功——站立练腿臂 …… 352
坐功——巧练耳目动腰身 …… 353
叩齿咽津——强胃又健脾 …… 354
内养功 …… 355
大小周天功 …… 356
六字诀 …… 357
古代养生十六法 …… 360
五禽戏 …… 362
八段锦 …… 367
易筋经 …… 370
和血功 …… 374
灵子显动术 …… 376
峨嵋甩手功 …… 377
大雁气功前六十四式 …… 378
马王堆导引健身功 …… 386

第十三章　祛病有方，遵以延年之术

防疾 …… 390
视听有度，避免疲劳 …… 390
老年人的性生活应遵从自然之道 …… 391
不要背部受风 …… 392
有风时谨防时疫传染 …… 393
夏季应防暑气 …… 394

饭后不宜急行 …… 395
要学会顺应天地四时 …… 396
防病就在生活点滴中 …… 397

慎药 …… 398
小病可用饮食来调理 …… 398
老年人用药须注意 …… 399
对自己的身体应做一个有心人 …… 400
用药一定要慎重 …… 401
调理好饮食起居胜过服长生药 …… 402
老年人如何调理脾胃 …… 403
内心淡定是一副良药 …… 404
养生不可尽信药 …… 405

附录

老年人常见的疾病 …… 408
高血压 …… 408
冠心病 …… 408
耳聋耳鸣 …… 409
前列腺增生 …… 409
糖尿病 …… 409
老年痴呆症 …… 410
白内障 …… 410
关节炎 …… 411
肩周炎 …… 411
肺气肿 …… 411
落枕 …… 412

老年人家庭医药箱 …… 413
日常仪器设备 …… 413
必备外敷药 …… 414
一般内服药 …… 415
呼吸类药物 …… 419
消化类药物 …… 419
心脑血管药物 …… 421

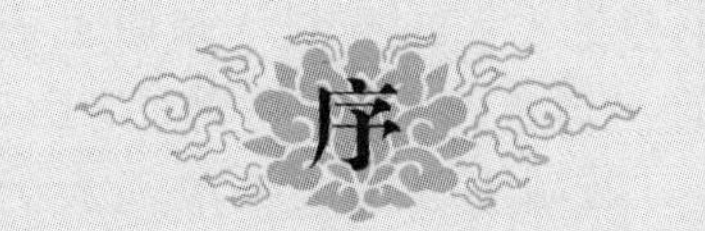

序

养生集大成者《老老恒言》

养生，又称摄生、道生、养性、卫生、保生、寿世等。养生一词最早见于《庄子》内篇。所谓生，就是生命、生存、生长之意；所谓养，即保养、调养、补养之意。总之，养生就是保养生命的意思。

关于养生，中国有文字记载的最早可以追溯到甲骨文。早期青铜器图形文字中，有许多“寿”、“老”等老人的象形文字，以及有关调理生活、防病治病的描述。《尚书·洪范》提出了“五福六极”的观念：“五福：一曰寿，二曰富，三曰康宁，四曰攸好德，五曰考终命。六极：一曰凶短折，二曰疾，三曰忧，四曰贫，五曰恶，六曰弱。”由此可知，中国古代先人们已经开始自觉地把追求幸福和快乐同追求长寿、健康、安宁联系起来，且不断地发展，逐渐形成后世的养生学，并具备自己的一套理论体系，为后人留下了《黄帝内经》《中国古代养生四书》《养生延命录》《寿亲养老新书》等诸多养生作品。

中医学将养生的理论称为养生之道，而将养生的方法称为养生之术。

养生之道，基本上概括了我国几千年的医药、饮食、宗教、民俗、武术等文化理论。养生内容主要包括四点：顺其自然、形神兼养、动静结合、审因施养。

养生不拘一法、一式，应形、神、动、静、食、药等多种途径、多种方式结合进行养生活动。此外，也要因人、因地、因时之不同用不同的养生方法，正所谓“审因施养”和“辨证施养”。

而养生之术，其内容主要为以下七方面：

1. 神养，包括精神心理调养、情趣爱好调养和道德品质调养等方面。

2. 行为养，包括衣、食、住、行和性生活等生活起居行为调养。

3. 气养，主要为医用健身气功的“内养功”。

4. 形养，主要包括形体锻炼及体育健身活动。

5. 食养，主要内容为通过调理饮食达到养生的目的。

6. 药养，主要内容为养生药剂的选配调制。其选药多为纯天然食性植物药，其制法多为粗加工调剂，其剂型也多与食品相融合。因此，有“药膳”之说。

曹庭栋老先生的《老老恒言》从日常起居、调理饮食、精神调摄和运动养生等内容入手，多方面介绍了老年人养生的生活细节，是汇集清朝以前各家养生思想，并结合作者自己的切身体会，总结编纂而成的养生学专著，集中体现了我国几千年的养生文化，是老年人养生的集大成者。

养生文化是中国传统文化宝库中的一枝奇葩。中国传统的养生学，对于延缓人的衰老，提高人的寿命，做出了卓越的贡献。

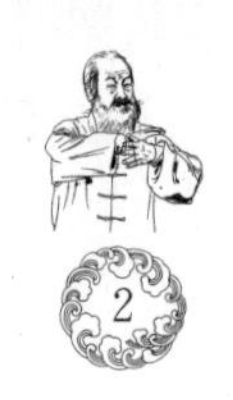

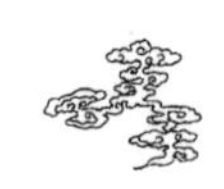

长寿是世人的普遍愿望

长寿，自古以来就是世人普遍关心的大事。“寿”在人们心目中有着重要而且不可代替的地位，我国许多名胜古迹都有“寿”字的石刻、碑匾。历代对帝王的祈福是“万岁！万万岁！”。民间对老人最常使用的一句祈福词是“寿比南山不老松”，即用“南山松”做比喻，企盼健康长寿。中国历史上，秦始皇、汉武帝等强大的帝王，也不能免俗地求仙、服丹，以求长生不老。

人活多大年龄为长寿？据古籍记载，人的自然寿命当在百岁以上。明朝张介宾《类经·卷一》曰：“百岁者，天年之概。”民间有“百年以后”之说，即指死亡。

史书中记载了不少为祈求长生而信神信巫，祈求于“神仙家”和“炼丹家”，服食金石而上演的悲剧。在《唐会要》卷五十二中写道：“秦始皇、汉武帝志求长生，延召方士……以为祷祠神仙，可求不死。二主溺信之。始皇遣方士入海，求三山灵药，遂外匿不归；汉武以女妻方士栾大，后亦无验，栾大竟坐腰斩……贞观末年，有胡僧自天竺至中国，自言能制长生之药，文皇帝颇信待之，数年药成，文皇帝因试服之，遂致暴疾……古人云：‘服食求神仙，多为药所误。’诚哉是言也。”仅在唐朝：唐宪宗因服石，“暴成狂躁之疾”，死时仅 43 岁；唐穆宗和宪宗一样，长年服用金石，臣下屡次劝谏，他虽表面答应，但实际上一直没有间断服用，在位 4 年，33 岁而亡；唐武宗服石，“喜怒失常”，“未几卒”，唐宣宗为此处罚了蛊惑武宗服石的道士，但后来唐宣宗自己也“好神仙、饵丹药”，后背生疽而亡……

如何能达到天年？靠所谓仙丹是没有用的。自然界一切生物的生命过程都是由诞生、发育、成熟、衰老、死亡这几个阶段组成的。我们知道龟是长寿的，但曹操在《龟虽寿》中写道“神龟虽寿，犹有竟时”，这就是自然规律。人类作为高级动物也未能超越这一自然规律，对这一点我们应有清醒的认识——生命是有尽数的。

虽然人类不能长生不老，但是如果能遵循自然规律、遵循养生之道，我们的寿命是可以延长，可以健康百年的。

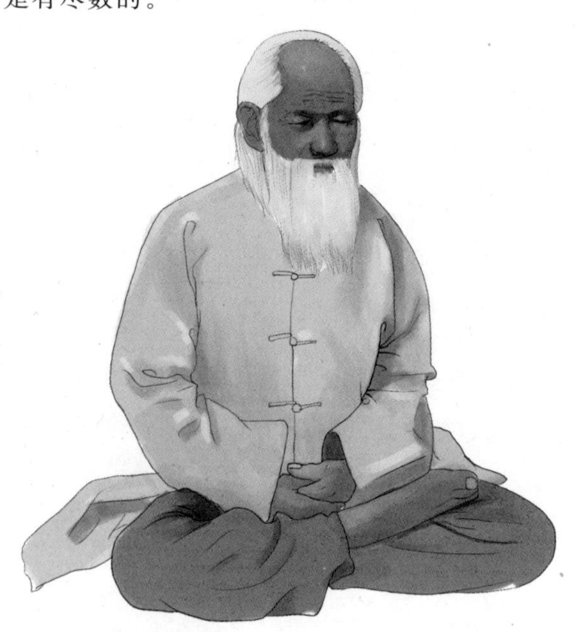

养生之道与健康长寿有着密切的关系，早在 2000 多年就已成书的《黄帝内经》里就非常明确地写道：“余闻上古之人，春秋皆度百岁，而动作不衰；今时之人，年半百而动作皆衰者，时世异耶？人将失之耶？岐伯对曰：上古之人，其知道者，法于阴阳，和于术数，食饮有节，起居有常，不妄作劳，故能形与神俱，而尽终其天年，度百岁乃去。今时之人不然也，以酒为浆，以妄为常，醉以入房，以欲竭其精，以耗散其真……故半百而衰也。”这里的“半百而衰”，就是因为不懂得或不实行养生之道而造成的；而“尽终其天年”，就是活到自己应该活到的岁数，这是认真实行了养生之道的结果，即“法于阴阳，和以术数，食饮有节，起居有常，不妄作劳，故能形与神俱，而尽终其天年”。这段话指出了能否身体健康，益寿延年的关键，是在于人们是否懂得和实行了养生之道。

追求长寿，是世界各民族的愿望，但也要讲究方法，应学习和运用科学的养生之道。

长寿是一曲生命的赞歌，一块永久的磁场，人类最美好的愿景。

长寿之人谈长寿

从古至今，许多人都在追求长寿之秘诀。上至帝王，下至平凡的老百姓。他们总认为世界上肯定存在长生不老药，可让人存活几百年，几千年，甚至几万年。随着社会的不断演进，科技水平的提高，人类文化程度的提升，我们意识到上古那些追求长生不老药的人是愚昧与荒诞的。是的，世界上没有长生不老药，人的生老病死是自然规律。人不能违背自然规律，也就不能逃避死亡。但是人的意识具有主观能动性，我们可以通过学习一些养生名人的经验来使自己长寿。

古来长寿当推彭祖，说他活了八百岁并最终仙去云云。

晋葛洪的《神仙传》特为彭祖立传，借殷王问彭祖之口大谈养生之道，真实性令人生疑，但这几段话可说是晋代以前的养生经验的总结。

彭祖养生术大致有三方面：

1. 注意个人修养。

2. 养成良好的习惯。

3. 采用补养导引之术。

传记中说彭祖性格恬静，不虑世事，达观豁然，不求享受，不计毁誉。一心只重养生长生。还说他将殷王所赐万金用以救济贫贱，一无所留。由此可见彭祖这个人心胸豁达，不为名利所累，个人修养深厚，而这些都是身体健康的首要保障，也是享尽天年必不可少的条件。

彭祖活八百岁并不可信，但是在我国历史上上至明君，下到普通老百姓，长寿者比比皆是。当我们提起孔子的时候，马上会在脑中出现一本正经谈经论道的“圣人”形象。其实，孔子也是一个养生家。

孔子的养生之道可在《论语》中窥得一二：

1. 孔子提倡一种乐观的态度，喜乐不喜忧。

2. 孔子讲究为人要有正确的心态和准则。他经常有意识地启发弟子们培养正直的性格，告诉他们：“君子不忧不惧”，“君子坦荡荡，小人常戚戚”。他主张自强不息的精神：“不怨天尤人”。

3. 孔子还讲究个人修养。众多弟子中孔子最喜爱颜回，说他“不迁怒”，即从不把怒气向别人发泄。

4. 在饮食起居上，孔子都有一定之规。不到吃饭时间不进食。他讲究食品卫生，他有五不吃：食物变质不吃，鱼肉腐败不吃，气味不正不吃，烹调不当不吃，食物色变不吃。

孔子正因为注重个人“修身养性”，才得以在世上度过七十三载。他死后一千多年，唐朝大诗人杜甫仍在慨叹：“人生七十古来稀。”在古代，孔子也算是个寿星了。孔子之后，儒家学派的另一名代表人物孟子也是一位长寿之人。

孟子活了 84 岁，这在春秋时代可谓长寿的典范。细究起来，其养生方法有以下几方面：

1. 终生善养“浩然之气”：孟子把自己喻“丈夫”，而“富贵不能淫，贫贱不能移，威武不能屈”，是养浩然之气的最好方法。

2. 品德高尚，善养成德：“修其身而天下平”，即以修养身心的道理和方法来治理国家。孟子提倡：要保养良心，减少私欲；先正己而后正人，要与人为善；要交品德端正之友；要守分安常，不忧穷困；要“苦其心志，劳其筋骨”。

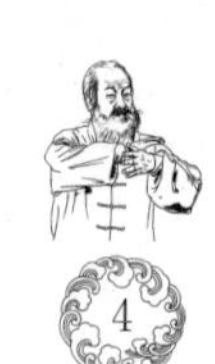

3. 生活平淡，喜好运动：他平时吃饭一般只是一小竹篮饭和一小壶汤。他认为只要吃饱就行，因而什么都吃，什么都喝。

孟子以平淡的生活和终身修养身心在世 84 年，在古人中已是长寿之人。而我国隋唐时期医学家孙思邈活了 101 岁。在他晚年，仍神清体健，写出了《千金要方》《千金翼方》两部医学名著。

从其两部医著，我们可以发现孙思邈长寿的奥秘：

1. 他在有生之年，一直坚持保持身体的适度运动。

2. 他注重饮食养生，他说："安身之本，必资于食"，"厨膳勿使脯肉丰盈，常令俭为佳，每学淡食。咸多促（短）人寿。"

3. 他还提出："早饭清淡一碗粥，夜饭少吃莫叫足。先饮而食，先渴而饮。食欲数而少，不欲数而多，多则难消化，常欲令如饱中饥，饥中饱。"又揭示了许多的饮食卫生宜忌，对现代饮食制度的改进具有参考价值。

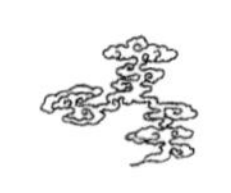

长寿之人举不胜举，纵观他们的养生之道，无外乎注意饮食、适当的运动和提高个人修养。《老老恒言》汇集了各家养生思想，从饮食起居、精神调摄、运动导引等方面，阐述老年养生的指导思想和具体方法。所以，解读《老老恒言》，探讨长寿之人的长寿之道，将会给我们以长寿智慧的启迪。

老年养生之道应顺乎自然

曹庭栋老先生一生养生不求助于医药，主张养生应顺应自然，生活习惯应合四时阴阳。大自然是万物赖以生存的基础，是人类生命的源泉。《灵枢·岁露论》说："人与天地相参也，与日月相应也。"《素问·六节藏象论》说："天食人以五气，地食人以五味。……气和而生，津液相成，神乃自生。"这说明人是禀天地阴阳之气而生的，与自然界息息相通，自然界不仅给人类提供营养、水分、空气、阳光等，以满足人体新陈代谢的需要，同时自然界的各种变化，不论是四时气候，昼夜晨昏，还是日月运行，地理环境，也会直接或间接地影响人体，使人体相应地出现各种不同的生理或病理反映。如《灵枢·本脏》说："五脏者，所以参天地，副阴阳，而连四时，化五节者也。"说明人体生长衰老的整个生命过程，就是五脏功能盛衰变化的生理过程，人体五脏功能之间不仅有着相互配合的关系，还与自然界的变化保持着协调统一。

想要长寿必须掌握自然界的变化规律，并且顺乎自然界的运动变化来进行养护调摄，与天地阴阳保持协调平衡。《灵枢·本神》说："智者之养生也，必顺四时而适寒暑，和喜怒而安居处，节阴阳而调刚柔。如是则僻邪不至，长生久视。"《素问·四气调神大论》说："夫四时阴阳者，万物之根本也。所以圣人春夏养阳，秋冬养阴，以从其根，故与万物沉浮于生长之门。"要求老年人凡日常起居、调理饮食、修身养性等，都要顺应自然界的变化，进行适当地调节。

怎样才能顺乎自然呢？

顺乎自然，就要按照自然的要求，内养其心，外养其形。正所谓"五谷为养，五畜为益，五果为取，五菜为充"，提倡合理选择膳食，做到食有定时、定量，摄取的各种营养素保持均衡，并养成健康的生活情趣。

顺乎自然，就要像自然界一样有序地运动。所谓"流水不腐，户枢不蠹"。经常运动的人，全身的血液循环流畅，心肺功能不断增强，五脏六腑通顺，新陈代谢平衡，自然延缓衰老、防病祛病、强身健体。

顺乎自然，贵在自知之明，顺应自然规律。让自己达观一点，待别人宽容一点，把自己的内心活动调节到轻松、旷达、舒展、平衡的状态，避免大喜大悲和激烈的情绪波动。这样不仅有助于血脉流畅，还可以促使机体各器官功能协调、代谢有序，从而增强免疫力，减少疾病的发生。

顺乎自然，是人生的一种坦然，是对生命的一种珍惜。它可以使你真正地享受生活，在追求中体验欢乐。

长寿者靠后天的保养

人体的健康与长寿，有先天因素和后天因素，优越的先天条件如在后天不善于保养，也难免早衰和夭亡。相反，先天条件差者，能善于后天保养，仍然可以健康长寿。《外台秘要》说："夫人生寿夭，虽有定分，中间枉横岂能全免，若能调摄会理，或可致长生。"可见后天的保养对健康长寿具有极其重要的意义。

通过后天的保养以健身益寿的方法很多，但总的应采取综合保养的措施。

1. 要注意调理饮食。因饮食不定时定量，或忍饥挨饿，或恣食厚味，或偏食，或五味太偏等，均可导致胃气不足，气血虚衰，影响人体健康。古语曰："不渴强饮则胃胀，不饥强食则脾劳"、"饮食自倍，肠胃乃伤"，所以《管子》中说："饮食不节，则形累而寿命损；饮食节，则身利而寿命益。"在后天的保养，要注意进食的定量定时，饥饿适中，五味调和，营养均衡。

2. 要注意起居有常。李东垣在《脾胃论》中提出，劳役过度可致脾胃内伤。脾为后天之本。后天失养，起居失常，劳逸失度，脾胃伤则元气受伤，各种疾患由此而生。所以，要注意起居的调摄，做到作息规律，劳逸结合，休息方式要多样化，有静有动，协调适度。

3. 要注意精神调摄。中医学认为脾主思，但思虑过度，忧愁不展，最伤脾胃。对于中老年人来说，往往因事与愿违致情志抑郁，食少纳呆，脘胀嗳气，久则脾胃失健，身体虚弱。因此，要注意情志调畅，保持开朗的性格，乐观的情绪，心理的平衡，不要思虑过度。

4. 要注意服药调理。在中医养生学中，调理脾胃以养生显示其独特的优势，不管是日常饮食还是治病服药，顾护胃气是始终如一的原则。

中医学认为，元气是维持生命的根本动力，先天元气虽然对寿命有所影响，但真正要想长寿，还在于后天对元气的维护。"先天之强者不可恃，恃则并失其强矣；后天之弱者当知慎，慎则人能胜天矣。"为此，张景岳提出养生"四慎"说，即"慎情志可以保心神，慎寒暑可以保肺气，慎酒色可以保肝肾，慎劳倦饮食可以保脾胃。"

中医学著作中记载很多具体的养生内容，如调养脾胃，主张节制饮食、饥饱适宜、饮酒适量；保精治形，阴阳并重；防劳慎色，调情养性；练功固齿，健身延年，等等。这些后天的努力，对于养生来说是非常重要的。

长寿并不是先天决定的，而是得益于后天保养。据长寿科学研究专家的证实，这些科学家经过长期的调查研究，终于发现决定长寿的因素中，遗传只占15%，另外85%则要靠后天的努力。

调理饮食，固护脾胃

曹庭栋老先生认为饮食有节，就是要求老年人在日常饮食中，应该有所节制，切记饮食饥饱失常，偏嗜成性；老年人脏腑功能日益衰退，因此调理脾胃、节制饮食最为关键。曹老先生推崇食粥对老人的调养疗疾之功。他指出，粥能益人，老年尤宜。每日空腹食淡粥一小碗，能够生津快胃，"所益非细"。此法简单，简便易行，无病可调养，有病可疗疾。

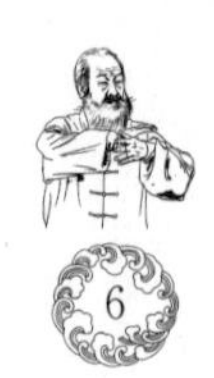

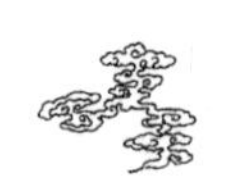

饮食调理在中国养生文化中具有特殊的意义和悠久的历史。唐代孙思邈不仅在《千金要方》中设有《食治》一卷，记载了不少用食物治病的方法，而且特别强调“夫为医者，当先洞晓病源，知其所犯，以食治之，食疗不瘥，然后命药”。

养生家在阴阴五行学说的影响下，结合大量的养生实践经验，把所有的食物概括为辛、苦、甘、酸、咸五种味道，并相应地分析了各种性味食物对人体所起的不同作用。《灵枢·五味》认为，食物的酸味先入肝，苦味先入心，甘味先走脾，辛味先走肺，咸味先走肾。饮食调理就是要人们充分考虑到食物的特性，谨慎地控制调节自己的饮食，既要使食物适合个人的口味，又要保存其性味，让食物中的营养能够被身体充分吸收和利用，从而达到“骨正筋柔，气血以注，腠理以密，如是则骨气以精，谨道如法，长有天命”的养生目的。

调理饮食不仅要注意食物的属性，还要控制饮食即饮食有节，所谓“节”，就是指“节制”与“节度”，它要求饮食的时间有规律，饮食的种类要合理搭配，饮食量要严格控制等内容。

不能偏食。《黄帝内经》中提出：“阴之所生，本在五味；阴之五宫，伤在五味。是故味过于酸，肝气以津，脾气乃绝；味过于咸，大骨气劳，短肌，心气抑；味守于甘，心气喘满，色黑，肾气不衡；味过于苦，脾气不濡，胃气乃厚；味过于辛，筋脉沮弛，精神乃殃。”合理的膳食不仅要控制饮食，还要荤素搭配合理，各种营养成分兼备，这样才可能使饮食起到养生的目的。

少吃增寿。古时有这样的观点：所食愈少，心愈开，年愈益；所食愈多，心愈塞，年愈损。明代养生家敖英总结了饮食过量对身体造成的危害：“多食之人有五患：一者大便数，二者小便数，三者扰睡眠，四者身重不堪修养，五者食之不化。”对于食量究竟控制在什么程度最为合适，明代御医龚廷贤总结为“食唯半饱无兼味，酒至三分莫过频”最为恰当。

唐代百岁道士轩辕集在回答唐武宗李炎关于长寿秘诀问题时，曾特别提出“薄滋味”。所谓“薄滋味”，一是指饮食不宜过咸，《素问·生气通天论》说：“味过于咸，则脉凝涩而变煞费苦心。”“薄滋味”另一个含义是以素食为主。元代养生家朱丹溪对素食更是推崇备至，专门著有《茹谈论》一书，认为：“凡人饥则必食，彼粳米甘而淡者，土之德也，物之属阴而最补者也，唯可与菜同进。径以菜为充者，恐于饥时顿食，或虑过多因致胃损，故以菜助其充足，取其流通而易化，此天地生化之仁也。”

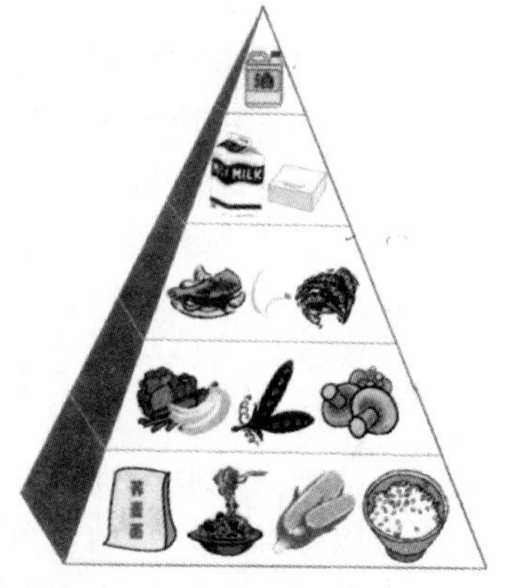

古人在长期的养生实践中还发现，进餐习惯的优劣与人们的健康长寿密切相关，并总结出了一整套有利于身心健康的进餐方法。这些方法包括严格限制晚餐食物的摄入量，进餐时精神要愉快，吃饭要细嚼慢咽，食毕要漱口，饭后要适当活动等。

饮食养生应“三因施膳”，即是指因人、因地、因时制宜，灵活采取相应的饮食调理措施。

因人制宜。不同的体质，饮食调理的措施也应有不同的要求。人们在进行食物调理时，必须充分考虑到人的素质禀赋、性格类型、饮食嗜欲等具体情况，以便区别对待，采取最适宜的调治举措。例如体胖者多痰湿，适宜多吃清淡化痰之物；体瘦者多阴虚，血亏津少，适宜多食滋阴生津的食物。

因时制宜。饮食的“因时制宜”就是指人们的饮食调理应注意随着不同的时令，选择有利于养生的食物和食量。元代忽思慧在《饮膳正要》中说：“春气温，宜食麦以凉之；夏气热，宜食菽以凉之；秋气燥，宜食麻以润其燥；冬气寒，宜食黍以热性治其寒。”

因地制宜。生活的地区不同，饮食调理的方法也应该有异。因为不同的地理环境不但会产生气候条件的差异，而且地质水土和生活习惯也有不同。

曹庭栋老先生在总结前人经验的基础上，也提出了自己的饮食养生方法：

1. 老年人脏腑功能衰弱，脾胃薄弱，因此调理脾胃、节制饮食尤为关键，“节制饮食、味宜清淡”是饮食养生的基本要求。

2. 饮食宜少量多餐，宁少毋多。“凡食总以少为有益，脾易磨运，乃化精液，否则极补之物，多食反至受伤，故日少食以安脾。”饮食过饱，则易滞脾气，阻碍脾胃之运化功能。

3. 饮食宜清淡，五味忌杂。他主张夏至以后，秋分以前，最应调理脾胃，勿进肥甘厚味，因为此时“外则暑阳渐炽，内则微阴初生”。

修身养性，长寿之道

在修身养性方面，《老老恒言》提出老人应定心、戒怒、知足、善于自我排解，才能保障身心健康，寿度百岁。《老老恒言》曰：“六淫之邪，其来自外，务调摄所以却之也。至若七情内动，非调摄能却，其中喜怒二端，犹可解释。倘事值其变，忧、思、悲、恐、惊五者，情更发于难遏。要使心定则情乃定，定其心之道何如?”曰“安命”。

人的情绪、情感的变化，亦有利有弊。如《养性延命录》曰：“喜怒无常，过之为害。”《三因极一病证方论》则将喜、怒、忧、思、悲、恐、惊正式列为致病内因。但在正常情况下，七情活动对机体生理功能起着协调作用，不会致病。七情六欲，人皆有之，情志活动属于人类正常生理现象，是对外界刺激和体内刺激的保护性反应，特别是老年人，更要注意情志养生，才有益于身心健康。

人的心理活动，我们通常叫做情绪，它是人在接触和认识客观事物时，人体本能的反映。合理的心理保健是人体健康的一个重要环节，自古以来就被人们所关注。早在春秋战国乃至更早以前，先秦文化中就有较精辟的论述：内，就是心；业，就是术。内业者，养心之术也。《管子》将善心、定心、全心、大心等作为最理想的心理状态，以这些作为内心修养的标准。具体地说是三点：一是正静，即形体要正，心神要静，如能这样，就有益于身心；二是平正，也就是和平中正的意思，平正的对立面，就是“喜怒忧患”；三是守一，就是说要专心致志，不受万事万物干扰则能心身安乐。

形神统一，才能身心健康，尽享天年，要求人们做到自我控制精神，抵制或摆脱社会不良风气的干扰。一个人如果精神愉快，性格开朗，对人生充满乐观情绪，就会阴阳平和，气血通畅，五脏六腑协调，机体自然会处于健康状态。反之，不良的精神状态，可以直接影响到人体的脏腑功能，使得脏腑的功能失调，气血运行阻滞，抗病能力下降，正气虚弱，而易于导致各种疾病。

汉代名医张仲景在其《伤寒杂病论》序中说出养生的重要性，同时责怪和痛斥时医、时人不重视养生，是“举世昏迷”，“不惜其命”，只知“竞逐荣势，企踵权豪”，“唯名利是务”，实在是“崇饰其末，忽弃其本”，劝导世人要重生命，固根本，可以说“晓之以理，动之以情”。由此可得出，修身养性对人体健康的影响非常重要。

《后汉书》记载三国时期的名医华佗，不畏杀身之祸，以激怒疗法治愈太守笃病的事迹，已广为人知。他还“晓养性之术”，重视心理卫生。

唐代名医孙思邈，在其所著《千金要方》中，有专门的“养性”之论，不仅整理了唐以前有关调神养心方面的论述，还提出了自己独特的见解，如在“道林养生”中的“十二少”、“十二多”，皆是对情志保健理论的进一步发展。

《摄生集览》一书也提出“养神为首”，即虽然保养之法可数以万计，但养神是第一位的养生思想。关于睡眠与精神的关系，指出不寐与情志有关，倡导“入寐之法，首在清

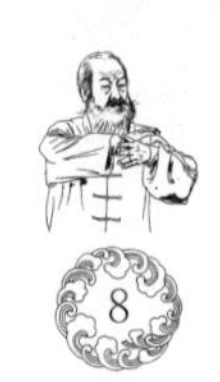

心”。在《遵生八笺》中还提倡鉴赏书画、文房四宝、各种花卉及游览、登高等活动，以陶冶精神，实为当今旅游、登山以健心身观点的理论之源，至今仍给我们以方法论启迪。

曹庭栋老先生在他的《老老恒言》中也提出了养神的重要性，认为：凡人心有所欲，往往形诸梦寐，此妄想惑乱之确证。老年人多般涉猎过来，其为可娱可乐之事，滋味不过如斯，追忆间，亦同梦境矣！故妄想不可有，并不必有，心逸则日休也。提出修身养性以养静为主，并提出了养静的方法：养静之法，当先静心，清心寡欲，淡泊名利；养静最忌伤怒，故应勿就喧哗，避免议人长短，正如《广成子》所谓：“无视无听，抱神以静，形将自正。”无事时，一室默坐，常以目视鼻，以鼻对脐，调匀呼吸，以宁心安神。同时作者主张动静结合，结合气功导引以安神定志。此外还分别从睡眠、昼卧、夜坐等来说明养静的理论和方法。

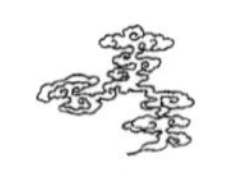

四季中的情志养生

人的情志活动受自然环境的影响而变化很大，具体养神修性的方法亦随季节时令的变化而有所不同。中医学强调：“从其气则和，违其气则病。”老年人应根据不同季节时令的变化适当调摄保养情志，做到“适时调神”，达到养生的目的。

春季养生宜舒情畅志护肝

春天阳光明媚、万物生发，一派朝气蓬勃的景象。春天养神要把握春令之气生发宣畅的特点，让自己的内心世界与外界万物欣欣向荣的生机相一致，以使情志得“生”。所以在春季这万物推陈出新的季节，老年人应当晚睡早起，散散步，放松形体，敞开心扉，不要约束和压抑自己，使自己闷闷不乐，否则就会逆生理而生百病。不妨去户外感受春天大自然亮丽的风景，赏百花争艳、听百鸟争鸣，怡情益性，以应春阳之气。

春季多风，人与自然相应，肝木旺盛，体内亦易生“风”。在生活中和临床上往往见到心脑血管疾病、精神疾病的发作增加，很大程度上归于春季调养情志不慎，情绪过激，“逆之则伤肝”，而使肝风内动，引起“中风”。故春季应重视“护肝”，勿使肝郁、勿使肝怒。

所以，春之时，务必保持精神愉快，气血调畅，以使一身之阳气运生，符合春阳萌生、勃发的自然规律，方可有益健康。

夏季养生宜怡情避怒顾心神

夏季气候炎热，万物繁茂，一派郁郁葱葱的景象。此时自然界阳气旺盛，人体新陈代谢亦是旺盛时期，体内阳气外发、阴伏于内。夏天养神要顺应自然，把握夏令之气阳气旺盛的特点，尽量情绪外向、心胸开阔，以使志“长”。所以，在炎夏万物茂盛的季节，老年人应当顺应自然界阳气外发之特点，晚睡早起，保持精力充沛，情志欢快，不应因夏日炎热而心生烦躁恼怒之情。工作学习之余，可以多参加有意义的活动，做自己感兴趣的事情，适当的时候可以外出游玩以消除烦闷之情。

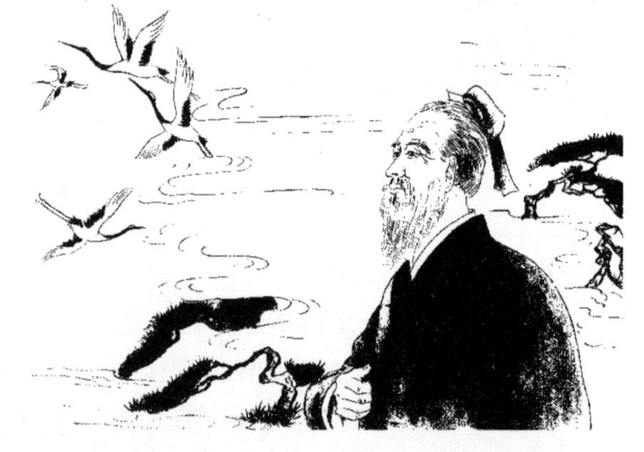

夏季炎热，此时心气易于亏耗，一定要注意“心神”的调养。心有所养，心气充足，则人体脏腑功能旺盛而协调。否则，“逆之则伤心”，导致心神不安、神气涣散，生活及工作效率明显下降；另外，夏季酷暑，汗液过多外泄可致心液损伤而中暑，甚至亡阴亡阳。

所以，夏之时，切不可抑郁恼怒、懒惰倦怠，务使心胸宽广、气机宣畅，以符合“夏长”之阳气旺盛的自然规律，即可少生疾病。

秋季养生宜乐观远郁调肺气

秋天，天空蔚蓝，地气清肃，万物成熟，自然界阳气渐收，阴气渐长。人体的生理活动亦随自然阴阳的消长变化而变化。秋季养神要把握秋令“万物之容，至此平定”的特点，收敛神气，让自己的精神世界与万物的收敛相一致，以使志“收”。古人指出，在秋天，天气劲急，地气清明，老年人应该顺应时节早睡早起，使精神旺盛充足，以御秋气之肃杀。尤其深秋时节，树枯叶落，万物凋零，人的凄凉之感油然而生，常常心情忧郁，正如古人所说的“悲秋”。因此，秋季更应注意情志的调摄，要心绪安定，保持开朗乐观的心态，收敛神气，快乐而无忧。生活中，老年人可以爬山登高，展望大好河山，使自己心胸开阔，抵御一切忧伤之感。

秋气肃杀，秋季悲忧最易伤肺，故秋季调神应顾护“肺气”，正如“秋三月，此谓容平，天气以急，地气以明，早卧早起，与鸡俱兴。使志安宁，以缓秋刑，收敛神气，使秋气平，无外其志，使肺气清，此秋气之应，养收之道也”。否则，“逆之则伤肺”，就会产生情绪不稳、睡眠欠佳的症状；同时肺气弱，则抵抗力下降，诱发多种急慢性疾病，如哮喘、支气管炎等。

所以，秋天，情志上一定要保持乐观之心态，收敛神气，内心宁静，避免悲伤忧郁、情绪不定而违背“秋气平”、“肺气清”的规律。

冬季养生宜伏志养阳培肾元

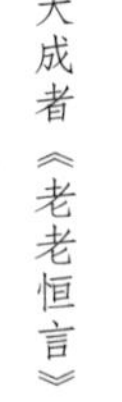

冬季天气寒冷，此时自然界阳气潜伏，阴气极盛。相应的，人体生理活动亦处于相对和缓的状态。冬季养神要把握冬令之气万物“闭藏”的特点，避寒就温，养阳护阴，促进阴阳平衡，以使志“藏”。在冬天万物封藏蛰伏的三个月里，阳气潜匿，阴气极盛。所以，此时人们不要扰动阳气，以免外泄损阳，应该顺应天时，早卧晚起以养阳，使意志伏藏，不要随意张扬；还必须避寒就温。这就是适应冬天“藏伏”的养神方法。冬季万物凋零，毫无生机，容易使人触景生情，抑郁寡欢，所以这个季节要保持沉静，要知足常乐。可以多参加一些室外活动，以提高对生活的热情和兴趣。

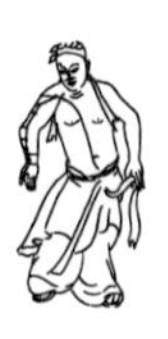

冬气封藏，内应于肾，故冬季调神应顾“肾”，保持精神内守，含而不露。若情志过及，则会内扰阳气，使之外泄，即“逆之则伤肾”。若肾的封藏功能失职，养精蓄锐就不足，则会影响来年的生机，常常在春季到来后而生百病。另外，冬季阳气最虚，若被扰，则更易受寒邪侵袭，诱发呼吸系统疾病或心脑血管疾病，如哮喘、心肌梗死、脑梗死等。

所以，冬季要顺应“封藏”之特点，保持精神内守，使阳气伏藏，养精蓄锐，避免被扰，对现在以及来年的健康都大有裨益。

随着社会的发展，越来越多的老年人产生情志方面的失衡。大量研究和实践已经证实，越来越多的疾病是由长期的精神因素所引起，如心脑血管疾病和恶性肿瘤等，这些疾病已经严重影响了老年人健康和生命。养生的一个重要的原则是“趋利避害”，选择有利于健康长寿的方式，避免对身体有害的生活方式，因此情志调摄在养生中占有重要的作用，历来都受到养生家的重视，不管是现代还是古代的医家、养生家，都重视情志的调节以避免对身体的伤害。

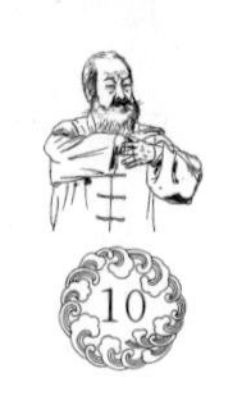

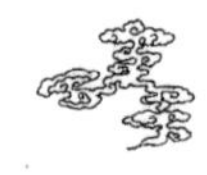

顺应四时，养生之本

顺时养生，《内经·灵枢》曰："故智者之养生也，必顺四时而适寒暑……如是，则僻邪不至，长生久视。"视，活的意思；长生久视，是延长生命、不易衰老的意思。为何能延长生命呢？是因为"僻邪不至"，邪，指不正之气，僻邪不至，是说病邪不能侵袭。而病邪不能侵袭的关键又在于"顺四时而适寒暑"，这是中医养生学里的一条极其重要的原则，也可以说是长寿的法宝。

春宜捂，秋宜冻

有句谚语："春捂秋冻，老了没病。"《黄帝内经》也有"春夏养阳，秋冬养阴"之说，这些都是老年人日常生活中的基本原则。那什么是"春捂秋冻"呢？

"春捂"就是说春季，气温刚转暖，不要过早脱掉棉衣。冬季穿了几个月的棉衣，身体产热散热的调节与冬季的环境温度处于相对平衡的状态。由冬季转入初春，乍暖还寒，气温变化又大，俗话说"春天孩儿脸，一天变三变"，过早地脱掉棉衣，一旦气温下降，就难以适应，会使身体抵抗力下降，病菌乘虚袭击机体，容易引发各种呼吸系统疾病及冬春季传染病。

"秋冻"就是说秋季气温稍凉爽，不要过早过多地增加衣服。适宜的凉爽刺激，有助于锻炼耐寒能力，在逐渐降低温度的环境中，经过一定时间的锻炼，能促进身体的物质代谢，增加产热，提高对低温的适应力。

同时，人要适当进补，以补充阴精。这一观念体现了中医的整体观念，既注重阳气的充盛，时时加以维护，又要注意阴精的不断补充与维系。

一日四时起居有常

怎样更好地顺应四时，其内容并不简单。中国文化认为四时的概念包括一天的四时和一年的四季。一天的四时指早晨、中午、晚上、半夜四个明显的时间段，中医称之为平旦、日中、日西、夜半四个时间段，它与自然界的阴阳消长相关。一日都在阴阳变化之中，一昼夜阴阳交会之时在子时，子时是指半夜23点到1点之间。中医认为人体应顺应自然界的规律，按时作息，睡觉应在子时以前，不主张每天熬夜。特别是老年人，熬夜对身体的影响更大。

一年四季适时调摄

中医学谈养生，不但注重一天四时的变化，还主张每天要顺应四时阴阳的变化，另一方面，更注重一年四季气候的变化。中医学认为，春夏秋冬四季，春生夏长秋收冬藏，春天万物生气勃勃，像早上初升的太阳一样，此时，人体也应像春天一样，所以《黄帝内经》说："春三月，此为发陈，天地俱生，万物以荣，夜卧早起，广步于庭，被发缓形，以使志生，生而勿杀，予而勿夺，赏而勿罚，此春气之应，养生之道也。"夏天阳气最盛，万物生长旺盛，枝繁叶茂，所有的生物体生机活跃，繁衍昌盛，故夏天主长养万物。《黄帝内经》说："夏三月，此为蕃秀，天地气交，万物华实，夜卧早起，无厌于日，使志无怒，使华英成秀，使气得泄，若所爱在外，此夏气之应，养长之道也。"进入秋季，阳气开始衰减，阴气开始逐渐加强，故主收敛于内，盖阳主上升主热主发散，阴主下降主寒主收敛。故秋季阳气内收，水液不外泄，因而秋季主燥。《黄帝内经》说："秋三月，此为容平，天气以急，地气以明，早卧早起，与鸡俱兴，使志安宁，以缓秋刑，收敛神气，使秋气平，无外其志，使肺气清，此秋气之应，养收之道也。”冬天天寒地冻，阳气更弱，万物因此而凋零，动物因此而闭藏冬眠，因此中医认为冬季主藏，《黄帝内经》说：“冬三月，此为闭藏，水冰地坼，无扰乎阳，早卧晚起，必待日光，使志若伏若匿，若有私意，若已有得，去寒就温，无泄皮肤，使气亟夺，此冬气之应，养藏之道也。”

顺应自然

中医学认为，顺应自然是健康长寿的基本方法。老子曰：“人法地、地法天、天法道、道法自然。”“自”指自己、事物本身；“然”的意思是“这样、如此”。草木春生夏长秋实冬残，动物随它们的本性和环境的变化而活动，它们本身一直就是这样，所以叫做自然。人却不这样，好自作主张。如果主张违背了自然，便是不符合“道”，那么长寿也就不能实现了。

起居有常，养生之要

起居，主要指作息，也包括对平常各种生活细节的安排在内。中医学认为，起居有常，即生活有规律，是人能长寿的一个重要原因。

从天体的运动变迁，到人体的生命活动，都有其内在的节律，人体生命一刻也离不开有节奏的规律。中医学对此早有认识，认为人体气血受日月、星辰、四时的影响而发生周期性的盛衰，故养生也必须起居有常，顺应阴阳之变化。

曹庭栋老先生更是强调了起居有常的重要性，是强身延年的重要途径。其具体内容，主要包括作息有时、动静适度、劳逸结合及顺应天时等环节。起居有常主要是指起卧作息和日常生活的各个方面有一定的规律并合乎自然界和人体的生理常度。这是强身健体、延年益寿的重要原则。

生活中，时时刻刻都能养生，那么老年人应该怎么做呢？

1.“作息有时”是健康的保证

《黄帝内经》说：“饮食有节，起居有常，不妄作劳，故能形与神俱，而尽终其天年，度百岁乃去”。古代养生家认为，人们的寿命长短与能否合理安排起居作息有着密切的关系。

清代名医张隐庵说：“起居有常，养其神也，不妄作劳，养其精也。夫神气去，形独居，人乃死。能调养其神气，故能与形俱存，而尽终其天年”。这说明起居有常是调养神气的重要法则。神气在人体中具有重要作用，它是对人体生命活动的总概括。人们若能起居有常，合理作息，就能保养神气，使人体精力充沛，生命力旺盛，面色红润光泽，目光炯炯，神采奕奕。反之，若起居无常，不能合乎自然规律和人体常度来安排作息，天长日久则神气衰败，就会出现精神萎靡，生命力衰退，面色不华，目光呆滞无神。

2.“动静适度”提高人体适应能力

起居作息有规律以及保持良好的生活习惯，能提高人体对自然环境的适应能力，从而避免发生疾病，达到延缓衰老、健康长寿的目的。

现代老年医学对人类衰老变化与衰老机理的研究认为，人的寿命长短与遗传有关。每种生物的寿命在遗传基因中都有出生、生长、发育、成熟、衰老、死亡这一过程。现代医学提出“生命钟”概念，即按“生物钟”的规律演变展现一系列的生命过程，决定着生物寿命的长短。有规律的作息制度可以在大脑神经中枢建立各种条件反射，并使其不断巩固，形成稳定的良好的生活习惯。一系列条件反射，又促进人体生理活动有规律的健康发展。可见，养成良好的生活作息规律是提高人体适应力，保证健康长寿的重要方法。

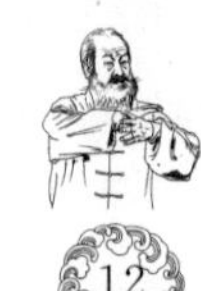

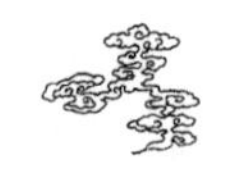

3. 生活作息失常对人体的危害。

如果“起居无节”，便将“半百而衰也”。就是说，在日常生活中，若起居作息毫无规律，恣意妄行，逆于生乐，以酒为浆，以妄为常，就会引起早衰以致损伤寿命。现代医学证明，人体进入成熟以后，随着年龄的不断增长，身体的形态、结构及其功能开始出现一系列衰退变化。例如适应能力减退、抵抗能力下降、发病率增加等，这些变化统称为老化。老化是一个比较漫长的过程，衰老多发生在老化过程的后期，是老化的结果。生理性衰老虽是生命过程的必然，但仍可通过养生延缓衰老；病理性衰老则可结合保健防病加以控制。有些人生活作息很不规律，夜卧晨起没有定时，贪图一时舒适，四体不勤，放纵淫欲，其结果必然加速老化和衰老，并进而导致死亡。

东晋医学家葛洪在《肘后备急方》《抱朴子·极言》等中指出：“定息失时，伤也”。生活规律破坏，起居失调，则精神紊乱，脏腑功能损坏，身体各组织器官都可产生疾病。特别是年老体弱者，生活作息失常对身体的损害更为明显。据现代研究资料表明：在同等年龄组内，退休工人比在职工人发病率高达3倍之多。说明只有建立合理的作息制度，休息、劳动、饮食、睡眠，皆有规律，并持之以恒，才能增进健康，尽终其天年。

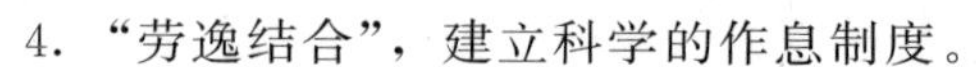

4. “劳逸结合”，建立科学的作息制度。

《庄子·让王》：“日出而作，日入而息，逍遥于天地之间而心意自得。”人生活在自然界中，与自然息息相关。因此，人们的起卧休息只有与自然界阴阳消长的变化规律相适应，才能有益于健康。例如，平旦之时阳气从阴始生，到日中之时阳气最盛，黄昏时分则阳气渐虚而阴气渐长，深夜之时则阴气最盛。人们应在白昼阳气隆盛之时从事日常活动，而到夜晚阳气衰微的时候，就要安卧休息，这就是古人所说的“日出而作，日入而息”，这样可以起到保持阴阳运动平衡协调的作用。因此，唐代医学家孙思邈说：“善摄生者卧起有四时之早晚，兴居有至和之常制。”即根据季节变化和个人的具体情况制定出符合生理需要的作息制度，并养成按时作息的习惯，使人体的生理功能保持在稳定平衡的良好状态中，这就是起居有常的真谛所在。

5. “顺应天时”，寿达天年，无疾而终。

《老老恒言》讲究作息顺应四时，有规律的周期性变化是宇宙间的普遍现象。现代医学已证实，人的生命活动都遵循着一定周期或节律而展开。如人的情绪、体力、智力等也都有一定的时间规律，体力、情绪和智力的节律周期分别为23、28和33天，每个周期又分为旺盛和衰退两个阶段。人的体温总是凌晨2～6时最低，下午2～8时最高。脉搏和呼吸是清晨最慢，白天较快。血压也是白天高，夜间低。

有规律的生活作息能使大脑皮质在机体内的调节活动形成有节律的条件反射系统，这就是健康长寿的必要条件。培养规律生活习惯的最好措施是主动地安排合理的生活作息制度。这样，对老年人健康长寿是大有益处的。

衣食住行皆有养老学问

《老老恒言》曰：“衣、食二端，养生切要事，然必购珍异之物，方谓于体有益，岂非转多烦扰？食但慊其心所欲，心欲淡泊，虽肥浓亦不悦口；衣但安其体所习，鲜衣华服，与体不相习，举动便觉乖宜。所以食取称意，衣取适体，即是养生之妙药。”

生命之福在健康，健康最贵在养生。养生要始终如一地贯彻到日常生活的细节当中，而并不是只有饮食进补、保健按摩、运气练功才叫养生，日常生活的衣食住行做好了，也是养生的重要方法。

就衣食住行养生来说，需要注意以下几方面的内容：

1. 衣——要因时而易，顺乎自然。天热脱衣，天寒添衣，看似简单，也常被忽略。我国民间有许多习俗就融汇了中华养生的智慧，像“春捂秋冻”的谚语就是告诉人们在因时而易的同时，不要过急，让身体有个逐渐适应的过程。

2. 食——要粗茶淡饭，合理膳食。现代人生活好了，吃得也讲究了，但其实身体的需要是有限的，过量和过精细的食物会造成营养的不平衡，也会加重身体的负担，所以现代人在保持自己的饮食习惯的同时，特别是老年人，应该尽量追求清淡饮食，而不是每天大鱼大肉。

3. 住——要采光向阳，空气流通。我国民间非常注重居住环境对人的影响，过去我们称之为“风水”，现在我们发现其中蕴含有不少的科学道理。例如最基本的向阳、空气流通等，不但有利于保持居住环境的干净卫生，同时也有利于保持良好的心情。

4. 行——要舒缓信步，协调轻灵。现代人出门常常是“以车代步”，结果造成身体的运动量减少了，各方面的功能及抵抗能力也下降了，所以生活在都市的老年人更要利用一点一滴的空闲时间，多走路，多爬楼梯，并养成良好的习惯。

生命在于运动

衰老是一种自然现象，由于衰老的发生，使老年人在身体和精神两方面都会有许多改变。生命在于运动，保持适当的运动不但能促进躯体的健康、延缓衰老的过程、增强和改善机体各内脏器官的功能、增强机体对疾病的抵抗力，而且在精神上还有助于保持积极的生活态度，起到调节精神、陶冶情操、愉悦身心、丰富生活的作用。

老年人的体育锻炼形式是多种多样的，要因人而异，有目的有计划地选择运动形式，科学地安排运动时间和强度。首先要考虑加强自我监督，应经常观察运动前后的脉搏、血压及身体的自我感觉。保证运动的质量和安全，避免因超出身体能力范围而出现意外的运动损伤。要注意循序渐进，做到量力而行和持之以恒。

生命为什么在于运动

经常运动可以保持体力不衰，适当用脑可以保持脑力不衰。运动是延缓衰老、防病抗病、延年益寿的重要方法。

运动对改善心脏功能有好处。体育锻炼可以加强心肌收缩，改善心肌供氧，减少患心脏病的危险。在同一工作环境下，运动少的人比运动多的人容易患冠心病。锻炼也有助于心脏病患者身体康复，通过有计划地进行锻炼，循序渐进，就会慢慢恢复到原先那种健全而活跃的生活。

运动可预防血管硬化。有位病理学家通过对数千具尸体解剖的研究，发现脑力劳动者的各种动脉硬化发生率是14.5%，而体力劳动者只有1.3%。运动可防止胆固醇在血管中沉淀，扩展动脉，减少血块完全堵塞动脉的可能性。经常打太极拳的老人高血压发病率不到同年龄不打拳的老人的一半。

运动能提高大脑功能。大脑支配肢体，肢体的活动又可兴奋大脑，经常锻炼可提高动脑效率，增强记忆力。此外，锻炼还是消除焦虑、镇恐压惊、缓和紧张情绪的灵丹妙药。一些老年人离退休前精神饱满，浑身是劲，离退休后，反而老态龙钟，判若两人。原因可能是离退休后无所事事，神经松弛，导致大脑传导受阻，各种生理功能失调。

运动能强壮肌肉，灵活关节，改善肺功能，促进新陈代谢，增加肺活量。

运动能使人精力旺盛，心情舒畅。人体在锻炼的时候会释放出许多有益的激素，能调节人的情绪和心境，增强抵抗力，有益于身心健康。

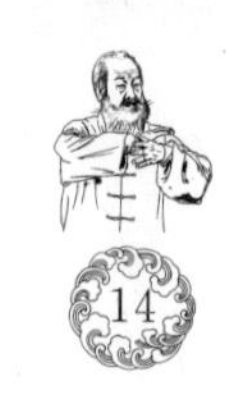

老年人运动要适当

运动养生一定要选准适合自己的运动方式。老年人不妨多参加一些既简单又行之有效的运动。例如，常见的有氧运动：快步走、慢步走、慢跑、走跑交替、上下楼梯、骑车、游泳等；如果经济条件和时间允许的话，还可以参加瑜伽、健身舞、健身操、秧歌、太极拳等运动强度低，持续时间长，不需要较高技巧的运动项目。运动在于锻炼，锻炼贵在坚持，坚持就是胜利。

需要注意的是脑子也是“用进废退”的。下棋打牌、读书看报、笔耕著述、思考问题，意在健脑。“勤于用脑”与“勤于锻炼”同样重要。过分安逸、闲散的生活不符合生命的要旨。

总之，运动是保证人体新陈代谢的重要因素。《吕氏春秋》曰：“流水不腐，户枢不蠹。形气亦然，形不动则精不流，精不流则气郁。”而华佗更进一步指出：“人体欲得劳动，但不当使极身。动摇则谷得消，血脉流通，病不得生，当譬犹户枢，终不朽也。”这些论述都强调了运动锻炼对养生的重要性。

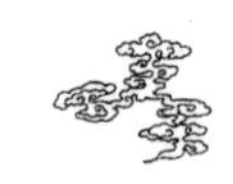

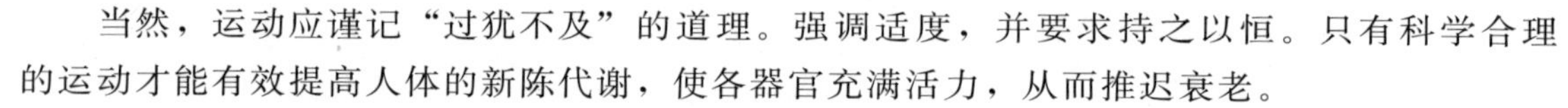

当然，运动应谨记“过犹不及”的道理。强调适度，并要求持之以恒。只有科学合理的运动才能有效提高人体的新陈代谢，使各器官充满活力，从而推迟衰老。

老年人运动锻炼注意事项

人体步入老年后各器官进入退化阶段，有的还合并一些慢性疾病。就运动系统而言，关节也出现退化，关节软骨有不同程度磨损，严重的经常出现疼痛。另外，骨质疏松也是老年人的常见问题，由于个人生活习惯不同，性别差异，遗传差异而明显不同，有人无明显表现，有人有明显的骨质疏松性疼痛，严重的即使轻微活动也有可能出现骨质疏松性骨折。因此老年人锻炼时应注意以下几点：

1. 老年人不应选择过于剧烈的运动方式。尽量不进行运动量大的锻炼，如快跑、深蹲起等，这些运动方式会对下肢关节软骨形成较大磨损，长期进行会造成软骨退化加快，严重的会出现关节疼痛和积液，导致长时间不适。可以选择有氧的锻炼方式，如平地慢步走、做操等，既能消耗大量的能量，也能使全身的肌肉骨骼得到锻炼，可以明显减缓骨质疏松的进展，减少肌肉退化，对关节软骨的磨损也明显减少。

2. 对于平时很少进行锻炼的老年人，在开始锻炼时，应掌握循序渐进的原则。不要与其他人比较，要根据个人的能力来定。增加运动量的周期不要太短，最好以周或月来衡量，这样可以使全身各器官有较长时间的准备，不至于出现过劳。

3. 要注意在锻炼前适量进食。老年人的身体机能相对较差，新陈代谢要慢一些，在锻炼前要适当进食一些食物，比如牛奶、麦片等，可以补充水分，增加热量，加速血液循环，这样可以使身体协调性得到提高。但要注意一次进食不要太多，而且在进食后应该休息一段时间再锻炼。

4. 所谓“冬练三九，夏练三伏”对老年人是不适宜的。老年人锻炼身体应该避开过冷或过热的天气，因为过冷或过热会造成心、脑血管压力急剧变化，血管易出现意外，能达到锻炼的目的即可。环境的温度应选择较舒适为好，不要强求过度的刺激。

古人是非常重视运动养生的，“动则不衰”是中医学养生、健身的传统观点，这同现代医学的认识是完全一致的。现代医学认为“生命在于运动”，运动可以提高身体新陈代谢，使各器官充满活力，推迟向衰老变化的过程，尤其是对心血管系统，更是极为有益。适度的体育运动，可以使生活和工作充满朝气蓬勃的活力和轻松愉快的乐趣；可以帮助建立生活的规律和秩序，提高睡眠的质量，保证充足的休息，提高工作效率；可以提高人体的适应和代偿机能，增加对疾病的抵抗力……总之，运动可以使人健全体魄、防病防老、延长寿命。

日常生活行动亦养生

在生活中，老年人只要专心留意，就连平时的立、坐、卧、走、睡都具有意想不到的养生效果。

1. 以立养骨。

立姿对老年人的活动与精神状态都有重要影响。适当的站立，可使骨骼肌产生短促迅速的缩张运动，激发人体新陈代谢，相应地疏通经络，促使气血下行，这样一来不仅有降低血压的作用，还能使精神振奋，有利于大脑休息，使全身舒适。老年人在站立时，身体应自然、平稳、端正，两上肢自然下垂，挺胸收腹；上身不要倾斜，两下肢均匀受力，不宜固定某一侧。为了保持正确的姿势，老年人应经常进行适度的全身性活动，以维持肌肉、骨骼、关节、韧带的正常功能。

2. 以坐养神。

适当地静坐休息，能促使人心平气和、精神爽快、烦闷消除，同时还能增加毛发的光泽度，使皮肤润泽、大便通畅，也可以改善睡眠质量等，有防病、延年的良好作用。坐姿可根据老年人的习惯和身体状况而定，如端坐、靠坐、盘坐等，但每次坐的时间不宜过长。老年人入座时，注意千万不要猛然坐下或快速起立，应注意动作要轻、稳，入座后姿势要端正、自然，上身正直，自然放松，下肢自然屈曲，不要含胸弓背，更不要跷“二郎腿”。坐一段时间后应起来走动一下，使被牵拉的肌肉和韧带得以放松。

3. 以卧养气。

老年人睡觉的姿势也是养生的一种方式，卧姿对老年人养生很重要。正确的卧姿一般以向右侧卧、双腿微弯为最合理。因为这种双腿微屈、脊椎向前弯的姿势，可使全身自然放松，此时心脏没有外界压力，有利于心脏泵血，对食物的消化、体内营养物质的吸收大有益处。老年人有效睡眠时间比较短，但是在床上休息的时间则长得多。对于长期卧床的老年人，应注意卫生，经常翻身，以防发生褥疮。老年人的床不宜太软，以硬板床加较软而厚的褥垫为宜。

4. 以行养筋。

步行被公认为世界上最好的运动，不拘形式，可使全身关节筋骨得到适度的运动，对身体的新陈代谢都会有良好的促进作用，可以提高机体的抗病能力。一般地说，年纪越大，行走的速度应当越慢，持续的时间应当越短，但年纪再大也应坚持每天走动走动。行走时身体应注意挺直，上肢自然摆动，步幅均匀有力。若行走困难，应借助手杖或由他人扶行。在身体条件允许时，可以进行快走和慢跑锻炼。

5. 以看养血。

看些有益的书籍、电视节目以及观赏山水风景等，可以使人精神愉快、脾胃健康，血液生化也就充盛，这就是“视养血”的道理。看也要有节制地看、有选择地看，不可长时间地看，因为“久视则伤血”。

另外还应注意身体的保暖和膳食的营养搭配，保持气血充足。

未病先防，用药宜慎

未病先防，《黄帝内经》称之为“治未病”。《黄帝内经》说：“圣人不治已病治未病，不治已乱治未乱……夫病已成而后药之，乱已成而后治之，譬犹渴而穿井，斗而铸锥，不

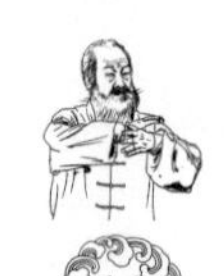

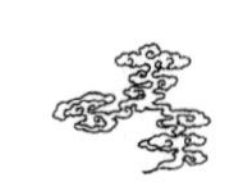

亦晚乎。”

未病先防是指在人未发生疾病之前，采取各种有效措施，做好预防工作，以防止疾病的发生，这是中医学预防疾病思想最突出的体现。疾病的发生，主要关系到邪正盛衰，正气不足是疾病发生的内在根据，邪气是发病的重要条件。因此，未病先防，就必须从增强人体正气和防止病邪侵害两方面入手。

1. 增强人体正气。

人体疾病的发生和早衰的根本原因，就在于机体正气的虚衰。正气旺盛，是人体阴阳协调、气血充盈、脏腑经络功能正常、卫外固密的象征，是机体健壮的根本所在。因此，历代医家和养生家都非常重视护养人体正气。人体诸气得养，脏腑功能协调，使机体按一定规律生生化化，则正气旺盛，人之精力充沛，健康长寿；正气虚弱，则精神不振，多病早衰。因此，保养正气乃是延年益寿之根本大法。

现代科学实验证明，调理脾胃，能有效地提高机体免疫功能，对整个机体状态加以调整，防衰抗老。由此可知，脾胃是生命之本，健康之本，历代医家和养生家都一致重视脾胃的护养。调养脾胃的具体方法是极其丰富多彩的，如饮食调节、药物调养、精神调摄、针灸按摩、气功调养、起居劳逸调摄等，皆可达到健运脾胃，调养后天，延年益寿的目的。调理肾元，在于培补精气，协调阴阳；顾护脾胃，在于增强运化，弥补元气，二者相互促进，相得益彰。这是全身形、防早衰的重要途径。

2. 防止病邪的侵袭。

邪气是导致疾病发生的重要条件，故未病先防除了增强正气，提高抗病能力之外，还要注意避免病邪的侵害。《素问·上古天真论》说：“虚邪贼风，避之有时”，就是说要谨慎躲避外邪的侵害。比如顺应四时，预防六淫之邪的侵害，秋天防燥，冬天防寒等。

在中医学文献中，有许多药物和方剂有益气轻身、延年益寿等作用的记载，这些都属于药养的范畴。食疗则是中医养生宝库中又一朵奇葩。食物与药物相辅相成，共同起到强身延年之功。此外，还有针刺保健、养生灸、脐疗法、药枕疗法等许多行之有效、简单实用的方法。

老年人用药应遵循以下基本原则：

1. 明确诊断，对症下药。应当权衡利弊，确定是否需要用药。许多疾病只要合理安排生活，调理饮食，加强锻炼，可不治而愈。老年人切忌动辄服药，应消除完全依赖药物的不良心理。

2. 个体化用药。由于老年人存在衰老、受损程度及用药、治疗史等诸多方面的个体差异，因此，日常用药必须遵循个体化原则，对许多药物在治疗过程中要密切观察并及时调整。对毒副作用大的药物，不应连续用药一直到疾病完全治好才停药，当遵循中医学所提倡的“中病辄止，不可过剂”的用药原则，以免人体元气受伤。

3. 用药宜精，药量宜轻。部分老年人存有“药味多，用量大，花钱多，疗效好”的错误观点，殊不知老年之体由于正气不足，脏腑亏虚，生理功能减退，已不堪重负，药量应力求适中。所以，处方用药贵在精，用药以味少而胜多。

4. 联合用药。为了尽量减少药物的不良反应，老年人用药宜以小剂量为好，如不足以产生疗效，则需要联合用药。

5. 加强用药后的监测。若老年人必须长期服用某些药物，如应用头孢类和氨基甙类抗生素以及噻嗪利尿剂，应定期监测肝功能、肾功能、电解质及酸碱平衡状态。对长期服用地高辛、茶碱的患者应尽可能到有条件的医院做血糖浓度监测，以便医生根据血糖浓度及时调整药物剂量或给药间隔时间，防止不良反应的发生。

《老老恒言》中也提到：养生应未病先防，即病注重食疗，慎用丹药，如用而不当，反至为害。主张“以方药治未病，不若以起居饮食调摄于未病”。即使老年偶患小病，应首先饮食调理，使腹常空虚，则经络易于转运，元气易于恢复，则疾病自愈。例如病中食粥，宜淡食，清火利水，能使五脏安和，患泄泻者尤验。即病之后，必先自己体察。有病不可乱用药物，更不可迷于经书所言。要师古而不泥古，批判地接受前人思想。

调养心身，健康长寿

老年时期的生命活动是一个逐渐衰减的过程。孙思邈在《千金翼方》中指出："人年五十以上，阳气日衰，损与日至，心力渐退，忘前失后，兴居怠惰，计授皆不称心，视听不稳……万事冷落，心无聊赖、健忘嗔怒，性情变异，食饮无味，寝食不安。"由于生理机能的变化，情绪也发生变化，容易萌发一些消极情绪和悲观心理，性格也向自我为中心转化，加之劳少逸多，消化功能减退，以致影响身心健康。因此，老年人更应该注意心理上的自我调节、控制和保养。

怎样才能健康长寿呢？调养心身最重要：

1. 协调阴阳，和谐天人关系。

老人要获得健康必须做到两点：一是要求老年人顺应自然，二是要求维护、优化生态环境。《黄帝内经》就提出"法于阴阳，和于术数"，"春夏养阳，秋冬养阴"，"虚邪贼风，避之有时"，"顺四时而适寒暑"等，主要是维护人与自然的阴阳协调。后者则是强调了环境的重要性。当今科学技术高度发达，虽然可以给人们造福，但对自然界过量的开发和破坏，资源的浪费，环境的污染，不仅破坏了自然界的和谐，而且破坏了人与自然的和谐，这些已经严重地威胁着人类自身的生存环境。

中医学拥有丰富的整体生态医学养生思想，认识到人体的心身状态与生存环境的依存关系，主张把心身状态与生存环境的和谐适应作为养生的最高准则。《灵枢·本神》说："智者之养生也，必顺四时而适寒暑，和喜怒而安居处，节阴阳而调刚柔，如是，则僻邪不至，长生久视。"说明了中医学主张积极的健康观，强调把人的身体和精神心理状态与生存环境的和谐适应，作为养生追求的首要任务。

2. 形神兼养，调节心身关系。

形神是生命的基本要素，因此养生必须形神兼养，以协调心身关系为宗旨。养形，就是摄养人体的内脏、肢体、五官九窍及精气血津液等。养形内容包括调饮食、节劳逸、慎起居、适寒温、动筋骨等。所谓"形宜动"，即形体经常要运动，人体的任何组织器官都遵循"用进废退"的原则，生命的活力在运动中得以勃发，否则生理功能将会逐步退化。中医有许多养形方法，如太极拳、五禽戏、八段锦、气功、导引、散步、叩齿、提肛以及各种功法，至于现代的运动方法更是不胜枚举，而运动的关键是因人制宜和持之以恒。养神，指调摄人的精神情志活动。养神内容包括御精神、收魂魄、和喜怒、调情志等。总的原则是"形宜动，神宜静"，静则恬淡无为，动则顺乎天然，乃为养生之道。

另外，在养形和养神两者中，中医主张尤重养神。《灵枢·九针十二原》说："粗守形，上守神。"唐代养生家王冰说："太上养神，其次养形。"中医历来有"得神者昌，失神者亡"的古训。

那么如何进行养神？《黄帝内经》提出，"四气调神"，即顺应自然界春夏秋冬四时气候变化及生、长、收、藏的生化规律，来调节精神情志及生活起居活动。"积精全神"，就是积累、固护人体之精气，因为精气是人身之本。诚如明代名医张景岳所说："故善养生者，必保其精，精盈则气盛，气盛则神全，神全则身健"。节欲安神，节制欲望是中国古代养生家智慧的结晶。《老子》主张"少私寡欲，清静无为"。《庄子》承《老子》之学，提出"虚静恬淡，寂寞无为"。只有淡泊情欲，才能"归心于虚，凝神于静"，"抱神以静，形神自正"。《黄帝内经》主张"恬淡虚无"，"精神内守"，"嗜欲不能劳其目，淫邪不能惑其心"。

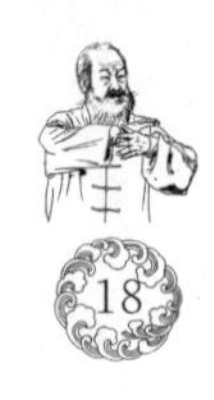

调志摄神，中医把情志过用作为重要的致病因素，如怒伤肝、喜伤心、思伤脾、忧伤肺、恐伤肾。《黄帝内经》说："忧恐忿怒伤气，气伤脏，乃病脏。"因此，保持良好的情绪是维护心身健康的重要保证。

3. 仁者寿，以德治养心身。

中国传统养生中十分注重"以德立身"，"养生必先养性"，这里的"性"是指品德、禀性。孔子说："欲修其身者，先正其心。"又说："仁者寿，智者乐。"《礼记·中庸》："大德必得其寿。"孟子则指出："爱人者，人恒爱之；敬人者，人恒敬之。"荀子也认为仁义德行为长安之术。《黄帝内经》则有"德全不危"的明训。《黄帝内经太素》："修身为德，则阴阳气和。"养生以修德为首务，修德以修心为中心。培养高尚的道德情操，不断完善人格，也是心理健康的重要标志。

4. 道法自然，健康寓于自然之道。

对于养生来说，即以自然之道养自然之身。其实，人不必刻意地去追求健康长寿，重要的是珍惜生命的价值和意义。从容、淡定、坦然地面对生活，品味人生，乐天知命，诗意地活在真实的生命感受之中，那么你必将拥有和谐人生，健康长寿就悄然而至。

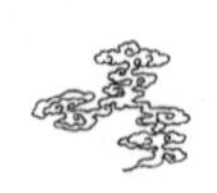

养生要适度

养生之道，就是"养生有度，延年益寿"，如果用一个字概括，就是"度"。保持适度的紧张，能增强适应生活和抵抗侵害的能力，能预防疾病，延年增寿。

"度"，是中庸之道的具体化，是具有东方特色的养生智慧。它讲究不及不过，过犹不及。凡事不够不好，太过也不好，与不够一样达不到目的。无数长寿老人的养生实践证明，养生之道在于"度"。只有认识了这个"度"，把握住这个"度"，运用好这个"度"，才算学到了养生的秘诀、悟出了养生的真谛，也才能实现长寿的愿望。

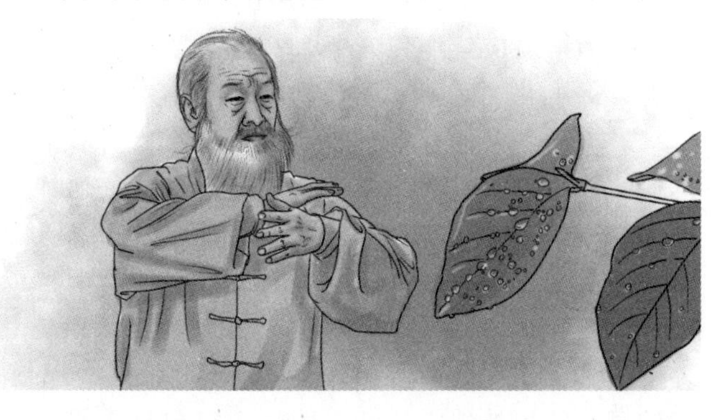

老年人的养生生活，以适当为度。过犹不及，忽视养生不对，刻意养生、过度养生也不好。真正的养生生活是将养生理念自然地融入在日常生活中，不露痕迹地、不故作姿态地成为生活节奏的一部分。不专门地刻意去养生，实际上过着符合生命规律的健康生活，而且不论住在乡村还是住在闹市，都尽可能地活得像神仙那样逍遥自在。

养生就是养平衡，生活中有些老人，尤其是大病痊愈的老人常常抱怨自己的身体大不如前了。其实，人到了老年，机体功能本来就慢慢衰退了，这是生命规律使然。对于那些曾经患有疾病的人而言更是如此。因为疾病就是身体阴阳不平衡了，中医治病也就是在调理这个平衡，让身体最大可能地趋于平衡。如果再生病了，自然也就要再达到一个平衡。而这时的平衡不是真正恢复原来的状态，而是在现状下的平衡。如果说 70 岁的人有个 20 岁人的心脏，这是不可能的，但 70 岁的人完全可以拥有一个 20 岁人的心态。

唐代医学家孙思邈就提出了养生有度的观点，并为世人留下了自己养生保健、延年益寿宝贵经验的"十二少"秘诀："少思、少念、少事、少语、少笑、少愁、少乐、少喜、少好、少恶、少欲、少怒"。他认为人的七情六欲，是人难以回避的精神活动，如果放纵或者抑制都会对身体有损害。为此，要做到适度，就贵在一个"少"字上。就是说要有所节制，不太过，不走偏锋，对于养生益寿多有裨益。

孙思邈在倡导“十二少”的同时还提出了他所忌讳的“十二多”，即“多思则神殆，多念则志散，多欲则志昏，多事则形劳，多语则气亏，多笑则脏伤，多愁则心摄，多乐则意溢，多喜则忘错混乱，多怒则百脉不定，多好则专迷不理，多恶则憔悴无欢。”他把这“十二多”视为“丧生之本”。按他的养生理论，他所倡导的“十二少”是养生的真谛，而这“十二多”是丧生之本。只有二者紧密地结合起来，有所倡又有所忌，才能达到真正的养生的境界。

阴阳平衡乃长寿之根本

阴阳平衡是生命活力的根本。阴阳平衡则人健康、有神；阴阳失衡则人就会患病、早衰，甚至死亡。所以养生的宗旨是维系生命的阴阳平衡。

《黄帝内经》说：阳气太足，会损害阴气，反之亦然，只有阴阳平衡，人才能健康长寿。人人都要想健康长寿，就必须做到两点，一是心理健康，二是生理健康，这两者都必须是阴阳平衡。而这两者以心理健康更重要。心理不健康的人，身体一定不健康；身体不健康的人，心理不一定不健康。

养身，在于调整人体酸碱的阴阳平衡，也就是说，你的体质是酸性呢？还是碱性？若是酸性，那你就万病丛生；若是偏碱，那你就是良好的体质，你就有了可抵御万邪入侵的身体，并且有了很强的自我康复能力。酸为阴，为从；碱为阳，为主，只要摆正了身体酸碱的主从关系，你的身体就达到阴阳平衡了。

养心，在于调整人体思想上利人利己关系的阴阳平衡，也就是说，你以个人利益为重？还是以他人利益为重？若以个人利益为重，那么痛苦和烦恼将永远伴随着你。

心理不健康的人，必然会影响到他的身体的健康，要恢复身体的健康，就必须先从调养身体开始，而调养身体，先要进行饮食调理。

怎样维持身体的阴阳平衡呢？

人体的生命是由于阴阳运动、阴阳气化所产生，凡是向阳光的、外向的、明亮的、上升的、温热的都属于阳；凡是反过来背阳光的、晦暗的、下降的、寒凉的，都是阴。对于人体，头为阳，脚为阴，体表为阳，内脏为阴，六腑为阳，五脏为阴，气为阳，血为阴。如果阴阳能够平衡，那么人的气血充足，精力充沛，五脏安康，人的气色就会非常好。

1．阳虚养阳在南方。

如果阳气不足，不要忘记采吸阳气。阳气不足多为阳虚，阳虚就是人体的某一个脏器功能偏衰、减退。具体表现出产热不足，手脚发凉，少气、乏力、疲倦，脉搏很弱。阳虚的人适宜选择面南的屋。阳虚就要采阳，晴天的时候，到南方、到东方、到向光的地方，让阳气充分地营养身体。早上日出的时候，面向东方做深呼吸，阳气可以从鼻孔，还有从人体的皮肤腠理、毛孔进入人体。上午 11 点到下午 1 点的时候，可睡觉养阳，静卧或静坐 15～30 分钟，最好是能够半躺或者平躺下去。因为按照中医的理论，肝脏管人体的疲劳及血液分配，如果中午的时候能够平躺一下，哪怕是 15 分钟，对人的肝脏保护有很大作用。肝脏保护好了，血液分配得很好，能够保证大脑的供血，那么下午的精力一定会很好。如果住在高楼，可以将面向南方的窗户打开，让阳气进到屋里，进到人的身体。

2．阴虚养阴在北方。

阴和阳同样重要，因为阴阳是互相的，阴是阳的基础，无阴则阳无以化，阳就没有办法气化，没有阳，阴就没有动力。阴虚的情况很多是久病伤阴，或者是劳累过度，或者是肝气不舒引起的化火伤阴。阴虚的人，可选择面向北的屋子。阴气不足的人，养生可以在

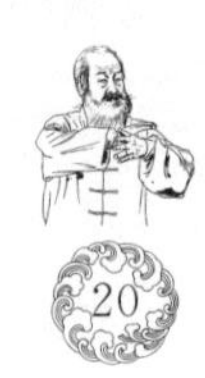

夜晚的时候，吃过晚饭，面对着月光，在户外散步，这个养阴效果非常好。还有在低洼的地方，因为高的地方阳气重，低的地方阴气浓，在低的地方散步可以采吸很多阴气，如：海边、山林、河畔、湖边等地方。

可以说，维护了阴阳的平衡，生命就会健康长寿。

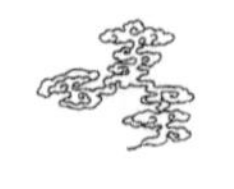

曹庭栋与他的《老老恒言》

曹庭栋（1700～1785），清代养生家。一作廷栋。字楷人，号六圃，又号慈山居士，浙江嘉善魏塘镇人，生活于清代康熙、乾隆年间，享年86岁。

少年时非常好学，长于诗文。乾隆六年科举中举人。天性恬淡，曾被举孝廉而坚辞不就，于居处累土为山，曰“慈山”。弹琴赋诗，写兰竹，摹篆隶以自娱。曹氏著述颇丰，自成一家。有《产鹤亭诗集》9卷、《隶通》2卷、《琴学内篇》1卷、《外篇》1卷、《魏塘纪胜、续纪》等。所著《易准》、《孝经通释》等6本著作多采入四库全书。著《老老恒言》一书，为著名老年养生专著。

《老老恒言》（又名《养生随笔》）五卷，自言其养生之道，浅近易行。曹老先生是个琴学家、书画家，平时经常弹琴养心，书画怡情。除主张和情志、养心神、慎起居、适寒暖外，对节饮食、调脾胃尤加重视。他认为，饮食不节，脾胃乃伤，并指出“脾胃为后天之本，老年更宜调理脾胃为要”。还认为“胃阳弱而百病生，脾阴足而万邪息”。因此，节制饮食，调理脾胃有助于饮食和精微的正常消化及转输以保证人体各部分的营养而致健康长寿。

《老老恒言》是他的养生笔记，为75岁后所作。他在自序中说：孟子说，老吾老以及人之老。我的父母早已不在人世，所以不用为他们养老了。我今年已经75岁了，才忽然发现自己也已经老了，应该是指望别人给我养老的时候了，然而我的孙子应谷年龄还小，还没有能力为我养老。况且他还不知道我已经老了。我自己知道自己老了，所以自己要为自己养老。

一段多么实在的话语啊。曹庭栋43岁得子，但第2年就夭折了，因此只能把侄子的儿子当孙子，自谓“无子有孙”。老人自己给自己养老，因而他关注每一个养老细节，非常用心地对待生活中的各种日常琐事，从睡眠、盥洗、散步、昼卧、夜坐、见客、出门、消遣……更具体到日常所用的杖、衣、帽、带、袜、鞋、床、帐、枕、席、被、褥等，“切切于日用琐屑，浅近易行。而深味之，古今至理，实已不外乎此”，并把这些经验一一记录下来，编纂成书，为后人留下了一笔非常实用而丰厚的养老财富。

同时，老人功底深厚，学识过人，他在写作时还参阅引用了307本古书，上至《周易》《尚书》，下至《张文仲备急方》《吴又可瘟疫论》等，视野开阔，博古通今，向读者提供了自古以来诸多的养生信息。

《老老恒言》文字精当，字字珠玑，信息量非常大。全书没有晦涩难懂的医学知识，有的只是操作性很强的养生感悟。读过此书，你会感到健康长寿并不是遥不可及的梦想，只要我们养成良好的生活习惯，只要能坚持下去，人人都有尽享天年的权利，人人都有望获得健康和长寿。

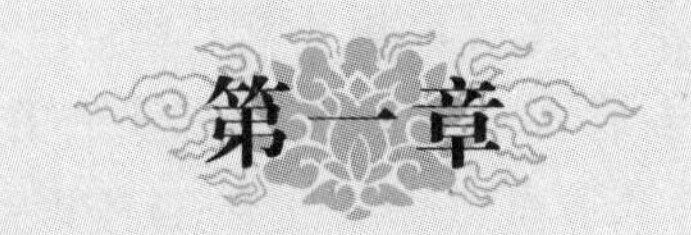

第一章

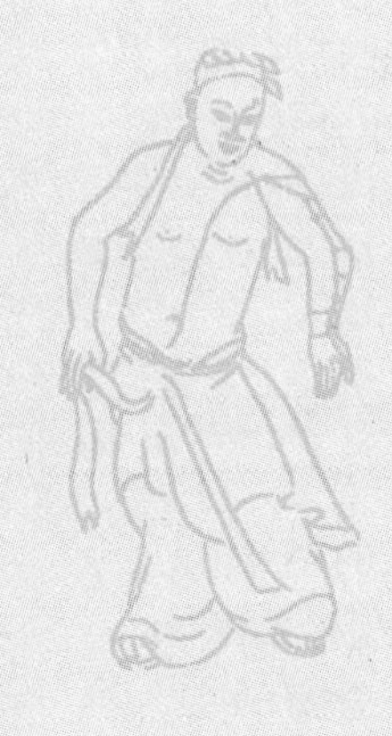

养生之旨，以养心为本

《老老恒言》认为“养静是摄生首务”。养静之法，当先静心，清心寡欲，淡泊名利，避免议人长短。所以，就养生而言，下士养身，中士养气，上士养心。看一个人也是一样，观相不如观气，观气不如观心。健康，从调节心性开始。心神不安，情性躁急，是致病最重要的原因。所以安心法，是养生的第一要诀。心调控一切，心定则气和，气和则血顺，血顺则精足而神旺，精足神旺者，则身体抵抗力强，自然就百病不侵。所以当以摄心为主。

能静则仁，有仁则寿，有寿是真幸福。

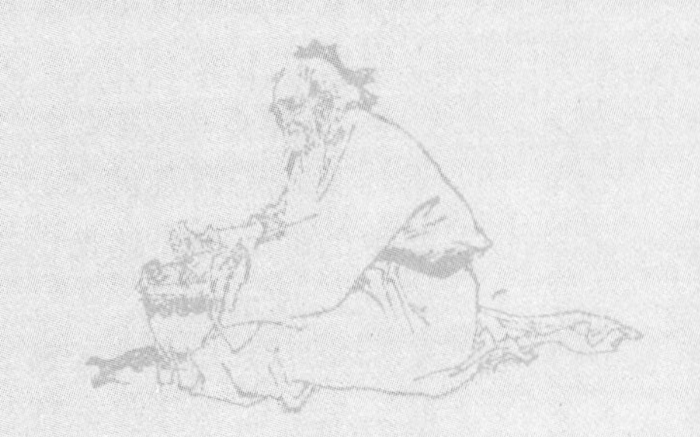

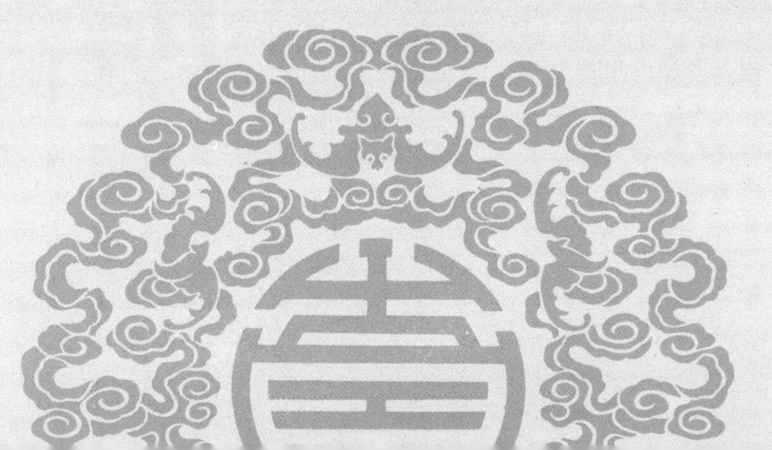

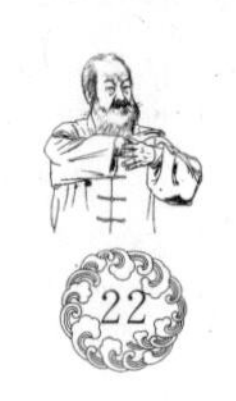

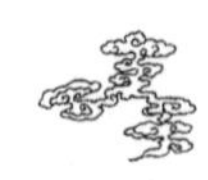

养生始于养心

《老老恒言》曰：养静为摄生首务。古语曰：仁人之所以多寿者，外无贪而内清静，心和平而不失中正，取天地之美以养其身，是其且多且治。

养生之道者，保养生命也，包括一个人生活中的衣食住行等整个生活细节的修养保健的过程。但大部分老年人虽然花了很多工夫保健和身体锻炼，可结果身休仍是健而不康，康而不寿，旧疾今去，新疾复来。究竟为什么会这样呢，主要是在于他们不得养生之真法、延年之圭臬——养心。

《悟真篇》说："心者，道之枢也。"养生之旨，以养心为本。善养生者，修养人之公正、善良、真实、安静，心必泰然，行必光明。

庄子曰："用心若镜，应物不伤。"心正则心明，心明则心安，心安则益寿。养生之道，求乎增寿延年，此可谓达。凡此种种，中国典籍中关于养心重于养生的言论比比皆是，不胜枚举。而中医学认为心分为血肉之心和神明之心。血肉之心主血脉，中焦水谷的精华由脾输于心，化赤而为血，此即心生血。血随脉管周流全身，如心血旺则面色红润而有光泽，如心血虚则面色枯萎苍白。《黄帝内经》曰："心者君主之官，神明出焉。"心为全身的主宰，心病则心神不安、惊悸失眠，或善悲，或喜笑不休，或神志昏聩及狂言乱语、精神失常，如《黄帝内经》所说"心怵惕思虑则伤身，神伤则恐惧自失"。而如今的人们，健康意识和自我保健意识不断增强，希望长寿的愿望越来越强烈，养生也越来越多地引起人们的关注与兴趣。于是，饮食养生、药物养生、运动养生、情志养生、起居养生、娱乐养生、针灸按摩养生……养生内容丰富多彩。其中最重要的养生先养心，这既符合现代医学的"身心健康"观念，也遵循"养生先养心"的古训。养心可以从几个"心"做起：

1. 信心。

面对生活中的失意与坎坷，不灰心、不气馁，对生活抱有十足的信心，坚信通过努力，发挥自己的智慧和潜能，就能渡过难关。

2. 粗心。

这并非是粗心大意，而是对不如意的事情不要斤斤计较，而是要粗心。这样，就会拥有平衡的心态，时时感到生活的轻松与人生的美好，而不会被抑郁缠身，闷闷不乐。

3. 静心。

就是要心绪宁静，心静如水，不为名利所困扰，不为金钱、地位钩心斗角，更不能为之而寝食不安。

4. 善心。

要有一颗善良之心，时时处处事事都能设身处地为别人着想，乐善好施献爱心，向需要帮助的人伸出热情的援助之手，自己的心也会得到慰藉。

5. 定心。

每个人都有一本难念的经，但事在人为，乐在创造。要善于自我调整心态，踏实度日，莫为琐事所烦忧。豁达乐观，喜乐无愁。纵有不快，也一笑了之，岂非惬意？

6. 宽心。

要心胸开阔。宰相肚里能行船，心底无私天地宽。让宽松、随和、宁静的心境陪伴您，岂非是快乐每一天？

养心不必要花钱，做到"六心"，就有利健康长寿，安享天年。所以，历代养生家都强调保养心神，认为养心乃养生之本。

老人养生重在养心

《老老恒言》曰：要使心定则情乃定，定其心之道如何？曰安命。

老年人养生最重要的当是要养心。只有心态好了，才会健康长寿，即使物质差点，也是高兴的。年龄大了，人衰老了，但人老心不老，不要老是想到自己不行了，而要多想些积极乐观的事，总之心态一定要好。那老年人怎样养心呢？

学会善待自己

老年人退休前一心只想着工作，病了也“轻伤不下火线”。退休以后，总觉得辛苦大半辈子了，应该好好享受了。于是有些人吃吃喝喝，变着样地品尝美味佳肴，谁知却吃出病来。事实是，老年人由于突然改变了原有的生活方式和饮食结构，造成了“现代文明症”。所以说，吃吃喝喝嘴上舒服，而身上却得了病。

古人云：“消未起之患，治未病之疾。”专家提醒我们：预防疾病从经济上、精力上都是投入最小、收效最大的事情。比如散步、听音乐、画画，运动等，这些都是老年人强身健体的良方。经常活动，做到手勤、脚勤、脑勤，就能长寿。老年朋友不仅要注意身体健康，还要注意心理健康。当你处于逆境时要面对困难、挫折，要努力提高自己的心理承受力，学会多视角、多层次地看问题，让坏事转化成好事。

希望老年人能善待自己，以健康的身体和愉快的心情，安度幸福的晚年。

快乐度人生

老年人经济上有保障，感觉自己有用，不感到寂寞，生活充实，有满足感，这是身心健康的表现。做一个快乐的老人要做到以下几点：

1. 老有所为：一个人退休后，不能无所事事，应该参加一些社会活动，积极参加一些社区活动，为社会为他人做出自己的贡献，自己就会有满足感和荣誉感，就会感到生活充实。

2. 排除不良情绪：老年人要以积极的态度排除孤独、寂寞、空虚、失落、沉闷、焦虑等不良情绪。要通过广泛接触社会，广交朋友；要通过谈心交心，寻求朋友的帮助，排除不良情绪。

3. 创建自我激励机制：在日常生活中，要关注自己微小的变化，关注自己成功的事例，肯定自己的成绩，自我鼓励，自我激励，生活就会有情趣。

4. 善于自己寻找快乐：老年人要积极参加自己喜好的活动，唱唱歌，跳跳舞，写文章，练书法，打太极，做体操，在各项活动中调整自己的心态，开阔心胸，寻找快乐。

5. 把握现在，笑对未来：老年人不要遗憾过去，也不要担忧未来，应该牢牢把握现在。人们退休后，生命的第二个春天刚刚开始。要认真过好每一天，使生命更有朝气，更有活力，生活更幸福，更快乐，用自己的行动创造自己美好的未来。

人生六好

1. 钱多钱少知足就好。不同的人，不同的家庭，收入是有差别的，老年人的退休费也有多有少，我们不要攀比，知足者常乐，保持愉悦的心态，心情就会舒畅。

2. 岁数大小健康就好。无论我们年龄大小，都应该学会善待自己，合理调节生活，持之以恒，坚持锻炼，有一个健康的身体比什么都好。

3. 人丑人俊顺眼就好。人丑人俊不影响社交，人和人相处，主要在于互相赏识，情趣相投，相互理解，相互体谅。感情好了，看着就顺眼。

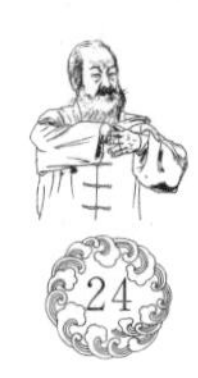

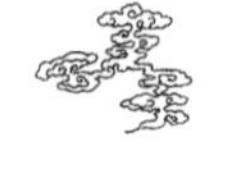

4. 这烦那烦理解就好。每个人在生活中都会遇到这样那样的烦心事，我们不能怨天尤人，萎靡不振，应该振作精神，驱除烦恼。家人、朋友之间要互相理解，互相帮助，用一颗善良的心，温暖人家，帮助别人迅速解脱，从而快乐地生活。

5. 家贫家富和气就好。人在社会中生活，社会地位不同，贫富程度不同，生活水平不同，我们应该和气相处，礼貌待人，搞好相互关系，促进社会和谐。

6. 人生长短平安就好。人生长短不可测，但人的一生要活得潇洒，活得愉快，活得充实，活得自在。要正确处理家庭关系、邻里关系、同事关系、朋友关系，在和谐愉悦的氛围中生活，平平安安度过一生。

从60岁开始新人生

现代研究证明：大自然给予人类美好的生命是120岁，60岁以前是耕耘劳作期，生活很艰苦；60岁以后是成熟收获期，生活很幸福。英国有句谚语："人生60才开始。"爱尔兰作家萧伯纳说："60岁才是真正的人生。"孔子说："六十耳顺，七十而从心所欲，不逾矩。"意思是人到60岁后，思想和行为才更符合外界客观规律，得心应手，成熟老练，才能真正感悟人生的真谛。

人在60岁以前，工作是骨干，生活是中坚，上请下示，家有苦事，把人搞得焦头烂额，疲惫不堪。60岁以后，不再请示汇报，不再观人脸色行事，往日的争强好胜，恩恩怨怨，磕磕碰碰，俱已烟消云散。于是用过来人的眼光认清人间是非，心静如水，找回了自我，许多不合实际的渴望没有了，争名夺利的念头消散了，如同返璞归真一般，只求在平凡的人世中享受属于自己的那一份顺其自然的生活，真正步入了自由自在、快乐的人生境界。60岁以后，父母上山安息，子女成家立业，再不因为上有老下有小的生计劳心费神，回望人生旅途的坎坷，顿觉如释重负，轻松快活。60岁以后，才真正懂得了"健康是人生第一财富"的道理，精心养生保健，不再计较个人得失，不再过度劳累。60岁以后，明白了"少年夫妻老来伴"的真实意义。回想过去，一家老小艰难过日子，常因家务小事吵嘴斗气。看眼前，两鬓雪染，眼花手慢，深切体味到相互关爱，难舍难离的可贵。这时的爱，是通过心来传递的，且愈发闪亮，这时的夫妻情感，比爱情更纯真，比亲情更温暖，比友情更执着。60岁以后，退而不休，做自己兴趣中的事业。不少诺贝尔奖获得者60岁以后才问鼎此项大奖，说明这是又一个创业的春天。生活从60岁开始，最主要的是，人到这个阶段，从整体上获得了身心的自由，做了自己的主人，可以说这是一种人生旅途的解放和新生，是一个新的黄金时代的开始。

开口常笑心情爽

"笑一笑，十年少。"这一句名言如今是家喻户晓，人人皆知。老年人延缓衰老的一味良药就是"笑"。

养生专家说：在所有可以使人的身体和精神振奋的因素中，笑是最有利健康的因素。实验研究证明，一次普通的笑，能使人体的横膈膜、胸、腹、心脏、肺，乃至肝脏都得到有益的锻炼。笑能激活所有人体脏器的生命活力。由于笑可以使人很自然地、不自觉地进行深呼吸，从而有助于清除呼吸道异物，而且还能加速血液循环和调解心率，促进消化液的分泌，提高胃肠功能。高声大笑，尤其是捧腹大笑，可以使人的面部、胳膊和腿部的肌肉放松，从而解除疲劳、烦恼和忧郁。笑还可以减轻头痛、风湿痛和老年性疼痛，可以促进人体内分泌，有益于减轻疾病。

幽默是治病的最好方法

幽默是一种简便易行的治疗方法。幽默对于缓解病痛，延年益寿极为有效。有人认为：幽默是人的半条生命。英国著名化学家法拉第，在年轻时，由于工作过于紧张，以致情绪焦虑烦躁，工作效率明显下降，身体虚弱，长期药物治疗无明显好转，后来请来一位名医，仔细检查后，开出的药方是："一个小丑进城，胜过一打医生。"愉快的心境不仅使他恢复了健康，而且使他活到高寿。

幽默是一种理想的养生法，具有有效的调解功能，幽默的生活方式能增强人的社会适应能力和防病抗病能力，使人生在一种紧凑而轻松的氛围中平稳地度过，尤其是配合药物治疗可以收到事半功倍的效果。

老年人应学会宽容

老年人都走过几十年的风雨历程，经历过许许多多的磨难，尝尽了苦辣酸甜的滋味。人到老年后，仿佛湍急的河流渐趋平稳，曾经激昂的情绪归于平和，曾经浮躁的心态变得踏实，曾经有过的怨和恨也渐渐淡化，许多人生故事变得美好。

随着岁月的流逝，年龄的不断加大，身边的同事、朋友有的离我们而去，自己能生活在这个美好的时代，过着无限美好的生活，实在是一件非常幸运、非常幸福的乐事。每当我们想起这些，就能够懂得宽容，学会宽容，也就能够找出自己人生中的缺憾，更加珍惜友情亲情。生活让老人学会了宽容，懂得了宽容。

宽容了别人，等于善待了自己。它能使自己的生活变得轻松，快乐。只有经历过风雨，才能领悟到人生的苦和乐，爱和恨，才知道人生中应该忘记什么，记忆什么，放弃什么，学会什么。最该忘记的是你曾经帮助的人，最该原谅的是曾经伤害过你的人，最该放弃的是功过是非、名利得失，最需要学会的是宽容别人。

宽容是蔚蓝的大海，它海纳百川而清澈明净；宽容是高阔的天空，怀天下不记仇怨愤恨；宽容是灿烂的阳光，送你温暖送你和风；宽容大度才能超越局限的自身。

静坐闭目养心法

《老老恒言》曰：《亢仓子》曰“体合于心，心合于气，气合于神，神合于无”。

养心之道在于养静，静可以养成，心静如水，时间长了心里就平静，平静可以巩固元气，元气得到巩固则万病不生，则可以长寿。有没有养生的心法呢？有诗曰：

自然坐定，微笑闭目。

脊柱伸直，全身放松。

这十六个字，构成了一个完整的养心法。它是一个长寿之道，能简单、方便、快速、有效地调整人的身心，是自己医治自己疾病的有效方法，是能实现健康长寿的一门科学方法，也是实现天人合一的天梯！

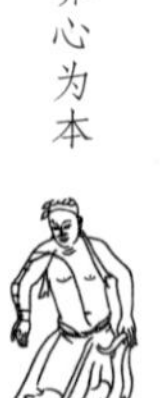

养心法的实质：养心法属于静功范畴。

养心法的宗旨是：“自然”和“舒服”！同时也是它的主导思想。自然：是天然、非人为的。在具体修炼的过程中，不要人为的规定某种坐式和手足摆放的位置。舒服：就是要自由自在地、舒舒服服地坐、站、躺。

养心法的核心：是个“心”字。心主神志，心主血脉，心又是五脏中的首领，它的好坏决定着一个人的生命。因此必须爱护它，保养它，让它经常保持安静、平稳的状态。修炼养心法的目的就是为了把心脏放在宇宙之中保护起来，自动吸取宇宙间的高能物质，磨炼一颗健壮的心，实际上等于把心脏放进了“保险箱”里去了。为了能够达到这个目的，修炼者必须学得开明点，慈善点，和气点，名利淡点。常言道“放下心来，便是真悟”。千万不可任意破坏心态。

养心法的重点：脊柱伸直，全身放松，主要是放松头，这是养心法的重点。这是主体工程，务必做好。它的目的是要正脊柱，通百脉。首先是通任督二脉和十二正经以及奇经八脉。

“养心法”有三个“三”。三个玄机：能量，健康，智慧。三个阶段：自然，自由，自在。常查三个部位：脊柱直不直，笑容有没有，头部松不松。

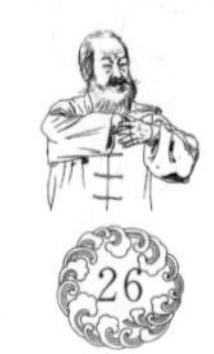

伸脊：脊柱是人体的中轴，也就是我们通常说的脊梁骨。它的作用发挥得如何直接关系到人体的健康。全身上下左右，四肢百骸，五脏六腑，所有的经脉，神经系统，都同它有直接的连带关系，受到它的影响。如果脊柱弯曲变形，神经被压迫，经脉不通，气血的运行就会受阻，被迫绕道而行，减少了供给全身所需要的营养。因此生出各种各样的疾病来。首先是胫、胸、腰椎的疾病。尤其是中老年人，普遍存在着脊柱变形的现象，特别是颈椎病，多数人程度不同地存在着，有的人很严重。其主要原因都是颈椎变形所致。

松头：大脑是人的司令部，总指挥所。它的特性是：最喜欢安静！可是我们在日常的生活当中头脑得到的常是动乱、思考、谋划，甚至是忧愁、悲伤、痛苦。思绪像一团乱麻，头脑也很难发挥它的正常功能。因此，得不到安宁，疲劳过度，负担过重，往往还得不到很好的休息，多数人只是靠睡眠让大脑来休息，如果是睡眠不好的人就欠账更多了。因此最容易产生出各种各样的毛病，特别是心脑血管的疾病，都是由此而生。大脑的健康直接关系到人的身体好坏。修炼养心法首先是让大脑进入高度的平静状态，使它得到很好的休息，最大限度地发挥它的正常功能。自我调整身心，修复自己体内的各种疾病。因此全身放松先松头，松头是重点。

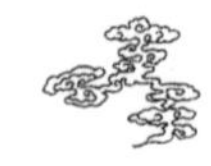

养心法的特点和好处：

1. 简单，方便，快速，有效。
2. 平衡阴阳，调整气血。
3. 疏通经络，治疗疾病。
4. 开智，生慧，激发灵感。
5. 可操作性强。
6. 不加任何意念和强迫人意守和入静。

养心法的操作方法：随便坐着闭双目，脊柱伸直九十度。笑容满面先松头，由上而下松全身。手脚摆放要自由，呼吸自然顺着走。脊柱直否勤检查，纠正弯腰用下法。颈椎向上伸一伸，从头向下松一松。时间每过几分钟，重复一次伸和松。全身放松先松头，坐姿呼吸全自由。意守意念不可有，勤查脊柱直和否。时间每过几分钟，颈椎向上伸一伸。从头向下松一松，顺其自然到始终。

自然坐定、站、躺都可以，但是：要以坐为主。千万不要人为地给自己安排一种坐姿！不要破坏了闭目之前的自然姿势！要把眼睛比作“开关”就行了，闭眼开始练，睁眼就算收。就是这么方便，无论在什么地点，什么时间都可以办到。

练功时间：灵活机动不要死板，时间长短也不用统一。有以下时间可供参考：

1. 晚上睡觉前，练后自然快睡眠。
2. 失眠难入睡，取掉枕头就可以。
3. 早醒难入睡，穿衣坐床腿盖被。
4. 干活劳累时，解除疲劳短时间。
5. 突发病来时，控制病情不发展。
6. 心情烦躁时，心跳心慌也占先。
7. 生气胸满胀，用它消气最灵验。
8. 思考问题时，判断是非显灵感。

养心法的治病原理：人生存在天地之间，必须同大自然和谐相处。修炼养心法进入状态后，逐步回归宇宙大自然，吸取宇宙间的高能物质，用来增加自身的能量。那时体内的气血运行非常有序化，气机升降自如，通向四肢百骸，五脏六腑，使体内各个组织的细胞活化，促进微循环。如同电脑杀毒过程中扫描一样，将体内的有害物质（疾病）向外排放，能够起到自动调整身心的作用。特别是对大脑和心脏都能进入高度的平静状态。对心脏病、高血压、心肌梗死、脑动脉硬化、脑血栓、肺气肿、气管炎、哮喘等都有直接的调整作用，对修复脊柱性疾病，颈，胸，腰更是有好的疗效，对其他脏腑也都有很好的调理作用。

养心法不同于其他方法，不需要任何准备动作，也没有任何要求。虽然是属于静功范畴，但是决不能强迫入静！这是它的独到之处。总之，坚持下去，就能达到延年益寿的目的。

清心养生法

《老老恒言》曰：五官之司，俱属阳火；精髓血脉，则阴精也。阴足乃克济阳。

中医认为，“中和清心”才会百病不生。中医强调天人合一，即人与自然应保持协调，清心寡欲才能养生防病。

养生之道，贵在得“法”。一人要想健康长寿，不但要有清心的健康精神，还要有适性适人的养生方法。因此，要掌握养生之道，还必须讲究具体的清心方法。

1. 静思冥想法：是解除心理疲劳的一种有效手段。一个人可在心烦意乱时，独坐在光线柔和、温度适宜、环境安静的房间里，双目微闭，深吸气后再慢慢呼出，反复几次，让放松的情感传遍身体各部。然后，运用想象让自己处身于一个令人愉快的自然环境中，尽量体验想象环境中的美好，如海风轻拂、鸟语花香……使自己从声音、颜色、气味各方面体验出舒适，然后再慢慢睁开眼睛。

2. 聊天健脑法：聊天既是一项裨益身心健康的快乐活动，又是获得美好心情的一种有效而愉快的手段。在节假日茶余饭后，合家团圆，吹吹“山海经”，侃侃家常话，无疑是做了一次趣味盎然的脑力保健操，使脑在和谐的氛围里得到一次“健美锻炼”。聊天还能消除积郁，忘却愁苦，使人得到快乐，而乐能怡情，乐能使人长寿。

3. 精神胜利法：人际交往并非处处都阳光灿烂，总会遇到一些意想不到的不愉快的事，要尽量学会从正面看问题，要善于为自己找“下台梯子”，要看到自己的优点，尽可能地把自己的注意力转移到使自己愉快、轻松的方面，使自己变得心安理得，乐观开朗。

4. 治身养神法：三国时蜀国丞相诸葛亮有句名言：“夫治国犹于治身，治身之道，务在养神，治国之道，务在举贤。”举贤能安邦兴国，养神可益寿延年。诸葛亮把治身与治国相提，养神与举贤并论，足见养神之重要。我国古代医家和思想家在养生益寿的认识与实践中积累了丰富经验，并有许多精辟的论述。《淮南子·原道训》中说：“夫精神气志者，静而日充者以壮，躁而日耗者以老。”可见养神的重要性。

5. 情志调节法：七情可以致病，同样也可以治病。情志疗法便是利用这一原理来调节情绪以达到治病的目的。这一疗法主要运用五行学说，依据五行相胜的制约关系，形成了悲胜怒、怒胜思、思胜恐、恐胜喜、喜胜悲的情志相胜心理疗法；情志疗法有通过提高患者的认识能力，明白过激情志致病的道理，以达到治疗或预防情志疾病的抑情顺理法；有运用激情和应激情况下所导致的生理、病理改变，以收到治疗之效的激情刺激法；还有运用情绪的两极性治疗情志疾病的相反情志疗法等。

6. 言语开导法：该方法来自于《灵枢·师传篇》“告之以其败，语之以其善，导之以其所便，开之以其所苦，虽有无道之人，恶有不听者乎?”这里“告”“语”“导”“开”便是言语开导的基本要领。

7. 移精变气法：《素问·移精变气论》中有：“古之治病，惟其移精变气，可祝由而已。”即通过语言、行为、舞蹈等祝由形式，调动病人的积极因素，转移其对局部痛苦的注意，改变其恶性循环，从而形成良好的精神内守状态，移易精气，变利血气，以调动人体本能的力量来达到治疗疾病的作用。

清心养生之法，古代不少诗人深得其旨，陆游的“人安病自除”，白居易的“心是自医生”说的都是养心为要，要防止产生心病。朱熹的“心平气自和”，王静庄的“心宽出少年”都告诉我们，养心就是保持心态的宽和平稳，一个人只要心不老，他将会永远年轻。

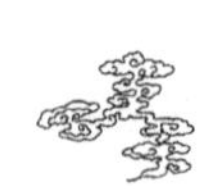

“慢”中宁心神

《老老恒言》曰：心不可无所用，非比如槁木、如死灰，方为养生之道。

研究表明，寿命与呼吸频率成反比：呼吸频率愈慢，寿命愈长。龟每分钟只呼吸1～4次，寿命可达上百年，甚至上千年；人每分钟呼吸多达15～20次，寿命仅几十年。这些说明通过“慢”减少消耗是养生长寿的一个重要方面。慢养生能降低阳气及阴精的消耗，能保护人体的阳气不外泄。

《黄帝内经》里讲“五十营”，所谓营，就是周的意思。一营就是一周，五十营就是五十周，指人气昼夜运行五十周。这样计算下来，人的一呼一吸应该是6.4秒，也就是一种深长而缓慢的呼吸形式。而我们现代人的一呼一吸大约在3.33秒，比古人倡导的呼吸节奏快了近1倍。《黄帝内经》讲“五十营备，得尽天地之寿”。由此看来，我们的祖先早就认识到呼吸与寿命的关系。

慢养生就是慢用脑、慢动作、慢吃、慢说以及慢散步……总之，一切都应该减慢节奏，达到慢心跳、慢呼吸、慢消耗，进入慢节奏的生命状态，最终达到慢衰老。和龟、蛇一样，善于节能，善于慢养，才能阳气耗散得少，阴精保护得好，生命的烛光能常亮不灭。

那么，如何减慢呼吸呢？我们可以通过静坐、闭目养神、散步、打太极拳、钓鱼、听音乐、练书法、绘画、下棋等活动进行调整。

呼吸节奏的减慢，意味着血流速度的减慢、心脏负荷的减轻及耗氧量的减少。消耗下降，从而寿命延长，这就是“五十营”长寿的秘诀。

慢养生的关键在“心慢”。心脏是人体最累的器官，所以慢养生首先要心慢。就是说，要节奏慢下来，心先慢，也就是要神先慢。只有心先慢下来，生命的节奏才可能慢得下来。试想，一个成天心急火燎的人，他的心慢不下来，呼吸能慢下来吗？心跳能慢下来吗？

人醒的时候，神栖息于眼睛；睡眠时，神栖息于心。人的神是被心所统摄的，所以关于睡眠的问题，应以清心为根本。一个人如整天被各种事务干扰，风风火火，心里放不下，要想很快入睡是做不到的。

所以，老年人要慢下来就是要放心，只有放心，才能安心、养心。

乐花者乐心，乐心者长寿

《老老恒言》曰：院中植花木数十本，不求名种异卉，四时不绝便佳，呼童灌溉，可谓日课，玩其生意，伺其开落，悦目赏心，无过于是。

养花，其实在养心性，养君子之性情，养长寿之心神。

养花是“心理调节器”。老年人由于各种得失因素，容易引起心理失衡，甚至影响健康。养花可起到调整心态、平衡心理的作用。“用笔不灵看燕舞，行文无序赏花开”。由于刺激反应，自然怡然自得，心情舒畅。清代袁枚寿过80高龄，享有“一代文星兼寿星”的美誉。据说他官场失意时才40来岁，后辞职归乡，客居江宁（今南宁），筑园林于小苍山，取名“随园”，从此爱上花木，“或栽雨后花，或铲风中草”，精心培植，使“随园”成了当时江宁一带著名的园林。一乐解千愁，宠辱皆忘，到了晚年，仍“八十精神胜少年”。袁枚的事例充分说明：养花能调整心态，促进健康。

养花是“大脑保健剂”。养花赏花，可兴奋大脑神经，使大脑血管处于经常性的舒展活跃兴奋状态。不同色彩的花朵，常产生不同的奇效。例如，黄、橙、红三色能给人以热烈、兴奋、温暖的感觉，白、青、蓝等色则能给人以舒适、清爽和心情愉快之感。至于花香，宋、明以后的养生专著中则多提及其益神的怡心之功用。由此可见，养花能增强人的免疫功能，使大脑细胞得到良好保养。有些花通过光合作用，可吸收多种有害气体，吸附粉尘，净化空气。如米兰、兰花、丁香、天竺等皆能有效地净化空气；吊兰、虎尾兰、鸭跖草可吸收居室内的油漆、涂料、黏合剂、干洗剂等释放出的甲醛、苯等有害气体；有些花的分泌物和气味，还有驱虫、杀菌、消毒的“特异功能”……这对保护老年人的身心健康有很多好处。

养花还是“家庭小药房”。我国很多名花都有药用价值，如菊花既可茶用又可药用。杭菊泡茶可以解渴、养肝、明目，常饮对长寿大有益处。药用菊有消炎、降压、防冠心病、防心绞痛的作用。花药用，采集方便，使用简单，又节省开支。

人到老年，从体质到思维、记忆力，天天都在衰退。这种衰退，虽无法抗拒，但可延缓。延缓之道，除运动之外，就是养花。家庭养花好处多，愿所有乐花者增高寿。

高寿不如高兴

《老老恒言》曰：故君子疾没世而名不称，非务名也，常把一“名”字着想，则举动自能检饬，不至毁来；否即年至期颐，得遂考终，亦与草木同腐。

有这样一个富有哲理的寓言：

有四位老人怀着不同的愿望去朝拜神仙。他们风餐露宿，翻山越岭，不畏险阻，不怕困难，诚心终于感动了神仙，于是神仙接见了他们。

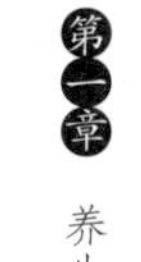

神仙问：“你们千里迢迢，来到仙界，有什么心愿要实现吗?”

老者甲说：“我一生贫穷，但求有钱，过过富裕的日子。”神仙说：“这有何难，教你点豆成金之术，你想要多少钱，取之不尽，用之不竭。”

老者乙说：“我劳累了一辈子，但求轻松，想过过享福的日子。”神仙说：“这也不难，赐你一座宫殿，管叫你行有车马，睡有锦床，衣来伸手，饭来张口。”

老者丙说：“我一生疾病缠身，未老先衰，但求长寿，求赐延年之术。”神仙说：“这更不难，赐你一颗金丹，保你长命百岁。”

至第四个老者，他说一不求富贵，二不求寿禄，只求每天有一份快乐的心情，和三五个朋友游山玩水，倾心畅谈，以消永昼，余愿足矣。神仙一听，大吃一惊，说：“这般清福，连我神仙都享受不到，你凡夫俗子何得有此奢望?”

神仙自知无法满足此老者要求，化成清风逃跑了。

这个寓言说明了一个事实：烦心扰扰，高兴难得。正如时下流行的一句俗语：人生在世，高薪不如高位，高位不如高寿，高寿不如高兴。

细细想来，在这人生不如意事常八九的尘世间，再加上竞争激烈，节奏快速的逼人氛围，一个人如果能做到心如止水，从容应对，每天都能高高兴兴，快快乐乐，那真是一种神仙过的好日子!

对退休的老年人来说，不比财富，不比身体，要比快乐，比轻松，比谁活得自在。

开心有助长寿，乐观有益健康

《老老恒言》曰：然一息尚存，必无愿人毁己者，身后亦犹是耳。

人到老年最重要的一条是寻找快乐，开开心心过好每一天。然而，在现实生活中有不少老年人并不快乐，这也放不下，那也放不下，这也操心，那也操心。一天之中，笑的时

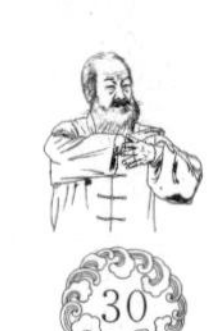

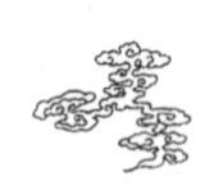

候少，愁的时候多；悠闲的时候少，想事的时候多；静坐的时候少，唠叨的时候多……这样活着累不累？能不加速衰老吗？老年人应当让自己快乐一些，“笑一笑，十年少；愁一愁，白了头”。有人总结了以下几点：

1. 和睦为乐：一个和睦的家庭，是维持健康极其重要的条件。恩爱的夫妻生活，能带来许多乐趣，也是健康的重要支柱。美国密执安大学的调查发现缺乏伴侣的孤独的健康者，在10年左右时间内死亡的可能性是其他同样健康人的两倍。

2. 穿着为乐：有人调查，90%以上讲究穿着的老人，要比实际年龄显得年轻，关键是“我还年轻”的心理对健康有利。宋美龄享年106岁，她一生几乎每天都化妆，而且对服饰尤其讲究，她最爱穿的就是旗袍。享年99岁高龄的书法家武中奇先生也很讲究穿着，就是在患膀胱癌住院期间，只要出病房，一头银发一丝不乱，护士们都叫他“帅爷爷”。而每听到这句话，老人就特别开心。

3. 助人为乐：积极发挥余热，为社会做贡献。比如积极参与社区公益活动，参加社会慈善活动，能让人开心。美国密歇根大学心理学家克鲁斯等报告说，他们对全美884名65岁以上的老年人进行调查，结果发现，那些认为对所充当的重要社会角色感到心满意足的老年人，一般寿命都比较长。

4. 交友为乐：从百岁老人的心理特征来看，大多能与周围的人建立良好的人际关系，善于关心他人，同时，也受到身边的人的关照。老年人共同生活有利健康。

5. 自娱为乐：清晨，可以唱唱歌。在歌声中，心灵得到净化，尤其是当年的老歌，能给老人带来当年的美好回忆，能激起对生活的热爱，是特别好的保健药。

6. 说笑为乐：说俏皮话、笑话、家常话，说趣事、稀奇事、新鲜事，健脑又开心，延缓衰老，防止痴呆。

7. 学习为乐：流行病学调查发现，受教育程度越高，患痴呆的比率越低，文盲老人患病的危险是非文盲者的1.7倍。不断学习可以让人产生我的脑子还行、我还有用的心理。所以，老年人每天应抄录5首唐诗，做一些简单的运算，唱几首歌曲，朗读一段报纸新闻，作为健脑的一种方式。

心情愉快、性格开朗是长寿老人的共同特征。老年人不要奢望生活处处如意，但可以从一点一滴做起，想办法摆脱烦恼，享受生活的乐趣。

养静忌伤怒

《老老恒言》曰：人藉气以充其身，故平日在乎善养，所忌最是怒。怒心一发，则气逆而不顺，窒而不舒；伤我气，即足以伤我身。老年人虽事值可怒，当思事与身孰重，一转念间，可以涣然冰释。

老年人应以静养方式度过晚年生活。其实静养指的是心静，身体要适度活动，静止不动会减缓新陈代谢，削弱内脏器官功能。

静养能减少能量消耗，使血压下降，心动趋缓。静养实为静心，静心忌伤怒。

中医认为老人忌伤怒，否则会对视力和听力带来一定的损害。中医学的观点认为，脾气不好、容易生气发怒的人，往往有肝功能失调乃至器质性病变的可能。中医多将发脾气归为“肝火”，经常发脾气则是肝火太旺或肝阳上亢。“肝火”容易让人动怒，而发怒对身体的危害非常严重。《黄帝内经》曾记载，肝火过旺可能使人“目盲不可以视，耳闭不可以听”，尤其对老人而言，可对他们的视力和听力带来严重的损害。

经常发脾气可使血压升高，造成眼底出血，严重时可引发“原发性闭角型青光眼”，甚至造成脑溢血，危及生命。进入老年后，应适当控制情绪，学会平和、宽容处事，以免刺激机体引发各类病症。

有些老人在劳累过度或情绪过分激动后还可能患上突发性耳聋，这是由于血管痉挛、血液瘀滞、微血栓引起局部血管阻塞造成的。因此，老人要学会精心调养自己的情绪。情绪与“肝火”关系密切，肝脏损害又会加重情绪失衡，可能损伤视力和听力。所以必须学会自主调节情绪，用宽容、平和的心态对待周遭的人和事，积极应对人生逆境困苦。还要形成良好的起居习惯，尤其要重视睡眠时间和质量，避免过度劳累。

情绪波动易伤身

《老老恒言》曰：六淫之邪，其来自外，务调摄所以却之也。至若七情内动，非调摄能却，其中喜怒二端，犹可解释。

人们对周围的事物，在态度上总会有一定的反应，或是好感，或是反感，这种心理活动，就称为情绪。喜、怒、忧、思、悲、恐、惊，通称为七情，它是人体对客观事物的刺激所产生的不同反应，属于正常的精神活动范围，并不致病。只有突然强烈的或长期持久的精神刺激，超越了人体的适应能力和耐受程度，影响老年人的正常生理机能，致使脏腑气血功能紊乱时，即成为致病的因素。过度的喜、怒、忧、思、悲、恐、惊，即情绪的大起大落，中医称为七情内伤，对人体健康极不利。

大喜、大悲、大恐、大惊的情绪对老年人威胁很大，甚至会引发危险后果。有这样一个例子：一位老人召集牌友在家中打麻将，牌打了几圈，他摸到一张绝妙好牌，成了“全球独调”、“清一色”、“杠上开花”大牌式，顿时欣喜若狂，狂笑不止，结果乐极生悲，一头栽在麻将桌上，突发脑溢血，命归黄泉。一位 60 多岁的老人在观看一场电视转播的紧张足球赛时，他所看好的球队失利了，老人非常气愤，因情绪过于激动，冠心病急性发作，抢救无效死亡。因此，情绪的大起大落，大喜大悲，都应视为老年人之大忌。

老人的坏情绪会引起身体上的很多生理变化，比如坏情绪会让血压不稳、红细胞增加，或者是心脏等方面的疾病。老年人应掌握和控制好自己的心态，因为心胸狭小，发脾气、激动、对人对己过高要求且情绪变化无常等，均可成为高血压、心脏病、癌症等疾病的诱发因素。李大爷平时就是个急性子，一听说孙子在幼儿园被人欺负了，顿时火冒三丈，要去找老师，可是没想到悲剧发生了，还没走到门口就感觉脚软，去医院检查是脑出血，像这种在盛怒之下引起脑血管劈裂的人很多，还可能会引起心肌梗死。所以，老人平时要控制自己的情绪，避免过大的情绪波动。

要有意识地控制自己的情绪。当心中烦乱时，可以暂时微闭双目，幻想自己身处自然的美景之中，沉浸在这样的幻想中几分钟，可以舒缓、放松自己的情绪，再睁开眼睛时，心情会豁然开朗。也可以听听轻音乐或者是找个人聊聊天，舒缓自己心中愤怒的情绪。

学会控制情绪，保持平和的心态，对人的健康是十分有益的。老年人控制好情绪，应注意以下几点：

1. 心胸要开阔，做到乐观、豁达，遇事不慌，安然处之，学会在各种不同环境下处理问题的方法。

2. 遇事不怒，对任何事情都采取分析态度，先理出头绪来，再慢慢解决。

3. 对生活琐事要淡漠，保持怡然自得。

4. 要自得其乐，助人为乐，知足常乐。尽量多做力所能及的事，多做工作往往能抛弃烦恼，使精神变得愉快，情绪保持稳定。

养生当中，最重要的是养心。“一生淡泊养心机”，这是一种境界。“常观天下之人，凡气之温和者寿，质之慈良者寿，量之宽宏者寿，言之简默者寿。盖四者，仁之端也，故曰仁者寿”。所以，养生之道，既要性格通达，又要仁厚。

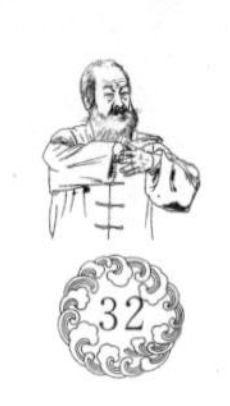

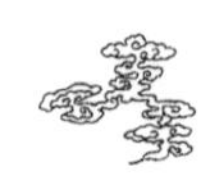

去留无意，宠辱不惊

《老老恒言》曰：身后之定论，与生前之物议，己所不及闻、不及知，同也。

有诗云：宠辱不惊，闲看庭前花开花落；去留无意，漫随天外云卷云舒。这里说的是，当受到宠爱和污辱时都不要惊慌失措，要时常看一看庭院里的花，花有开的时候，也有落的时候。花开自有花落日，花落复有花开时；去留得失也不必太在意，有得必有失，有失必有得。要时常看一看天上的白云，有卷起来的时候，亦有舒散时。

生活中也是这样：人多逢喜事、受到宠爱时往往会神清气爽，兴高采烈；相反受到嘲讽、身处逆境时，往往就会精神萎靡、烦躁不安。医学认为，无论过喜或过忧，都将引起心身疾病或心理疾病，如常见的心脑血管病、消化系统病以及抑郁、焦虑、神经衰弱等疾病均因情绪紧张所致。

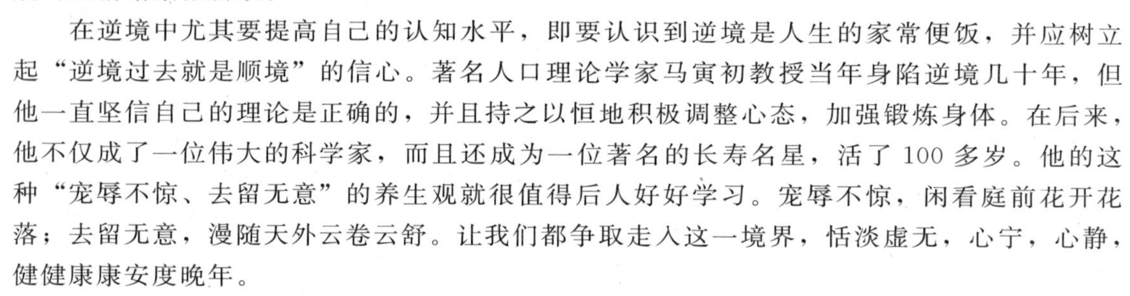

在逆境中尤其要提高自己的认知水平，即要认识到逆境是人生的家常便饭，并应树立起“逆境过去就是顺境”的信心。著名人口理论学家马寅初教授当年身陷逆境几十年，但他一直坚信自己的理论是正确的，并且持之以恒地积极调整心态，加强锻炼身体。在后来，他不仅成了一位伟大的科学家，而且还成为一位著名的长寿名星，活了100多岁。他的这种“宠辱不惊、去留无意”的养生观就很值得后人好好学习。宠辱不惊，闲看庭前花开花落；去留无意，漫随天外云卷云舒。让我们都争取走入这一境界，恬淡虚无，心宁，心静，健健康康安度晚年。

宠辱不惊、去留无意，这是内心的一种笃定，同时亦不乏对自己所喜欢的事物的沉着镇静，这亦是自信的一种，要或不要又有什么关系，用平常心平常相对，才能成为长寿之人。

淡泊名利，“戒之在得”

《老老恒言》曰：《语》云：及其老也，戒之在得。财利一关，似难打破，亦念去日已长，来日已短，虽堆金积玉，将安用之？然使恣意耗费，反致奉身匮乏，有待经营，此又最苦事。故“节俭”二字，始终不可忘。

淡泊之人不求名利，曾国藩做出解释：“淡泊二字最好，淡，恬淡也；泊，安泊也。恬淡安泊，无他妄念也。此心多么快乐啊！而趋炎附势，蝇头微利，则心智日益蹉跎也。”

淡泊名利有益于身心健康。诸葛亮说过：“非淡泊无以明志，非宁静无以致远。”就是说不贪图功名利禄、心胸开朗、无忧无虑、无仇无怨、无悲无悔就能保持愉快、满足与积极的情绪，自然有益于身心健康。

淡泊名利也是长寿的秘诀之一。文坛寿星冰心老人曾以“淡泊以明志，宁静以致远”为题，总结她养生长寿的经验。她认为淡泊就是对物质生活不过分奢求，过简朴的生活，宁静是心理尽可能排除个人的杂念，少些私心，这样就不会因伤神而伤身，终会健康长寿。

淡泊名利有益于老年人情绪的控制。人到老年由于生存阶段的改变，过去唾手可得的名利可能一夜之间便化为乌有。物质利益将相应减少，过去享受的某些福利待遇也随之降低；人际关系也发生了根本的变化，过去由于工作关系所形成的交往也慢慢淡漠了。在这种情况下，唯有淡泊名利才能让你从烦恼中解脱出来。

人付出劳动和智慧，获得一定的名利是应该的，但绝不可动贪婪名利之心，贪心一动良知就会泯灭，就会产生邪念丧失正气。老年人要保持晚节，就更应“戒之在得”不贪婪名利，清心寡欲，用一颗仁慈之心待人，就会使晚年心胸开阔、心情舒畅，有利于身心健康、延年益寿。

南怀瑾先生说，人生最高的养生原则是："乐天知命"。人随遇而安，故不忧。人不应追求完美，老年人更不应该过高地要求自己。作家刘墉说："不完美正是一种完美！我们老了，锈了，千疮百孔，隔一阵子就需要去看医生，来修补我们的身躯，我们又何必要求自己拥有的人、事、物都完美无瑕，没有缺点呢？看得惯残破，也是历练，是豁达，是成熟，是一种人生的境界啊！"

追名逐利已不是老年人应持的生活态度。老年人应淡泊名利，保持晚节。有条件者可把自己一生奋斗获得的知识供献给社会，把财富捐献给慈善事业。世界著名富豪沃伦·巴菲特，晚年把自己99%的财产捐给慈善机构。他呼吁资产超过10亿的美国富豪至少捐出一半财产给慈善机构。在他的捐赠誓言中写道："拥有某些东西，确实能让我的生活更有滋味，但拥有过多反而让我吃不消。……拥有的财富越多，越会沦为财富的奴隶。我最珍视的财富，除了健康，还有那些幽默有趣、个性鲜明、长久相伴的朋友。"这位富豪不当财富的奴隶，而视将财富捐赠给慈善事业为快乐。

服老是一种智慧

《老老恒言》曰：年高则齿落目昏，耳重听，步蹇涩，亦理所必致，乃或因是怨嗟，徒生烦恼。须知人生特不易到此地位耳！到此地位，方且自幸不暇，何怨嗟之有？

老年人的肝血逐渐衰弱，因而未免性情急躁。如果旁边的人不能及时对他们的要求做出相应的反应，他们就会更加急躁。但急躁是无济于事的，应该学会忍耐，处理任何事情应懂得顺其自然，这样气血就不会妄动，神色也就平和，从而既养身又养心。

生命的自然规律无法抗拒，人是不能不服老的。然而，现实生活中不难见到有些上了年纪的人，偏偏爱唱"老骥伏枥"的调子，爱戴"宝刀不老"的帽子。说轻点，有些缺乏自知之明；说重点，那就是自不量力。"今年20，明年18"，那只不过是广告用语，人哪有越活越年轻的？有的老人自恃身体硬朗，锻炼身体时爱过度运动；有的不顾年逾古稀，喜欢到没有任何安全设施的自然水域搏击风浪；有的人打麻将、甩扑克，无休止地玩乐……结果，经常发生一些老人由于体力过度透支，疾病复发或遇到意外情况遭遇不测的事，这显然是得不偿失的。

人必须面对现实，正视自然规律。进入老年，不用害怕，重要的是要有正确的观念，要知道如何去适应，如何去保持永远年轻的心态与活力，进而求得延缓衰老。

英国的蒙哥马利将军81岁那年，提出一个令人吃惊的要求：一定要佩戴国剑参加国会典礼。佩戴国剑是英国给予功勋卓著的军官一种崇高而特殊的荣誉。按礼宾规定，佩戴国剑有一套严格的要求。国剑很长而且非常笨重，佩剑人员必须带着它走到上议院。在女王讲话时，佩剑人也要将它举起并不能有丝毫的摇晃。要完成这一整套的仪式，就是一个身强力壮的小伙子也会感到非常吃力。周围的人都劝这位八旬老人放弃这个想法，但他拒绝了。他说他没有老，要表现一下自己的体力。

将军如愿佩剑出场，他手中举着一柄沉重的剑。然而他毕竟老了，在女王讲话的时候，他手中的剑不由自主地晃了一下，接下来，晃动的就不仅是剑，还有将军本人了。女王停止了讲话，将军被人扶到椅子上坐了下来。

须知，人如同一部持续运转的机器，到了老年，尽管看上去健康，但生理机能已经衰退，身体的各个"部件"很容易因磨损出"故障"。也就是说，老人精神上可以不服老，身体上则不能不服老。否则，就可能出现意外。

人老了，身体机能减退是一种自然规律。"服老是一种清醒"，应该称得上是一句警世恒言。鹤发童颜也好，"老而弥坚"也罢，充其量只是一种外象。古人云："生活有度，人

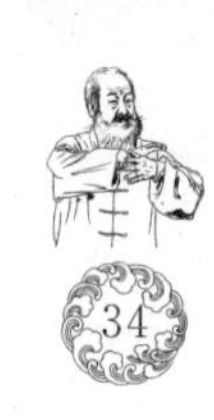

生添寿。”一个年逾六旬的老者，如果还像青年人那样废寝忘食、夜以继日地透支生命，便是一种缺少自知之明的“失度”。

老年犹如一场大戏已接近尾声，如果硬撑着，过高地估量自己身体的“实力”，只会自讨苦吃。所以，人老了应该保持清醒，保持理智，应该追求一种成熟的美、智慧的美，努力让自己步入宁静、平和的境界。

唐代文学家韩愈有诗云：“岁老岂能充上驷，力微当自慎前程。”意思是说，人到了老年，怎能还把自己当成最好的马，能力已经弱了就应该慎重考虑前面的路途。老来持重不逞能，应成为老人的理性选择。因为，服老是一种人生境界，更是一种人生智慧。

心存感恩，知足常乐

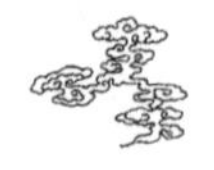

《老老恒言》曰：《道德经》曰“知足不辱，知止不殆，可以长久”！

生活中要谦和宽容待人，少生气、不生气，不要计较一些小事。否则就会产生愤怒情绪，而愤怒会伤肝，最终只能伤害到自己。

心存感恩，才能收获更多的幸福和快乐，才能摒弃没有任何意义的怨天尤人。心存感恩，能让人们更加珍惜身边的人和物，让人们渐渐麻木的心发现生活本是如此丰厚而富有，才更能领悟命运的馈赠与生命的激情。

感恩是一种处世哲学，是生活中的大智慧。人生在世，不应该遭遇一点磨难就怨天尤人，种种失败和无奈都需要我们勇敢面对。只有对生活充满感恩，才能跌倒了再爬起来，重新打造我们幸福美好的生活。

冰心老人在《谈生命》一文中写道：“在快乐中我们要感谢生命，在痛苦中我们也要感谢生命。快乐固然兴奋，苦痛何尝又不美丽？”

一次，美国前总统罗斯福的家中被盗，丢失了许多东西。一位朋友闻讯，忙写信安慰他，劝他不必太在意。罗斯福给朋友回信说：“亲爱的朋友，谢谢你来安慰我，我现在很平安，感谢生活。因为：第一，贼偷去的是我的东西，而没有伤害我的生命；第二，贼只偷去我的部分东西，而不是全部；第三，最值得庆幸的是，做贼的是他，而不是我。”

对任何人而言，被盗都是不幸的事，而罗斯福却找到三条感谢和庆幸的理由。

感恩不纯粹是一种心理安慰，更不是现实的逃避，而是一种歌唱生活的方式，它来自于对生活的热爱与希望。如果在我们的心中有一种感恩的思想，则可以说我们就已经沉淀了许多的浮躁和不安，消融了许多的不满与不幸，摒弃了许多的埋怨和仇恨。感恩可以消除仇恨，知足可以长寿。

老年人如果是吃得饱、穿得暖，拄着拐杖悠闲地散步，那就是获得了天底下最大的福气了。人生的境遇变化多端，进一步想追求名利终无尽时，总会给人带来无尽的烦恼，不如退一步想，生活中会有很多乐趣。《道德经》中有“知足于内而不争虚名”，就不会有屈辱知止于外，而不贪得无厌，就不会有忧患，如此可以使人长寿。“乐莫大于无忧，富莫大于知足”。老年人要知足常乐，要对自己的老年生活有信心，要学会正确地认识和评价自己，学会客观地对待自己的人生位置，对自己的位置要有满足感，要珍惜自己的位置和自己得到的东西，仔细想一想就会发现，有些东西是你拥有而别人是不可能得到的，别人拥有的东西不要攀比，要学会自我修养，自我排解烦恼。

有功夫读书谓之福；有力量济人谓之福；有学问而著谓之福；有众直谅之友谓之福。“福”是什么？福就是人们心态健康的一种状态，是一种知足感。不论什么事，只要以知足的心态对待就能感觉到幸福。享乐是福，吃苦也是福；机遇是福，吃亏也是福。让我们想一想，无数革命先烈抛头颅洒热血，是为了我们今天的幸福生活。常言道：“事能知足心常惬，人到无求品自高”。一个人知道知足，内心是经常快乐的，知足的人总是微笑着面对一切，在知足者面前没有过不去的坎，知足可以使人平静、安然。相反，如果一个人贪得无厌，不知满足，那他总感觉纠结，总感到焦虑不安，还有些人不知满足、贪得无厌，最后走上了犯罪的道路，一生永无安宁。

中国人提倡知足常乐，其实我们的生存需求很有限：一天不过三餐、一张床，把这些都想明白了，就会活得释然。

老年人经历了风风雨雨，体验了人间的酸甜苦辣，爱过、恨过、做过自己所喜欢的事，没有虚度年华，那么无论贫富贵贱都可以安心了，因此老年人比年轻人更应该达观，更应该做到心存感恩，知足常乐，老年人的生活一定要洒满阳光，必定会气血调和、健康长寿。

学会宽容

《老老恒言》曰：世情世态，阅历久，看应烂熟。心衰面改，老更奚求？谚曰：求人不如求己，呼牛不如呼马。亦可由人，毋少介意；少介意便生仇，仇便伤肝。于人何损？徒损乎己耳。

人到老年，随着年龄的增长，个性、脾气、观念、行为都会有所改变，在对待事物、处理问题以及与人相处的过程中，往往容易出现主观、偏执、敏感、多疑等情况，从而造成人际间的矛盾，或自己和自己过不去，常为一点蝇头小事，自生闷气，弄得心神不安，耿耿于怀，难见笑容，影响健康。所以，老年人要学会宽容，显得特别重要。

学会宽容是人生中的一大学问。老子说“心善渊”，就是讲心胸应该像水一样虚静深远，能包容一切、化解一切。宽容待人你就会增加机遇，宽容待人你就会心胸开阔，健康长寿。

学会宽容，消除疑虑

宽容是老年人养生难得的境界；宽容，能消除老年人的紧张情绪。

学会宽容，意味着老年人不再心存疑虑，不再为他人的错误而惩罚自己。走过人生的长河，穿梭于茫茫人海，面对一个个小小的过失，常常一个淡淡的微笑，一句轻轻的歉语，一个亲切的问候，就会给你带来包涵、谅解的宽慰；在五彩缤纷的社会生活中，常常会因一件小事、一句不经意的话而产生误会与碰撞，使人不理解或不被信任，但不要苛求任何人，以律人之心律己，以恕己之心恕人，所谓“己所不欲，勿施于人”也寓理于此。

适度的宽容，对于改善人际关系和身心健康都是有益的，这种宽容，指的是对于子女或别人在生活、工作、学习中的过失、过错采取适当的“羞辱政策”，有效地防止事态扩大而加剧矛盾，避免产生严重后果。大量事实证明，不会宽容别人，会影响自身的健康。过于苛求别人或苛求自己的人，必定处于紧张的心理状态之中。由于内心的矛盾冲突或情绪危机难于摆脱，极易导致机体内分泌功能失调，如肾上腺素、去甲肾上腺素过量分泌，引起体内一系列劣性生理生化改变，导致血压升高，心跳加快，消化液分泌减少，胃肠功能紊乱等，并可伴有头昏脑涨、失眠多梦、乏力倦怠、食欲不振、心烦意乱等症候。紧张心理的刺激会影响内分泌功能，而内分泌功能的改变又会反过来增加老年人的紧张心理，形成恶性循环，贻害身心健康。有的过激者甚至失去理智而酿成祸端，造成严重后果。而一旦宽恕别人之后，心理上便会经过一次巨大的转变和净化过程，使得与人相处不再难，诸多忧愁烦闷可得以避免或消除。

宽容是一种自我解脱

气愤和悲伤是追随心胸狭窄者的影子。生气的根源不外是异己的力量——人或事侵犯、伤害了自己（利益或自尊心等），总而言之，认定别人做错了，于是勃然作色，恶从胆边生；咬牙切齿，怒从心头起。凡此种种生理反应无非在惩罚自己，而且是为他人的错误惩罚自己。显然这是不值得的。

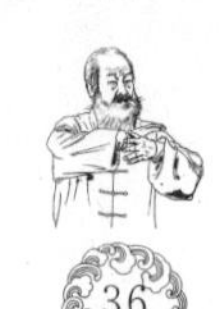

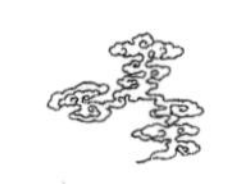

宽容地对待你的敌人、仇家、对手，在非原则的问题上，以大局为重，你会得到退一步海阔天空的喜悦；化干戈为玉帛的喜悦；人与人之间相互理解的喜悦。要知道你并非踯躅独行，在这个世界里，我们各自走着自己的生命之路，纷纷攘攘，难免有碰撞，所以即使心地最和善的人也难免要伤别人的心，如果冤冤相报，非但抚平不了心中的创伤，而且只能将伤害者捆绑在无休止的争吵战车上。

宽容是一种博大，它能包容人世间的喜怒哀乐；宽容是一种境界，它能使人跃至大方磊落的台阶。只有宽容，才能"愈合"不愉快的创伤；只有宽容，才能消除人为的紧张。

宽容就是不再患得患失

宽容，首先包括对自己的宽容。只有对自己宽容的人，才有可能对别人也宽容。人的烦恼一半源于自己，即所谓画地为牢，作茧自缚。电视剧《成长的烦恼》讲的都是烦恼之事，但是他们对儿女、邻居的宽容，最终都把烦恼化为了捧腹的笑声。

芸芸众生，各有所长，各有所短。争强好胜失去一定限度，往往受身外之物所累，失去做人的乐趣。只有承认自己某些方面不行，才能扬长避短，才能不因嫉妒之火吞灭心中的灵光。

宽容地对待自己，就是心平气和地工作、生活。这种心境是充实自己的良好状态。充实自己很重要，只有有准备的人，才能在机遇到来之时不留下失之交臂的遗憾。知雄守雌，淡泊人生是耐住寂寞的良方。轰轰烈烈固然是进取的写照，但成大器者，绝非热衷于功名利禄之辈。

俗语有"宰相肚里能撑船"之说。古人与人为善之美、修身立德的谆谆教诲却警示于世人，一个人若胆量大，性格豁达，方能纵横驰骋；若纠缠于无谓鸡虫之争，非但有失儒雅，反则终日郁郁寡欢，神魂不定。唯有对世事时时心平气和、宽容大度，才能处处契机应缘、和谐圆满。

宽容的过程也是"互补"的过程。别人有此过失，若能予以正视，并以适当的方法给予批评和帮助，便可避免大错。自己有了过失，亦不必灰心丧气，一蹶不振，同样也应该宽容和接纳自己，并努力从中吸取教训，引以为戒，取人之长，补己之短。

当然，宽容绝不是无原则的宽大无边，而是建立在自信、助人和有益于社会基础上的适度宽大，必须遵循法制和道德规范。对于绝大多数可以教育好的人，宜采取宽恕和约束相结合的方法；而对那些蛮横无理和屡教不改的人，则不应手软。从这一意义上说"大事讲原则，小事讲风格"，乃是应取的态度。

人到老年才领悟到：人活着，真不容易，能与他人共同生活在这个世界上也是一种缘分，没有必要事事认真，较劲，也不值得为鸡毛蒜皮的小事儿去计较。生活让老年人学会了宽容，懂得了宽容。

宽容不仅是一种大度的表现，也是对人对事的一种尊重，而且宽容于己也是有利的。要知道，一个人若不懂得宽容，常为一些不值得的小事儿而斤斤计较，生闷气，对健康的影响也是负面的。有关科学家认为，生闷气有以下几大危害：一害呼吸系统，可引起气促、胸闷、气逆、咳嗽和哮喘等疾病；二害肝脏，容易造成肝郁不舒，肝气不顺，肝胆不和；三害消化系统，气满填肠后不知饥渴，气滞于胃，使消化系统停止蠕动；四害心脏，久滞气不出，侵入心脏，易引起心跳加速；五害神经系统，干扰神经可引起失眠；六害肾脏，逆气冲肾脏，会出现肾衰、尿频；七害内分泌，可引起甲状腺功能亢进；八害皮肤，可引起神经皮炎。

宽容不仅是人们处理问题的一种手段，也是一种养身之道。宽容是心理养生的"安全阀"，是健康长寿的"铺路石"。适度的宽容，对于改善人际关系和身心健康都有好处。大量事实证明，不会宽容别人，常会殃及自身。有这样一句话说："相骂无好话，相打无好拳"，结果就是两败俱伤。过于苛求别人的人，自己也会处于紧张的心理状态中，这对老年人来说，是十分有害的。老年人要以谅解、宽容、信任、友爱等积极态度与人相处，就能减少烦恼，得到快乐，达到恬情爽神、防病健康、延年益寿的目的。

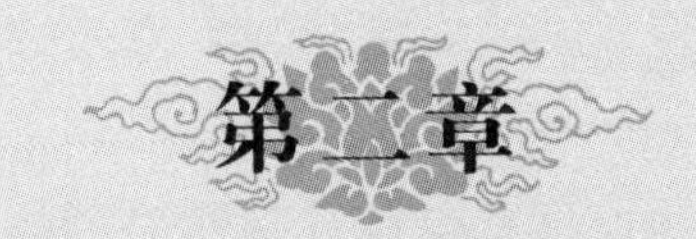

第二章

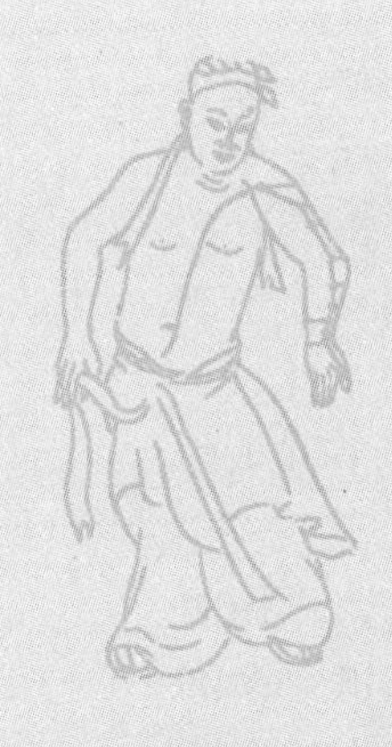

养生之道，首在养性

养生之法，其本在于养性。古语曰：“练命必先练性、练精、练气、练神，均以此为枢机”。所以，养性是养生之要，就在于“清静无为”。因而，“性命双修”，乃以养性为首要。养性，乃求之于静与定。养生之道，首在养性，《周易参同契》曰：“将欲养性延命却期”。所以养性与养生，益养与延命，乃相依相成。

善养生者，修养人之精、气、神、心、形、命，其心必安，身必健，养性而至“清静无为”之境，寿可增矣。

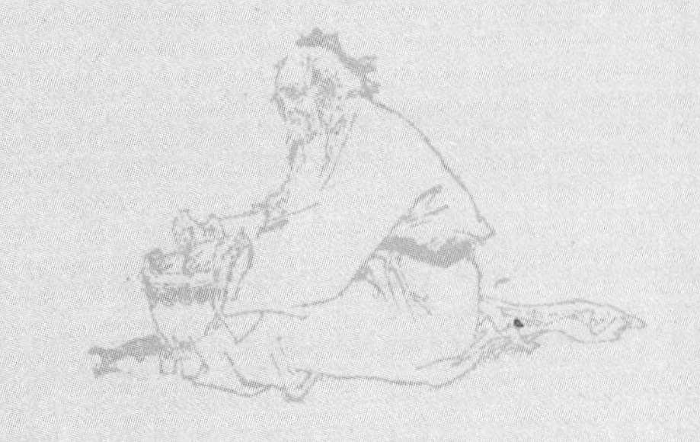

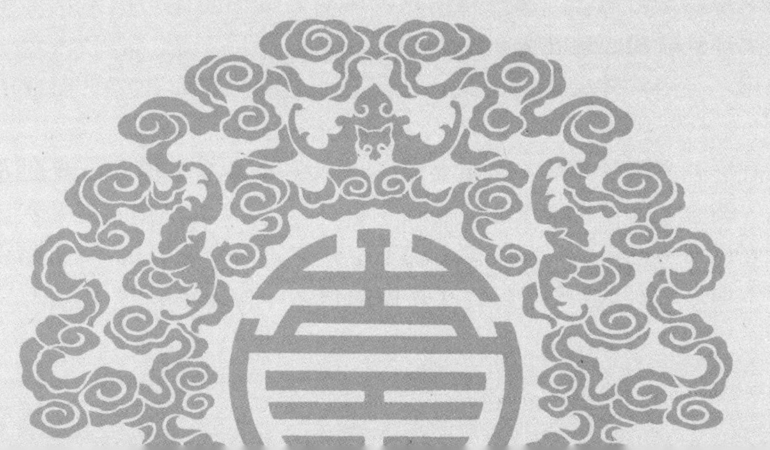

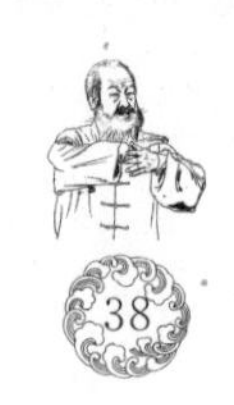

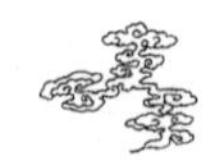

保持心态平衡，有利于健康

《老老恒言》曰：凡人心有所欲，往往形诸梦寐，此妄想惑乱之确证。老年人多般涉猎过来，其为可娱可乐之事，滋味不过如斯，追忆间，亦同梦境矣！故妄想不可有，并不必有，心逸则日休也。

良好的心理状态是健康人生的保证。保持一颗年轻的心，宽容的心，快乐的心，是长寿的关键。在人生旅途中，离退休对于老年人来说是一个转折，这种转折将给一些老年朋友的心理状态、生活规律、社会交往、人际关系等带来很大的变化，其中比较突出的是心理变化，一般常见的心理变化有：认为自己年纪大了，一切都不行了，显得很消极。常表现为失落、孤独、悲观、猜疑，遇到不顺心的事儿就闷闷不乐，甚至气怒，睡眠不佳，不思茶饭，免疫力下降以至于老年性疾病加重，重者患抑郁症等，给家人、社会带来沉重的包袱。

但大部分老年人能适应这种转折，有的利用一技之长，继续发挥余热，为社会再做贡献，有的积极参加社区或单位组织的各项活动，如进老年大学学习新知识、新技能，参加体育锻炼及歌舞活动，他们又结识了许多新朋友，显得豁达开朗，十分潇洒。他们的年龄虽然大了，可是他们的心永远是年轻的。因为他们的心态是平衡的，老有所为，老有所乐，是他们快乐生活的精神支柱。百岁老人陈金，一生平静从容，性格随和，宽厚善良，遇事不急，生活很有规律；103岁的刘镜是高级知识分子，退休后，画油画、国画，写一手好毛笔字，平时在家喜欢看报纸，听广播，过着悠闲的日子……这样的例子还很多，都是受益于静心，是养生长寿之道也。

老年人应该学会接受离退休这一人生转折，让自己学会拥有一颗平静、快乐的心。多参加一些老年人锻炼，有人编成了16句的4字诀：

人之一生，有喜有悲，做人行事，有是有非；
求真求实，科学可贵，待人接物，不亢不卑；
不图名利，能进能退，有劳有逸，能吃能睡；
一日三省，于心无愧，身体健康，长命百岁。

读书可以养生治病

《老老恒言》曰：能诗者偶尔得句，伸纸而书，与一二老友共赏之，不计工拙，自适其兴可也。若拈题或和韵，未免一番着意。至于题照，及寿言挽章，概难徇情。

我国西汉时期的刘向提出这样的观点："书犹药也，善读之可以医愚。"意思是书像药一样，好好读书可以医治愚蠢。从医学的角度来看，读书也是可以治病养生的。人的健康有两个方面，生理健康和心理健康，二者相辅相成，互为影响。心乃内因，身是外因，身通过心而起作用，心则常常反作用于身。身健和心健对人都很重要。而读书，于心健和身健均有裨益。

读书是最好的养生治病之道，国学书籍揭示人生真谛在于提升自我的人格，修身养性乃是养生之本。儒家《大学》讲正心，说："身（心）有所忿懥则不得其正，有所恐惧则不得其正，有所好乐则不得其正，有所忧患则不得其正。"《中庸》讲："喜怒哀乐之未发谓之中，发而皆中节谓之和。"其意皆在稳定我们的情绪，使之不致过度起伏，这和老庄讲的

“虚静知止”的道理是相通的。《黄帝内经》说：“喜伤心，怒伤肝，忧伤脾，悲伤肺，恐伤肾。”指出情绪作用与五脏健康有密切的相关。《庄子》讲的“无情”，也是要人为人处世不要太情绪化，并非主张为人要冷酷无情。常读经书，包含读医经，对老年人的养生治病有莫大的帮助。

读书与生理健康：中医学认为“脑为元神之府”，意思是说大脑是否健康，直接影响人的整个机体。医学家做过调查，大多数喜欢读书和从事脑力劳动的人都具有发达的脑神经，即使到了耄耋之年仍旺盛不衰。生命在于运动，脑力在于活动。读书治学，有助于增强脑神经系统对机体的控制能力，是健脑壮身、养生防疾的良方。

读书与心理健康：现代医学研究表明，常见疾病大多与心理因素有关，许多疾病可通过心理治疗不药自愈或早愈，许多疾病又会在心理状况不佳时乘虚而入或进一步恶化。读书主要用于情志方面疾病的治疗，诸如疑虑、灰心、心烦、急躁、萎靡、气盛等，大都可以通过读书得以调理和矫正。其原因不难理解，情绪不好心理失衡，会影响植物神经和内分泌系统。春秋时有个鲁国人叫闵子骞，因为怀才不遇，积郁成疾，看了不少医生也不管用，后来对孔子的书产生了兴趣，便天天读之，久之，心开一窍，忧虑病就逐渐好转。

读书与延年益寿：专家研究发现，各类人群中寿命最长的是哲学家。美国的人口学者预测寿命时，给勤奋学习的人加 3 岁。古今中外，文人与学者长寿者甚多，这与他们持之以恒、锲而不舍的读书写作密切相关。

老人若能多多阅读中医的经典，必能对养生治病有莫大的助益。中医学认为养生就是在安养五脏，所以是治本。五脏健康才能得到根本的健康，若五脏衰弱而四肢发达，只不过是外强中干，不能支撑很久。若能于平常时多吃一些安养五脏的中药，则可以提升免疫力，并使情绪平稳，身心柔软。

仁智者寿——活到老学到老

《老老恒言》曰：学不因老而废。

古人认为，仁者和智者一般都会身心健康，享尽天年。孔子《论语》有“仁者寿”之语，《孔子家语》有“智者寿”之说，这种观点几乎被历代思想家所继承。那么，品德高尚的仁者和才学超群的智者为什么会长寿呢？

关于仁者，可用孔子所说的“仁者不忧”来解释。汉代董仲舒亦认为：“仁者之所以多寿者，外无贪而内心静，心平和而不失中正，取天地之美以养其身。”

关于智者，则可用孔子所说的“知者不惑”来说明，战国时子华子的分析更为详尽：“智则知所以持矣，知所以持则知所以养矣，荣卫之行，无失厥常，六腑化谷，津液市场，故能久长而不弊。”

人变老为不得已，人变老亦为幸事。年老的最大好处之一，就是成为智者的可能性变大了。一般人认为想象力和创造力是年轻人才具备的，其实不然。智慧需要经验和洞察力作为基础。年轻的时候处于摸索和积累的阶段，在人生的舞台上调弦、定音、谱曲，到晚年才能展现出丰富的人生交响的完整乐章。拿世界公认的“聪明人”——诺贝尔奖得主来看，年龄最长的两人均为 87 岁，他们是动物学家弗利施·卡尔文和病理学家罗斯·佩通。在 1901～1991 年的 90 年间，诺贝尔经济奖得主的平均年龄为 67.4 岁；文学奖次之，为 63.7 岁；物理奖得主最年轻，50.9 岁；在所有颁奖学科中至少有一位得主的年龄超过 80 岁。邓小平在七八十岁高龄时提出了“一国两制”这样极具创造性的构想……这个世界因老年人点燃的智慧之光而变得更加明亮和灿烂的例子还少吗？仅仅因为人变老了，不在职了，就甘于埋没自己的创造力和灵感，实在是没有一点道理的。

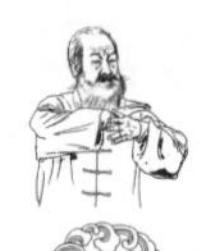

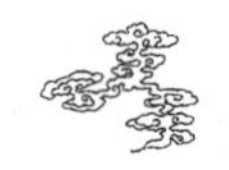

大脑是极富于“弹性”的，在受到激励后，大脑的树状神经细胞可以长出新的分支。随着年龄的增长，老年人的某些大脑功能不但不会削弱，甚至比年轻人的还要好用。前几十年的生活体验和各种知识的积累，为脑力的进一步开发奠定了基础；长寿，则为其提供了最关键的因素——时间。如果一个人只活到50岁，其大脑的潜力就没有机会得到充分发挥；如果他能活到100岁，大脑细胞就能把经验和知识与其后50年的生活联系在一起，表现出大的智慧；如果他还是一个不断学习的人，那么这个人的智慧就会是更加宽广和深邃。

积极的生活态度对保持智力有极大的作用。世界上无数的例子证明，智慧不仅能提升生活的质量，同时还能延长自己的寿命。对身边、世界上什么事都有兴趣，对新鲜的东西永远富有好奇心，什么知识都想学点，喜欢的东西就学得精点，乐此不疲，这种态度和方法就是生命力的体现，本身也是长寿的动力。

人类还有一个有趣的现象，那就是长久生活在一起的老年夫妻，其智力水平会趋于相近。聪明的一方能够提升另一方的智力，这在我们身边的老年群体中是常可以见到的。这个极有意义的智慧的“创造性”，恰恰为伴侣和谐、长寿提供了很好的注脚。

一个人在社会上的能力有三种基本形式：体力、智力和经济能力。到了老年，智力在排序上应为第一。体力会逐渐下降，经济能力大体上是个较为恒定的“数值”，而智力则是可以随着年长而变得愈加丰富和活跃的。

活一天，学一天。年长一天，智长一天。

仁智者之所以长寿，在于他们善于修身养性。所谓修身养性，主要指培养高尚的品行，形成良好的性格。我国古代不少思想家都很重视修身养性，庄子认为，有五个方面的外物对人的健康有害：“一曰五色乱目，使目不明；二曰五声乱耳，使耳不聪；三曰五臭熏鼻，困惾中桑（使头目昏蒙）；四曰五味浊口，使口厉爽；五曰趣舍滑心，使性飞扬。”因此，人们应注意修身养性，以杜绝这五个方面的危害。

踏游青山，健身益养性

《老老恒言》曰：所谓流水不腐，户枢不蠹也。

曹庭栋老先生认为，老年人应该有一些适当的运动，步行、跑步、游泳、爬山等。

爬山锻炼脚力，锻炼心肺功能。俗话说：“人老脚先衰。”人的脚有劲，就能跑能跳能走，就不易衰老。就练脚劲来说，爬山的效果最好。脚是人体之根，经常爬山可以增强下肢力量，提高关节灵活性，促进下肢静脉血液回流，预防静脉曲张、骨质疏松及肌肉萎缩等疾病，而且能有效刺激下肢的6条经脉及许多脚底穴位，使经络通畅，延缓衰老。爬山时双臂摆动，腰、背、颈部的关节和肌肉都在不停地运动，促进身体能量的代谢，增强心肺功能。爬山具有强体、保健及辅助治疗之功效。

爬山的过程，是磨炼自己意志的过程，也是征服自己、征服衰老的过程。“攀登高峰望故乡”，不仅可以呼吸新鲜空气，欣赏大好河山，还可以锻炼下肢，舒筋活络，锻炼心肺功能。同时，登山还可以使人开阔胸怀，心情愉快，减少抑郁症的发生。

爬山有益身心健康，但爬山耗氧量很大，老年人大都腿脚不太灵便，眼神不太好，动作迟缓，有的患有心脑血管病、糖尿病等慢性疾病。所以老年人爬山，一定要根据自己的身体状况，注意安全。

老年人爬山注意以下几点：

1. 老年人要因身体而异。如果患有心脏病，最好不要爬山。另外患有癫痫、眩晕症、高血压、肺气肿的人，也不宜爬山。

2. 冬天最好等太阳出来后再去爬山。一般吃早饭后再去爬山为好。爬山时穿衣要注意保暖，鞋要合适、跟脚。

3. 注意多喝水。一方面可以稀释血液，另一方面可以减轻运动时的缺水程度。在爬山时要注意随时补充水分，可尽快恢复体力。

4. 要循序渐进。爬山前先做热身，然后按照呼吸频率，逐渐加大强度。速度不宜过快，以没有不良反应、不明显喘气为度。

5. 注意不要迷路。不要钻那些没有人走的山林。最好带上通讯工具如手机，万一发生意外便于同外界联系。

6. 要注意科学休息。爬山中途休息应长短结合，短多长少。短休息以站着休息为主，长休息应先站一会再坐下休息。

7. 扭伤切忌局部按摩。最好冷敷 20～30 分钟，以便能达到消肿和止痛的作用。

出发前可以随身带一点创可贴、紫药水等，以备不时之需。

老年人放风筝益处多

放风筝是件富有情趣的雅事，不但可以健身养生，更可以驱除烦恼，使人情绪开朗，心境愉悦。

放风筝，它对增进人体健康，预防疾病，特别是对老年人延年益寿很有好处。

蓝天、白云、纸鸢，当手中的长线细丝牵引风筝飞向蓝天时，牵线的人也悠然自得，引项翘首，心系广宇，神思奋发，得以清心消烦，顺气怡情，达到回归自然的境界。这是一种惬意的生活，这是所有人所普遍向往的一种境界，特别适合老年人。

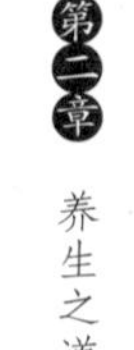

在一般人的眼里，放风筝可能只是一种好玩的娱乐活动，其实更准确点说应该是一种有益于身心健康的体育活动。因为放风筝是一项全身性运动，放的时候有跑有停，有张有弛，躯干、四肢要求动作协调、连贯，几乎全身的骨骼和肌肉都要参与活动，可以促进新陈代谢，改善血液循环，还可提高心肺功能，增强免疫力，从而起到强筋健骨、祛病健身的目的。宋代李石在《续博物志》中说，放风筝“张口而视，可泄内热”。古籍中还有“拉线凝神，通天顺气，随风送南，有病皆去”的记载。

老年人，是颈椎病的高发人群，而经常放风筝，可以保持颈椎、脊柱的肌张力，保持韧带的弹性和椎关节的灵活性，防止退行性改变，增强骨质代谢，从而能够有效防治颈椎病。

此外，经常放风筝，还可以健脑益智、怡情养性，使人情绪开朗，心境愉悦。近年来，不仅我国人民对放风筝的兴趣有增长趋势，在美国、加拿大等地，放风筝也已经被视为一种康复治疗的手段之一，“风筝疗养所”也应运而生，这可能就是人们已经充分认识到放风筝有益于身心健康，提高生活质量的原因吧。

古人云：迎天顺气，拉线凝神，随风送病，有病皆去。放风筝时，在宽阔的广场、郊野，沐浴着阳光，呼吸着新鲜空气，仰望蓝天，凝神专注，拉线奔走，有张有弛，清风徐来，嬉戏玩乐，一切忧虑烦恼之病态神情，早已抛到脑后，融愉神情、动形体、畅气血、练视力之功效于一体。而制作风筝时的审美、操作之过程，又具有转移心志之效，凡精神抑郁、视力减退、失眠、健忘、肌肉瘦弱诸症，均可应用。

中医学认为：放风筝者沐浴和煦的阳光和微风，有“疏泄内热，增强体质之益”。现代保健医学的研究也表明，在明媚的春光里踏青放风筝，可以舒展筋骨，活动四肢；同时，由于尽情呼吸着新鲜空气，吐故纳新，能促进人体的新陈代谢，改善血液循环状态，从而获得消除冬日气血淤积、祛病健身之功效。此外，放风筝时，双眼面对蓝天，可以消除眼肌疲劳，调节和改善视力，预防近视和弱视。

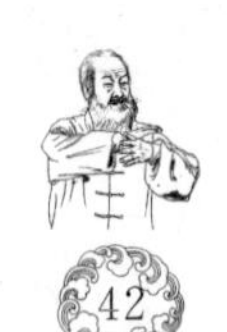

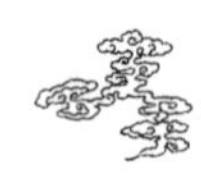

在放风筝的过程中，也有一些事项需要注意。比如放风筝地点的选择，一定要选择宽敞的非交通道路，注意周围地面情况，路面要平整，没有沟沟坎坎，最好是在旷野或运动场上。因为在放风筝的过程中人总是在倒行，所以要特别注意防止摔伤。同时注意观察周围是否有电线，防止因风筝与电线接触发生触电事件。

另外，由于风筝运动的特性，需要长时间仰头，同一个姿势要保持较长时间，因此应做好充分的准备活动——颈部活动5～10分钟。而对于老年人和脊椎动脉供血不足者来说，在运动过程中，更应注意以下“四不宜”：不宜突然转头，颈部运动幅度不宜过大、用力不宜过猛，不宜做旋转头颈的动作。

此外，放风筝还需注意以下几点：

1. 机场旁、电线杆附近、火车道旁、高楼顶上，或遇有雷电天气，绝对不可以放风筝。

2. 在公园里、小山丘上、河川旁或海边空旷处，较适宜放风筝。

3. 放风筝时，最好戴上一副手套，以免在放飞时被线割破手。

4. 根据风筝的大小和类型的不同，有时放飞时需要别人的帮助，约上几个朋友一起去放风筝是个不错的选择。

5. 如果风筝线因某种原因断掉的话，请将断线全部回收，不要随手乱扔。因为人们在行走或是骑车的时候，断线有可能成为割人的利器。

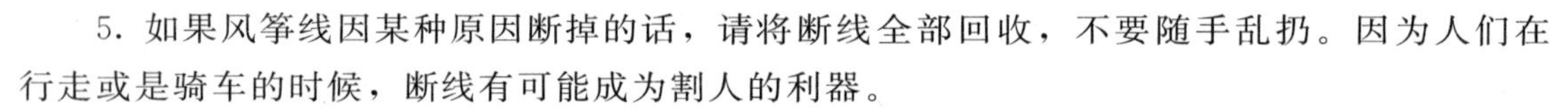

书画养生，闲情逸致

《老老恒言》曰：笔墨挥洒，最是乐事，素善书画者兴到时，不妨偶一为之。书必草书，画必兰竹，乃能纵横任意，发抒性灵，而无拘束之嫌。饱食后不可捉笔，俯首倚案，有碍胃气。若因应酬促逼，转成魔障。

书画不仅是一门艺术，也是一种养生方法，是一种在纸上进行的太极拳。它不是气功，却与气功有异曲同工之妙。在习字作画之前，首先需要排除杂念，意守丹田。“先默静思”以净化心灵，然后运气于指、腕、腰，以调节全身之力于笔端，以上运笔，犹如太极拳之一招一式。

书法家苏局仙先生在102岁生日时，有人问及他的养生秘诀，苏老笑曰：“唯书法而已。”因为练书法必须心平气和，排除杂念，在入静的境界里抒发情意。正所谓养心莫如静心，静心莫如学书。不同书体的练习和创作对人体有不同的好处，对身心起到一种“润物细无声”的内练作用。如练楷书可以去烦恼，练隶书可以使人恬静，练行书可以使人产生激昂之情，练篆书可以使人心情舒畅。现代医学研究证明，专心致志、调息凝神的运动，是调节人体机能的好方法，它能使神经系统兴奋与抑制趋于平衡。所以，持之以恒，经常临池学书，能够健身祛病、延年益寿。

习字作画能凝神贯气，调节呼吸，属动静结合，刚柔相济，虚实相间。这样，很自然地通融全身血气，使体内各部分机能得到调和，使大脑神经兴奋和抑制得到平衡，促进血液循环和新陈代谢。故有“书画家每得以无疾而寿”之说。

书画是一种静养生。《黄帝内经》中写道：“动则养阳，静则养阴。”当你拿着笔沉思，实际上是调理气血的过程：静则心定，“心为五脏之大主”，心定则五脏安顺，气血运行正常，身体状态自然也会好。

书画是一种宣泄情绪的好方式。纸和笔，是你忠实的朋友，他不会厌倦你的喋喋不休，你对他也可以坦诚相见，诉说自己的快乐、悲伤和痛苦。写下许多心中的话，就好像和最亲密的朋友进行了一次畅谈，心中豁然开朗。

书画可以锻炼我们思维的灵敏性和严谨性，能提高思维逻辑能力、表达能力，有助于提高记忆力，尤其对老年人更有裨益。

书画本身也会给你带来快乐。它会让你富有成就感，你的生活就多了一份乐趣。但不可以为追求成名成家而作。那样以追求“名”或“利”为目的，往往会使人心浮气躁，扰乱心机，心乱则气血逆乱，焦躁则耗伤气血，时间久之则正气被伤，病疾幽生。

书画还可以治病疗疾。据史书记载，隋炀帝杨广因贪于酒色，致使病魔缠身，御医用百药仍无效。民间名医莫君锡应召进宫，给隋炀帝诊脉后并不下药，却送来两幅画，让其日夜观赏。炀帝半信半疑，命人悬挂于卧室壁上。其中一幅名《京都无处不染雪》，气势不凡，只见朔风乍起，漫天皆白。隋炀帝看得入迷，顿觉心脾凉透，积热渐消。另一幅名《梅熟季节满园春》，只见一个个梅子黄里透红，逗人喜爱。隋炀帝馋涎欲滴，津液如涌，胸中烦闷、口干舌燥等症状迅速消除。反复观赏了十天之后，他的病竟不药而愈了。

书画亦可使患慢性病的人恢复健康。郭沫若的夫人于立群，曾患严重的慢性病，后由于长年累月地练习书法，竟然病体康复，精力充沛。当时毛泽东主席曾写信给她说：“你的字好，又借此修养脑筋，转移精力，增进健康，是件好事。”陈毅同志也曾为之题词：“书法系艺术劳动，亦系体力劳动，立群同志运用书法恢复健康，这是重要的创举，值得我们学习。目前立群同志已恢复工作，书法已臻佳绝，可谓两得，可喜可贺。”

一位少女做了古巴比伦王妃，她因思念故乡郁闷成疾。画师做了一幅她家的乡情风景画，错落的山地，淙淙的小溪，意境幽雅，风光旖旎。王妃看了始展愁颜。国王大喜，传旨按图建造相同的景观，与爱妃同游。果然王妃玉体康复，帝后伉俪情深。这景观便是称为世界七大奇迹之一的巴比伦空中花园。

当人们静静地、专注地、全身心地欣赏书画等美好事物的时候，顿感赏心悦目，心旷神怡，消除了疲劳，恢复了体力和脑力，忘却了世俗，忘却了时空，忘却了烦忧，心灵在不知不觉中得到净化，产生一种难以言传的满足感、欣悦感和轻松感。

书法可以养性益寿，其中奥秘值得探求和研究。一般地说，写字要有正确的姿势，即头正、身直、臂开、足稳；执笔要求指实、掌虚、腕平、掌竖；运笔需要活动腕肘。全部达到这些要求，就得“练功”。用笔时，要“养神惊虚，端己正容，秉笔凝视，临池志逸”。书法运笔的过程中，采用刚柔曲直的线条，远近疏密的距离，浓淡燥湿的墨色来表现思想感情，这一点书法同气功、太极拳有相通的地方。俗话说，写字如练拳，故有健身作用。

练习书法能陶冶人的性情，净化心灵。因为写字要绝虑凝神，心平气和，精神状态完全进入“静”的境界，一静而制百动。久之使书写者的身心得到锻炼，达到静的境界，自然也就使人延年益寿。

习书读帖利养生

《老老恒言》曰：书法名画，古人手迹所存，即古人精神所寄。窗明几净，展玩一过，不啻晤对古人；谛审其佳妙，到心领神会处，尽有默然自得之趣味在。

中医学认为，人的健康长寿离不开养气活血。书法与气功相通，讲究静以修身，俭以养性，自古便有“书画人长寿”“寿从笔端来”之说。习书者把人体精气贯穿于字里行间，既陶冶情操，又开阔视野。书法家中长寿者大有人在，戎马一生的萧克上将文武双全，酷爱习书，享年102岁，这与他淡泊名利、致力于文学书法等艺术上的创作密不可分。另一位102岁的老人是著名的诗人、书法家、教育家和社会活动家梁披云先生，上世纪60年代从海外回到澳门定居，获首届莲花勋章。他高寿的原因之一是经常练书法，写出来的字雄浑飘逸，自成一体。

练书法是一种体力和脑力有机结合的艺术劳动，集全身气力和思维于笔端，使动、静、

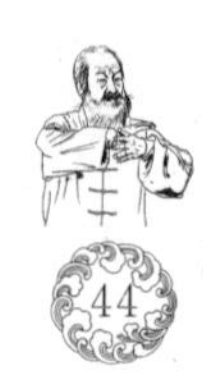

乐融为一体。练到一定程度，便可沟通内气运于笔端，起到祛病强体的作用。

练书法是一种有益的健身运动。练书法不仅活动了四肢、全身，而且活动了头脑，是动与静的完美结合。运笔之势，相当于太极拳、气功，外炼形、内炼气，对全身组织、器官进行了一次“按摩”，使呼吸匀称、心境平静、血液循环加快、新陈代谢活跃、抗病能力提高。运用毛笔写字，对肩周炎、腰酸背痛、神经衰弱、精神萎靡、手臂发麻、腰痛背酸，甚至动脉硬化等慢性病也有较好的治疗效果。上海有位书法家说得好：“练字乃养生之妙方，能收摄身心，运动气血。”据临床报道，国内某疗养院曾试用写字、打太极拳、钓鱼这三种方法来治疗神经衰弱症患者，治疗结果亦表明以书画疗法的效果最佳。

古人云：“夫欲书者，先乾研墨，凝神静思，预想字形大小、偃仰、平直、振动，令筋脉相连，意在笔，然后作字。”构思必须专心致志，才有助于大脑“入静”，不受外界干扰，进入忘我境界，从而去掉杂念和烦恼，远离身边不愉快之事。习字时精神饱满，屏声静气，眼手并用，一气呵成，令人神清气爽。作品完成时，喜悦感油然而生，备觉心旷神怡。面对劳动成果，会得到一种美的艺术享受，顿感胸怀坦荡，身心愉悦。不难看出，练习书法既能够使人摆脱紧张，轻松起来，又可以让人告别闲散，充实起来，起到调节生活节奏以及内在系统平衡的作用，何乐而不为呢？

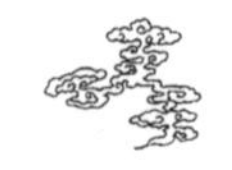

练书法有怡情之乐。《瓯北诗话》指出：“学书用于养心愈疾，君子乐之。”练习书法，习绘画，既有静中乐，又有动中乐。动笔之前，端身正容，气沉丹田，凝神静虑，恬愉之情油然而生，这是静中之乐。动笔之际，运笔之时，任意挥洒，痛快淋漓，渲染泼墨，刻意精雕，兴味盎然，这是动中之乐。

挥毫疾书能益寿，常读碑帖可养心。书法艺术博大精深，源远流长。从圆形的篆体，可品出“天”的广阔；透过方而扁的隶书，能体味“地”的无垠；从方圆并用的真书，可领略到“人”的睿智。天、地、人“三合一”，正是儒家极力倡导的养生理念。天离不开地，地离不开人。相互依靠，同存共长，天人合一，才能使心灵和谐。

各种碑帖别具特色，富有魅力，令人百读不厌，爱不释手。在疲惫不堪时，读一读温秀雅丽的《黄庭经》，可以使人顿感轻松幽雅。在烦躁郁闷时，欣赏一下博大洒脱的《郑文公》，能够让人心安神定。长期研读碑帖，可以进入人生的高层次境界，保持身心健康。

音乐养生

《老老恒言》曰：琴能养性，嫌磨指甲。素即擅长，不必自为之，幽窗邃室，观弈听琴，亦足以消永昼。

音乐可以深入人心，在中医心理学理论中，音乐可以感染、调理情绪，进而影响身体。在聆听中让曲调、情志、脏气共鸣互动，达到动荡血脉、通畅精神和心脉的作用。生理学上，当音乐振动与人体内的生理振动（心率、心律、呼吸、血压、脉搏等）相吻合时，就会产生生理共振、共鸣。这就是“五音疗疾”的身心基础。

“百病生于气”，这个“气”不仅是情绪，五脏的脏气也包含其中。根据每个人自身的身体结构不同，五脏在脏气上的差异，配合不同的音乐，就可以使五音防病、养身。当然，我们并不是用某个音去调理某个脏器，而是运用五行原理，使它们相生、相克，又相互制约，五音搭配组合，适当突出某一种音来调和身体。

用药不如用乐

音乐养生是中医养生学的一个组成部分。运用音乐来调剂人们的精神生活，改善人们的精神状态，从而起到预防、治疗某些心理情志疾病的作用，这在我国很早就有文字记载了。

那么音乐养生的原理是什么呢？战国时代的公孙尼在《乐记》中说："凡音之起，由人心生也，物使之然也。"明代张景岳在《类经附翼》中解释说："乐者音之所由生也，其本在人心之感于物。"也就是说，音乐首先感受于人心，而心在中医生理学中又主宰着人的神与志，一曲活泼欢快的乐曲能使人振奋精神，激发情趣；而一首优美雅静的乐曲却让人畅志抒怀，安定情绪。相反，一曲悲哀低沉的哀乐，却能催人泪下，悲切不已。这就是所谓外因通过内因来调节心理上的不平衡状态。因此，音乐对于人的心理具有康复情志、娱乐养生的意义。

音乐养生听起来时尚又轻松，却是历史久远，古人甚至用它来治病。北宋大文豪欧阳修曾因为忧虑国务而致饮食难入、形销骨立，用尽各种治疗方法也是徒劳。后来，友人孙道滋用中国古代宫调式的曲子治好了他的病。欧阳修不得不感叹："用药不如用乐矣!"

用音乐治病如用药，本来乐、药两字同源，说明音乐与药物有着独特、本源的联系。就像中药一样，音乐也有升降浮沉四性和寒热温凉四气，可以流通气血、疏导经络，对人体有着天然的调治能力；音乐也有炮制的过程，通过不同的曲式、节奏、乐器配伍，来达到不同的治疗目的。曲调平滑流畅、柔和温婉、节奏舒缓适中的音乐可以缓和人兴奋激动的情绪；而一些心情晦暗抑郁、胸闷不舒的人听到高远辽阔、曲调豪迈舒展的音乐，则觉心情恬适、气机调畅许多。

中医学比较重视音乐医疗和康复养生。中医认为："天有五音，人有五脏，天有六律，人有六腑"。于是在《黄帝内经·素问》中便记述了"宫、商、角、徵、羽"这五种不同的音阶，并进一步将它落实到五脏，就出现了"脾在音为宫，肺在音为商，肝在音为角，心在音为徵，肾在音为羽"。经研究证实，音乐确能促进消化液的分泌和吸收功能。从脏腑学说来讲，五音合五脏，从五行学说理解，心属火、脾属土。音乐感受于心，然后根据五行生克规律，即"火能生土"，故心受之能对脾胃产生影响。其他各脏的原理也基本如此，都是通过音乐所产生的精神意识活动来使"五脏以应五音"的。

总之，音乐确实具有一定的怡情养生及康复医疗作用，愿老人在轻松欢快的旋律中欢度自己美好的晚年。

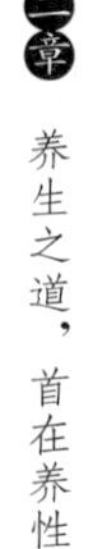

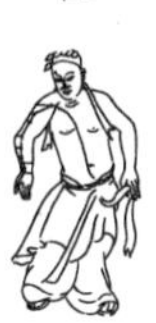

择时以听

听音乐的时间适宜，会带给人许多乐趣。

《寿世保元》中说："脾好音乐，闻声即动而磨食。"因此在吃饭时不妨放一点柔和舒缓的音乐，有助于消化。而饭后如果再欣赏一会儿音乐则可以使元气归中，健脾消食。所以很多环境幽雅的餐厅，都会在人们就餐过程中放一些曲调柔美的音乐，不但使就餐环境幽雅，还能让你胃口大开，减慢食速，从而"流连忘返"。

从现代医学角度来看，灵动的音乐，可以促使人体产生微妙的共振，通过中枢神经系统，促进血液循环，增加胃肠蠕动和消化液分泌，进而促进食欲和消化过程。

上世纪七十年代，波兰设立了世界上第一个"音乐治疗研究所"。医生给神经性胃疼病患者的处方是一张德国古典作曲家巴赫的音乐唱片。要求患者"一日三次，饭后服用"，使按时"服用"此方的患者得到康复，疗效神奇。

根据中医学里五脏所主的时辰来聆听音乐则是更好的选择。在肝、心、脾、肺、肾五脏各自所主的时间段里，该脏气血在人体内是最充盛的。人们可以选在这段时间里听合适的曲目来调理脏腑功能。音乐会像泉水一样洗刷脏腑污浊、滋养脏腑气血。

择境以聆

音乐养生需要一个舒适如青山绿水般的环境。环境的舒适对心境和身体的协调是至关重要的。欧阳修说"在夷陵，青山绿水，日在目前，无复俗累，琴虽不佳，意则自释"。这

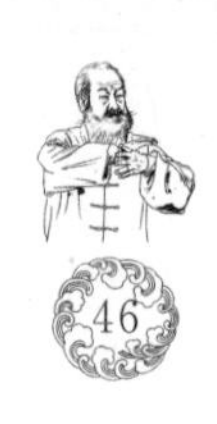

种环境选择，当然要看对象。但是使音乐与聆听对象的身心具有共同性或互补性，这才是最为重要的。

因为要全神贯注、平心静气感受音乐的陶冶沐浴，和那种积极能量的吸收散播，所以一般环境要选在较为清静的地方，最好在无人干扰之处。比如慵懒闲适的卧室、脱离尘嚣的书房。如果能够走出屋子，走入空气清新、鸟语花香的自然中，也不失为宁心赏乐的好去处。

中医的疗法方药样样灵活，没有死胡同。只要环境舒服合理，旁无嘈杂的餐厅饭堂、偷闲小憩的办公室都可以成为音乐养生的地方。

中医讲究因地制宜。东西南北，气候地域特点不同，人的生理状态和性情也会受到影响。南方气候较为炎热，所以丝竹之乐、江南小曲等清新雅致的音乐更为适合南方人听。西北方多大漠草原，空旷凛冽，所以那种金革厚重、辽阔高远的音乐更为适合。

择乐以赏

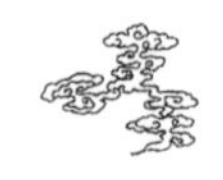

《晋书·律历》说："是以闻其宫声，使人温良而宽大；闻其商声，使人方廉而好义；闻其角声，使人恻隐而仁发；闻其徵声，使人乐善而好施；闻其羽声，使人恭俭而好礼。"

由于阴阳五行的相对性，还有中医辨证施治的指导，再加上人们的性别、年龄、文化程度、艺术修养的差异，音乐养生也要因人制宜。

古人听音乐还分"阳春白雪""下里巴人"，其实挺有道理。我们每个人的体质都是不同的，适合自己的音乐也不完全一样。如对体内寒气比较重，容易感到冷、面色苍白、经常腹泻的人来说，中医治疗方法是温阳散寒，与此同时，可以选用活跃、欢快、兴奋、激情的音乐来补益身体。

虽然音乐有养生治疗的功效，但凡事都有相对性，过犹不及。孔子曰："淫声不可入耳。"所以音乐也要"择优录取"。过于刺激激烈的音乐、疯狂的节拍和震耳欲聋的音量，会让人心烦意乱、心悸气促，甚至会破坏心脏血管的运行规律，不利于健康，类似于现代迪士高的靡靡之音对于心脏病患者和高血压患者尤其不宜。故"和乐"平心，"淫声"致病，音乐是不是有益无害，而是在于乐曲的选择，这也是音乐养生的一个基本准则。

养花怡情益寿

养花、赏花活动是心理调节剂。当全身心地投入到养花赏花之中时，会转移思想注意力，使新的灵感激发产生，忘掉过去的一切烦恼。

有句话说得好："常在花中走，能活九十九。"园艺是一项十分有益健康的活动，人们在悠闲、轻快的园艺劳动中，增加了身体的活动量，调剂了情绪。园艺劳动强度不大，有动有静；对自己喜爱的花草树木，精心照料、细微体察，陶冶了性情，起到了很好的心理养生作用。

养花，有动有静，动静结合，是养生保健的一种有效方法。培育花卉，就像抚育孩子那样精心，无微不至。栽植、除草、施肥、浇水、修剪、绑扎、防治病虫害、防寒等，都是身、脑、手、脚、眼齐用的劳动，一年四季不得闲。这种劳动是平和的、适度的、发自内心喜欢的、心甘情愿的。这样的劳动虽然也要付出一定的辛苦，但是快乐、舒心、幸福，是一种高雅的享受，有助于身心健康。

著名作家老舍先生深谙此道，他在《养花》一文中写道："我总是写几十字，就到园中去看看，浇浇这棵，搬搬那盆，然后回到屋中再写一点，接着又出去，如此循环！把脑力劳动和体力劳动结合到一起，有益身心，胜于吃药。"其实，有关赏花对写作与养生的裨益，清人袁枚在诗中也有提及，他说：“幽兰花里熏三日，自觉身轻欲上升。”

花卉的色、香、韵、姿，使人悦目调神，能获得愉悦感、舒适感、宁静感。观赏花卉可以排解压力，怡情增寿，是很好的养生保健方法。

花的色，不仅赏心悦目，而且有益于健康。蓝色花卉使人精神镇定，头脑清爽；绿色花卉，有助于消除眼睛的疲劳；红、橙、黄色的花卉，会令人精神振奋；白色的花卉，会使人产生清凉、安静之感，消除烦躁。

花的香，更是有祛病健身之功效。中医素有“闻香祛病”的治则。三国时，神医华佗曾用花绸布制成小巧玲珑的香包囊，里面装上香草、丁香、檀香等，悬挂于室内，用于治疗肺痨、吐泻等疾病。到了近代，又出现了“花香疗法”“园艺疗法”。现在许多国家都开始研究“花香疗法”，颇有收效。

花色花香是良药。置身于鲜花丛中，不仅可以使你感到舒心悦目，而且大脑、四肢、脏腑保健获益匪浅。那火红色彩的杜鹃、石榴、月季、牡丹使你感到生命充满了活力，精神为之一振；那翠绿色的君子兰、龟背竹、仙人掌、吊兰，使你感到疲劳顿消，耳聪目明；淡竹叶吐露出蓝色精灵，可让你做一个甜甜的梦；腊梅枝头绽开的朵朵金黄让你感到人生温馨如春……赏花时这些健康积极的联想，就像一杯甘醇的美酒，可以把你的思想带进一种令人陶醉的境界，养生健体亦在其中。可见，“人勤花亦好，花好益人寿”。

由于花草树木生长的地方空气清新，阴离子积累也多，呼吸这些阴离子，可获得充足的氧气。另外，许多花卉的香气能够抑制病菌，能预防感冒和减少呼吸系统的疾病。例如。能使皮肤温度降低1～2℃，脉搏平均每分钟减少4～8次，呼吸放慢而均匀，血流减缓，心脏的负担减轻，嗅觉、听觉和思维活动的灵敏性也会得到增强。

各种慢性病患者，可以从种植花草与照管、观赏盆栽花卉中得到不少益处。比如对神经官能症、高血压、心脏病患者，能改善心血管系统功能、降低血压、缓解紧张情绪、增强大脑皮质机能。

花卉是净化空气的高手，很多花卉能吸收空气中的毒素，例如石榴吸收铅，美人蕉和茉莉吸收氯，米兰和紫丁香吸收一氧化碳，石榴、菊花有吸收硫、氟化氢、汞等毒气的作用，茉莉的香味能起到杀菌效能。

古人云：“我养花，花也养我。”“花如人，人似花。”自古以来，人们喜欢寄情于花，将自己的喜怒哀乐寄寓花中，也将人生的得失成败寄寓花中，人品与花格相互渗透，人格寄托于花格，花品依附于人品。花的风姿，花的神韵，花的清丽，花的恬静，花为人们洗涤心灵，排解人们的忧郁和烦恼，启迪人们的心智，促进人们的身体健康，花对人类做出了无尽无穷的奉献。花草不仅养身，而且还可治病，是老年人养生的好方法。

养在旅途中

《老老恒言》曰：更复食饱衣暖，优游杖履，其获福亦厚矣！

旅游是人们所喜爱的休闲活动，对老年人来说更是一种健身养生运动。谁不热爱如画的风景，大自然的清新？何况人到晚年，心境悠然，更钟情于返璞归真。此外，旅游也是一项很好的健身运动，能活动筋骨，延年益寿。

“仁者乐山，智者乐水”。登山览胜，涉步于山间小径，融身于翠绿之中，远眺碧海蓝天，近观小溪潺潺，旅游过程中对山水的直观体验，除了给人带来美的感受外，对老年人来说更是一个养生的良机。旅游可以让老年人走出家门，走出狭窄单调的生活，改变心境，开阔眼界，陶冶情操，激发老年人旺盛的精力，同时还可以延缓老年人智力的衰退。老年人容易沉浸在回忆中，而赏心悦目的外界环境所带来的良性刺激，有利于老年人克服认知

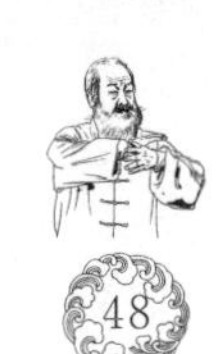

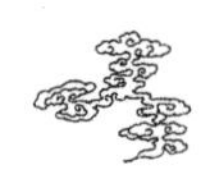

功能的障碍，尤其对老年痴呆症是极好的预防。

融入大自然，去感受那湛蓝的天空，明媚的阳光，柔和的微风；浩瀚的大海，清爽的海风；千层叠翠的山峦，飞瀑入流，鸟语花香，这一切无不让人感到心旷神怡，烦恼和疲劳便消散得无影无踪。若攀山登岩，泛舟竞渡，则可以促进气血流通，增进新陈代谢，强健心肺。

旅游虽然有利于健康，是养生的一种方式，但也要注意因人、因地、因时而异，具体可因旅游者的年龄、情感需求不同而做改变。比如登山涉水、长途旅行、漂洋过海、探险览胜等适合于青壮年人和体力较好者。而泛舟湖上、品茗赏月等就适合于中、老年人和体质较弱者。历代养生家多提倡远足郊游，得山水之清气，修身养性。

游览名山大川、观赏花草虫鱼、领略田园风光可以强化呼吸系统、调节气血循环、舒筋活络、增强新陈代谢功能，还可以陶冶情操、排除忧郁，处于一种乐观超逸的心理状态。

乾隆喜欢“旅游”。他六下江南，三上五台，游览名山大川，古刹佛界。不少城乡有他的足迹，杭州十景均由他御笔题碑。如此，涉足野外，宽阔幽静之地，令人心旷神怡，流连忘返，这对乾隆的身心健康是大有好处的。

在跋山涉水之中，不仅观赏了大自然的奇妙风景，领略了美好的环境，同时也锻炼了旅行者的体魄，行气血，利关节，养筋骨，畅神志，益五脏。

根据阴阳与五行中“怒、喜、思、悲、恐”之生克制化原则，将旅游分为下列不同类别以及说明所适合的不同人群。

动游是指对机体能量的消耗较大、活动性较大的旅游行为，比如登山、徒步旅行、探险等。适合于青壮年人和体力较好者。

静游是指对机体能量的消耗较小、活动性较小的旅游行为，比如欣赏园林风光、泛舟、品茶、赏月等。最适合于中、老年人和体质较弱者。

怒游是指能导致人们产生情绪起伏的旅游活动。比如游览北京的卢沟桥、圆明园等，均能激起人们的情绪变化。适合于思虑过度、情绪郁结的病人。

思游是指能引起人们怀古思绪的旅游活动。比如观游赤壁。故地重游也能令人追思往昔等。即使是一般的大自然美景，也能引起人们的遐想和深思。具有镇惊作用，适合于患有恐慌症的人。

悲游是指能引起人们悲伤情绪的旅游活动。比如汨罗江之游，使人因凭吊屈原而油生悲伤之情。具有制怒平肝作用，适合于情绪易于激愤者。

险游是指能导致人们产生惊恐情绪的旅游活动。比如登临黄山的奇峰险景等，皆属此类。具有镇心降火之作用，适用于心火过旺者。

“劳逸结合”是养生的一大宗旨，旅游养生当然也不例外。在旅途中，要时刻注意劳逸结合，才能真正达到养生的目的。

动则不衰，乐则长寿。到名山、湖畔、海滨、古刹去旅游，既动又乐，既可促进气血流通，强健心肺功能，又可开阔心胸，愉悦心情，何乐而不为呢？对于老年人来说，旅游不可像年轻人那样忘情，要注意以下几点：

1. 选择适宜的季节。对年轻人来说，一年四季都是旅游的好时光，即使在寒冬腊月，也可踏雪赏梅，领略那红装素裹的自然景色，可对老年人来说，就不能随心所欲了。对患心血管疾病的老人来说，寒冷的天气不宜出游，炎热的天气对老人也是不适宜的，容易引起中暑。故而最佳的时期，应该是春秋两季，有人提出春暖花开和桂花飘香是老年人旅游的最好时光。

2. 选择适宜的景点。我国地域广大，山川秀丽，全国拥有众多名山秀水，但是对老年人来说宜少游山，多玩水，多游古典园林，因为游山免不了要登高涉险，老年人的腿脚毕竟不如年轻人利索。若游古典园林，赏玩湖光水色，便无攀登之劳。如可游玩浙江的西湖、无锡的太湖、苏州的古典园林等，这些迷人的景色同样可使人赏心悦目。

3. 结伴同行。有的老人不服老，精神可嘉。但体力已随年龄增大而日渐衰退，这也是自然规律，六七十岁的老大爷怎么能比得上二三十岁的小伙子。最理想的是老人与一位比较年轻的人结伴同行。这样彼此之间可以有个照应。再者随身还需带一根拐杖，以助一臂之力，确保行走安全。

4. 携带一些必要的药品。这些药品包括两类，一是要携带一些防治慢性病的药，如慢性病患者，出游时尽管无症状表现，但也要带些必要的药品有备无患。二是要带一些防止晕车、晕船和止泻、消炎或通便药。出门在外，生活习惯有所改变，容易引起便秘，也可因水土不服而出现腹泻。此外，还要带一些伤湿止痛膏、酒精、药棉、红药水之类物品。

5. 携带衣服适当。春天的天气变化多、温差大，俗话说："春天好似孩儿脸。一日变三变。"早晚的气温悬殊较大，所以必须多带些轻便、保暖的衣服，便于增减和替换。最好要穿一双合适、松软、透气的鞋。有了合适的鞋，才能保证旅游顺利。

6. 旅游时间适度。一般以一星期为宜。这是因为旅游时间过长，体力消耗过多，对身体健康反而不利，这就需要"适可而止"。

养生保健话下棋

《老老恒言》曰：棋可遣闲，易动心火。

《老老恒言》认为：琴棋书画值得提倡，特别是老年人可以从下棋中得到益处和乐趣。书中说："棋可遣闲。"又说："幽窗邃室，观弈听琴，亦足以消永昼。"的确，在清静明亮的屋内，或临摹、展玩字画；或抚琴、听琴；或观棋、弈棋，品味其中的佳妙之处，达到心领神会的境界时，就能体会到其中无与伦比的乐趣。可见，琴棋书画，悠然赏玩，能够养性助乐，调剂精神，陶冶情操。

抚琴怡情养生是我国传统文化中的一种雅趣。抚琴养生，早在唐代已有，唐代医家孙思邈在《备急千金要方》中说："弹琴瑟，调心神，和性情。"古人借琴抒发情怀，指应于弦，藉琴已成曲，心动而手应，畅心情而动肢体。中医学认为这是一种形神统一的娱乐活动，故可以内养其心而外动其形，有益心身。

《古今笑史》载患者李呐"往往躁怒作，家人辈则密以弈具陈于前，呐一睹，便忻然改容，取子布算，都忘其患矣"。弈棋可治病，亦可致病。

下棋必须注意以下几点：

1. 下棋时间不要过长，弈棋盘数不宜过多。应将下棋作为调节晚年生活的一种手段，下两三盘后，做做户外活动，听听音乐，谈谈古，论论今，千万不要一下就是几个小时，搞得筋疲力尽。

2. 不要过于计较胜负，老年人下棋，胜者英雄，败者好汉。如果为了赢一盘棋而苦思冥想，为了输一盘棋而烦恼伤神，为了悔一步棋而唇枪舌剑，实在是不足取。要牢记将弈棋胜负付于笑谈之中。

3. 不要参与中型以上的比赛。象棋比赛是棋力和体力的综合考验，老年人可以根据自己的年龄和身体情况，参加一些专为老年人举办的小型比赛，不要参加和中青年人同台竞技的大型比赛。"不服老"固然精神可贵，"服老"也是一种美德。当年曾叱咤风云的一代棋坛宗师广东杨官麟，六十出头时就封刀挂印，潜心扶持新秀，只是偶尔参加老年比赛，被棋界传为美谈。

4. 要注意寒暑，不可熬夜，严冬和酷暑，易诱发许多老年性疾病，特别是心血管病、脑卒中和骨关节病，夜晚，人体肾上腺皮质激素分泌减少，是全天体能低潮，加之许多老年人本来就入眠困难，挑灯夜战无疑是雪上加霜。

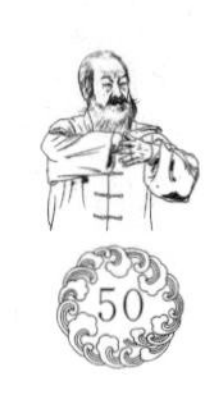

下棋，能锻炼思维，开发智力。棋盘上两军对垒，行兵布阵，虽然只有可数的棋子，但变化无穷，趣味横生。它是思维的较量，智力的角逐。中青年人下棋，锻炼思维，开发智力；老年人下棋，能减慢脑细胞的衰亡，有养生之功。

下棋，能增进友谊。在朋友家中，摆下棋盘，来上几局，会觉得心胸舒坦。出门在外，住院病休，以棋会友，联络感情，会使人身处异地，却无寂寞孤独之感。

退休老年人，常因精神无寄托而有损于身心，要改变这种孤闷无聊的生活环境，弈棋是剂良药。因为老年人身体虚弱，故多有慢性疾病，不宜进行剧烈的体育活动，自然酷嗜弈棋。

下棋能使人“康宁无疾”，聊以忘忧。弈棋可活跃思维，“至老嗜欲不衰”。

有人做弈棋养生歌：

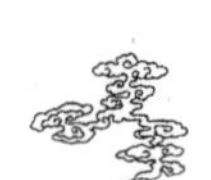

弈棋有乐趣，变化称神奇。
锻炼脑思维，培养注意力。
艺术蕴哲理，游艺融体育。
两人作对杀，楚汉分高低。
大胆敢穿心，小心设防御。
轮番强攻击，铁桶无空隙。
故意出漏着，暗藏有杀机。
疑阵为诱敌，弃子敢舍车。
反败能取胜，贪吃定中计。
审形量得失，度势细分析。
你用马后炮，我会柳穿鱼。
声东为击西，捞月在海底。
棋逢有对手，酣战过瘾迷。
输棋莫气馁，赢者不傲气。
下棋为娱乐，输赢别在意。
复盘作切磋，共同长棋艺。
棋友常对弈，增进是友谊。
握手称言和，双方笑嘻嘻。
欣赏高手赛，观棋能不语。
平时寻棋乐，幽默常谐戏。
借棋妙调侃，逗笑捧肚皮。
观棋皆军师，重在都参与。
独自亦有法，打谱演棋弈。
纸上能谈兵，研析橘中秘。
领悟至透彻，稔熟记心里。
触类而旁通，不可死模拟。
披挂上阵去，赫然有战绩。
棋弈利养生，棋枰祛暮气。
调适在心态，舒心又惬意。
防止痴呆症，健脑能强体。
人生亦如棋，贵在破迷局。
挫折是暂时，转势变顺利。
乍看疑无路，瞬时风光丽。
琐事不计较，戒得善舍弃。
轻易不言败，成功在努力。
棋中感顿悟，人生多教益。

养鸟怡情养性

《老老恒言》曰：鹤，野鸟也，性却闲静，园圃宽阔之所，即可畜。去来饮啄，任其自如，对之可使燥气顿蠲。若笼画眉、架鹦鹉，不特近俗，并烦调护，岂非转多一累。

养鸟如同钓鱼，其乐趣不单单在欣赏鸟的毛色、鸣叫和形态上，平日对小鸟的饲养管理更是一种乐趣。

老年人养鸟、喂鸟、逗鸟，提着鸟笼在林间遛鸟和放鸟，是一种享受。在阳台上或厅堂前挂上几只玲珑别致的鸟笼，养几只色彩鲜丽的小鸟，对居住在高层楼房的老年人而言，再合适不过了，这可有效保护老年人的视力。此外，对平日用眼过多者恢复视力也是大有益处的。据说著名京剧艺术大师梅兰芳初入梨园拜师学艺时，师父说他目光无神。在老师的指点下，他坚持跟踪观看林间飞鸟，又养鸟、放鸽子，使眼睛的神经肌肉得到锻炼。之后在饰演青衣、花旦时，双目顾盼生辉，成为一代京剧艺术宗师。

鸟类一直以来都是人类的朋友，是天空中的精灵。很多鸟类羽毛艳丽、鸣声清脆悦耳，不仅可以美化人的生活而且能够让人心情舒畅，尤其对于生活孤独的老年人，养鸟更加具有特殊的作用：

1. 养鸟健体又益智。养鸟的老人会为了给自己的爱鸟买一只合适的鸟笼而到处转悠、精心挑选，会耐心、细致地配制鸟食，并且会在特定的时间里拎着鸟笼到环境清静幽雅的地方去遛鸟，整个人都处在一种活动的状态中，而且拎着鸟笼遛鸟的过程，老年人的身体也配合着做各种运动，这样既锻炼了他们的体力，起到健体的作用，又有益智的效果，促进大脑的活动。

2. 愉悦身心。观看小鸟美丽的羽毛，听到它们动听的歌唱，会给人带来喜悦的心情。尤其是老年人，当看到自己耗尽心思喂养、训练的小鸟可爱、懂事又听话的时候，他们会产生一种强烈的满足感，这对于老年人的精神健康极有好处。而且把大自然中美丽的动物带在身边，会激发起他们对大自然和生活的热情，对于老年人的怡情、养生、愉悦精神都有很大益处。

3. 充实生活，消除孤独。把小鸟当作宠物养在家里可以充实老年人的生活，让他们寂寞、枯燥的老年生活充满乐趣，从而也可以消除他们心理上的孤独。老年人茶余饭后遛遛鸟或逗逗鸟，教它们说话或者训练它们其他的本领，既是对自己的一种考验和挑战，也是一种娱乐和消遣，这会带给老年人极大的生活热情和动力，振奋老年人的精神，让他们充满活力，有助于他们身心的健康。

4. 以鸟会友，扩大交际圈子。老年人由于身体或其他方面原因往往长时间待在家里不出去，也不参加社会活动，缩小了交际的圈子，对身心健康不利。通过养鸟、遛鸟，老年人可以跟有共同爱好的同龄人交流心得，交流对养鸟的认识和了解，不仅可以增长知识，还可以扩大交际圈，使自己重新回到社会集体中去，对身心健康都有帮助。

很多老年人退休后，都喜欢养鸟，以此为乐，安度晚年。但是，老年人养鸟应注意防病。

动物学家在研究中发现，在很多种鸟的身上有一种叫做“鹦鹉热”的病原体。这种病原体不但使鸟类本身发病，而且，在病鸟排泄物里也带有这种病原体，还可使经常接触鸟的养鸟者患“养鸟病”。

各种鸟类本身发病以后，会出现嗜睡、发热、羽毛零乱和脱落等症状。养鸟者发病后，则会出现发热、咳嗽、头痛、胸痛、眼花、精神萎靡、食欲不振、烦躁不安和四肢无力等症状。同时，还可发生脓疱疮和淋巴肿大等病症。

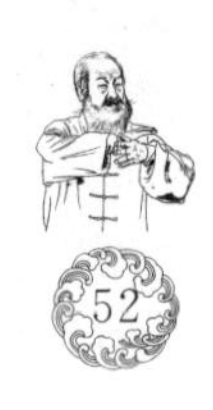

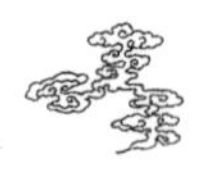

该病传染源主要是家栖鸟类。养鸟者在与病鸟或带菌鸟接触的过程中，如宰杀、拔毛和清扫粪便时极容易吸入疾病的病原体，使人发生感染，而且往往起病比较凶猛，如抢救不及时还有生命危险。

为了防止“养鸟病”，鸟笼鸟舍必须经常保持干燥清洁，并要及时清理笼内的粪便。同时鸟笼要定期放在阳光下进行暴晒消毒。每次接触鸟后要用肥皂仔细洗手。发现病鸟后要及时进行隔离或宰杀，死鸟要深埋地下。被病鸟污染的场所要进行彻底消毒，以防传染。

老人垂钓益长寿

《老老恒言》曰：阶前大缸贮水，养金鱼数尾，浮沉旋绕于中，非必池沼，然后可观。伫时观鱼之乐，即乐鱼之乐，既足怡情，兼堪清目。

上了年纪，不适宜高强度的运动，于是，坐在江河边悠然垂钓，成了很多老年人喜爱的休闲方式。垂钓于大自然，空气清新，阳光充足，噪音小，对养生保健大有益处，有“湖畔一站病魔除，养心养性胜药补”的奇效。垂钓能使人修身养性，令人心旷神怡，又可祛病养身。

对于老年人来说，垂钓时，眼、脑、神专注于水面的动静，意识完全潜移默化在鱼漂一抖一动的意境中，起到了放松、消除疲劳的作用。此外，钓鱼讲究静，包括心静、宁静、动作缓慢等。幽静的环境能消除两耳疲劳，保持良好的听觉功能。而且，静对人的心血管更有好处。在静的环境下垂钓，人的心跳最平稳，血压最正常。

垂钓是老年人一种行之有效的自我精神疗法。当一条活蹦乱跳的鱼儿被钓上来后，会使人欣喜万分，心中的快乐难以言表。鱼儿进篓，又装饵抛钩，寄托新的希望，因此，每提一次竿，都是一次快乐的享受。此种乐趣冲淡了人们精神上的忧虑，患者处于这种精神状态中，必然有利于疾病的医治和病情的好转。

垂钓能使人的神经和肌肉松弛。垂钓者从充满尘世喧嚣的城市来到环境幽静的郊区，与青山绿水、花草虫蝶为伴，与鸟语、蛙鼓、虫唱、流琴、鱼闹、林喧为伍，就有心情清爽、脑清目明、心旷神怡之感。而垂钓时全神贯注，直视鱼漂，又能使垂钓者迅速进入“放松入静、恬淡虚无、安闲清静”的气功状态，可以松弛身心，陶冶性情，延缓衰老。对于长期从事体力劳动或神经衰弱、年老体弱的人来说，可以说“益莫大焉”。

从垂钓姿势上说，时而站立，时而坐蹲，时而走动，时而又振臂投竿，这就静中有动，动中有静。静时可以存养元气、松弛肌肉、聚积精力；动时可以舒筋活血、按摩内脏、产生抗力。如此动静结合，刚柔相济，就使人体内脏及肢体都得到了锻炼，增强了体质。

此外，垂钓之处，大多是有草木、水源的地方，或湖边塘畔，或水库滩涂，或江岸河沿，或涧岩溪旁。其处水浪翻飞，草木葱茏，在大自然中，吸入清新的空气，有利于改善人体的心肺功能，对治疗高血压、心脏病等慢性疾病大有裨益。

凡垂钓者，不管钓多钓少，总是兴趣盎然，乐此不疲，其原因就在于垂钓既陶冶人的情操，培养人的志趣，又是一种健身养生的好方式。

老年人钓鱼是一种对身心极有好处的活动。但必须坚持钓翁之意不在鱼，以修身养性，锻炼身体为主。因此，要坚持“十不”，即：一，钓着欢喜，钓不着不急；二，参加比赛，不好胜，不赌气；三，遇有不顺利，不懊恼，不怄气；四，注意安全，不冒险，不大意；五，天气不好不去，天气好也控制适宜；六，独自不钓，结伴前去；七，不盲目出行，事前了解好天气；八，不了解情况，又无了解情况的人带领的地方不去；九，不匆忙出行，一定有备而去；十，地滑、杂物堆积、不能坐稳的地方不去。

传统医学称钓鱼是一种很好的医疗保健方法。它能祛虑，平衡心态，解除“心脾燥热”。现代医学把生理、心理和环境三种因素确定为人体致病的机理。而钓鱼恰对这三种致病机理具有“抗、控、防”的效应。许多有着多年钓鱼经历的人这样总结：钓鱼是一项多功能的文体运动，静中见动，集锻炼与娱乐于一身，其中的乐趣只有钓鱼者才能体验到。有人对钓鱼总结了“三乐”“四得”：独钓有静乐，群钓有同乐，竞钓有比乐。一得精神愉快，身心健康；二得鱼鲜美味，补充营养；三得新鲜空气；四得充实生活。

力所能及，心旷神怡

《老老恒言》曰：拂尘涤砚，焚香烹茶，插瓶花，上帘钩，事事不妨身亲之，使时有小劳，筋骸血脉，乃不凝滞。

适当的劳动可以增进机体健康，达到延年益寿的目的。对于家里力所能及的小事，老人最好亲自去做，比如掸拂灰尘、洗涤砚台、焚香、烹茶、插瓶花、挂帘钩等。适度的劳动可以防止筋骨血脉的凝滞，这就是“流水不腐，户枢不蠹”的道理，意思是说，人体要经常的劳动，就好像门轴那样不断转动，就不容易腐朽。

适当的劳动，会给老年人带来成就感，感到自己还有用。这对老年人的心理健康是有好处的。所以说，力所能及，心旷神怡。

老年人在劳动时一定要根据自己的身体状况量力而行。另外，老年人的活动是以舒筋展骨、保健养生为目的的，故应在心情舒畅的情况下进行。如果在心情郁闷、情绪不宁、意志消沉、心中忧愁的情况下劳动，就容易疲劳，甚至带来不良的后果。

相传晋朝陶侃八十岁时，仍每天把砖从屋里搬出，然后再把这些砖从外搬入，天天如此，从未间断。陶侃这种天天坚持劳动锻炼的方法，使他获得了长寿。梁朝的陶弘景说：“人体欲得常劳动，譬如户枢，终不朽也。”劳动能锻炼意志，增加毅力，强壮筋骨肌肉。由于四体常勤，五脏也自然得到了锻炼，气血就更加健旺，从而保持了生命活动的能力。老年人由于年纪大了，体质不如青壮年，劳动养生要掌握以下原则：

1. 坚持劳动，形成习惯。长寿老人的一条基本经验就是天天坚持参加一定量的体力劳动，认为劳动是“补药”，“天天动，血脉通，脸色红，腰腿硬”。许多百岁老人，无论是住在农村或城市，他们都积极参加不同形式、不同种类的劳动，或参加生产劳动，或做家务劳动，而且都从不间断，日久天长，养成了劳动习惯，劳动就成了养生长寿的要素。

2. 情绪安定，精神愉快。老年人的劳动是以舒筋展骨、保健养生为目的的，应在心情舒畅的情况下进行劳动。如果在心情郁闷、情绪不宁、意志消沉、心中忧愁、发怒之后、心烦意乱等情况下劳动，就容易疲劳，并且带来不良的后果。所以，七情之内伤，七气攻荡于内，这时勉强劳动，达不到劳动养生的效果。

3. 量力而行，适可而止。劳动量宜小不宜大，劳动时间宜短不宜长，力所能及而为之。《太平御览·老子养生要诀》说：“体欲少（稍）劳，但莫大疲”，“力所不能堪耳”。躯体要求进行一定量的劳动，但劳动不能过度，更不宜勉强做那些自己力所不及的重体力劳动。《抱朴子·极言》说：“养生以不伤为本”，“力所不胜强举之，伤也”。力量不行而勉强用力会受损伤。劳动过度可以致病，这是因为精气过于耗损的关系。不论是体力劳动或脑力劳动，或者是某些活动，过量去做，时间久了都会引起身体不适，甚而导致疾病。

4. 劳逸结合，有劳有逸。劳动是养生的一个重要条件，但劳动可能引起疲劳，引起不良反应。因此，养生学家主张“劳逸结合，有劳有逸”。劳动和休息要得当，不能久劳不休，或久休不劳。

5. 当外界环境条件恶劣时，不要劳动。老年人喜欢户外劳动，如遇风、雷、雨、雹、雪等恶劣天气，就不要去户外劳动，可改在室内做一些家务劳动。《内经》上说：天上的邪

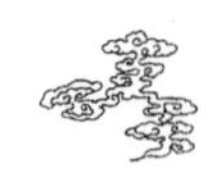

气盛，容易损害人的五脏；地上的湿气盛，容易损害人的皮、肉、筋、脉。

6. 要避免过多的日晒风吹、冷暖失调。劳动时要勤于添减衣裳，着衣宽松舒适，该温暖时要温暖，该凉爽时要凉爽，保护体力，避免大汗淋漓，受凉感冒。

7. 要讲究劳动环境卫生。卫生条件不良的地方，老人少去为宜。

8. 要做好充分的劳动准备。比如安全防护措施、饮水等，有高血压、心脏病等慢性病的老年人还要带上药。劳动准备不完善时，不要仓促去劳动。

9. 有感冒等病症时，不勉强劳动。

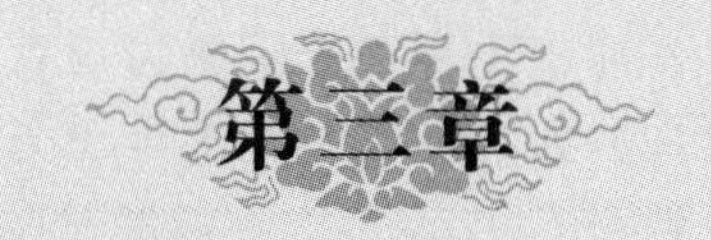

第三章

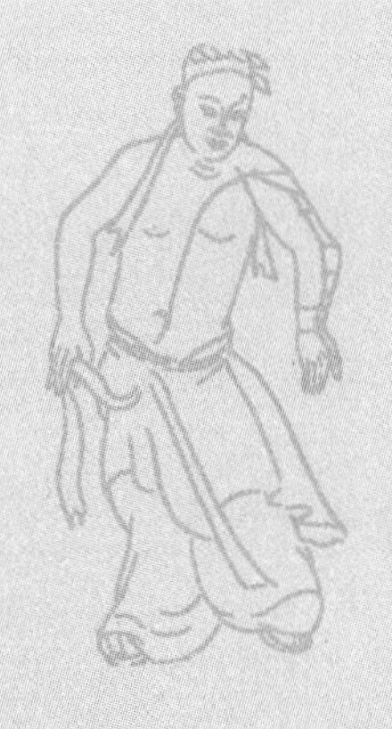

养生贵在于养神

养神，乃养生之要。《黄帝内经》云：“太上养神，其次养形。”养神之功夫，基于练精化气，练气化神，练神还虚的基础之上。《生神经》云：“身心并一，则为真神。”所以，养神先要养心，使身心合一，形神相依，而致心神相交，此乃养生之法的至高境界。

生命之贵在于神，神兴生命的活力则旺；神衰生命的活力则弱；神健生命的能力则强；神失生命的能力则败。所以，养生所贵者在乎养神。

养生延寿之法，在于修行“致虚极，守静笃”，“清静无为”之道，而达到此一境界，心与性，心与神，神与精气，神与身形，则须务实于修身心而养性，习练于精、气、神合一。互为其根，互为其养，方生成于养生之道。

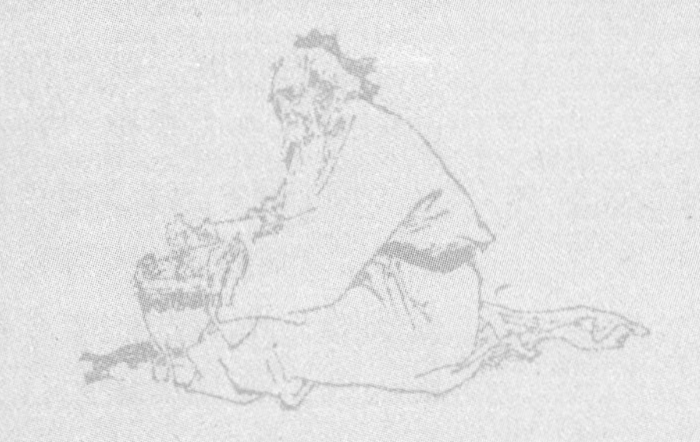

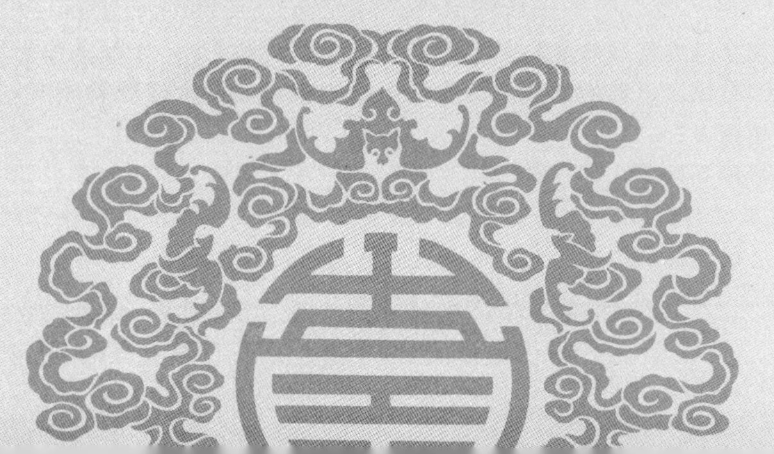

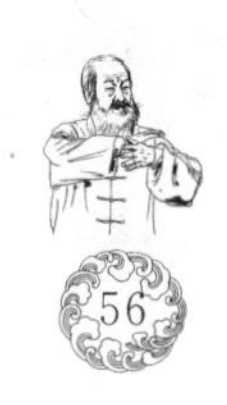

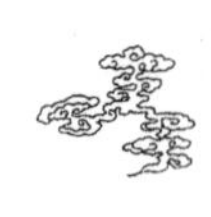

养生之道在于养神

《老老恒言》曰：养神为摄生要务。

养神是养生的关键之所在。养神是一种观念，是人对自身认识的一次回归，具有更多的社会内容，不是逃避现实，而是慎独其身，不是消极无为而是追求真正的人生，对人格有强化作用。

中医学认为，精、气、神乃人身之三宝，是祛病延年的内在因素，精与气又是神的物质基础。精气足则神旺，精气虚则神衰。神是整个生命活动的外在表现，也就是人的精神状态、思维活动。神，在人体居于首要地位，唯有神的存在，才能有人的一切生命活动现象。古代养生家强调指出："神强必多寿。"这里所说的"神强"实为脑神健全之意。只有脑神健全，才能主宰生命活动、脏腑协调、肢体运动、五官通利，全身处于阴阳平衡的正常生理状态。所以说，精盈、气充、神全，为养生长寿之本，而调摄精、气、神的关键又在于养神。

古往今来，养生家们都十分重视精神调养，重视精神治疗和心理养生的作用。中医学认为：惜气存精更养神，少思寡欲勿劳心。大意是：人欲延年百岁，首先要敛气保精以养其内在精神。"养神"是养生的重要内容，只有精神健康，才能真正长寿。

养神的关键在于排除杂念，保持心地纯朴专一，顺乎天理，就能达到养生的目的。他们认为"善摄生者，不劳神，不苦形，神形既安，祸患何由而致也"。著名医家石天基作一首《祛病歌》："人或生来气血弱，不会快活疾病作。病一作，心要乐，病都却。心病还将心药医，心不快活空服药。且来唱我快活歌，便是长生不老药。"

对于养生，中医有"药养不如食养，食养不如精养，精养不如神养"的说法。所谓养神，主要是指注意精神卫生，本质是看得开，拿得起，放得下，要做到神清气和，胸怀开阔，从容温和，切不可怨天尤人，急躁易怒，"起居有常，养其神也"。如果人们只注意养身，加强饮食营养，不懂得养神，是难以获得健康长寿的。自古以来无数事例表明，心胸狭窄、斤斤计较个人得失的人，能过古稀之年者不多见，而胸怀开阔情绪乐观者，往往可享高寿。人生的道路坎坷不平，不如意事常八九，尤其人进入老年之后，由于社会角色、人际关系、健康状况、性格情绪等都会发生改变，若不能很好地把握住自己的"神"，往往可产生孤独、忧郁、失落、自卑等消极心理。从养生角度讲，老年人晚年能否保持良好性格、乐观情绪、高尚涵养和欢畅心境，对延年益寿意义重大。因此，老年人在注重"养身"的同时，更应重视"养神"与"调神"。

《庄子》曰："抱神以静，形将自正。"指出养神是保持人体内外环境的和谐稳定的关键所在。《黄帝内经》曰："恬淡虚无，真气从之，精神内守，病安从来。"强调了清心寡欲、祛病养生的方法。李东垣的《远欲论》《省言箴》强调清心寡欲，"积"精会神，以获取健康长寿。晋代嵇康的《养生论》提出"修性以养神，安心以全身"等以静"神"来养"形"的养生思想。

梁代陶弘景在《养性延命录》中主张"和心，少念，静虑，先祛乱神犯性之事"。唐代孙思邈提出了"自慎"以养生的观点。明代医家则提出"心常清静则神安，神安则精、神皆安，以此养生则寿"。

养神要注意做到以下几个方面：

1. 少私寡欲，心胸坦荡："心底无私天地宽"，要做到少私寡欲应注意两点：一是以理收心，明确私心对人体的危害。二是正确对待个人的荣辱得失。

2. 抑目静耳，闲情逸致：孙思邈在《千金方》中说："养老之药，耳无妄听，口无妄言，心无妄念，此皆有益老人也。”眼耳是神气接受外界刺激的主要渠道，其功能是受神气的主宰和调节。目清耳静则神气内守而心不劳，若目弛耳躁，则神气烦劳而心扰不宁。要做到抑目静耳，就要用高雅的兴趣爱好，来陶冶自己的志趣。有了高雅的志趣，自然会把浮名虚禄，看得淡若云烟。

3. 和畅情态，调摄七情：“笑一笑，十年少”，这是大家都知道的道理，笑可增进健康，可使人长寿。俗语曰：“君子坦荡荡，小人常戚戚。”心长戚戚，有损天年；情绪乐观，能安神定气，是益寿延年、防病治病的良方。

4. 顺应四时：四时气候的不同变化，使万物形成了生、长、收、藏的自然规律。人体寓于宇宙自然之中，只有与四时的变化相适应，人体才能保持清静内守的状态，“精神内守，病安从来”。

情志养生重在养神

《黄帝内经》曰：善摄生者，不劳神，不苦形，神形既安，祸患何由而致也。

中医认为，神是人体生命活动的主宰，人体所具备的神，是指人的生命活力及其灵性和生机。神在于养，情在于节。

精神稳定乐观，神思就稳定；神思稳定，气血就平和；气血平和，就有利于保护脏腑功能；脏腑功能正常，人就远离疾病和衰老。

情志是指人在智、情、意、行方面的精神状态。主要包括发育正常的智力、稳定而快乐的情绪、高尚的情感、坚强的意志、良好的性格及和谐的人际关系。中医养生历来强调情志养生法，并列为诸法之首。因为人为“万物之灵”，具有很高的思维能力，人的情志状态如何，决定整个机体的平衡和失调。所以，中医学非常强调精神情志状态对人体健康的影响，认为良好的精神状态可以增进健康和延年益寿，而不良的精神情志刺激可使人体气机紊乱，脏腑阴阳气血失调，导致疾病的发生。

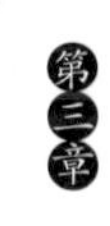

中医学认为，人的情志和形体是一个有机的整体，形从情来，寿随志走。情志是形体之根，内涵精、气、神三大枢要。《黄帝内经》云：“其知道者，法于阴阳，和于术数，饮食有节，起居有常，不妄作劳。故能形与神俱，而尽终其天年，度百岁乃去。”这是世代医家恪守的养生法则，也是中国式养生总纲领。

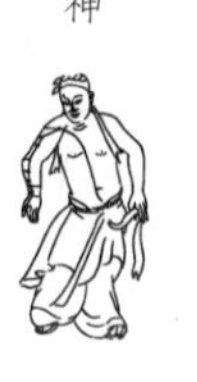

而情志养生最为关键的便是保持生命活力——养神。中医学认为，神是人体生命活动的主宰，人体所具备的神，是指人的生命活力及其灵性和生机。养神是人对自身认识的一种回归，是一种精神、意识、情感和思维方面的修炼活动。古人认为神浊则骨老，多情则骨衰；神在于养，情在于节，其要律在此。

一般情况下，情志健康、有所寄托的人，也是生理上最能保持健康的人。精神稳定乐观，神思就稳定；神思稳定，气血就平和；气血平和，就有利于保护脏腑功能；脏腑功能正常，人就远离疾病和衰老。若是生活无目标、无信念，精神萎靡不振，无以激发身体各部位的功能，久而久之就会减弱原本强健的脏腑功能，使气血运行失常，精神和身体得不到有益的滋养，疾病将随之而至。而精神不空虚，意志不消沉，可使神有所依，志有所靠；神与形俱，才能尽享天年。以下是几种养神的方法：

1. 安心养神：养生者应心情安闲，心思若定，心除杂念，心清如镜，以便真气顺畅，精神守于内，疾病无处生，形体劳作但不致疲倦，身体健康而无疾。养成理智和冷静的态度，凡事从容对待，冷静思考，学会“处变不惊”，泰然处之。正如养生格言所说：“既来之，则安之。”《千金方》中有：“凡人不可无思，当以渐遣除之。”《友渔斋医治》云：“遇逆境，即善自排解。”这说明人们只有改善并及时排遣忧患，才能保证安心养神。

2. 休眠养神：休眠养神是指通过睡觉，使大脑处于休息状态，同时使身体内各部位的神经、关节、韧带、肌肉和器官无负荷或少负荷，进而达到积蓄精力，恢复体力。因此，生活中应劳逸结合，保证每日睡眠6～8小时。而过多的思虑则伤神气、损寿命。《万寿丹书》谓“多思则伤神”，因为神为心所主，养神必先养心，心静则神安，心动则神疲。故此，要养好神，最好的办法是保证每日睡眠，摒弃杂念，以此养神则长寿，反之，多思则心动，心动则伤神。

3. 清静养神：古人认为心静神自安。《黄帝内经》也有“静则神藏，躁则神亡”之说。如果一个人终日心神不安，思虑万千，哪有不生病的道理？要保持身体健康，必先保持心理健康。而要做到这一点，最好的方法就是恬淡、清虚，使外邪不人，内心安定。

在充满变化和快节奏的现代生活中，人们比以往任何时候都更需要放松自己，老年人应该利用静默片刻的方法来修身养性。每天白昼如能保持大脑安静半小时或一小时，可充分发挥脑细胞的潜力，协调生理与情绪，减少热能消耗。大脑安静，肌肉易放松，气血易畅通，从而达到“心静神安，老而不衰”的境界。

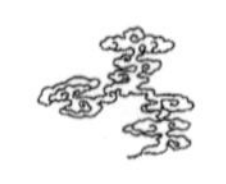

养生必先养德

《老老恒言》曰：至与二三老友，相对闲谈，偶闻世事，不必论是非，不必较长短，慎尔出话，亦所以定心气。

中国民间有这样的说法：好人长寿，恶人命短。

中国圣人典籍中关于养心重于养生的言论比比皆是，不胜枚举。孔子提出，“仁者不忧”“仁者寿”“大德必寿”。

有德之人，注重德性的修养和自我人格的完善，心地光明，以仁待人，一身正气，邪气难侵，有益于健康长寿。小人则相反，由于其心术不正，损人利己，耗心伤神，必然有损身心健康，与长寿无缘。

人之患，在于欲望太多，所以提出“无欲则刚”的观点。无欲的人，能刚正无畏，办事公正，心地坦然，宽松泰和，获得精神上的快乐和健康，享受真正的人生。

西方医学通过调查研究得出的结果，也与上述的说法不谋而合。美国密歇根州大学对2700多人进行长达14年的跟踪调查，发现善恶影响人的健康和寿命。

他们研究的课题是“社会关系如何影响人的死亡率”。研究发现，一个乐于助人和与他人相处融洽的人，预期寿命显著延长，在男性中尤其如此；相反，心怀恶意，损人利己，且和他人相处不融洽的人，死亡率比正常人高1.5倍，那些性格孤僻、不愿参加社会活动的人，死亡率比正常人要高。

科学家解释说，乐于助人，可以激发人们对他的友爱和感激之情，他从中获得的内心温暖，能缓解在日常生活中常有的焦虑。经常行善还有益于人体免疫系统。

在哈佛大学的一次试验中，受试者看了一部记录美国妇女终生在加尔各答救助穷人和残疾者的片子。受试者被故事情节感动了，随后进行的受试者的唾液分析表明，他们免疫蛋白的数量比看纪录片前增加了，而这种抗体能防止呼吸道感染。

与此相反，一个心脏病常发作又对他人怀有敌意的人，心脏冠状动脉堵塞的概率就大；视别人意见为敌人的人，往往一触即发，暴跳如雷，易使血压升高，甚至酿成高血压。至于贪污受贿和盗窃之类的人，因做贼心虚，易失眠、烦躁、精神压力很大，这种人的寿命比大多数人短。

钟南山院士从医学角度分析，贪官一般寿命不长，因为贪污受贿那么多钱，整天提心吊胆，吃不香、睡不好，噩梦常相随，虚汗常淋漓，一有风吹草动，神经高度紧张，虚火上升，恶气攻心，渐成难治之症，最后郁郁而终。

那些干了坏事的人之所以短命，很大程度上是因为心中有鬼被折磨死的。因此，“为人莫做亏心事，半夜敲门鬼不惊”，要想健康，要多行善事。

试想：一个有道德修养的人，与人无争，乐于助人，心底坦然，自然有利于延年益寿。反之，遇事常斤斤计较，既要算计别人，又要防备别人对自己的暗算或报复，特别是做了缺德事，难免心里不紧张，大脑整天不安宁，体内各系统功能便失调，免疫功能下降，各种疾病便接踵而来。古人很早就有“养生必先养德，大德必得其寿”的良言。

人的一生，行为无穷，然而，“百行德为首”，始终保持高尚的道德境界，才能坐得正，行得端，令人敬仰有加，令己健康长在。

养神宜安心

《老老恒言》曰：要使心定则情乃定，定其心之道何如？曰“安命”。

心情清静安闲，排除杂念，能够使真气顺畅，精神守于内，疾病无从生，形体虽然劳作但是不至于过度疲劳，从而防止疾病侵入。养生修身，顺应自然，养神为本。神，即人的精神活动。

养神的方法有很多。首先要做的是“安心”，即养成理智和冷静的态度。老年人在养生方面，应该心情安闲，心思若定，心除杂念，心清如镜，以便真气顺畅，精神内守，病安从来，形体劳作但不致疲倦，身体健康而无疾患。

中医所说的“心”与西医的“心脏”略有不同，中医所说的“心”包括心脏和精神、脑力，以及与心相关的其他脏腑组织。《黄帝内经》认为，心为神明之官。

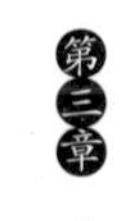

一个人心主神志的生理功能正常，则神志清明、思维敏捷、精力充沛；如果心主神志功能失调，就会出现失眠、多梦、神志不宁，或者反应迟钝、健忘、精神不振甚至昏迷等现象。

在生活中，当精神紧张、思虑过度或受到惊吓时，往往会出现心神不宁甚至悸动不安的情况，有时还会有失眠、多梦等症状。西医认为，这些症状的发生都是植物神经功能紊乱的一种表现，但缺乏好的治疗方法。中医从心所藏之“神”对意识活动的重要性这个角度出发，认为这些植物神经功能紊乱的发生，是心所藏之“神”不足所致，从而运用安神的方法治疗心慌、失眠、多梦等，而且取得了很好的疗效。

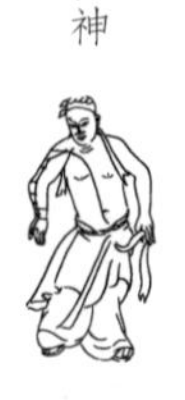

养生先养心，养心就要宁心养神。

宁心养神可以让我们摆脱无谓的烦恼，并进入一种超凡悟我的境界。

静听天籁之音。何为天籁之音？风声、雨声、鸟声、水流声皆是天籁之音。清晨，您可以听树叶沙沙的响声，听虫儿的叫声，听鸟儿的啁啾……由近及远，由低及高，由粗略到细微，所有日常的积尘、积怨、积郁、积忧、积乏，顷刻都会化作云烟。静听可以安心神。

《类经》也指出“设能善养此心而居处安静，无为惧惧，无为欣欣，婉然从物而不争，与时变化而无我，则志意和，精神定，悔怒不起，魂魄不散，五藏俱安，邪亦安从奈我哉”。另外，注意适寒温、慎起居、保持身体健康，配之以导引、吐纳等方法，使气机通畅，血脉调和，则效果更佳。

所以老年人应“修性以养神，安心以全身”，自觉主动学习好的养生理论，坚持运动锻炼，做到饮食有节，做好自己的事，是健康长寿的主要方法。

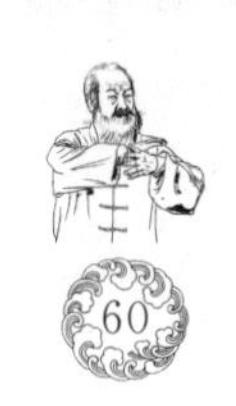

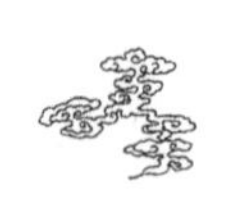

闭目养神，养身静气

《老老恒言》曰：心者神之舍，目者神之牖；目之所至，心亦至焉。《阴符经》曰：机在目。《道德经》曰：不见可欲，使心不乱。

闭目养神时，要排除杂念，精力集中，无思无虑，达到入静的境地，才称得上专意保养。有暇之时，闭目养神，持之以恒，定会获益。老年人日常生活中的闭目养生法主要有以下几种：

1. 闭目静心：在日常诸事纷扰、头痛脑涨之时，找一清静之地，正襟危坐，双目闭合，眼睑下沉，调匀呼吸，意守丹田。良久则头脑清醒、心平气和，心静如水，烦恼渐渐消失，进入静谧祥和状态，机体阴阳气血通达顺畅，心理平衡，情绪愉悦，头脑清晰，浑身轻松。

2. 闭目降气：凡遇愤愤不平或遭受屈辱，于暴躁难耐之时，要理智地控制感情，离开是非之地，闭目思量。同时用自己的双手食指端轻轻压在眼睑上，微微揉摩，至眼珠发热发胀，便觉心中豁然开朗。

3. 闭目行悦：在忧郁悲伤、失望空虚、心烦意乱之时，退避静舍，闭目独坐，眼珠上视，神聚头顶，微微仰面昂首，放松思想，尽量默忆、想象能愉悦身心的以往得意欢愉之事，即会觉得心神平衡，悲伤烦乱之情就会逐渐消失。

4. 闭目意驰：当事不如意，若有所失、心中烦闷时，闭目抬头，臆想浩渺广阔的天空，人就会精神振作如释重负。或静立于高处，闭目想象人间万景，定会使人心旷意驰。人身犹如沧海一粟，何堪忧虑，奈何患得患失庸人自扰。至此境界就会精神振作，如释重负。

5. 闭目卧思：人有三种思维方式：第一为睁眼思维形式，第二为梦境思维形式，第三即是闭目思维形式。闭目思维是一种临界思维“现象”，即卧而不寐，闭目意想联翩。在这种思维状态下，大脑排除了外界的物像干扰，又处于充血充氧状态。如此，可促使大脑细胞的潜能最大限度地发挥作用，以提高思维的深度和广度。

6. 闭目消食：吃完饭后静坐休息 10～30 分钟的时间，再去睡午觉、散步或是做别的事情。这对人们肝脏的保养，尤其是有肝病的人来说是非常必要的。当老年人在吃完饭后(尤其是午饭，因为午饭吃得一般都比较多)，身体内的血液都集中到消化道内参与食物消化，而且，有数据能够说明，当身体由躺下到站立，流入肝脏的血流量就要减少 30%，如果再行走、运动，血液就又会有一部分流向手足，此时，流入肝脏的血流量就至少要减少 50%。如果肝脏处在供血量不足的情况之中，它正常的新陈代谢活动就会受到影响，从而导致对肝脏不同程度的损害。因此患有肝病的朋友，建议饭后闭目养神 10～30 分钟。

7. 闭目养气：“人活一口气”，这“气”就是心气儿，是精神状态，是活到 100 岁的动力。老年人常感到气不够用，特别是呼吸道感染和哮喘病人，闭目静养以培补元气，是十分必要的。

8. 闭目赏乐：你可以常常闭目听一些自己喜爱的音乐和戏曲，或引吭高歌，或弹奏乐器。优美的旋律可增进大脑活动，调节中枢神经系统的功能，使人产生心旷神怡的感觉，对身心健康十分有益。

9. 闭目解乏：劳逸结合对老年人来说特别重要，当体力劳动累了，或读书看报写字作文疲乏了的时候，不妨闭目静养片刻，这对迅速恢复精力和养生保健都大有益处。

10. 闭目释烦：常言道：“眼不见，心不烦。”这话是很有道理的。意思是说闭上眼睛不但可以养目，而且可以静心。心静则神安，神安则灾病不生，福气永存。遇到繁杂吵闹的场合、自己不愿看的场面，又不便避开之时，不妨闭目静养，既能洗目清心，闹中取静，消除烦忧，又能偷空养生，何乐而不为？

11. 闭目养阳：古人有曝背之乐，老年人适当的闭目静心晒晒太阳，实为养生一妙法。德国柏林自由大学克劳瑟发现，如果不是严重高血压症，经常晒太阳就能够降低血压。当人的皮肤受到阳光照射时，便会产生维生素D，维生素D参与人体的血液循环。科学家对两组患者进行观察，一组服维生素D，一组接受光疗法。一段时间后，服维生素D片的患者血压没有出现变化，而接受光照的患者血压有明显的降低。

12. 闭目动形：老年人不妨试试，找一处清静之地，双目微闭，全身放松，以尽可能慢的动作打一套太极拳，充分体会缓慢柔韧、圆活连贯的要领，定会有意想不到收获。

13. 闭目强记：老年人随着年龄的增长，记忆力日渐衰退，常常会遇到要记起某个人、回忆某件事，一时半会儿就是想不起来，抓耳挠腮甚是痛苦。其实此时不妨闭目静养几分钟，待全身放松，心平气和，或许会灵机一现，豁然开朗。

14. 闭目神游：静坐闭目，给想象插上翅膀，飞向野外，观灵山秀水、望天高云淡、攀泰山华山、听飞瀑松声、游长江大海……此时心怡神驰，心灵与天籁之声窃窃私语，天人合一，会有一种身轻如燕的感觉。人到老年，不能日行百里，却能神行万里，这种“精神畅游”非常有利于身心健康。

15. 闭目静息：老年人瞌睡少，睡眠欠佳是常有的事。遇到一时睡不着，或半夜醒来再也难以入睡时，千万不要心烦意乱，不妨闭目养神，以静其心。或许不久就能安然入眠，即使不能入睡，静息也能达到养生的效果。

《黄帝内经》中也有记载说“神宜静”，而且“神”有任万物而理万机的作用，常处于易动而难静的状态。因此，要做到心神宁静是非常不容易的。不过，从思想上认清心神宁静的意义，克服掉种种干扰，“静神”似乎也不难达到。

抑目静耳：眼睛、耳朵是心神接受外界信息的重要器官，也是扰乱心神的重要障碍。一般说来，目驰耳躁则神气烦劳而心忧不宁；相反，耳静目清则神气内守而心不劳，耗伤神气，而抑目静耳，即是使耳静目清的重要手段。

凝神敛思：凝神敛思是保持思想清静的良方，是养生的重要方法。

静坐凝神

《老老恒言》曰：平居无事时，一室默坐，常以目视鼻，以鼻对脐，调匀呼吸；毋间断，毋矜持，降心火入于气海，自觉遍体和畅。

孔子提倡静坐养生，子曰：“知者乐水，仁者乐山；知者动，仁者静；知者乐，仁者寿。”古代人崇尚“清静无为”的养生学思想，在《庄子·天道》中记载：“静者无为，年寿长也。”金元时代的刘河间说：“心乱则百病生，心静则万病去！”还有人讲：“清心寡欲，静养心神。”

静坐的原则为：“松、静、守、息。”静坐调息养生的要点是环境、温度、空气、姿势、放松、腹式呼吸、意念守神等。静坐与气脉，人在静坐的过程中，心里的杂想逐渐清静，头脑中的思虑逐渐减少，所以血液流行也逐渐缓慢，心脏也因此减轻负担，同时因为身体的姿势放置端正，不再运用动作来消耗体能。

盘膝静坐，头正身直，全身放松，两手互握成练功手势，两目轻闭垂帘，留一线微光注视鼻端，保持良好的心理状态，将渐已安静的意念逐渐集中于祖窍。两目内视寂照祖窍，两耳内听祖窍内动机，舌尖上抵对准祖窍，鼻息调匀归并于祖窍。含眼光，凝耳韵，缄舌气，听心息，是为“和合四象”。

静坐养生的生理性基础大体为：人体入静以后身心能够充分的休息，神经系统得到净化，大脑功能得以恢复。养生学家认为，静坐时人体的基础代谢明显下降，耗氧量减少，

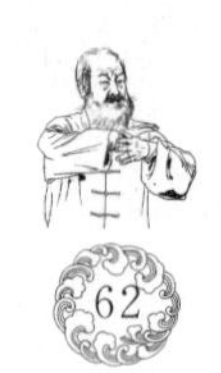

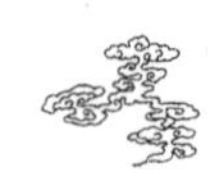

肾上腺素、去甲肾上腺素代谢水平为正常人的60%，皮质激素，生长激素减少，从而促进蛋白质更新率减慢，酶活性改变，免疫功能增强。生理学家认为，处于超觉静坐的人，大脑皮质处于保护性抑制状态，同时，皮质功能同步化增强，皮质与皮质下神经的功能协调统一，使整个机体的指挥系统——大脑的活动显得稳定而有节律。静坐使人的记忆力、学习能力和工作效率提高，能够使全身小血管处于舒张状态，有降压的作用。

盘腿静坐可缩短下肢和心脏的距离，不会因久坐而引起下肢水肿。而且，经常练习盘腿坐，能改变腿部以及下肢的柔软性，使两腿、两髋变得柔软，有利于预防和治疗关节痛。常练盘腿静坐，还可以减慢下半身的血液循环，这也就增加了上半身，特别大脑的血液循环。

静坐可使心、神、意三者集中于一处，则两目神光渐渐合一。神光是两目之光与真意合一的结合体。道家内丹学说认为，人一身属阴，惟两目之中一点真阳独存。两目之阳与真意相结合，则阳性之质已潜于真意之中，谓之“阳神”。两目神光内照眼前的虚空幽深玄远大境，初时眼前一片黑暗，持之以恒，待之以诚，日久神不外驰，后天自然返先天，两目中的阳火自然化去目前的阴神，阴气渐除，阳神渐显，眼前会显出无数星光。《阴符经》中谓：“机在目”。继续凝神不动，虚寂恒诚，静坐之际眼前可“见”一片光明，幽深玄远。

静坐不仅能养生，还能养颜。静坐，佛法坐禅，静坐，可以澄心，符合祖国医学心定则心顺，气顺则血道畅，精气内充，正气强盛，强身祛病的目的。

静坐与养生是中医学养生中的宝贵财富。通过静坐，可以使人体阴阳平衡，经络疏通，气血顺达，从而达到益寿延年之目的。实践证明，静坐对于男女老幼的健康，都有帮助，可使耐寒力和消化力增强，可以改善高血压、冠心病和其他慢性疾病。

文学巨匠郭沫若先生，从少年时就开始练习静坐养生，而且通过静坐，郭老的思维和创造力得以大大提高，此外，静坐养生还治好了郭老的神经衰弱病症。郭老曾在文中指出：“静坐这项功夫，在宋、明时代，儒家是很注重的，论者多以为是从禅而来，但我觉得，应来源于孔子的弟子颜回，因为《庄子》上有颜回坐忘（即静坐）之说。”

“静坐”与中医学中的“气”也有关，与佛家的“禅定”“止观”“思维修”，以及“瑜伽术”“催眠术”，与动物学家的“龟息”，乃至道家的“胎息”、“凝神”等都有一定的关联。

但是静坐功并非一日之功，需要较长时间的锻炼才能够得到益处，需要我们与催眠养生法、气功养生法、瑜伽养生法和大脑养生法相结合的练习。需要练习大脑的“一心一意”和“三心二意”的静功练习法，不但要练习大脑的静功练习与开发，而且需要练习和开发人体大脑的潜意识功能，这样才能够将静坐养生学好，促进人体的健康，延长寿命。

“糊涂”宜养神

《老老恒言》曰：少年热闹之场，非其类则弗亲；苟不见几知退，取憎而已。至与二三老友，相对闲谈，偶闻世事，不必论是非，不必较长短，慎尔出话，亦所以定心气。

糊涂养神，并不是指真的“老糊涂”了，而是指在日常生活中，不斤斤计较于鸡毛蒜皮的小事，不作无谓的争执和较真，让脑筋和心情都放松下来。

糊涂健康长寿

人都会老，这是人无法左右的自然规律。当面对离休、退休这一关口时，过得好的老年人，生活依旧有趣味，过得不好的老年人，就会产生孤独感和自卑感。长久的孤独，尤其是老年丧偶者，甚至会产生变态心理，常被戏称为“老小孩”。所以，退休后的老年朋友都应学会随遇而安，学会知足常乐。如此方能心态平和，晚年生活愉快幸福。

老年人心理比较脆弱，记忆力与感知功能衰退，降低了老年人的判断力、控制力及反应灵敏性，也降低了他们对社会的适应能力。这些都可使老年人在性格上变得古怪，例如嫉妒、任性、固执、爱猜忌、好发牢骚及不愿接受新鲜事物，形成所谓的固执型、冲动型或猜疑型等类性格。生理上的衰老又使老年人的神经、肌肉功能减弱，从而动作笨拙不协调，容易疲劳和易发生意外事故。体弱多病的老年人更易出现焦虑、忧伤与失望等情绪。患有难治之症和老年痴呆等老年病，病人还可能产生自怜、自杀等绝望心理。

随遇而安即能使自己较好地适应周围的生活环境，无论它发生多大的变化，也能入乡随俗，随方就圆。俗话常说的“只有享不了的福，没有受不了的罪”说的正是此理。能随遇而安的老年人遇上别人级别高、条件好、待遇优厚时，能做到不眼热；遇上飞扬跋扈者，能进能退，会斗争也会保护自己；遇上喜争风吃醋、爱占便宜好拔尖的人，能宽容、谦让；遇上看不惯的事儿能不生真气：他们对自己的一切生活现状始终满意。会随遇而安的老年人眼光远大、胸怀宽阔，把世间的一切变化都看得很平常、很坦然。这样的老年人心理平衡，平时笑口常开，自然健康长寿。

人老了，力不从心了，有时不妨就糊涂点，睁只眼闭只眼，或两只眼睛都闭上。正如文题所说的那样，学会随遇而安，学会知足常乐，以求体健寿长。

老年人糊涂一点好

糊涂，是人生的一门艺术。老人要想健康，也必须糊涂一点。糊涂，人就安静，就能养心，减少操劳和人体的消耗。郑板桥说的四字名言“难得糊涂”，虽然指的是日常处事的哲理，但对老人的养生与健康来说，也是很适用的。

老人养成处事“糊涂”的习惯，是养生和延年益寿的根本大计，有如下几个好处：

1. 糊涂能减少麻烦，少管闲事，少生气，能在晚年中没有烦恼，安静平和地享清福；

2. 糊涂或装糊涂，就不会惹是生非，思想上无任何压力，心情也就平平静静，会安闲自在地养生；

3. 糊涂一点在发挥余热中就不会分心，能集中精力干好自己想干的事情；

4. 言语和行为糊涂一点，心里头却清清楚楚，养生就会有目标，自会收到好的效果。

对过去糊涂一些好

过去的事就让它过去吧，这也许对你的健康会有好处，因为新研究发现，不爱追究过去事情的人会有较好的自我形象，而且身体更加健康。如果你对过去的事情老是念念不忘，你就会有自我价值降低的危险。

人们倾向于把记忆分成两种类型，即关闭性记忆和开放性记忆。前者包括已经解决或置之脑后的事情，后者是仍在影响一个人日常生活的未解决的事情。

在一项研究中，研究员将50名大学生分成2组，让其中一组描述一件开放性记忆事件，而另一组描述一件关闭性记忆事件，然后两组学生在一张术语表中选出最能描述自己的词汇。结果发现，回忆关闭性记忆事件的学生比回忆开放性记忆事件的学生更多地选择了正面的词汇。研究人员由此得出结论：成功地关闭对某一事件的记忆可以让人更有自信。

生活中有些事情比较容易遗忘，有些则很难。比如说，腿部骨折这样的大事情，一旦腿伤愈合，大多数人会将这件事忘掉。但是如果是更严重的创伤事件，如头部外伤并且因此影响了一个人的工作，或他的生存世界完全改变了，这样的事情就很难从他的生活中抹去。

研究者说，忘记过去并不意味着你必须对自己过于认真。事实上人们都倾向部分地扭曲对某些事的记忆，他们的记忆往往是跟事实有些不同的。这是一个有益的适应过程，对既往的记忆做一些“修改”更有助于忘掉它。下一步的研究将是要弄清人们怎样将一件事置诸脑后的。

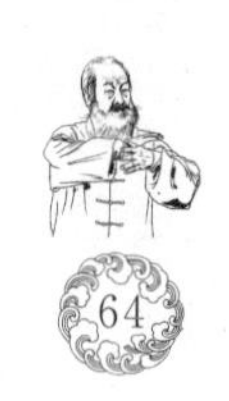

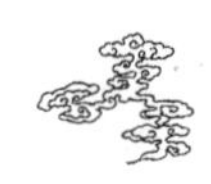

补身不如补神

《老老恒言》曰：老年肝血渐衰，未免性生急躁。旁人不及应，每至急益甚，究无济于事也，当以一“耐”字处之。百凡自然就理，血气既不妄动，神色亦觉和平，可养身兼养性。

神只可得，不可失；只宜安，不宜乱。伤神则神衰，神衰则健忘失眠，多梦烦乱；神不守舍则发为癫狂，甚则昏厥。安神者在于七情适度，喜、怒、哀、思、悲、恐、惊各有法度，适可而止。

这里说的补神就是养神，维护精神卫生，增强心理健康，也就是采取必要的方式调节“七情”（喜、怒、哀、思、悲、恐、惊），堵住伤神的缺口，扫除种种烦恼，以求得心理平衡，稳定情绪，从而达到精神愉快，促进身体健康的目的。

补神的主要方式是清心寡欲，修身养性，也就是排除杂念，保持心地淳朴专一，顺乎天理。修身养性首先是要保持善良的心态。

1. 老当自强。进入老年，人生的角色是转换了，老人的心理、行为应该有相适应的转换，但是自强不息、积极进取的精神不能换，更不能弃。人生总应该有所追求，只有放弃了对生活的追求才会变成真正的老翁。随着年事日高，老人不可避免地要出现体力下降、身体衰弱等多方面退行性的变化，但是老人也有经验丰富、见识面广等很多优势，尚能有所作为，有所贡献。要做到这一点，重要的是要有种“老骥伏枥，志在千里；烈士暮年，壮心不已”的自强精神，树立一种不服老的积极生活态度，做到“人老心不老”，“活到老，学到老，做到老”。

2. 老年人要有一定目标，做一些力所能及的事，即便是老年也不停歇，便能形神俱佳，延年益寿。卢梭说过“青年是增长才智的时期，老年是运用才智的时期”。医学研究也证明，人到六七十岁时，还能生长新的细胞，思维能力和判断能力还能有所发展。在世界经济论坛上，世界大企业的总裁们曾做出这样的结论：世界上最富有的群体是50岁以上的人，在相当多的企业里他们是最有价值的人。瑞士有名叫卜尔·奥古斯丁的老人，已110岁，还管理一家拥有300多名员工的印刷公司兼主编一家周报。

因此说，老人适当劳作也是一种很好的养生。医学家告诉我们，人进入老年期，依然保持一定紧张度从事工作和生活，能促使体内分泌更多有益健康的激素，延缓体内器官的衰退过程。同时，老人通过适当的劳作，当有收获时，还能使自己有种成就感，进而提升了自己的价值观，促进了健康。有位老人退休后不甘寂寞，科学地运用充裕的时间学习书法、绘画和盆景艺术。几年来，已取得一定的成就，在他周围的人群中赢得赞誉。他本人原来的胃病、关节炎等疾病也大为减轻，他深有感触地说，退，但不能一味休。

3. 老宜淡泊。《庄子·刻意》中说：“平易恬淡，则忧患不能入，邪气不能袭，故其德全而神不亏。”自古以来，人们都懂得心理活动与生理功能的关系是非常密切的，提倡养生必须养心。而老人的养心则以“平易恬淡”为基石。著名作家冰心一生信仰“无欲则刚，心地宁静”的健身之道，使她一生作品如林，高寿百岁。

要做到“平易恬淡”，就要做到心存爱心。“仁爱”是我国传统的道德标准，“大德必得其寿”，有爱心的老人，心地善良，助人为乐，尽天人之职，做爱人之人，从而使自己经常心悦气爽，精神焕发，提高机体免疫力，有利于老年人的健康长寿。

老年人要有这种平常人的心境，心气不浮躁，心地平稳持重，坦然面对人生，平常生活中，从充实中透着洒脱，忙碌中享有轻松。

虚静养神

《老老恒言》曰：静时固戒动，动而不妄动，亦静也。

养生的首要任务就是通过“养神”来保养和提升人的内在生命力。庄子就提出了“恬淡寂寞，虚无无为”才是“天地之平，而道德之质也”的观点，从而得出了“纯粹而不杂，静一而不变，淡而无为，动而天行，此养神之道也”的结论。顺着老庄哲学所开启的这条思路，清代的养生家无不提倡“养静为摄生首务。”晋代著名养生家嵇康在《养生论》中集中探讨了虚静养神的要义：

“清虚静泰，少私寡欲，知名位之伤德，故忽而不营，非欲而强禁也。识厚味之害性，故弃而弗顾，非贪而后抑也。外物以累心不存，神气以醇白独著，旷然无忧患，寂然无思虑，又守之以一，养之以和，和理日济，同乎大顺。”

清静养神，并非叫人心如死灰，什么也不想，而是认为顺时而动才是养静的根本。《老老恒言》卷二称：“静时固戒动，动而不妄动，亦静也。”所谓“不妄动”，实际上是指行止有常、饮食有节。可见静养之法最要紧的乃是心神安定，举手投足皆应安详平和，这也就是袁了凡《静坐要诀》所说的：“立则如斋，手足端严，切勿摇动；行则徐徐举足，步动心应；言则安和简然，勿使躁妄。一切运用，皆务端详闲泰，勿使有疾言遽色，虽不坐而时时细密、时时安定矣。”这就表明古代养生家已经认识到，只有动中寓静，才是真正的“静”。

“虚静养神”更注意于人的意念守情、恬淡虚无，在尽可能排除内外干扰的前提下，最大限度地逼近生命活动的低耗高能状态，以便从根本上改变人体内部组织器官的不协调状况，达到祛病延年和发挥人体内在潜能的目的。这种理论的作用机理，中国古代哲人早就有过这方面的深刻认识，《管子》中就曾经提出过“去欲则宣，宣则静矣”、“静则精，精则独立矣；独立则明，明则神矣；神者至贵也”的观点。

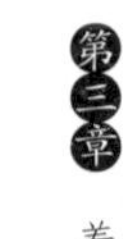

“虚静”不但是古人追求内在生命力自我提升的一种有效手段，而且也是传统哲学，特别是修身养性的主要方法。

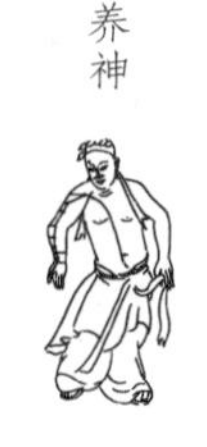

睡眠养神益处多

《老老恒言》曰：少视听、寡言笑，俱足宁心养神，即祛病良方也。《广成子》曰：“无视无听，抱神以静，形将自正。”

清代李渔曾说过：“养生之诀当以睡眠为先”，这说明充足、良好的睡眠，与养生息息相关。睡觉是个大问题，尤其是老年人，提高睡眠质量更是养生诀窍。但生活中，不少老人往往存在着睡不着、睡不长或睡不醒等不良的睡眠问题。睡眠是大脑休息的一种重要形式。古人云：“眠食二者为养生之要务。”身体出现疲劳时，睡眠最有效。为了恢复体力消耗，增强精神活力，每日保证充足的睡眠，就能消除疲劳，可以恢复和重新调整新陈代谢。因此，保持良好的睡眠，对于养生健身、延年益寿非常重要。

睡眠养生就是根据宇宙与人体阴阳变化的规律，采用合理的睡眠方法和措施，以保证睡眠质量，恢复机体疲劳，养蓄精神，从而达到防病治病、强身益寿的目的。

睡眠为生命活动所必需。人的一生有 1/3 的时间是在睡眠中度过的。睡眠可帮助消除疲劳，保护大脑皮质神经细胞的正常功能，调节各种生理功能，稳定神经系统的平衡，是生命活动中重要的环节。长期失眠会加速神经细胞的衰老和死亡。医学研究表明，每日睡

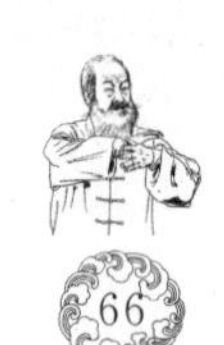

眠不足4小时者，其死亡率比睡眠7～8小时者高1倍。所以，有规律、保质保量的睡眠，有助于人的健康长寿。

睡眠对长寿的意义是任何其他方式难以取代的，它的作用可概括为三个方面：

1. 消除疲劳：睡眠是消除身体疲劳的主要形式。睡眠时，人体精气神皆内守于五脏，五体安舒，气血和调，体温、心率、血压下降，呼吸及内分泌明显减少，从而使代谢率降低，体力得以恢复。

2. 保护大脑：睡眠不足者，表现为烦躁、激动或精神萎靡、注意力分散、记忆减退等精神神经症状，长期缺眠则会导致幻觉。因此，睡眠有利于保护大脑。此外，大脑在睡眠状态中耗氧量大大减少，利于脑细胞能量贮存，可以恢复精力，提高脑力效率。

3. 增强免疫力：睡眠不仅是智力和体力的再创造过程，而且还是疾病康复的重要手段。睡眠时能产生更多的抗原抗体，增强了机体抵抗力，睡眠还使各组织器官自我修复加快。现代医学常常把睡眠作为一种治疗手段，用来医治顽固性疼痛及精神病等。

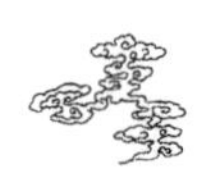

午后小睡精神加倍

《老老恒言》曰：坐而假寐，醒时弥觉神清气爽，较之就枕而卧，更为受益；然有坐不能寐者，但使缄其口、闭其目、收摄其心神，休息片时，足当昼眠，亦堪遣日。乐天诗云："不作午时眠，日长安可度？"此真老年闲寂之况。

随着年龄的增长，人会越来越容易感觉疲劳。虽然老年人每天需要的实际睡眠时间比年轻人要相对少些，但是精力恢复得较慢。尤其是老年人由于大脑皮质的抑制减弱，因而夜间不易入睡，凌晨容易早醒。即使晚上睡眠好，白天也容易疲劳，常有打盹、思睡现象。因此，根据这一特点，老年人在安排起居作息时间时，就应该在白天增加午睡休息时间。

为什么要午睡

可能的话，绝大多数人都愿意在午饭后休息一会儿，这并不是人们懒散，而是人体内的生物节律在起作用。而午睡恰恰是人体保护生物节律的一种方法。

科学实验证明，让人断食10天仍可维持生命，但是连续10天强制不睡眠，则可致死。中医学认为，"睡、食二者为养生之要务"，"能眠者能食，能长生"。午睡也是人类生理睡眠的一部分。专家学者通过实验证明，人的睡眠节律除了夜间的睡眠高峰外，13点前后也有一个睡眠高峰。这是人体生物钟运行规律所决定的。中医学很早就提出，人必须睡好"子午觉"。"子"指子时（23点到1点），"午"指午时（11点到13点）。这两个时辰内睡好，对消除疲劳、恢复精力有事半功倍之效。这个提法也恰好同人体生物钟运行规律相吻合。

睡眠周期是由大脑控制的，随着年龄的增长而发生某种变化；同时发现，午休是自然睡眠周期的一个部分。佛罗里达大学的一位睡眠研究专家说，午休已经逐渐演化成为人类自我保护的方式。最初，人们午休可能只是为了躲避正午的烈日，后来逐渐变成一种习惯；那时，人类生活在暖热的地区，户外劳动是人们维持生存最基本的手段。因此午休成为人们避免遭受热浪袭击的方法。

尽管有少数人从某一时期开始不再午休，但他们中间绝大多数是被迫放弃这种"享受"的；如果放弃午休只是暂时的，一旦有了条件，他们会重新养成午休的习惯。应当提倡的是，合理安排自己的时间，不要使自己无暇午休。

近年来，德国精神病研究所的睡眠专家们研究发现，人体除夜晚外，白天也需要睡眠。在上午9时、中午1时和下午5时，有3个睡眠高峰，尤其是中午1时的高峰较明显。也就是说，人除了夜间睡眠外，在白天有一个以 4 小时为间隔的睡眠节律。专家学者认为，人白天的睡眠节律往往被繁忙的工作、学习和紧张的情绪所掩盖，或被酒茶之类具有神经兴奋作用的饮料所消除。所以，有些人白天并没有困乏感。然而，一旦此类外界刺激减少，人体白天的睡眠节律就会显露出来，到时候就会有困乏感，到了中午很自然地想休息。倘若外界的兴奋刺激完全消失，人们的睡眠值也进一步降低，上、下午的两个睡眠节律也会自然地显现出来。这便是人们为什么要午休的道理。

老年人午睡的好处

“午睡”是专家最推荐的“健康生活习惯”之一，其好处主要表现在以下四个方面。

1. 防止疲劳过度。午睡是白天最好的休息方式，可防止过度疲劳，有利于身心健康。根据医学研究，人的精力在早晨起床后到上午 10 点左右最为充沛，以后逐渐下降。午睡后，精力又开始回升，就像充过电一样。有关资料证明，健康长寿的老年人大都有午睡的良好习惯。午饭后半小时开始午睡，是比较科学的。

2. 免疫力更高。免疫学专家说，午餐后为帮助消化，身体会自动改由副交感神经主导，这时睡个短觉，可以有效地刺激体内淋巴细胞，增强免疫细胞的活跃性。

3. 预防冠心病。据医学家研究发现，每天午睡 30 分钟，可使体内激素分泌更趋平衡，使冠心病发病率减少 30%。研究者认为，地中海各国冠心病发病率较低与其午睡习惯是分不开的。而北欧、北美国家冠心病发病率高，其原因之一就是缺乏午睡。成人睡眠不足 4 小时者，其死亡率比每晚睡 7～8 小时的人高 180%。当晚间睡眠不足时，如能用午睡来适当补充，也将有益于延年益寿。

4. 心情更舒畅、精力更旺盛。许多人都有午餐后疲倦的烦恼。英国学者就这一现象进行研究，发现每日午后小睡 10 分钟就可以消除困乏，其效果比夜间多睡两个小时好得多。

老年人午睡要点

1. 午餐后不宜立即躺下午睡。午餐后，大量的血液流向胃，血压下降，大脑供氧及营养明显下降，易引起大脑供血不足。一般应饭后休息十几分钟再午睡。

2. 睡姿应取头高脚低、右侧卧位。这样可以减小心脏压力，防止打鼾。需要注意的是，坐位及伏案睡觉会减少头部供血，使人醒后出现头昏、眼花、乏力等一系列大脑缺血缺氧的症状。有的人用手当枕头，伏在桌上午休，这样会使眼球受压，久而久之易诱发眼疾。另外，伏卧桌上会压迫胸部，影响呼吸，也影响血液循环和神经传导，使双臂、双手发麻、刺痛。

3. 午睡时应避免受较强的外界刺激。因入睡后肌肉松弛、毛细血管扩张、汗孔张大，若受刺激易患感冒或生其他疾病，也应注意免受风寒。

4. 醒后轻度活动。午睡后要慢慢起身，再喝一杯水，以补充血容量，稀释血液黏稠度。不要马上从事复杂和危险的工作，因初醒时人常产生恍惚感。

老年人午睡禁忌

1. 忌午睡时间过长。午睡时间以半小时至一小时为宜，睡多了由于进入深睡眠，醒来后会感到很不舒服。

2. 忌随遇而安乱午睡。午睡不能随便在走廊下、树荫下、草地上、水泥地面上就地躺下就睡，也不要在穿堂风或风口处午睡。因为人在睡眠中体温调节中枢功能减退，重者受凉感冒，轻者醒后身体不适。

3. 忌坐着或趴着打盹儿。不少老年人由于条件限制，坐着或趴在桌沿上睡午觉，长期下来形成习惯，这样极不利于身体健康。

4. 忌饭后立即午睡。午饭后胃内充满尚未消化的食物，此时立即卧倒会使人产生饱胀

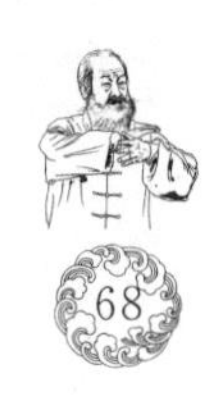

感。正确的做法是吃过午饭后，先做些轻微的活动，如散步、揉腹等，然后再午睡，这样有利于食物的消化和吸收。

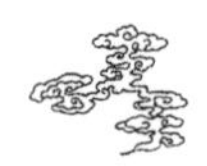

静则神藏，躁则消亡

《老老恒言》曰：《定观经》曰“勿以涉事无厌”，故求多事，勿以处喧无恶。强来就喧，盖无厌无恶，事不累心也；若多事就喧，心即为事累矣！《冲虚经》曰“务外游，不如务内观”。

曹庭栋老先生在《老老恒言》里说：“养静为摄生首务。”书中仔细分析了前人的静养思想，从实际出发，给“静神”赋予了新的内容。在《老老恒言》中说：“心不可无所用，非必如槁木，如死灰，方为养生之道。”他主张神宜相对的静，认为神不用不动属于静，而且用之不过，专一不杂，动而不妄动，同样具有静的意义。

近年来，国内外不少学者都非常重视思想清静与健康关系的研究。社会调查发现，凡经过重大精神挫折、思想打击之后，又未得到良好的精神调摄，多种疾病的发病率都有明显增加。由于“神”有任万物而理万机的作用，故神常处于易动而难静的状态。正如陈继儒《养生肤语》所说：“今人作文神去，做事神去，好色神去，凡动静运用纷纭，神无不去。”神去则动，何如能静。陈师诚在《养生导引术》中亦云：“心如猿，意如马，动而外驰，不易安定。”所以，真正做到使精神安静是非常不容易的，只有从思想高度认清了静神的意义，才能克服种种干扰，做到“静以神藏”。又如何做呢？

1. 抑目静耳。

眼、耳属于人体五官，是神接受外界刺激的主要器官，其功能受神的主宰和调节。目清耳静则神气内守而心不劳，若目驰耳躁，则神气烦劳而心忧不宁。老人由于阅历万千，思虑易起，故神易动难静。《千金翼方·养老大例》针对老年人这一特点，强调指出：“养老之要，耳无妄听，口无妄言，身无妄动，心无妄念，此皆有益老人也。”

抑目静耳二者，对于神气来说，抑目尤为重要。《老老恒言》说：“心者，神之舍；目者，神之牖。目之所致，心亦至焉。”说明了目视累心动神及静神必先抑目的道理，当然，目不可以不视，耳不可能无听，关键在于不要为了满足私欲而乱视妄听，使神气不宁。

2. 凝神敛思。

《医钞类编》里说：“养心则神凝，神凝则气聚，气聚则形全。若日逐攘扰烦，神不守舍，则易于衰老。”当然，这种凝神敛思、保持清静的养生方法，并不是无知、无欲、无理想、无抱负，不是人为地过于压抑思想和毫无精神寄托的闲散空虚，因而它与饱食终日、无所用心的懒汉思想绝不相同。从养生学角度而言，神贵凝而恶乱，思贵敛而恶散。凝神敛思是保持思想清静的良方，反之，正如孙思邈在《千金要方·道林养性》里所云：“多思则神殆，多念则志散，多欲则志昏，多事则形劳。”

3. 多练静功。

静功是气功的一种，包括练意和练气两方面的内容，相当于古代的静坐、吐纳、调息、服气等方法。其中的练意（又说调心），即是调理精神状态，以达到促进神气入静的作用。故《黄帝内经》中说：“呼吸精气，独立守神。”这里的神气内收，即是静功的结果。《养生四要》也说：“人之学养生，曰打坐，曰调息，正是主静功夫。但要打坐调息时，便思要不使其心妄动，妄动则打坐调息都只是搬弄，如何成得事。”可见，静功是以静神和调气为主要目的的一种锻炼方法，而静神又是气功锻炼的前提和基础。因此，常练静功有清静神气的作用。

精神内守，病安从来

《老老恒言》曰：平居无事时，一室默坐，常以目视鼻，以鼻对脐，调匀呼吸，毋间断，毋矜持，降心火入于气海，自觉遍体和畅。

所说的“精神内守”，主要是指人对自己的意识思维活动及心理状态进行自我锻炼、自我控制、自我调节，使之与机体、环境保持协调平衡而不紊乱的能力。“内”是针对外而言，“守”是坚守、保持的意思。“精神内守”，强调了内环境——精神的安定对人体健康的重要作用，即“病安从来”，意即精神守持于内，人怎么会得病呢？那么，又怎样“精神内守”呢？

1. 不时御神。

《黄帝内经》曰：“不时御神，务快其心，逆于生乐，起居无节，故半百而衰也。”这里的“半百而衰”，即是过早衰老，而引起衰老的关键原因就在于“不时御神”。御，驾御、控制的意思；时，善也。不时御神，即是指不善于控制自己的精神。为贪图一时的快乐，违背生活规律，则有害于身心健康，导致人体过早衰老。

精神耗散，不能守持于内之所以引起衰老，原因是在于“神者，血气也”，意思是气血是神的物质基础，大量、过分地耗散精神，可以使气血损耗，从而产生衰老。事实证明，一个经常大哭大闹、喜笑无度的人，是不会长寿的。有道德修养的人，必须时时、事事做到控制自己的精神，冷静、客观地处理各种事物。对于任何重大变故和日常生活中所遇到的各种复杂问题，都要保持稳定的心理状态和达观的处世态度，顺应事物的自身规律去解决问题。正如寿世青编的《养心说》里所指出的：“未事不可先迎，遇事不可过忧，既事不可留住，听其自来。应以自然，任其自去，忿懥恐惧，好乐忧患，皆得其正，此养心之法也。”此谓“精神内守”具体运用的最好说明，其中心意思是要人们对外部环境事物采取安和的态度。安者，对外界各种事物的刺激顺其然而适应；和者，对外界事物的反应要顺之而去，千万不要为各种琐事伤透了脑筋、费尽了心机、挖空了心思，这点对于老年人尤为重要，不妨“难得糊涂”一点。

2. 高下不相慕。

人的社会地位有高低，但都不要相互倾慕而各安于本位。高下，指社会地位高低而言。高，指贵族，统治者；下，为广大群众、百姓。但在现实生活中，要真正做到“高下不相慕”是非常困难的。自古以来，不少人为了高官厚禄钩心斗角，连脑袋都丢了，还谈什么养生呢？还有一些人，不但嫉妒比自己地位高的人，甚至连别人的才华、品德、名声、成就、相貌等优于自己时，都觉得不舒服。这种人常常会产生一种“无名火”，使心境抑郁，情绪烦躁。现代研究表明，妒火中烧之时，体内会发生一系列变化，如交感神经兴奋性增强，血压升高，血清素的活性水平降低，因而引起机体免疫功能紊乱、大脑机能失调、抗病能力下降。古今中外的历史上，因嫉妒而产生悲剧的例子是相当多的：《三国演义》中的周瑜，才华出众，只因嫉恨比他更足智多谋的诸葛亮，最后郁闷在胸，吐血而亡；战国时候的庞涓嫉妒心理恶性膨胀，竟干出了毒害同学孙膑的事情。

没有“大量大才”，而又“嫉贤妒能”，这可以说是一切嫉妒心强的人的共同特征，是以自我为中心的病态心理。一般说来，强者不会嫉妒弱者，但是，又不是对所有强者都嫉妒。嫉妒往往产生在两个原先水平相仿的人中间。比如，甲乙两人本来关系很好，工作能力也差不多，突然有一天甲的成绩超过了乙，因而受到了领导的器重、大家的敬仰，乙不能正确对待，就会产生嫉妒之心。消除嫉妒的根本方法是树立正确的世界观，加强思想意识修养，把羡慕的心情变成追赶的行动，对感情进行良性控制，还是“高下

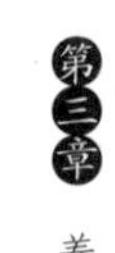

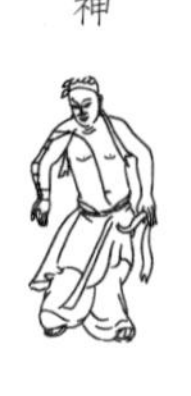

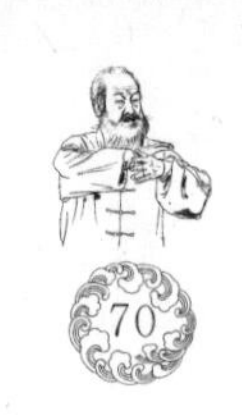

不相慕”、“知足者常乐”好。

3．少私寡欲。

少私，是指减少私心杂念；寡欲，是降低对名利和物质的嗜欲，此即老子在《道德经》中指出的“见素抱朴，少私寡欲”、“志闲而少欲”。《红炉点雪》则强调说：“若能清心寡欲，久久行之，百病不生。”事实证明，只有少私寡欲，精神才能守持于内。很难想象，一个私心太重、嗜欲不止的人，他的精神如何能够安静下来。《太上老君养生诀》里说：“且夫善摄生者，要先除六害，然后可以保性命延驻百年。何者是也？一者薄名利，二者禁声色，三者廉货财，四者损滋味，五者除佞妄，六者去妒忌。“六害不除，万物纠心，神岂能内守？”

养神以恬愉为务

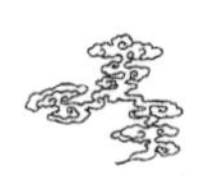

《老老恒言》曰：少年热闹之场，非其类则弗亲；苟不见几知退，取憎而已。

精神乐观是健康的要素、长寿的法宝。正如《黄帝内经》里所说：“内无思想之患，以恬愉为务，以自得为功，形体不敝，精神不散，亦可以百岁。”这里再清楚不过地说明了“以恬愉为务”的结果是“形体不敝，精神不散，亦可以百岁”。《证治百问》里也说：“人之性情最喜畅快，形神最宜焕发，如此刻刻有长春之性，时时有长生之情，不唯却病，可以永年。”我国广西巴马瑶族自治县，是著名的长寿县，那里的长寿老人有一个共同的特点，就是乐观开朗。古往今来的老寿星，无不是笑口常开的乐观者。

那么，为何乐观者长寿呢？大思想家孔子在《论语》中说：“知之者不如好之者，好之者不如乐之者”，“发愤忘食，乐以忘忧，不知老之将至云尔。”《黄帝内经》里解释说：“喜则气和志达，荣卫通利”，说明精神乐观可使人体营卫之气运行正常、气血和畅、生机旺盛，从而身心健康。《黄帝内经》又认为乐观与心神的关系较为密切：“膻中者，臣使之官、喜乐出焉。”其意为：乐为心主，出自膻中，心神舒畅，乐意外达。除此以外，中医养生学还认为，喜乐与宗气的功能攸攸相联，如《延命金丹》里云：“凡欲身之无病，必须先正其心，使其心不妄求，心不狂思，不贪嗜欲，不着迷惑，则心君泰然。”说明只有心神正，宗气行，喜乐才能表现于外，心君则能不着迷惑。清代有首《祛病歌》非常耐人寻味，歌云：“人或生来血气弱，不会快乐疾病作，病一作，心要乐，心一乐，病都祛。心病还须心药医，心不快乐空服药，且来唱我快活歌，便是长生不老药。”此称“快乐祛病法”，这种快乐祛病法，是从实践中总结出来的。精神乐观还能治病养病，那么，怎样才是正常的乐呢？

乐观的具体表现

乐观的表现分为情绪上的乐观和意志上的乐观，情绪上的乐观主要表现在气色、言语、行动、眼神和意识等方面。

形于色。人体心情舒乐，气和志达，则气机畅流、血脉和利。外观面红肤润，气色含蓄协调，精神焕发，舌体红润、光泽附有薄白苔。

乐于言。言为心声，心神喜乐，则言必出于外。心神舒畅、气机和调、宗气充足、呼吸均匀，必然会语言准确、流利清楚、语调柔和、悦耳动听。此谓：喜感于心，声必欣悦；乐感于心，言必舒畅。

行于动。神乐则五官四肢欲动。心神司位，气血各主，肌肉丰健，筋脉舒利，技巧自出，敏捷灵活。故表现出喜乐自然、谈笑风生、口有言、手有势、足有舞，此乃一乐生百趣。

彰于目。目为心灵的窗户，传神的灵机。心神昌乐，五脏有藏，精气上荣，则目光炯炯，黑白分明，启闭自如，默默传神，皆为愉悦的表现。

著于识。心神乐则心思有序、精神不乱、意识清楚、思维敏捷、善于分析、遇事不慌、主意多、办法好、工作效率高。

意志坚，是精神意识乐观的突出表现，大脑清醒，信念坚定，方向明确，百折不挠。有为事业献身奋斗到底的决心，行动上，则表现为不达目的誓不罢休。

苦为乐。此为意志乐观的又一表现。有远大理想，并孜孜以求，为实现美好的理想，不怕一时生活的艰辛，或尝皮肉之苦，且能以苦为乐，奋发进取。

常知足。古人说知足常乐。知足，指对现实生活的适应和满足。“美其食，任其服，乐其俗，高下不相慕，其曰故日朴。”朴者能随风俗，即：“栋垣何必要嵯峨”，“衣裳何必用绫罗”，“盘餐何必羡鱼鹅”，“娶妻何必定娇娥”，“养儿何必尽登科”。

善处事。意志上乐观者，能对人宽厚，对己克俭；能竭尽全力，团结同事，搞好工作；能绝无损人之心，和善处事，使他人视之若亲。牢记：“我亏人是祸，人亏我是福。”

保持乐观的常用方法

1. 笑口常开。

这是因为对健康长寿者来讲，笑是最优美、最自然、最良好的自我保健运动。古往今来的老寿星，无不是笑口常开的乐观者。据现代科学分析，笑是一种有益于人体的活动，笑一笑可以使人体内的膈、胸、腹、心、肺甚至肝脏得到短暂的锻炼，而且笑能使人全身肌肉放松，有利肺部扩张，促进血液循环，消除大脑皮质和中枢神经的疲劳。美国斯坦福大学的威廉·弗赖依博士说：“笑是一种原地踏步的运动，能使人延年益寿。”

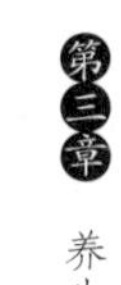

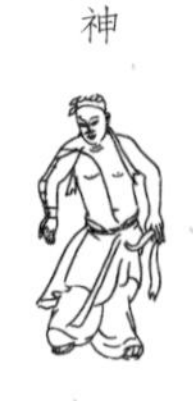

在我国古书中记载以笑驱病、以乐健身的事例很多。相传北宋时期，有一京官，未及花甲即体虚力衰，告老还乡。一日，他偶听一艺人讲说趣话，被逗得笑口常开。回家路上，顿觉气血平和，精神焕发，走起路来脚步也轻快许多。从此，他经常携老伴听艺人说书，俩人都感到受益不少。于是，翁妪二人立下一条规矩，谁听了烦心话或做了烦心事，即罚说笑话一个，若说不笑者，加罚绕庭院疾步走三圈。从此，老夫妇身体日渐强壮，均寿高 90 余岁而卒。

当今世界，对笑也是刮目相看，各种研究笑的机构应运而生。如“笑的天地”“笑的联盟”“笑城”“幽默协会”“笑的中心”“笑的广场”等。在我国，20 世纪 50 年代就有人建议在医院里设“相声科”，用相声这门逗笑的艺术，对一些疾病进行“笑疗”，让病人愉快地笑，在笑声中祛除疾病。

2. 避免孤独，注意交往。

孤独和孤僻，会给人带来精神上的空虚和痛苦，必然会影响到中枢神经系统的正常功能，使神经—体液调节失去平衡，免疫系统的防御机能下降。随着机体内在“防线”的崩溃，病邪的入侵也就有了可乘之机。

再则，孤独和孤僻造成精神上的寂寞和颓废，往往带来举动上的自我摧残。或借酒消愁，或以烟解闷……不一而足。美国宾夕法尼亚州有位妇女，因丈夫不幸病故她深感自己陷入了寂寥、凄寒的深渊，孤独使她日渐消瘦，体重减少了 22.6 千克，而且感到筋疲力尽。据统计，美国 70 岁以下孤居的离婚男子，心脏病、肺癌和胃癌的死亡率是非独居者的 2 倍；肝硬化的死亡率则为非孤居者的 3 倍；高血压的死亡率约为非独居者的 3 倍。可想而知，茕茕孑立、形影相吊，是滋生疾病的根源之一。

该怎样避免孤独呢？方法是注意交往，因为交往是现代社会的维生素。医学研究发现，交往不仅对个人的社会化和个性的发展起着至关重要的作用，对每个人的生理和心理健康、生命的延续同样起着至关重要的作用。正是交往，使得人们得以彼此交流感情、排遣孤寂，也正是交往，使人增添积极乐观的情绪，产生幸福感与满足感。科学研究证实，人与人的社会接触交往，可抑制大脑后下丘脑区的活动，降低乙酰胆碱、氢氧基皮质酮（一种肾上腺皮质内分泌素）和儿茶酚胺的分泌。这些物质能使人呼吸加快、心跳加速以及出现其他的应激生理症状。

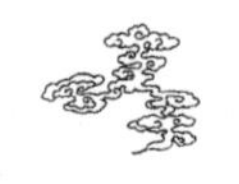

事实上，社会关系差对人健康的影响比吸烟、高血压和肥胖更严重。这是因为，社交能满足人们精神方面的某种需要。人体为了保持身体健康，既需要营养、体育、休息和生理等方面的满足，也需要安全、友谊、成就、信任和尊重等精神方面的满足，以保持良好的心理、生理平衡。

3. 学会幽默

伟大导师列宁曾说过："幽默是一种优美的、健康的品质。"幽默是具有智慧、教养和道德上的优越感的表现。幽默轻松，表达了人类征服忧患和困难的能力，它是一种解脱，是对生活居高临下的"轻松"审视。一个浑身洋溢着幽默的人，必定是一个乐天派。人们在现实生活中，一定会遇到各种困难和矛盾，若以幽默待之必会增添无穷妙意异趣。有这样一个以幽默巧避"家庭战争"的故事。古希腊伟大哲学家苏格拉底的妻子，是一个脾气暴躁的人。有一天，哲学家正和他的学生们谈论学术问题，他妻子突然跑来，不由分说大骂一通，接着又提起装满水的水桶猛地一浇，把苏格拉底全身都浇湿了。学生们以为老师一定会大怒，然而出乎意料，他只笑了笑，风趣地说道："我就知道，响雷过去，一定会下雨的。"大家听了，不禁哈哈大笑，他妻子也羞愧地退了出去。

这种以幽默来处理家庭矛盾的方式，即使对方把弦绷得很紧，也会缓和下来，做出热情的回应。医学研究表明，幽默是一种积极的心理预防形式，善用幽默的人最健康，因为幽默能使人心情舒畅，能够调节神经中枢，有利于排解积郁，解除疲劳和烦恼。所以，经常生活在幽默风趣的气氛中，脸上经常会显现出健康轻松的微笑。

4. 要有好的环境

恶劣的自然环境和社会环境，能使人心情愉快。因此，要经常保持乐观的情绪，必须创造优美、舒适的自然环境和良好的社会环境。

符合心理卫生的自然环境：大城市奇特的高大建筑，抬头望去，使人精神振奋；乡间树林花丛中的瓦房小院，给你幽静、安逸之感，这些，都给人们的心理健康以积极有益的影响。对人情绪的影响比较多的莫过于气候的变化了，现代研究表明，在乌云密布、浓雾笼罩、下雨或雪的时候，人们的精神常较散懒，甚至变得无精打采、萎靡不振、意志消沉；而在万里晴空、阳光灿烂的日子里，人们却精神抖擞、异常爽快。

此外，居住环境亦能影响于人的情绪。若居住在一个阴暗、肮脏、凌乱、充满刺激的色、音、味环境里，人们会显得心烦意乱、劳神费力；而在一个光明、整洁、井然有序的环境里，人们会心情舒畅、精神倍增。

事实证明，良好的社会道德，朴实的民风，和谐的人际关系，是心理健康、精神愉快的基础。研究心理卫生，绝不能抛开社会环境。时代不同，世道各异，社会的道德风尚、生活方式发生了变化，因而人们的精神风貌、心理状态也会有改变。

在我国，随着城乡经济改革的逐步深入，人们工作与生活的节奏越来越快、越来越紧张，而紧张的工作将会使人们的精神负担越来越重；青少年过重的学习负担，也会造成同样的后果。因此，如果处理不当，身心疾病的发病率会越来越高。

和睦的家庭总是洋溢着爱的暖流。亲子之爱、夫妻之爱足可溶解郁积心头的苦闷与烦恼；快乐、和谐的生活气氛能够一扫愁云，使人乐观向上，心胸开阔。相反，恶劣的家庭环境却是发生心理疾病的温床。有调查显示，精神病院的住院病人中，有50%左右的患者是夫妻不和、亲子反目造成的。

四气调神

《老老恒言》曰：春冰未泮，下体宁过于暖，上体无妨略减，所以养阳之生气。绵衣不可顿加，少暖又须暂脱。北方语曰：若要安乐，不脱不着。南方语曰：若要安乐，频脱频着。

夏月冰盘，以阴乘阳也；冬月围炉，以阳乘阴也，阴阳俱不可违时。《内经》曰："智者之养生也，必顺四时而调寒暑。"然冬寒犹可近火，火在表也；夏热必戒纳凉，凉入里也。《济世仁术编》曰："手心通心窍。"大热时，以扇急扇手心，能使遍体俱凉。愚谓不若谚语云：心定自然凉！"心定"二字可玩味。

顺应自然界四时气候的变化，调摄精神活动，以适合自然界生、长、化、收、藏的规律，从而达到养生防病的目的。

春季调神

《黄帝内经》曰："春三月，此谓发陈，天地俱生，万物以荣，……以使志生。生而勿杀，予而勿夺，赏而勿罚。"这里的"以使志生""生而勿杀，予而勿夺，赏而勿罚"即说的是在春天的三个月，调神的具体方法。本句原文是说，在春天的三个月里，是自然界万物推陈出新的季节，此时自然界生机勃勃，万物欣欣向荣，人们又如何养生呢？具体到精神上，一定要使自己的情志生机盎然。在春天只能让情志生发，切不可扼杀，只能助其畅达，而不能剥夺，只能赏心怡情，决不可抑制摧残，这样做才能使情志与"春生"之气相适应。

历代养生学家极为重视神的调养，古人有"神强则长生""神全气蕴则寿"之名言。那么，春天如何养神呢？

1. 清心养神。

中医学认为，肝属木，喜条达，恶抑郁，与春天升发之气相应。如不注意调摄情志，则肝气郁滞、神气浮躁、神明紊乱，出现头昏眩晕、心烦失眠、妄想狂乱等症。高血压病患者易出现肝阳上亢、血压升高，有中风的危险；糖尿病患者情绪波动，血糖则难以控制；患精神分裂症的人，春天易复发犯病。因此，老年人要学会调控和驾驭自己的情绪。唐代医家孙思邈在《千金方》中指出，调摄情志应"莫忧思、莫大怒、莫悲愁、莫大惧、莫大笑，勿汲汲于所欲，勿悁悁怀愤恨"，一旦遇到烦恼时，做到"自讼、自克、自语、自解"。学会自我宣泄，使心神免受伤害。沈括在《苏沈良方》中说得好："（心）安则物之感我者轻，（心）和则应物者顺，外轻内顺，则生理备矣！"因此，要有一颗平常心，清心寡欲，以保持心神的宁静，即可内轻外顺、气血通畅、脏腑和谐、阴阳平衡，无形中起到与春天升发阳气相适应的保健功效。

2. 运动健神。

冬去春来，气温渐渐升高，人体阳气渐趋于表，流向皮肤的血液增多，各器官负荷加大，而对于大脑供血不足，机体不能马上协调适应，人就会感到疲倦，出现"春困"现象。解决这种现象的好办法就是外出锻炼。《黄帝内经》指出："春三月，此谓发陈，天地俱生，万物以荣，夜卧早起，广步于庭，披发缓形，以使志生。"因此，在春日的清晨或傍晚到空气清新的野外进行适度的运动，如打太极拳、散步、慢跑、做健身操、放风筝等。多参加丰富多彩的文体娱乐活动，解除"春困"烦恼，可使人体健神清。

3. 养精保神。

中医认为，精、气、神是人体三宝，神由先天之精生成，需后天的滋养才能旺盛。《服气经》中说："保精则神明，神明则长生。"春天要有规律的生活，节制房事，不妄作劳。风和日丽的天气到清静宽敞之环境中调息净心，可使周身气血通达，起到养精保神的作用。

4. 睡眠安神。

古人称睡眠为"眠食"，清代曾国藩说："养生之道，莫大于眠食。"故有"不觅仙方觅睡方"的名言；世界卫生组织把"睡得香"确定为健康的重要标志之一。春三月如何进入甜蜜的梦乡呢？一是顺应自然规律，做到起居有时，夜卧早起；二是讲究睡姿，睡觉时宜"卧如弓"，以右侧卧位为好，利于全身放松，睡得安稳；三是先睡心后睡眼，如《老老恒言》中说："入寝时，将一切营为计虑，举念即除，渐除渐少，渐少渐无，自然可得安眠。"

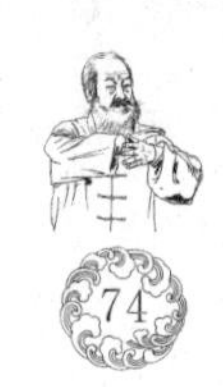

四是有良好的睡眠环境，居室要幽静、温湿度适宜、空气新鲜、床铺舒适，这些都有助于提高睡眠质量，睡得香自然体健神爽。

5. 食养补神。

宋代陈直在《养生奉亲书》中说："主身者神，养气者精，益精者气，资气者食。"明代高濂所著《遵生八笺》亦说："由饮食以资气……气足以生神，神足以全生。"春季为肝气当令，合理的膳食是滋养精、气、神之本。因此，饮食上应遵循唐代医家孙思邈说的"春日宜省酸增甘，以养脾气"的原则，常吃护肝养脾的甘性食物。如小麦红枣粥可养血益心安神；山药粳米红枣粥健脾益气养神；绿豆鲜藕粥清热生津宁神；竹叶粥、百合粥润燥清心益神等。各人应根据自己的体质、机体的阴阳盛衰来选择好饮食，方能起到补养神气、强身健体的作用，安然度过三月阳春。

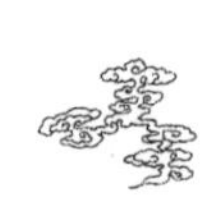

夏季调神

《黄帝内经》曰："夏三月，此谓蕃秀，天地气交，万物华实。……无厌于日，使华英成秀，使气得泄，若所爱在外。"本句意思是说，夏季的三个月，是万物繁荣秀丽的季节，天气与地气上下交合，万物成熟结果。人们此时在精神上，易厌倦，但夏主长气，人气不宜惰，应保持情志愉快不怒，如含苞植物开放成秀，以使体内阳气宣泄，向外开发，这样才能使情志与"夏长"之气相适应。

中医学认为，人体由神、形两部分组成。神主要是指人的精神、意识、思维、情感等，形则是指人的脏腑、经络、四肢、百骸等。按中医的观点，神形两者相互对应，相互依存，神附于形。从现代医学的观点来看，神指心理，形则指生理。人到老年之后，随着形的老化与衰退，神的功能也受到影响。形的衰退可以延缓，这有赖于良好的生活方式。

情绪稳定则畅，反之则滞。因此，夏季气候炎热，老年人容易烦躁，从养生的角度看，"神补"尤显重要。神补应以不伤精神，调摄好七情为要。

所谓神补，就是通过愉悦精神，使大脑皮质血管舒张，皮质下中枢及植物神经系统功能协调，内分泌正常，从而促进身体健康，其作用是任何药物营养品所不能比拟的。

人到老年，精神处于敏感状态，承受不良刺激的能力减弱，就连见到枯叶落地都会引发垂暮之感。再者，现在人们生活水平普遍提高，从饮食中摄取的营养量基本达到或超过身体所需，如果再依赖补品，必然会适得其反。因此，神补是最好的补养方式。

神补的范围很广，方法也很多。但是，医学专家认为，老年人可以因人制宜，各取所需。只要选择自己喜欢的形式，无论做什么，心情舒畅，就有利于心理健康。在此原则下，做到以下几点：

1. 培养良好的情趣爱好，是神补的最佳方式。年老赋闲，不妨找点事情做做，使精神有所寄托，让生活过得更加充实。比如培养各自的兴趣爱好，或棋琴书画，或种花养鸟，以利于养神健身。

2. 养成健身锻炼的好习惯，也是神补的一种方式。夏季早晨，进行适度的、力所能及的体育锻炼，如打太极拳、舞剑、慢跑、散步，会使人进入一种忘我的境界，使人体产生"快乐素"，既能增强体质，又调整了情绪。

3. 注重社交、讲究仪容，也是神补的一项重要内容。退休之后，应有意识地参加一些社交活动，交流思想，获得信息。老来讲究仪容，不仅可使人外表显得年轻，心理也会随之年轻，从而产生一种积极的情绪，驱走心中的落日秋叶的忧伤感，对促进身心健康极为有益。

4. 适应社会环境，调整自身心态，也是神补的一项重要措施。切莫用传统的眼光去看社会发展，要不断学习，更新观念，努力去适应变化了的社会环境；在家庭中，不要搞家长作风，注意平等待人，无须事必躬亲，大事要清楚，小事可糊涂。

秋季调神

《黄帝内经》曰："秋三月，谓之容平，天气以急，地气以明。……使志安宁，以缓秋刑，收敛神气，使秋气平，无外其志，使肺气清。”本句是说，立秋后阴气始盛，阳气始衰，气候由热转凉，出现天气清凉劲急、万物肃杀之“天气以急，地气以明”的自然状态。万物已经成熟，达到形态已定的“容平”阶段。人体之阳气亦开始收敛，此时在精神方面，要使神气内敛，志意安宁，不使志意外露，阳气外泄，避免秋天肃杀之气的伤害，即“以缓秋刑”。这就能使情志与“秋收”之气相适应。

过了盛夏，就迎来一个“多事之秋”。初秋，气温仍然较高，还会时有阴雨。白露以后，雨水减少，天气干燥，昼热夜凉，容易患病。对于秋天，怎样养生你准备好了吗？下面介绍一下秋季养生的四个方面。

1. 合理膳食，以防燥护阴、滋阴润肺为准则。

秋季天高气爽、气候干燥，秋燥之气易伤肺，因此，秋季饮食应以清淡为主，少食油煎的食物，多食新鲜蔬菜水果。蔬菜宜选用大白菜、菠菜、冬瓜、黄瓜、白木耳；肉类可食兔肉、鸭肉、青鱼等；多吃一些酸味的食品，如广柑、山楂等；适当多饮水，多吃些萝卜、莲藕、香蕉、梨、蜂蜜等润肺生津、养阴清燥的食物；尽量少食或不食葱、姜、蒜、辣椒、烈性酒等燥热之品及油炸、肥腻之物。体质、脾胃虚弱的老年人和慢性病患者，晨起可以粥食为主，如百合莲子粥、银耳冰片粥、黑芝麻粥等，可多吃些大枣、莲子、百合、枸杞等清补、平补之品，以健身祛病、延年益寿，但不能猛吃大鱼大肉，瓜果也不能过食，以免伤及肠胃。

另外，要特别注意饮食清洁卫生，保护脾胃，多进温食，节制冷食、冷饮，以免引发肠炎、痢疾等疾病。

2. 积极参加体育锻炼，强身健体。

秋季天高气爽，是户外活动的黄金季节。在此季节老年人加强体育锻炼，是秋季保健中最积极的方法。秋季要早睡早起，晨起后要积极参加健身锻炼，可选择登高、慢跑、快走、冷水浴等锻炼项目。

秋季气候干燥，早、晚温差较大，为一些细菌、病毒的繁殖与传播提供了有利条件，随着干燥的灰尘，一些细菌、病毒在空气中飞扬，常会导致呼吸道疾病的传播，是慢性支气管炎和哮喘病的高发时节，因此，老年人在参加体育锻炼的同时要加强保暖，做好预防工作。

3. 保持乐观情绪，静养心神。

秋季万物成熟是收获的美好时节，但秋天也是万物逐渐凋谢、呈现衰败景象的季节。在此时节，老年人心中最易引起衰落、颓废等伤感情绪，因此，要注意调养情智，学会调适自己，要保持乐观情绪，保持内心的宁静，适当延长夜间睡眠的时间；可经常和他人、家人谈心，或到公园散步，适当看看电影、电视，或养花、垂钓，这些都有益于修身养性，陶冶情操。

4. 衣装适宜，谨防着凉。

秋季气温逐渐下降，早、晚温差较大，在此季节，老年人既要注意防寒保暖，又不能过早、过多添加衣物；在此季节只要不是过于寒冷，就要尽量让机体保持凉爽状态，让身体得以锻炼，使其具有抗御风寒的能力。但是金秋季节，气候变化无常，老年人要顺应气候变化，适当注意保暖，以防止感冒和引发呼吸道疾病，要根据天气情况，及时增减衣服，以防寒保暖、防病保健。

秋燥伤肺少吃辛：秋季天高气爽，空气干燥，湿度小，人易出现咽干、干咳等症状，这是由于燥邪伤肺所导致的现象。此时，应少吃辛、辣食物，如葱、姜、辣椒、胡椒，防止辛温助热，加重肺燥症状。

肺燥伤肝要吃酸：从中医五行生克来讲，肺属金，肝属木，金旺能克木，使肝木受损。因此应适当吃点酸味食物，因为“酸入肝”，可以强盛肝木，防止肺气太过对肝造成损伤。酸味食物可以收敛肝气，有保肝、护肝的作用，但也不可过量。因为许多酸性食物，如醋、乌梅等，其酸味能刺激胃，易发生胃溃疡、胃炎等病，对身体不利。

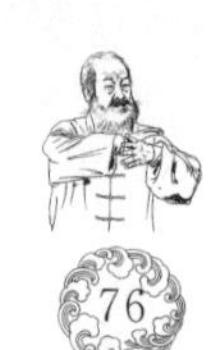

秋瓜坏肚少吃寒：许多人都有这种感受，秋天吃水果，一不小心就坏肚子，这与秋天的气候有关。秋季天凉了，气温下降，脾胃阳气不足，再吃多了阴寒性质的水果、蔬菜，自然是雪上加霜，导致阳气不振而腹泻、腹痛。因此，秋季不要吃太寒凉的食物，以保护胃肠、肺脏。

适度饮水最重要：夏天多汗季节要多饮水，秋天干燥季节更要多饮水。适度饮水是秋天润燥、防燥不可少的保养措施。饮水以少量频饮为佳，不宜暴饮，一次饮大量水，会给胃肠增加负担，引起不适，只有少量频饮，“润物细无声”才能对口、鼻、咽、喉、食管，乃至气管产生更大的滋润作用。

养阴益气是关键：对于老年人来说，秋天最重要的是养阴益气。养阴就可以防止肺燥，益气就可以温养肺气，鼓舞阳气，所以秋天应多吃山药、百合、银耳、猪蹄、莲子、藕、梨、枸杞等食物。

冬季调神

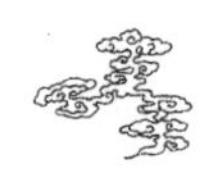

《黄帝内经》曰：“冬三月，此谓闭藏。水冰地坼……使志若伏若匿，若有私意，若已有得，……此冬气之应，养藏之道也。”本句是说，冬天的三个月，阳气潜藏，阴气盛极，大地千里冰封，万里雪飘，一派阴盛寒冷之景象。此时，在精神方面，要使志意内藏不宜外露，像有私意存于胸中不欲吐露告人一样，又像已有所获而内心愉快，这样就能使情志与“冬藏”之气相应。

寒冷的冬天，朔风凛冽，阳气潜藏，阴气极盛，草木凋零，自然界的蛰虫伏藏，人体的阴阳消长代谢也处于相对缓慢的水平，这也就决定了冬季养生重点在于“藏”。也就是人们在冬季要保持精神安静，要想办法控制自己的精神活动，最好能做到含而不露，好像把个人的隐私秘而不宣，又如得到渴望之珍品那样满足。把神藏于内，不暴露于外，正和夏日调养精神的方法——精神外放，“使华英成秀”截然相反。

中医学强调“神藏于内”，是有积极意义的，尤其是在人们激烈竞争的今天，更有其重要价值。国内外有关学者非常重视思想清静与健康关系的研究。生理学研究证实，人在入静后，生命活动中枢的大脑又恢复到儿童时代的大脑电波波慢状态，也就是人的衰老生化指标得到了“逆转”。社会实践证实，经常保持思想清静，调神养生，可以有效地增强抗病能力，减少疾病的发生，有益身心健康。

要使“神藏于内”，首先要加强道德修养，少私寡欲。从生理上来讲，道德高尚、光明磊落、性格豁达、心理宁静，有利于神志安定，气血调和，人体生理功能正常而有规律地进行，精神饱满，形体健壮，这说明养德可以养气、养神。少私，是指减少私心杂念；寡欲，是降低对名利和物质的嗜欲。如若不然，私心太重，嗜欲不止，欲望太高太多，达不到目的，就会产生忧郁、幻想、失望、悲伤、苦闷等不良情绪，从而扰乱清静之神，使心神处于无休止的混乱之中，导致人体气机紊乱而发病。倘若能减少私心、欲望，从实际情况出发，节制对私欲和名利的奢望，则可减轻不必要的心理负担，使人变得心地坦荡、心情舒畅，从而促进身心健康。

“神藏于内”的第二点是要能调摄不良情绪，有所节制。人生活在世界上，总会遇到不顺心的事、不高兴的事，甚至有悲观、愤怒的时候。如遇事节怒，宠辱不惊，都是节制法在调摄精神中的运用。此外，亦可采取疏泄法，就是把积聚、抑郁在心中的不良情绪，通过适当的方式发泄出去，以尽快恢复心理平衡。

老年人的养生，不仅要适应气候的变化，注意生活起居，而且要顺应四时，调养精神。

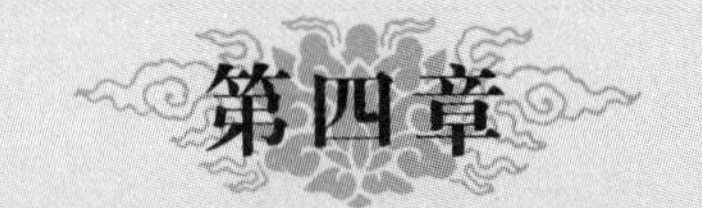

第四章

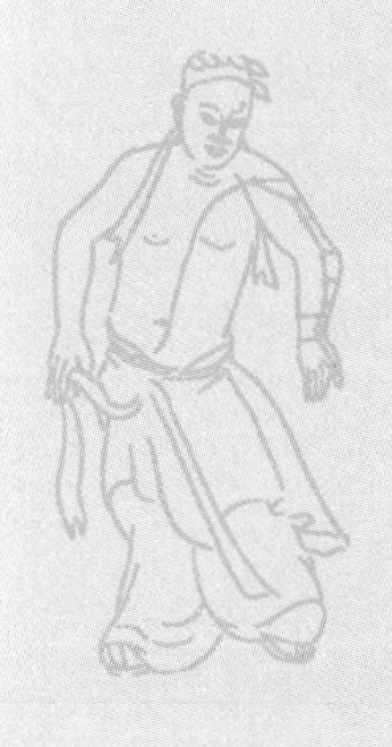

起居有常，不妄作劳

《老老恒言》认为：养生要做到起居有常，随时审量。同时要注意四时邪气，避之有时。

起居有常，这个“常”就是有规律的意思。而不是说我每天就六点起，十点睡。冬天老年人应该几点睡、几点起，春天又该几点起、几点睡，都是有规律的。这个规律是符合人体昼夜交替和四季变化的。《内经·素问》中说：“阳气者，一日而主外，平旦人气生，日中而阳气隆，日西而阳气已虚，气门乃闭。是故暮而收拒，无扰筋骨，无见雾露，反此三时，形乃困薄。”这里，根据自然界的阳气变化规律，把一天分成三个阶段，而人体的阳气亦随着自然界阳气的变化，表现出生、长、收、藏等四种不同的形式。也就是说天亮时人体的阳气开始活跃于体表，中午阳气最旺盛；太阳偏西时体表的阳气开始向内收敛，汗孔固闭；日落之后阳气潜藏于体内。制订符合生理要求的作息制度并养成习惯，对人的寿命延长肯定是有意义的。

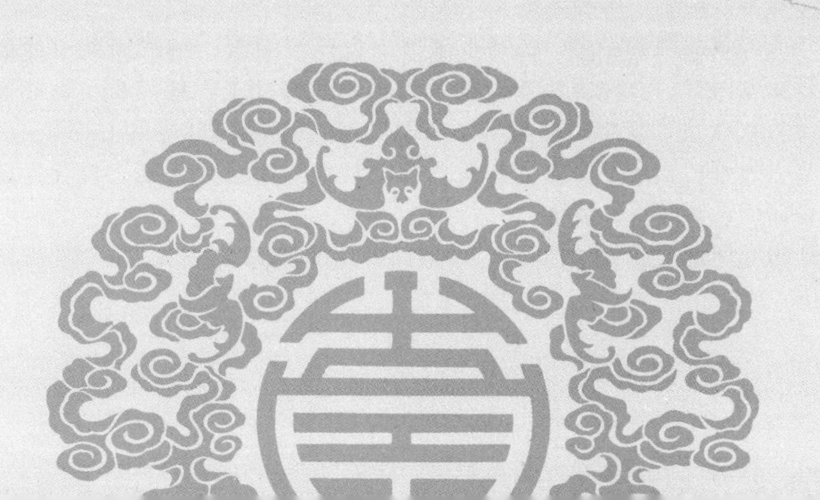

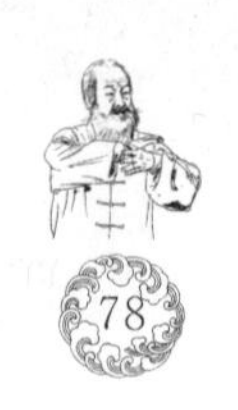

安寝

神统于心，心静自然安眠

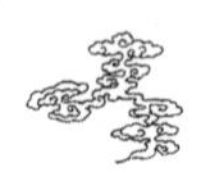

《老老恒言》曰：《邵子》曰“寤则神栖于目，寐则神栖于心”。又曰“神统于心，大抵以清心为切要，然心实最难把捉，必先平居静养，入寝时，将一切营为计虑，举念即除，渐除渐少，渐少渐无，自然可得安眠。若终日扰扰，七情火动，辗转牵怀，欲其一时消释得乎”！

睡眠是身体最好的休息方式。睡前摒除一切喜怒忧思、烦恼杂念，放松精神，做到恬淡虚静、内心安宁，静躺使大脑处于轻松状态，合上双眼，梦意翩然而至。

事实上，心不睡的人是无法安眠的，要想心睡，先要心静。《庄子》认为，入眠是精神往来交合的结果。有养生家说：“先睡心，后睡目。”“先睡心，后睡目”的“心”指的是大脑，如果你的脑神经细胞不能进入睡眠状态，尽管你的眼闭得严严的，还是睡不着。

经常听老人说失眠，多年来，这似乎已经成为一种常识，使得大家都忽略了老人的身体需求。事实上，老人失眠并不是正常的，可能预示着某种疾病，如：

1. 脑部器质性疾病：大脑是身体协调的总司令，但随着年龄的增长，新陈代谢减慢，血液中的杂质无法尽快排出体外，血液黏稠，运动舒缓，则导致大脑血流减少，引起脑代谢失调，造成老人睡眠不安定、易醒的睡眠状况。

2. 全身性疾病：大部分人步入老年后，都伴随有高血压、冠心病等心血管类疾病，同时也会增加风湿性关节炎、痛风、全身瘙痒等疾病的患病概率，这些疾病，都会影响睡眠质量，加重老人的失眠症状。

3. 外界环境的改变：对老人来说，外界环境的变化是造成他们失眠的重要原因之一。这些外界环境包括：退休后生活重点的改变、经济收入的减少、身体的衰退，甚至是退休后一时的失落，都会导致老人产生焦虑不安、抑郁等情绪，加重失眠。

在生活中，老年人往往是早睡的，入睡时间延长了，但睡眠质量却不高，容易醒，醒后不能快速入睡。老年人体质下降，各器官功能衰退，免疫系统功能亦开始下降，如此，神思易动，不易静，因此，不易入眠。

导致老年人失眠的因素很多，包括生理因素、环境因素、睡眠周期节律的改变、精神疾病、药物及饮食因素、心理因素等。其中最主要的莫过于心理因素了。心静自然眠，学会减轻心理压力，让自己能够心平气和、安然入睡。要保持良好的心态，一是善待自己、宽容别人、与人为善；二是不要过分注重别人的评价，要自我激励、自我肯定；三是学会休闲，并学会放松，驱除不良情绪。

总之，让内心保持宁静、轻松的状态，自然就可以安眠。

少寐养生之大患

《老老恒言》曰：少寐乃老年大患，《内经》谓卫气不得入于阴。

在所有的休息方式中，睡眠是最理想的休息方式。经过一夜的酣睡，多数人醒来时会感到精神饱满，体力充沛。解除疲劳的功能不用赘述，一觉醒来，精气复原，这是人人皆知的常识。科学研究也证明，良好的睡眠能消除身体疲劳，使脑神经、内分泌、体内物质代谢、心血管活动、消化功能、呼吸功能等得到休整，促使身体完成自我修补，提高对疾病的抵抗力。

充足、安稳的睡眠对保持身体的健康是必要的，尤其是生病的人，更需要睡眠来恢复精神和体力。所以，每天晚上都保持充足和高质量的睡眠至关重要，这是保证你精力充沛和身体健康的重要条件。然而，据一项权威研究显示，目前世界上有90%的老人都有睡眠障碍的问题，即睡眠减少。

这个问题已经普遍到老年人认为这是正常的情况，因此应格外注意。长期失眠对健康危害很大，主要有以下几方面的内容。

1. 睡眠不足引发疾病

睡眠不足，可刺激胃上腺，减少胃部血流量，降低胃的自我修复能力，使胃黏膜变薄，从而增加胃溃疡和癌基因生长的机会，易引发胃病及癌症。经常睡不好最大的坏处就是带来压力，严重失眠或睡眠不好会使人抗病毒能力减弱，还会引发脱发、掉牙及牙龈炎、牙周炎等疾病。

2. 睡眠不足有损大脑智力

经常失眠，长期睡眠不足或质量太差，有损大脑功能，会使脑细胞衰退、老化加快，并引发神经衰弱、脑血栓、中风等脑血管疾病。睡眠不好，会导致精神不振，无精打采，智力、记忆力下降，反应迟缓，思维迟钝，语言不清，思路不明，情绪消沉，精力无法集中，动作无法协调，工作效率也会随之降低。

3. 长期睡眠不足会缩减寿命

睡眠不足会缩短人的寿命。有研究机构对一批年龄18～27岁身体健康的青年人进行试验，限制他们每晚只睡4小时，6天后对他们身体的各项指标进行测试，发现他们的新陈代谢和内分泌正在经历60岁以上老人才有的变化过程；后6天让他们每晚睡12个小时，以补足前6天的睡眠不足，结果显示他们的各项指标又恢复到年轻人的状态。

勿依赖药物催眠

《老老恒言》曰：常留于阳，则阴气虚，故目不瞑。载有方药，罕闻奏效。

随着生活节奏加快、压力增大、竞争激烈，越来越多的人受到失眠困扰，失眠症不仅影响人的健康，也影响人的生活质量。因为失眠而引起的心理疾病患者占了大多数，且这部分人群中以中老年人为主要成员。

失眠并不可怕，怕就怕有心理负担。睡眠就和吃饭一样，每个人饭量不一样，同样每个人的睡眠时间也不同，只要没有严重的睡眠不足感，哪怕一天只睡5小时，也是正常的，无需为睡眠不足而担心。连续几个晚上睡眠较差也无须担心，可以顺其自然，疲劳了总会睡好的。任何人的睡眠都不是一成不变的，并非一定是每晚都睡得好。

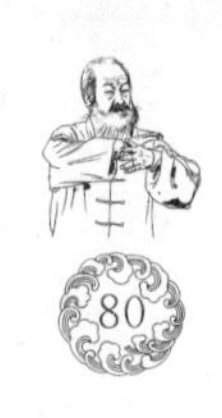

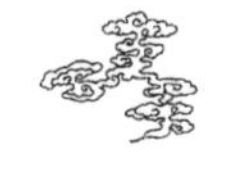

心理、身体和外界的环境因素都是导致睡眠不足和失眠的诱因。如果不弄明白为何失眠，自行服用安眠药解决睡眠问题，这只能治标不治本。

目前，安眠药的使用极为广泛，其中长期失眠的人中有不少人与安眠药结下了不解之缘，大家都知道"是药三分毒"，长期大剂量服用安神类药物，对肝、肾等脏器都会造成伤害。另外，长期使用安眠药除了会出现严重的药物毒副作用外，一旦依赖性形成，心理上也会离不开安眠药。如果不用药就难以入睡，失眠比用药前更严重，不仅可因缺药而高度紧张，而且有全身难受的感觉，出现生理、情绪、行为以及认知能力方面的综合症状。因此，尽量不要长期使用安眠药，如有需要，应间断服用，原则上每个星期不要超过 4 次。

一般来说，患有轻度失眠的人，完全可以通过养成良好的生活习惯来改善失眠状况，提高睡眠质量。一方面，避免睡前饮用咖啡或茶叶、酒，避免睡前进食或晚饭较晚造成满腹食物尚未消化，避免大量吸烟，避免睡前剧烈体力活动、过度的精神活动等不利于睡眠的因素。另一方面，白天适度的体育锻炼，将有助于晚上的入睡。除上述两方面外，就寝前洗一个舒适的热水澡（水温不可太高，否则会干扰睡眠），里面加一些自己喜欢的香精或花瓣，放松整个身心，或睡前半小时泡脚（水温可以稍高一些）都有助于睡眠。

睡下后忌忧愁多虑

《老老恒言》曰："入寝时，将一切营为计虑，举念即除，渐除渐少，渐少渐无，自然可得安眠；若终日扰扰，七情火动，辗转牵怀，欲其一时消释得乎！"卧不安，易多反侧，卧即安。醒时亦当转动，使络脉流通，否则半身板重，或腰胁痛、或肢节酸者有之。按释氏戒律：卧惟右侧，不得转动，名吉祥睡。此及戒其酣寐，速之醒也，与老年安寝之道，正相反。

很多老年人睡觉前躺在床上总是忍不住去回忆、思考过去的事情，忧愁焦虑地思虑一些过去的琐事、杂事或不愉快的事，大脑里仿佛有块屏幕在放映"电影"，结果越思考越焦虑，甚至使自己思绪不断、心神不宁，甚至忧愁、焦虑或兴奋过度而导致彻夜不眠。工作上的不顺心、家庭关系的紧张、经济上的问题、人际关系上的矛盾、退休后生活的单调、精神空虚等都可能是导致老年人睡前忧愁多虑的原因。然而，长此以往就容易导致神经衰弱等症状而损害身体健康，影响日常工作和生活状态。

因此，躺在床上了就要保持情绪稳定，尽量把忧虑暂时放在一边，不要去想它，闭上眼睛静静入睡。如果你在生活中确有一些很让你心烦的事情，你不妨用"专注法"来度过这段难熬的睡前过渡期——刻意地让自己专注地去想一个问题，如果你在这个过程中不知不觉地睡着了，第二天便可继续前一天未完成的想象。

如果反而越来越忧虑、烦躁，那就应该起床做点什么，等有了睡意的时候再上床睡觉。若强迫自己入睡，往往会事与愿违。在 10～15 分钟之内，没有睡着，应立刻下床，看书或看电视；读一些容易拿起来、也容易放得下的书；读一些容易理解的文章，如短篇故事、喜剧故事等；或把你脑子里停不下来的思维写下来，直到你有睡意为止。同时可以尝试在上床之前创造一些利于入睡的条件反射机制，如睡前半小时洗个热水澡、泡泡脚或者喝杯牛奶等。

要摆脱这种忧虑焦躁，提高睡眠质量，除了要保持乐观、知足常乐的心态，还应该养成良好、规律的作息习惯。不管晚上睡得如何，早上都要按时让闹钟叫醒自己。就算瞌睡了，也要告诉自己到晚上睡觉的时间才可以休息。尽可能限制白天的睡眠时间，老年人在白天除去适当午睡外，尽量避免在其他时间打盹睡觉，否则会影响晚上的睡意。

入睡困难可以试用“操”“纵”二法

《老老恒言》曰：愚谓寐有操纵二法，操者：如贯想头顶，默数鼻息，返观丹田之类。使心有所着，乃不纷驰，庶可获寐；纵者：任其心游思于杳渺无朕之区，亦可渐入朦胧之境。最忌者，心欲求寐，则寐愈难。盖醒与寐交界关头，断非意想所及，惟忘乎寐，则心之或操或纵，皆通睡乡之路。

古代养生家认为，年龄越大的人，往往“气血减，其肌肉枯、气道涩，五脏之气相搏，营气衰少而卫气内伐”，“昼不精而也不眠”。所以对于如何保证老年人拥有健康高质量的睡眠，历来颇受重视。正常睡眠对人体健康的重要性是不言而喻的，如长期睡眠不足，身体各脏器功能会下降，机体免疫力降低，各种疾病就易乘虚而入。

失眠是一种常见病，表现为不易入睡，或睡中反复苏醒，或早醒不能够再睡，甚至彻夜不能入睡的一种症状。《南华经》说：“入睡，是因为魂相交而达成的。”养生家说：“睡眠应该先让心睡眠，然后眼睛才能睡眠。”其实，这都是些原则性的理论罢了，如果不懂得具体的实践方法，对入眠没有太多实际意义。想要安然入睡，可以试用“操”“纵”二法。

“操”即操纵的意思，怎样操纵自己的睡眠呢？那就要操纵自己的意念，集中精力，默数鼻息，同时用目光默视丹田，让自己的精神、注意力集中到某一点上，这样就不会胡思乱想了，精力集中了心便能安静了，然后自然就会渐渐进入梦乡；而所谓“纵”法，就是任由自己的思绪漫游于无边无际的宇宙之中，这样也可以进入一种朦胧的状态，渐渐地入睡。

最忌讳的是，心里越急切地想睡就越睡不着。这是因为醒与睡的交界点虽是一个正常的生理过程，但是它不是人为能完全自主控制的活动，而是一个被动过程。它不像人体某些活动可按人的意志，说来就来，要止则止。失眠的人常常因难以诱导自己进入睡眠而苦恼。因此千万不要总是想“为什么睡不着？”“不要睡不着啊。”因为往往你越这么想就越无法入睡。面对这种状况，不妨通过“操法”或“纵法”，使自己快速入眠。

另外，当无法入睡时，深呼吸也可以帮助入眠，你可以平躺在床上，两手自然伸直，放在身体两侧，闭上眼睛。让自己身心安静一分钟左右，然后开始做深呼吸，同时慢慢举起双臂，举过头部，再慢慢放下双臂，如此反复15～20次。

此外，睡前用温热水泡脚；睡前听轻柔和缓的音乐；睡前进食一点养心阴的食品，如小米红枣粥、冰糖莲子羹、藕粉，或喝一小杯牛奶，等等。

睡眠的正确姿势

《老老恒言》曰：相传希夷《安睡诀》：左侧卧，则屈左足，屈左臂，以手上承头伸右足，以右手置右股间，右侧卧，反是。《记·玉藻》曰：“寝恒东首。”谓顺生气而卧也。《保生心鉴》曰：“凡卧，春夏首宜向东，秋冬首向西。”愚谓寝处必安其常，《记》所云“恒”也。四时更变，反致不安。又曰：“首勿亲。”谓避阴气。《云笈七签》曰：“冬卧宜向北。”又谓乘旺气矣。按《家语》曰：“生者南向，死者北首。”皆从其初也。则凡东西设床者，卧以南首为当。

人的一生与睡眠关系紧密，据统计，人的一生有1/3的时间是在睡眠中度过的。睡眠姿势多种多样，很难也不可能强求一致。有研究表明，人在睡眠过程中姿势并不是固定不

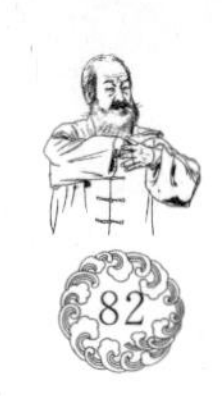

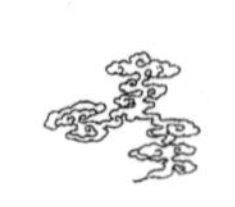

变的，刚入睡时能保持一种姿势，也很平静，但不久就会翻动，在整个睡眠过程中，体位变动 20～60 次。即便是一个人的一次睡眠中，睡姿也是不断变化的。睡姿是影响睡眠质量的重要因素。不良的睡姿不仅无法消除一天的疲劳，而且还会引起身体的酸痛。

相传宋代道士陈抟是著名的睡仙，他嗜睡如命，并独创了卧式睡功修炼法，他晚年隐居于华山，时常闭门卧睡并把睡觉当成是一种修炼，享年 118 岁。也许大家会有疑问，如日日睡、夜夜睡，睡了这么久，每次他是如何入眠的？据传，这位睡仙的安睡秘诀是：如果左侧睡，就将左腿和左臂弯曲，用手上接头部，同时，把右足伸直，将右手放在右大腿上；右侧卧时，则相反。据说，陈抟的这种睡功秘诀对安睡有非常好的作用。

但后世对陈抟的卧姿提出了质疑：这真的是快速入眠的好方法么？如果按照这种姿势睡觉，虽然比较稳妥舒适，但若是仅仅局限于某一种姿势未免又太拘泥了。所以《老老恒言》中说，只要不仰卧，任何一种舒服的卧姿都可以。

中医强调睡眠应“卧如弓”，建议采取这样的标准姿势：身体向右侧卧，屈右腿，左腿伸直；屈右肘，手掌托在头下；左上肢伸直，放在左侧大腿上，这样的睡姿就像一轮弯月。中医认为以这种姿势入睡不损心气，像猫一样蜷卧后大脑很快就能静下来，由兴奋转为抑制状态，不久就能进入梦乡。

同时，对于那些血液循环差、御寒机能弱、睡觉怕冷的人来说，右侧卧可使全身肌肉得到最大限度的松弛，又不致压迫心脏，使心、肝、肺、胃、肠处于自然位置，呼吸畅通，还有利于胃中的食物向十二指肠输送。

左侧卧的睡姿，即双腿微曲，双手自然放于胸前，有利于全身放松，消除疲劳，但单侧睡眠容易让人在睡觉时翻来覆去，造成睡眠的不稳定。而且由于人体心脏、胃通向十二指肠的出口、小肠通向大肠的出口都在左侧，所以左侧卧时也可能使心脏受到挤压，使胃肠受到压迫，不适合有胃病、急性肝病、胆结石的人。

至于俯卧，这种睡姿是不被提倡的，现代医生认为，采用俯卧的姿势睡眠，会让人产生安全感，同时对疲惫的腰椎有好处，但同时俯卧睡觉容易压迫心脏和肺部，影响呼吸，因此有心血管类疾病的老年人不宜选用。如果睡得不安稳，就可以反复翻身，慢慢就能入睡了，醒来时也应该适当地转动身躯，这样可以使经络得以通畅，否则会造成半身沉重，或者腰肋疼痛、四肢酸痛等。

另外，睡觉时最好不要手臂上抬，因为手臂上抬时肩部和上臂的肌肉不能得到及时放松和恢复，时间长了会引起肩臂酸痛。睡觉时高抬双臂，由于肌肉的牵拉，横膈膜产生移位，使腹压增高。特别是对那些睡前进食过饱者、老年人来说，这种现象更为明显。长时间双手高举过头睡眠，会造成对“反流防止机构”的刺激，一旦这种机构的功能被削弱或破坏，就会引起食物连同消化液反流入食管，使管道黏膜充血、水肿、糜烂、溃疡，造成反流性食管炎。因此，睡觉时不宜高抬手臂。

餐后不宜立刻睡

《老老恒言》曰：胃方纳食，脾未及化；或即倦而欲卧，须强耐之。《蠡海集》曰：“眼眶属脾，眼开眶动，脾应之而动。”又曰：“脾闻声则动，动所以化食也。”按脾与胃，同位中州，而膜联胃左，故脉居右而气常行于左。如食后必欲卧，宜右侧以舒脾之气。《续博物志》云：“卧不欲载胁。”亦此意，食远则左右胥宜。

老年人已步入人生的最后阶段，身体的各项健康指标在慢慢地下降，神经细胞功能也在逐步减退。老年人睡眠时间相对要比青年人少，睡觉轻也容易醒，因而也比年轻人更易疲惫。老年人白天常有打盹、思睡现象，因此好多老人常常吃完饭直接就去睡觉。但是，这种做法对老年人健康是十分不利的。

进餐后往往容易出现倦意，这是因为进餐后体内的血液大部分都到了消化系统，大脑的供血量相对减少；同时，餐后体内血糖升高，升高的血糖抑制了大脑相关的神经元。因此，吃饱了，喝足了，倦意也来了。

所以当饭后有倦意想要睡觉时，最好强制自己不要去睡，因为这时血液主要集中在胃肠系统参与消化吸收，而大脑的血容量减少，血压也随之下降。如在这时睡觉，容易因大脑供血不足而形成血栓。

据研究表明，三种人饭后立即睡觉会有一定的危险性：年龄在65岁以上的老年人；体重超过标准体重20%的肥胖者；血压很低的人或血液循环系统有严重障碍的人，尤其是那些由于脑血管变窄而经常出现头晕的人。

老年人大多有动脉血管硬化，尤其是肥胖的人。高脂血症可轻易引起动脉血管硬化、脑动脉血管硬化，常可造成脑供血不足。进餐后，消化道的血液循环旺盛，脑部血流相对减少，加上睡眠时静止不动，就易加重脑局部供血不足。

我国有句养生格言，“饮食而卧，乃生百病。”因此，老年人进餐后，不宜马上睡觉，可做些轻微的活动，以利血液循环。

比较有效的做法是在餐后稍事休息，可以看会儿电视或者读会儿报纸，当然最好的做法还是要适当地走动走动，散散步。民间有句话“饭后百步走，活到九十九。”适当走动，可以赶走倦意，增加胃肠蠕动，促进消化吸收。但要提醒的是，这时候绝不能做剧烈运动，如果饭后马上剧烈运动，可使正在参与胃肠消化的血液被重新分配，流向肌肉等组织，从而会影响胃肠的消化和吸收。

就寝熄灯，神守其舍

《老老恒言》曰：就寝即灭灯，目不外眩，则神守其舍。《云笈七签》曰：“夜寝燃灯，令人心神不安”；《真西山卫生歌》曰：“默寝暗眠神晏如。”亦有灭灯不成寐者，锡制灯龛，半边开小窦以通光，背帐置之，便不照耀及目。

一般来讲，一旦就寝应该马上熄灯，这样目光不受外界的影响，就比较容易入睡。而有的人喜欢开灯睡觉，其实这种做法是不对的。《云笈七签》中讲，晚上睡觉开灯，会使人心神不安。《真西山卫生歌》中也说，睡觉的时候不讲话，在昏暗的环境中入睡，自然会有上乘的睡眠，说的都是一个道理。

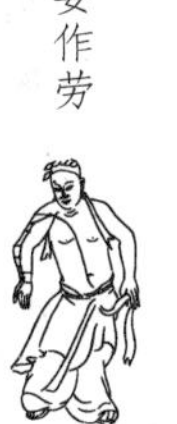

或许人们不会相信，光是有压力的，而人体皮肤会对这种压力产生反应。当人长期在光的压力下睡眠时，会产生躁动不安、不宁的情绪，以致难以成眠。

当然，也有不点灯就不能入睡的人，但即使如此，也不能让灯光直接照射人的眼睛，否则将无法入睡。因为人体对灯光最明显的反应在眼睛。眼睛只有在黑暗中，或者夜晚自然的光线中，才能得到休息。如果夜晚点灯睡眠，人工光线对眼睛的刺激就会持续不断，使得眼睛和睫状肌不能得到充分的休息，极易造成视网膜损害，影响视力。

《老老恒言》中的理论在现代医学上也得到了证实。睡眠是神经渐渐放松的过程，睡前大声喊叫，容易刺激神经系统，阻碍神经系统平复，进而影响入眠。最近，医学科研人员研究证实，入睡时开灯将抑制人体内一种叫褪黑激素物质的分泌，使得人体免疫功能降低。经常值夜班的如空姐、医生、护士等，癌症的发病率比正常人要高出2倍。医学家警告，开灯睡觉不但影响人体免疫力，而且容易患癌症。

在夜间当人体进入睡眠状态时，松果体分泌大量的褪黑激素。褪黑激素的分泌，可以抑制人体交感神经的兴奋性，使得血压下降、心跳速率减慢、心脏得以喘息，使机体的免

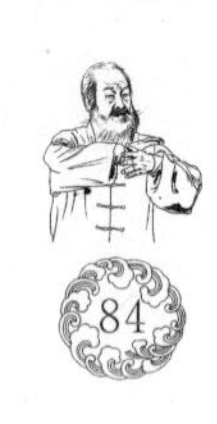

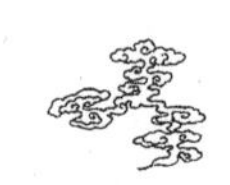

疫功能得到加强，机体得到恢复，甚至还有毒杀癌细胞的效果。但是，松果体有一个最大的特点，只要眼球一见到光源，褪黑激素就会被“抑制闸”命令停止分泌。一旦灯光大开，加上夜间起夜频繁，那么褪黑激素的分泌，或多或少都会被抑制而间接影响人体免疫功能，这就是为什么夜班工作者免疫功能下降，较易患癌的原因之一。

光线除了对睡眠质量的影响外，还对人体健康有非常大的危害。尤其是不合理的照明工具、不恰当的照明方式等。研究发现，长时间在灯光下工作，会降低人体对钙质的吸收，而且过于强烈的照射，还会影响身体细胞的不正常生长，导致正常细胞死亡。另外，要想获得一个好的睡眠，睡前的心理准备也必不可少。

现代科学研究发现，光与健康有密切的关系，科学家提出了“光健康”之说。一般说来，“光健康”包括两个方面：一方面光必须满足照明的要求；另一方面光也能对心理产生一定的影响。如白色具有平复神经，使高血压患者血压降低的功效；蓝色可减缓心律、调节平衡，具有消除紧张情绪的作用；红色则会刺激神经，具有提升血压、促进呼吸的功用。总之，冷色调的颜色，如米色、浅蓝、浅灰等有利于安静休息和消除疲劳，而红色、黄色、橙色能使人精神兴奋。因此，晚上选择灯光，应遵从以下规则：

1. 工作时灯光最好选择明亮的，有助于刺激神经，提高工作效率。

2. 睡眠时灯光最好调至昏暗，有助于神经系统的平复，尽快入眠。

3. 睡眠时，灯光色彩应以冷色调为主，有利于安静休息，切忌选择明亮的或暖色调的灯光，以免刺激神经，影响睡眠质量。

冬宜冻脑，卧不覆首

《老老恒言》曰：头为诸阳之首。《摄生要论》曰：冬宜冻脑。又曰：卧不覆首。有作睡帽者，放空其顶即冻脑之意。

《老老恒言》中讲到，在中医经络说中，头为“诸阳之会”，在人体十二条经脉中，手的三条阳经和足的三条阳经均汇聚于头，所以说头部是人体阳经汇聚的地方，也是人体阳气最旺盛之处。因而，头部也就成为人体最不怕冻的部位。

即使是在冬季，天气再冷，气温再低，睡眠时也可以把头露在外面，保持头部的清凉，完全没有必要用被子把头蒙起来，即“冬宜冻脑”。冬天足部应该注意保持温暖，与足部相反的是，人的头部应该保持清凉之感，这样可避免感冒或发生骨关节病；春秋两季则头脑和双足都要使它们感到有凉意，这是善于养生的人在日常生活中为顺应季节气候的变化所常采用的方法。因此，“冬宜冻脑”、“卧不覆首”的养生之道也就在此。

首先，你可能会问，虽然从理论上讲“卧不覆首”对人体有好处，但是真的很冷时用被子蒙头睡觉会不会有什么害处呢？众所周知，人之所以能获得生命，是源自于一呼一吸的吐故纳新，而氧气就是吐故纳新的第一需要。人体在每分每秒都在吸入氧气，呼出二氧化碳，只有血液里吸入了氧气，才能分解进食的营养物质，也才能将营养物质转化为能量，供给各个组织器官。缺少氧气，人体就会发生器质性病变，会导致身体虚弱，各部分器官功能弱化，进而产生健康隐患。同时蒙头睡眠时，氧气的供应量会因为棉被的阻隔而受限，使得呼吸不畅，而且被窝里空气污浊，呼出又吸进，极不卫生，并且会影响睡眠质量，直接导致第二天起床后的无精打采。而“冻首”则可以使头部保持清醒，不失为一个好选择。

现在我们都知道了“卧不覆首”的道理，但是还有一个问题就是，人到老年，阳气渐衰，有的老人有戴睡帽的习惯。也许你就有疑问了，睡觉戴帽子除了有空气不畅的缺点，也达不到“冻脑”的目的。但是聪明的中国人早在南北朝时期就发明了空顶帽，其形状类似儿童戴的帽箍，即顶部露空，以达到“冻脑”的目的。

护腹保暖宜元气

《老老恒言》曰：解衣而寝，肩与颈被覆难密，制寝衣如半臂，薄装絮。上以护其肩，短及腰，前幅中分，扣钮如常。后幅下联横幅，围匝腰间，系以带，可代肚束。更缀领以护其颈，颈中央之脉，督脉也，名曰风府，不可着冷。领似常领之半，掩其颈后，舒其咽前，斯两得之矣。穿小袄卧，则如式作单者，加于外。

睡眠的学问很多，同一个人，在睡眠时，脑部要“冻”，要清凉；而腹部则要暖，宜温。

从中医角度讲，腹部是人体五脏汇合之处，是气血运行的重要场所。中医讲，腑为阳，脏为阴；气血得温则行，得寒则凝。人在睡眠时，便进入了一种安静祥和的状态，也就是说，进入阴的状态，气血运行相对缓慢，此种状态下寒邪易于入侵。因此，睡眠时一定要让腹部温暖，腹部温暖则五脏温暖，五脏温暖则气血运行通畅。老年人阳气已虚，所以更应该注意腹部保暖。因而，老年人睡眠时应该穿着能使腹部温暖的衣物，在古代人们往往使用肚兜来使腹部保持温暖。夜里睡眠时兜于腹部，以防夜寒。此兜肚白天亦可使用，如有腹部冷痛疾病者，可用干姜、桂皮、麝香等味辛性温的药装入兜肚，以做治疗之用。不仅睡眠时可用，平日里也可使用。

肚兜其实是中国人使用了上千年的物件，它既简单又科学，然而肚兜曾一度被认为是土得掉渣，只有乡下姑娘才用的。不过三十年河东，三十年河西，引领服饰的潮流总是在不断地轮回，如今现代人中最潮流的一族又开始系肚兜了，她们选择上好的材质，绣上或绘上美丽的图案，因此一个好的肚兜绝对是价格不菲。老年人不必去赶时尚的潮流，但是可以自己动手做个肚兜，夹层里铺一层薄薄的丝绵，放些适合自己身体的药物，既护腹，又护腰、护命门。那么在炎热的夏季，老年人睡觉如何吹风才能保护肚子呢？

在夏季，不少老年人晚上睡觉时会在盖被子和吹风上陷入两难境地：盖了怕热，吹风又怕着凉。如何调节温度，睡个放心觉呢？

夜晚睡觉时，身体状态和白天不同，汗毛孔是处于张开的状态，如果温度调节不当，很可能会因受冷而感冒，或引发风湿病。温度过低，老年人还可能有脑梗的危险。

就寝前，先开冷气降低室内温度，等闷热散去，再关掉冷气，利用电风扇使冷空气在室内对流；或者使用定时装置，吹 3～4 小时即可。晚上在使用空调和电扇降温时，风向不能直对着人的身体吹，而应该侧吹。空调开启时，应先将室内的窗子打开通风换气，空调最好调到自动测温和调温的档上。电扇的风力保持中低档为宜，最好使用自然风，以保持风力的稳定，以及室温的平衡。

使用空调和电扇以后，最好盖一床薄被子，以保护好背部和肚子。因为背部和肚子容易受凉，如果晚上不盖东西，很容易引起消化不良或感冒。50 岁以上的老年人，血液流动和血管收缩不比年轻人，盖的被子应稍微厚一点。

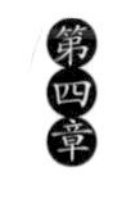

睡眠保暖的学问

《老老恒言》曰：觉须手足伸舒，睡则不嫌屈缩。《续博物志》云：卧欲足缩是也，至冬夜愈屈缩则愈冷。《玉洞要略》曰：伸足卧，一身俱暖。试之极验。《杨诚斋雪诗》云：今宵敢叹卧如弓。所谓愈屈缩愈冷，非耶。

有些人喜欢在睡觉的时候不穿衣服，即裸睡，认为这样全身可以得到放松，有助于提

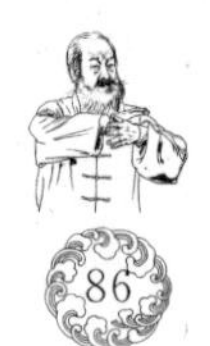

高睡眠的质量，还有些人认为裸睡是一种时尚，但这种睡眠方式对老年人是不适宜的。

人在清醒时，身体进行得更多的是分解代谢作用，因此身体燃烧能量的速度比储存的速度快很多，释放出的热量也更多，然而当人们进入睡眠期时，原本活跃的分解代谢作用逐渐被合成代谢作用所代替，释放的热量也逐渐变少。从这个层面上说，人们在睡眠时更容易受到温度的影响。

人在睡眠时，身体状况会发生变化，如血液循环变慢，呼吸变缓、变深等。最为重要的是，人在睡眠时，毛孔会开放，因此极易受到风寒侵袭，引发伤风、感冒、腹泻等症状，同时睡觉时不穿衣服，仅靠盖被子来御寒，是很难完全盖住肩部和颈部的，许多老人的肩周炎也与睡眠时肩部受寒有关。《老老恒言》也说，夜晚解衣而眠，凉气较重，而且肩部与颈部的被子很难盖严，容易受凉，所以需要穿着寝衣而眠。

为了健康，建议人们在睡眠时要穿衣而眠，但睡眠时，人体需要一个舒服的环境，穿衣太多则会对肌肉和血液造成压迫，影响血液循环，造成睡眠质量不高。另外，穿衣太多也会造成体表热量减少，即使盖着厚厚的棉被，也会出现感觉很冷的情况。古人对睡衣很有讲究，我们今天不可能完全仿制，但总的原则是：

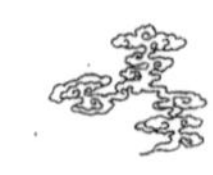

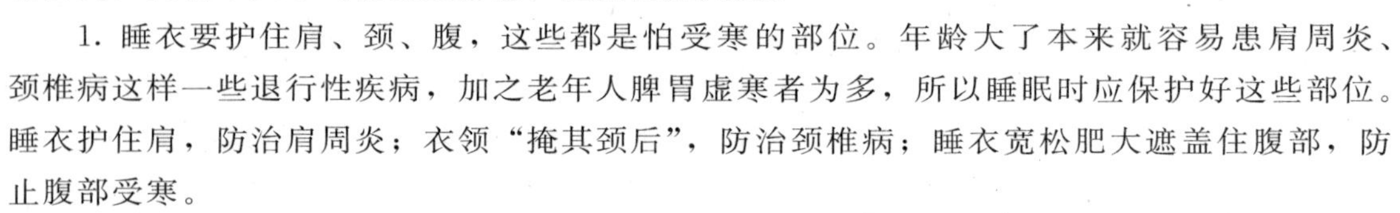

1. 睡衣要护住肩、颈、腹，这些都是怕受寒的部位。年龄大了本来就容易患肩周炎、颈椎病这样一些退行性疾病，加之老年人脾胃虚寒者为多，所以睡眠时应保护好这些部位。睡衣护住肩，防治肩周炎；衣领“掩其颈后”，防治颈椎病；睡衣宽松肥大遮盖住腹部，防止腹部受寒。

2. 睡衣要宽大舒适，尤其是衣领部位更应宽松，不要妨碍呼吸。所谓“领似常领之半，掩其颈后，舒其咽前，斯两得之矣”，讲得非常到位。

3. 睡衣不宜过厚，即使是冬天，也应以轻薄柔软为佳。过厚的睡衣穿着不舒适，且透气性差，不利于皮肤的新陈代谢和汗液的蒸发。

4. 睡衣以棉质、丝质为佳，因为这些材质透气性好，吸湿性强，穿着舒适。这一点古书中未提及，因为那时只有纯天然的织物，还没有化纤的睡衣。

研究显示：当室温在18～24℃，而被子中温度保持在32～34℃时，人在睡眠过程中感觉最为舒适，睡眠质量也会达到最佳。当温度低于或高于此最佳温度时，都容易使人产生不舒适感。如果温度低于18℃，人会感觉寒冷，身体以及各器官将会收缩、紧张，导致不容易入眠；而如果温度高于35℃时，人体新陈代谢过旺，能量消耗增大，汗液增多，醒后反而感觉疲劳、困倦，还容易受凉。

我们都有个习惯，就是在刚睡醒的时候会伸懒腰，睡醒时人们会尽力伸长双手、双脚来感受舒服。而人们睡眠时往往喜欢半蜷曲身体。这是因为睡眠时血液循环减慢，人们容易形成缩脚的习惯，尤其是寒冷的冬夜，冰冷的双脚总是让人无法入睡。此时，人往往习惯缩脚，而且是越冷越想缩，结果越缩越冷。《老老恒言》建议说，不妨试着舒服地伸展双足而卧，你会发现一身俱暖。

对于老年人来说，身体机能不如年轻时强劲，因此对睡眠温度的要求更高一些。而且老年人血液循环原本较年轻时弱，更需要保证适宜的身体温度，尽量减少抱着冰冷的双脚睡眠的次数。为了能迅速入睡，可以采取以下措施：

1. 睡前用热水泡手、泡脚、通过促进血液循环的方法，帮助睡眠。

2. 穿袜子睡觉。冬天时，天气寒凉，在洗澡或泡脚后，最好立刻擦干，并穿上棉袜或毛巾袜，以保暖。

3. 饮食方面可以多吃一些高热量的食物，如牛肉、羊肉等，增加体内能量储存，促进新陈代谢产生热量，帮助身体抵御寒冷，以获得良好的睡眠。

除了以上方法外，还有一个最方便、最直接的方法，那就是用电热毯或者选用厚薄适中的被子。一般被子应选用3千克为宜。被子过轻则达不到隔热、保暖的效果；被子过重，则会压迫胸部，导致肺活量减少，容易做噩梦。

晨兴

清晨起床多讲究

《老老恒言》曰：老年人，往往天未明而枕上已醒。凡脏腑有不安处，骨节有酸痛处，必于此生气时觉之。先以卧功，次第行数遍（卧功见二卷导引内），反侧至再，俟日色到窗，方可徐徐而起；乍起慎勿即出户外，即开窗牖。

《老老恒言》认为，老年人睡眠应随意，原则是以适合自己为好。否则疲倦想睡的时候不能睡，睡醒了想起床时不能起，如此机械教条地按照某些理论起卧，人会很不舒服。何况老年人都已习惯了日出而作、日落而息的生活规律，白天活动，夜晚休息，这是符合阴阳之道的，似乎不应因为四季的更替而改变。

老年人往往觉少，天还没有亮就醒了，此时正是地气生发之时。老年人凡是有脏腑不适或者骨节酸痛的，此时一定会有所感觉，所以不宜马上起床，而应该先静静地躺一会儿，用意念引导气血的运行，等到太阳照到窗户了，再慢慢起来。

现代医学研究发现，睡眠时，人体各系统处于半休眠状态，清醒后，各系统功能的恢复需要一个过程。所以，醒来后不要马上起床，先静静地躺一会儿，再慢慢坐起。尤其对老年人而言，随着年龄的增长，机体逐渐衰退，血管壁硬化、弹性减弱。早晨，机体从睡眠时的卧姿变为起床立姿时，血压会突然发生改变，其生理功能不能很好地调节，以适应立姿时身体之需，这就很容易造成血压急剧起伏，容易导致血管破裂等问题。

老年人身体不如年轻时强壮了，对寒邪的抵抗力也不如从前了，所以起床后不要马上出门或者开窗，以避免感受风寒之邪。等待身体活动开了，再开窗换气。同样，冬天起床的时候，最好先裹着被子或披着衣服在床上坐一会儿，待适应了室内温度后再起床。

清晨起床有很多地方对于老年人养生是有很大影响的。

1. 忌醒后立即起床：从睡眠中醒后，机体由抑制状态转入了兴奋状态，但从抑制到兴奋的转变，也需要一个过程。如果一觉醒来则立即着衣起床，易于出现头晕、眼花等不适，对于老年人来讲还易于发生意外。

2. 忌醒后恋床不起：睡懒觉不利于人体阳气宣发，因此，早上醒来后不宜恋床不起。

3. 忌醒后立即起立解小便：早上一觉醒来后，可能膀胱内已充满了尿液，有急不可待的排尿感。越是尿意紧迫，越要沉得住气，决不可立即起身小便，特别是直立位解小便更属禁忌。否则很容易因膀胱排空而引起头晕，甚至会出现排尿性晕厥。

4. 忌醒后即刻剧烈运动：晨起后适当进行体育锻炼对身体健康的确是有很多益处，但这些运动必须在晨起后稍休息一下，待气血服阳运行平衡后方可进行。

5. 忌醒后立即进食：早上的胃，还处于半休眠状态，至少需要半小时才能苏醒。同时，早上唾液的分泌也很少，胃液分泌也不充分。在这种情况下，如果立即进食，或再吃一些难以消化的脂肪，就易导致消化不良。因此，晨起后最好先喝一杯水，休息半小时后再

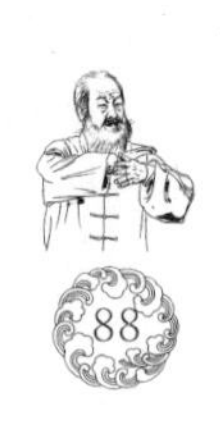

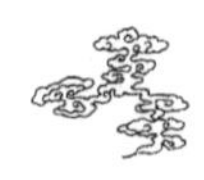

进食。

老年人要注意上面这些问题，要习惯让生活节奏慢下来。

四时晨起养五脏，宜养生

《老老恒言》曰：春宜夜卧早起，逆之则伤肝；夏同于春，逆之则伤心；秋宜早卧早起，逆之则伤肺；冬宜早卧晏起，逆之则伤肾。说见《内经》，养生家每引以为据。

《黄帝内经》中记载，春天时应该晚睡早起，违逆此规律就会伤到肝气；夏天时起床也应该晚睡早起，违逆此规律就会伤到心气；秋天的时候应该早睡早起，违逆此规律就会伤到肺气；冬天的时候则应早睡晚起，违逆此规律就会伤到肾气，很多养生家都以此为据。

一年四季，寒暑更替，春夏秋冬，每个季节都有自己的特色，春天气候温暖，万物复苏，但风大，温差大，气候多变；夏天，草木茂盛，花落成果，气候炎热；秋天，收获的季节，硕果累累，秋高气爽，但干燥；冬天，休养生息，气候寒冷。春温、夏热、秋凉、冬寒；春生、夏长、秋收、冬藏这就是大自然的变化特点。

人体五脏与四时关系密切，养生要求根据不同的时间来保护自己的五脏，其中肝通春气属木，春天要疏肝；心通夏气属火，夏天要养心；肺通秋气属金，秋天要润肺；肾通冬气属水，冬天要暖肾。至于脾脏，在五行中属土，土载万物，不单独属于任何时令，任何时令都需要土的滋养。这与脾胃是后天之本，气血生化之源相合。

自然界与我们的生活是息息相关的，所以要身体健康，就必须要关注气候变化的特点，顺应气候变化的规律，是养生的根本原则，也即古人所说的“法于阴阳”。这是非常重要的，重要到“顺之则生，逆之则亡”的地步。大家都经常讲，养生之道，这个“道”到底是什么意思？《黄帝内经·素问》早就给出过明确的答案：“故阴阳四时者，万物之终始也，死生之本也，逆之则灾害生，从之苛疾不起，是为得道。道者……从阴阳则生，逆之则死，从之则治，逆之则乱。”用现代的话来说就是人的饮食、起居、作息、睡眠、情绪、运动都要顺应四时阴阳变化的规律，这就是养生之道。俗语“春捂秋冻”“薄衣之法，当从秋习之”等都是四季养生特点的总结。

有人用树木一年四季的变化来比喻气候对人体的影响，非常贴切，春天来的时候，气温开始升高，树木将营养从根部向枝干调动，树木就会开始发芽，相应的人体的气血从内脏向四肢调动；夏天的时候，枝繁叶茂，这个时候根部的营养大都集中在枝叶了。对于人体也一样，人体的气血大都集中于外在的肢节皮肤，全身毛孔都打开，所以夏天人比较容易出汗，这个出汗的过程也是一个排泄体内秋冬堆积的一些代谢废物的过程，对人体非常重要。这个时候，如果温度低的话，毛孔打不开，那废物就容易堆积在体表，所以夏天容易生痘痘、疮疡等。如果是寒气没有排出去的话，就容易四肢肌肉、关节疼痛；到了秋天，树叶落了，营养也由外向根部集中；冬天，营养都集中在根部，在人体，肺通秋气，主肃降，气血从外向内脏集中，冬天在外的阳气比较少，所以毛孔应该是闭合的。这个时候，室内温度较高的，毛孔容易打开，所以容易外感受凉。如果再出汗，那对身体更是不利，因为出汗的同时必定消耗人的气血。等到来年春天的时候，内在的气血不足，向外调动也不足，所以人就容易困顿，无精打采的。

早晨起床勿急起

《老老恒言》曰：愚谓倦欲卧而勿卧，醒欲起而勿起，勉强转多不适。况乎日出而作，日入而息，昼动夜静，及一定之理，似不得以四时分别。

清晨，人们大多是从睡眠状态过渡到清醒状态，人的大脑皮质还处于抑制状态，各项生理机能还都维持着“低速运转”，此时人体新陈代谢降低，心跳减慢，血压下降，呼吸变缓，部分血液郁积于四肢。

早晨起床时，是身体最脆弱的时候。人体在休息时，身体各系统都处于半休眠状态，呼吸、心率会变慢，血压也会下降，而醒来后，各系统恢复至工作状态需要一个过程。如果忽略适应过程，醒后直接起床，有可能导致头晕、恶心、心慌，甚至是四肢乏力、反应迟钝等现象。因此，每天早上醒来后，不要急于起床，而是要给身体一个缓冲时间，让身体各功能逐渐恢复后，再缓缓起床。

尤其对老年人而言，机体器官逐渐衰退，血管壁硬化、弹性减弱。从睡眠时卧位变为起床时站位，由静态到动态，血流动力学突然发生改变，其生理功能不能很快调节，会造成血压急剧升高，就容易使老化的血管破裂出血。此外，早晨起床后血液中的血小板含量比睡觉时增加，血液浓稠，猛然起床会增加发生脑血栓的概率。所以，老年人睡觉醒来后，不宜马上起床、下床行走，而应在床上躺卧片刻，再慢慢穿衣起床，以免血压骤变而发生意外。

因此，早晨醒来后的第一件事不是仓促起身穿衣，而是懒床 5 分钟，取仰卧位，进行心前区和头部的自我按摩，做深呼吸、舒展腰身和四肢，然后慢慢坐起，从容不迫地穿衣，再缓缓地下床，使刚从睡梦中醒来的身体功能逐步适应日常活动。这一点，对于老年人来说，尤为重要。

养生学家也强调睡眠要“先醒心，后醒目”，这样可以祛风明目。醒来后先进行眼部运动，可促进眼部的血液循环，消除视力疲劳，增强和协调眼肌功能，不但具有保健作用，还对白内障、视网膜疾病、视神经疾病、麻痹性斜视等有辅助治疗作用。

老年人早上醒后还可以叩齿、咽津。叩齿时要全身放松，口轻闭，然后上下牙齿有节奏地相互轻轻叩击，这对牙齿保健有一定的好处，长期坚持还能使牙齿坚固。

另外，起床时还应注意以下几个方面：

1. 起床不宜过。身体本身有着一个严密的时间表，过早或过晚起床都不利于健康，尤其是老人。每天保持 6 点左右起床即可。

2. 清醒后不应马上起床。如专家所说，人在睡眠时，身体各系统都处于半休眠状态，清醒后，各系统功能的恢复需要一个过程，如果忽略了这个过程，容易引起头晕、恶心、头脑不清等症状。因此，每天清醒后应先静躺 5 分钟左右，做几次深呼吸，再慢慢坐起，舒展身体后，再穿衣起床。

3. 起床后不要立即外出、开窗。经过一夜的休整，早上起床后，身体功能正处于交替状态，毛孔也都张开，如果此时立即开窗或外出，容易感受风邪，导致身体不适。可以在活动一会儿后，再开窗换气。

4. 起床后不要立即叠被。尽管人在睡眠时身体处于休整状态，但某些器官依然工作，身体也会排出多种气体和汗液，黏附在被子上。如果此时立即把被叠好，被中的水分和气体便被裹在被子中，无法散发，成为微生物大量繁殖的温床。正确的做法应是：起床后，将被翻过来，晾片刻再叠。

5. 起床后应喝一杯温开水。身体经过一夜的休整，体内流失了很多水分，而起床后喝

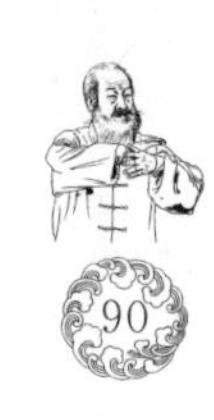

一杯温开水，可补充夜里新陈代谢引起的体内细胞缺水的状况。

很多老人在早上起床后，还要进行晨练或其他活动，这是非常好的养生方法。只不过要提醒大家，不要起床后立即进行晨练或其他活动，等到身体恢复正常状态后，再进行其他活动。

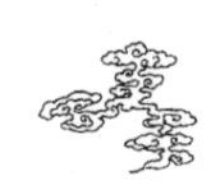

正确漱口，去浊生清

《老老恒言》曰：漱用温水，但去齿垢。齿之患在火，有擦齿诸方，试之久俱无效。惟冷水漱口，习惯则寒冬亦不冰齿，可以永除齿患；即当欲落时，亦免做痛。鬃刷不可用，伤辅肉也，是为齿之祟。《抱朴子》曰："牢齿之法，晨起叩齿三百下为良。"

不仅仅是在今天，其实在很早的古代，早上起来漱口就已经变成一种日常生活习惯了。《老老恒言》说，早起漱口可以去浊生清，晚上将寝时漱口，有利于睡眠，对于牙齿亦好。

在古代，人们漱口的重要目的是去浊生清。因为经过一夜的呼吸，口腔会产生不适，有时甚至还会出现口臭，而漱口可以改善这种情况，让人神清气爽。当然，漱口还能对牙齿起到清洁的作用。

其实，漱口是一种简单易行的牙齿保健法，可以随时随地进行。早上起床后，含一口清水，使漱口水通过牙缝，来回几次后，吐掉，一阵清新的感觉从口腔慢慢蔓延至全身，而起床后那一点点的不清醒也随着漱口水远离了。

关于漱口水水温的选择问题，一直存在不同看法，有的主张用冷水，有的主张用温水，有的主张用冷水、温水皆可。《老老恒言》中主张用冷水漱口，其道理是：牙齿的病往往是由上火引起的，用冷水漱口，有祛火之意，而且如果长年用冷水漱口，即使寒冷的冬天"亦不冰齿，可以永除齿患，即当欲落时，亦免作痛"。

《老老恒言》认为冷水漱口对牙齿很好，但事实上，这一点是有待商榷的，尤其对老人的牙齿。有研究指出，长期用冷水刷牙、漱口，会增加口腔疾病的患病概率，甚至缩短牙齿的寿命。正确的漱口方法如下：

1. 尽量用温水漱口、刷牙，冷水，或者热水都会刺激牙神经，所以最好选择温水漱口刷牙。

2. 用清水漱口，很多人喜欢用漱口水或者酒、茶来漱口，认为这样可以杀菌、除口臭，但事实上，清水也具有此功效，而且没有酒或茶的刺激性。

3. 漱口要遵从正确的方法，先含一口温水，利用双颊的肌肉使水在口腔中充分接触牙齿、牙龈和黏膜，同时利用水的冲力反复冲击口腔，然后吐出。重复几次，使口腔内细菌和食物残渣数量大大减少。有时吃了纤维多的食物，牙缝中残留了较多的食物纤维，应先剔牙后，再漱口。

但现代医学研究认为：人体口腔的温度是恒定的，牙齿和牙龈在35℃左右温度下才能进行正常的新陈代谢，如果长期用冷水漱口，易出现牙龈萎缩、牙齿松动脱落。因此口腔专家认为，漱口水的温度可根据个人习惯及牙齿情况来定，不要一概而论。

漱口养生是中国典型的传统养生之术。最早见于《易筋经》，是我国古代流传下来的颇负盛名的传统功法之一。

书中记载："赤龙搅水津，鼓漱三十六，神水满口匀。一口分三咽，龙行虎自奔。"具体来讲就是，以舌（赤龙）在口中上下左右搅动，使生津液（神水），然后在口中鼓漱36次，分作3次咽下，要汩汩有声（龙行虎奔之声），方有使邪火不生、气血畅通、利五脏、益寿延年的功效。

现代科学发现，口腔津液分泌若旺盛，则从耳下腺分泌的腮腺素的量也会多起来。腮腺素是一种内分泌激素，有些生物学家称之为“返老还童素”，就是因为现代科学证明它有抗衰老的活性。腮腺素可以使全身组织趋向年轻化，保持新陈代谢旺盛的节律。

早餐喝粥，清淡为主

《老老恒言》曰：《皇极经世》曰“水雾黑，火雾赤，土雾黄，石雾白。”每日空腹，食淡粥一瓯，能推陈致新，生津快胃，所益非细。如杂以甘咸之物，即等寻常饮食。扬子云《解嘲》文云：“大味必淡。”《本草》载有《粥记》，极言空腹食粥之妙；陆放翁诗云：“世人个个学长年，不悟长年在目前。我得宛邱平易法，只将食粥致神仙。”

粥食养生在我国已经有很悠久的历史，粥在古代称“糜”，厚粥称“檀”，薄粥称“酏”。南宋诗人陆游就有一首《食粥》诗：“世人个个学长年，不悟长年在目前。我得宛邱平易法，只将食粥致神仙。”这首诗不仅是陆游对粥的美味的赞美，同时也表明食粥可以养生长寿。

人体就像一台精密的机器，某些细致的维修可以延长机器的寿命。每天早上起床后，身体经过了一夜的新陈代谢，体内食物的能量大多已经转化为血糖，因此会感觉到饥饿。如果此时，吃一碗暖暖的淡粥，不仅可以弥补身体的饥饿感，而且还会生津暖胃、去浊生清，帮助身体快速恢复。

当然，空腹时所进食的粥应该是软糯的，口味也宜清淡。因为早上空腹时，身体各器官还处于苏醒阶段，不适合进行大量的消化活动，以及吸收味道浓重的食物。《老老恒言》说，早餐的粥以淡粥为好，里面不要掺和甜或咸的食物，就是取原汁原味粮食的味道；《黄帝内经》讲“五谷为养”，谷物是“补精益气”的；《扬子云解嘲文》也说：大味必淡，说的都是一个道理。

人们常说粥最养人，而且素材易得，做法简单、易行，是老人最好的食物选择。大米、小米都味甘性平，具有补中益气、健脾和胃的作用，用这两种米熬制成的粥，营养丰富，具有很好的滋补作用。中医说“年过半百而阴气自半”，即随着年龄的增大，体内阴阳的平衡逐渐被打破，阴气渐盛而阳气减弱，身体健康境况每日渐下。此时，老人也常常感到元气不足，做很多事情时，都有心有余而力不足的感觉，而早上喝淡粥，可以起到补益肾精、益寿延年的效果。

《老老恒言》一再强调，饮食一定要清淡，尤其是早上空腹进食时最好不要掺杂其他调味剂。另外，还可以每周吃一顿无盐餐，以减少摄入食盐的总量。长期坚持下去，不仅有利于平衡细胞内外的渗透压，还可以调整口味。根据世界卫生组织建议，健康的成人每天摄入食盐的安全量为5～6克，最多不要超过8克。如果口味较重，则应想办法排盐，如每天多吃一些水果和蔬菜，保证每周2次出汗的运动等。

不过，需要注意的是，强调饮食清淡并不是说顿顿清淡最好，因为钠也是身体必不可少的元素之一，所以无盐餐也不能吃得太频繁，一周最多2次，否则同样会破坏体内的钠离子平衡，也对身体不利。

晨起锻炼要避雾

《老老恒言》曰：日已出而霜露未晞，晓气清寒，最易触人。至于雾蒸如烟，尤不可犯。《元命包》曰：阴阳乱则为雾；《尔雅》曰：地气发，天不应，日雾；《月令》曰：仲冬

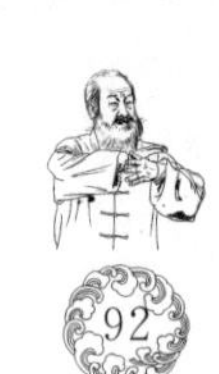

行夏令，则氛雾冥冥。其非天气之正气可知。更有入鼻微臭，即同山岚之瘴，毒弥甚焉。

一般人都认为早晨的空气最新鲜，所以选择在这个时候出来活动活动筋骨，促进体内的新陈代谢。正因如此我们可以看到，无论在城市还是乡村，不论在公园还是在社区，早晨各年龄段的人们都在进行着各种各样的运动，其中尤以老年人最多，锻炼也最认真。唯一能让他们停下来的原因就是雨雪。其实，还有一个重要的因素往往被忽视了，那就是雾。

《老老恒言》说，太阳虽然已经升起来了，但是霜露还未散开，空气中到处弥漫着早晨清寒的气息，这时候的寒气是最容易侵入身体的，这种天气不适宜出门锻炼。更不用说大雾弥漫的天气，大雾蒸腾如烟，能见度极低，空气中弥漫着大量的可吸入烟尘颗粒，自然更不能出门。

中医学理论认为，因为阴阳之气的混乱才产生了雾气，因此，雾气并不是天地间的正气，吸入这样的空气，容易导致身体脏腑阴阳失调。在山间住的人早上或许还会闻到有些臭气，这是山岚瘴气，而我们锻炼时的呼吸量要比安静时大很多，所以这样的大雾对人体是极为有害的。

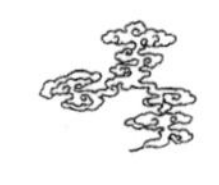

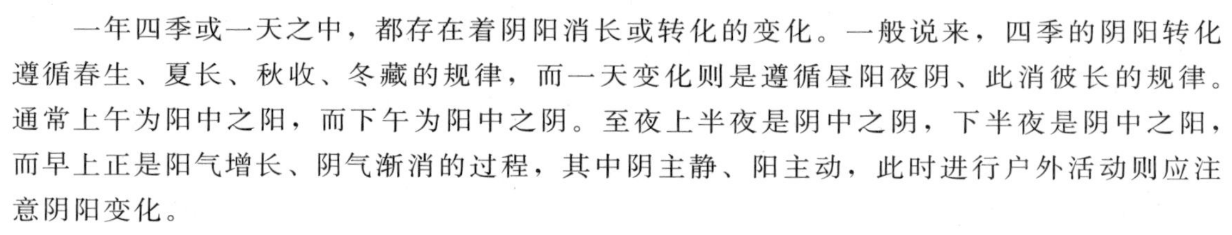

一年四季或一天之中，都存在着阴阳消长或转化的变化。一般说来，四季的阴阳转化遵循春生、夏长、秋收、冬藏的规律，而一天变化则是遵循昼阳夜阴、此消彼长的规律。通常上午为阳中之阳，而下午为阳中之阴。至夜上半夜是阴中之阴，下半夜是阴中之阳，而早上正是阳气增长、阴气渐消的过程，其中阴主静、阳主动，此时进行户外活动则应注意阴阳变化。

人体健康正是体内阴阳平衡的结果，人体产生疾病的原因是阴阳失调。早晨时的天气，如同早晨的身体，正是阴阳交替之时，所以要慎行。按照中医学理论，人体脏腑阴阳失调主要有三种原因：一是气候，二是七情内伤，三是饮食劳倦。在这三种原因中，又以气候因素最为重要。气候的异常容易导致体内六气变成六淫，进而侵犯人体器官产生疾病，而一天之中，天气变化最快的时刻便是早上，因此早上出去锻炼时应注意。

从现代医学理论来讲，有雾、大风天气时，气温往往比较低，老人此时外出锻炼，容易因受冷而发生血管收缩、血压升高的情况。另外，浓雾、大风天气气压往往较低，容易使老人产生压抑感，促使血压升高，而且雾中、风中混有大量灰尘、细菌、病毒，在这样的环境中锻炼，容易引发呼吸系统疾病。因此，不仅仅是老年人，即便是身强体健的年轻人，都不应该在霜露天以及大雾天等不良天气时锻炼。

除了雾气外，现代研究表明，空气中灰尘量最小的时候便是在黄昏时段，具体时间自然根据季节的不同有所改变。另外，医学研究表明，下午 3 点至 6 点是人体生理周期最适宜运动的黄金时间，此时人体体温处于最高点，肌肉最暖和且弹性最好，人的反应快、力气大、不易受伤。因此，人体锻炼的最佳时间不在早晨，而是在黄昏。

早晨晒太阳，壮阳补益

《老老恒言》曰：清晨略进饮食后，如值日晴风定，就南窗下，背日光而坐。《列子》所谓负日之暄也，脊梁得有微暖，能使遍体和畅，日为太阳之精，其光壮人阳气，极为补益，过午阴气渐长，日光减暖，久坐非宜。

《老老恒言》说：清晨略进饮食后，如果天气好，可在南窗之下，背着日光而坐，这也就是《列子》中所讲的“背向太阳也能感受到它的温暖”。当后背被太阳晒得微微暖和起来的时候，全身也慢慢变得舒服起来。阳光是太阳的精华，它可以强壮人的阳气，对人体有极大的补益作用。而午后阴气渐长，阳光的暖意渐渐减弱，这时就不宜再久坐了。

万物的生长都离不开太阳，而人体也是如此。中医学理论认为，常常晒太阳能增益人体的阳气，具有温经通脉的作用。而现代医学研究也证明，太阳光确实能影响人体健康。太阳光中包括紫外线、红外线和可见光三部分。其中紫外线是一种藏在阳光中人肉眼看不到的光线，对人体健康有非凡的作用，它不仅能够刺激身体造血功能，帮助身体提高免疫能力，同时还能够改善体内糖的代谢，促进钙、磷代谢和体内维生素D的合成，有效促进血液循环、增进食欲。另外，阳光中的紫外线还可以杀灭空气中的细菌，增强皮肤抵御外来细菌的能力。阳光中的红外线，也是一种不可见的光线，红外线是阳光中的主要光线，在阳光中占的比重高达60%。红外线对人体也有着非同一般的作用，它可以透过皮肤到皮下组织，进而对人体进行热刺激作用，促使皮下组织血管扩张，加快血液流通，促进体内新陈代谢，并起到消炎镇痛的作用。

老年人阳气渐衰，晒太阳是一种很好的养阳方式。但晒太阳不仅要讲究时间，还要讲究晒的部位：

1. 晒太阳的时间最好选在早上或黄昏，而不可在烈日当头时去暴晒；其次，晒太阳不宜选在空腹、饱腹或疲劳时。因为空腹、饱腹或疲劳时，血液循环的重点一般在胃肠或大脑，而太阳的温暖会强制性扩张皮下血管，刺激血液循环，容易导致人头晕目眩，甚至出现晕倒、休克等症状。

2. 晒的部位应以晒背部为主，后背暖和了，全身就舒畅了。唐太宗李世民在一次看医书时，忽然掩卷沉重地说："人体的五脏六腑都连在背上，而我们国家的刑罚中有一条是要打犯人背部的，这不是会把人打死吗？"于是他颁布命令，不能再打犯人的背部，改为打大腿和屁股。这从另一个角度说明了背部的重要。无独有偶，清代画家高桐轩总结了一套"养生十乐"，其中有一乐即是"曝背之乐"。

经常晒太阳有利于健康，无论春夏秋冬，都应走出家门，多与阳光接触。阳光中有一股神秘的力量，能赶走身体中不良的情绪，而且对身体极为有益。不过，不恰当的晒太阳也会给人体带来损伤。晒太阳其实也是一门学问，选择好恰当的时间和方式有讲究。

尽管《老老恒言》说，应在室内晒太阳，但现代医学研究却提倡边晒太阳边走动，这样更有利于对阳光的充分吸收。另外，心情不好时，可以多晒一些时间，很多经常在室内的老人，都会产生焦躁、烦闷的情绪，这其实也与缺乏阳光有一点儿关联，经常出去晒晒太阳，有助于赶走不良情绪，让老人获得快乐生活。

其实，晒太阳并不需要拘泥于一定的形式，只要有晒太阳的保健意识，随时随地都可以晒。不过，在这里要提醒大家的是，尽管晒太阳的好处多多，也应有度，一旦皮肤出现发红、脱皮或红疹等情况，应立即停止晒太阳，以免对皮肤造成更深层次的伤害。

老人晨练讲究多

《老老恒言》曰：长夏晨兴，勿辄进食以实胃。夏火盛阳，销铄肺阴，先进米饮以润肺，稼穑作甘，土能生金也。至于晓气清凉，爽人心目，惟早起乃得领略。寒山子曰："早起不在鸡鸣前"，盖寅时初刻，为肺生气之始，正宜酣睡；至卯气入大肠，方可起身，稍进汤饮；至辰气入胃，乃得进食，此四时皆同。

晨练是老年人自我保健的一种方法，但是，有些老人在晨练中会发病，还有一些老年人在晨练中突发心脏病猝死。那么，老年人到底如何进行科学的晨练，在晨练中又要注意些什么情况呢？

1. 什么时间最适合？

清晨的空气质量很差，特别是上午8点钟以前，因此锻炼的最佳时间是上午10点钟左右。

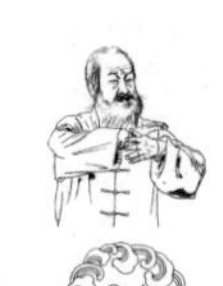

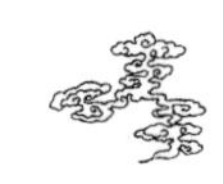

2. 哪里的锻炼场所最好？

不宜在煤烟弥漫、空气污浊的庭院里进行健身锻炼，应选择向阳、避风的地方进行锻炼（有雾时不宜在室外进行锻炼），如果选择在室内进行锻炼时，要注意通风，保持室内空气新鲜。

3. 什么运动项目最合适？

根据老年人的自身状况选择适合自己的运动项目，如步行、慢跑、骑自行车、打太极拳等，另外要注意的是在运动前一定要做准备活动，如伸展、弯腰、下蹲等，否则容易引起扭伤、碰伤、骨折等。

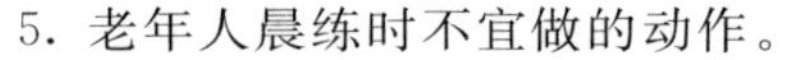

4. 忌带病锻炼。

晨练时若发生心绞痛应立即停止锻炼，不要紧张，可坐下或半卧位休息片刻，如疼痛无缓解可舌下含服 1 片硝酸甘油缓解疼痛；如果老年人近日频繁咳嗽、多痰、咽痛、鼻塞、喉燥、流鼻涕、发热或胸闷等（为气喘病的信号），不要进行剧烈的室外体育锻炼，只能进行散步、做操等轻微活动。

5. 老年人晨练时不宜做的动作。

不宜头朝下倒立；不宜做较长时间的低头、后仰动作；不宜骤然前倾身体、弯腰；不宜做翻跟头、劈叉等大动作；不宜屏气；不宜做快速反复下蹲起立动作；不宜快跑等。

6. 其他事项。

老年人由于体质较弱，体温调节能力差，锻炼时着装臃肿出汗多会伤风感冒，要随着活动的增加而酌情脱减衣服；锻炼的度以自我感觉舒适即可，过量运动可导致骨质损伤；另外，运动后不要立即洗热水澡，由于运动使肌肉的血管扩张，血流量增加，而内脏的血管相应收缩以维持肌肉的血量，这时洗热水澡则会使皮肤肌肉的血流量继续增加，而内脏尤其是脑部的血量减少，容易出现脑缺血而晕倒。

有些老人在晨练后，身体疲乏，产生倦怠之意，于是便喜欢在晨练回家后补上一个“回笼觉”，觉得这样才能够劳逸结合，能更好地休息养神。殊不知，这是不科学的，晨练后睡回笼觉不仅对身体不利，还会影响晨练的效果。这是因为人体经过晨练后，全身器官的功能都会由缓慢逐渐加速，并引起神经系统的兴奋增强，由此四肢活动灵活，思维敏捷活跃，此时应该坐下来吃点早餐、读读书报，或者喝杯茶、听听音乐……这样可使心情逐渐安定，内心平静，精神愉悦。如果晨练后马上回去睡回笼觉，不仅可能使晨练的辛苦前功尽弃，还可能给身体带来伤害：首先，晨练后人体心跳加快，精神亢奋，躺在床上不但不能马上进入睡眠状态，同时肌肉还因晨练产生的代谢产物乳酸等不容易消除，反而让人觉得四肢松软乏力，精神恍惚；其次，晨练后再睡回笼觉对人体心脏和肺部功能的恢复不利；第三，晨练后人体产生的热量升高，如果重新钻进被子里睡觉，汗还没有消，极易感冒。

另外，在饮食方面，老年人早上起来时，最好不要立刻进食饱肚子的食物，如米饭、馒头等。而应先进食一些多水的食物，如稀饭、米汤等，以滋润胃气、肺气。待胃活动正常后，再进食，对身体极为有益。

盥洗

发宜常梳，脸宜多洗

《老老恒言》曰：养生家言“发宜多栉梳，不宜多洗，当风而沐，恐患头风”，至年老发稀，沐似可废。晨起先洗面，饭后午睡后，黄昏后，俱当习以为常。面为五脏之华，频洗所以发扬之。

英文一个单词“wash”就把所有涉及洗洗涮涮的内容全包括了，而汉语则十分讲究，比如洗手汉语称“盥”，洗发汉语称“沐”，洗脸汉语称“碟”，洗身为“浴”，以上各项统称为“洗”。

梳头，大家往往觉得这是女儿家才做的事情，殊不知梳头其实还有保健作用。所以，男士也应该常梳头。众所周知，人的头部素有“诸阳之会”的美誉。在头部发际线附近，循行有督脉、膀胱经、胆经、胃经、三焦经、四神聪、头维、上星、风驰、翳风和哑门等穴。中医理论认为，如果能以梳子代替银针，对头部穴位和经脉进行具有“针灸”作用的按摩与刺激，将会起到疏通经络、促进周身血液循环、调节神经功能、消除劳累和疲倦，以及清心明目、醒脑提神的功效，甚至还会收到意想不到的其他保健效果。

据《针灸甲乙经》《灵枢・热病》《素问・气穴论》等中药医学文献介绍：如果长期按摩和刺激百合、风驰、哑门诸穴，可以预防并治疗中风、耳鸣、头痛、头晕、项背扭伤、鼻渊、神经衰弱、癫狂、失声聋哑、性功能减退以及其他疑难杂症，并有延年益寿之效。由此看来，梳头的确可以起到一种特殊的按摩保健作用。

养生专家认为，发宜常梳，这个观点也是有现代医学理论支撑的，经常梳理头发可以刺激、按摩头部的经络，加速头部的血液循环，改善局部的营养，起到滋养保护头发、消除疲劳、促进睡眠的作用。陶弘景在《真诰》里讲：梳理头发，宜多备几把梳子，频繁更换为好。时常换用梳子，是为了增加梳头次数，而不使头皮发痛，亦可叫人代梳，这也是为了使梳头次数更多，这样做可使血液不会滞留，头发不易脱落。

《老老恒言》中还提到梳头的次数宜多不宜少，而洗头则不宜太频繁。洗发的目的是为了清洁头发。人到老年，头发稀疏了，洗发的次数就不要太频繁了，以经常梳理为佳。过去人们喜欢用篦子梳头，其实是很科学的。篦子齿密，梳起头来不仅舒适、到位，而且对头发洁净的效果明显优于一般的梳子。现在在农村，或在一些特色工艺专卖店里还可以找到篦子。

另外，关于洗头还应注意的一件事情就是，洗头时切不可当风而洗。风乃百病之长，风邪最易伤人。中医讲，正气存内，邪不可干，邪之所凑，其气必虚。而老年人气血已不如年轻时旺盛，所以更易感受风邪。在洗头的时候，头发是湿的，头部的毛细血管是扩张的，如这时头部受风，轻则引起感冒、头痛，重则会出现其他疾病，如面瘫、缠绵难愈的头痛，甚至引发脑血管疾病，等等。

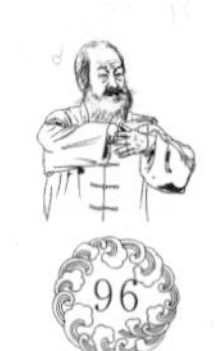

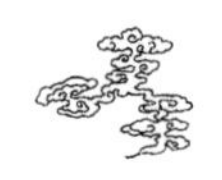

洗脸是晨起后必做的一件事，睡了一夜，起床后好好洗个脸，一是清洁面孔，二是振奋精神。但我们要明确的一点就是，洗脸并不仅仅是早晨的专利，进餐后、午睡后、黄昏后，以及晚上睡觉前都可以洗洗脸，而且最好养成习惯，这也就是《老老恒言》中提到的“脸宜多洗”。

颜面反映了人体五脏的情况，中医看病讲究“四诊”，四诊首先是“望”，其中很重要的一条是望面色，即观察面部的颜色与光泽。若心气不足，心血少，面部供血不足，皮肤得不到滋养，脸色就会苍白晦滞或萎黄无华；若肝血不足，面部皮肤缺少血液滋养，则面色无华，暗淡无光，两目干涩，视物不清；若脾失健运，气血津液不足，不能营养颜面，其人必精神萎靡，面色淡白，萎黄不泽；若肺功能失常日久，则肌肤干燥，面容憔悴而苍白；若偏肾阳虚者，则伴有面色发白，手足不湿，舌质淡，脉沉细；肾阴偏虚者，则伴有心烦失眠、口燥咽干、面色潮红、手足心热、舌质红，脉细数；肾阳虚体质则会导致身体的退化，在皮肤方面容易让肌肤呈现老化的状态，所以皱纹、黯沉都表现在脸上。

除了用水洗脸，还可以频频用手擦颜面，其作用与洗面是一样的。擦面的方法：一般要求在擦脸前将两手掌搓热，然后再用两手掌从额部顺着鼻子的两侧擦至下巴颏，再向上经过两腮回至额角，轻轻摩擦转圈。

老年人洗浴不宜过频

《老老恒言》曰：浴必开发毛孔，遍及于体，如屡屡开发之，令人耗真气。谚云：多梳头，少洗浴。盛夏亦须隔三四日方可具浴，浴后阳气上腾，必洗面以宣畅其气；进饮食，眠少顷而起。至浴时易冒风邪，必于密室。

中医理论认为，人体之所以能够保持活力，是因为体内不同的“气”在维持着身体各个器官的运作和功能。如果体内的“气”运行得通畅，那么人的身体自然就会健康，不易生病，而如果体内的“气”运行得不顺畅，人体各部分器官的运行以及功能发挥就会受阻，身体就会受到影响，表现出疾病的症状。同时，中医理论还认为虽然人体的健康受到“气”的控制，但运动、压力、光线等外在的因素却可以影响体内“气”的运行，沐浴也是如此。

人在沐浴时，身体受热，所有的毛孔都张开，这种状况下如果不注意，受风的概率将大大提高。正因如此，《老老恒言》中建议，多梳头，少洗浴，洗浴过多会耗损人体真气，即使是盛夏，也应隔3～4天再洗澡，而且洗浴后，阳气上升，一定要洗脸以宣畅上升的阳气，再进少许食物，小睡一会儿才可。另外，洗浴的水不可过热，只要身体感觉温凉即可。

其实，《老老恒言》中关于洗浴的观点，不仅符合清代时的卫生条件，而且《老老恒言》中所说的“洗浴不必太勤”也符合现代养生观点。人到老年皮肤油脂分泌会大大减少，所以皮肤略显干燥，洗澡次数过多会加重皮肤干燥瘙痒的情况。不过，老人也可以通过涂抹护肤品来缓解皮肤干燥情况。

《礼记・内则》中有记载：“五日则焊汤请浴。盖浴水不可太热，温凉须适于体，故必烽汤。或浴久汤冷，另以大壶贮热者，置于浴盆旁，徐徐添入，使通体畅快而后已。”《云笈七籤》也提到：“夜卧时，常以两手揩摩身体，名曰干浴。每隔5天洗浴一次，而且浴水不要太热，温度以身体感觉舒适为宜。如果洗浴时间过长，浴水凉了，可以另外用大壶贮存热水，放在浴盆旁边慢慢往浴盆里加热水，直到身体感到畅快为止。”

沐浴具有养生、防病的作用，古已认识到。沐浴的种类分为很多种，如水浴、日光浴、空气浴、泥浴，甚至是干浴，生活中常见的沐浴方式则是水浴和干浴。水浴又分为冷水浴、温水浴、蒸汽浴、泉浴、药浴等，这些沐浴方法可以通过物理刺激，达到卫生保健、延年益寿的目的。在众多的洗浴方法中，用冷热交替的水淋浴或干浴是最适合老年人的洗浴方法。

冷热水交替淋浴这种方法可以帮助血液循环，但在洗浴时，最好先热后冷。先用热水淋浴，可以舒张表面的血管、肌肉，帮助自我放松，当身体经过热水的熨烫，逐渐变暖时，再进行冷水浴，可以收缩血管，促进血液循环，使身体保持兴奋。冷水洗浴时应注意循序渐进的原则，不要马上将全身置于冷水流下，应该先从脸部、脚、手或胳膊等几个部位开始，然后再慢慢引向全身。如果难以接受冷水，可以每天冷淋某些部位，如第一天淋浴脚到膝盖或手到肘部，第二天再稍微向上一些，慢慢地就会适应冷水。

老年人还可以在晚上躺在床上时，做干浴：先将双手搓热，从上而下用手摩擦周身的皮肤，可以给人一种温暖舒适的感觉。持之以恒，周身气血畅通，舒筋活血，对身体健康十分有好处。

热水洗面好处多

《老老恒言》曰：洗面水不嫌过热，热则能行血气，冷则气滞，令人面无光泽。夏月井水阴寒，洗手亦恐手战，寒透骨也。

《老老恒言》中说，洗脸水不嫌热，热水能够让气血通畅，而冷水则会使气血凝滞不畅，使人脸面失去光泽。夏天井水里的水比较寒凉，即便是洗手也会因水凉而打战，这种寒气是可以入骨的，因此不宜用这种水来洗脸。

从现代医学角度来看，经常用热水洗脸也对健康有益。热水可以刺激毛细血管，能使毛孔张开，有利于深层清洁。而冷水则会刺激皮下血管收缩，减缓血液循环，进而导致面色苍白。

其实人洗脸的讲究也是有很多的，首先在洗脸前先洗手至关重要，每次洗脸前，请一定要把手洗干净。用洗手液或香皂洗手，充分轻揉（手心手背）30 秒，再用流动的清水把手冲洗干净，这之后才能开始洗脸。洗脸时，先从额头开始，从上到下，不管按摩哪里，都不要超过 30 次，也不要用力过大，用力过大会长角质层。洗脸按摩从额头起双手分别向外画圈，脸颊也画圈，T 形区要注意。鼻翼两侧（上上下下），从鼻翼到鼻尖，鼻根处至双眉间（上上下下），将嘴抿起，画圈加上上下下；眉与眼尾部画圈。

每天晚上倒一盆热水，水温一般在 50℃左右，有时可在热水里放点食醋或食盐。盐可消毒杀菌，醋可去脸上黑斑，护肤美容。或者将毛巾浸泡在热水中，捞出拧干迅速捂在脸上，用鼻子吸热气，凉了再放入热水中烫洗，这样反复烫洗几次，能起到熨眼、熨脸、熨鼻的作用。鼻孔吸热气可以防感冒，治鼻炎、鼻出血；熨眼可治眼疾；熨脸可治老年黑斑，使皮肤更富有弹性。

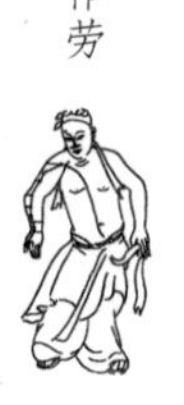

需要注意的一点是，有些人习惯在盆子里洗手、洗脸，或者一直用湿润的毛巾擦脸擦手，这些做法都是错误的。洗脸后一定要用干爽的毛巾擦干，很多人家的毛巾都挂在卫生间，那里阴凉不通风的环境非常适合细菌的生长。要解决这个问题，最好的方法就是定期晾晒毛巾，而且最好 3 个月换一次。

老人洗脸时一定要用热水，用热水洗脸，能扩张毛孔，增强皮脂腺和汗腺的活动。现代人提倡用冷热交替法洗脸，即先用温水，让毛孔张开，清除污渍；再用冷水，因为冷水可收缩毛孔，并具有清凉镇静的作用，但这种方法更适合年轻人。

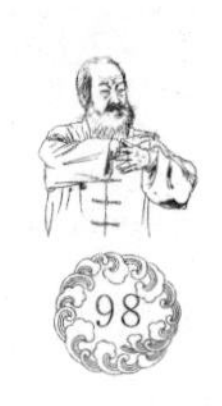

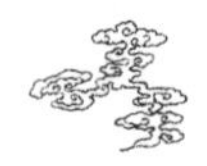

泔水洗漱，去垢不伤气

《老老恒言》曰：《玉藻》曰“沐稷而靧粱”，泔水能去垢，故用之。去垢之物甚多，古人所以用此者，去垢而不乏精气，自较胜他物。

洗面、擦面，一可清洁；二可改善颜面部的血液循环，使颜面更光彩；三可通过颜面的色泽了解身体内部的情况；四可促进五脏六腑的生理功能，从而防治五脏六腑的疾病。

在洗脸水的选择上，《老老恒言》建议用淘米水洗脸。淘米水里的米糠油成分，含有丰富的维生素B和维生素E，可以保护肌肤抵挡紫外线的辐射，而且能预防黑色素的生成，达到白净皮肤的效果。每天早晚用淘米水洗脸，轻轻按摩和拍打面部，使淘米水里的营养成分渗入皮肤，最后用清水洗净。

淘米水，呈碱性，因为溶解有米表皮的营养，所以用来浇灌植物，有不错的效果；而且淘米水的水分子可以很好的分离油垢、清理碗筷、去除案板异味、洗掉菜刀上的铁锈等。人们在做饭时往往会把淘米水倒掉，认为它没什么用途，其实，在日常生活中，淘米水不但是可以扮演“多重角色”的天然去污剂，而且还具有很好的药用价值。

用淘米水加食盐煮开后，外洗或外擦皮肤，对皮肤有比较温和的清洁作用，而且可以保持皮肤表面正常的酸碱度，抑制病原微生物的生长，防止皮肤瘙痒。

有一点必须要提示，用淘米水洗脸并不是说所有的淘米水都是可以用来洗脸的。第一次淘米的水中杂质较多，不适合用来洗脸，只有第二次淘米的水才可以。每天淘米后，倒出第二次淘米的水，让它慢慢澄清，然后再将上面的清水部分倒出来，这部分“清水”便是洗脸水。洗脸时，将淘米水涂在脸上，按摩20分钟，然后用3倍的清水洗净，早晚各一次，这样可使皮肤白皙嫩滑。当然，淘米水虽好，但并不是所有的皮肤都适合淘米水，拥有混合性皮肤或油性皮肤的老人可以使用，而干性皮肤的老人建议少用或不用。

老人洗浴有讲究

《老老恒言》曰：《记·内则》云“五日则燂汤请浴，盖浴水不可太热，温凉须适于体，故必燂汤。或浴久汤冷，另以大壶贮热者，置于浴盆旁，徐徐添入，使通体畅快而后已”。

不少老年人洗澡时都喜欢在热水池中泡洗，这样长时间把全身浸泡在热水中，会引起全身体表皮肤的血管广泛扩张，皮肤血流量增多，使血液过多集中于体表，而脑组织的血流量则相对减少，老年人大多都有动脉血管硬化，血管弹性减弱等症状，自身调节血液循环的功能差，长时间泡热水澡轻者会造成头晕眼花，严重者还可突然晕厥而跌倒，引起颅脑损伤、骨折及其他意外的发生。

那老人洗浴的时候应该注意什么呢？

1.水温不宜过高，以35～40℃为宜。26℃以上的室温，会让老人窒息，透不过气来，还可能烫伤皮肤。

2.应选择在高处安装通风装置的浴室沐浴，以形成浴室内空气、湿气的环流排放循环，确保室内有足够的氧气。

3.老人在家中沐浴，除防止煤气中毒、触电外，还不能用浴罩之类的封闭物。因为封闭物会影响空气交换，造成缺氧。

4. 沐浴时间不要太长，一般以半小时至45分钟为宜。过久泡浴，会造成出汗过多，易致虚脱。

5. 心脏功能不全、活动性肺结核、肿瘤破溃、化脓性炎症、身体疲乏及有出血倾向的颈肩腰腿痛患者，暂不宜入浴，可以擦身替代。

6. 老年人沐浴时特别当心发生“浴室综合征”。若患者出现口渴、胸闷、心悸、恶心、目眩、四肢乏力、呼吸急促，甚至晕倒或诱发心脑血管病等一系列症状，就是“浴室综合征”的表现。

天冷的时候，室内外温差大，浴室内湿度呈饱和状态，水汽压较大，通风性差，空气混浊，氧含量少，人又多，对此老人较难适应，易发生“浴室综合征”。对此的预防措施为：平时应加强锻炼，增强体质与适应能力；在浴前不饱食、过饥、过疲劳与饮酒，但可预饮一些白开水；进澡堂先适应5分钟，热身后再入池；洗浴由下到上，由足到头，逐步适应；浸泡热水池时间以15～20分钟为宜，不要过长；擦澡动作不过急、过快和过分用力，以轻柔舒松为佳。如出现上述不适，即应步出浴池休息、喝茶，多可缓解。

卧而擦身，谓之“干浴”

《老老恒言》曰：《云笈七签》曰夜卧时，常以两手揩摩身体，名曰“干浴”。

古时候，有人以干布摩擦皮肤，或以冷水摩擦身体用来预防感冒和健身。关于干浴的描述，屡见于古代养生著作，将古已有之的按摩术称作干浴，可谓道教的一大发明。

随着医学技术的不断发展，这样的健身方法似乎被人们遗忘了。当有关专家，对一些长期坚持摩擦皮肤的人进行调查之后，不禁吃了一惊。因为被调查的200位坚持摩擦皮肤的老人，几乎个个鹤发童颜，精力充沛。

专家认为，强烈地摩擦皮肤，可以使皮肤的毛细血管扩张，加速血液循环。另外，摩擦像运动一样能促进新陈代谢，使体内的废物尽快排泄掉。其次是，摩擦皮肤可提高皮肤的外界适应力。皮肤起着阻止病菌入侵人体和调节体温的双重作用，而摩擦正好可以起到洁净皮肤的效果。

摩擦健身的方法很多，用干毛巾摩擦全身，称为“干布摩擦”；用特别柔软的刷子摩擦，称为“刷子摩擦”；用拧干的冷毛巾摩擦叫“冷水摩擦”。此外，还可以采用“手摩擦法”，等等。一般来说，“冷水摩擦”的效果比“干布摩擦”要好一些。无论采用哪种方法，都要循序渐进，在冬天还应避免着凉。而且每次做摩擦时，速度要快，先轻后重，逐渐加力。摩擦锻炼也同其他锻炼方法一样，需要毅力，只有长期坚持，才能收到健身的效果。三天打鱼，两天晒网是收不到效果的。

干浴是一种以手或工具摩擦全身皮肤的健身方法，深受养生家推崇。老人可在每天洗澡或早起后，双手搓热，从上而下按摩身体，可以给人一种温暖舒适的感觉。持之以恒，可以让身体更加轻松、灵活。综合各类有关干浴的方法，下面对干浴做一系统介绍：

浴手。两手先相擦搓热，再两手手掌和手背互相用力摩擦10次。手是三阳经和三阴经必经之处，摩擦能调和手上气血，使经路畅通，十指灵敏。

浴臂。右手掌先按左手腕囊面，再用力沿臂内侧上擦至肩膀，然后过肩外侧向下擦到左手腕外面，如此往复共10次，再换右手，按照上述方法擦左臂。臂部有三个重要关节，正当经络之要道，如稍有不适，就会影响全身活动，因此浴臂功可以疏通三阳经、三阴经的血气通行，使关节灵活，通经活络，防止关节僵直、肩周炎等疾病。

浴头。先用两手掌心紧按前额用力向下擦到颌下，再翻向头后耳旁，轻轻擦过顶然后回到前额，一共擦10次。其次，用两手十指左右旋转着轻揉发根10次，如梳头一样，然

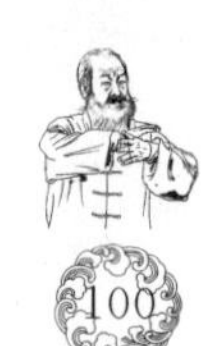

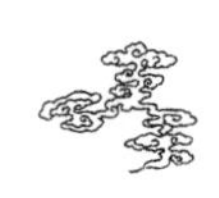

后用拇指从太阳穴到耳边向头后捋，捋到耳后下凹处时，其余四指即随着用力向上至顶部，如此10次。头为一身之主宰，尤其要注意保养，浴头功可以促进百脉调和，气血不衰，调整血压，改善大脑供血机能，常做浴头功令人到老面色红润，不生皱纹。头发为血液末梢，轻探数次，既能疏散过多的充血，有助于降低血压，又能引血上升，克服贫血诸症，改善头部和毛囊下末梢的血循环，使头发得到滋养，防止脱发，推迟衰老，并能缓解头痛，解除用脑后的疲劳。

浴眼。先用两手拇指背分别擦两眼皮10次，然后用两手拇指分按两侧太阳穴轻轻揉10次，再向相反方向揉10次，最后用拇指和食指捏住两眼中间的印堂穴揪10次，眼为肝之窍，又为五脏精华所现，眼病与五脏均有关系，浴眼可以使眼部血脉畅通，肌肉保持弹性，增强视神经、动眼神经以及眼肌的功能，防止视力疲劳，预防近视眼和远视眼，亦可延缓眼睑的下垂，对肝脏也有益。

浴鼻。用两手拇指背在鼻骨两侧一上一下地用力擦10次，天冷时可增加次数。浴鼻可促进黏膜的血液循环，有利于鼻腔黏膜的正常分泌，促进黏膜上皮细胞的增生能力，刺激嗅觉细胞，使嗅觉灵敏，可起到防治鼻病、预防感冒的作用。同时鼻翼两侧有面动静脉及眶下动脉的分支，又有面神经和眼眶下神经的吻合丛，浴鼻还有助增强眼神经的功能，防止面神经麻痹等病。

浴胸。先用右手按在左乳部上方用力擦到右大腿胯根处，再用左手按在右乳部上方用力擦到左大腿胯根处，如此左右交替进行，各擦10次。如肠胃不适有慢性肠胃病，可再加做揉腹功，先左手叉腰，拇指在前，四指在后，右手从心口窝左下方揉起，经过左下腹，向左推揉，共推揉36次。然后右手叉腰，左手如前法在右下腹向左推揉30次。按摩前胸，推揉腹部，可以牵拉腹内脏器，使肠胃蠕动增强，减轻腹腔和某些内脏的瘀血，促进腹腔静脉回流，刺激胃肠和胃黏膜上的神经感受器，在中枢神经系统的调节下，引起迷走神经兴奋，加快平滑肌的蠕动，促进胃液、胆汁、胰腺和小肠液的分泌，增加消化吸收作用。

浴腿。左手紧抱左腿胯部用力向下擦到足背足根，再往上擦回大腿胯部，如此上下来回擦10次。右手来回擦右腿，如左手法擦10次，两手同时擦。腿是担负上体重负的骨干，是足三阳经和足三阴经的必经要路，浴腿可使膝关节灵活，腿肌增强，防止肌肉萎缩，有助于减少各种腿疾。

浴膝。两手掌心各紧按两膝，先一起向左旋揉10次，再同时向右旋揉10次。膝关节处多横纹肌和软性韧带组织，经常浴膝，可促进皮肤血液循环，增高膝部温度，驱逐风寒，从而增加膝部功能，有助防止膝关节炎等难治之症。

最后需要提示的一点是，不宜用尼龙巾，老年人皮肤比较干燥，表皮大多萎缩变薄，用尼龙巾搓背容易损伤表皮，使皮肤的屏障作用减弱，容易使病毒、细菌趁机侵入，从而诱发传染性软疣、毛囊炎、疖肿等感染性皮肤病。

空腹洗浴伤元气

《老老恒言》曰：《四时调摄论》曰“饥忌浴”，谓腹虚不可复令耗气耳；又曰：“枸杞煎汤具浴，令人不病不老”，纵无确效，犹为无损。至有五枝汤，用桃枝柳枝之属，大能发汗，乏人精血。或因下体无汗，用以洗足。

《老老恒言》说：饥饿的时候不应该洗澡，是因为饥饿时腹中空空，而洗澡是很消耗体力的。中医认为，洗澡时腠理皆张，血脉运行加快，元气耗损，而饥饿时，人体本就虚弱，如果此时再洗澡，则会过度耗气，不利于身体健康。事实上，中医的这种说法是非常正确的。由于洗澡时，全身皮肤在热水的刺激下扩张，血脉运行加快，较多的血液都流向了体表，而腹中空空，容易引起腹中血糖过低，导致虚脱或者昏倒。尤其对老年人来说，本来身体就相对虚弱，如果此时再空腹洗澡，则会过度耗气，不利于身体健康。

现代医学也持同样的观点。由于人在洗澡时，全身的皮肤在热水刺激下会舒张，血脉运行会加快，大量的血液都流向了体表，而腹中无谷，容易引起血糖过低，甚至导致虚脱。

其实不仅饥饿的时候不能洗澡，饱食之后也不应立即洗澡。饱食之后，大量的血液集中到消化系统，此时洗澡，会影响食物的消化吸收。饱食之后，身体血液都集中在消化系统，此时洗澡，强迫扩张体表下血管，刺激体表血液流通，使大量血液流向体表，降低腹腔血液供应，会影响食物的消化吸收。

《老老恒言》中建议用枸杞煎汤洗浴，认为可以使人不病不老，即使没有明显的疗效，也不会对身体造成伤害。还有一种五枝汤，是用桃枝、柳枝之类煎汤洗浴，它可使人发汗，但汗出多了也会损耗人的精血。而下肢长年不出汗、腿脚寒凉的人用其洗脚，则是大有好处的。

对老人来说，洗澡是放松自己、清洁身体的好方法，但洗澡也讲究方法，并不是时时刻刻都适合洗澡，对于洗澡时间的选择是有很多讲究的。

1. 血压过低时不宜洗澡。由于热水的刺激，洗澡时体表血管容易扩张，低血压的人容易发生虚脱现象。

2. 发烧时不宜洗澡。人体之所以发烧是因为外敌入侵，体内免疫系统发挥保护作用的结果。根据专家测量，当人的体温到达39℃时，身体的热量消耗可增加到平时的20%，身体会呈现比较虚弱的表象。如果此时洗澡，会大大刺激体表血管扩张，加快热量消耗速度，容易引发意外。

3. 酒后不宜洗澡。饮大量酒后，身体会发生一系列的变化，比如血液循环加快、热量流失、神经兴奋等，如果酒后立即洗澡，则会加快血液循环速度，大量消耗掉体内存有的葡萄糖，导致体温下降、机体疲劳，甚至使身体出现因低血糖而导致休克的情况。此外，酒精进入身体后，大脑皮质和心脏会产生兴奋的表象，此时再接受水温的刺激，会影响血压，容易产生头晕、眼花、全身无力的情况，严重者还会引发低血糖昏迷症状。因此，老人最好不要饮过量酒，也不要酒后立即洗澡。

4. 疲劳时不宜立即洗澡。许多人都认为，疲劳时冲一个热水澡可以缓解身心的疲累。但事实上，无论是体力劳动，还是脑力劳动后，都应休息片刻，然后再洗澡，否则容易引起心脏、脑部的供血不足，引发晕厥。总之，人体的健康就如人生的输赢一样，要在正确的时间选择做正确的事。

因此，洗浴虽是日常生活中必不可少的一部分，但也要讲究时间、方法，不应任性而为，老年人尤其要慎重。

春秋洗浴宜忌

《老老恒言》曰：春秋非浴之时，如爱洁必欲具浴，密室中，大瓷缸盛水及半，以帐笼罩其上，然后入浴。浴罢，急穿衣，衣必加暖，如少觉冷，恐即成感冒；浴后当风，腠理开，风易感，感而即发，仅在皮毛，则为寒热；积久入里，患甚大，故风本宜避，浴后尤宜避。《论语》“浴乎沂，风乎舞雩”，狂士不过借以言志，暮春非浴之时，况复当风耶！

《老老恒言》中讲到，春秋季节洗浴之时，最怕冷风，因此洗浴时，应注意防风。古时，人们生活条件较艰苦，无法获得现代的洗浴条件，为了保证身体的健康与清洁，他们推崇季节洗浴，提出了春秋不宜洗浴之说。如果天生爱洁净，洗浴时一定要在密室中，而且应在大瓷缸中放入一半的温水，并一定要用丝帐笼罩其上，然后入浴。洗浴后，应立即

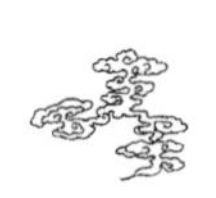

穿上经过烘烤的衣服，稍觉寒冷，便会发生感冒。

这是因为人在洗澡时，腠理皆开，所以身体对风邪比较敏感，也容易受其感染。即便是风邪只停留在外表，也会引发寒热之症，如感冒、肠胃寒凉、疼痛等，如果风邪入里，则会对身体产生很大的危害。而老年人本来机体功能下降，抵抗力较之年轻人大大下降，即便是年轻人都可能在沐浴后着凉生病，老年人自不必说。从这个层面上说，洗浴时应避风，洗浴后也应防风。

洗浴时，由于身体完全暴露于空气之中，最容易受凉感冒，因此，防风便成了洗浴时最重要的目标，尤其是老年人，洗澡时要注意以下几点：

1. 洗澡时要将门窗关好后再洗澡，不仅是为了保护自己的隐私，还是为了避免在洗浴时着凉。

2. 提前准备好浴袍或要穿的衣服，洗完澡后，要快速擦干身体，穿好衣服，以减少身体皮肤暴露于空气中的时间，进而减少受凉的机会。

3. 洗冷水澡时最好有一个过渡。不要突然让身体接触冷水，以免刺激皮肤，血管急速收缩，造成健康问题。

最后，老年人在春秋季节洗澡时还要明确的是，千万不要以为洗完澡就万事大吉了，后续工作做不好，一样会“赔了夫人又折兵”。

首先，慢起。刚洗完澡是血液供应最容易出问题的时候，如果动作太猛，很容易一下子供血不足，导致严重的心脑血管疾病。有冠心病、高血压的老年人需特别注意，最好提前将速效救心丸含于舌下。患有高血压的老年人，洗澡前半小时可服 1 丸硝酸甘油。

其次，穿暖。洗完澡后要戴好帽子，穿好衣服再出来，以防受凉，引起伤风感冒。洗澡时，浴室温度较高、头部皮肤血管扩张，走出浴室后，由于气温下降，扩张的头皮血管遇冷急剧收缩，会造成头部缺血而抵抗力减弱，使感冒病菌乘虚而入。因此建议老人洗澡时，室温在 24～26℃为宜，水温则以 35～40℃为好。另外，老人最好在白天室温较高时洗，必要时可采取电暖器或浴霸来预热。

再次，喝足。最好是茶水，以更好地补充体内丢掉的水分。洗澡容易让机体缺水，使血黏稠度增加，造成血液凝固，阻塞血管，有发生脑血栓而致半身麻痹和瘫痪的危险。

最后，歇好。洗澡后应休息 30 分钟左右，可在床上坐会儿，以恢复体力和心力，避免心脏出现不适症状。

香水洗身，疏泄元气

《老老恒言》曰：《清閟录》载香水洗身诸方，香能利窍，疏泄元气；但浴犹虑开发毛孔，复以香水开发之可乎？愚按《记》言“沐稷靧粱，不以稷与粱洗身香”，盖贵五谷之意。凡上品诸香，为造化之精气酝酿而成，似亦不当亵用。《藏器》云“樟木煎汤，浴脚气疥癣风痒”。按樟辛烈香窜，尤不可无故取浴。

时代在不断地进步，人们的生活观念也在不断地改变，美容、美体已经成为司空见惯的事了，如今连香芬浴也成为养生的重要话题了。疲累的一天过后，在浴缸里放入少许泡泡粉，再滴两滴植物精油，在淡淡的香气中，洗去一天的疲劳似乎是最好的选择。但我们看《老老恒言》中的观点，似乎却并不这样认为，《老老恒言》说，香气有利于气窍，能疏泄元气，但洗澡时皮肤毛孔大张，再用具有香气的水洗澡似乎不利于身体健康。

《老老恒言》又说，古人不用稷粱洗澡，是因为在农耕社会，生产力尚且不发达，五谷对他们来说是很贵重的东西，而洗澡时所用的各种香也是造化的精气酝酿而成，自然也是不应随便使用的。有人说，用樟木水洗脚，能治疗脚气、疥癣或者因受风而引起的皮肤瘙痒，但《老老恒言》认为樟木的气味辛烈浓厚，更不可无缘无故地拿来洗浴。

清朝时，人们采用的方法是将具有刺激性气味的药材煮水用来洗浴，其中浓度较高，对人体健康的弊端超过了它对身体的益处，所以《老老恒言》并不赞成香芬浴。

现代植物性精油是在植物中提取的挥发性强的物质，通过其特殊的气味，以及与皮肤的接触影响健康。最重要的是，个人可以根据自己喜好或科学经验调整洗浴水中的精油浓度，以达到调理身体的目的。植物精油被称作是“植物的激素”，其构造和功能与人体激素相似，对人体有重要的作用，尤其是舒缓、振奋精神方面。而对于一些疾病，某些精油也有舒缓和减轻症状的功能，所以对老年人来说，现代香芬浴是非常有益的。这对身体已经开始走向衰弱的老人来说非常有益，不过，老人在进行现代香芬浴时要注意以下几个方面：

首先，注意浓度和温度。在用精油进行香芬浴时，不要浓度过高，一般4～5滴即可。在使用精油前，最好先做皮肤测试。方法是：调浓度为3%的精油，用在腋下或胸口，24小时后没有出现过敏现象，才可以放心使用。在进行香芬浴时，要注意水温，一般以皮肤感觉有温热感即可。

其次，时间长短要适合。如果想要彻底放松。可以在温热的水中多泡一会儿，但记住时间不要太久。

再次，精油要常换。单一精油不可持续使用过久，同一种精油的连续使用时间最好不要超过3周。如果为了调理，可以连续使用3个月，但最久不应超过半年。皮肤上有伤口时，要尽量避免香芬浴，以免刺激皮肤，延缓皮肤愈合。在洗浴时，注意不要让精油进入眼睛。

另外，老人在使用精油进行沐浴时应注意正确的使用方法。正确的做法是，将4～5滴精油调入基础油或直接放入浴缸的温水中，搅拌均匀后，便可进行香芬浴，在浴缸中泡澡10～15分钟即可。

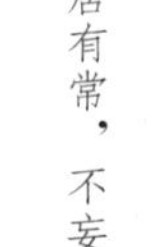

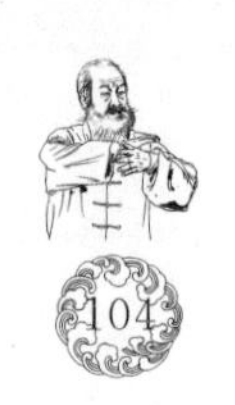

昼卧

卧榻即眠，不如卧室安枕

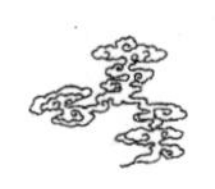

《老老恒言》曰：午后坐久微倦，不可便榻即眠，必就卧室安枕移时，或醒或寐，任其自然，欲起即起，不需留恋。

在我们的日常生活中，尤其是夏天，很多人都有睡午觉的习惯。午睡因此被称作是一种最佳的“健康充电”方式，它有以下几个功效：

1. 午睡过程中，人体交感神经和副交感神经的作用正好与原来相反，从而使机体新陈代谢减慢，体温下降，呼吸趋慢，脉搏减速，心肌耗氧量减少，心脏消耗和动脉压力减小，还可使与心脏有关的激素分泌更趋于平衡，这些对于控制血压具有良好的效果，有利心脏的健康，降低心肌梗死等心脏病的发病率。

2. 提高机体的免疫机能，增强机体的抗病能力。睡眠不足会引起机体的疲劳，如果长期如此就会进入恶性循环，虽无明显器质性病变，但机体的免疫功能减弱，抵抗力下降，会导致产生疾病的因素增多。

3. 养脑健脑，振奋精神。经过一上午的忙碌，大脑处于疲劳状态，午睡不仅可以补偿夜间睡眠不足，还可使人的大脑及身体各个系统都得到放松与休息，可使人精力充沛，反应敏捷，情绪良好。午睡虽是促进健康的一种良好手段，但也要讲究方法，否则效果将会适得其反。

午饭后不要马上躺倒就睡，应休息 30 分钟再睡，否则会影响胃肠道消化，长此以往还可能引起胃病。睡前不要吃太油腻的东西，也不要吃得太饱，因为油腻会增加血液黏稠度，加重冠状动脉病变，过饱会加重胃消化的负担。

午睡应该选择适当的场所，这样才能使身心都得到放松。最好不要直接躺在卧榻上就睡，更不要伏在写字台上睡午觉。用半躺或者坐着打盹的方式来替代午睡的做法是不利于消除疲劳的。因为人体处于睡眠状态时，全身肌肉松弛，血液循环减慢，头部供血减少。而坐着午睡由于体位关系，供给大脑的血液更少，使人醒后易出现头昏、眼花、乏力等一系列大脑缺血缺氧的症状，所以这种午睡方式是不科学的。

老年人还应当注意，午睡时最好不要“随遇而安”，在草地上、树荫下、走廊下以及在有过堂风的地方或风口处午睡。因为人在睡眠中体温调节中枢功能会减退，如果在草地上或有风的地方午睡，极容易引起感冒或身体不适，因此千万不要为贪图凉快而睡在有“穿堂风”的地方或电扇下面，以防着凉得病。

《老老恒言》说，午后坐得太久导致身体疲累时，最好不要立即躺在榻上睡觉，而是要到卧室中，安枕、铺被而眠。午睡最好躺在卧室的床上，这样能使身体充分伸展开，放松地进入睡眠。实在不行，可以准备一个旅行用的充气颈枕。每次午睡时，就把充气颈枕拿出来充上气，然后套在脖子上，这时再找一个有靠背的椅子，背靠椅背坐在上面，便可以舒适地享受午睡了，而颈椎也处于跟躺着睡觉时一样自然、放松的状态。如果买不到充气颈枕，可以选择几把舒适的椅子拼在一起，将其中一把椅子的椅背调整为最低状态，然后靠在上面，腿尽量伸展开放在椅子上，使下半身彻底放松。最理想的是向右侧卧睡，因为右侧卧位能够使胃排空，既有助于胃内的食物向十二指肠移动，不影响肠胃消化，又不会使心脏受压。睡觉时脑袋耷拉在椅背上是不对的，最好在头后垫一些柔软的物品当作枕头。

另外，在平时休息时一定要注意姿势，不要跷二郎腿。

最后要提醒的一点就是，老年人在醒后要慢慢起身，午睡后也不宜马上起身工作，应稍微活动活动，过几分钟再工作。醒后应该喝一杯水，以补充血容量，稀释血液黏稠度。

午后不宜久睡

《老老恒言》曰：《左传》医和之言曰：晦淫惑疾。注：寝过节则惑乱。

午睡对身体健康非常有益，但却不应睡得过长，对老人来说，尤其如此。白天最好的休息时间便是中午了，此时阳气渐消，稍微休息一下就可以滋养阳气。休息时间过长则影响老人晚上的睡眠质量。中医理论认为，午夜时阴气最盛，阳气渐长，而阴气主静，应熟睡，以滋阴；但中午时，阳气最盛，深度睡眠反而不利于发扬阳气，醒后容易出现头昏脑涨、全身乏力的情况。

《老老恒言》还嘱咐，老人不要节制睡眠，否则容易引起体内内分泌紊乱。其实，这点在现代科学中也能找到依据。现代医学也表明，科学、有效的午睡是健康充电的好方法。千万不要把午睡变成“误睡”，睡眠时间应保持在30分钟到1个小时为宜，过长或过短均不宜。时间过短，大脑还未进入睡眠，便已清醒，常会感觉没有睡饱，而时间过长，则进入了深度睡眠，不易清醒，也不利于健康。

身体中各系统的运作是有周期的，而睡眠则是身体各系统休息的大好时机。如果一再遏制自己睡眠的欲望，强迫身体系统高强度运作，不仅会影响工作的效率、身体的生物钟，而且还会形成内分泌紊乱，最终影响身体健康，加速体内各系统的老化速度。当然，午饭后食物还未完全消化，立即睡眠对身体亦无益处，不仅不利于食物的消化，也影响睡眠的质量。

另外，有些老年人午睡醒来，会出现头晕、头痛、心悸及疲乏等不舒服现象。一些医学专家研究认为，以下四类人不宜睡午觉：

1. 65岁以上或体重超标20%的人，午睡会使血液黏稠度增加，易引起血管堵塞。

2. 血压低的人，午睡时血压会相对降低，会导致血压低的人呼吸更困难。

3. 脑血管变窄而经常头晕的人，午饭后大脑血液会流向胃部，血压降低，大脑供氧量减少，很容易因大脑局部供血不足而中风。

4. 失眠的人，午间最好做些轻松的事情，如听音乐等，使自己处于放松状态。

所以，并不是所有的老年人都适宜睡午觉。只要白天不过度疲劳，能适量参加体育锻炼，生活有规律，晚上按时就寝，保证睡眠质量，白天就不必再睡觉。

午睡有调整身体阴阳，促进机体恢复的重要作用，是焕发精神、增强免疫能力的重要手段。但越是看似简单的事情，往往蕴藏着很大的秘密，午睡也是如此。

因此，老年人不必强求自己午睡，每个人对睡眠的要求不一样，并不是所有人都需要午睡的。或许很多老人在知道了午睡的好处后，都要强迫自己午睡，事实上，这完全没有必要。中午或睡或醒，完全凭借自然，不必勉强自己不睡，也不要勉强自己睡，一切只要自己适意、舒服即可。

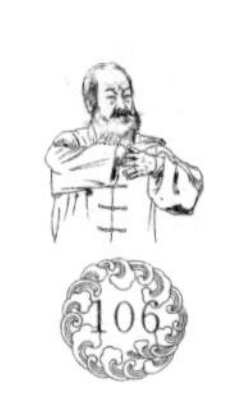

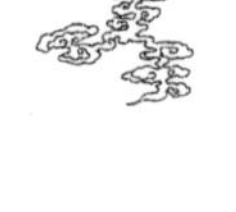

夏天午睡讲究多

《老老恒言》曰：长夏昼卧，醒后即进热饮，以助阳气，如得微汗亦妙，夏为阳极之候，昼宜动，而卧则反静，宣达之所以顺时。

欧阳公曰：介甫常云，夏月昼卧，方枕为佳，睡久气蒸枕热，则转一方冷处，老年虽不宜受冷，首为阳，不可令热。况长夏昼卧，枕虽末节，亦取所宜。

在我们的日常生活中，很多人都有夏天睡午觉的习惯。但是，你可知道，夏天为什么要午睡呢？夏天的正午时分，周围环境的温度是一天中最高的，人体的体表血管往往会扩张，大量血液集中于皮肤，造成了体内血液分配不平衡的现象。尤其是大脑的血液减少，加上经过一个上午的忙碌，人就会感到精神不振，昏昏欲睡。同时，夏天昼长夜短，天气闷热，夜睡不安，人们常常睡得晚、起得早，导致睡眠不足，所以人一到中午就感到精神困顿。午睡就好比运动过程中的一次缓冲，经过午睡以后，人们的疲劳消除了，这为下午蓄积了充沛的精力。

众所周知，午睡对人体健康非常重要，据科学家研究观察，每天午睡 30 分钟，可大大降低冠心病的发病率，并且能使人整个下午的精神更加充沛。正因为午睡具有如此神奇的能量，有人才把午睡比喻成最佳的“健康充电”。尽管午睡能使心血管系统舒缓，并能降低人体紧张程度，使人更具活力，但健康的午睡也是有规则的。由于午睡是在白日中睡眠，所以午睡也有很多讲究。

1. 长夏午睡也应注意枕头的选择。《老老恒言》中提到，夏季午睡应该选用“方枕”，而古时的方枕多为瓷器、竹等凉性材质所制，具有清凉的作用。在中医理论中，头属阳，最怕热，而夏季天气炎热，头发中极容易出汗，如果枕头为棉花等热性材质，无疑加重了炎热的程度，不利于安睡，因此，应选用凉枕。同时，夏日午睡还要注意防风，夏日午后天气热，容易产生疲倦感，午睡往往睡得很沉，而且易出汗，要注意防止着凉，所以午睡时最好关掉空调、风扇后再睡。

2. 中医理论认为，长夏昼卧，醒后即进热饮，以助阳气，如得微汗亦妙，夏为阳极之候，昼宜动，而卧则反静，宣达之所以顺时。《老老恒言》中建议，午睡后应饮用一些热饮，以帮助宣泄体内阳气，而且最好饮后，有微微的热汗冒出，对身体最为有益。当然，对老人来说，脾胃虚弱，不宜饮用冷水，选择温水或热水即可。这点在科学上也能找到解释。夏季天气炎热，在不知不觉的睡眠过程中，人体水分便流失了，体液开始变得黏稠，此时极需要补充水分，以维持代谢平衡。

3. 午餐后不宜立即躺下午睡。进食后，身体血液大多聚集在消化系统，而此时睡眠，容易形成大脑供氧及营养下降，引起大脑供血不足，造成越睡越累的窘状。因此，最好在午餐结束 30 分钟后，再进行午睡。

4. 午睡的睡姿很重要。午睡质量的好坏与睡姿有很大的关系，正确的睡姿应是头高脚低的，而且应采取卧位，这样方便血液的循环。特别提醒大家，尽量不要采取伏案而睡的方式午睡，因为这样的睡姿影响了四肢的血液流通，能加重大脑缺氧症状。

另外，如果有高血压，午睡时应注意，睡前最好不要服用降血压的药物。因为人体在睡眠时，血压自然会下降，如果此时再服用降压药，有可能导致心脑、肾等主要脏器供血不足，也容易造成凝血物附于血管壁引起血栓，导致缺血性中风的发生。

冬天昼卧注意保暖

《老老恒言》曰：冬月昼卧，当以薄被覆其下体，此时微阳潜长，必温暖以养之。血气本喜温而恶寒，何况冬月。如不以被覆，及起，定觉神色偃蹇，遍体加冷，阳微弗胜阴凝也。

《老老恒言》说，冬天午休时，应当在下半身盖上薄被子或者毯子，此时身体微弱的阳气见长，应该注意保暖以滋养阳气。人体温暖气血便畅通，人的身体自然健康，若人体寒凉那么气血就会凝滞，疾病自然不期而至。冬季午睡如果不盖被，等醒来后，容易着凉而使得神色困顿、精神萎靡，身体更加寒凉，体内阳气弱于阴气，导致气血凝滞。

进入冬季后，很多人都会感觉冬天睡午觉太冷，而且午睡时间不长，衣服脱了又穿很麻烦。甚至有些人认为冬季夜长日短，夜晚的睡眠时间便足够了，没有必要再睡午觉，睡多了反而对身体不好。那么，冬天睡午觉究竟好不好？其实，不论春夏秋冬，中午适当睡一会午觉都是有必要的，中午休息一会儿能够让人在整个下午精力都保持充沛的状态。

冬季里如果晚上提早一点睡觉，并注重夜晚的睡眠质量，中午时分稍微眯一下眼，适当休息一下也可以达到午睡的效果。

大多数人都会觉得冬季不仅早上起床难，就连中午午睡也是一大问题。同样都是睡午觉，冬天就比其他季节更容易感冒和颈椎酸痛，所以冬季午睡需要特别注意。

老年人的居室，冬天必须采用取暖设备，使室温保持在15℃以上。如果室温过低，老人易受寒邪侵扰，诱发呼吸系统与心脑血管疾病，产生严重后果。冬季北方多睡火炕，近些年来使用电热毯也越来越普遍，无论采取哪种，以温度适宜为好。但是，要注意的是，在控制室内温度同时，应注意保持室内整洁、空气流通和湿度调节。无论是用火炉、暖气或空调，室温宜保持在18～20℃，切忌温度过高，以免内扰阳气，使之外泄，或积热于内，形成阴虚火旺，痰热瘀血，至春就会发病、或诱发宿疾复来。

冬季午睡还要注意脚部的保暖，俗话说"寒从脚下起"，脚对头而言属阴，阳气偏少。脚一旦受凉，便通过神经反射，引起上呼吸道黏膜的血管收缩，血液量减少，抗病能力下降，以致隐藏在鼻咽部的病毒、病菌乘机大量繁殖，使人感冒或使哮喘、气管炎、胃肠病、关节炎、腰腿痛、痛经等旧病复发。因此，冬季老年人午睡时一定注意不要让脚部受凉，冬天老年人要保持鞋袜温暖干燥，要经常洗晒。还可以在午休前按摩脚心（即涌泉穴）10分钟，以增加血液循环，疏通经络，有益于健身益寿。

冬季讲究阳气"冬藏"，而午睡时很容易使得腰背部皮肤外露从而受寒着凉，导致阳气外泄。醒着时穿多少不代表睡着时也一样，午睡时要特别注意保暖，休息时最好盖床薄毯或加多一件厚衣服。

坐而假寐宜养神

《老老恒言》曰：坐而假寐，醒时弥觉神清气爽，较之就枕而卧，更为受益。然有坐不能寐者，但使缄其口，闭其目，收摄三心神，休息片时，足当昼眠，亦堪遣日。乐天诗云：不乍午时眠，日长安可度。此真老年闲寂之况。

人们常说，老年人的养生保健需要动静结合，动即体育锻炼，通过运动健身来保持身体健康，那么静是什么呢？闭目养神就可称之为静。闭目可以养生，闭目养神对于中老年

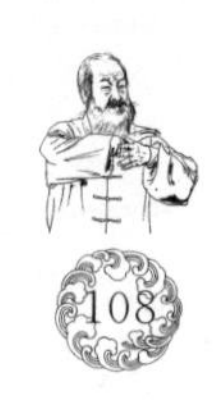

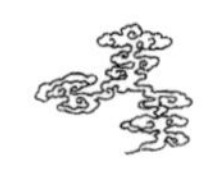

人是大有裨益的。在中医理论中，元神是人体生命活动和精神活动的总称，对身心健康影响重大，而“闭目”是养神最好的方法。有些老年人睡眠少，中午时无法入眠，此时可以通过闭目养神来休养身体。

闭目养神是一种很好的养生方法，它能摒除杂念，集中精神，使得内心清静，对身体健康非常有益。现代社会，信息量非常大，而闭目养神能屏蔽大脑接触的80%的外界信息，避免了外界的干扰，使大脑处于一种难得的平静状态中，有利于大脑的兴奋和抑制功能保持平稳，从而使大脑得到最好的休息，还可以提高大脑的指挥功能，让身体的各组织器官处于最佳状态，使生命力增强，疾病难以侵袭。

另外，如果肝脏处于供血量不足的情况中，正常的新陈代谢活动就会受到影响，从而导致肝脏受到不同程度的损害。而闭目休息半小时左右就可以免除这种对肝脏的损害。

《老老恒言》说，中午时分，端坐睡眠，醒来后一定会感觉神清气爽，闭目养神给身体带来的益处甚至可以大于卧眠。然而，这种“睡姿”并不容易学习，很多老人都无法坐着入睡，但只要闭目养神，亦能达到午睡的功效。

闭目卧思：闭目卧思是一种临界思维“现象”，即卧而不寐，闭上眼睛然后臆想连篇。在这种状态下，大脑排除了外界物像的干扰，又处于充血充氧状态。如此，可促使大脑细胞的潜能最大限度地发挥作用，以提高思维的深度和广度。

闭目神游：静坐闭目，给想象插上翅膀，可以随意无限发散自己的想象力，也可以自己编造剧情、设置故事情节……此时心怡神驰，人天合一，会有一种身轻如燕的感觉。人到老年，不能日行百里，却能神行万里，这种“精神畅游”非常有利于身心健康。

闭目静息：老年人睡眠较年轻人少，而睡眠欠佳也是常有的事。遇到一时睡不着，或半夜醒来难以入睡时，千万不要心烦意乱，不妨闭目养神，以静其心。或许不久就能安然入眠，即使不能入睡，静息也能达到养生的效果。

闭目养阳：前面我们讲到古时老年人有曝背之乐，老年人适当的闭目静心晒晒太阳，实为养生之妙法。德国柏林自由大学的克劳瑟通过研究发现，如果不是严重高血压症，经常晒太阳就能够降低血压。当人的皮肤受到阳光照射时，便会产生维生素D，维生素D是参与人体血液循环的重要物质。

其实，闭目养神可以随时随地进行，工作、学习疲劳后，闭上眼睛休息一会儿，就会消除疲劳，恢复精神，具体做法只需要注意两个方面。

一方面要保持内心平静。对于老人来说，一生的风浪早已经历过，更容易体会内心平静的重要，不论何地，只要内心平静便可进入“静”的状态。如果心中烦闷，无法平静时，不妨试着让自己只想一件事，不要延伸，也不挖掘，心自然就能平静下来了。

另一方面应注意长期坚持。闭目养神同散步一样，需要长期一如既往的坚持，才能收到健康的效果。

当昼即寝，寝之有节

《老老恒言》曰：当昼即寝，既寝而起，入夜复寝，一昼夜间，寝兴分而二之。盖老年气弱，运动久则气道涩，故寝以节之。每日时至午，阳气渐消，少息所以养阳；时至子，阳气渐长，熟睡所以养阴。东坡诗云：此身正似蚕将老，更尽春光一再眠。若少壮阳气方盛，昼寝反令目昏一量，阳亢也。

随着生活水平的提高，老年人的身心健康问题越来越受到关注，老年人退休以后，空闲时间突然增多，往往会很不习惯，退休后，不用上班了，一些老年朋友的生活开始变得不规律。不按时起床，早餐也不吃，窝在家中看电视，运动量也逐渐减少……这种生活状态与工作时大不一样，身体几十年来的生物钟被打破，无法在短时间内适应这样的改变，所以经常会因为作息时间紊乱导致身体上不适，甚至有一部分老年人刚退休就因病住进医院。

由于生物钟变化所致的生活规律的改变会加速人体的衰老，并影响着人体的安康。因此，可以调节生物钟，当昼即寝，寝之有节，逐渐让生活规律起来，如此还可以延缓衰老，因此，老年人应做到以下几点：

1. 保持生活规律，能这样做就不会导致生活规律的紊乱，使人体生物钟正常运行，变化速度渐缓。

2. 坚持定量的体力活动，让人体生物钟能够得到经常地、一定强度地拨动。因为，随着年龄的增大，生物钟本身会变得越来越难以驱动，只有一定强度的体力活动才能驱动它。

3. 避免神经紧张与情绪波动。许多研究表明，情绪波动会扰乱生物钟的正常活动，从而导致各种心身疾病的发生以及精神障碍。

4. 保持与大自然的融洽。经常性的户外活动，能使人的生物钟与自然的明暗周期同步，这样便能使衰老过程得到延缓。

5. 合理选择睡眠时间，寝之有节。老年人睡眠所占的比例较之年轻人要少，因此，白天应尽量减少疲劳，清晨则应尽量多睡一些时间。老年人睡眠不足无疑会影响健康，但另一个极端——过分贪睡也同样对健康不利。这是因为贪睡会导致体能下降，进而加速身心的老化。西方老年病专家进行的一项调查显示，60～70 岁老人每天的睡眠时间不应超过 7 小时，70 岁以上的高龄老人则不应超过 6 小时，凡是每天睡眠时间超过 9 小时的老人，不仅不会精力充沛，反而情绪会相对低落、动作笨拙，甚至出现心理反常，并可能变得越睡越懒。因此，专家建议老人不宜贪睡，即使出现疲劳感，也应采取散步、聊天、唱歌、旅游等较为积极的休息方式进行调节。

“刀闲易生锈，人闲易生病”，最后还要建议老人们退休后，一开始的 3 个月内要按照上班的工作时间，制订一套适合自己的生活作息表，贴在床边或者门口，每天严格遵守。尽量详细，最好精确到几点几分，包括：几点起床、吃饭、锻炼身体、休息、读报、会客等。除了基本日常作息，还可以安排一些去公园遛弯、结交新朋友、去老年大学学习、带小外孙出门娱乐、领养宠物等放松活动。经过 3 个月的过渡期后，身体和心理都会逐步适应退休节奏，老年人就可以更好地享受退休生活了。

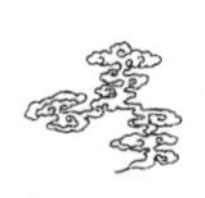

夜坐

入夜不眠，老人常静坐

《老老恒言》曰：日未出而即醒，夜方阑而不寐，老年恒有之。黄昏时如辄就寝，则愈不能寐。必坐有顷，坐时先调息以定气，塞聪掩明，摒除杂想；或行坐功运动一番（“坐功”见二卷《导引》内）。

老人睡眠减少，质量下降并不是睡眠的问题，而是因为睡眠障碍导致的。据一项研究显示，目前世界上有90%的老人都有睡眠障碍的问题，即睡眠减少。这个问题已经普遍到老人认为这是正常的情况，因此必须格外注意。

人到老年，睡眠时间会越来越少，有些老人甚至太阳还没有出来就醒了，夜将尽而人还不能入睡，如果黄昏时就准备上床睡觉，那就更难入睡了，这可如何是好呢？《老老恒言》中说，要想做到心静，最简单的方法就是不思考任何事情。静坐是禅宗修行、修身的重要方法，对身体以及心理都有一定的要求，只有使体、心、气、神、无合于一体，摒除杂念，才能达到安睡的境界，这也是睡觉安稳的妙诀。不思考就静坐，它是针对失眠者的脑神经“开关”不能在短时间内关闭，即不能很快入睡的特点，采用的一种过渡方法。现代养生提倡说“先睡心，后睡眼”，亦是这个道理。

静坐有助于身心健康，是有一定科学依据的。静坐可以使散乱的心念逐步归于宁定，心定则气和，气和则血顺，由此可以祛病强身，祛除烦恼迷惘，产生一种安乐的感觉。只要常常练习，坚持下来就会有很好的作用，入睡很快，更见效的是能大幅度提高睡眠的深度。

《老老恒言》还提到：“体合于心，心合于气，气合于神，神合于无”，如此方能达到安睡的目的。事实上，体、心、气、神、无，都是身体的各系统或各状态，五者合一，是最好的对身体、心理的调整，也被称为“四合养生法”。事实上，临睡前的静坐，主要是通过调节神经兴奋的程度，让心、脑停下来，逐渐进入一种休眠的状态，进而帮助睡眠的一种方法。

运用“四合养生法”，应该注意以下几个方面：

1. 不要过早上床。很多老人都有早上床的习惯，认为早睡早起对身体好，有人甚至在晚上9点以前就上床睡觉了，这是很不好的睡眠习惯。通常，最佳的睡眠时间应在晚上11点～次日凌晨4点，此时体内各系统均需要通过休息进行修整。只有保证此阶段的深度睡眠，才能保持健康的身体，老人尤应注意。

2. 睡前应塞耳掩目，减少外界刺激。进入睡眠是一个神经逐渐平复的过程，如果睡前接受了刺激，神经处于兴奋状态，则容易导致无法入睡。

3. 养成按时睡眠的好习惯。老人睡眠有一个特点，即睡意来时，应尽快进入睡眠，否则待过了睡意，就很难入睡了。因此，对老人来说，按时睡眠并不是指时间上的按时，而是应把握住身体中的睡意，只要有睡意，就应准备入睡。

4. 静坐姿势可随意。通常，盘腿而坐是佛家静坐锻炼僧人意志的一种修行方法，而老人为求心境而进行的静坐则不必如此，只要让自己的坐姿安稳舒适即可。如果喜欢，还可以坐在椅子上或躺在地板上进行冥想，也有助睡眠。需要提醒的一点是，静坐不必拘泥于形式，只要自己舒服即可。

闭灯静坐宜养精气

《老老恒言》曰：五脏之精气，上注于目，坐时灯光照耀，即闭目亦似红纱罩之，心因目动，遂致淆乱神明，须置隐灯。放翁诗所云"小帜幢灯便细书"是也。使光不射目，兼养目力；若灭灯而坐更妥。《楞严经》曰："开眼见明，名为见外；闭眼见暗，名为见内。"《荀子》曰："浊明外景，清明内景。"意同。

《老老恒言》说，按照中医理论，眼睛是五脏精气聚集的地方，对外界环境比较敏感，如果晚上静坐时灯光过亮，心神会因为目有所见而胡思乱想。此时应该设置一盏隐灯，也就是光线比较弱的灯，灯光就不会直接照射到眼睛上。《楞严经》讲：睁开眼睛看见光明，叫见外；闭上眼睛所见到的只是黑暗，叫见内。这里提倡的就是见内。见内则心静，心静则养神，当然能做到熄灯静坐，对身体就更有益了。

现代科学研究也显示，光也是有压力的，当人在强光下睡眠时，身体会产生一种"光压力"，会影响人体正常的代谢功能，包括正常的体内生理生化反应，甚至使心跳、脉搏、血压异常，导致疾病发生。因此，老年人夜坐时要注意以下几点：

1. 夜坐时最好不要开灯，如果已经形成了习惯，则应将夜灯调弱。夜坐闭灯不仅对身体有好处，这在精神因素上也有好处，夜坐时调弱或熄灭灯光也是帮助审视自己的好方法。一般说来，在有灯光时，人的心神容易受到眼睛所见的外界影响，大量接受外界信息，而随着灯光转弱，眼睛没办法看见更多的信息时，人的思绪便会更多地转往内心，这就是所谓的"浊明外景，清明内景"的道理。

2. 如果老人十分不习惯熄灯而睡或夜坐，也可购买专门的夜灯。隐灯是古时的一种称法，意为柔弱的灯光。中医认为，眼睛是五脏精气所凝聚的地方，对外界环境较为敏感，夜晚独坐时，如果灯光过于强烈，则影响心境，因此需要设置隐灯，即灯光不刺激眼睛。这样做不仅可以养精蓄锐，也可以让眼睛更加明亮，如果能做到熄灯而坐，对身体更为有益。有条件的话，还可以在床头或者卧室中放几根荧光棒，用荧光来代替灯光，既解决了老人对光的依赖，又节省了能源，还很浪漫，不失为一举多得的好选择。

夜坐饮食需注意

《老老恒言》曰：坐久腹空，似可进食，亦勿辄食，以扰胃气。《内经》曰："胃不和则卧不安。"或略进汤饮以暖之，酒更不可饮。气血入夜而伏，酒性动散，两相妨也。夜不食姜亦此意。

《老老恒言》中说：晚上静坐久了腹中空空，觉得饥饿，好像是应该吃点东西，但是其实是不应该吃的，因为睡前再次进食，会扰乱胃气，胃不和，则睡不安。老人消化系统原本衰弱，睡前这么一折腾，胃气乱了就更加令人无法安睡，而且夜间进食会刺激胃肠运动，造成大量血液进入消化系统，容易引起大脑供血不足，造成头晕。

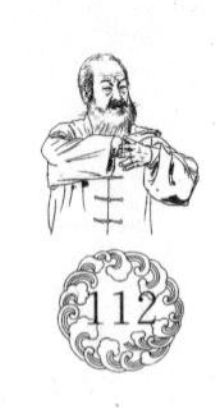

老人夜坐时应注意饮食，饮食是可以改善和调节睡眠的，很多人喜欢在临睡前吃点东西，俗称“夜宵”，这其中有些食物可以促进睡眠，而有些会让人睡不着。很多老人在夜坐之后，都会感觉有些许饥饿感，但此时是不适宜进食的。

《老老恒言》中还提到，有一些人实在饿不过，觉得略微喝一点汤水饮料暖一下胃并无大碍，这种想法其实是错误的。更有甚者喜欢在睡前通过喝酒来促眠，这也是不对的。酒精并非是良好的镇静剂。实际上，经常饮酒反而会降低睡眠质量，因为酒精可以让人的神经系统兴奋，久而久之容易造成慢性失眠。其实在入睡前不应再吃任何食物和饮用任何饮料了，吃得太饱或者喝得太多都会让人在睡觉的时候感觉身体不适，还可能引起胃下垂等疾病。其中辛辣食物会让人心跳加快，难以入睡，整晚感觉不舒服。酒精则会中断睡眠，容易让人半夜醒来后再也合不上眼。在这里我们列举几类夜坐时绝对不能碰触的食物以及饮料：

1. 咖啡因类

很多人都知道，含咖啡因食物会刺激神经系统，还具有一定的利尿作用，夜坐时不宜喝咖啡，否则会导致失眠。

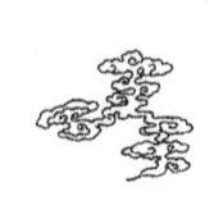

2. 辛辣类食物

其实，不仅仅是夜坐之时不宜食用辛辣食物，为了保证良好的睡眠，晚餐中也最好不要有辛辣食物。辣椒、大蒜、洋葱等会造成胃中有灼烧感和导致消化不良，进而影响睡眠。

3. 油腻食物

油腻的食物吃了后会加重肠、胃、肝、胆和胰的工作负担，刺激神经中枢，让它一直处于工作状态，也会导致失眠。

4. 酒类

睡前饮酒曾经被很多人认为可以促进睡眠，但最新的研究证明，它虽然可以让人很快入睡，但是却让睡眠状况一直停留在浅睡期，很难进入深睡期。所以，饮酒的人即使睡的时间很长，醒来后仍会有疲乏的感觉。

那么究竟有没有适合睡前或者夜坐时吃的食物或者饮料呢？答案是肯定的。在临睡前喝点牛奶，吃点水果这些都是对睡眠有好处的。牛奶要选用较纯正的温牛奶，水果可以吃点香蕉、苹果等，可以起到抗疲劳的作用。静坐时可以将一些橘皮放在身边，果香也会起到安神静心、帮助入眠的作用。

夏夜纳凉须防夜寒

《老老恒言》曰：夜以更点为候，如更点无闻，何所取准？拈香一炷或两炷，随其坐之久暂，令每夜同之，则气血之动定有常，入寝始觉安然。四时夜有长短，各酌其宜可也。予尝有《秋夜》诗云：“薄醉倦来禁不得，月光窥牖引人看。”凡值月明时，推窗看月，事所恒有，然呼吸间易感风露，为从暖室中顿受凉气耳。《内经》曰：“因于风露，乃生寒热。”秋月弥佳，尤宜戒看。

夏夜炎热，难以入睡，很多人会选择坐在屋檐下或者庭院中纳凉，凉风习习吹来，十分惬意。然而如果不加注意，夜寒可能会在不知不觉中侵袭你的身体，在体内埋下病根。所以，在享受夏夜纳凉的惬意时也要提高警惕，尤其是对老年人来说，要注意的绝不仅仅是夏夜纳凉这一件事情。

一年四季中，夏季是阳气最盛的季节，气候炎热而生机旺盛。夏日出汗较多，中医称之为“腠理开泄”，即皮肤毛孔开放；另一方面，夏日阳盛于外，体内阳气相对薄弱，低于外邪的能力下降。这种状况下寒湿之邪更易侵袭人体，伤及皮肤、胃肠、肌肉等。夏季养生要顺应自然界阳盛阴衰的变化，也就是每天早点起床，以顺应阳气的充盈与盛实；晚上可以晚些入睡，以顺应引起的不足。

古代曾有一人，因其家人代代均不长寿，特来请教养生大师彭祖。彭祖随此人到其家中细细查寻，发现这家卧室中的墙壁上有一个孔，这个孔正对着睡觉之人的头部，彭祖就让人把那个孔堵上，自此以后，那家人果然长寿了。原来，中医认为“头乃诸阳之会”，头部是人体阳气的汇聚之处，夜卧吹冷，极易导致阳气折损，天长日久，则阳气散尽而毙命。因此，我们尤其要注意，晚上睡觉不可整夜都开空调冷气，这种习惯易导致伤风、面瘫、关节疼痛、腹痛腹泻，对身体的损伤是严重的。谚语有“避风如避箭，避色如避乱，加减逐时衣，少餐申后饭”的养生口诀，均可以理解为夏季的养生要求。

另外，夏季夜短，年事稍长之人或体质稍弱者，腹中常冷，不易消化饮食，生菜、瓜类等，本为夏季忌食之品，夜间尤其要注意不食用此类食物。夜间亦要注意不要吃肉、面、生冷、黏腻之物，否则可见腹胀、吐泻交作等病症。

《老老恒言》中还说，老年人养生最重要的是要随时预防，提前预防疾病发生，尤其是在贪图一时的爽快舒服之时，更应警醒。从这个方面来说，老人养生注意又不止月夜纳凉这一件事而已。

老年人夏夜纳凉要注意关键部位的保暖，腰部、膝盖等都是容易受风的部位，纳凉时应注意这些关键部位的保暖。同时，纳凉不要纳凉过晚，最好在晚上 9 点以前回到室内，过晚则影响睡眠。

老人受凉往往是由于从暖入冷，或由冷入暖，身体无法适应快速变化的温度导致的，因此，夏季纳凉时应注意避免快速的温度变化。

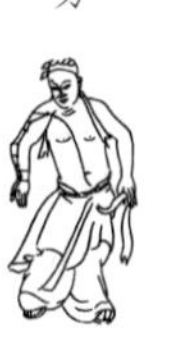

夜坐不语，护肾纳气

《老老恒言》曰：剪烛夜话，此少壮之常，老年若不敛束，愈谈笑愈不倦，神气浮动，便觉难以收摄。《鲍氏皇极经世注》曰：“人之神昼在心，夜在肾。”盖肾主纳气，谈笑则气不纳，气不纳则神不藏，所以终夜无寐，谈笑亦足致之。

中医学理论认为，人的精神、神采在白天时，是由心散发出来的，而夜晚时，则是肾经。肾经属水，主静、藏，因此晚上不宜多说话，尤其是老人。《鲍氏皇极经世注》曾记载说，肾主纳气，而谈笑则致使气不纳，气不纳则神不藏，最终导致终夜不眠，极伤元气。

就寝熄灯、寝而不语，这些看似人人皆知的常识，却是提高睡眠质量不可忽视的细节。尤其对老年人来说，人老了，觉也少了，睡个好觉则显得尤为重要。

就像钟磬一旦不悬挂，就不发声。睡觉时就应该让五脏像搁置起来的钟磬一样，不要有任何波动，因此，睡觉前不要大声说话，话说多了会伤气。即使平时也应该少说话，更何况是睡觉的时候呢？《玉笥要览》中也有这样的记载：躺下准备睡觉的时候应闭口不言，元气就不会外泄，邪气也不会侵入体内，这样可以睡个好觉，使身体得到良好的休息。否则长期睡眠不好，就会使人颜面失去血色而变得萎黄。

同时，为了能够给睡眠创造一个更安静的环境，老年人卧房里最好也不要摆放钟表，以免入睡困难时过多地关注时间而内心焦躁，一旦内心焦躁，之前所做的“卧而不言”就前功尽弃了。事实证明，过多地关注时间，使老年人生活在与钟声“赛跑”的紧张状态中。刚上床睡上一小觉，忽然听到敲钟了 12 下！“糟了！怎么睡了这么久才半夜 12 点？”心里一旦这么嘀咕，便翻来覆去再也睡不安了。尔后又先后听到钟敲 1 点、2 点、3 点……直到天亮。

上述情况是一种常见的心理暗示性失眠症。由于过度关注睡眠，总是担忧自己的睡眠

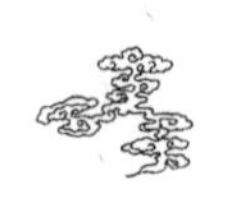

时间不足而影响健康。这些钟声会给老年人造成无形的紧张氛围。其实，老人夜里醒来1～2次是正常的，根本不必去关心是几点钟。因此，建议在老年人的卧室内取消一切钟表，闹钟也不必设定，以便清除任何时间指示的干扰。开始时，自己可以定一个入睡时间（大约晚间10时），然后将闹钟关闭，放松精神去安稳睡觉。不论夜间何时醒觉，都完全不知是什么时间，上过厕所后可立即倒头继续睡，不去关注时间。直至窗户微有曙光，觉得基本睡够，便可以起身。如此养成习惯，体内的生物钟就会渐渐形成规律，可保证充足、安心的睡眠。

睡眠可以使白天一直活动的中枢神经从兴奋到抑制，让大脑细胞和各器官组织得到充分休息，彻底消除疲劳。如果睡觉前高谈阔论，或考虑很多问题，使精神过于兴奋，上床后就无法使情绪平定下来，使大脑皮质还处于紧张状态，于是导致久久不能入睡，不仅影响睡眠质量，还会影响身心健康。因此，“寝不语”，即睡眠前不要说话太多，排除头脑中的一切杂念，使思想平静下来，次日才能精神饱满地迎接工作。

无论是夜坐，还是睡前不聊令人兴奋的话题，都是为了拥有一个好睡眠。然而，在众多影响睡眠的因素中，心理因素影响最大。老人失眠最突出的特点是对睡眠产生恐惧感，当夜晚来临，还未失眠便已开始担心失眠，并形成了恶性循环。而打破这种不良循环的重要方法就是顺其自然，心中抱定能睡多少就睡多少的决心，往往能收到意想不到的效果。

见客

老人待客，不必拘于礼

《老老恒言》曰：《记·王制》曰“七十不与宾客之事”。盖以送迎仆仆，非老年所能胜，若夫来而不往，《记》以为非礼，岂所论于老年！予尝有《扫径诗》云：积闲成懒痼难砭，扫径欣看客迹添；若要往来拘礼法，尔音金玉亦无嫌。

见客必相揖，礼本不可废，但恐腰易作酸，竟宜捐弃。腰为肾之府，肾属水，水动则生波。又按《蠡海集》云：肺居上，肝居下，一鞠躬则肺俯肝仰矣。故嵇康言：礼岂为我辈设？愚谓：揖岂为老年设？

《老老恒言》中讲到，《礼记·王制》记载，70 岁的老人不参与迎宾送客，并不算失礼。因为送迎宾客是一件非常劳累的事情，并不是老年人的身体所能胜任的。但按照常理，如果朋友来了，自己不回礼，又不迎送，是非常失礼的行为，但是这些并不是针对老年人说的。

本来客人来拜访或者与好友相聚时互相问好、作揖是见面必需的礼节，是不能免除的。但是对老年人来说，弯腰作揖容易腰酸，则可以不行此礼。《老老恒言》中强调，老年人接待客人可以不必拘于礼法。

从现代理念上看来，老年人应根据自身的情况，处理生活中不利于养生的问题，如待人接客时应避免劳累，不应因外界环境改变自己的养生习惯等。当然，对于来往的客人，往往是与自己关系较好的朋友，相互之间走动比较多，彼此也非常熟悉，也不必拘泥于礼法，只要双方都舒服、称意就好。

在《老老恒言》的那个年代，由于生活卫生条件较差，人的平均寿命普遍比较短，故有“人到七十古来稀”一说。也就是说到 70 岁时，人的身体机能已经达到了一定的极限，因此，在生活的各方面都应该多加注意，以免劳累，伤及五脏。而随着生活水平的提高，人的平均寿命逐渐增长，时至今日，老人身体康健，即便到了 70 岁依然身强体健，不必克制自己严格遵守古书之养生法。不过，随着年纪的增大，人体机能确实下降，也应注重生活中的细节，即使是在接待老朋友时，也不要使自己过于劳累。

老年人要想健康长寿，与人交流是很重要的，交流沟通是缓解压力、排解情绪的良好方式。与家人交流，与朋友交流，天南地北，海阔天空，说古论今……不但可以开阔眼界，促进大脑思维，还可以愉悦身心、调节情志。因此，我们主张老人多交朋友、多待客。但是，老年人待客要注意几点：

1. 老年人待客时间最好不要过长，不要刻意去周旋，当有疲倦之意时，就应该尽早结束谈话。

2. 老年人没必要像年轻时那样讲究理理道道，毕竟年纪大了，对方也会理解，所以待客不必拘礼，主要是主客双方感到舒服、随意就好。

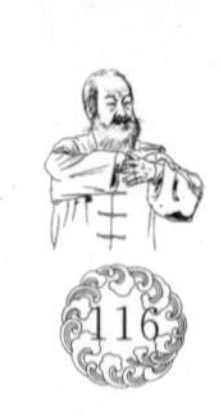

3. 老年人交往，应多谈一些轻松愉悦的话题，尽量避免那些负面压抑的话题，不要自寻烦恼，否则会客也就失去意义了。

4. 待客频率不要过高，因为与人交流毕竟是一件费心费力的事情，老年人应该根据自己的身体状况，适当安排时间与频次。

总之，老人之间相互拜访，不必完全拘泥于礼，舒服、方便即好。

老人待客不宜强饮

《老老恒言》曰：客至进茶，通行之礼，茶必主客各一，谓主以陪客也。老年交好来往，定皆习熟，止以佳茗进于客可耳，若必相陪，未免强饮。或谓设而不饮亦可，又安用此虚文？

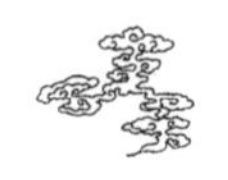

《老老恒言》讲到，客人来了必然供茶，而且应该主人、客人各一杯，表明主人陪客人的意思。然而，老人都知道饮茶对身体不好，如果每次都主客各饮一杯，这对老年人来说未免有点太过勉强，也有一部分人只是在客厅设置茶座、茶具，但只是一种摆设，真正会客时并不饮茶，其实老年人会客可以去掉这些理理道道的繁文缛节。饮茶是老人随意，可饮可不饮，不必拘于礼法与客人同饮。

老年人随着年龄的增长，消化系统的各种消化酶分泌减少，消化机能减退，如果大量饮茶，会稀释胃液，影响食物的消化，同时杀灭病菌的胃酸也会被稀释，胃肠道的自卫防护作用降低，一旦有致命病菌进入人体，就容易感染肠道疾病。部分老年人患有冠心病、高血压、肺心病，他们的心肺功能都有不同程度的衰退，如果在短时间内大量饮茶，较多水分被肠道吸收进入人体的血液循环，使血容量突然增加，会加重心脑负担，出现心慌气急、胸闷等不舒服的感觉，严重时可以诱发心力衰竭或使心衰加重。

老年人会客饮茶一定要量力而行，不可强饮。老人坚持会客饮茶这本没有问题，不仅能够合乎礼仪还可以颐养性情，但是老年人会客饮茶一定要讲究方法，喝茶不当反而会成为健康的杀手，要注意以下三点：

1. 会客饮茶时间最好不要在饭前、午后和睡前，喝茶会影响老年人的睡眠，有这样一句话说，前三十年睡不醒，后三十年睡不着。进入老年期以后，人的睡眠时间减少，睡眠质量降低，茶的兴奋作用也会维持得更长久。老年人哪怕是午后喝茶，也可能引起夜晚失眠，使原本足够的休息时间变得更短，第二天必定精神萎靡。如果此后再通过喝茶提神，就将陷入恶性循环。

2. 老年人会客一定不要强饮，茶的选择要因人而异。老年人本身就容易患血管硬化和高血压等疾病，因此喝茶过多就加大了中风等危急症状的概率；另一方面，老年人的胃消化能力本身已经降低，而喝茶时所摄入的大量鞣酸会使食物蛋白形成不能消化的沉淀，并影响维生素和微量元素的吸收，容易造成营养不良，还会加重老年人习惯性便秘的临床症状。因此，老年人要根据自身情况，控制自己喝茶的数量，有溃疡病和胃肠功能紊乱者，不宜饮茶，尤其是性凉的绿茶；在饮茶种类上，应以红茶为主，乌龙茶可以利尿，也很适合老人；不同的人群，高血压患者以及体质较好、肥胖的老年人宜饮绿茶，而体质较弱、胃寒的老年人宜饮红茶，其中，温和的普洱茶也是不错的选择。

3. 老年人不适宜喝过浓的茶，所以饮茶应以清淡为宜。过浓的茶会产生过强的刺激，使心血管和感受器逐渐产生依赖性。从而丧失正常功能；且当大量饮用浓茶后会稀释胃液，降低胃液的浓度，使胃液不能正常消化食物，从而产生消化不良、腹胀、腹痛等症，有的甚至还会引起十二指肠溃疡；当人体大量饮用浓茶后，鞣酸与铁的结合就会更加活跃，给人体对铁的吸收带来障碍和影响，使人体表现为缺铁性贫血。浓茶中的咖啡因，能使人体心跳加快，从而使血压升高；同时，浓茶大量进入血管，能加重心脏负担，产生胸闷、心悸等不适症状，加重心力衰竭程度；此外，老人的心脏承受能力不比当年，长期喝浓茶会使心脏增加额外负担，导致心动过速和心律失常，甚至诱发和加重多种心脏疾患。

另外，如今接待观念也不同，老人养生不宜饮茶，会客时完全可以用果汁或白开水代替。果汁中含有多种维生素，非常适合老人健康，而白开水最为简单，不会有一点儿伤害，是最好的饮料。

见客衣帽适体即可

《老老恒言》曰：老年人着衣戴帽，适体而已。非为客也，热即脱，冷即着。见客不过便服，如必肃衣冠而后相接，不特脱着为烦，寒温亦觉顿易，岂所以适体乎？《南华经》曰："是适人之适，而不自适其适者也。"倘有尊客过访，命阍人婉辞也可。凡客虽盛暑，其来也必具衣冠，鹄立堂中，俟主人衣冠而出，客已热不能胜。当与知交约，主不衣冠，则客至即可脱冠解衣。本为便于主，却亦便于客。

《老老恒言》中讲到，老人的穿衣戴帽，适体随意即可，热了就减去两件衣服，冷时便多穿两件衣服，不必因客人的到来而专门准备华丽的衣服。老人往往性情恬淡，本身就有一种豁达、淡然的气质，穿居家衣服见客也不会有什么失礼的地方。如果穿戴很正规，不但脱衣、穿衣麻烦，寒温也会突然发生变化，这样身体怎么能适应呢？在炎热的夏天就更没必要穿着正规出来见客了，因为等你穿戴好了再出来，客人已经热得受不了了。与熟人见面，如果主人穿戴不是过于正规，那么客人进屋就可以马上摘去帽子，松开衣服，这不但方便了主人，也方便了客人。

中国是礼仪之邦，自古以来就重视礼节，不同的场合会穿着不同的服饰。注重自己的仪表，注重自己的服饰，穿着整齐，这不但是对别人的尊重，也是对自己的尊重。服装的得体与否，也反映了一个人的文化品位及道德修养。但是，古时由于受到生活条件的限制，人们没有条件一直穿着华丽、有讲究，只有客人来的时候才会如此，所以才会有会客前换衣服的习惯。

如今，人们生活习惯、生活态度，已与古时完全不同，所以完全不必遵循古代的礼法。当然，见朋友毕竟是一件高兴的事，所以在衣着上应注意得体、整洁，但不必寻求庄重。随着人类寿命的延长，现在不少老年人还活跃在各种场合，不同的场合需要穿着不同的服装，这是可以理解的。但除了必要的场合外，老年人的服装还是以舒适的便服为好。

所以，老年人在家中见客时不必过于苛求服装的正规，年龄大了，服装应以宽松柔软、吸汗透气、轻便舒适为宜。这样的服装穿在老人身上，自有一种淡然、恬静的气质。在客人来访时，尤其是熟人、老朋友来时，没必要一定换上正装，只要干干净净、整整齐齐、大方得体即可。而且现在通信技术发达，通常朋友来拜访都会提前约好，即使是尊贵的客人，也可在早上便换好整洁而合宜的衣服，不必再换来换去。

但是，同时要提醒的是，老年人穿衣戴帽以舒适为主，不必太正式，这里的讲究还是有的。因此千万不要以为人老了，就可以穿着随便邋遢。一件合身、舒适的衣服，不仅穿着美观，而且有振奋精神的作用。

首先，老年人服装造型要符合身份。总的要求是服装要显出老年人的端庄大方、谦逊含蓄，有助发挥老年长者的气质和风度，展现一种成熟美。服装要宽松、合体，线形简练，不紧不松，即上下左右比例对称，以直线结构为主，不附加装饰物，以充分展现老人的庄重、稳健。衣领设计宜宽松，材料宜柔软。为适应老人腹大等特征，老年人裤腰不宜过小，后裆不宜过宽。

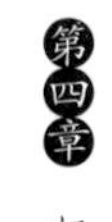

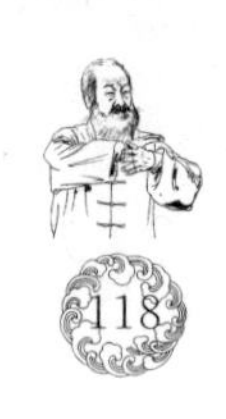

其次，老年人的衣服颜色偏深为宜，下装色彩可深一些。除了常用的黑、灰、白单色调外，淡紫、淡红、淡墨绿、奶黄、淡咖啡之类的颜色都是可以选择的。一般以轻质料的衣服为宜；凡是选料较为高档的，还是以基本色为好，因为世界各个地区中有些服装的色彩是不易改变的。同时，老年人衣服色彩要适当变换，不要一个时期老穿一种颜色，可同时在大面积的素色背景上点缀些小花、小色斑或两色交织。

第三，老年人服装的面料要柔软，以棉布为佳。化纤类的布料由于静电作用以及易脏等因素，不宜作为直接接触皮肤的内衣使用。

第四，老年人在选择鞋、帽时，不仅要注意美观，更要注意是否有助健康。在各种材料制成的鞋类中，最适合老年人穿的是我国传统的布底、布帮的布鞋。这是因为布鞋具有保温、透气、防滑、舒适等特点。老人在选择帽子的时候要注意尺寸合适，应以头部最大部位的尺寸再加大半码。

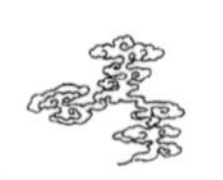

待客应避免疲劳

《老老恒言》曰：喜谈旧事，爱听新闻，老人之常态。但不可太烦，亦不可太久，少有倦意而止。客即在座，勿用周旋。如张潮诗所云："我醉欲眠卿且去"，可也。大呼大笑，耗人元气，对客时亦须检束。

《老老恒言》中讲到，老年人往往特别喜欢谈论、回忆往事，爱听些时事新闻，但是要注意不要太频繁，时间也一定不要太久，感到有点疲惫了就应该结束。即使客人还在，也不要碍于情面，勉强周旋。尤其是老朋友见面时，谈论间，便忘了时间，忘记了疲累。而且由于见到老朋友后，心情高兴，大呼大笑，难免耗损元气。正如清代涨潮诗云"我醉欲眠卿且去"，大声谈笑会损耗元气，所以在会客时要注意约束自己。因此《老老恒言》也建议，老年人在与朋友谈笑时，不可太烦琐，烦琐伤神，也不要谈论太久，太久伤身，稍有倦意就应该停下。

老年人的生活中免不了各种应酬，适当的活动也会给老人带来快乐。如果老年人之间缺乏信息传递，就会感到空虚、抑郁，还会促进脑细胞衰老，因此老年人应该积极参加各种社会活动，社会、家庭、子女应该多多关心老年人，给他们更多的温暖。鼓励老年人养成积极的生活方式，不要因为年龄大了就完全封闭自己，对一切采取拒绝的态度，而是应该有所选择，量力而行，适可而止。

外出赴宴时必然也免不了周旋礼让，不但耗费体力，同时也降低了好友相聚的意境和情趣。如果家里来了客人，陪坐陪饮，即便是在身体不疲劳的状况下，勉强自己去做不想做的事情，内心也一定会感到厌倦。

不仅仅是在家中会客时老年人应注意量力而行，逢年过节，老年人一定注意不能过于疲劳，不要情绪起伏太大。中国人过年过节是很累的，打扫卫生、采购年货、迎来送往、走访亲友……常常弄得筋疲力尽。大多数老年人都患有不同程度的慢性病，这样折腾很容易劳累过度。疲劳可诱发百病，特别是有高血压、冠心病的老人更要注意。美国研究发现，高血压患者连续说话 30 分钟血压即可升高，停止说话 1 分钟后，血压可恢复到原来的水平。另外，婚丧嫁娶这类的事情，老年人最好不要参加，因为这种事情过喜过悲，对老人来讲太伤神。

其实，《老老恒言》中所关注的接待客人的养生之道，主要是提醒老人，不要因情绪过多波动而疲累。具体做法如下：

1. 聊天不可太烦琐、太久，以免伤神。

2. 与客人聊天感觉疲倦时，应停止聊天，并说明理由休息一下。

3. 对待客人，应略有收敛，不要大声谈笑，以免损耗元气。

4. 该休息时便去休息，老人不必硬撑着陪客人坐，陪客人饮酒。

5. 有一些老年人玩牌有瘾，一玩起来就忘乎所以，废寝忘食，这是很不好的。长时间蹲在地上或坐在那里，会使血液循环减慢，能量消耗减少，四肢麻木，腰酸背痛，极易造成便秘、痔疮。因此，无事时，玩几把牌是可以的，但是无休止的玩是不当的，不但浪费大量宝贵时间，而且有害身体健康。

不过，老人养生也不必完全听信于养生家之言，只要老人自己感觉高兴、快乐就好，而大声谈笑、有些疲累也没有关系，人生在世，能几次见到好朋友，如此开怀地畅谈呢？

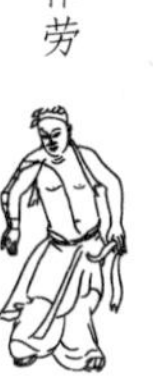

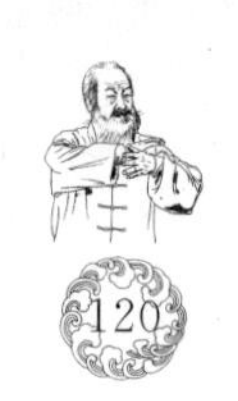

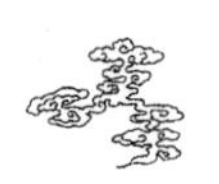

出门

出行看天气

《老老恒言》曰：邵子自言四不出：大风、大雨、大寒、大热也。愚谓非特不可出门，即居家亦当密室静摄，以养天和。大雷大电，尤当缄口肃容，敬天之怒。如值春秋佳日，扶杖逍遥，尽可一抒沈郁之抱。

古人曾说，大风、大雨、大寒、大热的天气都不宜出行。因为，天气变化是由于天地阴阳之气变化而引起的，不利于体内阴阳之气的平和，对身体健康不利。《老老恒言》也同意这种观点，并认为，遇到大风、大雨、大寒、大热的天气，尤其是老年人不应该出门，不仅不能出门，还应该将家中的门窗关闭好，然后待在家中静静修养，以顺应天地之气，等天气晴朗，风和日丽，才可外出漫步，以抒发心中沉郁之气。

老年人退休后往往会比较清闲，外出是调节身体的最好方式，可以融入自然、亲近自然、放飞心情、陶冶情操等。尤其是对那些常常待在家里不出门的老年人，不仅能强身健体，而且还能增长知识，陶冶情操。现在越来越多的老年人会在自己身体状况允许的情况下走出家门，去公园、郊区走走转转。然而，尽管经常外出锻炼、呼吸新鲜空气，对老人身体健康非常有益，但也应注意，天气对身体产生的不良影响，千万不要因一时的疏忽导致身体的不适。

从现代养生观念来看，不好的天气情况确实不适合出行，尤其是大风、大雨、大寒、大热之时。因为大风时，空气中的浮尘将大大增加，此时出行容易引起呼吸系统疾病，而且还会让皮肤越来越干燥甚至皲裂；而过于寒冷或过于炎热的天气，一方面会对交通、环境产生一系列的影响，不利于老人出行，另一方面还会直接影响身体健康，如着凉、中暑等；遇上大雪天、大雨天，老年人更是不宜出门，恶劣的气候环境不仅对老年人身体不利，而且存在太多的安全隐患。

众所周知，坏天气对身体的影响是很大的，连一些中年人遇上下雨、阴天类的天气都常常感到腰酸背痛，而老年人脾胃虚弱，免疫力下降，出门前尤其要注意天气变化。老年人身体各系统适应快速天气变化的能力相比以前有所下降，无法快速适应天气对身体的影响，如果不注意天气变化，容易导致疾病产生。因此，为了避免天气对身体的不良影响，老人应做好以下几点：

1. 出行前最好提前了解几天内的天气变化情况，特别是远行、旅游之前，根据天气变化做好相关的准备。

2. 遇到大风、大雨的天气最好不要出行，若有急事不得不出门时，一定要有家人陪伴，而且尽量不要骑自行车。

3. 应注意外出时场所或路径的选择，尽量选在田野、公园、湖畔、河边等环境幽静且宽阔平坦之地，不要选在喧闹嘈杂的马路或者独自去偏僻之地。

4. 老年人出行时一定要量力而行，不能乐而忘返，造成疲劳。

近游宜随身带茶果暖衣

《老老恒言》曰：偶然近地游览，茶具果饵，必周备以为不时之需，置食簏，竹编如盒，叠作数层，外以环约之，使一手可提。《记·王制》曰：膳饮从于游，乃兼具酒食，如近地亦非必备。

春秋寒暖不时，即近地偶出，绵夹衣必挈以随身。往往顷刻间气候迥异，设未预备，乍暖犹可，乍凉即足为患。

出行时，体力消耗较大，身体对所需能量和营养物质需求增大，因此，出行时的饮食是保健的重点。《老老恒言》讲，老年人要到离居住地不远的地方游览的时候，最好自备茶水和水果，以备不时之需，可以将茶水、水果放置在一个手提的带分层的食盒里面，食盒最好不要太大，以单手即可提为宜，方便老年人携带。所谓“膳饮上于游，乃兼具酒食”即是如此。如果是出门锻炼，只需带少许饮料或水即可。

外出时自备茶水、水果，一是考虑到对老年人来讲，外出体力消耗多，应及时给予补充；二是考虑到外出时不确定性因素太多，带上茶水、水果等可以达到应急的效果；第三，不少老年人患有一些慢性病，如糖尿病、高血压或低血压、肠胃病等，在这种情况下，随身携带一些茶水、水果就十分有必要了。

另外，在春季乍暖还寒的时候，老年人即便外出去很近的地方，除去准备茶水、水果以外，还要随身备一件夹衣保暖，以应对天气变化。众所周知，气温微热时不容易生病，但是突然变凉时，最容易引发身体不适甚至可能感染风寒等疾病。

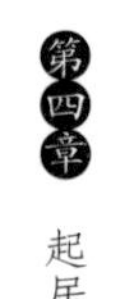

老人易疲劳而且不容易恢复，在外出时要注意休息和充足的睡眠，如果感到体力不支，可休息一下，或中止旅行。老人体力不强，手脚不灵活，视听能力不如从前，对外界的反应迟钝，所以在外出时，尤其要注意身体保健。

出发之前，先通过电视气象预报节目了解旅游目的地的气候情况，根据天气、温度差别备足衣物及旅行日用品。不论到何地观光，老年人都应穿柔软舒适的便鞋或运动鞋，不宜穿新鞋，防止挤脚起泡。同时还要带上常用药品，晕车宁、感冒灵、清凉油、驱风油、保济丸、藿香正气水等轻便药物。高血压患者，勿忘带降压药；心脏欠佳者，应携带救心丹或速效救心丸；腿脚不便的还要带拐杖。

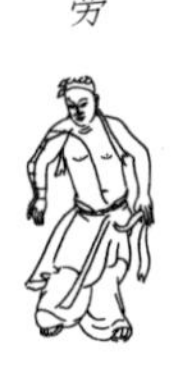

第一，老人体温调节功能下降，容易受凉感冒，所以出去时要随身备衣服，以便随时增减。外出行走出汗时，也不要马上脱衣敞怀，要休息片刻，待汗渐渐消去后再解开衣扣乘凉。

第二，老人外出时，最好穿颜色比较鲜艳的外衣，有必要的话，也可以准备防风镜和墨镜。如果是远行，还要准备适量的饮食，如水、水果和一些点心等，以备不时之需。即使是近地散步或游览，也要准备适量的水。

第三，外出饮食要注意清淡、卫生，多准备水果、蔬菜，拒绝膨化食品或具有刺激性的食品。在外地，不要食用心里没底的食品和饮料，不食未经煮熟的海产野味，不要饮用生水。面对各地风味小吃时，也不宜吃太多，以免引起消化不良。

老人出门前，吃的、穿的、用的东西，应该根据自己的实际情况准备周全，这样出门在外，家人才会放心，自己也才会有一个平安愉快的旅程。

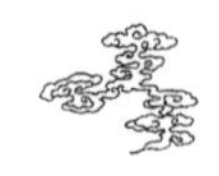

行程交通计划好

《老老恒言》曰：乘兴而出，不过迩在村郭间，可泛小舟，舟前后必障蔽。乐天诗所谓“一茎竹篙剔船尾，两幅青幕覆船头”也。舟中不能设椅，屹坐摇杌，殊觉不宁，制环椅无足，平置舟板上，与坐环椅无别。居家时不妨移置便榻，亦堪小坐。

舟中另置褥，厚而狭者，可坐可卧。另置枕，短而高者，可靠手，可枕首。微觉懒倦，有此则坐卧胥安。

进入老年后，人体各项机能开始衰退，体力、反应均不如以前，考虑到老年人的身体状况以及出行的效益，出行难免要使用交通工具。古时，交通不发达，能代步的工具无非是舟、车、马、轿等，其中舟为南方水域的交通工具。

《老老恒言》说，乘舟而行时，舟前舟后一定要有遮蔽，正如乐天诗曰“一茎竹篙剔船尾，两幅青幕覆船头”，遮蔽的目的一方面是为了遮阳，另一方面还能遮风雨。另外，舟中不能设椅，而应设置小杌或没有椅足的椅子，因为椅子重心过高，舟行时摇摆不定，既不安全也不利于心神宁静。另外，舟中还应该准备靠背或椅垫，以备老年人疲累时倚靠之用，这样比较平稳，而且这种靠背或椅垫平时在家不出门时也会用得到，一举两得。

《老老恒言》中提到的这些交通计划中的注意事项，显然是针对当时科技不发达的情况而言的，现如今公交、私家车盛行，出门就可以打到出租车。以前老年人乘舟、坐车要准备的靠垫、小椅，如今车内已经一应具全。

除了体质较好的以外，大多数老年人都体质虚弱，容易疲劳，因此，能以车代步便乘车，尽量不要步行走太远路途。

在交通工具的选择上，老年人应尽量选择出租车，因为出租车座位松软可靠，比较舒服，而且出租车内环境较好，司机可根据老年人的情况调节车内温度等。

在乘坐公共汽车时，尽量坐在“老幼病孕”专座上。一般此类座位起、坐方便，而且离乘务员、车门较近，方便照顾老年人。乘车时不要倚窗，尤其是患有颈椎病或类似疾病的老年人更应注意，以免受寒。

如果是长途旅行，最好选择火车卧铺，方便老人疲累时躺卧。乘火车人多拥挤，车厢内空气污浊，坐车颠簸厉害，容易疲劳，故老年人如果要长途旅行应选择坐卧铺或者飞机，也可以分段前往，旅行日程安排易松不易紧，活动量不宜过大，游览时，行步宜缓，循序渐进，攀山登高要量力而行，以免过度劳累，加重心脏负担，导致心肌缺血缺氧，引起旧病复发，若出现头晕、头痛或者心跳异常等症状，应该就地休息或者及时就医。

若晕车、船，应带上防晕车、船药物。另外，如果患有心血管类疾病，最好随身携带急救药物，以方便发生意外时急救。

老年人出行，最好带上自己的老伴儿，老夫老妻，并肩出行，既可以嘘寒问暖又可以相互照应。如果条件允许还可以跟自己的老知己、左邻右舍的老朋友或者其他关系好的朋友结伴而行，因为彼此相识又熟悉，在途中可以无所不谈，有说有笑，自然其乐融融。

总之，老人出行要尽量做好万全准备，以最大限度地减少外出对身体的伤害。

鞋袜合脚适宜

《老老恒言》曰：足力尚健者，备游山鞋。每制必二编，上山则底前薄后厚，下山则底前厚后薄，趁宜而着，命童子携之。古人有登山屐，去屐前齿，亦此意。

人到了中老年就要考虑穿戴是否合适，因为这些不仅与老年人的身份形象有关，更重要的是还与老年人的健康密切相关，所以老年人穿戴合适不仅仅是指外观上的得体大方，还要求穿戴能够有利于老年人的身体健康。恰当的穿戴，不仅可以维持老年人正常的体温，还能保护身体免受外来因素的侵犯。不同的穿戴用品，也有不同的卫生要求。

《老老恒言》说，脚力尚且还不错的老人，尤其是那些喜欢爬山的老人，应该准备游山鞋，而且应该准备两双。一双鞋的鞋底前薄后厚，另一双鞋子的鞋底则前厚后薄。上山时，为防止身体向下倾斜，鞋底后边可适当加厚，而下山时，身体容易前倾，所以鞋底前部应加厚。

其实，这是根据登山原理而得出的保护双脚的方法，这种看似不起眼的改动却能对老年人的身体健康起到很大的保护作用。外出活动，尤其对老年人来说，保护好双脚是至关重要的。鞋子和袜子就是用来保护双脚的，选择合适的鞋袜不仅有助于行走，还能对双脚和膝盖起到保护作用，而不合适的鞋袜，则只能适得其反。所以老年人在外出时，应注意保护好双脚，一定要选择适合自己的鞋子。

如今，市场上有各种各样的户外运动鞋子可供选择，老年人外出时不必再为鞋子而烦恼。老年人还可以根据自己的情况以及要进行的运动项目，专门定做适合自己的个性化的鞋子。

一双好的鞋子可以保护足部、防止外界伤害、避免与不平地面和粗糙地面的接触，老年人的鞋不仅要防污御潮，还要大小适宜、穿脱方便、保持重心平稳、便于行走，如此才能保证脚的自由活动。鞋子的样式要跟脚掌形状相合，足底应该略为宽大。

老年人的鞋料应选用通气性良好、柔软、吸湿性小、导热性小的面料，皮革及布料制成的鞋对老年人来说是不错的选择，最适合老年人穿的是我国传统的布底、布帮的布鞋。至于皮鞋、胶鞋、塑料鞋也可穿，但要根据特殊需要来选择。例如，橡胶底鞋适合旅途中走高低不平的道路时穿，塑料底鞋则经济实惠、耐穿又轻便；选购凉鞋时宜小些、紧些，鞋跟也不要过高；选购皮鞋要合脚，过大过小都不宜。老年人不宜穿高跟鞋、尖头鞋，穿高跟鞋或尖头鞋不仅妨碍足部的血液循环，而且也存在摔跤等安全隐患，还会使脚经常受到压力，引起多种疾病，如鸡眼、足疮、足趾变形、趾甲向肉内生长、肌腱炎、关节炎与冻疮等。

外出时，应选择轻便的具有防滑性能和弹性好的运动鞋，这类鞋子鞋底比较厚，而且有弹性，穿着柔软合脚。老年人外出时穿的鞋子应选择稍微大一点的，因为长时间的步行会使脚部肿胀，合适的鞋子，步行一段时间后，会感觉有些挤脚。另外，老年人穿的皮鞋内最好有鞋垫，以增加吸湿功能。夏季可穿有孔的鞋，冬季可穿里面有毛的皮鞋、毡鞋或棉鞋等。橡胶或塑料鞋通气不良，湿感强、易发汗发臭，水蒸气蓄积往往引起皮炎、湿疹、霉菌感染等，所以不易长期穿。

需要注意的是，外出时，最好不要穿新鞋。一般说来，新鞋需要一定的磨合期，如果没有经过磨合期，贸然穿新鞋子出行，有可能被新鞋“折磨”得一瘸一拐。

老年人的袜子也具有维持正常体温、保持身体清洁的作用。老年人穿袜子应与气候相适应，冬季以穿厚棉袜、毛巾袜、绒线袜为好；夏季则以穿薄丝袜、尼龙袜、锦纶袜等为宜。袜子久穿后，蓄积的污物容易分解而散发出强烈的恶臭，应勤洗勤换，以保持足部的

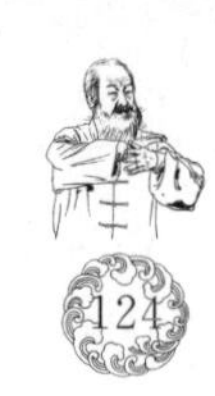

舒适和清洁卫生。

袜子是对脚最妥帖的关怀，外出时最好穿纯棉的袜子，它柔软、吸汗，有助于脚部保持干爽。天气寒冷时，老人可穿羊毛袜或穿两双袜子，以保暖脚。

另外，外出归来后，要用热水烫脚，并可自我按摩双腿肌肉和脚心，这样可以快速恢复体力，使身心愉悦。

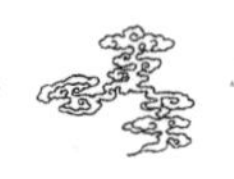

椅帽不离身

《老老恒言》曰：折叠凳，游具也，四足，两两交加，边则但具前后，以木棉缕绷为面，软而可折，今俗称马踏子。其制仿自前明，见《三才图会》。予诗有“稳坐看山权当榻，不妨折叠入游囊’之句。凡出门，命携以相随，足力倦即堪少坐，不必专为游山也。

太白诗：饭颗山头逢杜甫，头戴笠子日卓午。又东坡戴笠行雨中，绘《笠屐图》。笠为古人所恒用，御雨兼障日。夏秋之初，或倚杖而出，亦可预办。制以棕与藤，俱嫌少重。竹为骨，帛纱蒙上，似较轻便，另用纱二寸许，垂于笠边，谓之笠檐，亦堪障日。

随着生活水平的提高，人们休闲娱乐的方式也逐渐多元化，现在有不少热爱户外运动的朋友，年轻人喜欢远足露营，老年人更是习惯于出去游览，那老年人在出行时累了怎么办？考虑到老年人体质较弱，不适合进行长时间的运动，需要随时休息，老年人出行应随身携带便携座椅，随身携带椅子能够满足老人随时休息的要求。为了携带方便，老年人可以拿小马扎，折叠起来可以随身携带。

当然，如果条件允许，老年人可以买一把折叠椅，一般的折叠椅价格也不是很高，折叠椅有很多的好处，外形小巧，便于携带，相信生活中我们会经常看到这样或者那样的折叠椅，很多老年人出去转都会带上一把折叠椅，累了就可以坐下来休息。

另外，老年人出门也要随身携带帽子。古时，无论人们走到哪里都戴着斗笠，既可以遮阳，又可以遮风雨。现代老人虽然不必再戴着沉重的斗笠，但外出时最好戴上帽子，一方面帽子可以遮阳挡风；另一方面，冬季寒冷时，帽子也可以保暖，避免头着凉。

头为诸阳之汇，也是身体热量散发的重要之地。研究表明，气温在4℃左右时，人体约有50%的热量会从头部散发；而气温在零下10℃左右时，头部将散发体内75%的热量。老年人的血管毕竟不如年轻人那么通畅，多少会有一点硬化，如果受凉的话，难免造成脑血管收缩，轻则会感到头昏、头痛，重则会发生意外。因此，老人外出时，在保证身上穿暖的同时，最好戴上一顶保暖的帽子，以保护头部不受热邪、风寒的侵袭。

老年人千万不要小看帽子的保健功能，像绒线帽、连衣帽等，不仅可以保持头部温暖，还可以遮住并保护耳朵。而且，一帽在头，万一有点轻微的碰擦，帽子也可以“缓冲”一下。

此外，如果选购一顶漂亮、时尚一些的帽子，可以把花白的头发“裹”住；如果帽子的款式和颜色与服装相匹配，可以展现穿着的协调美观。有句方言，说“噱头噱头，噱在头上”。而老年人花白的头部，可以用帽子来美化。

老年人戴帽子也是有讲究的，比如，夏季时，帽子的主要作用是遮阳，可以选择材质为布的、有帽檐的凉帽；冬季可以选择毛线、呢绒等材质，或者羽绒服的连衣帽，最好能遮住耳朵。天冷戴帽子，首先要选择比头略大一点的，这样戴上后不会紧压头发，可让头皮有透气的余地。其次要注意材质，头皮爱出油的人，要戴透气、轻薄的帽子；体质较弱易感冒的人，要戴呢料或毛线帽子。再次是时间，早晚外出时戴，进入室内就该摘掉，正午阳光好的时候，也要让头发出来透透气。

另外，还要提醒各位老人，帽子要经常清洗，以保持清洁。而且不要乱戴别人的帽子，因为某些皮肤疾病，也可以通过帽子传染。

步伐应缓慢

《老老恒言》曰：老年出不远方，无过往来乡里。《曲礼》曰：行役以妇人。谓设有不得已而远行，所以虑之周也。以妇人者，妇人举动柔和，故用之。然此亦古人优体衰羸，不嫌过于委屈。苟有勤谨童仆，左右习惯者，未始不可用。

《老老恒言》中提到了《曲礼》中的一个观点：老人要像妇人一般行走。这个观点丝毫不带任何主观色彩，而是从客观上阐述老人要像妇人走路一样走路，是因为妇人走路、举动比较柔和，适合养生的缘故。同时也是因为随着年龄的增长，老人的肌肉、骨骼和关节等也在发生相应的变化，各个组织和脏器功能逐渐退化，免疫功能不断下降。一般来说，老人是不适合远行的，如果不得已必须远行，也要考虑周全，行为、举动要柔和，而且最好与人结伴而行。

走路要慢。人每天都得走路，但老人走路宜慢不宜快。慢步缓行，可以防止跌跤而造成股骨、胫骨骨折或其他问题。某些老人或许还有心血管类疾病的隐患，所以外出时一定要注意。

首先，在平时生活中，慢速散步一般每分钟 60～70 步，时间 30 分钟左右。体质较差的老人，应使用合适的手杖，以求增加腿的支撑力，这有助于人体的平衡和步履的稳健。

其次，老年人出行时应尽量选择群体出行，若发生意外，众人可有些照应。老人腿脚不再灵敏，行走时步态可能不稳，容易发生伤害事故。因此，出行时最好有家人或亲朋好友相伴。如果是远行，最好进行临行前的体检，确定身体确实可以承受方可动身。有慢性病的老人外出时，一定要带上有关的药物，以保证犯病时能及早用药。

第三，老人出去时，要避免过度疲劳，日程安排宜松不宜紧，活动量不宜过大，而且在步行时，步履宜缓不宜急，循序渐进最好。出行时，应尽量走平坦的大路，避免走陡峻的小路，更不要独自攀登山林石壁。

出远门宜备周全

《老老恒言》曰：远道行李，必作信宿计。各项周备外，其要尤在床帐。办阔大折叠凳二其制见前，或棕绷之，或皮绷之，两凳相接而排，长广恰如床式。闻军营中多用此，帐用有骨子可以架起者制详四卷帐内。

严冬远出，另备帽，名将军套。皮制边，边开四口，分四块，前边垂下齐眉，后边垂下遮颈，旁边垂下遮耳及颊。偶欲折上，扣以纽，仍如整边。趁寒趁暖，水陆俱当。

随着生活水平的提高，老年人有时间也有了精力，所以越来越喜欢出去走走，到各地旅游，游览各地名胜。另外孝顺老年人的人们也喜欢在休假时带老人出去走走。但是由于老年人的体力精力有限，因此更应当提前做好周密的准备，老年人出行时，需要注意的事情还是很多的。

《老老恒言》说，老年人如果要远行，必须考虑到行李问题，要做好住宿的准备，除了准备睡眠所需的各物，尤其还要准备床帐。古时候，老人出行要准备两张大折叠凳，凳上用棕叶或动物皮绷起，两凳相接而排列，长度、广度就像床铺一样，老人旅途中疲劳时可随时休息。而蚊帐则取用有骨子的，可以支架起的，比较方便。

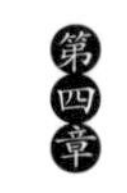

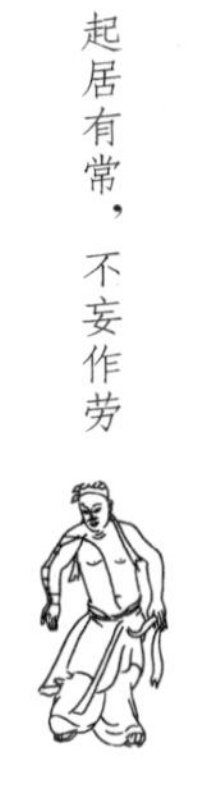

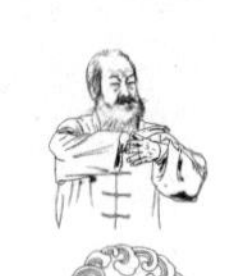

另外，《老老恒言》还建议说，严冬时分，老年人出行一定要戴帽子，而且帽子的形式应是前边垂下齐眉，后边能遮住脖颈，两边可以盖住耳朵及脸颊，无论寒暖都可以佩戴。现代老人出行虽不必如此麻烦，但要远行，仍需要准备必要的衣物以及生活用品，如换洗的衣物、必要的洗漱用品等。

老年人出行应尽量选择短途旅行，不要长时间高强度颠簸跋涉。如不得不长途跋涉，还应注意以下几点。

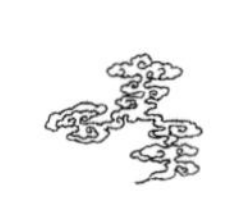

首先，老年人出行前，先通过气象预报了解出行目的地天气状况，根据天气、温度做好周全准备。不论出行目的地是哪里，老年人都应穿舒适柔软的便鞋或运动鞋，同时要备上常用药物，如晕车宁、风油精、祛风油、保济丸、藿香正气水等轻便药物。高血压患者，不要忘记带降压药，心脏病患者更应该记得随身携带救心丹或速效救心丸，腿脚不便者还要记得带拐杖。

其次，老年人的肠胃吸收功能相对较差，旅途中应选择清淡饭菜为主，不吃未经煮熟的海产野味。水果蔬菜要多吃，以防便秘；多喝水，还应喝些含盐的饮料，以补充水分、盐分的流失。切勿大鱼大肉，更不可过量抽烟饮酒。饮食有度，调节有方，旅游才能更开心。若出行时间是在秋季，不妨带点自制柠檬茶，一来能有效解渴，补充适量的维生素 C；二来能去燥，缓解头昏脑涨，帮助老年人集中精力、稳固心情、明目、提神。

第三，老年人出远门在外住宿的环境要舒适安静，以便恢复体力，要保证每天 6～8 小时的睡眠时间。尽量不要单独住宿，最好与陪同人员或旅伴同住一个房间，以便照顾。住宿时要注意防滑，尤其是在洗浴时。在昼夜温差大的地方，睡前一定要盖好被毯，夜里风起雨来时要关好门窗。

现在，生活条件和《老老恒言》作者所处的时期完全不同，酒店中早已准备了各种生活用品，人们出行不必再带着床帐，而且一般的酒店中，还设有专门的灭蚊工具，如蚊香、灭蚊剂等，甚至有的酒店已经杜绝了蚊虫的出现，给老人出行减少了不少麻烦。

此外，本身有心血管疾病的老年人还应该注意外出时的情绪变化，各类紧张、焦虑、恐惧、兴奋的情绪都可以刺激血压的升高，引发心肌梗死，所以外出时，要尽量避免情绪的过分激动，而且最好有亲人陪伴在左右。

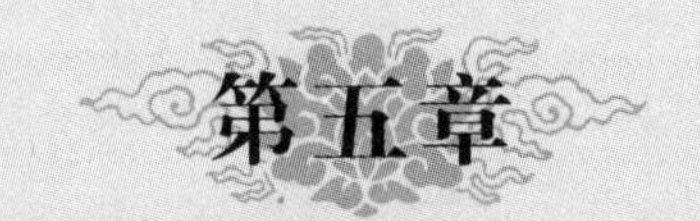

第五章

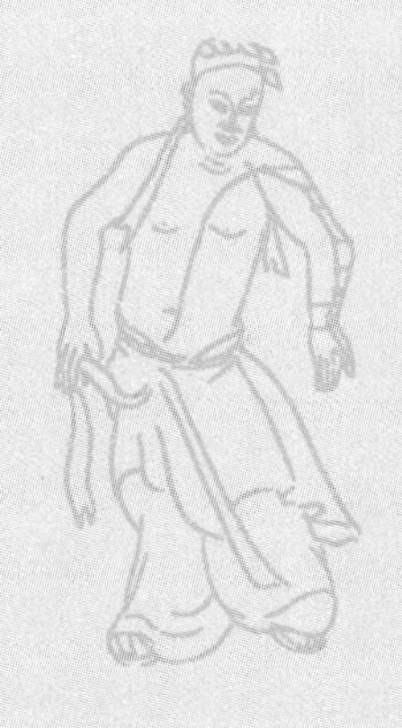

养心、养神之地

养生之道，在于关注细节。老年人已经是腿脚不便，所以留在房里的时间就多了起来。如此一来，老人的房间就是必须要关注的。卧房不仅是一个睡觉的地方，它还是老人休养身心，颐养天年，保持身心健康的场所。一张床不是卧室的全部，里面的被子、蚊帐、桌椅、枕头、床铺等，都需要和老人的身体和年龄特点相匹配。这样，一间卧房才是合格的卧房。而起居坐卧，养心养神，才能是健康快乐，暖意融融。

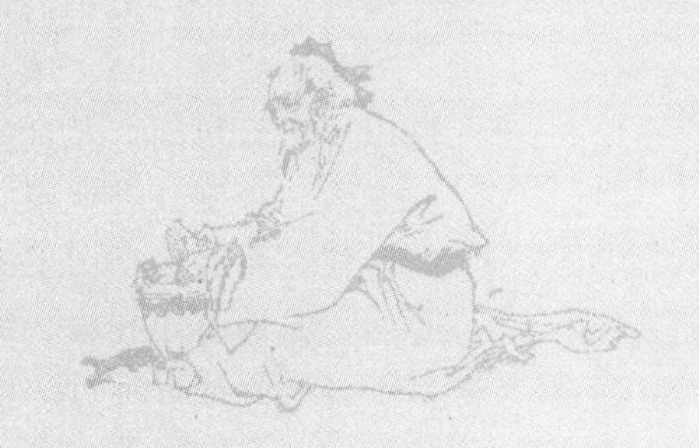

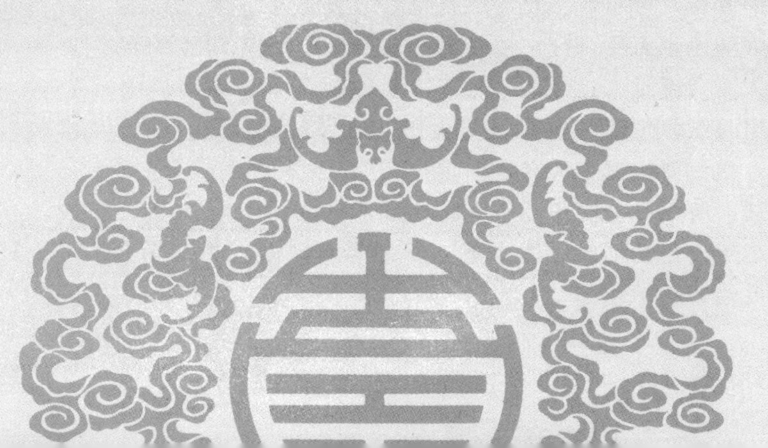

卧房

卧房宜小、宜静、宜简，方便出入

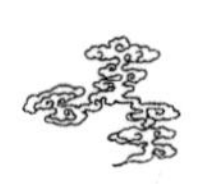

《老老恒言》曰：室在旁曰房。《相宅经》曰：室中央为洛书五黄，乃九宫尊位，不敢当尊，故卧须旁室。老年宜于东偏生气之方，独房独卧，静则神安也。沈佺期诗云：了然究诸品，弥觉静者安。房以内，除设床之所，能容一几一榻足矣。房以外，令人伺候，亦择老年者，不耽酣睡，闻乎即应乃妥。

《青田秘记》曰：卧房窗取偶，门取奇，合阴阳也。故房门宜单扇，极窄，仅容一身出入，更悬毡幕，以隔内外。按，《造门经》：门之高低阔狭，随房大小方向，令制尺量之。妄断祸福，此假阴阳而神其说，可勿泥。

老年人的卧房最好选在东侧，因为东方主万物生气，阳气最盛，适宜老年人居住。《相宅经》上对于房间有明确的定义，屋子的中央是处于九宫之中最高的位置，也就是主位。人在屋子里生活，就不能把卧房选在房子的中间。当然，这种说法到底是对是错，在今天依然不能确定。但是风水一说，流传已久。老年人的卧房选择，不管是从风水的角度，还是从养生的角度，都应该是独房独卧。因为这样会比较安静，有利于老人养心静神。

《青田秘记》里说到，卧房的窗户应该是偶数，而门应该是奇数，因为这样符合阴阳的道理。老人是独居的，房间不大，所以一扇门就足够了，那么窗户就应该是两扇。这不光是所谓的“阴阳平衡”，也关系到房间的通风。两扇窗都打开，通风就好很多。至于房门的大小，应该是和房间的大小相衬。最好是窄到只能容下一个身位的进出，这样才称得上隔绝内外。至于门大小的定制，不过是把阴阳说法吹玄乎罢了，完全不用在意。

关于安静，门、床、墙壁都要隔音效果好。因为如今社会的噪音与古代不可同日而语，所以要求就更高。尤其是那些住在闹市区的老年人，更应该注意房间的隔音。与子女同住的老人，独房独卧就不必说了，一定要选在与家中孩童住室比较远的位置做卧房。

住在乡村或是山里的老人，环境自然就得天独厚。能够与大自然相处，春夏秋冬尽入心间，看遍百花齐放、绿树成荫、晴空万里、大雪纷飞，便可以心情舒畅、悠然自得。这对于养老是最好不过。当然，住在城市之中，虽然不能随意与万物相宜，却也可以利用阳台上的一点空间养花、种草，美化居住环境，改善条件。

卧室的墙面颜色也有所讲究，以蛋青、藕荷、乳白色等素雅的色调为主，要注意富有生气，以使老人不会感觉太过冷清，过于冷感的颜色不能使用，比如深蓝、黑色、灰色等。当然，那些能引起紧张情绪的颜色也要少用，比如红色、橙色等，这类颜色不利于老人养静。总体来说，颜色要根据个人喜好而定。

因为是独居，所以卧室面积不宜大。房间中除了一张床之外，再放一张桌子、一把椅子就足够了。老年人行动不便、体力下降，过多的摆设只会增加老年人的打扫负担，还会造成许多不必要的磕磕绊绊。

所以，在选择家具时也要有讲究。一些有棱有角的家具尽量不用，过高或者过低的柜子、抽屉也尽量不要。家具的选择以方便老人使用为原则。躺椅、藤椅、安乐椅都是给老年人最好的预备，因为可躺可坐，所以非常适合。屋子里的摆设也力求实用，那些过于花哨和用来点缀的东西尽量不要。当然，最好是和主人的职业、爱好相关，如此便能给老人更温馨的感觉。另外，房间中的摆放简单，也有利于老人的出入起居，还可以方便他人的探望和伺候。

据《老老恒言》所说，过去有条件的家庭，养老都是有专人伺候，而且也是同样的老人。放在如今的社会环境中，就可以聘请专门的家政人员来照顾老人。当然，对于大多数人来说，这有些不切实际。最实用的做法，就是牢记急救中心的电话号码——120。一旦老人有什么急性病症出现，便能够自己拨通，自我急救。当然，电话也是老人和子女及亲人联系的一种方式，所以是必需品。

如今，许多老人也能够上网了。身体上有哪里不舒服，也能通过网络来咨询。各种健康网站、医疗网站、在线咨询为老人的寻医提供了方便。

卧室需防寒防暑，保温为重

《老老恒言》曰：《易》言君子洗心以退藏于密，卧房为退藏之地，不可不密。冬月尤当加意，若窗若门，务使勿通风隙。床圍处比有缝，纸密糊之。

窗户虽极紧密，难免针隙之漏，微风遂得潜入。北地御寒，纸糊遍室，则风始断绝，兼得尘飞不到，洁净爽目。老年卧房，可仿而为之。每岁初冬，必重糊一度。

长夏日晒酷烈，及晚尚留热气，风即挟热而来，故卧房只宜清晨洞启窗户，以散竟夜之郁闷。日出后俱必密闭，窗外更下重帷遮隔，不透微光，并终日毋令人入，人气即隔热也，盖热皆从外至，非内生耳。入寝时，但卷帷，亦勿开窗，枕簟胥含秋意。

窗内须令制推板一层以塞之。《诗·豳风》：塞向墐户。注曰：向，北出牖也。北为阴，阴为寒所从生，故塞以御之也。

冬以板铺地平，诚善。入夏又嫌隔住地气，未免作热，置矮脚凳数张，凳面大三四尺，量房宽窄，铺满与中，即同地平板。夏月去凳，亦属两便。卧房与书室并宜之。

《蠡海集》曰：春之气自下而升，故春色先于旷野；秋之气自上而降，故秋色先于高林。寒气亦自上而降，故子后霜落时，寒必甚，气随霜下也。椽瓦疏漏，必厚作顶板以御之，即长夏日色上逼，亦可隔绝热气。如板薄，仅足承尘而已，徒添鼠窟，以扰夜眠。

《老老恒言》说：《易经》里把卧房看成是个人的空间，是聪明有为的人养心求静，体会大道的地方。所以，卧室是安寝和个人的空间，不希望有他人打扰。老年人不光不能有人打扰，更不能被寒暑所困。所以，卧室的密封性就是个大问题了，能否隔绝冷热，就是衡量老人卧房的一个标准。在古代，我们都会用纸糊来封住窗户的缝隙，阻止外面的风寒和酷暑。到了今天，虽然纸糊已经不再适用，但我们仍旧可以从超市里买些密封条来封闭门窗。这种做法当然就好了许多，保温、节能还美观。

当然，想要保温，光封住门窗还远远不够。《蠡海集》就说："春天的气自下而上，所以春色先在旷野中出现；秋天的气自上而降，所以秋色先在高山、树梢显现。寒气也是自上而降，所以每当午夜过后，子时时分，寒气更加浓重，因为寒气会随霜而降，所以要在房顶制作厚厚的顶板，这样一来，冬天可以御寒，夏天可以隔绝热气。如果木板不够厚，那就只是遮挡尘土、给老鼠做窝罢了。"

限于当时的生产能力，古人只能用木板来为房屋保温。但是到了今天，我们的保温手段就多了。因为有各种新型的保温材料，密封性又好，所以给老人的卧房一个冬暖夏凉的

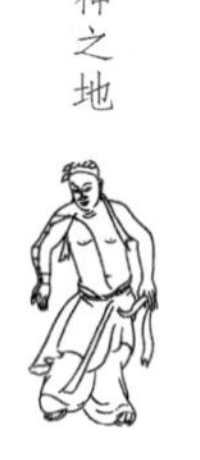

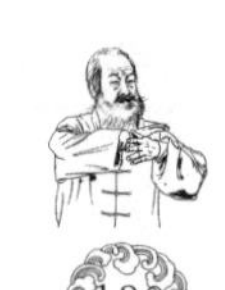

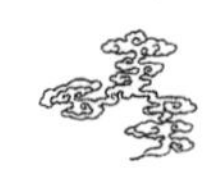

空间绝不是空口说白话。而有了保温的卧房，老人的晚年也就能过得非常舒服。

《老老恒言》中又说，夏日炎炎，卧室通风应该在清晨，以散去室内一整夜的闷气。因为人体是一个系统，一个夜晚的新陈代谢，会产生很多的废物、废气。屋子里的氧气浓度下降，二氧化碳的浓度却升高了。在这样的环境中生活，必然会感到不适，所以开窗就是非常有必要的。但是太阳升起来之后，就必须要关闭门窗。还应该在窗上挂上厚厚的帘子，遮住外面的光线和热气，也不要请人到屋子里去，因为人的身体都是有热气的。这是因为热气从屋外而生，屋子内是没有的。晚上睡觉时也不能开窗，只要把帘子卷起来就行，晚上睡觉枕着竹席就能感受到丝丝凉意。

另外，夏天把北面的窗户打开，窗上有一些横木遮住，就是非常不错的。因为北面为阴，寒气较重。但是这种做法到冬天就不行了，毕竟冬日北风凛冽，需要的不是寒气，而是要保暖。所以应该堵住窗户上的缝隙，可以制一块木板，紧紧钉在窗户上，以抵御严寒。

综上所述，卧室的保密性是非常重要的。因为卧房是一个人最私密的个人空间，很多时候都是个人独处的地方。老人的卧室在养老的生活中占据重要的地位，因为很多老年人大部分时间都是在卧室中度过，想心事的时候在卧室，读书的时候也在卧室。另外，卧室的封闭性好，可以造就室内外的不同气候。寒来暑往，气候的变化总有让人不能适应的时候，这时候人就需要在卧室里躲避严寒酷暑、风雨尘雪。假如封闭性不够好，那么这种隔绝作用就被削弱了，人在房间里还是要忍受极端环境的痛苦。这样的情况对于每个老年人来说都是很悲惨的，当然子女们也不希望看到。

不过，因为生活条件的提高，如今的房屋密闭性都好了许多。只是还有一些地方，条件比较艰苦，那么可以仿效上文中曹庭栋老人的做法，来保证房间的密闭性。

当然，如今的社会发展，很多家庭都有了空调和风扇。北方的冬天还有供暖，所以在北方过冬是非常舒适的。而南方却没有供暖的传统，所以不少北方人到了南方就无法适应。而且因为气候的关系，南方的冷与北方不同，是夹杂着浓重水汽的湿冷，穿得再多也会被水汽钻破，的确很难忍受，尤其是身体活动能力下降的老人。所以，南方的老人过冬，最好能有制热空调，否则会非常不适。

反过来，酷暑的时候，吹多了空调和风扇对老人来说，也不是一件好事。很多年轻人都会得空调病，又何况是抵抗力下降的老人。所以，《老老恒言》中那些关窗、挂帘、隔人的避暑做法，对于现在的老年人避暑还是有很好的借鉴意义的。

卧室应光线柔和

《老老恒言》曰：卧房暗则能敛神聚气，此亦阴阳之说。《易》随卦之象辞曰：君子以向晦入宴息。卧房必向晦而后入，本无取乎垲爽，但老年人有时起居卧房，暗则有非白昼所宜，但勿宽大，宁取垲爽者。或窗外加帘，酌明暗而上下之也可。

古人都说人的作息应顺应天时，日出而作，日落而息。天黑了休息就一定要在昏暗的房间里，这样才能聚气敛神。《易经》中有说到，聪明的人通过晦暗的光线来调节心神，吞吐精气，追求身心的安宁和愉悦。当然，这是对于那些休养自身的人来说的，养老却不需要这么高深。

站在休息的角度来说，晦暗的光线的确有助于入睡。虽然黑暗让人眼盲，却可以让人心静。但放之于养老，这却是不够正确的。老年人虽然应该养生，却不可能动也不动。人总要有起居的，到了晚上老年人的起居比起年轻人要多。光线太过昏暗，老年人的视力本身就下降了很多，以此招致的许多磕磕碰碰就无法避免了。另外，在白天时分，晦暗的光线也不利于老人的室内活动。所以，窗帘就是非常有必要的了。用调节窗帘的方法来调节光线，这就是《老老恒言》里的做法，只是这种做法有些被动。

社会的进步，给了人类夜晚创造光明的能力。如今的养老，若需要调节光线，就大可以借助于灯光，所以灯具的选择也有不少原则。

首先就是安全。卧室本就不大，所以灯也不要追求大或华丽。太大的灯不安全，更换起来也很麻烦。其次是实用。养老以实用为本，这自然也包括灯具。老人卧房中的灯可以照明就行，别的都在其次。太花哨的灯，一旦坏了，修起来麻烦，更换时问题必然也多。第三是方便。使用时即开即亮，即关即灭，变换起来也简单。不能一个灯有好多种开关的方法，各个开关还都相互冲突。第四是节能。节能的灯泡照明好，还能少散发热量，这对于夏天的避暑很有好处。最后，当然是老人必须自己喜欢。所以，推荐的就是桌子上的台灯和床头灯。台灯的功率可以大一些，因为有些老人会喜欢读书，光线强些看得清楚。

当然，灯泡要稍微偏亮一点。一来是因为老人视力下降，二来就是较亮的灯能驱除孤独感，这对于起居和心理都是有实际的效用。另外，灯的开关要多设置几个，方便老人分别控制。既不至于摸黑去开灯，也不至于要关灯后摸黑才能上床。

如今灯具的发展非常快，所以灯具的选择就多了。白炽灯基本上已经被淘汰，节能灯价格便宜，更换方便，而且散热小，所以是老年人首选的灯具。在选择的时候，可以是壁灯，也可以是落地灯。装在屋顶的吸顶灯，更换时必须爬上爬下，老年人本来就腿脚不好，不适合亲自动手。而且，很多人的子女又比较忙，不可能随叫随到。因此，还是选择壁灯或落地灯要方便一些。

近几年，流行一种小小的香薰灯，造型非常可爱。因其具备照明、观赏、装饰、收藏、寄托人生愿望等诸多功能，迅速流传开来，成为人们生活中一道亮丽的风景。人们可以根据个人的喜好在容器中添加一点精油，比如玫瑰油、柠檬香、安息香、檀香等。香精油透过香薰灯加热分解，使香薰油中阴离子芬多精飘散空气中。由鼻腔迅速渗入血液，促进血液循环，加速新陈代谢，调节生理机能，美容护肤，平衡体质，从而增强对疾病的抵抗力，使有时有如置身于整片山林原野，可随时尽情享受森林浴。把开关直接插在接线板上，就能发出微微的灯光。因为灯光很淡，所以老人在夜间睡觉时不会觉得刺眼，醒来时也不会伸手不见五指，还能散发着淡淡的清香，所以许多老年人都非常喜欢。香薰灯的确是很漂亮，不过也有一些注意事项。

1. 使用时请注意容器的温度，避免烫伤。

2. 容器高温时，请勿直接加水。

当然，随着社会的发展，还会有很多新的养老产品出现，有兴趣的老人也可以多多关注，也算是自己晚年的一点乐趣。

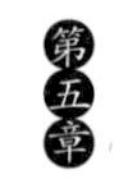

卧室应隔绝潮湿

《老老恒言》曰：楼作卧房，能杜湿气，或谓梯级不便老年。《华佗导引论》曰：老年筋缩足疲，缓步阶梯，以展舒之。则登楼正可借以展舒。谚又有“寒暑不登楼”之说，天寒所畏者风耳，如风无漏隙，何不宜之有？即盛夏但令窗外遮蔽深密，便无热气内侵，惟三面板隔者，木能生火也。按：《吴星掌故》有销暑楼，颜真卿题额，则楼亦可销暑也。又韩偓诗云，寝楼西畔坐书堂。则楼宜寝，并可称寝楼。然少觉不适，暂迁楼下，讵曰非宜。

卧所一斗室足矣，如地平铺板，不嫌高过于常，须去地二尺许，令板下前后气通。入冬仍以板塞，向南微开小隙而已。纵不及楼居，亦足以远湿气。

北方作地炕，铺用大方砖，垫起四角，以通火气。室之北壁，外开火门，熏令少热。其暖已彻昼夜，设床作卧所，冬寒亦似春温，火气甚微，无伤于热，南方似亦可效。

《老老恒言》说，古代把老人的卧房安置于楼上，可以断绝湿气的侵袭，也可以借着楼梯帮助老人锻炼身体、舒展筋骨。所以，尽管有些人认为坚持“寒暑不登楼”，认为楼房对于养老不好，可依然有不少人觉得楼房养生不错。毕竟，楼房养老，所担忧的不过是楼高

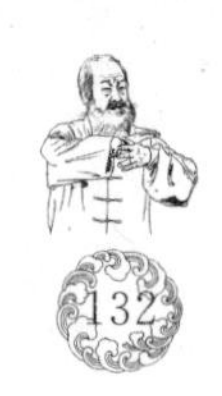

风大，怕老人因此受到风寒的侵害罢了。假如楼的密闭性良好，这个问题就根本不算是问题。再说，即便是住在楼房有什么不适，也可以随时搬到下面。所以，自古以来，就有许多消暑楼的说法，还有不少诗人以此作诗。当然，上面的说法对于如今楼房遍地的生活环境来说，的确是住楼房养老的一个很好证明。

但是，对于那些不能住楼房的老人来说，要想隔绝湿气，就必须得用木板隔住地面，让其下面通风。这样虽然比不上楼房，却也能避开湿气的侵袭。按照《老老恒言》上的说法，就可以挖去房间里半米深的土，再铺上木板。这样一来，板下通风，就不用担心潮湿的纠缠了。可是现如今都是水泥地面，想要挖地根本就不太实际。所以防潮就需要从其他角度来考虑。那么潮湿到底对于老人有什么危害呢？

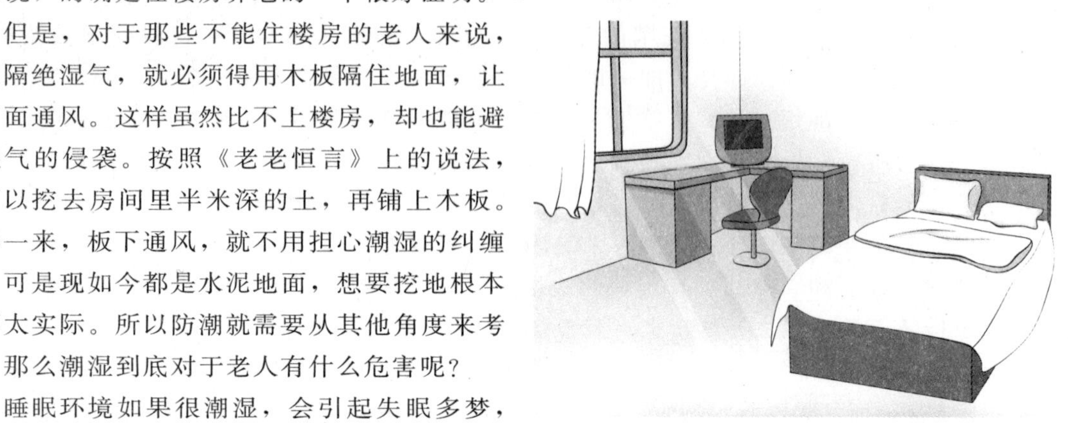

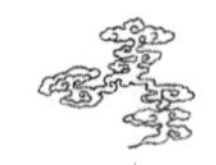

睡眠环境如果很潮湿，会引起失眠多梦，而且睡眠状态下，人体抵抗力比较弱，这个时候更容易被因为环境潮湿而快速滋生的细菌所侵害，引发更多的疾病。特别是天气冷的时候遇上潮湿，就感觉冷到了骨头里。长期生活在潮湿的环境中，对神经系统也会有一定的影响，人们会感到无精打采，萎靡不振。此外，潮湿还会增加患病的可能性。

1. 呼吸道过敏症

现代医学证实，空气过于潮湿，有利于一些细菌和病菌的繁殖和传播，潮湿的环境最容易产生霉菌，而霉菌吸入肺部，容易引起肺炎或肺部真菌病。霉菌及其代谢产物通过各种渠道进入人体，还会引发过敏性支气管炎、支气管哮喘、花粉病、皮炎等，或使原有的过敏性疾病复发。

2. 心脑血管病

多雨季节的气压、气温、空气湿度等气象要素变化较大，容易导致人体植物神经功能紊乱、血管收缩、血流受阻、血压上升、心肌耗氧量增大、心脏负荷加重，从而诱发心肌梗死、脑中风等心脑血管病。

3. 皮肤疾病

潮湿的环境会让湿疹、皮炎以及一些真菌类的疾病如皮癣、手足癣的发病率提高。温暖潮湿的环境有利于霉菌的生长繁殖，特别是原来在人体皮肤上处于“休业”状态的霉菌会“死灰复燃”，在脚趾等部位蔓延，引起皮肤癣病。脚癣如不及时治疗，还会向身体其他部位传染，变成体癣、股癣、手癣、花斑癣。研究表明，霉菌还会在人体内生长繁殖，引起霉菌性肺炎等病。

4. 关节疼痛、风湿

长期待在潮湿的环境里，对人体的健康会有很大的影响，轻者会感到特别不舒服、头痛、发热，重者容易引起风湿性疾病。对于本身就有关节炎的人来说，潮湿的环境会引起关节痛，加重病情。

按照自古以来的研究，潮湿是老人长寿的一个大敌。长时间生活在潮湿的环境中，老人会出现头晕、湿疹和拉肚子的病症，对健康极为不利。当然，危害更大的就是风湿病。

因为气候原因，北方自古就有住地炕的习俗。而地炕外铺方砖、内里生火，可以把整个房间烘得温暖如春，所以住在这样的房间里过冬，的确是非常惬意。但是没有地炕的南方，或者是还住在平房中的老人，依旧会受到潮湿的危害。如此，想方设法为老人营造出一个干燥温暖的环境，就是每一个晚辈应尽的义务。

所以，最好的防潮办法，就是炕。有条件的家庭，都可以在室内砌一个小炕，供老人冬天下榻。当然，一个小炕占地不多，也确实花费甚小。睡炕对于老人来说，一方面可以驱赶湿寒，保持健康；另一方面，砖砌的炕面还可以缓解疲劳，对老年人退化的脊柱起很好的保健作用。

实在没有条件的家庭，可以选择用硬板床加电热毯代替。因为电热毯的广泛普及，这个小小的花费也是可以做到的。

卧室需适度通风

《老老恒言》曰：房开北牖，疏棂作窗，夏为宜，冬则否。

对于老年人来说，风邪、湿气，是养老的最大敌人。所以，为了避开风邪、湿气的威胁，一定要注意保持居室的干燥。而想要保持干爽的环境，最好的方法就是通风换气。同时，卧房里通风，还有助于保持室内外的气候平衡。否则，老人一直处于一个孤立的环境中，身体就产生了一种习惯性。一旦进入到外面的环境，各种不适就会出现。养老的重点就是要随着环境的变化，随时随地改变自身，适应环境。长时间的与外界隔离，绝对不是养老的智慧，当然更不可能是《老老恒言》所倡导的那种融合阴阳变化求得长寿的做法。

居室是人们抵御外界风雨寒暑侵袭，维护机体正常生理功能的建筑设施，它可以形成良好的房室小气候，保证人们休息、睡眠和恢复体力。人的一生有一半的时间是在居室中度过的，退休后的老年人在室内的时间会更长。居室外墙、房顶、门窗等结构的选择，可以保证居室内湿度、温度的相对恒定，使机体免受外界气候变化的影响。但居室不是人躲避自然环境的小房子，更不是人与自然断绝联系的小笼子。居室的卫生条件直接影响着人们的健康，如拥挤的住宅，会使呼吸道、消化道的发病率增高；潮湿的住宅使人容易患上感冒、风湿性关节炎等；拥挤的住宅，由于紫外线的照射不足，会促使佝偻病和骨质软化症的发生，所以古人有“饮食居处为其病本”的说法。因此，人们必须尽量选择和改善居室条件。

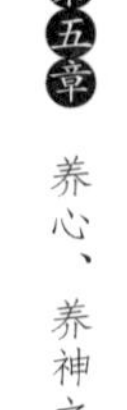

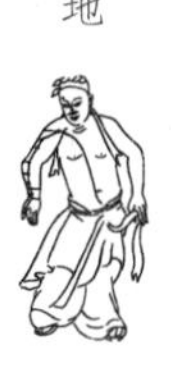

除了注意打扫室内外的卫生外，每天居室内的通风换气也是很重要的。经过一夜的关窗闭户，居室内空气中的氧气消耗很多，而从人体呼出的二氧化碳的含量却增加了。二氧化碳的浓度上升，会使人产生头晕、脉搏缓慢、血压上升等症状。另外，居室内的空气还含有其他的各种臭味，如肠道排出的气体，汗液和皮肤上有机物的分解腐败产生的气味，衣服、鞋袜、被褥上面的气味，屋内存放粮油、食物散发的气味，甚至是做饭、吸烟的气味等。这些臭味对人体、大脑都有恶性刺激，长时间生活在这样的环境中，会使人产生恶心、头晕、疲劳、食欲不佳和精神不振的反应，甚至还会使某些疾病恶化。如果每天早上能打开窗户，阵阵清风扑面而来，会使人顿时头脑清醒，周身舒畅。新鲜的空气是人人所必需的，一般来说，每天开窗通风的时间不应少于 30 分钟。

如何尽量做好老人居室的通风换气呢？最简单的方法就是在清晨或雨后，空气中含有较高浓度的氧气，污染物和尘土最少，空气最新鲜时，开窗换气。比如在夏季，因为天气炎热，开窗就必须把握好时间。中午时分是必然不能开窗的，《老老恒言》中也有说过。所以想要开窗，就必须选在每天的早晚时分，时间可以长一些。到了冬季，因为天气严寒，很多家庭都没有开窗的习惯。而上文又说过，人的卧室中一天所产生的废气很多，不开窗必然会对养老不利，所以，冬季开窗就有一定的技巧了。老年人开窗通风换气，尤其是独居一室，可以暂时加衣，保温防寒。当然，若是有两间居室，就好很多了，可以轮流通风。对于那些行动不便、无法下床的老人来说，可以用间接通风的做法。在老人卧室的旁边开窗通风，形成一定的空气对流，以带走卧床的废气。也可以用间歇通风的做法，隔一段时间通风一小会儿。这样既能流通空气，又不至于一次通风太久而使得屋内气温下降太多。

总之，通风也是卧房的一个学问。人除了衣食住行，还无时无刻不在呼吸。呼吸的空气是否卫生、新鲜，在一定程度上是影响着健康的。

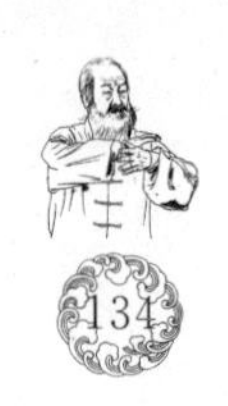

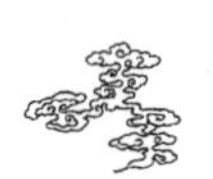

床

养生需要一张好床

《老老恒言》曰：《记·内则》云：安其寝处。安之法，床为要。服虔《通俗文》曰：八尺曰床。故床必宽大，则盛夏热气不逼。上盖顶板，以隔尘灰，后与两旁，勿作虚栏；镶板高尺许，可遮护汗体；四脚下周围，板密镶之，旁开小门，隆冬置炉于中，令有微暖；或以物填塞，即冷气勿透。板须可装可卸，夏则卸去。床边上作抽屉一二，便于置物备用。

床低则卧起俱便，陆放翁诗，所谓绿藤水纹穿矮床也。如砖地安床，恐有地风暗吹，及湿气上透，须办床垫。称床大小，高五六寸，其前宽二尺许，以为就寝伫足之所，今俗有所谓“踏床”者。床前另置矮凳，既有床垫，踏床可省。

暖床之制，上有顶，下有垫，后及两旁，俱实板作门；三面镶密，纸糊其缝，设帐于内，更置幔遮于帐前，可谓深暖至矣。入夏则门亦可卸，不碍其为凉爽也。今俗所谓暖床，但作虚栏绕之，于暖之义奚取？

对于睡觉来说，床无疑是最重要的。不仅因为床是我们生活中不可或缺的卧具，更是因为人一生约 1/3 的时间是在床上度过的。如此一来，说一张好床决定了健康是不过分的。对于老年人养老来说，床的作用更应该重视。《礼记》就讲“安之法，床为要”。这样的认识在很久以前就已出现，足以说明床的重要性。

总结《老老恒言》里的选床的关键，可以归结为以下几个点：首先，床必须要宽大，毕竟《通俗文》上对床的定义是“八尺为床”，也只有这样的床在夏季才不会感到热气逼人。其次，床上必须要有顶板，可以隔绝灰尘，保持床上的清洁。第三，床下四角要有隔板，可以在严寒的冬天放一个小暖炉，给床保暖。当然要是没有这个条件，就需要把床底填满，不让冷气从下面入侵。到了夏天，可以把隔板去掉，方便床下通风散热。当然，对老人来说，床下最好有个抽屉，当然也可以是床头柜，里面放着手纸、手电筒等物品，方便老人能随手拿到。

如今人们的生活水平普遍提高，一张好床应该不是很多人养老的困难了，所以需要注意的就是细节。给老人的床应该是方便为上，然后就是宽大。方便是为了让老人起居容易，不会有磕磕绊绊的危险。宽大就是给老人有足够的床上空间，不能太狭小，当然更不能大过头。因为许多老人都是独居，太大的床会让他们在睡眠时感到空虚和寂寥，这对养老显然不好。

接着需要说的就是床的高低。老人由于行动不便，腿脚不灵活，所以床需要降低高度。古代有那种所谓的矮床，现在当然也有类似的。睡矮床有一点是需要注意的，那就是湿气。因为离地面较近，所以也就容易受到湿气的侵害。因为这个考虑，床垫就是非常必要的了。当然，床垫既不宜过厚，也不能太薄。薄了就起不到应有的隔湿作用，厚了又会增加床的高度，所以差不多 20 厘米就足够了。如今养老的条件好，床垫自然是应有尽有。只是在选择床垫时，一定不能大意。太软的垫子不好，因为老人的脊柱已经硬化，容易疲劳。过去养老，床垫应该多出一些，方便老人的睡前准备。当然，有的人是在床前放一张小矮凳，这样也就省去了多出的床垫。

最后需要说的是，一张真正的好床，应该是一张温暖的床。老人的身体新陈代谢能力下降，所以温暖自己就尤其重要。所谓的暖床，就应该是床上有顶板，床下有垫子，周围有木板隔绝，三面可以密封的床。最好是用纸糊得严严实实，还有帐子挂在里面，床前还有个帷幔遮住。这样的床才是真正的冬暖夏凉，保温隔热，让老人在冬天不会受冷风折磨，夏天也不用担心酷暑难耐。

总之，《老老恒言》中所说的床，如今在全国绝大多数地方都已经见不到了。但书上对养老好床的要求，还是必须要重视的。总结一下，就得到这么简单几条：

1. 养老用的床应该宽大一点儿，过小和过大都不合适。

2. 床下应该有床垫，一来隔绝湿气，二来能保温。

3. 床不能太高，以方便老人的起居。

4. 老人的床应该有床头柜等一类的储物箱，里面放置一些老人经常用到的物品，比如手纸、手电筒、药品、水杯等。

5. 床的四周应该隔绝外界的气候，以求尽量保温，留住冬暖夏凉的养老环境。

卧床需要避开湿气

《老老恒言》曰：安床着壁，须杉木板隔之。杉质松，能敛湿气……头卧处近壁，亦须板隔，否则壁土湿蒸，验之帐有霉气，人必受于不觉。《竹窗琐语》曰：黄梅时，以干栎炭置床下，堪收湿。晴燥即撤去，卧久令人病瘖。

湿气是养老的大敌，这在前文中已经有所叙述，床作为养老的关键，自然也不能例外。《老老恒言》说，如果床是挨着墙壁摆放，就应该用杉木板隔开，因为杉木质地松软，能吸收墙上的湿气，让老人免受其害。还有一点就是，睡觉时头的方向要是靠近墙壁，也需要用杉木板与墙壁隔开，不然墙壁上的湿气蒸发，经常会在不经意间，就已经被湿气侵入。检验床上是否有湿气，只需闻闻床上的帐子是否有发霉的味道就行了。

黄梅时节，细雨连绵，空气中的湿度大，所以卧房中难免也会跟着潮湿。这时候的防潮，可以在床下撒一些干栎炭，干栎炭吸收湿气的效果非常好。天气晴了，应该把干栎炭及时撤走。否则，时间久了还不撤，人就会因上火而声音嘶哑。干栎炭可能并不是多常见，不过有一样东西很平常，同样可以起到除湿的作用，那就是锯末。雨水连绵的时候，在卧房里撒一些锯末，同样可以起到保持干燥的作用。天晴之后，及时清扫，卧室依旧保持干燥。

在卧具的种类中，火炕是最适合老人身体的。火炕用石板和黄土制成，通过用火的余热来驱赶寒气，保暖身体，而硬硬的炕面，还能解除疲劳和调理身体，对老人养生极为有利。不过，如今身居高楼之中的老人没有火炕，木板床则成为最好的选择。不过木板床吸湿性大，容易对腰部产生不良影响。因此，古人常利用狗皮来防止湿气和寒气的侵入，保暖腰部。

那么怎么样才能最简单地防潮呢？《老老恒言》中的做法就归结为以下几点：

1. 床头板非常重要，不是可有可无的。头是人体阳气最集中的部位，一旦有湿寒入侵，就会导致头疼和头风等症状。而墙壁并不是绝对密闭的，常年日久的雨雪浸染，总会有湿气进来。

2. 床最好不要贴着墙壁摆放，因为墙壁上不只有寒气，还有湿气，这一点尤其在阴雨

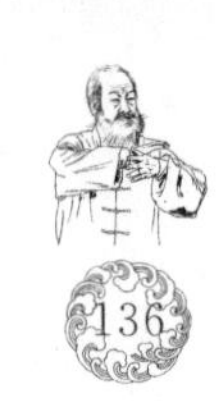

天很明显。假如是卧房太小，不得不靠墙摆放，那就需要在床和墙壁之间放一块木板，隔绝来自墙壁的湿气和寒气。

3. 下雨天和雨后，卧室内应注意防潮。大部分人可能没有专门的防潮工具，所以在床下撒一些锯末就非常简单有效。天晴之后，尽快把锯末扫除，晒干以备下次使用。

4. 南方冬天阴冷，屋子里需要一个火炉。因为南北的生活习惯差异，北方有火炕，南方却没有。可是湿寒之气在南方尤其强烈，所以屋子里就需要有热气与之抗衡。火炉是最好的选择，因为使用方便，价格又便宜，取暖的费用也低。老人的房间里有一个火炉，那么冬天就不用担心湿寒入骨。只是需要留意的是，火炉用炭取暖，不完全燃烧时会产生有毒气体一氧化碳。为了安全起见，最好能有管道与室外相连。

床的冷暖要随季节变化

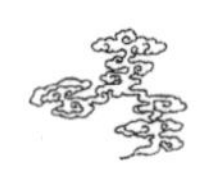

《老老恒言》曰：窃意温凉异候，床不得屡易，簟则不妨更换。夏宜棕穿者，取其疏；冬宜藤穿者，取其密。陕西有以牛皮绷若鼓，作冬月卧簟，尤能隔绝冷气。

盛夏暂移床于室中央，四面空虚，即散烦热，楼作卧室者更妥。窗牖不可少开，便微风得入卧所。凡室有里外间者，则开户以通烦闷之气，户之外，又不嫌窗牖洞达矣。

一年之中，天气和冷暖都是不断变化的。养老讲究顺应天时，可床的位置又不能随时变换，所以若要保证冷暖相宜，就必须要学会其他方法。

《老老恒言》说，想要随便改变床上的冷暖，不能随便换床，就需要更换不同的席子来实现。夏天应该用棕席，因为棕席编织得空暇大，稀疏透气，睡着凉快；而冬天应该用藤席，因为藤席结构紧密，能隔绝冷气。陕西有一些地区是用牛皮绷床的，就像鼓一样，可以用来做冬天的席子，特别适合冬天的保温。

正当盛夏的时节，应该把床转移到卧室的中间。如此一来，四面空虚，方便散热。假如是住在楼上，那就更容易解暑了。不用多开窗户，就能有微风进到卧室内。而且，如果居所是有里外两层房间的，可以开窗通风，散去屋内的各种废气，还不用担心屋子里进入了热气。当然，里外间的另一个好处是，开窗了只会影响外间的光线，内间的光照不会受到影响，这对于老人养生大有裨益。

曹庭栋老先生是浙江嘉善人，生活在清代的江南水乡，所以他写的东西多与他的生活环境相关，还和他生活的那个年代相关。单就席子来讲，古代南方都用席子铺床，到了现在，南方农村的一些地方也还是用席子，可以参考这种因四季变化换席子的做法。

如今生活环境已经发生了改变，对于我国绝大多数地方来说，床上基本都是用褥子或床垫。因此，依季节的变化，更换床下的褥子或床垫就显得十分重要。现在的床垫种类很多，结构也差别很大。光是按照材料分类，就有棕榈床垫、乳胶床垫、弹簧床垫、充气床垫等。如何选择床垫，就成了个令人眼花的问题。一般来讲，床垫的选择要从通透性、减压性、支撑度、服帖性、睡眠温度和睡眠湿度几个方面来考虑，不过这些标准太过繁琐，养老应该从简，下面只讲软硬。

床垫的软硬取决于内胆弹簧的软硬。弹簧除了应有起到支撑作用的必要硬度外，还应有很好的回弹性，即所谓的刚柔相济。太硬或太软，回弹都不理想。太硬的床垫人躺在上面只是头、背、臀、脚跟这四个点承受压强，身体其他部位并没有完全落到实处，脊柱实际上处于僵挺紧张状态，不仅达不到最佳休息效果，而且睡这样的床垫时间长了还会有损健康。太软的床垫，人一躺全身就陷下去，脊柱长时间处于弯曲状态，对内脏造成压迫，时间长了，同样不利于健康，并且也不舒适，所以应选用软硬适度的床垫。

对老年人来说，床的软硬程度尤其要仔细。软床通常是不合适的，因为老年人随着年龄的增长，脊柱逐渐硬化，髓核脱水，脱水后导致椎间盘失去正常的弹性和张力，很容易出现腰椎间盘突出等病症，表现出来就是腰痛、下肢麻木等。太软的床会让人的身体陷进去，从而加重腰椎的负担，造成睡觉的质量下降，会让人更加疲劳。对于那些骨质疏松或脊柱变形的老人来说，太硬的床又会让他们躺着不舒服，无法安眠。所以，床的软硬需要根据老人的身体状况来决定。

一般来讲，睡硬板床比较好，依据天气的冷暖，适当地增减褥子。如用床垫，则不宜用太软的，这样对保护脊柱有利。

关于寒暑时节的床垫更换，可以参照下面的介绍。酷暑时节，在床上铺一层薄床垫，再加上竹席就行了；三九寒天，就应该铺上一层厚床垫，再加一层厚褥子。当然，很多地方没有地炕，于是电热毯就成了最好的选择。以前的那种热水瓶或暖水袋同样有不错的效果。

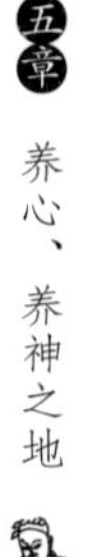

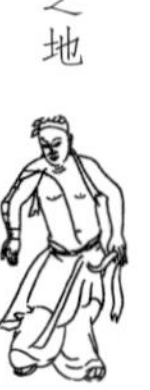

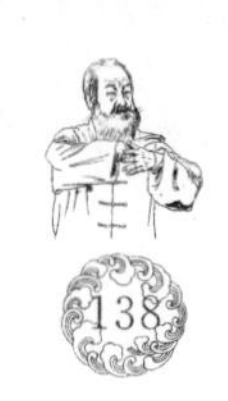

帐

夏季蚊帐的选用

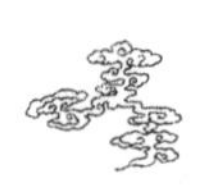

《老老恒言》曰：帐必与床称，夏月轻纱制之。纱帐须高广。范蔚宗诗所谓“修帐含秋阴”也。夏帐专在御蚊，其前两幅阖处，正蚊潜入之径也。须以一幅作夹层五六寸，以一幅单层纳入，再加小钮二三，扣于帐外，则蚊不能曲折以入。

有名“纱橱”，夏月可代帐，须楼下一统三间，前与后俱有廊者，方得为之。除廊外，以中一间左右前后，依柱为界，四面绷纱作窗，窗不设棂，透漏如帐，前后廊檐下，俱另置窗，俾有掩蔽，于中驱蚊陈几榻，日可起居，夜可休息，为销夏安适之最。

养老最怕病。而漫漫长夏，除了要防中暑、肠胃紊乱，最需要防的就是蚊虫叮咬。蚊子对养老的影响主要有两个方面。首先是传播疾病，因为它本身携带着各种病菌，所以在叮咬人的时候就很有可能传染病毒。例如疟疾、流行性乙型脑炎、丝虫病、登革热等疾病在以前都是由蚊子传播，也造成了很多人的死亡。当然，如今医学的进步已经让这类疾病的死亡率大大降低，所以也就不用担心。其次，就是蚊子的骚扰。夏季正是昼长夜短的时候，睡眠的质量需要得到保证。而每当困意来袭，正要入睡，就有蚊子的噪声扑面而来，必然会搅得人一夜无法安眠。所以夏季防蚊，是养老的一个重点。

关于如何防蚊，各种做法都有。很多人喜欢用蚊香驱蚊，因为它简单快捷，杀蚊效果又很明显。但大多数蚊香的有效成分是杀虫剂，在蚊香燃烧的烟里含有大量对人体有害的物质，如超细微粒和微粒、多环芳香烃、羰基化合物（甲醛和乙醛）、苯等，这些物质会刺激上呼吸道，会使神经中毒，甚至致癌。如今又发展出来的电蚊香，其驱杀蚊子的原理也与普通蚊香无异，它们都含有具有杀虫功能的化学制剂，因此很难比较谁更安全、低毒。所以，蚊香驱蚊，其实是一种两败俱伤的做法。

比较起来，还是蚊帐的做法最安全、最科学、最方便。

《老老恒言》中说，蚊帐的大小应该与床的大小相符合，夏天的蚊帐应该是青纱帐。蚊帐应该挂得够高、够宽，一来可以有足够的空间，二来能够制造出阴凉的感觉。所以范蔚宗的诗里有“修帐含秋阴”的说法。如何挂蚊帐也是很重要的。蚊帐的两张纱交错的地方是蚊子钻进来的路径，需要在这个地方严防死守。最有效的方法是在蚊帐前面两幅叠合的地方必须用一幅纱做成夹层，将另一幅纱单层纳入，再加两三个小扣，扣在帐外。如此一来，蚊虫就无法入侵了。

以前有一种叫作“纱橱”的帐，做法比较复杂，但却是夏季消暑的不二之选。需要在房间内的各个门窗处都钉上纱，挡住外面的蚊虫。当然，走廊上也要有纱布遮挡，以柱子为界限，围出房间中的一块清净天地。纱橱做好之后，在房中驱走蚊虫，就能摆设几张床榻。白天可以起居消遣，晚上还能就此休息，确实是夏季避暑、安养心神的好方法。

当然，如今的夏季养老，与其费这么一番工夫，确实不如就简单地挂上一张蚊帐，隔绝蚊虫的骚扰。再说了，如今的蚊帐应有尽有，款式、花纹、质地都是以前所不能比的。蚊帐的收、挂也都简单，不会带给老人多少麻烦。所以说，夏季养生驱蚊，首选依旧是蚊帐。

配合植物驱蚊

《老老恒言》曰：有枕旁置末利、夜来香者，香浓透脑，且易引虫蚁，须用小棕篮置之，悬于帐顶下。二花香有余，色不足，惟供晚赏。凡物丰此即啬彼，亦造物自然之理。

予曾以荷花折置帐中，夜半后，瓣放香吐，辛烈之气，睡梦中触鼻惊醒，其透脑为患可知。

《东方朔别传》曰："蚊喜肉而恶烟。"禁其来，不若驱其去，捞水面浮萍曝干，加雄黄少许，烧烟熏室，可并帐外驱之。刘著诗云："雷声吼夜蚊"，亦得免矣。

上文中已经说过，蚊香驱蚊不是最好的选择，但那也不是说除了蚊帐之外的驱蚊方法都不好。夏季驱蚊，还可以依靠植物特有的气味。但具体说来，用哪种植物合适，是大有讲究的。

《老老恒言》说：在枕头旁边放置茉莉、夜来香等花草驱蚊，虽然能够起到良好的效果，但是好坏参半。因为这些花的香味太浓郁，会影响睡梦中的心神，还容易吸引虫蚁。所以，使用时须用小棕篮装好，悬挂在帐顶下，不应该放在枕边。另外，这两种花香气有余，但美丽不足，所以只适合晚间品赏。由此一来，可以说是任何一样物品，在某一方面丰富，在另一方面就会缺乏，这就是自然造化的平衡道理。

曹老先生曾将荷花折下置于帐中，以供夜间驱蚊之用。但不料夜半之后，花瓣开放吐露花香，香气过于浓烈，在睡梦中会被熏醒。所以香味太浓的花不宜放在卧室内，因为它会影响睡眠。

在《东方朔别传》中曾有记载，蚊子是喜欢皮肉的气味，但害怕烟雾。根据这个说法，要想避免蚊子的纠缠，可以换种思路。既然挡住它们不太可行，那完全可以试着驱赶它们。有一种做法比较实用，捞取一些水面上的浮萍，经过日光暴晒之后，加上一点雄黄酒，烧出烟来，可以驱蚊。这么一来，睡觉时屋子里蚊子的滚滚雷声就可以有效驱除了。

结合现在的医学研究，再来看植物的驱蚊效果。经过医学证明，荷花是不宜放在室内的，而且其他那些香气浓郁的花朵，例如夜来香也不适合放在卧室里面。正所谓花香沁人心脾，尤其是到了晚上的睡眠时间，吸入太多的香味会产生头晕、恶心、失眠、皮肤过敏，甚至哮喘等不良反应。这对患有高血压、心脏血管病的老人来说更为不宜，会导致呼吸困难、心慌、憋气等。所以，应该选用哪些植物驱蚊呢？实际的研究发现有如下几点注意事项：

1. 常用的驱蚊植物有：薰衣草、猪笼草、天竺葵、七里香、驱蚊草等。

2. 摆放了驱蚊植物的房间必须要空气流通，不能让香味积累太浓。否则，香气透脑，得不偿失。

3. 在室内摆放驱蚊植物的要求是：20 平方米的房间，中盆植物放 2 盆，或小盆植物放 3 盆。当然，这些植物最好是摆放同一种，不然屋子里的气味交织，也容易引起不适。

4. 过敏体质的老人，卧房中不仅不要摆放驱蚊植物，其他植物最好也不要有。

5. 使用夜来香等香气浓郁的植物驱蚊，可将其放在阳台或外间的窗台上，而不要放在卧室内。

6. 每天清晨，卧室一定要打开门窗彻底通风。

另外，除了上述植物驱蚊、蚊帐防蚊措施外，下面再介绍几种驱蚊的小办法。

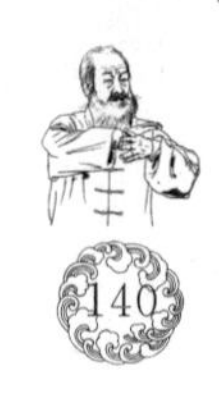

1. 维生素B具有特殊的驱蚊效果。体内缺乏B族维生素的人，可口服B族维生素，通过人体生理代谢后，在汗液排出体外时，会产生一种使蚊子不敢接近的气味。与此类似，大蒜也有同样的效果。所以，老人可以在睡前吃点大蒜来驱蚊。

2. 卧室安装橘红色灯泡，或用透光的橘红色玻璃纸套在灯泡上，开灯后蚊子会因惧怕橘红色光线而逃离。

3. 用空酒瓶或口盅装上糖水或啤酒放在阴暗处，蚊子闻到甜酒味就会往瓶子里钻，会被糖水或啤酒粘住致死。

4. 蚊子的幼虫在水中成长，清除房前屋后及室内积水，可有效防止蚊虫的滋生。还可以在房间里摆放一盆肥皂水，诱使蚊子在水中产卵。不过在这样的碱性环境中，蚊子的卵是无法成虫的，只会慢慢死去。

5. 风油精的气味是蚊子所害怕的，在卧室内放置揭开盒盖的清凉油或风油精可以有效驱蚊。

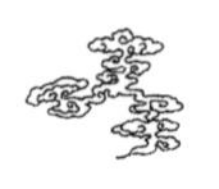

冬季暖帐的选用

《老老恒言》曰：冬月帐取低小，则暖气聚，以有骨子小帐，即设诸大床内；床之外，顶板覆其上，四面更以布作围，周匝亦如帐。床大帐小，得围遮护，乃益其暖。若暖床三面镶板，竟设小帐于中，作围赘矣。

纸可作帐，出江右，大以丈计，名“皮纸”，密不漏气，冬得奇暖。或布作顶，少令通气，东坡诗：“困眠得就纸帐暖。”刘后村诗：“纸帐铁擎风雪夜。”又元张昱诗：“隔枕不闻巫峡雨，绕床惟走剡溪云。”或绘梅花于上，元陈泰诗：“梦回蕲竹生清寒，五月幻作梅花看。”盖自宋元以来，前人赏此多矣，如有题咏，并可即书于帐。

《南史·梁武帝》，有木棉布皂帐，名曰“古终”。木棉布质厚于绸，暖即过之。窃意宫帏中所以用此者，乃寓崇俭之意，不然，则帐之暖，又岂独木棉布哉？《晋书·元帝纪》：“帝作布帐练帷”，皆崇俭也。宫帏中犹有崇俭如此者，士庶之家宜知节矣！

帐不光是有蚊帐，也有冬天用的暖帐。当然，许多人对暖帐知之甚少，更多是根本不知道有暖帐这个东西。但是对于养老来说，暖帐确实必不可少。

《老老恒言》说：冬天到了，气温下降，屋子里的帐应该是低矮的，可以聚集暖气。暖床的上面都是有顶板的，可以用帐覆盖住，垂下来的就成了帷幔，也就是暖帐了。养老睡大床，暖帐用小的，可以围住屋子里的暖气，冬天也就不那么冷了。但假如暖床已经是三面有木板隔绝，还在里面围着帐，就着实成了累赘。

纸其实也是可以做帐的，这是因为纸的密闭性和保温性非常好。那种几丈见方的大纸做成的帐，密不透气，冬天在里面或睡或坐，都是非常惬意的。也可以用布做帐顶，这样既方便透气，又不会漏掉太多温暖。所以苏东坡就有诗说困了在纸帐中睡觉，非常暖和。还有刘后村也有诗说，纸帐如铁幕一样，能挡住外面风雪的寒冷。另外还有其他的不少人，都表达了对纸帐的喜爱。比如张昊的“隔枕不闻巫峡雨，绕床惟走剡溪云。”陈泰的“梦回蕲竹生清寒，五月幻作梅花看。”这些都是从宋朝、元朝以来，许多人的赏玩。当然，也有不少人会因为一时兴起，把那首诗就留在了纸帐上。

根据《南史·梁武帝》的记载，有一种用木棉布做成的帐，叫做“古终”。所以说，暖帐是由来已久的。但是木棉布质地太过厚密，做暖帐是过犹不及了。曹庭栋以为宫廷之中，之所以用木棉布做暖帐，是由于崇尚节俭的意思。不然的话，想要制作暖帐，难道只有木棉布适合？类似的事可以在其他的书中找到证明，比如《晋书·元帝纪》上就说，皇帝用粗布做的帐，这些都是为了说明当时的帝王崇尚节俭的意思。所以说宫廷之中都能节俭到这种地步，那么普通的官宦之家和平民百姓的节俭程度也就不言而喻了。

结合我们当下的实际生活，暖帐在相当多的地区确实是不实用了。因为如今很多地方过冬都有暖气、地炕、空调，保暖已经是不需要费心劳神的事情了，暖帐的需要应该只在一些欠发达的地方才会出现。不过，《老老恒言》中阐述的暖帐的作用确实非常特别，在养老的生活中也有不少实用之处。比如，冬季的通风是个比较困难的问题。不通风则室内郁闷的废气太多，通风了又太寒冷。这时，暖帐的作用就突显出来了。当然，有条件的老人可以用间接通风的做法，给自己卧室的隔壁房间通风来换气。还有的就是，纸的保暖作用的确非常显著。

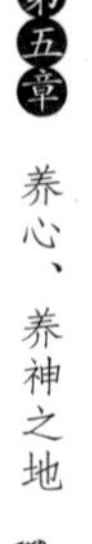

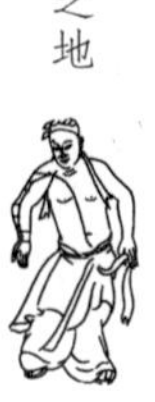

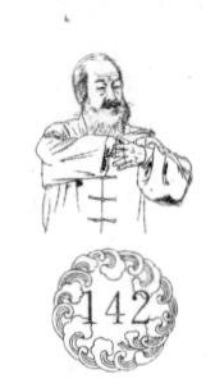

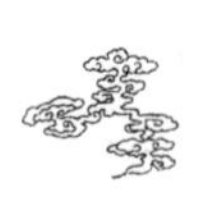

枕

枕头的高低与长短

《老老恒言》曰：《释名》云：枕，检也，所以检项也。侧曰颈，后曰项。太低则项垂，阳气不达，未免头目昏眩；太高则项屈，或致作酸，不能转动。酌高下尺寸，令侧卧恰与肩平，即仰卧亦觉安舒。《显道经》曰："枕高肝缩，枕下肺蹇。"以四寸为平枕。

《唐书》：明皇为太子时，尝制长枕，与诸王共之。老年独寝，亦需长枕，则反侧不滞一处。头为阳，恶热，即冬月辗转枕上，亦不嫌冷。如枕短卧得热气，便生烦躁。

瓷器作枕，不过便榻陈设之具。《格古论》曰：定窑有瓷枕，制极精巧，但枕首寒凝入骨。

枕头是生活中的常见之物，一个好枕头关系到一个人的睡眠质量。所以对于养老来说，枕头也是有讲究的。

《老老恒言》说，"枕"，就是匡正的意思。顾名思义，枕头就是用来匡正颈项的。所谓的颈项，指的是人体脖子的不同部位。脖子的侧面叫颈，脖子后面叫项。枕头太低则后脖颈会下垂，阻止了血液流通，也就是常说的阳气不容易达到头部，导致头晕目眩；反之，枕头太高就会憋屈自己的脑袋，让人在睡眠期间不能随便翻身，从而导致脖子酸痛。所以，枕头的高低，应当是侧卧时颈项正好与肩平最合适，这样在睡眠期间，即使仰卧也会觉得很舒服。《显道经》上就对枕头的高低做过深入的阐述。枕头高了会导致肝部不适，枕头低了便让肺部受压，这就说明了一个枕头的高低关系到人的五脏六腑。所以，枕头以四寸的高度最为合适。

《唐书》上有记载，唐明皇李隆基还是太子的时候，曾经让人给他制作了一种长枕头，和其他的兄弟一起枕着睡觉，对于养老，可以借鉴这种做法。老人大都是一个人睡觉，虽然没有床伴，却也需要长枕头。因为老人也是需要翻身的，枕头太短，要么就不方便翻身，要么就导致翻身了也不能沾点新鲜气。因为人的头是身体上阳气最盛的部位，阳气太盛就会喜凉怕热，所以即便是冬天睡在枕头上也不会觉得冷，这是一个很常见的现象。枕头太短了，那么头部的热量就累积在枕头上，不管怎么翻转，脑袋还是在原地，所以烦躁的感觉也就躲不开了。

有一种瓷枕，看上去很漂亮精致，必然就会让人想要试一试。但实际上这种瓷枕不过是便榻上的摆设，不适合作为睡觉的枕头。即使是定窑烧的瓷枕，制作极为精巧，也不宜使用。原因就是瓷枕太寒，寒气会在人睡觉时入骨，引起疾病。对于老人来说，寒气的威胁已经不需要再重复了，所以瓷枕好看，不用最好。

综合来说，高质量的睡眠，是保证老人身体健康的重要因素。因此，如何选择一个合适的枕头就需要费心思考了。站在现代医学角度来讲，枕头合适与否，关键是枕头是否能维持人体颈部正常的生理曲线。

平躺着睡觉时，过高的枕头，会造成颈椎曲度变直或反弓，从而压迫脊神经及椎动脉，引起颈部酸痛、头痛、头晕、耳鸣、手麻及失眠等症状。过低的枕头，容易引起脑供血不足、鼻黏膜充血肿胀，进而影响呼吸。

所以枕头的高度是一定的。人枕高一拳，习惯侧睡的人枕高一拳半较为合适。但最近据医学调查，健康人在 8 小时的睡眠中，姿势变换 20～45 次，而且有一半的姿势在不到 5 分钟就变换一次，其中 60%是仰卧，35%是侧卧，5%是俯卧。所以，虽然说人们所需要的枕高度往往因人而异，与每个人高矮、胖瘦、肩宽窄、头围、脖子的长短、颈部弧度有关，并无一定的标准，但是一般人睡眠由于使用仰卧姿势时间较多，医生一般会建议使用一拳多一点的高度为宜，不宜达到一拳半的高度。

人在侧卧时，过高的枕头就是在压迫人的脑部神经，颈椎不正常地弯曲，引起的头部疼痛就更加严重。过低的枕头同样危害不浅，头部的重量会大部分压在肩膀上，由此造成的落枕和肩部酸疼一定会影响老人相当长时间的起居。

对于那些不枕枕头的人，因为仰卧时头过分后仰，嘴巴会不由自主地张开，就会用嘴呼吸，进而产生口干舌燥、咽喉疼痛和打呼噜等现象。

当前市场上出现的记忆枕、乳胶枕等，其卖点就是一个，帮助人找到适合休息的高度，从而提高睡眠质量，有助于维持快乐情绪。

对于那些喜欢外出游玩，不愿意赋闲在家的老年朋友来说，随着居室的不断变换，枕头也要不停更换。但很多地方的枕头都是随着当地的习惯变化的，所以不会一直适合老人自身的情况。所以本书的建议是，随身携带一只小枕头，放在行囊中，可以方便使用。毕竟，一个合适的枕头是一夜良好睡眠的保证，也是一整天快乐心情的基础。

所以，综上可以看出，小枕头的学问大得很。大体可以归纳为以下几点：

1. 枕头的高度：一般来说高度以 10～15 厘米较为合适，相当于一个拳头的高度。具体尺寸还要因每个人的生理弧度而定，也就是人侧卧时肩膀的宽度。

2. 枕头应适当长一些，既舒适又利于头部散热。

3. 不宜用瓷器等寒凉之品做枕头，当然，枕头不能太硬，否则会影响睡眠。

枕头的填充物

《老老恒言》曰：囊枕之物，乃制枕之要。藊豆皮可清热，微嫌质重；茶叶可除烦，恐易成末；惟通草为佳妙，轻松和软，不蔽耳聪。《千金方》云：“半醉酒，独自宿。软枕头，暖盖足。能息心，自暝目”。枕头软者甚多，尽善无弊，殆莫过通草。

放翁有“头风便菊枕”之句，菊花香气，可清头目，但恐易生蠹虫。元马祖常诗云：半夜归心三径远，一囊秋色四屏香。前人盖往往用之。《清异录》：卢文杞枕骨高，凡枕之坚实者不用，缝青缯充以柳絮。按《本草》柳絮性凉，作枕亦宜，然生虫之弊，尤捷于菊。吴《扶寿方》：以菊花艾叶作护膝。藤枕，以藤粗而编疏者，乃得凉爽；若细密止可饰观，更加以漆，既不通气，又不收汗，无当于用。藤枕中空，两头或作抽替可藏物，但勿置香花于内，以致透脑。《物类相感志》曰：枕中置麝少许，绝恶梦。麝能通关、镇心、安神故也，偶用则可，久则反足为累。

《山居清供》曰：慈石捶末，和入囊枕，能通耳窍，益目光。又女廉药枕，以赤心柏木，制枕如匣，纳以散风养血之剂；枕面密钻小孔，令透药气，外以衡布裹之而卧。又《长庵外集》云：取黄杨木作枕，必阴晦夜伐之，则不裂。按木枕坚实，夏月昼卧或可用。《箧铭汇钞》：苏彦楠榴枕铭“颐神靖魄，须以宁眠。”恐未然也。

想要有一个好枕头，长短高低确定之后，枕芯也要在考虑之内。毕竟，包子皮好看是

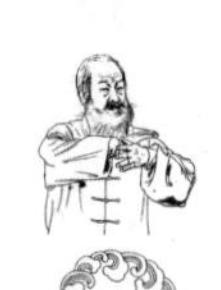

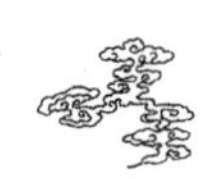

外在，重要的还是包子馅是否好吃。

《老老恒言》说，枕头中的填充物，是枕头质量的关键。绿豆皮可以清热解火，可以做枕芯，却稍微重一些。茶叶能消烦解闷，用来做枕芯能消除烦恼，有一点不好是时间一长容易变成碎末。比较起来，就只有通草最好，一方面轻松和软，另一方面还不影响听力。《千金方》上有记载说，喝酒到半醉的境界，一个人独自酣睡，抱着软枕头，温暖从头到脚，既能安定心神，又不会影响听力。由此看来，抱着软枕头睡觉，的确是有百利而无一害。但通观所有的软枕头中，只有通草枕芯是最好的。

南宋诗人陆游有句诗“头风便菊枕”。诗句的意思是，得了头风病，睡觉枕菊花非常好。因为菊花枕头有香气，可以清头目、通血气，但容易生虫。《清异录》里有记载，曾有人用柳絮充实枕头，做成软枕。考察《本草纲目》上的说法，柳絮本性属凉，确实适宜做枕头。可是坏处就是，它比菊花更容易生虫。《扶寿方》上记载有用藤条编织成藤枕的做法，为的是睡觉时通风凉快。因为藤枕是中空的，所以能当成小抽屉放一些常用的东西在里面。但是需要注意的是，绝对不可以放花在里面。前文中已经说过了，花香透脑，会影响睡眠。不过《物类相感志》上有说，可以在枕头中加入少许麝香，有助于睡眠，可以避免噩梦。因为麝香能通关、镇心、安神。不过这种方法偶尔用用可以，长时间地使用反而会加重人的睡眠依赖性。

《山居清供》曾记载说，将磁石敲打成粉末，散入枕中，可以让人耳聪目明，这就是利用磁铁的磁场来安抚神经系统，帮助睡眠。还有一种称为女廉药枕的，是用红心柏木制成的类似匣子一样的药枕，在里面装入散风养血之剂，枕头面上钻有很多细小的孔洞，能使药气透出，外面用薄布裹上。这样的枕头对于安眠也是有帮助的。另外还有其他的枕头，比如《长庵外集》里有说到的黄杨木枕，因为质地坚实，可以用来做夏天的午休枕头，但是传闻中的那种安神效果就不一定有了。

纵观从古到今的各种枕芯，填充物的确多种多样，各有利弊。但有一点是相同的，那就是枕头必须足够软。在如今的生活条件下，养老的枕芯，最合适的莫过于填充荞麦皮了。从医学角度来讲，荞麦皮有清凉、透气、散热快的优点，还可以聪耳明目；从实用角度来讲，荞麦皮可塑性强，变化速度快，在睡眠中便于随时调节所需高度；从卫生角度来讲，便于清洗，晾晒；从经济角度来讲，货源充足，价格便宜。

需要说明的一点是，荞麦皮枕头虽然好处多多，却也是针对一般的情况来说的。养老要因人而异，每位老人的身体健康状况不同，需要调节的根源不同，枕芯的选择自然也不尽相同。市场上能买到的枕头不尽然能满足所有老人的需求，所以，对于闲在家中的老人来说，自己动手做一个枕头是一件好事。一来能消遣时光，二来又可以给自己做一个合适的枕头。以下列举几种简单实用的枕头和功效：

1. 茶叶枕：把泡水喝过的茶叶晒干，再掺以少量茉莉花茶拌匀装袋就可以了。茶叶枕具有降压、清热、解毒、明目、利尿等功效。

2. 菊花枕：将干菊花装入布袋中做枕，适用于头痛、头晕、肿毒、风火眼赤昏花或血压偏高等病症，具有防治功效。传说当年慈禧太后每到秋菊怒放，总要命人摘取大朵菊花，撕出花瓣晒干揉碎，填进布袋充做枕芯。所以民谚有云：“菊枕常年置头下，老来身轻眼不花。”

3. 五叶枕：将桑叶、竹叶、柳叶、荷叶和柿叶五种叶子掺匀并装袋而成。因其性味苦寒，故能治疗暑热头昏、眼赤模糊、咽喉肿痛和高血压等病症。

4. 白矾枕：白矾又叫明矾，性寒，味酸涩，故有解毒与除燥湿的功效。用碎末装袋作为垫枕，有清热解火、降压醒脑和清痰祛湿毒的作用。

药枕在使用中的注意事项：

1. 药枕一般要求使用透气性能良好的棉布或纱布做枕套，以利药物发挥功效，达到最佳效果。部分患者开始可能不适应中草药的芳香气味，可在药枕之上放置一层薄棉枕或多放几层枕巾。

2. 药枕要经常更换枕芯。因为植物油容易挥发，药效会随时间减低，一般都是用一季就换一次。

3. 使用药枕时，每隔 2～3 周当置于阳光下晾晒 1 小时，以保持药物的干燥。夏天出汗多，更应经常晾晒，以免发霉。

4. 药枕疗法是一种长效治疗，起效缓慢，因此，必须要坚持使用才可见效，不可时用时停。

5. 药枕不能随便使用，必须要因人而异，用药合适。否则，有可能出现过敏、头晕、口鼻干燥等症状。

别忘了耳枕、膝枕

《老老恒言》曰：侧卧耳必着枕，老年气血易滞，或患麻木，甚且作痛。办耳枕，其长广如枕，高不过寸，中开一孔，卧时加于枕，以耳纳入。耳为肾窍，枕此并杜耳鸣耳塞之患。

凡仰卧腿舒，侧卧两膝交加，有上压下之嫌。办膝枕，小于枕首者，置诸被侧，或左或右，以一膝任意枕之，最适。

《老老恒言》说：人在侧卧的时候，一边的耳朵必然会受到枕头和头部的挤压。老年人因为气血不畅，新陈代谢慢，血管就容易堵塞。侧卧时，耳朵因为长时间的受压，很容易产生麻木感甚至是疼痛。所以制作一个耳枕是非常有必要的。而所谓的耳枕对于大多数人来说，一定是个新鲜的玩意。但对于养老，却有独到之处。耳枕的长度与宽度应该和枕头一样，高不过寸，中间开个小孔透气。睡觉时把它放在枕头上面，把耳朵放进去。因为耳朵是肾的窍门，所以有了耳枕，就可以减少耳聋或耳鸣等疾病的发生。

关于耳枕的由来，有许多传说。一种说法是在大唐贞观年间，皇宫里有一种形状奇特的枕头，名为“多孔枕”。这种枕头呈长方形，每个面都有一个圆形孔，而且六孔相通，十分有趣。睡觉时把耳朵放在孔内，透气又不压迫耳朵，因此连太宗皇帝李世民也对此枕十分喜爱。另一种说法是当年慈禧太后“闹耳底”，耳朵里面化脓了。御医就琢磨怎么才能减轻她的痛苦。后来御医在他巧手夫人的帮助下，研制了透气的耳枕。耳枕的六个面各有一个孔，侧身睡时，耳朵放在孔里，不仅四面的孔透气，凉爽，还可以在下面的孔里放上一个小盒，收集脓水。因为耳枕的出现解决了太后的烦恼，所以御医的夫人把这种耳枕的做法在民间传播开来。

如今，市场上也出现了一些耳枕，甚至还有的注册了商标，但是知道的人少，懂得其作用的人就更少了。常见的耳枕有两种，一种是平面的，一种是六面体的。对于养老来说，耳枕虽然是个锦上添花的东西，却也有它实在的作用。所以，有条件的老年朋友，可以尝试在市场上买一对耳枕使用。它能改善耳部的血液循环，对缓解老人耳鸣、耳聋有一定的辅助作用。

接下来再说一说膝枕。

《老老恒言》中有介绍，人在仰卧时双腿是最舒适的，而一旦翻身侧卧，两腿一上一下，一条腿就要压在另一条腿上，肯定不会是那么舒服了。这时候可以制作一个膝枕，就是比枕头小一些的那种。放在被子的左右两边都可以，侧卧时，将一条腿的膝部任意放在上面，这样最舒适。膝枕的形状多样，以舒适为标准。

要说到膝枕，那是因为腿对于老人的起居最重要。常言道：“树枯根先竭，人老腿先衰”。人到老年，膝关节往往是最早开始退化的部位，因此，保护好膝关节，也是老人养生

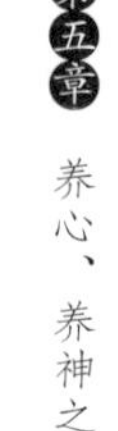

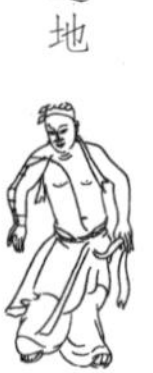

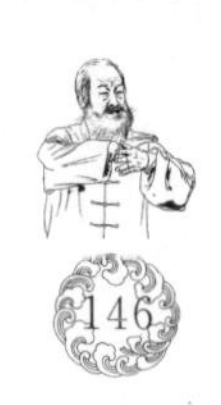

的一件大事。《老老恒言》介绍老年朋友使用膝枕，是为了老人在睡眠时能让下肢在侧卧时避免受压，从而血液循环会更好、更舒适，以延缓“腿先衰”。

大多数人就用一个枕颈部的枕头，不知道有耳枕，更不知道有膝枕。但《老老恒言》向我们介绍了耳枕、膝枕。这种在百年前就已出现的养生智慧，对于如今的老人养生，确实有独到之处。

耳枕从一定程度上来说，是帮助老人延缓听力衰老的。因为人到老年，往往听力下降。为了提高生活质量，许多人给老人买助听器以尽孝道。但助听器在放大声音的同时，把杂音也放大了，用起来并不是很舒服。耳枕的出现让耳朵血液循环通畅，听力下降得到缓解，确实是一个简单易行的好办法。我们知道，耳朵喜欢清凉透气，这样才可达到耳聪的目的。耳枕正是符合这一要求而设计的用具。

膝枕的作用与耳枕类似，通过转移侧卧时的肢体压力，来缓解人老之后下肢的萎缩，让老人在养生时还能有一份灵活腿脚的方便。比起其他各种锻炼来说，确实做到了细节上的用心，也能让老人体会到子女的特别孝心。

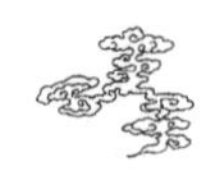

另外，下面再介绍一个延缓听力下降的办法——鸣天鼓。具体做法是：将两手掌心紧贴两耳，两手食指、中指、无名指、小指对称横按在枕部，两中指相接触，再将两食指翘起叠在中指上面，然后把食指从中指上用力滑下，重重地叩击脑后枕部，此时可闻洪亮清晰之声如击鼓。先左手叩击 24 下，再右手叩击 24 下，最后两手同时叩击 48 下，每天可做 2～3 次，用于预防耳聋、耳鸣。

耳枕、膝枕，可能很多老人还没有用过，读了本节，不妨自己动手做一个，体验一下其中的乐趣。

怎样正确地使用枕头

《老老恒言》曰：东坡诗：“暂借藤床与瓦枕，莫教孤负北窗凉。”北窗凉气，已不宜受，况益之瓦枕乎！石枕亦热。

枕底未缉合时，囊实后不用缉合，但以纽联之。凡笔札及紧要物，可潜藏于内，取用甚便。《汉书》曰：淮南王有《枕中鸿宝苑秘书》。其制盖类是。一枕可两用，曰摺叠枕。先制狭条如枕长，厚径寸，或四或五，再以单层布总包其外，分界处以针缉其边：一缉其左之上，一缉其右之下。可左摺右摺，而叠之作枕，平铺即作垫，此便榻可备之物。

竹编如枕，圆长而疏漏者，俗谓之竹夫人，又曰竹几，亦以枕膝。东坡诗：闻道床头惟竹几，夫人应不解卿卿。山谷曰：竹夫人，盖凉寝竹器，憩臂休膝，似非夫人之职。名以青奴，有诗云：我无红袖堪娱夜，只要青奴一味凉。老年但宜用于三伏时，入秋则凉便侵人，易为膝患。

有名竹夹膝者，取猫头大竹，削而光之，置诸寝，其用同于竹夫人。唐陆龟蒙有诗云：截得筼筜冷似龙，翠光横在暑天中。但嫌实不漏气，着体过凉，老年无取。

《老老恒言》说：苏东坡也有诗说，“暂借藤床与瓦枕，莫教孤负北窗凉。”意思是暂且躺在藤床上枕着瓦片，可不能辜负了窗外的那点凉风。诗读起来是很有趣味，可对于养生，却完全不是那么回事。前文中已经说了，窗北是阴凉之地，本来就不宜开窗进风，若是又枕在瓦片上贪凉，那不是和自己的身体过不去吗？

枕头的底部在最开始是没有缝合的，而塞了枕芯之后，其实也不用缝合，只需要系上扣子，不让枕芯掉出来就行。因为一些随身的物品，可以塞到枕头里面，而夜晚起居，也着实很方便拿到手。所以《汉书》中记载说，淮南王曾有一本《枕中鸿宝苑秘书》，大概就是这种能藏在枕头里的书。还有一种折叠枕，平铺时厚一寸，比较宽大，折叠时就能做枕头，平铺时就是个垫子。这种折叠枕一般可以放在床榻之上，使用非常方便，可坐可卧。

竹子编的枕头，因为圆长又透风，通俗地被称为“竹夫人”，当然还有竹几的说法。这种竹枕头，可以用来垫着膝盖，所以也是膝枕的一种。还有人说，竹夫人不过是竹子做的纳凉工具，睡觉时放松四肢用的，与“夫人”这个词确实不够搭配，所以，称作青奴比较合适。但不论如何，老年人用竹枕头只适合在三伏天，一旦天气转凉，就不能再用了。否则，会有导致老寒腿的危险。

还有一种竹制的物品，类似于竹夫人。只是同样作为竹制品，又不能透气通风，所以更不可取。

结合如今的生活条件，总结《老老恒言》的内容，可以得到以下几点关于枕头的使用方法。

1. 枕头不宜用石头质地的。瓷器和瓦片这种材质的枕头，因为它的导热性能太好，所以容易让寒气在睡觉时侵入脑中，造成头疼、眩晕等症状。而且，石头材质的枕头太硬，睡觉时枕着硬物，会严重影响睡眠的质量，第二天的精神状态必然不会太好。

2. 枕头的外层枕套不用缝合。老人的夜间起居比较多，枕头可以当作一个小小的抽屉，放一些随身用的物品。夜间光线不好，摸摸枕头就能拿到，用起来确实非常方便。此外，枕芯也需要经常更换，保持干燥。没有缝合的枕套，换枕芯也方便。

3. 竹子做的枕头，夏天纳凉时可以用。可到了秋天，昼夜温差变化大，夜间秋风乘凉而入，就容易造成风邪入侵。所以，注意天气的变化，及时换枕头很重要。切记不能因为一时贪凉，最后却造成自己着凉。当然，竹子做的膝枕也一样，不能忽略了季节变化。毕竟，人老了身体抵抗能力下降，寒气入侵任何部位都是不能承受的。

还要补充的一点是，枕头也需要保养。同为床上用品，人们通常却只注意清洁晾晒被褥、枕巾、枕套，却很少把枕头拿到屋外透气、晾晒。殊不知，每晚睡觉时，枕头是被褥里污浊气息通过的“咽喉要道”，加之人睡觉时，呼出的不纯净气体大量地渗入，以及头皮分泌的汗渍、污垢，使枕头成为“脏乱差”的“藏污纳垢”场所。仅靠清洗外部的枕巾和枕套，只是“治标不治本”，枕芯内的污秽气息却不能除掉，所以枕头已经成为现代家庭中最不干净的地方之一。尤其应当注意的是，倘若是呼吸道、消化道或头部皮肤有传染病者，还会将细菌和病毒染于枕芯内，有可能导致夫妻或孩子之间的交叉感染。所以，枕头也要经常晾晒消毒，保持卫生，有条件的家庭，除多晒枕头外，还应经常更换枕芯，按照医学专家的建议枕芯至少每两年换一次，最好每周晒一次。

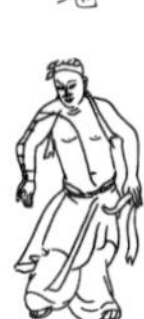

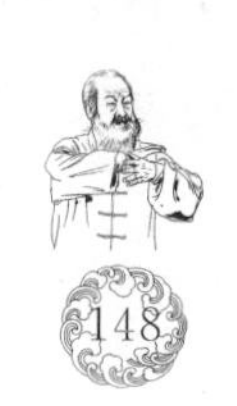

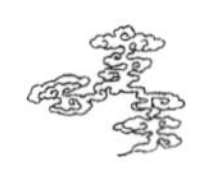

席

席子不可长时间使用

《老老恒言》曰：席之类甚多，古人坐必设席，今则以作寝具，如竹席，《尚书》谓之筍席。今俗每于夏月卧之，但新者耗精血，陈者不收汗。或极热时，以其着体生凉，偶一取用。

《老老恒言》说：席子的种类很多，古代人们就坐必坐在席子上，以保持衣着清洁。而现在席子多用作寝具，如竹席、凉席等。每到炎热的夏天，人们都会选择在席子上睡觉。只是有一点需要说明，新的席子容易耗人精血，而陈年的席子又不吸汗。老年人只有在天气极热时才可使用席子，以消暑降温，却不能贪图一时凉快一直使用。

席子以往是各种简单坐垫的统称，所以种类也多，包括竹席、亚麻席、草席、藤席、帆布席等。随着社会的发展，席子的许多功能被代替了，就只剩下了铺垫的作用，所以在如今的人看来，席子就是一种隔热纳凉的寝具。可需要说明的是，虽然席子能纳凉，却并不适合老年人随意使用。因为老年人随着年龄的增长，阳气日渐衰退，所以使用席子时需注意：

1. 天气不到最热的时候，尽量不要使用席子。因为席子本性就凉，一时不小心很容易造成身体不适。

2. 如果确实想用席子，不妨在席子上面铺一层床单，这样既可吸汗，又缓解了凉席的寒性。

3. 随时更换。一旦天气转凉，就要把席子换下来。

有一点需要着重强调的是，如今的凉席很多都是竹子做的。但是限于工艺问题，很多竹席的成品都非常毛糙，也就是竹刺很多。夏天乘凉，旧凉席因为使用久了，不会有竹刺伤人的事发生。但新席子就不一样了，上面的竹刺若是不祛除，根本无法铺在床上，所以，祛除竹刺就是个问题。

因为竹刺非常细小，而且又特别多，所以也是有点麻烦的。最简单的做法，是用一块旧毛巾，湿透以后，叠成几层，在竹席上反复擦拭。每次擦完，小心上面的刺，用水洗完再擦。重复这个步骤，直到用手在席子上抚摸，不再有刺痛感。当然，即便擦得再干净，也难免有些地方被忽略。所以躺在新席子上面，一旦感觉到刺伤，就该再把那个位置多擦几遍。

如果经济比较宽裕，买新席子的时候，可以选择那种质地好的。现在的凉席种类很多，做工也差别很大。只是，不管多好的凉席，买回来也都要擦拭几遍。一来去除竹刺，二来也更加卫生。当然，要重复的还是那句话：不要贪凉。

老人适合用温和柔软的席子

《老老恒言》曰：蒲席见《周礼》，又《三礼图》曰士蒲席，今俗亦常用。质颇柔软，适于羸弱之体。

藤竹席，老年既不宜久卧常卧，柔软者或嫌少热，衬以藤竹席，能借其凉。深秋时即柔软席，亦微觉冷，辄以布作褥衣而卧，又恐太热，布作面，蒲席作里，二者缉合，则温凉恰当。

贵州土产，有纸席，客适饷予。其长广与席等，厚则什倍常纸，虽细而颇硬，卧不能安，乃为紧卷，以杵捶熟，柔软光滑，竟同绒制。又不嫌热，秋末时需之正宜。

《周礼·地官》："司几筵掌五席，中有熊席。"注曰：兽皮为席也。今有以牛皮作席者，出口外。制皮法：拔去毛极净，香水浸出臊气，染以红色，名"香牛皮"。晋《东宫旧事》有赤皮席，今盖仿而为之。皮性暖，此却着身有凉意，质亦软滑，夏月颇宜。《河东备录》云："猪皮去毛作细条，编以为席，滑而且凉，号曰'壬癸席'。"又《晋书》："羊茂为东郡守，以羊皮为席。"然则凡皮皆可作席，软滑必胜草织者。

《老老恒言》说：蒲席最早记载出现在《周礼》。《三礼图》上说，当官的人使用蒲席。现如今老百姓也普遍用蒲席了，因为它质地很柔软，所以特别适合那些身体素质偏弱的老人使用。其实蒲席的好处不只是柔软，它还具有结实、拉力强、不怕折叠、携带方便、冬暖夏凉等特点。

还有一种是藤竹席，老年人不适合经常使用，也不能长时间使用，因为这种席子散热性好，也就是说本性太凉，常卧容易伤身。所以，综合起来就可以在柔软的蒲席下面再铺一张藤竹席，借底下的凉气和上面的柔软，可以说是相得益彰。到了深秋时，因为气温下降，如果觉得蒲席也有点凉了，可以用布做成褥子，铺在席下使用。但如果又嫌有些热了，就可以把布铺在上面，蒲席垫在布的下面，这样就温凉适中了。

贵州有一种土特产，是纸做的凉席。它的大小与一般的席子一样，厚度却是普通席子的10倍，虽然摸上去质地细腻，但是特别硬。躺在上面很难入睡。正确的使用方法是，在铺上床之前，把它卷紧，捆住。用杵捶上一通，再打开就会变得柔软光滑，就像绒制的一样。这种席子冷热适中，是秋末的时候床上使用的最佳选择。

其他的书籍上记载还有许多皮席，包括熊皮席、牛皮席、猪皮席等。总体来说，皮席虽然性暖，但是贴在身上却能感到丝丝凉意，同时质地也软滑，特别适合夏天消暑。《河东备录》中记载有，猪皮去毛割成细条，编成席子，又滑又凉，就被称作壬癸席。《晋书》上还记载了羊皮席的存在。总体来说，只要是皮做的席，就肯定比草席要好很多。

所以说，席子的种类确实非常多，在使用时根据天气的寒温可有多种变通方法。下面总结了蒲席的使用方法，因为蒲席是最普遍的一种席子，其他的皮席比较少见。

1. 三伏天时，蒲席不够凉，可以在下面衬一张藤竹席。

2. 秋天到了，蒲席感觉凉了，可在席下加个布褥子。

3. 加布褥子嫌热，可以把蒲席反过来铺在上面，布铺在下面。

现在的生活水平提高了很多，席子的种类也更加丰富了。如亚麻席、竹纤维凉席、粗布凉席、草席、牛皮席、水竹席、麻将席等。其中亚麻席、竹纤维凉席和粗布凉席，因为质地柔软、性质温和，所以更适合老人使用。

亚麻席的原材料是亚麻。亚麻不仅是优良的天然纤维，而且还是一味中草药。它性温无毒，有活血润燥、祛风解毒、养护皮肤的功效。用它做成凉席，柔软、凉爽、舒适、美观，能吸汗、吸热。与竹席、草席相比，更温和、舒服、不沾身、抑菌功能强，且能洗涤、

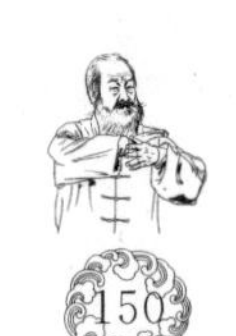

易保存。

竹纤维凉席的原料就是竹子，以毛竹为原料，经过蒸煮水解提炼而成。由于竹子的生长不需施用各类化肥，故原材料天然、绿色。竹纤维的横截面上布满椭圆形空隙，便于水分传输、空气流通，其吸湿透气性居各种纤维之首。还具有独特的抗菌除臭性能。竹纤维凉席使用时凉而不冰、滑而不粘，被誉为会呼吸的生态产品，而且折叠方便，保管容易。

粗布凉席是由手工织布而成，它具有无污染、透气性好、吸汗、柔软舒适、不起静电、肌肤亲和力强等特点，因而广受老年人欢迎。同时因线粗纹深，整个布面形成无数个按摩点，对人体皮肤在不经意间起到按摩作用，具有很高的实用价值。在人们崇尚自然、渴望绿色的今天，老粗布凉席再次成为人们追逐的热点，也成为孝敬老年人的时尚礼品。

席子的清洁与保养

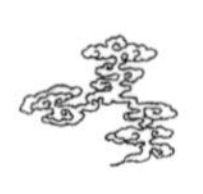

《老老恒言》曰：古人席必有缘。缘者，犹言镶边也。古则缘各不同，所以饰席。今惟取耐用，缘以纳与缎，不若缘以布。

盛暑拭席，亦用滚水，方能透发汗湿。有爱凉者，汲井水拭之，阴寒之气，贻患匪小。又有以大木盆，盛井水置床下，虽凉不着体，亦非所宜。惟室中几案间，设冰盘，则凉气四散，能清热而无损于人。

席底易为蚤所伏，殊扰安眠，《物类相感志》曰："苦楝花曝干，铺席底，驱即尽。"《千金月令》曰："大枣烧烟熏床下，能辟蚤。"其生衣襦间者为虱，《抱朴子》曰："头虱黑，着身变白；身虱白，着头变黑。"所渐然也。《酉阳杂俎》曰："岭南人病，以虱卜，向身为吉，背身为凶。"又《草木子》曰："虱行必向北。"窃意虱喜就暗，非果向北也。银朱和茶叶熏衣，可除之。

《老老恒言》说，古代人用的席子，一定要包个边。这样既作为装饰，又可延长席子的使用寿命。因为席子的包边形式和用料各种各样，所以席子的精美程度就有上下之分了。可是说到耐用程度，最好还是用布，毕竟，绸缎一类的东西，都不耐磨，席子是睡觉用的物品，可以轻拿轻放，却躲不开磨损。

夏季天热的时候铺席，一定要常常擦拭。开水是最好的选择，因为开水能彻底清除席子上的汗液污渍。有的人贪凉，喜欢用井水擦席子，只是井水本来就隔绝气候，阴寒之气太重，用来擦席子，会留下寒气，对身体伤害大，所以不宜用。还有人夏天用大木盆装上井水，放在床下，借着井水蒸腾出的凉气，来纳凉。这种做法也谈不上好，因为虽然水没有直接接触身体，但还是不适合老人。其实，暑天乘凉最好的办法，是在房间的桌子上，放一个盘子，装上冰。因为冰的融化需要吸收热量，所以就能把室内的温度降下来。同时冰块的融化又比较缓慢，所以凉气很温和，不会伤人。

用席子纳凉除了要留意汗渍污迹外，还要考虑到席缝中容易滋生的跳蚤和螨虫。螨虫叮咬人体，皮肤会出现丘疹、红斑，还会奇痒难忍，螨虫的排泄物和尸体碎片又会导致过敏症状的出现。跳蚤吸血，人体被跳蚤叮咬之后，容易引发季节性的湿疹，也就是皮肤上的红包。另外，跳蚤身上携带的病菌会传播给人，引起鼠疫病，所以席子的防虫非常重要。那么，如何做好席子的防虫工作呢？

《老老恒言》中又介绍了许多方法。比如《物类相感志》上有说，用苦楝花的花瓣，晒干后铺在席子下面，可以驱赶跳蚤。因为苦楝花性寒，具有清热祛湿、杀虫止痒的作用。《千金月令》上说，用大枣烧出烟来，放在床下，可以熏走跳蚤。当然，这只是床上的跳蚤，古代由于条件限制，很多人衣服上也会有虱子。曹庭栋先生本人认为，用银朱配合茶叶一起熏蒸衣服，可以驱除虱子。而所谓的银朱，就是硫化汞，一种有毒的粉末。

如今生活条件比起过去有了很大提高，所以想要驱除螨虫和跳蚤、虱子，方法就更加简单了。市场上樟脑丸有许多，价格又很便宜，用樟脑丸驱虫，最为合适了。

那么总结这一段《老老恒言》，结合现在的生活水平，正确的清洁席子有如下几种方法。

1. 亚麻席最好水洗，水洗前在 30～40℃度的温水中浸泡 10 分钟，洗时不要用力拧，整平后自然阴干，避免机洗。

2. 竹纤维凉席可以用洗衣机清洗，只是许多洗衣机都很小，塞不下，可以选择用热水反复擦拭几遍，既能去污，又能杀虫。

3. 粗布凉席使用前先用水洗，太阳下晒干。使用的过程中，隔几日可拿到阳光下晒半小时杀菌，并定期洗涤身体留下的汗液。

4. 草席是螨虫容易滋生的地方，因此草席的清洁至关重要。新草席最好先在阳光下晒几小时，反复拍打几次，再用热水擦拭，然后放在阴凉处晾干。使用时，每天晚上睡前用热水擦拭一遍，第二年使用旧草席时，要再次清洗一遍，阳光下晒透。

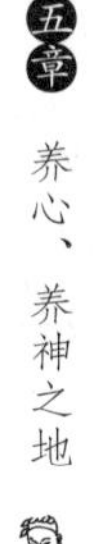

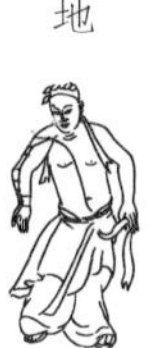

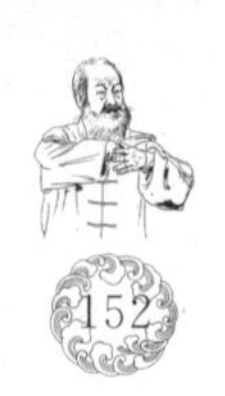

被

被子保暖一定要宽大

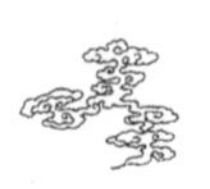

《老老恒言》曰：老年独卧，着身盖者，被亦宜大，乃可折如封套式，使暖气不散，此外酌寒暖渐加其上者，必狭尺余，两边勿折，则宽平而身之转侧舒。

被取暖气不漏，故必阔大，使两边可折，但折则卧处不得平匀，被内亦嫌逼窒，拟以两边缉合如筒，勿太窄，须酌就寝之便，且反侧宽舒，脚后兼缉合之，锡以名曰茧子被，谓如蚕茧之周密也。

《老老恒言》说：老人养生，独自睡眠，所需的被子应该足够宽大。而所谓的宽大，虽然没有什么标准。但按照实用的情况来说，应该是一个人睡觉要盖一床双人被。因为，想要让暖气不散，就必须能把被子叠起来，封住里面的热气。当然，一床被子不是固定的，老人可以根据寒温可适当再加被子。但所加的被子必须比贴身的被子窄，两边不要折叠，这样才宽平，翻起身来才舒服。

为了不让暖气泄漏，被子一定要宽大，使两边可以折叠而不露。只是折叠后有一点不好，那就是睡卧的床上不再是完全平整了，因而人在被子里也显得不宽畅。最好是把两边缉和在一起，形成一个筒的形状。当然，叠成的被筒不能太窄，包裹得太紧也一样让人睡得很累。只要就寝方便、翻身舒适就好了。除了身体部分，脚下也可缉和。如此一来，人睡在里面，就像是缩在茧里的蚕。所以有人称它为茧子被，意思是像蚕茧一样周密。

再来说说如今的被子。宽大必然是没问题的了，条件的改善，让棉被应有尽有。不少地方，即便不喜欢市场上的被子，也可以买来棉花，自己弹被子。当然，棉被的轻重就各不相同了。《老老恒言》里之所以强调被子必须宽大，是因为过去的取暖设备比较落后，冬季保暖，大多依靠一床厚实的被子。而现在却完全不一样了，因为各种供暖设备的发展，让屋子里可以四季如春，所以被子的作用就减小了。可是相对来说，在很多地方，在条件跟不上的情况下，一床好被子还是必需的。因此，不管怎么说，老人有一床大被子，是有备无患的。

上文中提到的茧子被，在今天看来，就是睡袋了。提起睡袋，确实有很多优点。使用方便，保暖性能好，价格还实惠。所以，建议老年人准备一个。尤其是那些供暖比较落后的地方，一床大被子叠得再严实，也不如一个睡袋的保暖性。如今，很多睡袋都是填充了羽绒或者合成纤维的，其保暖性比起棉被来说更胜一筹。另外，睡袋又是多用途的，经常外出游玩的老人，若是睡不惯宾馆的床，完全可以钻进熟悉的睡袋里。国外的军队行军打仗，也都是带着睡袋。所以，即便是在外露营，睡袋也是必需的装备。

使用睡袋有一些技巧，否则，再好的睡袋也一样不能完全保暖。首先是记得要有一条很好的防潮垫，这样可以挡住睡袋底下传来的寒气。穿着一套保暖的睡衣和干净的袜子对于保暖非常有效。根据睡袋的大小，可以选择性地穿衣服，以尽量把睡袋填满，这样就不会漏气了。

睡袋的保养也需要注意，首先是，存放必须要在干燥、通风的环境中平放、晾干，避免阳光的直射。当然，前提是睡袋必须要清洁过，否则一样会发霉。其次是，睡袋不能放在压缩袋里存放，因为长期受压，睡袋必然失去弹性，导致保暖性能下降。应该把睡袋放在存储袋里，或者是挂在衣柜里。最后是，睡袋若长期不使用，应该隔一段时间整理一次，舒展开完全风干后再重新装起来或挂好。

总而言之，有条件的老人，可以买个睡袋尝试一下。条件不允许的老人，那么被子就必须要宽大。

什么质地的被子保暖

《老老恒言》曰：老年畏寒，有以皮制被，皮衣宜表毛于外，皮被宜着毛于体。面用绌，薄加絮，宽大可折为妥，然较以丝绵装者，究之轻软勿及。

《岭南志异》曰：邕州人选鹅腹之毳毛装被，质柔性冷，宜覆婴儿，兼辟惊痫。愚谓如果性冷，老年亦有时宜之，特婴儿体属纯阳，利于常用。又《不自弃文》曰："食鹅之肉，毛可遗也，峒民缝之以御腊。"柳子厚诗亦云：鹅毛御腊缝山。然则性冷而兼能御腊，所谓暖不伤热，囊被之物，竟属尽美。

《江右建昌志》：产纸大而厚，揉软作被，细腻如茧，面里俱可用之，薄装以绵，已极温暖。唐徐寅诗："一床明月盖归梦，数尺白云笼冷眠。"明龚诩诗："纸衾方幅六七尺，厚软轻温腻而白。霜天雪夜最相宜，不使寒侵独眠客。"可谓曲尽纸被之妙。龚诗云独眠，纸被正以独眠为宜。

自古以来，被子的种类就是千差万别。因为做被子的材料太多，所以其保暖性也就各不相同。到了今天，被子的选择就更是让人看花了眼，所以选择什么样的被子就是一个要考虑的问题了。

《老老恒言》说，老人一般都怕冷，所以有人用兽皮做被子。应该是皮的毛做被里，皮的面做被面，再稍微添加些薄絮。做成的皮被子应该是宽大可以折叠的，这样也才是好被子。不过这种被子虽然感觉很不错，却总不及丝绵被轻软舒适。

《岭南志异》上有记载，邕州的人用鹅腹部的绒毛做被子。因为鹅绒柔软，本性又寒，适合给婴儿做被子，还能安抚婴儿的情绪，不至于受惊而导致癫痫。曹庭栋老人觉得，假如老人确实感觉冷，也可以用鹅绒被子。《不自弃文》上说，住在山洞里的人把鹅肉吃了，留下鹅毛，做成被子来抵御严寒。所以唐代大文学家柳宗元就有诗说到鹅毛御寒的事。照实说来，鹅毛本身性寒，保暖性又好，盖在身上是既暖和又不怕过热，真的是做被子最好的选择。

《江右建昌志》上记载，当地出产的一种纸既大又厚，把它揉打软后做成被子，细腻如茧，里外都可以用。倘若再加上一层薄绵，做成的被子就更暖和了。唐代的徐寅有诗："一床明月盖归梦，数尺白云笼冷眠。"写的正是盖着纸被子睡觉时的温暖感觉。还有明代的龚诩也留下了一首诗："纸衾方幅六七尺，厚软轻温腻而白。霜天雪夜最相宜，不使寒侵独眠客。"正是写尽了纸被的温暖。如此一来，真的可以说纸被是最适合老人独睡的了。

从《老老恒言》的这几段描述来看，可以说古人在被子保暖方面很有研究。根据地区不同，各地的人有用皮被的，有用鹅毛被的，也有用纸被的。

今天，除了鹅毛被外，皮被、纸被恐怕都很少有人听说过，更别说见过了。那么老人现在用什么质地的被子过冬好呢？

现代研究发现，被子的填充物密度越大、越蓬松，就越能够最大限度地在填充物的空

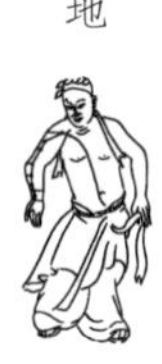

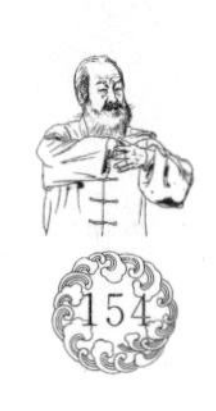

间里保存空气，使空气流动相对减缓，挡住被子内外的空气流通，从而达到保暖的目的。如今市场上常见的保温效果好的被子有如下几种：

1. 羽绒被：羽绒被的取材就是鸭、鹅腹部的绒毛，重量轻、蓬松度高、吸湿性强，保暖性能好。盖在身上无压迫感，适合于老年人使用。

2. 羊毛被：羊毛的吸湿性、透气性及保温性均优于棉纤维，是老人冬季的最好选择。要选购经过防蛀、除味、定型等处理的。保养羊毛被记住不能用重物压，也不要拿在阳光下曝晒，应该放在阴凉干燥处多晾一段时间。

3. 蚕丝被：蚕丝属纯天然动物蛋白纤维，它集轻、柔、滑、细为一体，被誉为“纤维皇后”，同时吸湿、抗静电、无刺痒感，还对人体肌肤有一定的保健功效，又称作“人体的第二皮肤”。蚕丝被具有贴身保暖、蓬松轻柔、透气保健等得天独厚的品质和优点。古时候的达官贵人、皇亲国戚的被子，用的都是蚕丝被。所以，蚕丝被是盖起来最舒服的被子。只是好的蚕丝被价格较贵，有条件的老人可以尝试。

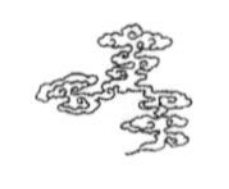

夜半天凉要添被

《老老恒言》曰：冬月子后霜落时，被中每觉加冷。东坡诗所谓“重衾脚冷知霜重”也。另以薄棉被兜住脚后，斜引被角，置诸枕旁。觉冷时，但伸一手牵被角而直之，即可盖暖。凡春秋天气，夜半后俱觉稍凉，以夹被置床内，趁意加体，亦所以顺天时。

夏月大热时，裸体而卧，本无需被，夜半后汗收凉生，必备葛布单被覆之。葛布廓索，不全着体，而仍可遮护，使勿少受凉，晨起倍觉精神爽健。

《老老恒言》中说，冬季天冷，子夜后，正是霜降时，气温非常低。老人在这时常会感到被子里不暖和。就像苏东坡曾作诗“重衾脚冷知霜重”，说的就是冬季子夜后的严寒。此时，应该在床上预备一床薄被子，晚上冷的时候裹住脚。被子最好是放在枕头旁边，留出一角可以随手抓到。如此，就可以及时拉过来盖住身体，也就不用担心夜寒受冻。另外，春秋季节时的昼夜温差较大，人往往睡到后半夜都会觉得有些凉。所以应该在床上放一床小棉被，感觉冷的时候随时盖到身上。当然小棉被只是个概括的说法，类似的毛毯、薄被都是可以的。按照养生来说，随冷暖加衣、添被，正是顺应天时的做法。

在夏天很热的时候，不少人会选择裸睡。因为气温高，本来是不需要被子的。可是半夜后气温下降，身体不再出汗了，人就会感觉到凉。《老老恒言》建议这时候老人可以盖葛布单被。葛布粗，盖着不粘身，但仍然有遮护的作用，使人不致受凉，第二天早晨起来会感觉精神爽健。当然，葛布也是个模糊的说法，如今的生活中，很少会有所谓的葛布了。取而代之的有多种织物，如凉爽被、毛巾被、珊瑚绒毯等。这些床上用品都能当作夏天的遮蔽之物。而且价格不是很贵，购买方便，还可以用洗衣机来洗涤，不会影响到老年人的生活。

总体说来，一年四季，不论何时，老年人睡觉，床上都应当有一件用来添加的被子。可能有些人会觉得，如今的空调非常普遍，保持卧室的恒温也很简单，多备一床被子有些多余。但其实不然，空调制造的恒温并不符合四季变化、阴阳交接。养老最是讲求顺应四时，所以空调创造的温暖和凉爽并不适合。老人长时间生活在空调房里，身体的调节机能会大大下降，一旦环境有变，很容易感到不适，甚至是引发疾病。再说了，即便是空调能制造恒温，也不可能与人体的变化同步。一天之中，身体的温度和感受是随时变化的。夜半后身体怕冷，是正常的反应。在枕边备着一床薄被，感觉到冷了随时都能盖上，总比昏暗迷糊中起身调温度要方便得多。正是，被子虽小，实用最好。四季变化，多一床被子，也就多一份悠闲。

那么，一年四季晚上睡觉，该怎么加被子呢？根据《老老恒言》的做法，再结合如今的生活条件，可以归纳为以下几点：

1. 春秋季盖一床薄被，床上再放一床薄被。本来这两个季节天气都已经不冷了，但是成语有说“春寒料峭”，秋天又是一天凉过一天，两床被子可以做到有备无患。而且，薄被子的透气性比较好，既不太热，又不太冷，正好和这两个季节的气候相协调。

2. 夏天睡觉应该有一床类似被单的遮盖物。因为夜半之后，气温就会下降，盖着一床被单不至于受凉。当然，最重要的是要护住肚脐。肚脐受凉之后，一定会引起拉肚子。老年人尤其要注意，拉肚子很有可能引起其他并发症。所以，一床被单是必备之物。

3. 冬天睡觉可以不用加被。因为现在的取暖手段非常先进，室内温度都能维持在春秋季的水平，所以一床棉被就足够了。需要说明的是，老人不能贪恋室内的温暖，应该多出去参与锻炼。否则，习惯了室内的气候，一旦外出就很容易生病。

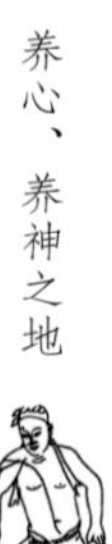

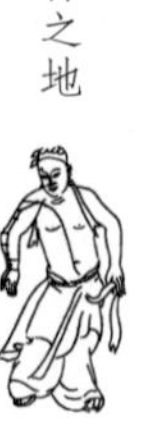

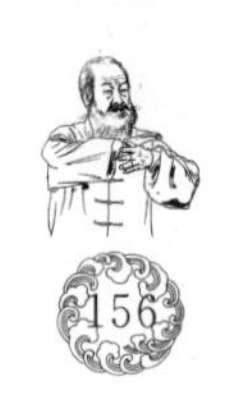

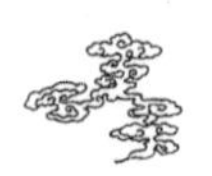

褥

贴身的褥子每年要换新絮

《老老恒言》曰：稳卧必得厚褥，老人骨瘦体弱，尤须褥厚，必宜多备，渐冷渐加。每年以其一另易新絮，紧着身铺之，倍觉松软，挨次递易，则每年皆新絮褥着身矣。骆驼绒装褥，暖胜于常，但不易购。北地苦寒，有铺褥厚至盈尺者，须实木板床卧之，则软而能平，故往往以卧砖炕为适。

《老老恒言》说：老人要想睡得安稳，床上就必须要垫厚一点的褥子。因为人老了之后，不再像年轻人那样身体紧实，大多是骨瘦体弱。褥子厚一些，躺着就舒服许多。此外，褥子应该多置备几床，随着天气的变冷，渐渐添加。最贴身的那一层褥子，最好是这一年新棉花做的。因为新棉花松软，躺在上面会特别舒服。添褥子也是一层层在这个新褥子的下面添，如此一来，每一年躺着的就都是新褥子。过去有骆驼绒的褥子，温暖胜于一般的褥子，非常适合老人，但不易买到。

结合以上的论述和今天的生活方式，可以发现，换褥子对于老人是一件要留心的事。虽然现在有厚床垫了，保暖已经不成问题，但到了冬天，床垫上还是一定要铺褥子的。因为床垫一般都比较硬，直接躺在上面肯定不舒服。如果是软床垫也不好，那容易让身体下陷，造成脊柱问题。正确的做法是在床垫上铺厚厚的褥子，老人躺在上面才会感到温暖舒适。《老老恒言》里虽说要根据天气变冷，增加褥子，但那只是针对保暖来说，现在既然保暖不成问题，那么加褥子也就没必要。只是有一点，贴身的褥子每年一定要换新絮，这是经验之谈。因为那些被积压多年的老褥子，本身已不再松软有弹性，躺在上面也就不会觉得舒适，还不能保暖。新棉絮做的褥子，非常柔软蓬松，自然不是旧褥子所能比的。不过，要是没条件一年换一床新的，可以在冬天到来之前，把旧褥子拆开来，弹一弹棉花。正所谓“旧棉花弹成新棉花”，弹好了的旧褥子一样是柔软的，可以明显提高保暖和舒适度。

现在很多老人喜欢给自己的床上铺上海绵。海绵具有减震、抗压和弹性好的优点，因而被广泛应用于家具的制造中，包括各种沙发、垫子等。所以，海绵用来做褥子也不是不可以，只是有一点要注意，必须要给海绵套上一层外套，就像沙发必须要有个沙发套一样。因为海绵的吸附性很好，所以灰尘就多。海绵也必须经常晒，一来是为了保持干燥，二来是晒的时候要多拍打，拍走上面的灰尘。

当然，海绵的厚度也必须科学。太厚的海绵垫，因为承受住了身体的压力，作用就相当于一个软床垫。老人睡在上面，毫无疑问就是睡在了一张软床上。那么身体的下陷，脊柱的压力就随之而来，所以，太厚的海绵确实不适合。那么太薄的海绵好吗？当然也不好，太薄了会让热气漏走，睡在上面完全不会感到暖意。而且，要是躺的是一张硬板床，那么海绵完全不能缓解身体和床板接触的压力，睡了一觉更会觉得浑身酸疼无比。

最好的方法，是能在海绵的上面再铺上一条褥子。如此一来，既能保温减压，又不至于折磨脊椎，这就是给那些喜欢海绵垫老人的建议。

以前一些比较富裕的人家，都会有动物毛皮做的褥子。过冬的时候，铺在下面，暖和的感觉自然不用说。如今，这种皮褥子虽然更普通了一些，但还是有些贵的，有条件的老人可以买来试试。但需要说的是，皮褥子也一样要经常晾晒，因为它的保温性好，所以老人夜间的新陈代谢出汗也就少不了。每次晒过了褥子，应该把皮毛梳理一下，拍拍上面的灰尘，以保持褥子的光洁如新。

褥子要经常晒

《老老恒言》曰：阳光益人，且能发松诸物。褥久卧则实，隔两三宿，即就向阳处晒之，毋厌其频，被亦然。不特绵絮加松，终宵觉有余暖，受益确有明验。黄梅时，卧席尤宜频晒。《异苑》云：五月勿晒荐席，此不足据。范石湖诗云“候晴先晒席”，惟长夏为忌，恐暑气伏于内，侵入不及觉。

《老老恒言》说：太阳光对人有好处，晒太阳是件好事。太阳光是地球上所有物种生长动力的来源，包括我们养生哲学中所谓的阳气。所以，常晒褥子也是一件好事。许多老人都有这样的体会，褥子用的时间长了，就会被压得硬实，也不再像之前那样温暖了。其实应该隔两三天就晒一晒褥子，不要觉得麻烦，当然被子也一样。褥子和被子晒后不仅会使棉絮松软，而且睡在里面整夜都会觉得暖和，这一点，常晒被褥的人是深有体会的。所以，会有类似“晒过的被子里有阳光味道”的说法。梅雨季节，阴雨连绵，晴天很不容易。一旦太阳出来，尤其要多晒被褥。不过黄梅雨季虽是对于南方地区而言的，其他地区到了雨水多的时候，也应该效仿。

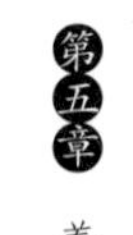

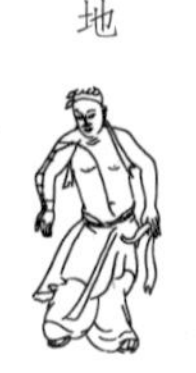

长夏季节，被褥最好就不要晒了。因为天气太热，晒的被褥会带着暑气，容易侵身。常晒被褥是个好习惯，但晒被褥里面也有学问。人之所以要晒被子，是由于被子中会存留一些人的皮屑、汗液等排泄物。干净的褥子 3 个月不晒，就能有几百万只螨虫，更何况是经常用的褥子。阳光中的紫外线能杀灭真菌和螨虫，还能清除卧室中的化学物质，如甲醛以及其他异味。因此，晒过的被子之所以有阳光的味道，是因为那是混合清洁和蓬松的感觉。那么，晒被子到底有哪些注意事项呢？下面就是一些细节问题的介绍。

1. 晒被褥时间不能过长，因为阳光中的紫外线在杀灭病菌的同时，也会氧化纤维素。长时间的曝晒，会引起纤维素的损伤。纤维素被氧化损伤后，其保暖性能就会大大下降。所以晒被褥的时间并不是越长越好。

2. 一般在中午的 11 点到下午的 2 点是晒被褥的最佳时间，因为这段时间日光最好，正处于中天。被子收得太迟就不好了，因为气温下降后，水汽会附着凝结。褥子的吸附性又强，会有露水和寒气进到褥子中，造成适得其反的效果。

3. 不是所有的被子都适合曝晒。天然的棉絮被子可以晒，但是合成的纤维棉絮就不能晒。尤其是羽绒被和羊毛被更不能晒，因为那些被子的材料是动物蛋白质，阳光的高温和紫外线的照射会使羽绒和羊毛中的油分发生变化，产生腐臭并且变脆、变硬。好好的被子就成了虱子的繁殖场所，老人的身体也会受到侵害。

4. 晒被子不应该拍打。拍打被子是许多人晒被子的误区，认为那样做可以减少灰尘，把被子晒透。其实不然，人的被子上都会有螨虫。晒被子时，螨虫会向更深层转移，拍打被子只会把螨虫的排泄物和尸体打成粉末状，造成皮肤的过敏。另外，晒被子会造成纤维的损伤，再拍打就会把棉纤维打成棉尘，随着空气流通就吹走了。合成纤维经过曝晒和拍打后，容易板结，无法还原。因此，拍打后的被子保暖性能就大大下降。

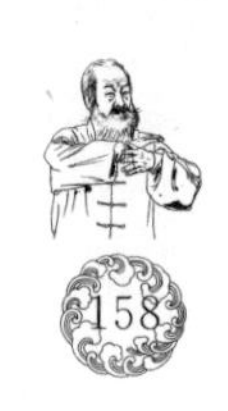

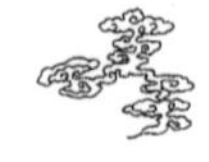

寒暑变化用什么褥子

《老老恒言》曰：羸弱之躯，盛夏不能去褥而卧，或用麻皮挺熟，截作寸断，葛布为褥里面，以此实之，虽质松适体，其性微温，非受益之物。有刮竹皮曝干装褥，则凉血除热，胜于麻皮。又《本草》云：凡骨节痛，及疮疡，不能着席卧者，用麸装褥卧之。麸，麦皮也，性冷质软，并止汗，较之竹皮，受益均而备办易。且类而推之，用以囊枕，亦无不可。

《四川邛州志》：其地产棕甚伙，居民编以为荐。《释名》曰："荐，所以自荐藉也。"无里面，无缘饰，蒲苇皆可制，棕荐尤松软而不烦热，夏月用之，不嫌任意加厚，以支瘦骨。曹植《九咏》曰："茵荐兮兰席。"荐亦古所用者。《交广物产录》："高州出纸褥，其厚寸许，以杵捶软，竟同囊絮。"老年于夏秋时卧之，可无烦热之弊。亦有以葛布数十层制褥者。

芦花一名"蓬蕽"，可代絮作褥。《本草》曰"性寒"，以其禀清肃之气多也。质轻扬，囊入褥，即平实称体。老年人于夏秋初卧之，颇能取益。亦有用以囊被者，元吴景奎咏芦花被云："雁声仿佛潇湘夜，起坐俄惊月一床。"但囊被易于散乱，若蒙以丝锦，又虑其热，惟极薄装之，极密行之。

司马温公曰："刘恕自洛阳归，无寒具，以貂褥假之。"凡皮皆可制褥，羊士谔《皮褥诗》云："青毯持与藉，重锦裁为饰。"谓以毯衬其底，以锦缘其边也，卧时以毛着身，方与絮褥异。有用藏氆氇作褥面，或西绒单铺褥面；被须俱用狭者，不然，褥弗着体，虽暖不觉。

《老老恒言》说：老人身体大都比较虚弱，经受不住冷热的煎熬。到了盛夏时节，不管晚上还是白天，睡眠都不能不用褥子。夏季可以使用的褥子多种多样，有一种做法是找来麻皮捶打软了，然后截成一寸（约 3.3 厘米）的长短，用葛布做褥子的里和面，将准备好的麻皮装在里面。这种麻皮褥子是松软合适，睡着也很舒服。只是它本性属温，能积攒热量，夏季使用对老人不是很合适。

另有一种方法是把晒干的竹子皮装在褥子里，有清凉除热的作用，所以这种竹皮褥子就要比麻皮褥子更好一些。《本草纲目》上记载着一种新奇的褥子制作方法，是针对那些骨关节疼痛，或者身体有疮，不能着席而卧的老人的。就是用麦麸装褥，麦麸，就是小麦的皮，它本性属冷又质地松软，还具有止汗的功效，所以比起竹皮来又更好。当然，麦麸既然可以用来填被褥，也可以用来装枕头，其功效自然也是一样的。

《四川邛州志》上记载着一种棕褥，是当地人用一种棕编成的。因为这种棕褥是植物纤维制品，所以清凉解暑。同时，还特别松软，睡在上面一定是足够舒适的。因此，夏天时垫在身下最合适不过了。老年人身体瘦弱，脂肪含量少，所以骨关节突出，这种棕褥正好是养老的一件好装备，而且，因为既透气又柔软，所以能随意增减。

《交广物产录》中有介绍道，高州出产一种一寸（约 3.3 厘米）左右厚的纸褥。使用前，用杵捶软后，与囊絮差不多。老人在夏秋时节乘凉用这种纸褥，不会有烦热的感觉。当然，除了上面介绍的这些新奇褥子，最普遍的还是用葛布做的褥子。不过葛布就不是简单的一两层了，而是几十层缝在一起的那种。

还有一种褥子，是芦花做的。因为它质地轻盈，又非常柔软，所以能代替棉絮塞在褥子的里面。因为芦花本性属寒，所以老人在夏秋之初用来垫在身下，也很合适。不过有一点要注意，芦花本就很散乱，有些类似羽绒，很容易就会跑出来。假如用丝绵把它包裹得紧了，封闭性又太好，所以就会感觉太热。因此，用芦花做褥子，就应该装得薄薄一层，再缝得紧实一些。

总而言之，古人避暑用的褥子太丰富了，远远超出了现如今我们的常识范围，确实令人眼界大开。那么关于养生，到底我们纳凉用哪种褥子好呢？

从目前的市场情况来看，纯棉布褥子、亚麻褥子都是不错的选择。这些褥子的原材料都是纯天然的植物纤维，对皮肤没有什么刺激，而且吸湿性好，使用起来十分舒服。当然，有兴趣的老年朋友，也可以参考《老老恒言》里的介绍，自己动手做一条适合自己身体需要的褥子。竹皮褥凉血，棕褥去烦热，纸褥子柔软。自己制作一条褥子，既能称心如意，又能打发一下闲暇的时光，未尝不是一件养老的趣事。

接着要说的就是过冬的褥子。除了我们常见的棉褥子之外，《老老恒言》中还提到了貂皮褥子，实际上所有的动物毛皮都能做褥子。铺的时候，把有毛的一面朝上，与身体接触，这样才够暖和。

现如今，毛皮褥子的种类也很多。貂皮褥子是很贵的一种，其他诸如羊皮褥子、狗皮褥子就要便宜很多。甘肃产的狗皮褥子比较有名，不仅大小适中，而且美观典雅，制作工艺精细，还利用原皮的颜色缝制出各种栩栩如生的图案，毛色油亮滑润，毛浓密厚实，保暖性好，寒冬之季垫之于卧榻之上，既美观雅致，又舒适温暖。有条件的老人可以买一条，当然，有孝心的子女也可以买来送给老人。

铺毯子可以防湿气

《老老恒言》曰：褥底铺毡，可藉收湿。卧时热气下注，必有微湿，得毡以收之。有用油布单铺褥底，晨起揭褥，单上湿气可证，油布不能收湿也。《南华经》曰：民湿寝则腰疾偏死。此非湿寝，然每夜如是，受湿亦甚，必致疾。

《老老恒言》说：褥子下面铺毡子，可以吸收湿气。人睡眠时身体会散发热量，热量不能从被子里钻出去，就要钻过褥子。冷热相遇，褥子上必然会有少量的湿气，而毡子是吸湿的。有人用油布铺在褥子下面，第二天早晨起床，掀起褥子，就会发现油布上有一层水汽，因为油布是不能吸湿的。《南华经》中有记载，经常睡在潮湿的地方，就会导致腰痛、瘫痪等疾病，这就是现代人常患的风湿病。其实本质上，这虽然不是《南华经》所讲的湿寝，但假如每夜都这么睡，人体所受的湿气就会很严重了。长此以往，必然会导致疾病。由此看来，褥子下面铺毡子，对于老人保证身体健康、不受风湿病的困扰是很重要的。

当前，我们的居住环境有了较大的改观。因为楼房的普及，卧室的湿气相对来说就小很多，所以一般比较干燥的卧室，没必要一定用毡子。可毕竟有些老人不习惯住楼房，所以睡觉防潮就是养老的必修课了。褥子下面铺毡子来防潮还是很实用的，老年朋友不妨一试。

如今市场的毯子种类也是五花八门了，所以选购毛毯也有点小窍门，总结起来，可以归纳为以下几点。

1. 纯羊毛毯的优劣可以从手感和外观上判别。因为羊毛毯的原材料是羊毛，所以手感既要挺括又要有柔软性，并富有弹性，只要用手一摸便可鉴别。

绒面的蓬松度，要求毛毯不硬，绒毛松而不乱，覆盖在毛毯表面的绒毛整齐，毛波清晰。底绒绒毛必须细而密，不使底布露出，若底绒起绒不良，必定出现绒毛露底，这种毛毯既影响外观质量，又会降低保暖性能，应特别注意。再看看整个毛毯光泽是不是自然柔和。色彩是否美观大方，有无陈旧感。最好看毛毯的边，只要配色协调，平、直、整齐，无破边或弯曲边就可以了。

2. 混纺毛毯是毛和化纤的混合，兼有两种纤维的特点。它的防寒、保暖、柔软、舒适程度一般都优于腈纶毯，价格则较纯毛毯便宜，品种有混纺提花毯、混纺绒面毯、混纺素

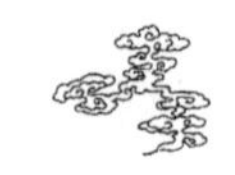

毯等。优质的混纺毛毯都是外观疵点少，实物质量接近于纯毛毯，毯面丰厚，有弹性，柔软而挺实，边道正、齐。用手抓时不掉毛，压后不板结、有弹性。当然想要鉴别含毛量是否符合国家质量标准，可以用燃烧法。抽掉一点毛毯上的纤维，用打火机烧一下，有毛发燃烧的臭味、灰烬多为炭灰状、焦状物很少的是优等品。另外，摩擦时，起电很少甚至不起静电也是判别依据。

毛毯选好了之后，就是如何使用和保养的问题了。因为是铺在褥子下面做防潮的，所以就需要经常更换，以免潮湿积累，起到相反的效果。毛毯当然不要选太厚的，太厚的毯子就代替了褥子的作用，容易吸进太多的水汽，当然也不好晒干。正确的做法是买几条较薄的毯子，常换常晒，保持床铺的干燥。

如何晾晒毛毯也是要注意的。大体上是和前文中说的晒褥子的方法相同。在此要说的就是一些小细节。纯羊毛的毯子，因为它的原材料是羊毛，所以不宜直接放在阳光下曝晒。因为阳光会使动物的毛发变硬、变脆，如此一来就加快了毯子的折旧，也不利于吸汗。所以，羊毛毯子应该在通风和阴凉处晾干，夜晚要及时收回来放好，以防又吸收了水汽。冬天，日光比较少，气温也低，羊毛毯想要晾干就很麻烦。有的老人会想到用火烘的方法，其实这是不正确的。羊毛被火烘烤后，一定会发生卷曲和变形，更有可能被烧断了纤维，甚至在老人不注意的时候，毯子被烧破、烧坏。所以，烘烤毯子确实不是个好办法。反过来，可以把毯子放在温暖的房间里，用风扇吹一段时间。当然，要是老人有很多时间，完全可以动手用电吹风吹。

混纺的毯子，由于不是纯羊毛的，晾晒时就没有那么多讲究了。不过，一样不能在日光下曝晒太久，否则也会使毯子的质量下降。当然，烘烤也是禁止的，因为不管是动物纤维还是人造纤维，都一样经不住高温。还要说明的是，毯子尽量不要清洗。因为是铺在褥子下面，与身体的接触少，所以沾染到的代谢废物也很少。假如的确需要清洗一下，应该用温水，也不能放在洗衣机里甩，用手揉一揉便足够了。

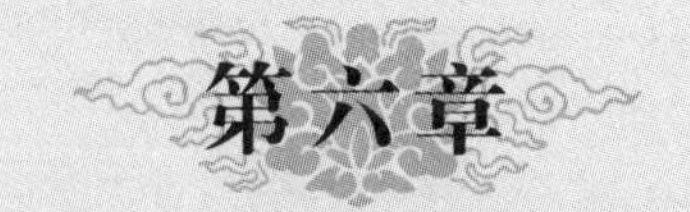

第六章

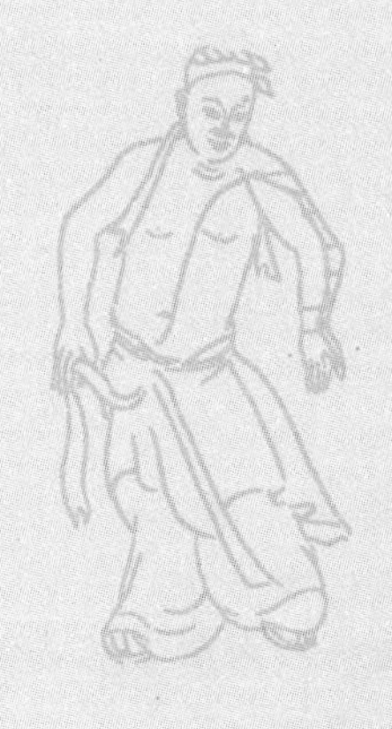

读书养生两相宜

古人养生，从来都注重身体和精神的同时修养。到了今天，对于养生也需要有这方面的认识。常言道“活到老，学到老”，这不仅是说要一生学习，还告诉老人如何用学习来充实自己的生活。现在许多老人都有大把的时间，一日之中，除了正常的作息和起居之外，有不少时间都会空下来。这些时间里，除了可以走亲访友、外出游玩、锻炼健身外，还可用来看书写字。当然，有条件和有兴趣的老人，不光能读书，还可以选择其他的休养方式，比如弹琴、作画等。所以，养老也可以活出自己的精彩、自己的悠然心境。只要能从书中、画中、琴声中找到心灵的归属，那么人就不会感到枯燥，也不会有晚景悲凉的感觉。保持这种心情，正是长寿的秘诀。所以，老年朋友们都把自己的闲暇时间利用起来，从书本中找到自己的养生乐趣吧！

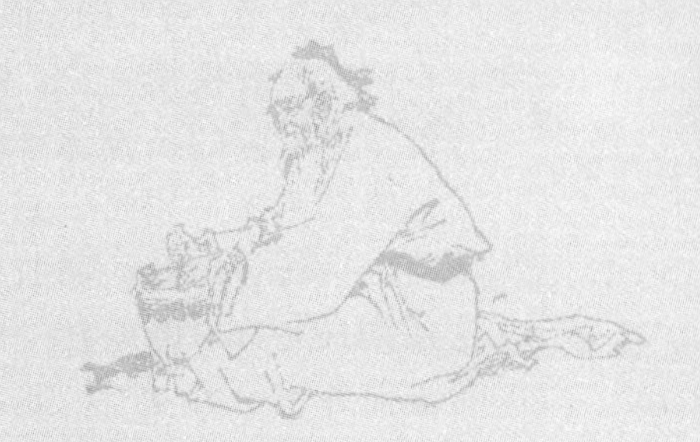

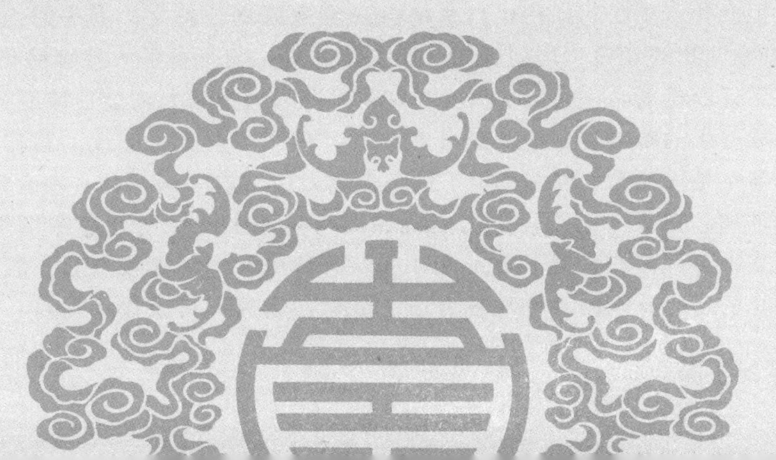

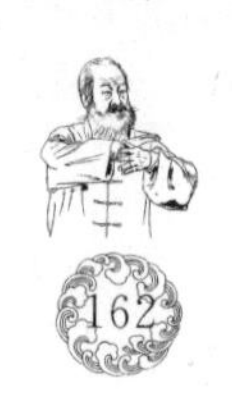

书房

书房的光线要明暗适度

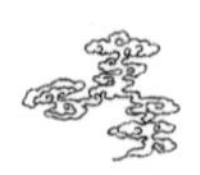

《老老恒言》曰：学不因老而废，浏览书册，正可借以遣闲，则终日盘桓，不离书室。室取向南，乘阳也。《洞灵经》曰：太明伤魂。太暗伤魄。愚按：魂为阳气之英也，魄为阴体之精也。所谓伤者，即目光可验。如太明就暗，则目转昏，伤其阳也；太暗就明，则目转眯，伤其阴也。又《吕氏春秋》曰："室大多阴，多阴则痿。"痿者，喻言肢体懈弛，心神涣散之意。

《老老恒言》说：学习是终生的事，不要因为年龄大了就荒废。常言道"活到老，学到老"，在养生中也得到了体现。老年读书，正好可以用来消遣空闲的时光。有的老人一天到晚不离书房，正因为待在书房里的时间过长，所以对于书房里的光线就有特别的要求。

和卧室不同，一般来讲，书房以向南为好，因为南面阳气盛、日光充足。《洞灵经》记载说，光线太亮容易伤魂，太暗了会伤魄。所谓魂魄，按照作者曹庭栋老先生的看法，魂属阳，是人的所有阳气精华，构成人的思维才智；魄属阴，是人所有阴精所在，构成人的外在形体。魂魄的说法，有些玄妙，也不是可以简单理解的。与其说是光线伤魂魄，不如说是光线的明暗不合适会伤害人的健康。所以，只有光线明暗合适，才有利于魂魄协调，人体才能健康。

那么，什么样的光线算是最适合的呢？《老老恒言》没有直接说明，却是说了什么样的光线不合适。所谓不合适的光线，就是那种双眼看事物感到不舒服的。太暗的光线，会让室内的摆设模糊一片，眼睛会因此昏花，这就是伤到了阳气。阳气是什么，现在不好解释。但按照实际的经验感受来说，在昏暗的光线下读书，书本上的字很难看清晰，就不得不扩大瞳孔采光，如此一来，会产生头晕的感觉，进而导致无法思考。至于过度明亮的光线，一定会伤害到人的阴气。阴气的问题不去探讨，根据生活中的经验来看，在强光下看书，比如日光直射的地方，书本上反射来的光线必然会迫使人眯起眼睛，那么读书的效果就可想而知了。再说了，强光必然对人的身体不好，因为光线中的紫外线虽然有杀菌作用，但照射得多了，也会导致皮肤的损伤，严重的会诱发皮肤病。总之，书房的光线必须要明暗合适。《吕氏春秋》里还说过，房间太大，阴气就太重，阴气重了人就容易萎靡。这也就是说，大房子并不适合养老，在大房子里看书，不太容易集中精力，会心神不宁。

书房是一处养生的特别地方。现在很多老人，在书房里除了阅读、写作之外，还经常会友、闲谈，甚至是用电脑上网。承担了这么多老人活动的书房，就必须有较高的照明度，又要有宁静的环境。首先一点是，书房内要保证简单的主体照明，可采用吊灯或日光灯，位置一般放在室中央。灯的亮度不用太大，可以看清房间内的摆设就行。其次是在书桌上应有定向而明亮的台灯，以白炽灯泡较合适。最后，书橱内可装设小射灯，不但可帮助辨别书名，在开灯时还可以保持温度，防止书籍潮湿腐烂。

对于书房灯具的选择应该比较朴素沉稳，不宜过于富贵张扬。尤其应以典雅隽秀为好，这样才能营造出一个供人阅读思考所需要的静谧环境。

以上就是书房的灯具选择，这主要针对的是夜间或者是天气阴暗的时候，老年人读书应该注意的事项。天气晴朗的时候，当然还是建议不开灯，而用自然光。所以，书房的采光就一定要好，窗户必须够大，而且透明。但是书房也不要太过明亮，如果光线很足，书房太亮，就必须要有窗帘。现在的窗帘花色齐全、品种繁多，所以选择也多。选择书房用的窗帘应以清新淡雅为宜，这样老人在看书之余，还能欣赏一下窗帘上的图案，放飞思绪。还有，窗帘应该选那种不易沾染灰尘的、清洗方便的。一来，能保证书房的整洁，二来也省去了老年人额外的劳作。总之，书房里的采光要有全盘的考虑。

以上所言，仅供老年朋友参考。常言道“萝卜白菜各有所爱”，书房好不好，关键是看自己是否喜欢。所以，布置书房时，老年朋友们还需要自己做主。

书房要防风

《老老恒言》曰：室中当户，秋冬垂幕，春夏垂帘，总为障风而设。晴暖时，仍可钩帘卷幕，以挹阳光。《内经》曰：风者，百病之始也。又曰：古人避风，如避矢石焉。其危词相儆如此，当随时随地，留意避之。

三秋凉气尚微，垂幕或嫌其密，酌疏密之中，以帘作里，蓝色轻纱作面，夹层制之。目光掩映，葱翠照入几榻间。许丁卯诗所谓“翠帘凝晚香”也，可以养天和，可以清心目。

《老老恒言》说：书室和其他房间一样，当中的门应该在秋冬时节就要挂上幕布，春夏时节挂上门帘，目的是为了避风邪。晴朗暖和的天气，就要把帘子钩起来，把幕布卷起来，以吸收阳光的照射。

《黄帝内经》讲，风是百病的源头。按照现在的理解，风是一种冷热交流的空气流通，所以风能带来热，也会带来寒冷，还会带来干燥和湿润。冷热和湿度的影响不停变化，人体就需要不断适应。一旦不适应了，就必然产生疾病。如此表现出来，就是六淫中的寒、湿、暑、燥、火等诸邪，常依附于风而侵犯人体，从而形成外感风寒、风湿、风热、风燥等症。所以说，避风邪就应该像躲避战场上的箭矢和石块一样。之所以用这样的言辞来形容风邪，正是为了告诫人们，养老要随时随地留意躲避风邪。

三秋时节，天气还不是太凉，此时挂幕布就嫌太厚了。应该是用布帘做里子，用蓝色轻纱做面子，制作一个夹层的门帘挂在门上。尤其是在日光的掩映下，室外的一抹翠绿映入室内几榻之间，十分美妙，可以养天和，可以清心目。所以，难怪许丁卯会写诗说，翠绿色的门帘像是能凝结傍晚的香气，目光停留在上面确实别有一番趣味。

我们现在的生活条件较曹庭栋老人的那个年代已经有了很大改观，但防风问题仍需注意。冬天可用密封条将门窗的缝隙处理好，夏天要注意穿堂风，避免南北窗户开着对吹。另外，夏天如使用空调或电风扇时也要注意，一是开机时间不宜长，二是不要直对着身体吹。

门帘虽然在如今以楼房为主的居室中不再重要，但是不少地方仍旧有这种需要。

书房应清新卫生

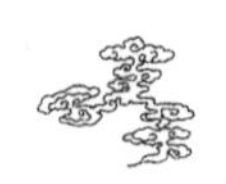

《老老恒言》曰：每日清晨，室中洞开窗户，扫除一遍。虽室本洁净，勿暂辍，否则渐生故气，故气即同郁蒸之气，入于口鼻，有损脾肺。脾开窍于口，肺开窍于鼻也。古人扫必先洒水，湿日积，似亦非宜。严冬取干雪洒地而扫，至佳。常时用木屑微润以水，亦能粘拌尘灰，不使飞扬，则倍加洁净。

《老老恒言》说：书房必须保持干净整洁，这样不光感觉舒服，保证健康，还有助于老人保持愉悦的心情，投入学习。所以，每天清晨，打开窗户，把书房打扫一遍。可能有人会说，书房本来就很干净，每天都打扫，岂不是有些麻烦吗？但实际上，卫生工作是不能停下来的，一天不打扫，房间里的灰尘和细菌就会滋生。再说了，每天房间里都会有一些陈腐的气息滋生，这种陈腐的气息就像郁蒸之气一样，一旦进入人的口鼻，就会伤到脾肺。因为病从口入嘛，脾的窍门是口，而肺开窍于鼻，口鼻里钻进了污浊之气，必然有损于脾肺。

古人扫地前一定先洒水，这样可以防止扬起灰尘，避免吸入口鼻和落到家具上。可是每天洒水，室内必然会淤积湿气，对人对书都是不利的。《老老恒言》介绍了两种方法，一种是在寒冬下雪后，将干雪撒一些在屋内，然后再扫。这样可以借助雪的寒气杀灭一些细菌，还能粘住不少灰尘，用来清扫书房很不错。另一种是把木屑用水微微润湿后撒在地上，然后再扫，不仅可以粘住灰尘，防止其飞扬，还能使书室更干净。

因为过去人多住在平房，室外都是一些泥土地面，起居出入难免要带进一些尘土，所以一般采用上述清扫地面的方法。今天我们的生活环境有了很大变化，很多地方都是水泥地面，泥土的地面要少了很多，所以沾染到泥土的机会就少了。而且，房子也都是钢筋混凝土结构，出入其中都是要换鞋，所以人为带入的尘土就更少了。再加上地面多为地板或地砖，冬天很多楼房又用的是地暖，用雪或木屑来清扫地面的方法就不太适用了。

那么，清扫地面就该有如今的方法了。我们现在多数家庭是用湿拖布来清洁瓷砖地面的，这样可避免扬起灰尘。如果是铺了地板，除了要维持地板的干净外，还要定期打蜡，每天只需用抹布擦一遍即可。当然，这都只是房子的地面清洁，想要保持卫生，也需要清洁家具和桌椅板凳。至于如何清洁，就有许多细节要说了。

现在的家具一般都少不了沙发，很多沙发都是布做的面，一旦染上污渍，清洗就会非常麻烦。毕竟，不可能把一个大沙发都湿透了再晒干，最好的做法是订制沙发套，轮流换着用。桌椅板凳的清洁比较简单，有灰尘时擦擦就行，没有灰尘更好。有电脑的书房，在打扫的时候一定要记住收起电线，一来防止老人被绊倒，二来也避免电的危险。房间里还要常放着纸，以备学书法或者其他用。至于墙壁，最好的做法是保持家具一类的摆设尽量不要靠墙，人也不要贴着墙壁，尤其是不能在屋子里抽烟。刮风下雨的时候，及时关闭门窗，防止灰尘进入。尤其是北方的沙尘暴天气，要格外注意。另外，养成良好的卫生习惯是最重要的，否则，房间一直要打扫，对老人的体力也是个大考验。这个可以从许多小事做起，比如不随手丢垃圾、打扫时轻手轻脚、睡觉前记得关窗等。

《老老恒言》中提到的清洁书房的方法虽然已经不再适用，但它坚持的那些保持室内清洁、保持一定湿度、打扫卫生时避免扬尘等养生思想对如今的书房养生仍旧有指导作用。

干净的书房还是老人的一个养心养神的场所，保持它的卫生，对老人的身心健康是大有裨益的。

书房要防潮

《老老恒言》曰：卑湿之地不可居。《内经》曰：地之湿气，感则害皮肉筋脉。砖铺年久，即有湿气上侵，必易新砖。铺以板，则湿气较微，板上亦可铺毡，不但举步和软，兼且毡能收湿……谓雨湿之气，感而为泄泻。故梅雨时，尤宜远湿。

《老老恒言》说：潮湿的地方不宜居住，这在前文中很多地方都已经说明了。《内经》上讲，人一旦被地里的湿气侵染，就会使皮肉筋脉受到损伤。

用砖铺地，年代久了，砖经过地气的浸染，就不再能隔湿。如此一来，就会有湿气上犯，所以应该及时更换新砖。假如能在砖上铺地板，湿气就会减少很多。如果还能在地板上再铺上毡子，不但能吸收湿气，走起来都感觉柔软舒服。

在下雨天，空气中的湿度大，人容易出现泄泻。因此，到了梅雨季节，老人更应注意远离湿气。

如果书房里湿气重，不仅人容易生病，书也很容易受潮而发霉。老人在书室感受了湿气，会出现大便溏泻、头重如裹、疲劳、食欲减退、周身不爽等症。书籍长期在湿度太大的环境里，会出现霉点，甚至霉烂。因此，保持书室的通风及合适的湿度，不论对老人，还是对书籍，都是非常有必要的。那么，应该如何防潮，或者是除湿呢？

下面介绍一些实用的方法：

1. 间歇通风法。一般下雨的时候，空气的湿度大，这个时候不宜开门窗。可是到了雨季，天气一直无法转晴，那就不得不开窗了。此时，应该把上风方向的门窗关闭，只开启下风方向的门窗，以减少水汽进入室内。等到天气转晴时，就打开所有的门窗，以加速水分蒸发。

2. 可用空调除湿。空调不仅仅是用来调节室内温度的，别忘了它还有一个除湿功能，开启空调的除湿挡，抽取空气中的湿气，也是室内除湿的方法之一。只是，用空调除湿记得关闭门窗，这样才能起到应有的效果。否则，开着门窗，即便可以除湿，不久之后，空气流通，也一样把房间变成和室外相同。

3. 可放置一些干燥剂。干燥剂是一种常用的除湿物品，因为它对水汽有吸附作用，所以应用非常广泛。如今的干燥剂种类非常多，适用的环境也各不相同。书房里除湿，也不用那些专业类型，普通的就可以应付。最常见的有吸湿盒和除湿包，老年朋友可根据自己的喜好选择不同香型的干燥剂。

4. 被雨水淋湿或水洗的衣服、雨伞等物，尽量不要放在室内。就是说，书房里应该保持干燥，不能随便就有水进入。

5. 火炉除湿最有效。这个方法适合冬天用，尤其是气候比较阴冷的南方。前文中已经说到了炕的作用，火炉与此类似。南方由于生活习惯的原因，历来没有地炕，不过火炉就不同了。在书房里摆一个火炉，既能除湿，还能取暖。额外的还有一个作用是，火炉能给人以更温馨的感受。所以，给老人的书房里放一个火炉，是非常好的选择。

6. 专业的家用除湿机。比起空调除湿来说，专用的除湿机效果更显著。虽然有些人会走进一个误区，觉得空调就已经足够了，再用除湿机就是多余。但实际情况却是，除湿机的效果要比空调好很多。首先是因为，除湿机是专门的电器，而空调的除湿作用不过是一部分。其次是，除湿的原理不同。举例来说，在南方的梅雨季节，大部分时间气温都是在20摄氏度左右。用空调除湿，只会越吹越冷。而除湿机就不同，它不光能排除空气中的水分，还能提升气温。另外，空调的除湿范围小，耗电量大，除湿机就不会有这样的担忧。所以，总体来说，除湿机比起空调除湿要好很多。

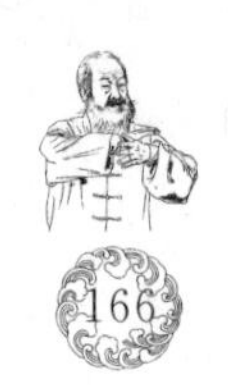

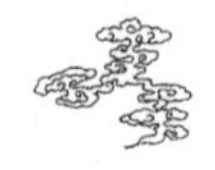

书房的窗户

《老老恒言》曰：南北皆宜设窗，北则虽设常关，盛暑偶开，通气而已。渊明常言五六月中，北窗下卧，遇凉风暂至，自谓是羲皇上人，此特其文辞佳耳，果如此，入秋未有不病者，毋为古人所愚。

窗作左右开阖者，槛必低，低则受风多。宜上下两扇，俗谓之合窗。晴明时挂起上扇，仍有下扇作障，虽坐窗下，风不得侵。窗须标榜棂疏则明，糊必以纸则密。

三冬日行南陆，光入窗牖，最为可爱。如院中东西墙峻，日已出而窗未明，日方斜而窗顿暗。惟两旁空阔，则红日满窗，可以永昼。予尝作《园居》诗，有"好是东西墙放短，白驹挽得驻疏棂"之句。

室前庭院宽大，则举目开朗，怀抱亦畅。更须树阴疏布，明暗适宜。如太逼室，阳光少而阴气多，易滋湿蒸入室之弊。北向院小，湿蒸弥甚，坐榻勿近之。长夏院中，阳光照灼，蓝色布为幄以障之，妥矣。微嫌光犹耀目，不若荻帘漏影，兼得通风；或剪松枝带叶作棚，时觉香自风来，更妙。如以席蓬遮蔽，非不幽邃，然久居于中，偶见日色，反易受暑。

《老老恒言》说：书房的南面和北面最好都要有窗户，这个做法在前面卧房的布局中就已经讨论过了。因为两扇窗、一扇门是符合奇偶有序，阴阳平衡的。按现在的解释来说，两扇窗是有利于通风的。不过，《老老恒言》又说了，北面的窗户只是个摆设，平时一般不要开。只有盛夏时节，天气很热，寒气龟缩了，才可偶尔打开，通一通气。东晋诗人陶渊明常说，五六月份的时候，在北窗下休息，常感凉风习习，那种舒服的感觉即使高贵如羲皇，也不过如此。但实际看来，这只是陶渊明的一种文辞表现手法罢了，不可以轻信。如果真要那样做的话，秋后人就会被疾病缠身，所以还是不要被别人轻易愚弄了。

窗户有左右开的，也有上下开的，曹老先生建议还是用上下开的窗户好。这是因为如果窗户是左右开阖的，窗槛一般很低，风就容易进来，这样人就容易被风吹到。而如果是上下开阖的，天朗气清的时候只开上扇，下扇可以做遮挡的屏风，古人将这样的窗叫"合窗"。如此一来，人即使坐在窗下，也不会被风直接吹到，而且非常美观。

家里的院墙也是有讲究的。冬季太阳直射在南半球，所以太阳的角度低。这时候阳光照在窗户上，暖融融的感觉就特别舒心。所以，院子的墙最好不要砌得太高，否则早晨太阳出来的时候，窗上还没亮；正午太阳刚西斜，院子里的暖意未消，窗户又变暗了。这的确会让本就昼短夜长的冬天显得更加漫长。只有书房院子的墙低矮，或者是院子足够大，才能保证一天中红日满窗，白天才会显得长。所以，作者本人就有诗"好是东西墙放短，白驹挽得驻疏棂"，说的就是这个道理。

书房前的庭院一定要开阔，这样看起来开阔明朗，心情也舒畅。最好是能在院子里种些树，这样就能有明有暗，也就是有阴有阳。不过一定要疏密合适，因为树荫如太密，会遮挡阳光，导致屋子里的阴气盛，容易滋生湿蒸之气。尤其是那种院子小又面向北的书房，湿气会很厉害，屋子里的所有家具都不能靠近。夏天的时候，日光强烈，可以用蓝色布做成帷幔挡住光线，当然其他深颜色的布也可以。要是不觉得光线太耀眼，那么可以用帘子遮挡，这样还能通风。有的人会用松树枝搭成凉棚，睡在里面清风习习，气味清新，可以说是非常有趣。但若是用席子搭成凉棚，那么也可以遮蔽光线和热浪。不过在里面待久了，再出来就很容易中暑。

因为时代的进步，人们的生活环境有了很大变化。窗户的选择已经非常之多，人们对窗户的认识也越来越科学、越来越理性。

随着低碳环保、节约能源的口号宣传，人们的环保意识不断增强，保护地球、节约能源已逐渐成为许多人的共识。曾一度极为时髦的落地窗、飘窗，因面积太大，保温性差，增加能耗，已经不再受到市场的青睐。越来越多的人认识到，不管是冬天还是夏天，都应该使自己的住所能够隔绝内外，形成一处适合居住的小气候。所以，窗户的外观和大小都在次要地位，最重要还是窗户的保温性能，从而使双层玻璃窗、中空玻璃窗这些保温性能好的玻璃窗开始走俏，这一现象说明了我们的社会是在进步的。尽管《老老恒言》这本书出现的时间离我们已经有 200 多年了，但书中给我们描述的书室环境还是能给我们一些启示：

1. 书房要保持良好的通风，所以开窗换气要及时，更要有限制。书房里的窗户应该是两扇，夏天时都打开，可以加快通风。其他季节北面的窗户就不能开，因为北面为寒，开了窗户就会有寒气进来。

2. 书房如有北窗，冬季要做好防风工作，夏季可开窗通风。不过无论是夏天还是冬天，老人看书都不要在北窗下。

3. 装修书房时不妨将窗户设计成上下开的，这样不管是从养生学还是美学角度来讲，对老人都是不错的选择。

4. 书房应有良好的采光。最好是利用自然光，还要有帘子来调节光线。

5. 有庭院的书房是养生宝地。因为院子里的花草树木可以增添情趣，还能调节阴阳。如今很多人都是住在楼房里，没有了庭院，但可以在书房里养些花草。

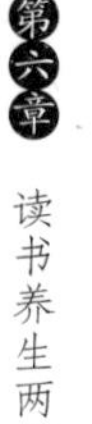

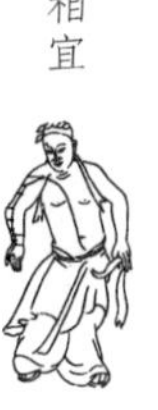

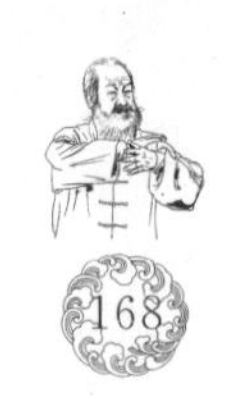

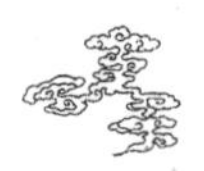

书桌

书桌实用就好

《老老恒言》曰：几，犹案也，桌也，其式非一。书几乃陈书册，设笔砚，终日坐对之几，长广任意。而适于用者，必具抽替二三，以便杂置文房之物。抽替不可深，深不过二寸许，太深未免占下地位，坐必碍膝。或左右作抽替而空其坐处，则深浅俱可。

《老老恒言》说：书几，也就是书案、书桌，其式样有多种，并不唯一。书桌是摆放书册、笔砚的地方，读书的老人天天要面对它，所以书桌的设计一定要实用。书桌的长短大小可以根据主人的意愿设计，但抽屉是必须要有的，而且最好是两三个，以便放置文具、杂物等。另外，抽屉不可太深，最好不要超过 2 寸（约 6 厘米），超过了会向下占地方。老年人的东西也不多，无非就是一些纸笔、书报、水杯之类的用具。太深的抽屉，必定会妨碍老人坐立，还有可能碰到膝盖。最好是把抽屉设置在书桌的两侧，可深可浅，不会有什么不合适。

一张好的书桌、一杯清茶、一年四季的景物变化，可帮助老人怡情养性。老人可根据自己的习惯，选用不同的书桌，两屉桌、三屉桌、一头沉、两头沉。总之，依自己的需要配置不同的书桌，舒适、实用即好。下面再介绍一些书桌的使用细节。

1. 书桌要有一定的厚度，这样看起来比较厚重，也能承受一定的重量。老人的书桌上一定会摆放不少书籍，喜欢书法的老人还会摆上笔墨纸砚。所以，能承担压力的书桌就好。

2. 书桌最好要宽大。大桌子不光放的物品多，承担的功能也多。书桌不光是用来读书的，还是用来养老的。桌子上除了文房四宝，还可能有些生活用品，比如水杯、电话等。有的老人会有其他特别的兴趣爱好，比如品茶、赏花、品酒等，大书桌也一样可以放得下。

3. 书桌最好不要有棱角。这一点在前面的卧房养生中也谈到了。老人养生是养的健康，有棱角的东西都有可能在不经意间碰到，这对骨质脆硬、缺少缓冲能力的老人来说无疑是个潜在的危害。所以，书桌一定不能有棱角，要以圆滑的线条收边。

4. 色彩要协调。老人的书房一般都是以深色调为主，书桌也一样。深色调一般给人沉稳、内敛的感觉，适合读书时那种清静安宁的心理状态。当然，具体选择什么色调，可以征求老人自己的意思。

5. 抽屉最好在书桌的旁边。这个要求在上文中就已经说明了，现在要强调的是抽屉必须要高度适中。最好是坐着就能随手摸到，站起来也不用弯腰，这就是为老人的方便考虑，也可以说是实用性。还要说的一点是，抽屉其实不必多，两个就足够了。

有的老年朋友比较喜欢上网，所以书房里有电脑，那么电脑桌就是必备的了。下面就来说说电脑桌的一些小知识。

如今的电脑桌的产品设计都很个性化，材料也种类繁多。那么老年人该选用哪种电脑桌，才符合养生的规律呢？

首先要说的是，电脑桌的高度应该有规定。经过多年的研究发现，高于 70 厘米的电脑桌容易造成人的疲劳。所以日本的电脑桌就分为两种，男用的70厘米，女用的67厘米。英国的电脑桌高度也不超过71厘米。我们中国人身材也不很高大，所以70厘米的电脑桌就足够了。当然，这只是针对普遍情况而言，具体的高度要以人坐姿时肘部的高度与桌面相平为宜。

现在不少电脑桌都是那种能放在床上使用的小桌子，老年人不能因为赶时髦而买来使用。因为这种桌子即便是年轻人用都很消耗体力，许多年轻人长时间赖在床上看电脑都会觉得两眼昏花，全身无力，更何况是老人。所以，电脑桌还是用最平常的为好。

也有不少书桌具备放电脑的功能，桌面上能放置屏幕，桌子边还有个小书架，可以说是电脑书桌。此类书桌实用性更好，老人可以根据个人喜好来选择。不过，电脑屏幕不能距离太近，最好可以留出一块看书的空间。而且，屏幕也不要一直对着人摆放，不用的时候尽量转过去。

最后要强调一点，电脑虽然很方便、很有趣，却不太适合老人用。许多老人的视力都不如年轻时候，而且身体也没那么好的抵抗力。电脑的辐射会让人身体虚弱，长时间对着屏幕还导致视力下降，会加快加深老花眼。所以，老年人不要常用电脑。即便是想用，也要记得多休息，多放松眼睛。建议操作电脑每天不超过2小时，每小时间要休息10分钟。操作的过程中，要不时地眨眼以放松视神经，预防视力减退。眼睛与屏幕的距离应该在40～50厘米，屏幕的亮度也要调节好，避免过亮光线造成的视神经紧张。

书桌以香楠木品质最佳

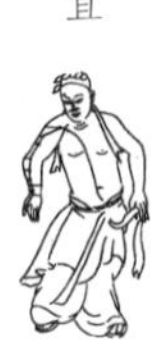

《老老恒言》曰：檀木瘿木，作几极佳，但质坚不能收湿，梅雨时往往蒸若汗出，惟香楠无此弊。或以漆微揩之，其弊仍不免矣；有黑漆退光者，杜少陵诗所谓“拂拭乌皮几”是也。口鼻呼吸，几面即浮水气，着手有迹，粘纸污书，不堪书几之用。

《老老恒言》说：用檀木和瘿木做书桌非常好，但是因为它们的质地太坚硬，不能有效地吸收湿气，所以到了梅雨季节，蒸出的湿气，就像出汗一样，这样书桌的防潮性能就大大降低，而书本就难免要受潮。最好的选择是用香楠木，因为它具有檀木和瘿木没有的优点——可以吸收湿气。

有的人会在檀木或瘿木上粉刷一层漆，可这样它们的弊端仍旧不能完全避免。有一种黑漆时间长了不仅会失去光泽，还会使人呼吸的水汽附着在上面，导致人的手放在上面就会留下痕迹，好好一张书桌就完全失去了颜色。更甚至这层剥落的漆会沾到书上，污染字迹。所以，刷了漆的檀木桌和瘿木桌都不能用作书桌。唐代大诗人杜甫就曾写诗“拂拭乌皮几”，就是说书桌上黑漆掉落，必须要擦拭干净。

檀木因其木质坚硬，香气芬芳永恒，色彩绚丽多变且百毒不侵、万古不朽，又能避邪，故又称圣檀。我国自古就认为紫檀是最名贵的木材之一，多用它作为车舆、乐器、高级家具及其他精巧器物的材料。东汉就见记载。到了明代，由于皇家及王公贵族的喜爱，檀木家具就成了贵族们的专用之物。清代时，宫廷里对檀木的推崇更严重，各级官府都有一条不成文的规定，就是收集檀木，后来，檀木被历代皇帝消耗一空，到现在已经是非常罕见的木材了。

瘿木又称为影木，“影木”之名指的是木质纹理特征，并不专指某一种木材。瘿木不是某种树木的代名词，而是泛指所有长有结疤的树木。结疤也称为“瘿结”，生在树腰或树根处，是树木病态增生的结果。瘿结有大有小，小者多出现在树身，而大者多生在树根部。因为是树木的病态增生，所以产量小，因而比较珍贵，也不是普通人家可以用得上的木材。

香楠木是江南四大名木之一，自古以来就是名贵的木材，它可以清洁室内空气，也可

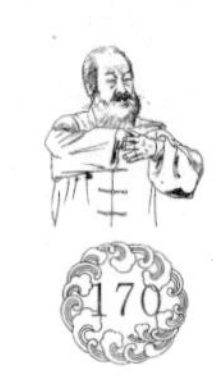

以起到熏衣、熏书、防潮的作用，另外，它的性质极为稳定，即使很薄的板材遇干、遇湿都能保持原本状态，极少开裂变形。除此之外，香楠木还不易被虫蛀，也不易腐烂。

楠木中比较著名的品种可分三种：一是香楠，木微紫而带清香，纹理也很美观；二是金丝楠，木纹里有金丝，是楠木中最好的一种，更为难得的是，有的楠木材料结成天然山水人物花纹；三是水楠，木质较软，多用其制作家具。

楠木属樟科，种类很多，常用于建筑及家具的主要是雅楠和紫楠。前者为常绿大乔木，产于四川雅安、灌县一带；后者别名金丝楠，产浙江、安徽、江西及江苏南部。楠木的色泽淡雅匀称，伸缩变形小，易加工，耐腐朽，是软性木材中最好的一种。

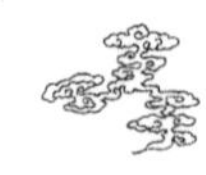

如今，我们是基本没有缘分见到檀木了，当然檀木家具也更加珍惜。香楠木就更不用说了，它是非常奢侈和稀缺的家具材料，不是一般百姓可以用得上的。所以，《老老恒言》里那种高级的书桌就根本不实用了，那么普通百姓的我们用什么书桌好呢？

现在家具市场的书桌材质主要分两大类：一类是实木的，另一类是合成材料的。从品质上讲，当然实木的高档一些。但实木又分多种，如水曲柳、橡木、樟子松、核桃木等，都可以选用。实木家具分为两种：一种是纯实木家具。就是说家具的所有用材都是实木，包括桌面、衣柜的门板、侧板等均用纯实木制成，不使用其他任何形式的人造板。纯实木家具对工艺及材质要求很高。另一种是仿实木家具。所谓仿实木家具，从外观上看是实木家具，木材的自然纹理、手感及色泽都和实木家具一模一样，但实际上是实木和人造板混用的家具，即侧板顶、底、搁板等部件用薄木贴面的刨花板或中密度板纤维板。门和抽屉则采用实木，比较高档是红木，是一类木材的总称，当然包括上文中提到的檀木、瘿木，所以红木书桌也是比较昂贵的一种。市场上的很多红木都是以次充好的假冒伪劣产品，所以购买时更需要打起十二分精神。合成材料一般是高密度板、实木颗粒压缩板、塑料板、胶合板等，因为价格便宜，工艺简单，生产流程短，所以是家居市场的主力。

养老不是花钱，长寿也不是钱能买到的。那些昂贵的书桌既然不是普通人能消费得起的，所以老年人也都不会考虑。稍微有条件的家庭，可以给老人买实木书桌，普通的人家，用合成材料的书桌就够了。只要是尽了孝心，老人也都能感受到。总之，不管是什么材质的书桌，都要老人喜欢最好。

书桌面冬夏冷暖要适宜

《老老恒言》曰：大理石，肇庆石，坚洁光润，俱可作几面，暑月宜之。又有以洋玻璃作几面，檀木镶其边，锡作方池承其下，养金鱼及荇藻于其中，静对可以忘暑。

冬月以毡铺几，非必增暖，但使着手不冷，即觉和柔适意……夏月铺以竹席……古设以坐，今铺于几，取其凉滑，缘以边，边下垂檐数寸，乃不移动，亦可为几饰。

《老老恒言》说：大理石，肇庆石，既坚固又光滑柔润，都能用来做书桌的桌面。这种石制的书桌夏季最适宜用。还有用洋玻璃做书桌面的，再用檀木镶边，用锡箔做个小水槽，在下面支撑着玻璃，水槽里可以养些金鱼水草。读书累了，或是闲暇的时候，静静地看着它们，便能感觉清凉无限，忘记酷暑。

冬天的时候可以在书桌上铺上毛毡，主要不是靠它取暖，而是为了不让手在书桌上觉得冷，以便读书的时候惬意舒心，不至于被严寒逼迫。到了夏天，可以在书桌上铺竹席，这样的话，手放在上面会有清凉的感觉。在很久以前，古人铺席子是用来坐的，到如今这个年代，竹席的作用就被多样化了。当然，竹席的边上要有一定宽度的垂檐，这样人在读书的时候，可以压在席子和胳膊之间，使竹席在书桌上不会来回移动，同时也是很不错的装饰。

如今因为空调和暖气的普及，室内温度不论春夏秋冬，都可以调节得相对稳定，所以书桌表面的温度也就不会有太大的反差。但《老老恒言》给我们的启示对老年人还是有用的，即要关注书桌的表面温度。尤其是冬天，如老人使用的书桌表面是石材或玻璃的，不妨铺上一层棉织物，以防手和肘部受凉，导致肘、腕、指关节疼痛。

可毕竟还有些老人不能有很好的条件保温防暑，那么喜欢玻璃和大理石桌面的老人，读书时应有什么注意的呢？下面就是对这种情况的详细介绍。

大理石和玻璃本身的导热性就比木质好，所以会随着气温的变化而改变温度。夏天到了，书房的温度相对来说要高一些。这时候，人体就比较贪凉，大理石和玻璃桌面因为温度较低，就会有老人喜欢把手贴在上面。这个做法其实不好，因为石头质地的东西本性属凉，与身体接触久了就会感觉冷得异常。正确的纳凉方法是在桌面上铺一张小凉席，把手放在上面，按照《老老恒言》的做法，凉席的旁边还要有垂檐，方便保证席子不滑动。当然也可以在凉席边放一块薄布，压在胳膊下也能起到相同的效果。

冬天的时候，书桌就要换成另一副样子了。因为气温低，这时候把手放在上面，必然不会觉得舒服。所以，就需要在书桌和人手之间放一个夹层。有的老人可以选择戴手套，不过手套太薄不能有满意的效果，手套太厚又不方便看书。最好的方法就是在桌上铺一层毡子，既隔绝了寒气，又保护了手。书桌上的垫子可大可小，一般以能放下一本书为宜。除了手套和垫子，现在还有一种特别的暖手宝，造型小，又能插电加热，所以使用起来非常方便。老年朋友可以买来用一下，价格不贵，使用简单。

玻璃书桌在《老老恒言》中就有了介绍，说明那个时代的人就很了解书房里的点缀和陈设。现在，许多鱼缸都是封闭式的水族缸，鱼在其中生存，可以一年到头不换水。甚至还不用给鱼喂食，因为里面的水加入了鱼的养料。此外，现在的水族箱都已经具备了复杂的照明系统，过滤系统，完全就是类似室内装饰品的样子。老人的书房里，若是有这么一个鱼缸，的确是既漂亮又合适的装饰。一来，能让老人在闲暇之余发呆，可以养静养心；二来也不用耗费老年人的体力和精力。所以，合适的装饰品可以增添书房的情调，增加书房里的趣味。除了鱼缸之外，还有不少其他的物品也有类似的作用，比如某些名家的书画作品，当然不一定是真迹。还有一些玉石雕刻、新奇工艺品、外出游玩的纪念物，都能摆放在书房里，作为陶冶性情和寄托情感的实物。

总之，书桌要随着气温的变化适应人的读书要求。书桌上的陈设要能和书房的趣味相协调，要能给老人的读书时间留下更多的想象空间，寄托更多的闲情逸致。

书桌的摆放位置

《老老恒言》曰：《礼记·玉藻》曰：君子居恒当户。谓向明而坐也。凡设书几，向南偏着东壁为当。每有向南之室，设书几向西者，取其作字手迎天光，此又随乎人事之便。位置之宜，非必泥古。

或即于几边上作矮栏，勿雕饰，高不过寸，前与两旁，三面相同。其两旁栏少短，仅及几之半，则手无障碍。以此杂陈文具，得有遮拦，较胜于盘。

《老老恒言》说：《礼记·玉藻》中有要求，作为君子，住的地方永远要对着窗户。这就是所谓的向着明亮的地方就坐。所以，书桌的摆放应面向南、靠东墙为好。也有向南的屋子，书桌应该面向西，是为了写字时手能迎着日光。当然，具体到个人怎么摆放，就要按照个人的喜好，不必过分拘泥。

总结上面的这段话，就是书桌的摆放，要根据具体的房屋及个人的喜好及习惯来定，没有固定的模式。可是，没有固定的模式就意味着要因地制宜、因人而异。在摆放书桌之前，我们也要先考虑到书房中的风水问题。虽然风水一说有些玄妙，但作为传承下来的学

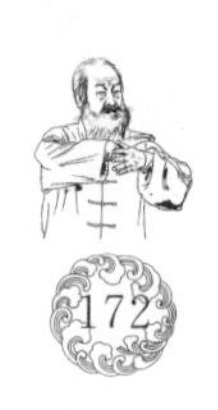

问，总有一定的道理。再结合养生的各种因素，还有个人的喜好，就可以总结为下面几点。

1. 光线问题。书桌的光线要明亮，因此选择朝南和朝西的方向最好。实际情况则是根据书房的格局来决定，既要日光充足，又能有灯光照射，这样才能方便看书。

2. 布局问题。书桌的摆放要对着门，切不可冲着门。具体说来就是，书桌的方向要对着门，在位置上却要避开门。书桌也不能摆放在靠窗的地方，因为窗子外面的景物容易打扰心神，影响情绪。尤其是在如今这个比较拥挤的居住环境中，窗外经常会有各种事情发生，景色也不全都是好的，所以远离窗户对于养神静心很重要。还有一点是，书桌不能摆放在房间的中央。按照风水的说法，房间的中央是四方无靠、孤立无援的格局，对于人的心情影响不好。换一种说法就是，在屋子的中央看书，不会有什么依靠，人在这个位置就容易产生负面情绪，影响心智。

3. 书桌摆放不能正对着厨卫。因为厨房里的味道、卫生间的味道都会影响人看书的心情，会导致心绪不宁。

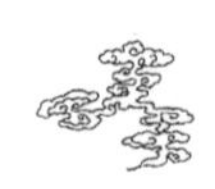

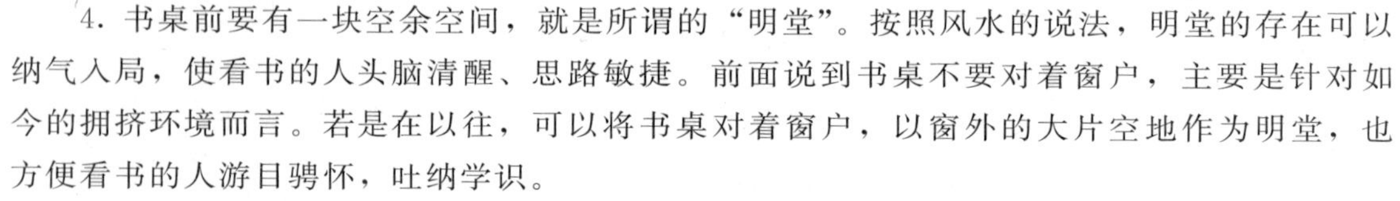

4. 书桌前要有一块空余空间，就是所谓的“明堂”。按照风水的说法，明堂的存在可以纳气入局，使看书的人头脑清醒、思路敏捷。前面说到书桌不要对着窗户，主要是针对如今的拥挤环境而言。若是在以往，可以将书桌对着窗户，以窗外的大片空地作为明堂，也方便看书的人游目骋怀，吐纳学识。

与书桌的摆放相对应的是书桌上的物品摆放问题。《老老恒言》上说，书桌的旁边可以做一个矮架子，上面用来放书和其他的杂物。因为主要是用来搁置物品，所以不要有什么修饰。架子的前面和左右两面，都应该是一样的。看起来就类似于今天的小书架。这种小书架因为低矮又实用，所以比起什么托盘的要好很多，这部分说的只是如何利用书桌上的空间，并没有涉及具体的摆放做法。根据风水的研究和书桌的物理分布，可以确定物品的摆放应该有如下的布局。

书桌上的摆放就讲究山高水低的格局。具体来说，男性用者要左手青龙位宜高宜动、右手白虎位宜低宜静，而重要的有能量通过的物品，如台灯、电话、电脑、传真机等均应放置左方；如是女性用者，则应加强右方白虎位，重要的物品可放置于右边。

书桌下设个滚脚凳

《老老恒言》曰：几下脚踏矮凳，坐时必需。凳之制，大抵面作方棂，仅供脚踏而已。当削而圆之，宽着其两头，如辘轳可以转动。脚心为涌泉穴，使踏处时时转动，心神为之流畅，名滚脚凳。或几足下，四周镶作辘轳式，宽如几面，更觉踏处舒展。

《老老恒言》说：在书桌下面放上一个滚脚凳，这样可以边看书边按摩脚底，对老年人健康大有裨益。

脚踏主要有两种类型：一种是专为踏脚承足的，也称承足、搁脚凳。由于古人多住在平房，以青砖铺地，时间久了，湿气会透过砖钻上来。为了防止冬季受寒、雨季受潮，所以一般在椅子或床榻前放一脚踏，以使脚不直接与地面接触。现在因为有了地板、地毯等，这一类脚踏已逐渐淡出人们的生活。另一种脚踏就是滚脚凳，凳面带有滚木装置，脚踏在上面，来回滚动，摩擦脚心的涌泉穴，可起到舒筋活络的作用。早在宋元时期古人就发明了滚筒，用以按摩足部，到了明清则发展成为滚脚凳，使用更为方便。明代高濂在《遵生八笺·起居安乐笺下》中记载：“涌泉二穴，人之精气所生之地，养生家时常欲令人摩擦。今置木凳，长二尺，阔六寸，高如常。四镶成，中分一档，内二空，中车圆木二根，两头留轴转动，凳中凿窍活装。以脚踹轴滚动，往来脚底。令涌泉穴受擦，无烦童子。终日为之，便甚。”

对老年人来说，滚脚凳非常实用，人坐在椅子上，一边看书，一边滚脚，既有了精神享受，又舒活了经络，实在是妙不可言。

近年来，人们越来越注重健康了，以往难得一见的滚脚凳，现在已能在市面上买到，我们完全不必再像书中介绍的那样费力去做了。为老人买个滚脚凳放在书桌下，让老人在阅读的同时又健身，岂不是一举两得？

如今，也有一种按摩椅，在市面上比较火爆。除了能按摩脚底之外，还能按摩肩膀、腰身和手臂等全身各处。不过，这个按摩椅的原理是模仿人的捏和揉的动作，不能模仿手指的精准按压，所以只能用来减轻疲劳。而且，按摩椅的力道无法把握好，总体来说是不如人的按摩好。所以，按摩椅并不推荐老人们购买，有兴趣的老人可以到经销店去尝试一下。

除了滚脚凳和按摩椅，市面上还有一种暖脚盆，是脚部按摩和洗脚的结合。通电之后，待水热，就可以把脚放进去，随着热水的浸泡和有节奏的按摩，养老的怡然自得就显现出来了。此时手里再捧着一本书，那就更加愉悦了。暖脚盆还有一个好处，就是可以维持水的温度，而不用别人加水，所以想泡多久就能泡多久。在泡脚之前，要是还能学着专业足疗的方法加一些中草药在水中，那就更好了。鉴于泡脚盆的价格不贵，又比较实用，推荐老年朋友们多试一试，有心的子女也可以买给父母尽一番孝心。

不管是滚脚凳、按摩椅还是暖脚盆，其作用就是帮助老人在读书的时候能保养身体。所以，一般情况下，书桌下面完全可以放一个厚垫子，看书的时候把脚放在上面，既舒服又不会有寒气。感觉不太好的时候，可以用滚脚凳来按摩，当然也不必限制在书房里。晚上睡觉前再用暖脚盆泡泡脚，一天的劳累也就烟消云散了。养生至此，才真正能感受到乐趣。

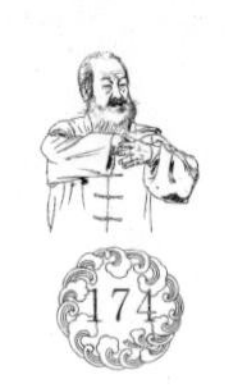

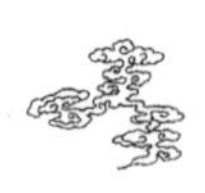

坐榻

老人书房常用的椅子

《老老恒言》曰：有卧榻宽而长者，有坐榻仅可容身。服虔《通俗文》曰：榻者，言其塌然近地也。常坐必坐榻乃适。元微之诗：望山移坐榻。轻则便于移也，因其后有靠，旁有倚，俗通称为椅子，亦曰环椅。椅面垫贵厚，冬月以小条褥作背靠，下连椅垫铺之，皮者尤妙。

卧榻亦可坐，盘膝跏趺为宜，背无靠，置竖垫，灯草实之，则不下坠。旁无倚，置隐囊左右各一，不殊椅之有靠有环也。隐囊似枕而高，俗曰"靠枕"。《颜氏家训》曰："梁朝全盛时，贵游子弟，坐棋子方褥，凭班丝隐囊。"环椅之上，有靠有倚，趺坐更适，但为地有限，不能容膝。另备小杌，与椅高低相等者，并于椅之前，上铺以褥，坐极宽平，冬月最宜。偶欲正坐，去杌甚便。

有名"醉翁椅"者，斜坦背后之靠而加枕，放直左右之环面而增长。坐时伸足，分置左右，首卧枕，背着斜坦处。虽坐似眠，偶倦时，可以就此少息。有名"飞来椅"者，卧榻上背靠也，木为匡，穿以藤，无面无足，如镜架式。其端圆似枕，可枕首；后有横干架起，作高低数级，惟意所便，似与竖垫相类，用各有宜。

《老老恒言》说：榻有分别，古代将宽而长的坐具称为卧榻，因为可以躺卧。将小一点儿只能容身的称为坐榻，也就是现在的椅子。东汉学者服虔写的《通俗文》中给榻做了个定义。榻就是塌的意思，因为榻能使人身体落陷而接近地面。老人腿脚不利索，必然需要常坐，那么就需要有坐榻才舒适。唐代诗人元稹说"望山移坐榻"，说的就是坐榻轻便，能随意搬动，可以转换角度来欣赏山景。这种坐榻因为后面有靠背，两旁有倚靠的扶手，所以一般又称为椅子，也有叫环椅的。椅面上通常要垫厚一些，冬天可以铺一条褥子做靠背，下面连着椅垫铺好，最好是有皮垫子，那样保暖性更强。

卧榻也可以坐，盘腿打坐对于养心静神最有效了。后背不能依靠的，可以在墙边放一个垫子，里面装上灯草，这样坐着就不会往下滑了。身旁没有倚靠的，可以在两边的扶手下放一个隐囊，这样就和有背靠和扶手的椅子一样了。隐囊类似于枕头，但比枕头高，民间叫靠枕。曾有《颜氏家训》说，梁朝最繁荣的时期，各个贵族子弟，坐的是棋子那样的褥子，背靠的是真丝靠枕。所以说，靠枕在很久以前就开始出现了，今天也就不是什么新鲜玩意儿。

对于常用的椅子，有靠有倚，就更适宜盘腿打坐。但因为地方有限，盘腿坐下来可能容不下膝盖，所以就需要另外准备一张小凳子，与椅子的高低相等，放在椅子前面，方凳上面铺好褥子，这样人坐在上面会感觉到很舒坦，这种椅子冬天最为适宜。如果想要正坐，也能随时去掉凳子，所以非常方便。

有一种醉翁椅，可以将后背倾斜，再加上一个枕头，还可以将左右的扶手放直以增加长度。坐这种椅子时两条腿可以伸直，分别放在左右两侧，头枕着枕头，背斜靠在椅背上，虽然是坐，但却像睡觉一样。如果看书累了，可以就这样稍微休息一会儿。这种醉翁椅在今天就更普遍了，也就是市场上的太师椅。许多老人的家里都会有一张，可坐可卧，养生看书两不误。当然，类似太师椅的造型在汽车和火车上也已经普及，所以即便是老人远行，也能在车上放松。

还有一种飞来椅，就是在卧榻上加了背靠，用木头做框架，再用藤条穿起来，无面无足，像镜架子一样。它的顶端呈圆形，像一个枕头，可以当枕头用，后面有横杆架起，做成高低不同的几级，可根据需要随意调节。这与竖垫的作用相仿，但用起来各有所宜。总体来说，上述的多种古代书房用椅，各有千秋。归结一下，老人书房用椅应考虑以下几个方面：

1. 老人用椅应后有靠背、两侧有扶手，这样既舒适又安全。

2. 冬季椅子上一定要备棉垫，背部亦应置一靠垫，这样便于保暖，又不会引起着凉。

3. 现在很多人喜欢用沙发，但老人不宜坐过软的沙发，长时间坐过软的沙发易引起腰腿痛。

4. 从安全角度出发，老人不宜坐可调节的活动椅及摇摇椅。从医学角度来看，老人的书房用椅还应注意这样几个问题：

（1）椅子的高矮要适宜。高度应该比从足跟到膝盖的高度矮1厘米。这样，老年人在坐着的时候，双足正好平放在地面上，膝关节也刚好维持在90°左右，踝关节能保持在自然下垂的休息状态。如果椅子太低，老年人站起来时动作就会比较大，容易因重心不稳而摔倒。长时间屈曲膝关节，还会使老年人原有的膝关节骨性关节炎病情加重。

如椅子太高，则身体重量的压力集中于大腿部分，使大腿内侧血管受压，易造成小腿肿胀，还会使腰部容易疲劳，造成腰痛。

（2）老人不宜坐太轻的椅子，太轻的椅子很难保持一定的稳定性，对老人来讲，存在安全隐患。

（3）藤椅属于纯天然材质，既透气又有弹性。人骨盆的坐骨下有一块小突起，被称为坐骨结节，其顶端长有滑囊。随着年龄的增加，老人的臀部肌肉逐渐萎缩，坐骨结节上的滑囊也发生退行性变化，黏液分泌减少，缓冲能力下降。如果经常坐硬板凳，就容易诱发坐骨结节滑囊炎，尤其是身体瘦弱的老人更易发生这样的损伤。而藤椅对老人来讲，软硬度比较合适。

椅子的种类繁多，所以选择也就麻烦。有些老人会喜欢转椅，因为它能随身转动，坐着也舒服，不过这种椅子因为不能前后倾斜，所以没有太师椅那么方便。最好的是能把两者结合起来，取长补短。坐转椅另一个需要注意的是保持清洁，因为不少转椅都是皮质或人造革，需要保持干净才能寿命长。

要防椅子后面的风

《老老恒言》曰：安置坐榻，如不着墙壁，风从后来，即为贼风。制屏三扇，中高旁下，阔不过丈，围于榻后，名山字屏。放翁诗“虚斋山字屏”是也，可书座右铭或格言粘于上。

《老老恒言》说：坐榻如果不靠着墙壁，风易从后面吹来，这就是贼风。为防贼风偷袭，可以制作一面三扇屏风，中间一扇高，两边两扇低，总宽度不超过一丈（约3.3米），围在坐榻的后面，这就是山字屏。因为这屏风类似一面墙，又像是一张大纸，所以就有人在上面写字作画。南宋诗人陆游就写诗说到了山子屏，在不少的古装剧中也经常能见到它。

《老老恒言》这一段的内容是为了让我们明白，椅子后面的防风也很重要。中医学认为“背为阳”，背部是督脉及膀胱经循行的部位，督脉是“阳脉之海”，总督人体一身的阳气，

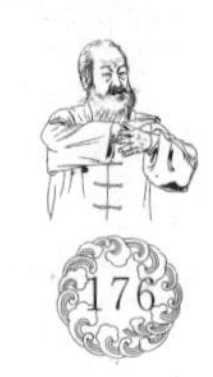

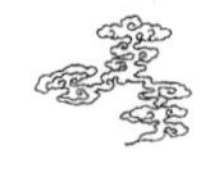

如果背部保护不好，则风寒之邪极易从背部侵入人体，损伤阳气。而人到老年，本身阳气已虚，应很好地保护。所以当老人在书房阅读时，一定要防止风寒侵袭后背。结合原文的解释，还有如今的做法，我们可以坚持以下几点。

1. 坐椅尽量靠墙放，以避免贼风侵袭。

2. 坐椅后可以放一张屏风，以阻挡风邪。

3. 老人可多准备几件背心，冬季棉背心，春秋毛背心，夏天可备一件单背心。可能有人会说，夏天那么热，还要穿背心？其实这是种浅显的认识，要知道，当老人阅读时，是一种静态，心静自然凉，所以四季都准备一件背心绝不是多余的。

4. 老人阅读时间不宜过长，半小时左右就应起来活动活动，伸伸懒腰，活动四肢，敲打后背。

5. 老年人的椅子最好能有个靠垫，这样就能在后背和椅子之间形成一个保温层。当然，夏天的时候，在书房里读书更不可以用风扇直吹。

既然是要防止椅子后面的风，那么选用什么样的椅子也是问题的一部分了。市场上的选择太多，不能一一赘述，在此就只是简单地说明一下。

椅子要想防风，那么就应该宽大。太小的椅子会让人感到局促，而且也放不下什么坐垫和靠背。对老人来说，最好的椅子是躺椅，原因在上面已经说过一部分了。另一种原因是，躺椅足够长，足够大，放下来就是一张小单人床，可以放靠背，也能放被子。

太现代的椅子不适合老人。类似折叠椅、转椅和钢架椅都只具有坐的功能，其他的作用完全没有，所以不推荐老年人用。

解决冬季椅子冷的方法

《老老恒言》曰：《李氏一家言》有暖椅式，脚下四围镶板，中置炉火，非不温暖，但老年肾水本亏，肾恶燥，何堪终日熏灼。北地苦寒，日坐暖炕，亦只宜于北地。又有凉杌式，杌下锡作方池。以冷水注之，尤属稚气。

《老老恒言》说：《李氏一家言》中介绍了一种暖椅式。把椅子腿做柱，四面镶上木板中间就能放炉火取暖。这种椅子不是不温暖，却不适合老年人。因为肾主水，而肾是恶燥热的，老年人肾水本已亏损，是经不起整日被火熏灼呢？北方寒冷，人每天坐在暖炕上，但那只适用于北方，其他地方的人是不能这样坐的。还有一种凉杌式，就是在椅子下面用锡做一个方池，里面注入冷水，这种做法尤其幼稚，完全不可取。

肾在五行中属水，主藏精，恶燥，肾开窍于二阴。“暖椅式”的椅子，下面摆放炉火，直接对着二阴加热，这种取暖方法是绝不可取的。燥热会耗伤肾阴，导致肾精枯竭。所以“暖椅式”虽然很温暖，但是老年人切不可用。

那么，如何解决老人冬季读书时板凳上的寒冷问题呢？应对的方法主要有下面几种。

1. 提高室温。屋子里有火炉最好，其他的，比如空调和暖气也都行。如今的生活条件好，这一点基本上都能解决。

2. 椅子上铺厚一点的棉垫。这个也非常简单，因为垫子很常见，也很便宜。冷了就多铺几层，热了可以撤下来。

3. 适当多穿衣服。天冷加衣是常识了，所以这一点就不用强调了。

4. 用暖水袋或热宝暖手、足。人的手脚暖了起来后，身体才能真正温暖。所以，暖手暖脚才能让椅子上的寒冷不内侵。

5. 不要久坐，经常活动活动。身体的活动必然能加快血液循环，有利于御寒。

6. 饮食要富有营养。食物是热量的来源，吃得好也就热量多。

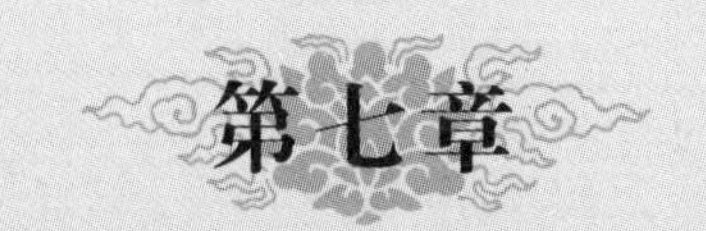

第七章

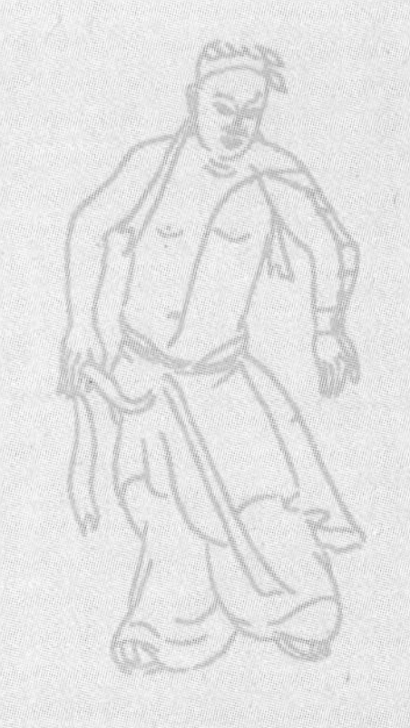

穿衣戴帽话养生

寒来暑往，四季变化，一年之中的天气总是在不断变化，而养生讲究顺应天时，所以就应该随时变化身上的衣衫。而且，老年人的身体都有自己的特点，年轻时不太注意的部分，到老了就必须要注意防护。再说，随着生活条件的改变，用来养生的衣衫也是不断变化的。所以，老人的穿衣戴帽就要留心了。什么季节该穿什么样的衣服，什么材质的鞋帽可以穿，什么款式的鞋子能穿出去行走，这些都是要考虑的内容。大到一件外套的选择，小到一双袜子的面料，懂得养生的老人都能做到心中有数。穿衣还不光是一种保暖的方式，它更是老人展示自身魅力、情趣、品味的方式，是热爱生活的外在表现。

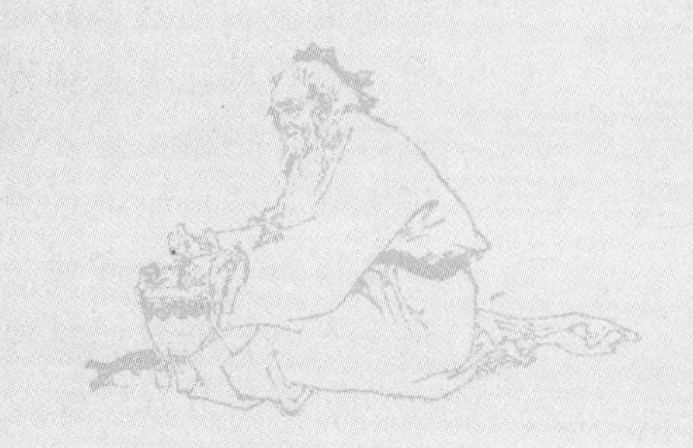

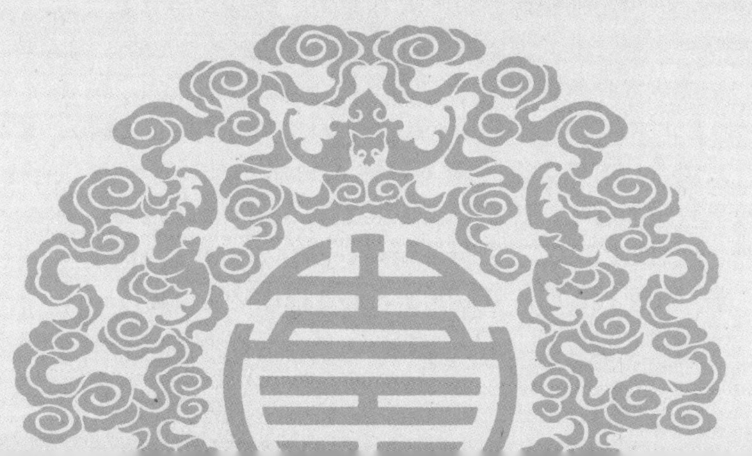

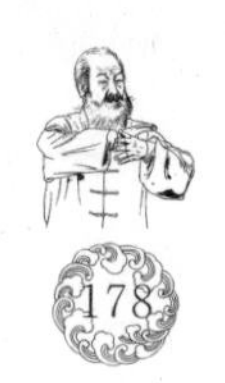

衣

衣不必华，适体就好

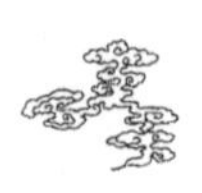

《老老恒言》曰：衣食二端，乃养生切要事。然必购珍异之物，方谓于体有益，岂非转多烦扰？……衣但安其体所习，鲜衣华服，与体不相习，举动便觉乖宜。所以……衣取适体，即是养生之妙药。

《老老恒言》说：穿衣和吃饭是养生中最重要的两件事情。有人觉得只有贵重、稀罕的东西才对身体有益，并因此百般寻找，实际上不过是庸人自扰。穿衣只求符合个人的习惯，穿着舒服就可以了。否则即使穿着鲜艳、华丽的衣服，却与自己的生活习惯和个人喜好不合，即使一举一动也会感到不自在。所以衣服不要看重华丽，只要合身和舒适，有时甚至抵得上灵丹妙药。

所以，总体上来说，老人的衣着可考虑到以下几点。

1. 衣服的材料以天然纤维最好。老年人皮肤干燥，抵抗力弱，内衣的面料以纯棉、丝、麻等天然织物为好，这些面料透气性、吸湿性、保暖性好，穿着舒适，不易引起皮肤过敏。丝绸类的衣服也比较受老年人欢迎，因为它轻薄、柔软、光滑、透气、色泽绚丽、高贵典雅，尤其受到了女性老年朋友的喜爱。

2. 服装的剪裁坚持宽松合身。太小和太紧身的衣服容易给老人一种束缚感和紧张感，所以不适合穿。反之，衣服也不宜过于肥大，以免活动时出现牵绊。

3. 衬衣的领口以宽松为好，以保证呼吸顺畅。老年人的领口紧不仅影响心脏向头颈部供血，而且容易压迫颈部的动脉。老人随着年龄的增长，心脏的跳动力量逐渐减弱，血管硬化失去弹性，心脏向脑部供血本来就费力，如果再加上领口的束缚，那么心脏的负担就更重了。另外，领口对动脉的压迫会影响神经反射，导致心跳减慢和血压下降，造成脑部供血不足。由此出现头痛、头晕、眼花、恶心等症状，放在那些患有高血压、动脉硬化、糖尿病的老人身上，还会引起晕倒和休克。另外，身上的衣服扣子要少，而且应该简洁。一定不要穿对襟的衣服，因为解的时候会很麻烦。

4. 最好穿松口袜，一方面可防止下肢静脉回流不畅，加重心脏负担；另一方面可保证足部血液循环通畅，减少足部疾病。很多人都知道，脚是人的“第二心脏”，又是人的站立根本。常言道“养树护根，养人护脚”，说的就是这个道理。人的双脚在身体最下面，既要支撑人的体重，又要负责身体的平稳和行走。脚上有52块骨骼，66个关节，40块肌肉和200多条韧带，还有丰富的神经血管通过脊髓与大脑、内脏相连。太紧的袜子口，常把脚踝勒住，就像是一堵墙，让有营养的血液不能流入脚部，也不能把脚步的代谢物流向心脏。时间长了，就会导致脚部麻木、肿胀、脚凉和腿脚无力，加快了老人的脚部衰老过程。尤其是对于患有糖尿病的老人来说，缺少了血液的循环，更容易加重糖尿病的症状。在众多袜子的种类中，最好是穿棉袜或仿毛尼龙袜，透气性好又能保暖。

5. 颜色的选择以深色为主，因为老人已经是历经世事，深色的衣服符合老年人的年龄特征。而且，深色调比较稳重内敛，宁静祥和，对于保持自身的平静有帮助。当然，有些老人会喜欢显眼的色彩，那样看起来更有活力，也能给自己一种年轻的心理暗示。不过建议老人不能穿得太过花哨，否则会有些不伦不类。最好的做法是以深色为主调，再辅以金色、红色，看起来也比较端庄、富贵。另外，穿衣也要与个人的气质相配，不能看别人穿什么好就跟着学，老人都是经历过来的，年轻时有自己的穿衣品味，老了之后也知道该如何打扮自己。

6. 身体不太健康的老人，穿衣也有忌讳。患有哮喘病的老人，不宜穿羊毛、鸭绒等动物皮毛做的衣服。有哮喘病的老人就只能穿纯棉衣服，那些化纤类的也会引起过敏，所以不要考虑。其他有毛料感的长纤维衣物也不要买，免得病症发作。

除了穿在外面的衣服，内衣的选择对老人健康也有很大影响。许多老人往往并不注重穿着，一辈子节约习惯了，选择内衣的时候也很随意。他们大多在乎的是价格，而对内衣的质地、款式、颜色都不讲究。鉴于这个情况，下面就对内衣的学问做个普及。

就材质而言，内衣应该选择纯棉的。化纤的内衣因为通透性和吸湿性差，使得人体阴部的汗液不易蒸发，便于各类细菌的繁殖。需要注意的是，纯棉的内衣虽然吸汗，不过不容易保持干燥。所以，体质弱、易出汗的老年朋友应该及时更换。

关于内衣的颜色，老年女性朋友最好不要选择带有图案和颜色的内裤，以纯白色为最好。因为，穿着有颜色的内裤，容易遮住老年女性朋友的白带颜色，而白带是许多妇科病的早期信号，其作用类似于预警。一条白色的内裤，很容易就能看出颜色的异样，这对于及早发现病情、治疗疾病非常有用。

内衣的款式选择一般倾向于平角。老年人的血液循环相对较差，平角裤比起三角裤来说，可以减少与大腿根部的接触和摩擦，有利于血液循环。当然，内裤的裤腰不应太紧，否则会妨碍腹部脏器的血液循环。最好能选择比较大的内裤，因为肚脐的保暖很重要。宽大的内裤可以护住肚脐，防止受凉后引发的腹泻和腹痛。

其他的一些细节就不多做介绍了，不少老年朋友也都有足够的生活经验，对于内衣的软硬、方便性都有一定的认识。

依据天时随时增减衣服

《老老恒言》曰：寒暖饥饱，起居之常。惟常也，往往易于疏纵。自当随时审量，衣可加即加，勿以薄寒而少耐；食可置即置，勿以悦口而少贪。

春冰未泮，下体宁过于暖，上体无妨略减，所以养阳之生气；棉衣不可顿加，少暖又须暂脱。北方语曰：若要安乐，不脱不着。南方语曰：若要安乐，频脱频着。

衣服有定制，邵子曰：为今人，当服今时之衣，惟长短宽窄，期于适体，不妨任意制之，其厚薄酌乎天时。

家居之服，亦以便捷为宜……夹与棉与皮必俱备，为常服之最适。

《老老恒言》说：寒、暖、饥、饱是起居中常有的事，正是因为是常事，所以常常被人疏忽。养老就是要注意细节，所以老人应该随时关注自己的感受，感觉到冷了，衣服该加就加，不要认为随便坚持一下，就能挺过去；在饮食上，吃得差不多就行了，该丢开就丢开，不要因为贪恋口味的享受就多吃。

春天冰雪还未全部融化时，正是冬天还没完全离开。这时下身可多穿一些，上身衣服可以略减。按中医所说，上半身属阳，春天阳气刚刚升发，上半身的阳气应与春天的生发之气同步，所以上半身可以略减些衣服。此时，棉衣不能随意穿上，因为一旦穿上就不太

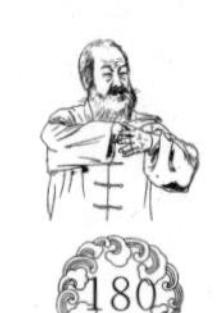

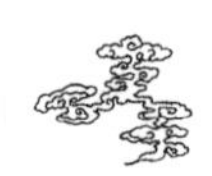

容易脱。而春天是渐渐变暖的，一旦陡然变热，又要脱下。北方人过春天有一句话“若要安乐，不脱不着”，意思是想要春天过得轻松欢乐，就不能陡然脱去棉衣；南方人的习惯是“若要安乐，频脱频着”，就是要人随着气温的变化，即使增减衣物，这是不同地域人的生活实践总结。

衣服的制作是有一定规矩的。前提是要长短、宽窄合身，其他的要求可以很随意。但是薄厚一定要适应天时，随季节的变化而改变。自然，夏天炎热，衣服应该以透气、宽松为主；冬天寒冷，衣服应该以柔软、保温为主；春秋两季早晚温度变化较大，老人应该根据天气变化适时增减衣物。

老人居家的衣服，原则上是要便于更换。每个季节的衣服，厚的、薄的、夹的、棉的、皮的，都应备齐了，根据天气的变化随时更换，穿着平时的衣服起居就是最合适的。

老年人由于身体机能下降，对外界寒温的适应能力也降低了。老年人的穿衣原则就是一定要顺应天气的变化，及时增减衣物。所以穿衣一定要注意下面几点。

1. 依据天气随时增减衣服。这一点所有的老人都知道。

2. 衣服要便于穿脱。这就是要求老年人不仅要穿得宽松，更要穿得简单。

3. 各个季节的衣服，厚的、薄的、夹的、棉的、皮的，都应齐备，以便随时更换。

4. 春秋季节气温变化大，可根据自身的情况，适当地“春捂秋冻”，即春不忙减衣，秋不忙加衣，有助于提高抗病能力。

换下来的衣物要经常清洗，这对于保证老人健康也很重要。许多老年人，因为是独居，很少和外界来往，就不再把个人卫生当回事。其实，正是这样的做法，让老人衰老得更快。殊不知，穿着整洁干净的衣服，更能让人神清气爽，也对老年生活抱有更高的热情。

那么，在老年人体力下降的情况下，该如何保证衣物的整洁，又不至于打扰到正常的轻松生活呢？

首先就应该把自己的衣物按使用程度分开。常用的衣物放在一起，不常用的衣物放在一起。按通常情况来讲，常用的衣物一般都是贴身的衣服，比如袜子、内衣、衬衫。尤其是到了夏天的时候，这些更是需要常换的。因为更换频率高，所以应该多买一些。那些不常用的衣物，比如外套、手套、帽子等，都是属于季节性的更换物。这样的衣物，可以不用换的那么频繁。保持衣服的干净，穿上三五天时间再换就行。

家里最好能有一台洗衣机，这对于减少老人的负担很有帮助。洗衣机最好是全自动的，功能不必多，操作方便即可。实在没有条件的老人，最起码也要有方便的热水器，因为冬天到了，自己洗衣服会比较辛苦，有了热水也就好很多。

晾晒衣物也要注意，应该选在天气晴朗的时候，让衣服晒足阳光，因为阳光能杀菌。不要总是把衣服放在室内阴干，那样穿起来不舒服，耗费的时间也长。

备件“背搭”护胸背

《老老恒言》曰：肺腧穴在背。《内经》曰：肺朝百脉，输精于皮毛。不可失寒暖之节，今俗有所谓背搭，护其背也……夏虽极热时，必着葛布短半臂，以护其胸背。古有两当杉，谓当胸当背，亦此意。须多备数件，有汗即更。

背搭，用今天的话讲就是背心、马甲。背搭，既可护胸腹又可护后背，一举两得。冬天里面塞入絮丝、棉，夏天一层薄布即可。

背搭是个好东西，首先讲护胸腹。老人稍受寒凉，往往表现为胃脘不适，或隐隐作痛，或口泛清水，遇寒加重，得温则减；小腹受寒，可出现小腹疼痛，大便稀溏；胸部受寒，可见咳嗽，鼻流清涕。有了背搭，随时穿上，护胸护腹，防患于未然。

背部是人体阳脉会聚的地方，喜暖喜温。按《老老恒言》中的介绍，五脏六腑的腧穴都集中在背部，其中肺腧穴尤为重要。《黄帝内经》讲“肺朝百脉，输精于皮毛”，意思是全身的经脉都会聚于肺，然后再输送到全身的皮毛，所以背部要特别注意寒温的变化。现代研究表明，背部是人体健康的屏障，背部若受寒，易引起心肺受寒，导致心脏的冠状血管痉挛，诱发冠心病；还可导致呼吸系统的气管炎、支气管哮喘甚至肺炎等；有的还可引起腹痛、腹泻。有了背搭，稍感凉意，及时穿上，是老人预防疾病的重要手段。

即使在炎热的夏季，老年人也最好穿一件葛布的背搭。夏天容易出汗，所以应该多备几件，以备汗湿了及时更换。唐代医学家孙思邈在《千金方》中讲，“大汗之后最好能换衣，如若不能，应立即擦去汗水，否则可能使人小便不畅”，讲的都是同一道理。

保护背部的方法除了穿背搭以外，还可以白天多晒晒背部，避免背靠冷墙；晚上可将温度合适的热水袋放在背部取暖，农村有条件的可以睡炕；平时多做擦背、揉背及捶背动作；如果背部受凉，应及时进行背部刮痧、拔火罐等治疗。

除了以上的护背方法外，老年朋友还可以通过做背部柔韧操来保护背部。具体做法如下。

1. 屈膝平卧，双手把一侧膝盖轻压向胸部，使背部有拉伸感，但以不觉疼痛为度，保持30秒钟后放松，两侧交替做。

2. 屈膝而卧，腹部用力收紧，抬起臀部，腰背离地，保持30秒钟后放下。

3. 屈膝而卧，双手在脑后交叉抱头，头部用力向上抬起，到肩部离地，保持10秒钟后放松，像做仰卧起坐的样子。

最后，给老年朋友提几点运动建议：练习时，应保持均匀呼吸，采取从慢到深的呼吸方式，切忌呼吸不畅或憋气。每个动作需要感觉到肌肉被拉伸，但不要抻拉过度；每个动作后都应放松伸展过的部位，等肌肉缓和后再做伸展。每周进行三四次的训练较为适宜。柔韧性练习可在健身活动前或后进行，健身前做有助于热身，防止受伤；健身后做有助于放松肌肉，消除疲劳。

姜汁浸衣可治风湿、寒嗽

《老老恒言》曰：衬衣亦曰汗衫，单衣也。制同小袄，着体服之。衫以频浣取洁，必用杵捣。《升庵外集》云：“直舂曰捣。”今易作卧杵捣之，取其便也。既捣微浆，候半干叠作小方，布裹其外，复用杵捣；使浆性和柔，则着体软滑。有生姜取汁浣衫者，疗风湿寒嗽诸疾。

《老老恒言》说：内衣和衬衣都是贴身之物，也就是所谓的单衣。以前也有一种衣服是小袄，穿在里面的。衬衣和内衣都应该勤洗，以保证清洁，洗完了还要用杵捣。《升庵外集》上说，直上直下地舂就是捣，就是类似舂米的动作，不方便的可以用卧杵来捣。捣的时候会发现衣服上有些湿润，这时候可以晾到半干叠成小方块，用布裹在外面，再捣几遍。这么做就是为了让衣服柔软，穿着的时候贴身舒服。

也有一种做法，是用生姜汁来洗内衣和衬衫的，可以治疗风湿、受寒咳嗽等多种疾病。这是中医传统外治法的一种，在民间广为应用。

这部分的养生智慧可以归纳为两点。一是内衣要常洗，还要柔和贴身。二是内衣也能附着重要物质，可以治疗某些疾病。下面对这两点做一个详细介绍。

现在的内衣都不同以往，面料除了纯棉还有化纤，做工也较过去复杂得多。再加上如今的空气环境和生活环境变化，正确地清洗内衣可以总结为以下几点。

1. 清洗内衣前首先要检查内衣，如有脱线处必须先缝合，还要钩好背钩，扣牢肩带，以免在洗涤过程中钩到面料。

2. 洗涤时，应先将中性洗剂溶解于30～40℃的温水中才可放入衣物，浸泡一会儿后用手轻拍，不要用力洗刷以免磨损面料。

3. 清洗时一定要将洗涤剂洗涮干净，否则留在内衣上不光会有异味，还有可能造成皮肤过敏。

4. 洗后切勿使用衣物柔顺剂，避免损坏内衣的弹性纤维。

5. 老年女性朋友的胸罩洗好以后不能用手拧干，只可用干毛巾包裹，用手挤压，让毛巾吸干水分后，将内衣拉平至原状。

6. 日晒易使衣物变质及褪色，所以内衣只能放在阴凉通风的地方晾干。不过内裤必须经过日光照射，这样才能杀菌。

7. 内衣弄脏了应尽快清洗，时间愈长，污渍渗入质料纤维组织，会愈难清洗。

8. 如果内衣的标签上没有注明必须手洗，但一定要注意用洗衣机洗3分钟即可。长时间洗涤容易导致衣物变色或染色。

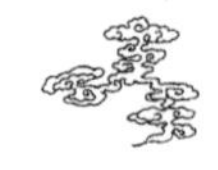

9. 存放时一定要确定内衣已经完全晒干，也可在衣柜内放一些干燥剂吸走湿气。内衣存放时一定要远离防虫剂，因为防虫剂是丝质、弹性衣料的克星，一经接触，便会使衣料变脆松弛、失去弹性。

以往想要保证内衣的柔软，都会用杵来捣。现在的舂已经不多见了，所以没有那种特别的方法可用。不过由于内衣清洗剂的出现，也能解决这种问题。这些清洗剂因为都是专门的产品，可以保证清洗的质量，同时又能让衣物柔软。另有一些洗涤剂是具有杀菌作用的，比如双氧水能清洗血渍。但还是要说，清洗内衣时尽量不要用力，否则很容易揉坏。

接着来说一下能用在内衣上治疗疾病的中药做法。

《老老恒言》中说到了生姜汁治疗风湿和咳嗽。生姜，本性味辛，微温，归肺、脾经。有发汗解表、温中止呕、温肺止咳的功效，临床多用于外感风寒、胃寒呕吐、风寒咳嗽等症。既可煎服，又可捣汁冲服，还可外用。现在的研究证明，生姜含有姜辣素、芳香醇、姜烯、水芳烯、尼克酸、柠檬酸、抗坏血酸、核黄素和钙、铁、磷等物质，具有很高的食用和药用价值。民间经过长时间的积累和尝试，逐渐摸索出了生姜的治病方法，而且疗效显著。包括治疗呕吐、风寒、胃病、十二指肠溃疡、中暑、跌打损伤、肠胃炎、疟疾、晕船、冻疮、脚汗、咳嗽、感冒等病症。

用生姜汁浸衣，治疗风湿、因寒而致的咳嗽哮喘等有良好的效果。具体的方法可以效仿如下。

找一块约33厘米见方的白粗布，用生姜汁浸泡后晾干，缝在内衣的背部，3天换一块，待咳嗽痊愈之后停止。老年朋友如有咳嗽和哮喘类疾病，不妨自己动手一试。

如何为自己选择合身的服装

《老老恒言》曰：衣服有定制，邵子曰："为今人，当服今时之衣。"惟长短宽窄，期于适体，不妨任意制之。

虞、夏、商、周，养老各异其衣，见诸《礼记》。要之温暖适体，则一也。

衣服有各式各样的制作方法，所以每一个时代的人都有那个时代的穿衣特色。《老老恒言》的意思是，衣服的款式、色彩、花纹等，都是外在的修饰。老年人穿衣，追求品位和特点在其次，首先要关注的是衣服是否合身，在这方面，应该随性随心。

2000多年前的虞、夏、商、周等朝代，养老的衣服也都不一样。不过，追求温暖舒适，却是一致的。

既然原文中并没有对老人的服饰选择做明确的说明，只是说了要随意随心，那么如今老年人选衣服就要自己考虑。结合着当前的养生做法，可以总结为以下一些穿衣经。

1. 颜色的选择：体型肥胖的人，应避免选择浅色或色泽过艳的服装，最好选择深色而有光泽的服装或面料，不给人以扩大面积的感觉。身材瘦小的人却不宜穿黑、棕、驼、灰、紫等深色调服装，因为深色会使体型瘦小的人显得更加消瘦。一般肤色呈灰暗、不健康的人，不要选择深暗色的服装，可挑一些略鲜艳的色彩，但是，鲜艳的程度要适当，过于漂亮的色彩，反而会把肤色衬得更加暗淡。皮肤洁白的人，选择的范围很广，对于健康的白肤色者，深色、浅色都能适应。但如果是面孔苍白的人，则不适宜穿黑色服装，不然的话会使面部显得更加苍白，试换一件白色或偏暖的浅色服装，会使面部呈现红润。肤色偏黑则应选择明快、淡雅的色彩，或者白色，这样衬托起来会显得健康，有鲜明之感。肤色偏红者不要穿鲜的绿色服装。另外，体型较胖者的服装色彩最好是深色，可采用深色小花纹或竖条纹的图案，要避免浅色、鲜艳色、横条和大方格。反之，体型较瘦者则适宜选用浅色、鲜艳色、格子小花或横条纹的服装来加强穿着效果。橄榄形体型的妇女下装要采用深暗色，上装可以适当地配以明快的色彩。还有，腹部凸起者的上装就不要用引人注目的色彩了，最好用深色、漂亮花色的宽摆长裙。善于选用色彩，会给人以美好的视觉享受。

2. 对于花型的选择：体胖的人，不宜穿花型过大的，色彩强烈或明显的横条花纹，可选用中色竖窄条的图案或深色印花图案，这会使胖人的身材显得清秀、苗条一些。瘦小者不宜选用明显的条纹花型，否则显得更加瘦小、无神。

3. 款式的选择：中老年人不要选择过于繁琐的服饰，力求简捷大方，胖者中腰瘦为好，领子不要关得太严，否则会暴露颈部短的缺点。瘦者中腰可稍微大些，款式可以新一些，这样使人看了，感觉你很有活力，很有朝气，也很干练。

考虑服装的保健功能。服装与老年人的健康有着密切的关系，他们的衣服不仅要合体实用，美观雅致，还要注重人体生理卫生和保健功能的需求。老年人由于四肢的灵活性比较差，因而服装款式要简洁，要有适当的宽松度，不要穿着紧裹在身上的服装，那样既无舒适感，对身体健康也不利。在选择服装面料时，要注重舒适性、透气性、吸湿性、伸缩性等多方面。

关于服装色彩的搭配问题，讲究穿着的老人可以参考如下：

1. 红色配白色、黑色、蓝灰色、米色、灰色。

2. 粉红色配紫红、灰色、墨绿色、白色、米色、褐色、海军蓝。

3. 橘红色配白色、黑色、蓝色。

4. 黄色配紫色、蓝色、白色、咖啡色、黑色。

5. 咖啡色配米色、鹅黄、砖红、蓝绿色、黑色。

6. 绿色配白色、米色、黑色、暗紫色、灰褐色、灰棕色。

7. 墨绿色配粉红色、浅紫色、杏黄色、暗紫红色、蓝绿色。

8. 蓝色配白色、粉蓝色、酱红色、金色、银色、橄榄绿、橙色、黄色。

9. 浅蓝色配白色、酱红色、浅灰、浅紫、灰蓝色、粉红色。

10. 紫色配浅粉色、灰蓝色、黄绿色、白色、紫红色、银灰色、黑色。

11. 紫红色配蓝色、粉红色、白色、黑色、紫色、墨绿色。

12. 在配色时，要注意衣服色彩的整体平衡以及色调的和谐。通常浅色衣服不会发生平衡问题，下身着暗色也没有多大问题，如果是上身暗色，下身浅色，鞋子就扮演了平衡的重要角色，它应该是暗色比较恰当。

13. 同种色是指一系列颜色相同或相近，由明暗度变化而产生的浓淡深浅的色调。如中性色同种色的搭配，可由银灰色条绒上装、白衬衫、深烟灰法兰绒裙子、烟灰底子自圆点印花丝巾、黑色高跟鞋、黑色网眼丝袜、银灰色与白色交织的细格帆布提包等组成。同种色系搭配要注意色与色之间的明度相差不能太近也不能过远，例如黑与白明暗度对比太大，

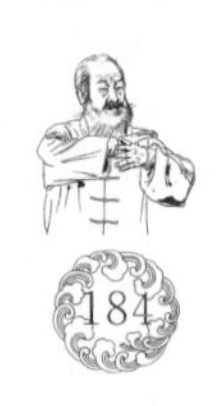

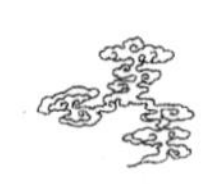

则需用灰色加以过渡。用作过渡的色调，可施之于背包、腰带、围巾等附属饰物。同种色搭配时，最好有深、中、浅三个层次的变化。少于三个层次的搭配比较单调，层次过多则易产生繁琐散漫的效果。

有一些人，一提到老年服装，总是把灰暗的色调、肥大的尺寸、保守的式样联系在一起。这其实是一种误解，也是对养老着装的不公平看待。

对老年人来说，选择服装色彩的限定条件不应该是自己的年龄，而应该是穿着场合、地点、式样、体形、肤色、气质和心理状态。就是在掩饰体形缺陷的同时也要注意色彩的搭配，不要流于沉闷。例如冬季，身体已发胖的老年人喜欢穿深颜色的服装，此时就不妨用色彩较鲜艳典雅的围巾或其他饰物来打破这种沉闷。体形较好的老年妇女则不必顾忌太多，可以选择自己喜欢的颜色在寒冷的冬季保持住愉悦温暖的情绪。

老年妇女服装的式样经常受到她们体形的限制。但这绝不应该成为让她们只能穿上肥大陈旧服装的理由，她们同样追求服装造型上的时代感，同样需要广义含意的"时装"。为中老年女性设计服装，不应该是被动地去表现其"老"，而是要充分注意到她们的生理、心理特征，主动地揉进保护性设计，尽可能完美地将时装审美因素与保护性功能因素融为一体。例如，老年人肩臂关节一般都不大灵活，举臂困难。服装设计就不要用套头紧袖式。即使用套头式，门襟扣也应开得低一点，以方便穿脱。

冬春季节，是老年慢性支气管炎发病率最高的季节，老年人的背、颈部应特别注意保暖。因此服装设计最好采用封颈式，春季气候多变，老年人要注意加减衣服，外套是必不可少的服装之一。设计时既要考虑便于穿脱又要避免领子层叠累赘，增加体力负担，因此外套的袖子多为插肩袖，领子要考虑内装领子的处理。

希望更多的人真正关心老年的服装，关心老年妇女对美的渴求。帮助她们克服自身的和舆论的传统观念的压力，将自己打扮得更美。

如何选择老年人的衣料

《老老恒言》曰：其厚薄酌乎天时，绵与絮所用各异，大抵初冬需薄绵，不如絮之薄而匀；严冬需厚絮，不如绵之厚而软。按《急就篇》注曰："新者为绵，故者为絮。"今俗以茧丝为绵，木棉为絮。木棉，树也，出领南，其絮名吉贝。江淮间皆草本，通谓之木棉者，以其为絮同耳。放翁诗："奇温吉贝裘"，东坡诗："江东贾客木棉裘"，盖不独皮衣为裘，絮衣亦可名裘也。

如今制有口衣，出口外服之，式同袍子。惟袖平少宽，前后不开胯，两旁约开五六寸，俗名之曰"一箍圆"。老年御寒皮衣，此式最善。极寒时再办长套，表毛于外穿之。古人着裘，必以毛向外。裘之外，加衣曰"裼"。

《老老恒言》说：穿衣的厚薄要根据天气变化，随时增减。所谓的绵和絮是有不同之处的。初冬时候，穿着薄绵并不如絮均匀；严冬时节，需要穿着厚絮，却不如绵厚实柔软。《急就篇》里有解释道，新的棉花是绵，旧的棉花是絮。后来，人们逐渐把蚕丝当作绵，而棉花当作絮。从古人的穿衣看来，其实不仅是皮毛的衣服能成为裘，棉衣也是可以当作裘的。

曹老先生的那个年代，还有一种口衣，式样类似于长袍，不过袖子比较宽，胯部也不是分开的，只是在脚边开五六寸的长度，以方便行走。因此，这种口衣又被称为"一箍圆"。对于老年人御寒来说，这种式样的衣服最合适了。若是天气冷得厉害，那么可以再做一套长衫，穿在外面。不过应该是有毛的一面在外，因为自古以来，人们都是这么穿的。在这种衣服之外，再加上的衣服就是所谓的"裼"。当然，这种衣服到底是什么式样，现在已经不得而知了。

老年人的衣服面料选择，在《老老恒言》中介绍得较少，总共就涉及到棉、皮、丝绸三种。而今天的衣服面料已经有了很多种，所以就有必要对各种面料做一个介绍，从而帮助老人选择合适的衣服。

棉布，是各类棉纺织品的总称。它多用来制作时装、休闲装、内衣和衬衫。它的优点是轻松保暖，柔和贴身，吸湿性、透气性甚佳，不易过敏。它的缺点则是易缩、易皱、恢复性差、光泽度差，在穿着时必须时常熨烫。

麻布，是以大麻、亚麻、苎麻、黄麻、剑麻、蕉麻等各种麻类植物纤维制成的一种布料。一般被用来制作休闲装、工作装，目前也多以其制作普通的夏装。它的优点是强度极高、吸湿、导热、透气性甚佳。它的缺点则是穿着不甚舒适，外观较为粗糙、生硬。

丝绸，是以蚕丝为原料纺织而成的各种丝织物的统称。与棉布一样，它的品种很多，个性各异，它可被用来制作各种服装，尤其适合用来制作女士服装。它的长处是轻薄、合身、柔软、滑爽、透气、色彩绚丽、富有光泽、高贵典雅、穿着舒适。它的不足则是易生折皱，容易吸身、不够结实、褪色较快。

呢绒，又叫毛料，它是对用各类羊毛、羊绒织成的织物的泛称。它通常适用于制作礼服、西装、大衣等正规、高档的服装。它的优点是防皱耐磨、手感柔软、高雅挺括、富有弹性、保暖性强。它的缺点主要是洗涤较为困难，不大适用于制作夏装。

皮革，是经过鞣制而成的动物毛皮面料。它多用以制作时装、冬装。又可以分为两类：一是革皮，即经过去毛处理的皮革。二是裘皮，即处理过的连皮带毛的皮革。它的优点是轻盈保暖、雍容华贵。它的缺点则是价格昂贵，贮藏、护理方面要求较高，故不宜普及。

化纤，是化学纤维的简称。它是利用高分子化合物为原料制作而成的纤维纺织品。通常它分为人工纤维与合成纤维两大门类。它们共同的优点是色彩鲜艳、质地柔软、悬垂挺括、滑爽舒适。它们的缺点则是耐磨性、耐热性、吸湿性、透气性较差，遇热容易变形，容易产生静电。它虽可用于制作各类服装，但总体档次不高，难登大雅之堂。

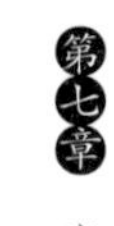

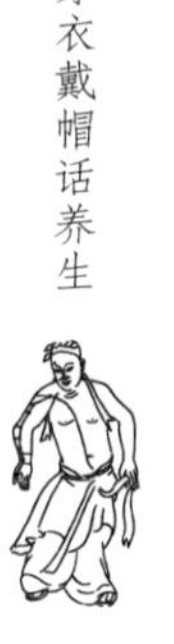

混纺，是将天然纤维与化学纤维按照一定的比例，混合纺织而成的织物，可用来制作各种服装。它的长处，是既吸收了棉、麻、丝、毛和化纤各自的优点，又尽可能地避免了它们各自的缺点，而且在价值上相对较为低廉，所以备受欢迎。

至于如何鉴别各种面料，相信老年朋友们都有着非常丰富的经验。下面就简单说一说皮革和人造革的区别。

首先是手感。用手触摸皮革表面，如有滑爽、柔软、丰满、弹性的感觉是真皮；而一般人造合成革面发涩、死板，柔软性差。

其次是用眼看。观察真皮革面有较清晰的毛孔、花纹，黄牛皮有较匀称的细毛孔，牦牛皮有较粗而稀疏的毛孔，山羊皮有鱼鳞状的毛孔，猪皮有三角粗毛孔。人造革尽管也仿制了毛孔，但不清晰。下面给大家介绍猪革、马革、牛革、羊革的特点和鉴别方法：牛皮革面细、强度高，最适宜制作皮鞋；羊皮革轻、薄而软，是皮革服装的理想面料；猪皮革的透气透水汽性能好，较适于制作内衣和儿童用品；马皮革的纤维结构较为紧密、强度也比较高，用于制作皮裤和皮靴效果较好。一般来说，皮革表面毛孔的粗细、疏密和分布情况是区分牛革、猪革、马革和羊革的主要依据。猪革：革表面的毛孔圆而粗大，较倾斜地伸入革内。毛孔的排列为三根一组，革面呈现许多小三角形的图案。牛革：黄牛革和水牛革都称为牛革，但二者也有一定的差别。黄牛革表面的毛孔呈圆形，较直地伸入革内，毛孔紧密而均匀，排列不规则，好像满天星斗。水牛革表面的毛孔比黄牛革粗大，毛孔数较黄牛革稀少，革质较松弛，不如黄牛革细致丰满。马革：革表面的毛孔呈椭圆形，比黄牛革毛孔稍大，排列较有规律。羊革：革粒面的毛孔扁圆，毛孔清楚，几根组成一组，排列呈鱼鳞状。

最后是闻气味。凡是真皮革都有皮革的气味，而人造革都具有刺激性较强的塑料气味。

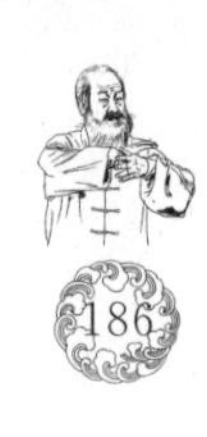

实在不行就用火烧的方法，从真皮革和人造革背面撕下一点纤维，点燃后，凡发出刺鼻的气味，结成疙瘩的是人造革；凡是发出毛发气味，不结硬疙瘩的是真皮。

老年人四季的穿着

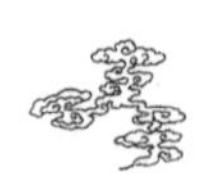

《老老恒言》曰：方春天气和暖，穿夹袄如常式。若衬入袍子内，制半截者，前后两幅，斜裁而倒合之；下阔上狭以就腰，联其半边，系以带如裙，亦似古人下裳之意，欲长欲短，可随系带之高下。有作半截夏衫，联上截以纽扣，又有以纱葛作“一箍圆”，此皆应酬所需，不称老年之服。

夏虽极热时，必着葛布短半臂，以护其胸背。古有“两当衫”，谓当胸当背，亦此间。须多备数件，有汗即更，晚间亦可着以就寝，习惯不因增此遂热。

皮衣毛表于外，当风则毛先受之，寒气不透里也。如密室静坐无取此，且多着徒增其重。另置大袄，衬入“一箍圆”内，其长略相等，绸里绸面，上半厚装绵，下半薄装絮，四边缝联，则暖气不散，温厚同于狐貉，而轻软过之。晋谢万曰：“御寒无复胜绵者”，洵非虚语，特非所论于当风耳。

式如被幅，无两袖，而总摺其上以为领，俗名“一口总”，亦曰“罗汉衣”。天寒气肃时，出户披之，可御风，静坐亦可披以御寒。《世说》：“王恭披鹤氅行雪中。”今制盖本此，故又名“氅衣”，办皮者为当。

冬夜入寝，毋脱小袄，恐易着冷。装绵薄则反侧为便。式如紧身，袖小加长而已。《左传》“衷其衵（贴身的内衣）服，以戏于朝”。注曰：“衵音日，近身衣。”《说文》曰：“日日所常服也。”即小袄之类。

《老老恒言》说：春天暖和的时候，夹袄就应该当作平常的衣服一样穿。假如袍子里面想要穿个衬衣之类的，应该做成半截身的样子，前胸和后背各一件，斜着剪裁让它倒过来缝合。下身应该宽，而上身应较紧，这样方便束腰。在这腰身的两面再连着腰带，可以把衣服系紧，就如同裙子的模样。这种衣服就类似古人下身的裳，所以长短随意，只要调节系带的松紧就可以了。还有人做出半截衫夏天穿，上面用纽扣连着，另外也有人用纱和葛布做成上文中说到的“一箍圆”。这些做法都是生活应酬的需要，却不适合老年人的穿着。

夏天虽然很热，却不可乱穿衣，更不能不穿衣，一定要穿着葛布的短袖，护着前胸和后背。古代的“两当衫”就是类似的衣服。葛布短袖应该多准备几件，身上一旦出汗了就换一件。晚上也可以穿着葛布衣睡觉，这样才能习惯，不会因为加了一层衣服就感到热。

穿皮衣把皮毛露在外面，是为了挡风的需要。因为风吹在皮毛上，会被厚厚的一层毛挡住，这样寒气就无法钻进来。不过在密封性很好的房间里，就不要穿着了。因为室内没有寒风，穿着皮衣也让人负担加重。应该在屋子里穿着大棉袄，加在“一箍圆”的里面。长度应该也是到脚，用绸子做里子和面。棉袄的上身装着厚厚的新棉，下身装一层薄棉絮，缝补得密实，就不会让热气散走。这大棉袄的温暖就如同狐貉的皮，轻柔程度更是没法比的。所以，东晋谢万就说过，御寒没有比棉花更好的了。这应该不是妄下结论，而说的是棉花尤其适用于挡风。

还有一种御寒的衣服，大小如同一床棉被，没有袖子，领口是叠成的褶子。这种衣服俗称为“一口总”，因为就一个头可以露出来。也叫做“罗汉衣”，因为造型看上去像是和尚的袈裟。天冷时，穿着出门能挡风，即便在室内，穿着也能保暖。有记载说到有人披着鹤毛大氅在雪中行走，就是类似于“罗汉衣”的造型。

冬天的晚上睡觉，不要脱掉小袄，因为怕夜半着凉。小袄里不要装太多棉花，这样晚上翻身也比较方便。小袄应该紧身，不过袖子要加长保暖。《左转》里有记载，穿着小袄是在朝堂上演戏的。

总结起来，老人的四季穿衣应该是注意保暖。可以归纳为下面几点。

1. 春天的时候，天气暖和。这时候穿衣也要注意保暖，因为气候反复无常，昼夜温差也大，房间中的暖气也都停了。建议老人应该再穿一件小袄，不要随便脱掉。晚上睡觉时要穿着衬衣，防止起夜着凉。

2. 夏天天气炎热，不能光着上身。应该穿一件短背心，既能露出手臂，又护住了前胸后背。晚上睡觉时，也要穿着背心。因为养老不建议老人吹空调，也不要用风扇。夜半之后，气温下降，老人此时就要防止凉气侵袭。背心因为是贴身之物，所以一定会时常有汗液沾染，建议多买几条，经常更换。

3. 秋天的时候，因为天气逐渐转凉，所以更需要保温了。而且秋高气爽，一旦到了晚上，气温会陡然下降很多。建议老人在秋天要多穿一点，但不要很早就加上小袄。因为"春捂秋冻"，秋天正是锻炼身体耐寒能力的时候。夜间睡觉，不要盖上厚被子。注意护住肚脐，并穿上衬衣就可以了。

4. 冬季天冷，一定要捂得严实。《老老恒言》中介绍了好几种过冬的衣着，包括大棉袄和皮衣，还有罗汉衣。不管哪种衣服，保暖是必需的。所以，过冬的时候，建议老年人要穿得够厚。现在有很多羽绒服，因为保温性能好，所以比起过去的棉袄要受欢迎得多。老人在选择羽绒服时，一定要买那种够大、够长的。

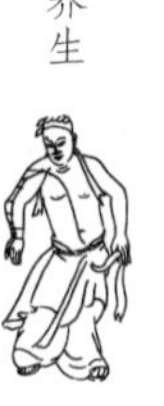

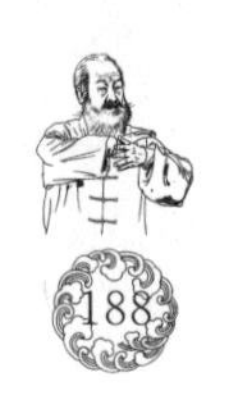

帽

老年人怎样戴帽

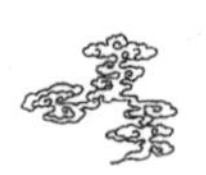

《老老恒言》曰：脑后为风门穴，脊梁第三节为肺俞穴，易于受风，办风兜如毡雨帽以遮护之。不必定用毡制，夹层绌制亦可。缀以带二，缚于颔下。或小钮作扣，并得密遮两耳。家常出入，微觉有风，即携以随身，兜于帽外。

人的头上有几个最重要的穴位。风门穴和肺腧穴是足太阳膀胱经上临近的两个穴位，风门穴在第2胸椎棘突下，旁开1.5寸；肺腧穴在第3胸椎棘突下，旁开1.5寸。风门，顾名思义，即是风邪最喜欢进出的门户；肺腧是肺的背腧穴，也就是肺气输注于背部的腧穴，与肺脏直接相关。这是两个最容易受风的穴位，所以要特别保护。这两个穴位如果受风，会导致鼻塞、打喷嚏、流鼻涕、咳嗽、发热等一系列症状。

为了保护住头部，《老老恒言》建议做一个风兜，就像毡雨帽那样，将这两个穴位遮护住。当然，也不一定非用毡来制作，用夹层的丝绸做也可以，再配上两根系带，就能把帽子固定住，或者用小纽扣扣住，将两耳遮严。平时外出，居家生活，只要感觉有风，可随时戴上。

风兜，是200多年前人们为防风设计的物件，今天我们大多数人可能都没有听说过。不过，风兜作为一种防风用具，表现出来的就是养生的防风意识。我们的老年朋友现在不必再自己动手去制作风兜，因为帽子和围巾的出现，给防风提供了更多的选择。老年人只需根据季节，更换不同用途的帽子和围巾就行了。无论居家或外出，稍感有风，及时换上，护住风门和肺腧。

那么，具体说来，该从哪些方面防风呢？

夏天防风要注意不能贪凉。如今很多家庭里都有空调和风扇，为了避暑，不少老人都会待在空调房里，最起码也会用风扇吹一下。这就是问题的所在了。空调和风扇吹来的风都不是自然风，吹得久了很容易伤风感冒。此外，即便是自然风也不能乱吹，只有那种轻的微风才可以吹一下。

春秋季正是我国季风气候的季节，此时风一般都较大。老年人外出，要注意把自己围得严密一些。帽子在此时是必需的，当然围巾也可以。这两个季节还是感冒的多发季节，所以防风的另一个目的就是为了防传染病。

冬季防风，那就是不光要穿得厚，更要围得紧了。俗语说“防风如防刀”，就是怕冬天风大，会让人得头风。冬天的帽子对于老人是必备之物，在家可以脱掉，但出门就一定要戴上。女性老年朋友可能不喜欢戴帽子，这时候就应该准备几条厚围巾，出门时把头和脖子都包起来。

戴帽子除了能有防风的作用之外，对于老人的养生还有其他作用。可以归纳为以下几点。

1. 有利于保健。

老年人的血管毕竟不如年轻人那么通畅，甚至有一点硬化，如果受凉的话，难免造成脑血管收缩，轻则会感到头昏、头痛，重则会发生意外。所以，老年人不能小看帽子的保健功能。另外，像绒线帽、连衣帽等，还可以遮住并保护耳朵。对体质较弱、慢性病较多的老年人来讲，如果备有一顶冬帽的话，好处是很多的。寒冬戴帽子不仅能保暖，而且还可避免发生风寒感冒、咳嗽、头痛、面神经麻痹（即口眼歪斜）等疾病。

2. 防护功能。

一帽在头，万一有点轻微的碰擦，帽子可以“缓冲”一下。前不久，笔者路过某商务楼时，就曾被楼上“飞”下来的一只一次性打火机“击”中头部，幸亏有帽子阻隔，才未造成什么伤害。老年人反应相对迟钝，身体状况也较年轻人脆弱，所以给予适当防护是很有必要的。

3. 有利于保暖。

为了防寒，人们穿上了厚厚的冬装和保暖鞋，但许多人没有戴帽子的习惯。殊不知，人体的头部也是很需要保暖的。更何况，多数老年人的头发比较稀少（容易散热），更需要帽子来保暖。冬帽的材质，可以是毛线、呢绒，或者羽绒服的连衣帽，反正质地要厚一些，保暖效果才好。

4. 美观功能。

如果选购一顶漂亮、时尚的帽子，可以把花白的头发“裹”住；如果帽子的款式和颜色与服装相匹配，可以展现穿着的协调美观。有句方言，说“噱头噱头，噱在头上”。而老年人花白的头部，可以用帽子来美化。

皮帽不可轻易戴

《老老恒言》曰：《通典》曰：上古衣毛冒皮，则帽名之始也。阳气至头而极，宁少冷，毋过热。狐貂以制帽，寒甚方宜。若冬月曹戴，恐遏抑阳气，未免眩晕为患。入春为阳气宣达之时，尤不可以皮帽暖之。《内经》谓春夏养阳，过暖则遏抑太甚，如遏抑而致汗，又嫌发泄矣，皆非养阳之道。帽顶红纬，时制也，少为宜，多则嫌重。帽带或可省，老年惟取简便而已。

《老老恒言》说：《通典》中有记载，上古时，人们穿着皮毛制成的衣服，头上裹着兽皮，这可能是帽子的最早起源。中医认为，头是人体阳气的汇集之地，人体的阳气经都汇聚在这里，因而阳气十分充足，有足够的能力御寒。所以说，头部宁可让它冷着点，也不能让它过热，过热是会生病的。冬天天气很冷的时候，带着狐貉皮做的帽子，是比较好的。可如果戴得早了，恐怕会抑制阳气的散发，导致头晕目眩。春天的时候，正值阳气宣泄，更不可以带着皮帽。《黄帝内经》上说到，春夏季节是养阳气的时候，保暖过度，人的身体就会被遏制住阳气的发散，从而导致身体出汗。出汗又会让人身上的阳气发泄，这就不是养生之道了。老年人戴帽子要尽量追求简便，所以帽子上的装饰、帽带都可以省略。

现如今的帽子种类多，式样也层出不穷。光是按照式样、用途、职业就可以分为几十种。现在就只按材料来分，可以分为皮帽、毡帽、草帽、绒帽、斗笠等。一般来说，帽子都是天气凉的时候带的，所以防风性能很重要。在一些生活条件比较艰苦的地方，帽子的作用非常大。但在目前这种生活条件普遍改善的情况下，帽子的作用正在减弱。皮帽、毡帽、绒帽这些保暖性能很好的帽子，在生活中也不再是普遍都有的。

关于狐皮帽，过去还曾有过很有趣的事。以前在靠近西南边境的西藏，戴狐皮帽曾一度是一种耻辱的象征。那时，在战争中临阵脱逃而被抓获的士兵，就会被要求戴上拖着尾

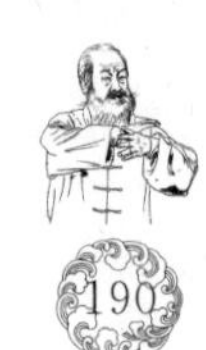

巴的狐皮帽，让他在大庭广众之下亮相出丑，并受到同伴们的斥责。到了17世纪左右，西藏废除了这一制度。现在，藏族男子喜爱戴狐皮帽，这种狐皮帽一般用整只狐皮加工制作，其头尾、四脚均完整保留。凭借着狐皮帽，藏族男子可展现他们的阳刚之美。

藏族人戴皮帽，是因为藏地边远高寒，人们用皮帽来御寒。而内地则不同，内地人只有在冬天的时候才能戴，否则会遏制头部阳气的宣泄，造成头晕。而且，冬天时皮帽子也不能随便戴上，只有在特别寒冷时才可戴。

综合来说，戴皮帽一是有地域性，二是有严格的季节性。

防寒，谨记戴帽子

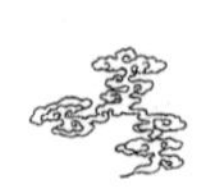

《老老恒言》曰：幅巾能障风，亦能御寒。裁制之式，上圆称首，前齐眉巾额，额左右有带，系于脑后，其长覆及其肩背，巾上更戴皮帽亦可。又有截幅巾之半，缀于帽边下，似较简便。唐《舆服制》有所谓"帷帽"，此仿佛似之。《后汉书》云："时人以幅巾为雅，用全幅皂而向后，不更着冠。"但幅巾束首而已。按全幅不裁制，今俗妇人用之，古以为雅，今异宜也。

乍凉时需夹层小帽，亦必有边者。边须软，令随手可折，则或高或下，方能称意。又有无边小帽，按《蜀志》：王衍晚年，俗竞为小帽，仅覆其顶，俯首即堕，谓之"危脑帽"。衍以为不祥，禁之。今小帽无边者，盖亦类是。

梁有空顶帽，隋有半头帻，今儿童帽箍，大抵似之。虚其顶以达阳气，式最善。每见老年，仿其式以作睡帽，窃意春秋时家曹戴之，美观不足，适意有余。

《老老恒言》说：毛巾一类的织物能挡风，也能御寒。用布料剪裁做头巾时，帽子顶要圆滑，与脑袋相称；帽子前沿要和额头相平，额头的两边还要有系带，能把帽子系在脑门后。最好头巾的长度要及肩，裹着头巾再戴帽子也可以。另外有一种做法是把头巾的长度减半，塞在脑门和帽檐之间，这样确实比戴头巾要简便多了，唐代有记载一种"帷帽"，应该和这种类似。《后汉书》更说到，当时的人以戴头巾为时尚，都是用一条长布裹着脑袋，却不戴帽子。按曹老先生的见解，头巾不过是用来束头的东西，都裹在头上是妇女的做法，古代人以为是美观，后人就不那么认为了。

天气刚转凉的时候最好戴夹层的小帽，这种帽子最好是有帽檐的，而且帽檐又必须是柔软的，可以用手随意折叠，这样戴帽子能上能下，随意调节才能称心如意。也有一种没帽檐的小帽子，应该是类似瓜皮帽的样式。《蜀志》上有记载，王衍晚年的时候，民间有一种戴小帽子的做法。因为帽子没有帽檐，只有个帽顶盖在头上，低头时就会掉下来，俗语称为"危脑帽"，王衍认为这是不祥的东西，所以就禁止民间戴小帽子。后来那些没有帽檐的帽子，大概也都和记载上的类似。

春秋季节应该戴空顶帽，这种帽子在梁代就出现了，到隋朝称为"半头帻"，到曹庭栋的那个年代，儿童戴的帽箍实际上也是类似的产物。这种帽子有帽檐没有顶部，能方便头部散热。经常可以看到老年人模仿空顶帽的样子做成睡帽，春秋季节在家中戴，虽然不太美观，但是非常舒适实用。

除此之外，老年人在戴帽子的时候还应该注意以下几点：

1. 帽子的材质以柔软、保温为宜，内衬最好用天然织物。

2. 帽子的厚薄以保暖但不出汗为佳，如戴帽出汗反而容易感冒。

3. 头发油脂较多的人，应戴透气性好的帽子，而且要经常刷洗，以及时去掉油渍。

4. 头部喜欢清凉，所以帽子不要太厚重，否则会使体内的火气不容易散发，导致血压升高、口干舌燥、咽喉肿痛等。

关于戴头巾的做法，《老老恒言》中认为，男人戴头巾是不雅观的，这的确符合现在的审美观，不过戴头巾是古代就有的做法，如今在一些地方也有保留。陕北的风俗，因为气候的关系，不少人都是包着头巾，所以在电视上经常会看到裹着头巾的陕北汉子唱秦腔。

养老虽然不提倡裹头巾，却也说到了能在帽子里裹头布。而且，裹头布戴帽子也对保暖有好处。因为，头巾能让帽子和头之间没有空隙，风就不会钻进去。很多老年人也都有习惯，在戴帽子的时候，塞一块布在里面，另外，头巾还能保持帽子的清洁。老年人一般头发都较少，头部出油比较严重，有一块头巾在里面，可以有效地吸走油分。经常更换头巾，就能让帽子不受污染。当然，头巾也只是一种材料，可以有别的替代品。有的老人也许不喜欢布料，所以会在帽子里塞上一层报纸。相比起头巾来说，报纸比较滑，所以顶在头上更舒服。另外，纸的保温性也很好，所以适合于头部保暖。再者，报纸的吸水性很强，所以能始终保证帽子干燥。不过要说明的是，报纸必须经常更换。而且，报纸上的油墨很容易粘在头皮上，不利于头部的卫生。

综合来看，头巾就是帽子里的一件装饰或者点缀，对于用帽子保温的老人来说，其实是可有可无的。不过，喜欢裹头布的老人就应该注意头巾的作用了。

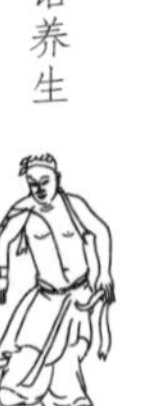

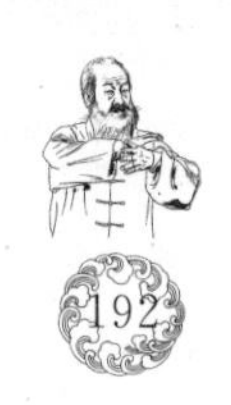

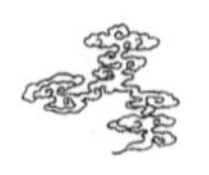

带

老人的腰带不宜太紧

《老老恒言》曰：带之设，所以约束其服，有宽有狭，饰以金银墨玉，不一其制，老年但取服不散漫而已。用径寸大圈，玉与铜俱可，以皂色绸半幅，一头缝住圈上，围于腰，一头穿入圈内，宽紧任意勒之。即将带头压定腰旁，既无结束之劳，又得解脱之便。

有用钩子联络者，不劳结束，似亦甚便。《吴书》所谓“钩络带”类是。但腰间宽紧惟意所适，有时而异，钩子虽可作宽紧两三层，终难恰当，未为适意之用。

古人轻裘缓带，缓者宽也；若紧紧束缚，未免腰间拘板。少壮整饬仪容，必紧束垂绅，方为合度；老年家居，宜缓其带，则营卫流行，胸膈兼能舒畅。《南华经》曰：忘腰带之适也。又放翁诗云：宽腰午饷余。

《老老恒言》说：腰带是用来束腰的带子，所以宽窄都不相同。腰带上面的装饰多种多样，包括金银珠宝、牛角象牙，总之没有统一的要求，只要按照自己的需要或喜好就行。老年人使用腰带是为了不使衣服散乱，整洁自身的形象。以前的腰带都是宽约一寸的大圈，玉制的或者铜制的都可以，用黑色的绸缎，一头缝在圈上缠在腰间，另一头穿进圈子里，就能够随意调节腰带的松紧。腰带头转到腰边，既可以不被腰带压迫，又能方便穿脱。

也有人用钩子做成腰带，既不用费力打结，也能穿脱方便。《吴书》中有记载类似的腰带。不过腰带的松紧合身就好，人的腰身是会变化的。钩子虽然能有两三层松紧，却不可能真的松紧恰当，所以总体说来不太适合。

古人的着装讲究轻裘缓带，就是衣服要穿得轻松，腰带不能系紧，要是腰带系得紧了，腰部就会感到拘谨。人年轻的时候，正是身体挺拔要展现朝气的时候，所以穿衣戴帽，系腰带就要紧一些，这样才能显得蓬勃向上。老年人居家生活，应该系得松缓一些，如此才能舒缓身心，让血液流通，方便消化。《南华经》上有说到，腰带系得宽松，会让人感觉不到它的存在。陆游也说到，午间休息吃饭，应该宽松腰带。

古时候的腰带，很多都是铜制的，在不少戏曲中，都能见到类似的情景。当然，过去的不少腰带还都是镶嵌着金玉的，所以有玉带的说法。腰带装饰得太多，都是过去的贵族和有钱人家彰显地位的手段。现在的腰带，因为材料的丰富，所以就更多种多样了。不过，养老是为了养静，太过奢侈的腰带并没有什么大的用处，反而会增添老人的顾虑和压力。所以，系贵重的腰带是完全没必要的。

过去人们的腰带有丝质的，也有皮革的，比较穷的人家就用一根布条代替。如今的生活条件改善，老人不会穷困到勒着一根布条养老了。

因为生理上的原因，老年人的消化能力下降了很多，所以要留心对消化系统的压迫。现代医学认为，腰带勒得过紧有害健康，会引起腹腔内脏器受压，血液循环受阻，可出现食欲减退、消化不良、静脉曲张、痔疮等。老年人所系腰带最好比较宽松，一般以腰带间还能容纳一个手指头为佳，这样既达到了系腰带的目的，又不会影响健康。

另外，老人的腰带也要方便使用，不会出现上厕所解不开的情况。布带因为打结简单，所以很好使用，那么，现在给老人的腰带就也要有这个优点。市场上的腰带大都是皮革的，皮带上一般都是有齿轮，调节松紧也很方便。不过要注意的是，控制皮带的扣子是用磁铁的吸力。有的时候，皮带头会不够灵敏，导致想要解皮带的时候解不开，这就是非常尴尬的事情了。建议老年人在选皮带时，要选质量好一点的，也可以有另外一种选择，就是那种皮带上穿孔的类型。这种皮带比较传统，穿脱也方便，只是有一点不好，孔要打很多才能任意调节。

老年人系腰带还有一点要注意，就是老年人系腰带都会高一点。因为老年人身体发福，腰围都会变大，腰带系得高不容易下滑。可是，腰带系得太高又容易压迫到肠胃，导致一些消化问题。为此，建议老年人还是要常锻炼，保持一定的身材比例。这样，不光系腰带的问题解决了，身体上的小问题也解决了。

腰带佩囊中的生活细节

《老老恒言》曰：或制腰束以代带，广约四五寸，作夹层者二。缉其下缝，开其上口，并可代囊。围于服外，密缀纽扣，以约束之。《记·玉藻》曰："大夫大带四寸。"注：谓广之度也。然则古有带广四寸者，腰束如之，似亦可称大带。

带可结佩，古人佩觽佩砺，咸资于用。老年无须此。可佩小囊，或要事善忘，书而纳于中，以备省览；再则剔齿签与取耳具，一时欲用，等于急需，亦必囊贮；更擦手有巾，用缔及用纳用皮，随时异宜，具佩于带。老年一物不周，遂觉不适，故小节亦必加详。

《老老恒言》说：可以用一种束腰来代替腰带，这种束腰宽度4～5寸，里面有夹层可以放东西。夹层下面要缝补，上面的口留着，作用甚至可以代替包裹。把这种束腰围在衣服的外面，上面缝上很多纽扣，就能用来约束衣服。有书记载，古代的大夫束腰有4寸宽。要是真有这样的束腰，的确可以称得上是大腰带了。

腰带上也能挂一些装饰性的东西，包括自己经常要用的小东西。古人一般佩戴能解绳结的锥子或磨刀石，这是为了生存所需。对于现在的老年人来说，却是不需要的。有些老年人可能会比较健忘，那么可以在腰带上挂一个小包，里面装一个小册子，上面记着生活上的事情以备忘。其他的还可以装些钥匙链、指甲刀或折叠刀、牙签之类的小东西，还可以装一条手绢，用来随时擦拭，总之是生活中会用到的，都可以挂在腰带上。因为老年人生活上稍微有些不周到，就会感到不自在，养老在于关注细节，所以必须要面面俱到。

在腰带上挂东西，这个不是《老老恒言》的原创，况且用束腰来当作口袋用，这种做法在很久以前就已经有了。重要的不是用腰带来挂什么，而是要注意腰带上的细节。

现在的很多腰带也不光是皮革或者布条，还有不少的化纤类和帆布类。老年人的腰带，要选择那种比较简洁的款式，不能像许多年轻人那样繁琐。因为老年人穿得较多，尤其是冬天会穿得更厚，样式繁琐的腰带容易缠住衣服，会造成老人的不便。建议选用那种有扣子的腰带，简单的一个扣子，即开即合，怎么用都不会有麻烦。

腰带的材质要用结实的皮革。因为许多老人都很节俭，一条腰带能用上十几年。皮革耐磨，能经得起考验。而布条类的腰带经不起磨损，使用一段时间就会出现破漏。而且，老年人的腰带上经常会挂着一些常用物品，比如钥匙串、指甲刀、烟袋，这些东西都是有一定分量的，布类的腰带不好承重。

腰带一般也不要勤换，除非是用坏了。老年人都是念旧的，习惯了一样东西，就不愿意再换。为此，给老人买的腰带就要有较高的质量，这样才经得起时间的考验。有些人会

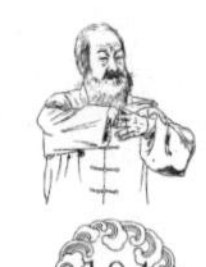

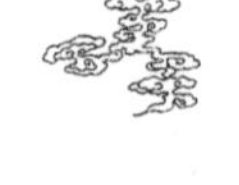

认为给老人买那种昂贵的皮带是孝敬老人的做法，因为皮带的质量又好，而且系着也舒服。其实这就是对孝心的一种误解。昂贵的皮带带给老人的不是舒适的享受，而是一种精神上的压力。因为老人大都节俭惯了，本来就不会喜欢那么奢侈的东西。太好的皮带，他们不是不喜欢系，而是因为担心系坏了。再者说了，系着那么昂贵的皮带，他们的起居生活也都会不自然地分心，留心不要有任何的磕碰。总之，那些名牌皮带带给老人的不是养生的快乐，而是不尽的烦恼。

也有人会觉得，给老人买一条玉石皮带会好很多。毕竟经常佩戴玉石具有解除精神紧张及肌肉疲劳，促进血液微循环，降低血脂及血液黏度，活化组织细胞，防止老化，强化免疫系统等作用，适用于风湿性关节炎、全身疼痛、高血压、腰椎间盘突出、便秘、慢性胃炎、痛经、神经衰弱等疾病的治疗康复。超长波能刺激神经、通经活络，有利于体内细胞获得再生。负离子能使人体细胞增添活力，增强人体对疾病的抵抗力。自然矿物可以补充人体不足的元素，在受热后放射出来的微量元素和远红外线，通过皮肤吸收，排泄过剩的元素和微量元素可以促进血液循环，排除有毒物质。但玉石的保健作用只是在一定程度上的，并不可以治疗百病，也不能给老人带来长寿，过度迷信玉石的作用，就是变相地依赖外物养老。对老年人而言，正确的养生方法是内心的安宁，而不是靠别的东西来延长寿命。再说了，玉石腰带的价格也不便宜，买来之后也相当于系着一条提心吊胆的腰带，对于老人的心态一定影响很大。所以，不建议给老人买这种华而不实的东西。

最后，腰带对于年轻人来说，可能还具有装饰的意义，但是养老却不需要这些，所以花哨的腰带就不要考虑了。至于那些塑身效果、突显形体的作用，也都是多余。养老在于自然而然，舒适为上，若是为了塑身，而坚持勒紧腰带，那就是愚蠢的做法。

袜

膝部要保暖，袜口宜宽松

《老老恒言》曰：又乐天诗云：老遣宽裁袜。盖不特脱着取便，宽则倍加温暖耳。其长宜过膝寸许，使膝有盖护，可不另办护膝。护膝亦日蔽和。《内经》曰：膝者筋之府，不可着冷，以致筋挛筋转之患。

绒袜颇暖，出陕西者佳。择其质极软滑者，但大小未必恰当，岂能与足帖然。且上口薄，不足护其膝，初冬可着。或购宽大者，缉以皮里，则能增其暖，膝亦可护。

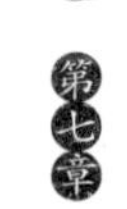

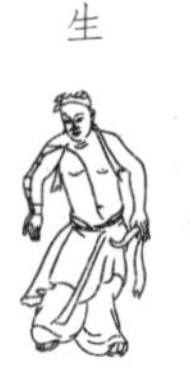

《老老恒言》说：白居易有诗“老遣宽裁袜”，意思是养老的袜子应宽松，这样不仅穿脱起来才方便，而且宽松的袜子保温性能也好。袜子的长度最好能超过膝盖，就不需再用专门的护膝了。《黄帝内经》上讲“膝为筋之府”，说的是膝盖是一身行动能力的根本，所以膝盖是一定要保护好的，不可受凉，否则会出现筋挛、筋转等疾病。

毛绒袜子非常暖和，尤其是陕西出产的最好。养老就要选择那些质地柔软又光滑的上等货来穿，不过大小可能并不合适。这种袜子因为上面的开口比较薄，所以不能有效地护住膝盖，因此只可以在初冬季节穿。到了严冬时，应该在袜子里面塞上皮毛作为里子，既可以保温，也能护住膝盖。

上文中的养老智慧就是要我们注意膝盖的保暖。现代研究认为，膝盖在人体的100多个关节中是工作最多、承受体重最大的部位。跑跳行走时大部分的冲击力会传到膝盖。走平坦的路时膝盖承受体重4～7倍的压力，人站起来时膝盖承受的压力是体重的3～5倍，所以要给膝盖特别的呵护。老年人的骨质已经不如年轻时了，因为骨骼的硬化，很容易出现骨折的状况。而且，“人老先老腿”，许多老人都要面对年老之后的行走能力下降的问题，这就说明了一点，老人的膝盖更需要呵护。

曹老先生那个年代，还有长到膝盖的袜子。现在除了那些女性用的长袜之外，很难见到过膝袜，也很少有人穿过膝袜了。不过现在市面上卖的棉毛裤或毛裤大都在膝部做了加厚处理，生产厂家已经为人们想到了膝部保暖的问题，所以说是很方便的。

到这里就不得不说一下年轻女性的膝盖保护问题了。因为爱美，她们在冬季或初春乍暖还寒的时候喜欢穿长筒靴，膝部仅一层连裤袜，有的连裤袜很薄。这种穿着很时尚，可是对于自身的危害却是非常大的。毕竟，一旦到了更年期，膝盖的问题就会爆发出来。到时候，想后悔都来不及。

建议老年人都给自己买一副护膝，不光冬天的时候能保暖，平时运动、行走也可以保护膝盖。它主要有3个方面的作用。

1. 保温。

现在的护膝都是做工精细的针织物，使用的材料也很多。用于膝盖的保温效果非常显著，这一点尤其适合老年人的膝盖护理。

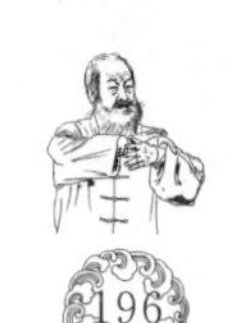

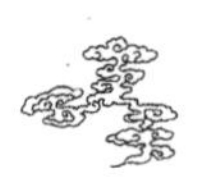

2. 制动。

膝关节是大、小腿骨交汇的地方，中间有半月板，前面有髌骨，髌骨是由两条肌肉拉伸，悬浮在腿骨交汇处之前，非常容易滑动，在正常的生活中，由于不受外力影响，也没有剧烈运动，所以髌骨在膝盖部位能正常的小范围活动。人老了之后，膝盖的承受能力下降，身体加给膝盖的压力增大，很容易使髌骨被牵移离开原有部位，从而引发膝关节部位的疾病。而护膝则能将髌骨固定在相对稳定的位置上，以保证其不轻易受伤害。以上说的是在膝关节没有受伤时护膝的轻度制动作用，在膝关节受伤之后，使用重度制动的护膝可以减少膝盖的弯曲，使大腿与小腿维持在一条直线上，减少膝关节的弯曲，从而保护膝关节病情不再加重。所以说，护膝对于保护老人的运动也有独特的作用。

3. 保健。

在具有传统护膝的保温制动效果的前提下，护膝还能进一步使膝盖周围的深层组织发热，起到促进血液循环、改善微循环、舒经活络的作用，长期坚持佩戴能很好地防治关节炎、风湿病等膝部病症。

除了要给膝盖保温外，还要注意以下几点：

1. 保持适当的体重。身体过胖，首先影响的就是膝盖，体重对比膝盖压力是 1∶3，也就是说体重增加，膝盖承受身体的压力就增加了。

2. 选择一双好鞋。为了保护膝关节，应该选择软而且弹性好的运动鞋。鞋子的大小要合适，穿上后能容纳一个手指为宜。

3. 减少膝盖摩擦。少做登山、爬楼梯等运动，也尽量减少跪、爬、盘腿等对膝盖健康有影响的动作。

另外，袜子要选择羊毛或者棉质地的，这样的袜子吸汗性强，而且保暖。

老年人最好穿松口袜，因为袜口是影响足部血液循环的重要因素。如果袜口过紧，不妨借助蒸汽熨斗给袜口迅速“增肥”。具体做法是：先用软尺量一下脚踝处的周长，然后找一块宽度适中的废弃硬纸盒，将袜口撑起，根据袜子的质地设置电熨斗的温度，在两面的袜口处轻轻各熨一下，这样原本过紧的袜口就宽松了。

双脚四季都应暖

《老老恒言》曰：袜以细针密行，则絮坚实，虽平匀观美，适足未也。须绸里布面，夹层制就，翻入或绵或絮，方为和软适足。

有连裤袜，于裤脚下，照袜式裁制，絮薄装之。既着外仍加袜，不特暖胜于常，袜以内亦无裤脚堆折之弊。

《内经》曰：阴脉集于足下，而聚于足心。谓经脉之行，三阴皆起于足。所以盛夏即穿厚袜，亦非热不可耐，此其验也。故两足四时宜暖。

袜以内，更衬单袜，其长必与加外袜等，半截者不堪用。冬月有以羊毛捻线编就，铺中现成售者，亦颇称足。而暖如穿皮，里袜则无藉此。

《老老恒言》说：袜子应该用针线密密缝，就像棉絮那样密实。但即使这样，看起来均匀美观，却还不适合穿，必须要在袜子里加上一个夹层，用绸子做里子，塞入一定的棉絮，这样才算是真正地柔软。

也有一种连裤袜，在脚下这个位置，按照袜子的做法，装入了一层薄棉絮。穿着这种连裤袜再加上一层袜子，就特别温暖。另外，这样穿两层袜子的好处就是，不会有裤脚在袜子里卷曲，让人感觉很舒服。

《黄帝内经》上说到，人的脚是各种阴脉集中的地方，尤其是在脚心这个位置。足部的三条阴经，即足太阴脾经、足少阴肾经、足厥阴肝经，都起于足下，聚于足心。正因为这个原因，所以即便是在盛夏时穿着厚袜子，也不会觉得燥热难耐。所以对脚应该特别保护，一年四季都要让脚保持温暖。

袜子的里面，也要穿一双单袜，长度应该和外面的厚袜子相等，那种短半截的就不能用了。因为穿着既不舒服，又不能保暖。冬天的时候有买那种羊毛袜的，穿起来就像穿着皮衣那样温暖。当然，这指的是外面的袜子，里面的单袜就不必了。

总结上面的养老智慧，就是人的双脚应该四季都保暖。

从中医经络走行来看，三条阳经从头开始，一直到脚。脚部已是阳经的尽头了，也可以说是阳气最弱的地方了；而三条阴经是从足走腹，脚是阴经的起始部位，也就是说，是阴气最盛的地方。正因如此，脚是最容易受寒的，民间有句话讲“凉从脚底起”，即是这个意思。

现代研究表明，脚远离心脏，血液供应少，表面脂肪薄，保温性差。这从另一个角度说明了脚的特别，也与中医学对“足宜暖”的认识是一致的。

正因为脚的这种特点，所以选择什么样的袜子保暖就非常重要了。

按原材料来说，袜子可以分为棉袜、毛袜、丝袜和各种化纤袜子。现在还有皮袜的存在，不过非常少见。棉袜和毛袜的保暖性都不错，丝袜和化纤类的袜子就是夏天时候穿的。皮袜因为不常见，所以就不多做介绍。建议老人应该多买些棉袜和毛袜穿，当然尽量要选一些厚袜子。因为上文中有说到，一年四季都保持脚的温暖，对于养生很有帮助。那么，除了穿袜子之外，还有什么要注意的地方呢？

不能光着脚起居，即使夏天也要穿着袜子。南方的老年朋友夏季降雨时不要光脚趟水，如脚被雨水弄湿，应及时用热水冲洗。

此外，每晚还应用热水泡脚，这也是足保健的重要方法。有民谣说“春天洗脚，升阳固脱；夏天洗脚，暑湿可却；秋天洗脚，肺润肠蠕；冬天洗脚，丹田温灼”。现代医学研究表明，经常用热水洗脚，能刺激末梢神经，调节植物神经和内分泌系统的平衡，加速血液循环，增强新陈代谢，及时清除细胞间隙酸性代谢产物的堆积。

老年人血液循环能力差，冬季晚上睡觉时脚经常是凉的。《老老恒言》介绍：“有制大锡罐，热水注满，紧覆其口，彻夜纳诸被中，可以代炉，俗呼汤婆子……黄山谷名以脚婆。明朝吴宽诗：穷冬相伴胜房空。《博古图》：汉有温壶，为注汤温手足之器，与汤婆子同类。”民间有句话“千金买脚婆，夜夜睡天明”，脚婆，又称汤婆子、温壶，就是暖脚的器皿，有锡的、钢的、玻璃的，里面盛上热水，睡觉时捂着脚，十分舒服。现在人们多用热水袋，道理是一样的。

药袜可治病

《老老恒言》曰：袜内将木瓜曝研，和絮装入，治腿转筋。再则袜底先铺薄絮，以花椒、肉桂研末渗入，然后缉就，乍寒时即穿之，可预杜冻疮作患。或用樟脑，可治脚气。

在袜子中加入药材，可以治疗不同的疾病。《老老恒言》里介绍了几种做法，把晒干的木瓜研磨成粉，洒在棉絮上，装到袜子里，可以治疗小腿抽筋。在袜底中加入花椒、肉桂等粉末，天气寒冷不定的时候，可以预防冻疮的发生。在袜子里放入樟脑丸，可以治脚气。

药袜治病，其实只是中医治疗病症的一种方式。因为脚下踩着药材，不影响生活，又能祛除病痛，所以也的确有独到之处。不过，现在人们对药袜的认识非常少，甚至可以说是听都没听过。那么，药袜的治病理念就可以转用在脚上了。

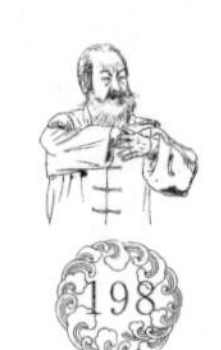

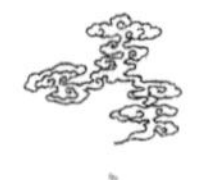

其实不仅在袜子中放些药末有利于疾病的防治，在泡脚时放些药材也有利于疾病的治疗，下面介绍一些常用的简易小方。

1. 感冒：生姜 7 片，苏叶。

2. 腰腿疼痛：透骨草、红花、艾叶。

3. 失眠：夜交藤、茯神、五味子。

4. 冻疮：茄子枝叶。

5. 高血压：银杏叶、野菊花。

上面的材料在中药房很容易买到。煎药时先用大火煮开，然后小火煮 5～10 分钟，取汁即可。这些药水可以随煎随用，也可以一次煎许多，用的时候再加热。

此外，还有一些更方便的泡脚小方法。

1. 醋泡：泡脚水中加入少许白醋，可滋润皮肤，同时又有杀菌止痒的作用。

2. 生姜泡：泡脚水中加入几块打扁的老生姜，有散寒除湿的作用。

3. 花椒泡：泡脚水中加入 20～30 粒花椒，有温中暖脾的作用。

4. 艾叶泡：泡脚水中加入一小把艾叶，有温经散寒的作用，对下焦虚寒的女性更适用。

5. 芥末泡：泡脚水中加入芥末，有温经通络的作用。

除了泡脚之外，日常生活中还可以通过其他的按摩或者运动来保护双脚。详细的做法如下。

1. 走路。

人的脚本身就是用来行走的，常走路就是对脚的最好锻炼。如今很多家庭都有了车，多数人也都把以车代步当成好事，却不知道这样就把脚的作用给弱化了。汽车长久不用，就一定会有问题，更何况是活生生的脚呢？因此，能走路时就尽量走，不要找借口。老年人虽然体力下降，但是多外出行走也是可以的。

2. 晒脚。

冬天的时候，常在太阳下晒一晒就会觉得很暖和，人的脚也需要晒太阳。把鞋子和袜子脱掉，脚心对着太阳，晒上 20～30 分钟，可以促进全身的新陈代谢，加快血液循环。老年人尤其要多晒脚，因为身体热得慢，需要借助阳光来温暖。

3. 倒立或者勾脚。

倒立或勾脚的目的都是让血液回流，促进全身的血液循环。如果当天走路比较多，在晚上睡前可以先在床上躺半小时，把脚垫高，这样可以让血液回流，再输送新的血液到脚上。老年人在做这个动作时，一定不要睡着了。否则，第二天醒来一定会有黑眼圈。

4. 脚部按摩。

脚心上的涌泉穴是肾经的起点，经常按摩这个穴位，有滋阴补肾、颐养五脏六腑的功效。按摩脚心，能活跃肾经内气，强壮身体，防止早衰，有利于健康长寿。老年人按摩脚心，还能防止脚部麻木、脚心冰冷。

按摩脚心时，还要多动脚趾。中医认为，大脚趾是肝、肺两个经脉的通路。多活动大脚趾可以疏肝健脾，增进食欲，对肝脾肿有辅助疗效。第四个脚趾是胆经通路，按摩可以防止便秘和肋骨痛。总之，经常按摩脚心和脚趾，对神经衰弱、肾虚、腰酸腿软、失眠、慢性支气管炎、周期性偏头痛和肾功能紊乱都有一定的疗效或辅助疗效。

当然，按摩的手法要正确，否则达不到保健的目的。每晚洗脚之后，要将腿屈膝抬起，放在另一条腿上，脚心歪向内侧。按摩左脚时用右手，按摩右脚用左手，转圈按摩直到脚部发红发热为止。

5. 脚臭要调养脾。

中医所说，阳加于阴就形成了汗。形象说来就是，人体在运动时会产生阳气，而阳气蒸腾阴液，就产生了汗。出汗是人体的正常现象，是有好处的，可是出汗过多，就是疾病的征兆了。人的手脚常年出汗，说明脾胃功能有些失调，如果是脚汗特别臭的话，就说明体内的湿气很重。

脚臭多为脾肿大，而脾肿大是因为脾脏积累湿气。所以，想要摆脱脚臭的困扰，就应该吃一些清热祛湿的药。坚持每天晚上用热水或者明矾水泡脚，因为明矾具有收敛的作用，能燥湿止痒。另外，还有一些民间土方治疗脚臭效果不错。比如用土霉素药片碾碎成末，涂在脚趾缝里，在一定程度上能防止脚汗、脚臭。

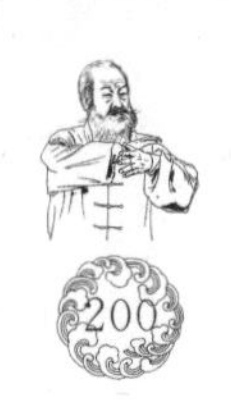

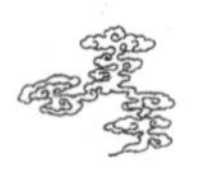

鞋

好鞋好在“鞋底”

《老老恒言》曰：鞋即履也，舄也。《古今注》曰：“以木置履底，干腊不畏泥湿。”《辍耕录》曰：“舄本鹊字，舄象取诸鹊，欲人行步知方也，今通谓之鞋。”鞋之适足，全系乎底，底必平坦，少弯即碍趾。鞋面则任意为之。

用毡制底最佳，暑月仍可着，热不到脚底也。铺中所售布底及纸底，俱嫌坚实。家制布底亦佳制法：底之向外一层，薄铺絮，再加布包，然后针缉。则着地和软，且步不作声，极为称足。

底太薄，易透湿气，然薄犹可取。晴燥时穿之，颇轻软。若太厚，则坚重不堪穿。唐释清珙诗所谓“老年脚力不胜鞋”也。

《老老恒言》说：鞋在以前就是所说的履。《古今注》上记载着一种木制的鞋底，不怕泥水和潮湿。《辍耕录》上记载了鞋的由来，说是为了让人知道行走的方法才创造的鞋。也就是说，鞋的作用就是保护我们的双脚。关于脚的构造，在此部分详细说明一下。脚的结构很精细，从解剖学来讲，双脚由52块肌肉、60多个关节、200多条韧带组成，支撑着人体几乎所有的重量，是人体中负重最大的一个部位。从中医学来讲，一只脚有6条经络通过，有33个穴位，有60多个反射区，与全身各脏腑器官相关。因此，无论是西医的解剖学还是从中医的经络学，都强调保护好双脚对保持身体健康的重要作用。

既然是要保护双脚，就一定要有双好鞋。《老老恒言》说明了，一双鞋质量的好坏，就在于鞋底的好坏。鞋底好，穿着舒服，那么人也就行动自如，跑跳舒适。鞋底一定要平整，因为即使有一点弯曲，都会影响到脚趾的活动。鞋面就没什么特别的讲究了。

用毡子做鞋底是最好的，因为毡子的底，能挡住热气，这样即使在夏天也可以穿。热气不能从地面钻过鞋子到达脚底，暑天也就不会感到太热。那个时代就有卖布底鞋和纸底鞋的，因为鞋底太硬，所以不适合老人穿。也有人家里自制布鞋的，因为结实耐用、隔热性好还柔软舒服，走起路来不会发出声音，所以是非常好的选择。布鞋的制作方法也流传下来了，就是鞋底面向地面的要铺一层薄棉絮，棉絮外再加上一层布，用针线密密缝实。如今，这种布鞋还是非常受欢迎的，甚至成了一种品牌。

鞋底厚薄也是有讲究的，不能太薄也不能太厚。太薄，容易透湿气。不过，鞋底薄也是有好处的，天气晴朗，没有阴雨的时候穿，比较轻便。太厚，则又重又硬，穿着不便。唐代就有人说到，老年人的体力不行，太重的鞋子穿着累。

在曹老先生那个年代和之前，受当时社会物质条件的限制，鞋多是自己做，所以鞋的品种有限，能流传下来轻便的鞋子也只有布鞋了。而今天则不同了，鞋的品种、质地多种多样，鞋底的材质更是不断更新，鞋底的厚薄、曲度、弹性也越来越适合脚的生理需要。老年朋友可以很方便地到鞋店去挑选一双中意的鞋。不过，如何在令人眼花缭乱的鞋子中找到一双适合自己的鞋就是个问题了。

既然重点在于鞋底的质量，那么在选鞋子时，就要看鞋底是否符合老人的心意。现在的用作鞋底材料非常多，包括天然皮革、竹子、木材这些天然材料和橡胶、塑胶、弹性硬纸板等合成材料。但不管哪种材料的鞋底，都必须要满足柔软、耐压、耐热、弹性好等要求。下面就介绍一些材料的特点，以方便老人选择合适的鞋底。

天然橡胶的优点就在于它非常的柔软，弹性极佳，能适合于各种运动，但是缺点也很明显，就是很不耐磨，一般应用于室内运动鞋上。老年人运动的少，而且这种鞋也不是很贵，建议买一双这样的鞋，穿着舒服又长久。

布鞋的鞋底过去都是布和棉，所以相当柔软。只是因为这种鞋底不耐磨，同时又容易吸水，所以不能在阴雨天穿，也不能穿着走远路。只能在休闲和散步的时候，换上布鞋。不过现在很多布鞋都用塑胶做底，因为塑胶的防水性很好，而且又柔软，所以也比较受欢迎。唯一的缺点是，塑胶不耐热，所以夏天穿着塑胶鞋底，会感到烫脚。

木质的鞋底一般都是木屐。木屐通常很重，老人在家里穿，尝试一下新鲜还行，不能用于出门。

以上就是对目前市面上鞋底的介绍，老年朋友们在买鞋子的时候，可以参考一下。不过，具体选什么样的鞋子，那就是个人的喜好了。养老在于随性，喜欢就是最好。

外出鞋宜紧，居家鞋宜宽

《老老恒言》曰：鞋取宽紧恰当，惟行远道，紧则便而捷。老年家居宜宽，使足与鞋相忘，方能稳适，《南华经》所谓“忘足履之适”也。古有履用带者，宽则不妨带系之。

《老老恒言》说：鞋子要松紧合适。在要出远门赶路的时候，应该穿紧一点的鞋子，因为紧的鞋子不光走起路来方便快捷，还能给人一种脚下生风的感觉。不过对老年人来说就没必要了，因为老年人常常待在家里，不用着急赶路，生活讲究的平静恬淡，所以居家要穿宽松一点的鞋子。《南华经》中有“忘足履之适”的说法，意思是说有一双合脚的鞋子，穿着就感觉像没有穿鞋，不会有约束不适的感觉。人的脚自在了，那么整个人也就放松了。

以前就有那种系带的鞋子，可以调节鞋子的松紧。现在的很多运动鞋，也都是这种系带的形式。所以，鞋子的松紧调节，与过去比起来，其实没有多大的发展。换个角度来看，古人的养老智慧的确是非常高明。

那么，如何选择出门用的紧鞋子、居家穿的松鞋子呢？结合着当前市场上的鞋子种类，可以总结为以下的建议。

出门可以穿运动鞋。如今也有一些针对老年人运动的鞋子，在造型和功能上都符合老年人的生理特点，所以老年朋友可以选购一些老年运动鞋。

运动鞋的另一个好处是，可以通过调节鞋带的松紧，来调整鞋子的舒适度。所以说，运动鞋很适合老人外出远足。正是因为这一点，所以如今不少喜欢运动的老人都会穿运动鞋出门。很多时候，他们也会像年轻人一样跑跳，就是因为运动鞋给了他们那种年轻的感觉。

如今老人除了会出门运动之外，也不会有其他的时间需要穿紧绷的鞋子了。因为赶路不再需要步行，车子代替了人力。所以，常穿运动鞋的老人，就要注意鞋子的保养，尤其是鞋底的清洁。大体上说来，有这么一些需要注意的地方。

1. 基本上应尽量避免清洗鞋垫。如有异味，可把鞋垫取出放置于空气流通处风干，也可以使用鞋类除臭剂去除异味。

2. 假如鞋子确实很脏，可将鞋垫放在水龙头下冲洗并用软毛刷轻力拭擦，不要使用任何清洁剂，否则面层布料可能会脱落。

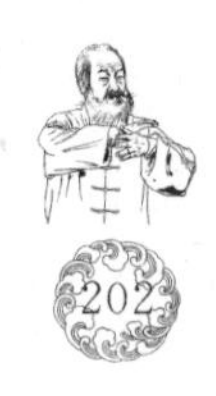

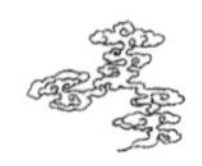

3. 运动鞋的鞋底一般都是化纤与合成塑胶，所以应该放在通风处阴干。不要使用热风机或用吹风筒强行把鞋垫吹干，否则鞋垫可能会变形。

4. 不要把运动鞋长时间浸在含有鞋类洗洁剂的水里，这样会损坏鞋子的纺织纤维。清洗后应把运动鞋彻底过水并且风干。运动鞋被雨水沾湿后应即时处理，先用干布将水分彻底吸干，再用干布或纸塞进鞋内稳定鞋形。

5. 鞋垫上发黄了用少量醋擦，注意别擦到鞋的皮革或织物上。市面上还有一种漂白剂可以试试。有一点点黄是正常的，有可能是鞋的胶，第一次刷鞋的时候应放通风处包卫生纸晾干。

运动鞋既然适合于在外运动时穿，那在家里休闲的时候，就不要再穿了。虽然它的松紧程度可以调节，但并比不上家里的单鞋。当然，现在居家休闲有更好的选择，那就是很常见的休闲鞋。老年人穿的休闲鞋也很多，所以也能随便挑。

休闲鞋既然是休闲时穿的，自然能满足《老老恒言》里的宽松要求。这一点就不再介绍了，重点要说的是，老年人穿拖鞋的问题。

很多老人因为居家的时间长，贪图方便就喜欢穿拖鞋。当然，这也不是老人的错，因为年轻人也都是穿拖鞋的，到老了就形成了习惯。但前文中已经有说明，养老需要给脚保暖，一年四季都应该如此。拖鞋说得更直白些，就是脚下的一个移动垫子，四面没有遮挡，把老人的脚暴露在空气中。人的脚是很容易着凉的，因为它是阴经的集中地。脚暴露出来，热量就是一直散失，因而会一直是冰凉的，这种感觉即使是在夏天也会有。因为脚部的寒冷而导致的病症在前文中也都介绍了，在此就不再多说。建议老人尽量不要穿拖鞋，即便是习惯了，也要套上一双厚袜子。

总而言之，老年人的鞋要松紧合适。外出运动要穿得紧一些，居家则要宽松适意一些。

冬鞋宽大保暖，夏鞋轻便防潮

《老老恒言》曰：冬月足冷，勿火烘，脱鞋趺坐，为暖足第一法。绵鞋亦当办，其式：鞋口上添两耳，可盖足面。又式：如半截靴，皮为里，愈宽大愈暖，鞋面以上不缝，联小纽作扣，则脱着便。

陈桥草编凉鞋，质甚轻，但底薄而松，湿气易透。暑天可暂着，有棕结者，棕性不受湿，梅雨天最宜。黄山谷诗云："桐帽棕鞋称老夫"，又张安国诗云："编棕织蒲绳作底，轻凉坚密稳称趾"，俱实录也。

《老老恒言》说：冬天的时候脚冷，不要烤火。脱鞋打坐，这是温暖脚部的最好方法。另一方面，也要准备好棉鞋。以前的棉鞋有两种样式，一种是鞋口上有两个耳朵，可以盖住脚面；另一种像半截靴，用皮做里，越宽大越暖和。棉鞋面以上不缝合，而是补上纽扣，这样脱鞋也方便。

夏天天气热，湿气重，所以最好选择透气性好的鞋子。以前陈桥的草编凉鞋，质地很轻，但底子太薄，空隙又大，挡不住湿气的上犯。天热时还可以穿用棕榈叶的纤维做的鞋子，棕树细密，湿气侵染不透，梅雨天穿最适合。以前有诗说到"桐帽棕鞋称老夫"，意思是老年人戴桐叶帽，穿棕叶鞋很搭配。还有诗说到棕叶编织的鞋子，又清凉又细密坚韧，很适合夏天穿。这些都是很实在的说法，值得尝试。

上面的这段解释，是为了告诉老年人如何在冬夏两个季节里穿鞋。下面给老年朋友们介绍冬夏两季穿鞋的讲究。

夏季穿鞋的讲究

夏季到来，很多老年人却不敢穿凉鞋，怕着凉、受伤，因而对凉鞋敬而远之。老人脚的关节、韧带、骨骼因老化缘故，导致足弓逐渐塌陷，对身体的支撑能力明显下降，因此对鞋有很多要求。在选择凉鞋上，其实只要具备以下几点，一样可以轻松凉爽的过夏天。

1. 硬底软垫。老人穿的凉鞋，质地不要买塑料或硬皮革的，应保证鞋面面料的柔软，软皮的比较适合，但鞋底则不宜太软。硬底鞋所具备的一些好处是软底鞋所没有的：坚硬的弧形鞋底模拟了行走时足底的屈曲，可对行走产生助力。不光是鞋底，有一定硬度的鞋后帮也可抗挤压，给予后跟部更大的承托力量。

2. 系带凉鞋。最好能随时调节肥瘦，如系带或有粘扣的鞋。因为包括老人在内，很多人的双脚会在下午出现水肿，如果此时凉鞋过紧，会使脚部血液循环不畅，热量不能有效到达脚部，还可能引起脚趾肿胀。可调节肥瘦的系带凉鞋可避免这一问题。同理，老人选择凉鞋尺寸一定不要偏小。

3. 防滑性能好。不要选那些鞋底太平面的，一沾水就很滑，尽量选择带防滑纹鞋底的鞋，通过加大鞋与地面的摩擦力，减少老人腿部的紧张度。另外，鞋跟最好不超过 3 厘米，越接近地面的稳定性越好，也就越不容易滑倒。但完全平跟也不合适，可以有 2 厘米左右的鞋跟，提高老年人足底的抗震能力，有保护脊椎椎间盘的作用。

4. 透气性能好。老人穿上凉鞋后，皮肤湿气散发量为每 12 小时 15～40 克。若湿气滞留在鞋内超过 4～5 小时，脚越湿，散失的热量越多，进而导致着凉。因此老人选择凉鞋尽量不要大面积皮革，透气裸露部分多些，尤其鞋帮两侧要有透气孔。

5. 穿一双薄棉袜。虽然凉鞋的透气性很好，但人的双脚很容易出汗，不穿袜子时，脚底直接接触凉鞋，会使脚底皮肤浸泡在汗液里，导致适宜真菌生长的湿热环境形成，引起脚部真菌感染。因此，老人在穿凉鞋时配一双薄棉袜子，可以很好地吸汗，防止磕碰以及细菌、灰尘等带来的患病风险。还能防止老年人脚凉，对足底有一定的保暖效果。

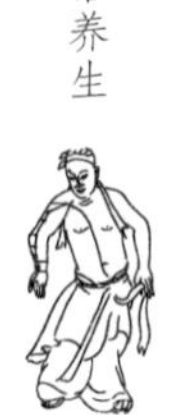

冬季穿鞋的讲究

老年人随着年龄的增长，足部肌肉、韧带会出现退化，肌肉的力量也会随之减弱，足弓的弹性逐步丧失。因此，冬季老年人穿鞋是非常有讲究的。

材质上首先要选透气的，最好是软牛皮。因为老人穿上鞋以后，皮肤湿气散发量为每 12 小时 15～40 克，若湿气滞留在鞋内超过 4～5 小时，脚越湿，散失的热量就越多，进而导致着凉。内衬材质，要选纯羊毛的，最好是皮毛一体，这样一则保暖效果好，基本可以使脚的温度保持在 28～32℃，二则没有太多的化学复合纤维，不会造成足部过敏或者其他不适。

很多老人认为平底鞋最好，平底鞋的优点是受力均匀，可以最大限度地接触地面，舒适、方便。但老年人脚跟部脂肪垫开始萎缩，在迈步时需要脂肪垫吸收地面对人体的冲击力，因此 3 厘米左右高度的鞋跟可以弥补脚跟部脂肪的萎缩。而且，由于穿平底鞋时足弓的缓冲力下降，极易在脚用力不当的瞬间造成骨折。因此，老人冬鞋的鞋后跟高度以高出鞋底前掌 2 厘米左右为宜。

老人居家最宜穿布鞋

《老老恒言》曰：制鞋有纯用棉者，绵捻为条，染以色，面底俱以绵编，式似粗俗，然和软而暖，胜于他制，卧室中穿之最宜，趺坐亦稳贴。东坡诗所谓“便于盘坐作跏趺”也。又《本草》曰：以糯稻秆藉靴鞋，暖足去寒湿气。

《事物纪原》曰：“草谓之屦，皮谓之履。”今外洋哈刺八，有底面纯以皮制，内地亦多售者，式颇雅。黄梅时潮湿，即居常可穿，非雨具也。然质性坚重，老年非宜。

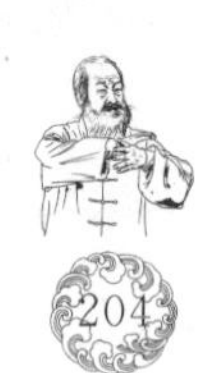

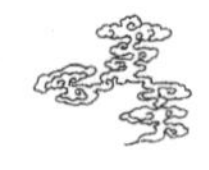

暑天方出浴，两足尚余湿气，或办拖鞋，其式有两旁无后跟，鞋尖亦留空隙以通气。着少顷，即宜单袜裹足，毋令太凉。

《老老恒言》说：制作鞋子用纯棉材料，将棉线捻成一条，染上色，鞋面鞋底都用棉布缝成。这种鞋样式看似粗糙简单，却十分柔软暖和，胜过其他质地的鞋，这种鞋才是真正的布鞋。不仅舒适，穿着还安全，所以老人居家最宜穿这种布鞋。苏东坡在这方面可以说是养生大家，曾经写诗说到布鞋方便打坐。《本草纲目》中提到用糯稻秆编制鞋子，这就是我们现在讲的草鞋，草鞋不但温暖，而且还能祛寒湿气，所以现在农村还有很多人愿意穿草鞋。

《事物纪原》上记载了鞋子的区别。草编的称为屦，皮制的就是履。清代的时候，外国的皮鞋传到中国，鞋面和鞋底都是纯皮制的，市面上卖的皮鞋也都很好看。这种皮鞋在梅雨季穿，可以远离潮湿。不过它毕竟不是雨具，又比较沉重和坚硬，所以不适合老年人。

刚洗完澡时，脚上一般都还沾着水，可以先穿拖鞋，但是过一会儿就一定要穿上袜子，以免脚部受凉。

现如今鞋的品种很多，穿鞋的学问也很多。对老年人穿鞋来讲，最讲究的是舒适、安全、保暖、防湿、防滑，做到这几条，就是适合老人穿的好鞋，而居家则最宜穿布鞋。那么，怎么买到真正的好布鞋呢？可以借鉴下面的一些做法。

1. 鞋帮：鞋帮面料质量的好坏对整个鞋的质量关系很大。优质鞋面料上没有织造上的疵点，表面平整光洁。将鞋平行放在光线充足的柜台上进行观察，有条子、格子的鞋面可看出条纹端正，格子横直对正整齐，染色一致。灯芯绒、丝绒等优质鞋面绒毛倒顺一致，疏密均匀。另外帮面及夹里清洁无污垢，括浆均匀平服。

优质布鞋鞋帮的滚口狭阔一致，接头放在鞋的后部不明显处，口门不起角不起空，不起皱，叉口前后一致。鞋帮缝线的针距均匀整齐、不歪斜，没有跳针、漏针以及底线翻出等现象。对于两接式鞋的接帮处、松紧口、鞋松紧布缝接处，是双线来回针缝，鞋的后跟做编结缝合，跟缝线正直。

2. 鞋底检验：布鞋鞋底种类很多，厚薄不一。一般来说，优质布鞋的布底挺硬结实，纳底的针码均匀而整齐；塑料底光洁无疵点，特别是前掌曲桡部位无气泡、空洞等缺陷。纳线的针码均匀，刹线紧合，底槽完整无损。如用双手握住布鞋反复弯曲，可发现鞋底柔韧适中，无裂缝。

3. 鞋体及装配：布鞋是手工制作的，允许有一定误差，一般说优质布鞋的鞋脸长短误差不大于 3 毫米，高矮之差不大于 2 毫米，后跟歪不大于 3 毫米。耳式鞋蟹钳（耳扇）、蟹壳大小一致，鞋舌长短与帮口相符。有带袢的鞋其带袢的叉子长短相符，前后一致。鞋跟排列整齐、美观、间隔均匀牢固，鞋底整齐，各部位吃帮合适。

选好了布鞋之后就是穿了，可是穿布鞋就要保养。毕竟，不能因为布鞋便宜而穿旧了便换。那么怎么样才能穿得长久舒适呢？

1. 刷鞋时切不可将鞋泡在水盆里，应蘸水刷去污物并将鞋底朝上晾干，不可暴晒。

2. 如遇雨踩泥水后，切不可捧拧，应及时刷净晾干。

3. 绣花鞋、缎面鞋不要用水刷面，穿着时不得与硬物磕碰、剐蹭。

4. 存放时，要将鞋置于阴凉通风处，切勿受潮，凡毛料面、毡绒里鞋应放樟脑丸，以防虫蛀。

5. 布鞋洗涤后常会因缩水而紧脚，因此在洗涤后，可在鞋内的大脚趾处塞进一块圆滑的小石子，晾干后鞋就不会有压迫脚趾的感觉了。

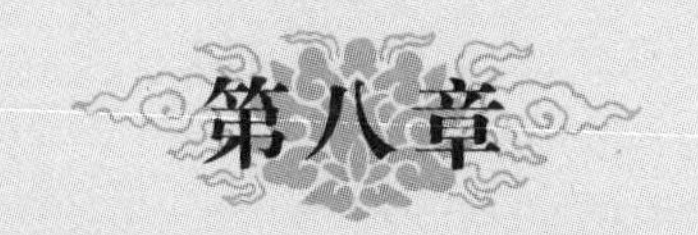

第八章

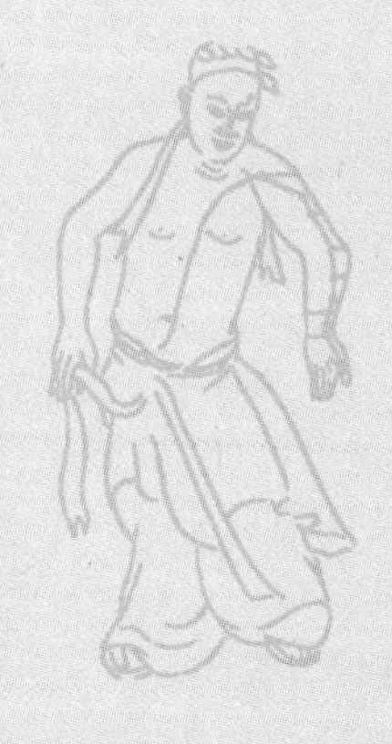

日常用具，养生要知道

养老的组成部分就是生活的一个个细节，细节注意得好，那么养老也乐在其中。既然这样，所谓的细节又是什么呢？具体来说，就是衣食住行、吃穿住用。既然上面已经介绍了衣食住行，那么日常所用就要做个全面的说明。老年人的日常用具，除了起居中所必须要用到的茶杯、碗筷、毛巾、手纸这些东西外，还有许多其他的东西。在这里不对上面的那些东西做介绍，因为它们对于养生并没有多大的影响。老人腿脚不便，拐杖就是一个重要的辅助工具；人老了之后，视力下降许多，眼镜也就是日常生活所必需；身体的新陈代谢下降，暖身就需要额外的帮助，取暖的器具也就要注意。另外还有其他的很多东西，都在老人的养生中扮演着很重要的角色。需要老年朋友对这些器具有一个了解，以方便自己的生活。

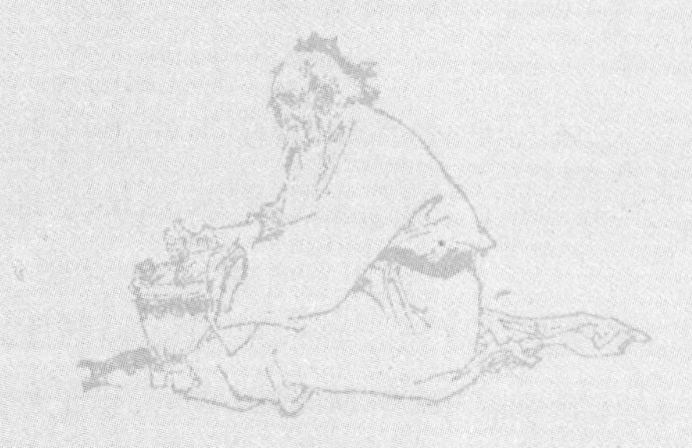

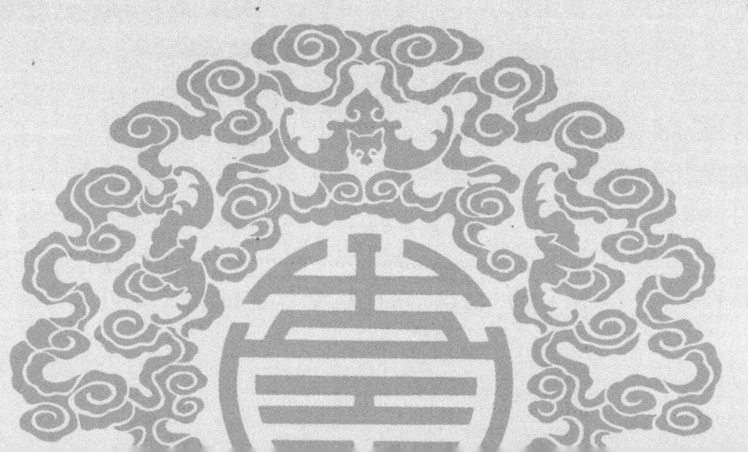

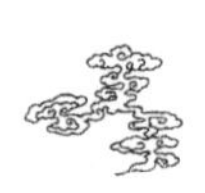

杖

拐杖是老年人的好帮手

《老老恒言》曰：杖曰扶老，既可步履借力，且使手足相顾，行不急躁。其长须高过于头一尺许，则出入门户，俾有窒碍，可以留心检点……

《记·王制》曰："五十杖于家，六十杖于乡，七十杖于国，八十杖于朝。"礼所常用，用之可也，毋强作少壮，弃置弗问。

杖头下可悬备用物，如阮修以钱挂杖，所谓杖头钱是也。其式以铜圈钉于杖头下，相去约五六寸，物即缚于圈。有以小瓶插时花，为"杖头瓶"。《抱朴子》曰：杖悬葫芦，可贮丹药。又《五岳图》：入山可辟魑魅。

近时多用短杖，非杖也。其长与腰齐，上施横干四五寸，以便手执，名曰拐……少壮俱携以游山及行远道，颇借其力。若老年或散步旷野，或闲立庭除，偶一携之。然恒情喜便易而厌委屈，往往习拐不用杖。

《老老恒言》里介绍了拐杖。对于许多老年人，尤其是行动不便的老年人来说，拐杖是离不开的好帮手。如今，拐杖就是老年人的扶手，但是在以前，拐与杖是有区别的。杖，又叫"扶老"，是一种高过头约 33 厘米的辅助行走的简单器械。用杖，既可以在行走时借力，又能使手足相顾，走起路来不急躁。

《史记》上说到了杖对于养老不同年龄段的要求。大体看来，就是老年人用杖，是随着年龄的增大而逐渐扩大范围，这也说明了在古代，杖是养老的重要组成部分。对于如今的老人来说，杖也是必不可少的。不能因为那种不服老的情绪影响，而对拐杖抱有想法。

杖除了能当作扶手之外，还可以在杖头上悬挂各种物件。以前有把钱挂在杖上的，就是所谓的杖头钱；也有在杖上挂个小瓶子的，里面能插一朵花，就是所谓的杖头瓶。《抱朴子》上更记载有杖上挂个葫芦的，葫芦里也可以装有丹药，以备老年人出行时不时之需。《五岳图》甚至还说到，扶着杖进山，可以辟邪。

老人出门，要是距离短的就用短杖，当然那就不是所谓的杖了。短杖也就是拐棍，长短到腰的位置，头上有个把手方便握住。拐棍也不是老年人的专用，年轻人可以用它来爬山及远行，很省力。老年人使用拐也只是偶尔一次，可能是散步时，也可能是闲着看景时，因为拐比杖更轻便，所以老年人往往会选择拐而不选择杖。

人老先老腿，这一点无需再做强调了。进入老年期，每个人往往首先表现出来的是下楼梯时容易腿打软，慢慢地会感到腿脚发僵，不再像年轻时那样灵活。还会怕走湿地，怕上下楼梯，尤其畏惧冬天的冰雪地，这些都是老年骨性关节炎的表现。关节退化了，骨质增生了。所以对老年人来讲，拄一根拐杖，就像多了一条腿，走路就会稳当许多。老年人应该面对现实，不要因为留恋年轻时的手脚利索，也不要有不服老的想法。

如今的拐和杖都统一起来称为拐杖。拐杖就是以前的拐，长短大约在人的腰部，顶端有把手，可以握住。而且，拐杖也在原来拐的基础上有新的发展，为了稳定身体，增加拐杖的安全性，拐杖的下面多出了几个支撑足，为了防滑，还用塑胶印出了花纹，甚至有的是板凳和拐杖的结合体，老人想要行走的时候可以扶着，累了就可以坐在上面。所以说，拐杖的进步，给老人带来了很大的方便。

《老老恒言》介绍到拐杖上可以挂个药瓶的做法，对于如今的不少老年人确实有借鉴意义。不少老年人都患有这样或那样的疾病，因为不能有人随身看护，所以就需要自己照顾自己。老年人记性不好，带在身上的药经常会忘记装在哪个口袋里，更甚至会出门忘记带药。在拐杖上挂一个药瓶，里面装着该吃的药，可以时不时地提醒他们。当然，即便是身体健康的老人也可以效仿，可以在瓶子里装一些保健品或者其他的食品，闲暇的时候吃一点儿。当然，拐杖上还能挂点其他的常用物品，比如钥匙串、烟袋、耳勺等。

拐杖上还能挂一个小花瓶，这虽然没有什么实际意义，却可以起到装点的作用。当然，这不是建议老人一定要在拐杖上挂个花瓶来彰显自己的品味，而是告诉老年朋友们，可以给自己的拐杖装点一下。比如挂个纪念品、小链子之类的，闲下来的时候，看看这些东西，回想一下过去的事情，都可以舒畅心情。

总之，拐杖的好处是多多益善了。老年朋友，尤其是体弱多病的老年人，一定要预备一根拐杖。

拐杖的选择

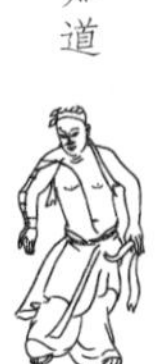

《老老恒言》曰：杖用竹，取其轻而易举，故扶杖必曰扶邛。亦曰扶筇……藤亦可为杖，产两广者佳。有谓藤不及竹，其质较重，有谓竹亦不及藤，年久则脆而易折，物无全用，大抵如是。杖之下，须以铜镶，方耐用，短则镶令长二三寸亦可，下必饭锐，着地不滑。

《老老恒言》说：古人大都自己制作拐杖。而制作拐杖的材质最好选择竹或藤，因为竹子轻便，而藤木结实，两者各有所长，不能俱全。不同的人有不同的偏重，也就无法比较出优劣。总之，具体选择哪一种就看各人的喜好了。

拐杖的底部应该用铜皮包裹，因为铜耐磨、耐用，这样拐杖才用得长久。如果是短手杖，只包二三寸（约8厘米）长就可以了，拐杖底部必须稍微锐利一些，这样才能稳定，不会滑。

实际说来，拐杖除了可以用竹子和藤木制作外，还有不少其他的材质。

红榉木和棕紫竹拐杖、红栗木拐杖由于轻巧、灵活、色泽光鲜和结实耐用，上面可雕龙附凤，作为老年人礼品被很多国人所接受。

黄杨木也属于比较名贵的木材，用来做拐杖也不错，而且可以易于雕刻，并且可以保持原木本色。

花椒木拐杖。花椒木并非名贵木材，祖国大江南北都有花椒木种植，但花椒木属于灌木科，长成才不易，需要5～8年的时间。一棵花椒树取其主干才能做成手杖，李时珍的《本草纲目》记载花椒木有行气活血，以毒攻毒，以麻治麻的医用价值。花椒木做的手球、拐杖对老年人的手脚麻木、气血不畅有不错的医用效果和物理诊疗价值。在北方的一些城市，老年人过寿最好的生日礼物莫过于一根花椒木龙头拐杖，也是孝心和体现几代同堂美满安康的象征，属于老年人拐杖中的上品。

金属拐杖基本上用于医疗康复和辅助行走。

在全国各地的拐杖之中，尤其属杭州的拐杖最为出名。它既是旅游西湖跋山涉水的“伴侣”，也可作为游玩杭州的纪念品。杭州制作的拐杖，做工精细、刻意翻新，传统品种有：

1. 野生山藤制作的虬龙拐。通体如虬龙盘曲，古趣盎然。

2. 竹节拐。用杉木加工成竹节状，拐面绘有西湖风景，轻巧耐用。

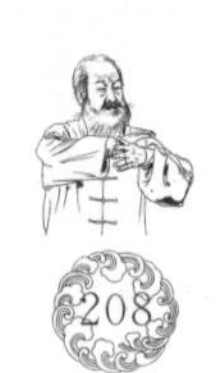

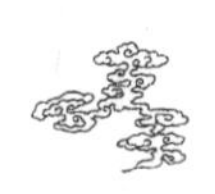

3. 龙头、猴头、马头拐。用香樟和果木拼接而成，坚固结实。拐头用樟木雕刻动物头像，表情生动，装饰性强，手握舒适。

4. 金龙雕、孔雀雕拐杖。拐杖全身雕成一条龙或者一只孔雀，采用变形手法精雕细刻、栩栩如生。

5. 半圆雕贴拐杖。在乌黑发亮的拐杖上贴上木质本色的仕女、动物、花鸟半圆雕，雕贴点缀的拐杖，别有风味。

6. 装配杖。是一种可以拆卸的携带方便的手杖，用铜、铁、合金铝做配件，分两段、三段组成，柄上嵌龙镶凤，用时装配，携带方便。

如今的拐杖在很多专门商店里都有出售，而制作拐杖费时又费力，所以大家很少有自制的。购买拐杖时，就需要注意下面的细节。

1. 拐杖底端一定要有橡胶，因为橡胶和地面的摩擦力较大，可以保持拐杖着地时又轻又稳、不会打滑。还应经常检查橡胶有无磨损，以便随时更换。因为橡胶的作用，所以拐杖的底部就不必要求是尖的，现在的三足、四足拐杖就更稳当了。

2. 拐杖的把手握起来要舒服，要保证老人随时能用上力。患有关节炎或中风的老人，更要在医生的指导下，制作专用的把手。当然，如今的拐杖把手都非常光滑，老人握住也很舒服。

3. 拐杖的长短要合适，一般以当老人站直、拐杖与腿平行时，胳膊最好与拐杖成30度角为宜。拐杖过长，使用起来会成为负担，拐杖太短，使用又非常难受。

4. 选择结实、耐用、不易变形的木质拐杖，尽量不要用金属拐杖。金属拐杖导热性好，有时感觉太凉。拐杖扶手的长度要超过手掌的宽度，这样老人握起来，手腕会比较放松。

5. 拐杖不能太重，否则对老人来说是个负担。表面不要太光滑，握在手中应具有舒适、安全的感觉。

拐杖上的养心

《老老恒言》曰：杖有铭，所以寓劝戒之意，古人恒有之。予尝自铭其竹杖曰："左之左之，毋争先，行去自到兮，某水某山。"所谓"左之"者，扶杖当用左手，则右脚先向前，杖与左脚随其后，步履方为稳顺，扶拐亦然。予近得邛竹杖，截为拐，根有三岐，去其一，天然便于手执，恰当邛竹之用，或不与削圆方竹同讥也。取《易》"履"卦《九二》之爻辞，镌于上曰："履道坦坦，幽人贞吉。"

《老老恒言》说：拐杖上可以雕刻铭文，用来劝慰老人，这种做法自古就有，也不是什么新奇的事。曹庭栋老先生自己就在竹杖上刻下了铭文，"左之左之，毋争先，行去自到兮，某水某山"，意思是就那么拄着拐杖走吧，人老了何必要争先后呢？随意来去，也不去管走到哪条水，哪座山。按照老先生更详细的解释，就是拄拐杖应该用左手，这样就需要先迈右脚，拐杖和左脚就应该在右脚迈出之后再动，如此才能走得平稳。老先生在写这书的时候，恰巧还得到了一根邛竹杖，截成了拐棍，还在上面刻下了《易经》里的卦辞"履道坦坦，幽人贞吉"。那意思就是要老人守静，自有长寿。

上面的内容就是要告诉我们，拐杖对于老人来说不止是扶住行走的工具，更是养心劝解的器物。老人的拐杖应该刻上铭文，就像曹老先生那样。不过现在的雕刻非常发达，在拐杖上刻铭文也都有专门的人员。另外，很多拐杖上也都雕刻有文字，老年人也可以选择自己喜欢的字句。《易经》中的卦辞就是很好的选择，《论语》中的圣贤名言也可以是字句的来源，更有其他的诗词名句，养生妙语，都是可以刻在拐杖上的。

总之，刻在拐杖上的文字应该是老人喜欢的，又非常有意味的，这样才能让老人在闲暇时或者行走时，看到字句就联想起深远的意境，静心安神。

拐杖上也可以绘制一些精美的图案，这与在拐杖上刻字有相同的效果。图案应该选用比较鲜艳清楚的类型，可以是龙凤呈祥，也可以是儿童嬉闹，还可以是山水花草。不管是哪种图案，都要以能给老人带来舒适的感受为前提。这不光是对那些学识丰富的老人而言，更是能给那些不认字老人带来直观的感受，当然，前提还是要老人自己喜欢。

对于喜欢看书的老人来说，拐杖上还可以挂一本书。以前有的老人会把书背钻个孔，穿上绳子，挂在拐杖上，走到哪里累了，找个地方坐下来，翻翻书就能消遣一下心智。而且，书挂在拐杖上，既方便翻看，又不会连累到老人。也有喜欢音乐的老人，在这方面会有些造诣，有的人就会在拐杖上挂着一根笛子，或者是其他的乐器，出门会客，或是参加什么聚会活动，老人就能方便携带。

如今，拐杖的把手也有很多造型，老年朋友可以根据个人的喜好，选择不同的式样。

总之，一根拐杖也有很多的养老学问。不光是养身，更是养心。

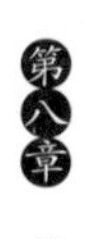

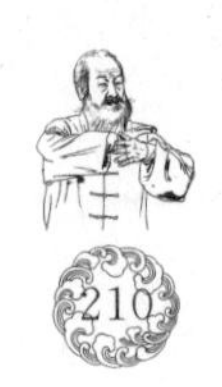

杂器

眼镜

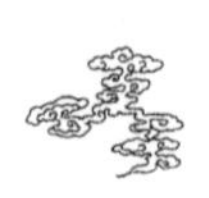

《老老恒言》曰：眼镜为老年必需。《蔗庵漫录》曰：其制前明中叶传自西洋，名叆叇。中微凸，为老花镜。玻璃损目，须用晶者。光分远近，看书作字，各有所宜，以凸之高下别之。晶亦不一，晴明时取茶晶、墨晶，阴雨及灯下，取水晶、银晶。若壮年即用以养目，目光至老不减。中凹者为近视镜。

《老老恒言》说：眼镜是老年人的必需品。《蔗庵漫录》中记载眼镜是在明中叶时由西洋传入。中间部分微微凸起的眼镜为老花镜。因为玻璃镜片对视力不好，所以眼镜选择水晶材质的比较好。镜片的凸起程度不同，自然作用也不一样。所以，老花镜用来看书写字，都有不同的选择。水晶材质的眼镜根据环境不同也有所不同，晴天时可以戴茶晶和墨晶制作的眼镜，而阴雨天可以带水晶或银晶制作的眼镜。人在壮年的时候就戴老花镜，那么人老了之后视力也不会减退。近视镜在那个时代也有，不过是中间凹下去的镜片。

老花镜是不少老年朋友都需要的，因为人老之后，人眼的晶状体逐渐纤维硬化，睫状肌逐渐麻痹，使人眼无法有效调节眼球的形状（轴向变化），只能通过调节眼睛与所视物体的距离，看近处的物体时必须移远才能看清楚，这时的眼睛状态就称为老花眼。老花眼要想在原来习惯的距离上使用视力就必须佩戴老花镜进行视力补充，才能重新视近清晰，毫不夸张地讲，老花镜是每个步入中年后的人的第二双眼睛。老花镜的使用，对人们提高生活质量，起到了不可或缺的作用。

老年朋友在选购老花镜时要注意以下几点。

1. 片形必须相对宽大。由于老花眼视近时的集合作用，加上阅读书写习惯，要求老花镜有足够的视野。市场上的老花镜类型多，老人应该选择那种高度超过 30 毫米的，小于 25 毫米的片形作为临时补充视力之用。

2. 眼镜正面要宽。由于老花镜使用者都在中年以上，脸型丰满，老花镜的水平尺寸一般较光学镜架要大，要满足这个要求，就要使用直径较大的镜片并且在制片时要有较大的光心内移量。

3. 老花镜必须坚固耐用。老视镜是近用眼镜，老花眼的用眼规律是在阅读距离上从 40 岁起，每 5 年需补充 50 度。而且在使用过程中摘戴的频率数十倍于近视镜，所以老花镜零件必须结实或是高弹材料。电镀的防腐防刮性能必须突出，镜片的加硬工艺要好，总体上要保证在 2 年内使用不严重变形、不生锈、不严重磨花。实际上这几点对一支好的老花镜来说要求上要高于同档次的配镜用镜架。

老年朋友佩戴老花镜应注意几点：

1. 不能随便购买老花镜。如果老花镜的度数不准，不但不能解决花眼问题，反而会加重视疲劳，所以购买前一定要请医生验光。

2. 老年人最好配一副可以有效过滤紫外线、具有保护功能的眼镜，这样可以预防老年性眼病，如白内障、眼底黄斑病变等。

3. 不要随便戴别人的花镜或者与老伴共用一副眼镜。

老花镜也要经常保养，否则磨损得厉害会影响看书，不小心坏了又会影响生活。正确地保养眼睛可以采纳如下的做法。

1. 单手摘戴会破坏镜架左右平衡性，导致变形，建议大家双手拿住镜腿沿脸颊两侧平行方向摘戴。

2. 取戴时一般先折左镜腿，这样不易造成镜框变形。

3. 建议清水冲洗眼镜并用纸巾吸干水分，再使用专用眼镜布擦拭，需托住眼镜一侧的镜框边丝，轻轻擦拭镜片，避免用力过度造成镜框或镜片的损坏。

4. 不戴眼镜时，请用眼镜布包好放入眼镜盒。若暂时性放置，请将眼镜的凸面朝上，否则易磨花镜片。同时，眼镜应避免与防虫剂、洁厕用品、化妆品、发胶、药品等腐蚀性物品接触，避免长期阳光直射和高温（以上）放置，否则易引起镜片、镜架劣化、变质、变色等。

5. 定期到专业店进行整形调整，镜架变形会给鼻子和耳朵造成负担，镜片也易松脱。

6. 清洁眼镜的原则是保持明亮洁净，不沾染油垢，避免刮伤镜片。可使用中性肥皂或专用清洁剂清洗，清水洗净后再用拭镜纸或柔细的面纸擦干，许多人有顺手拿起衣角、手帕等擦拭镜片的习惯，这是不正确的，因为粗糙的质料容易刮伤镜片。清洁镜架间的细缝，可使用柔软的旧牙刷轻轻刷洗，除去尘垢。

7. 放置眼镜的方式也要养成固定的习惯，先用绒布包裹镜片，再收拢左镜架，然后才收拢右镜架，为防止眼镜受到重压，可将眼镜放在硬质的眼镜收藏盒中。

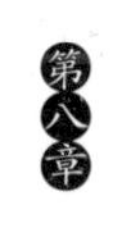

以上所说的都是老花镜的使用和保养问题，归结起来就是老人的用眼问题。那么老人如何才能做到健康用眼，以防对老花镜产生依赖呢？

1. 经常做眼保健操，按压太阳穴，或是闭目养神。闭目养神既能使眼睛得到充分的休息，又能休息大脑。

2. 保持良好的看书、写字姿势，不要躺着看书。眼睛与书的距离要相隔30厘米。

3. 看书时，一般半小时就要起来活动一下。可用双手互搓手心后捂住双眼，轻轻按摩，然后向远处眺望。

4. 多看绿色植物，古人有用小剪子修文竹以养眼的传统，不妨一试，还可养盆金鱼。一方面注视游动的金鱼能帮助活动眼球，另一方面金鱼缸里的水能增加空气湿度，对眼睛有利。

5. 饮食调养。应多食用水果、蔬菜、豆制品、动物肝脏、蜂蜜、黑豆等。

6. 注意药物对眼睛的影响。如治胃病的颠茄、胃舒平等解痉药，可导致瞳孔散大；扩血管药物，如硝酸甘油、消心痛、亚硝酸异戊酯等对部分人群会加重青光眼；激素会导致激素性青光眼等。

7. 过多紫外线照射是加重晶状体老化的杀手，因此要避免强光直射。在盛夏阳光强烈的时间段外出，一定要带防护用具，如打遮阳伞，戴遮阳帽、太阳镜等。

按摩器具

《老老恒言》曰：骨节作酸，有按摩之具曰太平车。或玉石，或檀木，琢为珠，大径寸而匾如算盘珠式，可五可六，钻小孔贯以铁条，折条两头合之，连以短柄，使手可执。酸痛处，令人执柄按捺，珠动如车轮，故曰太平车。

捶背以手，轻重不能调。制小囊，絮实之，如莲房，凡二；缀以柄，微弯，似莲房带柄者。令人执而捶之，轻软称意，名“美人拳”。或自己手执，反肘可捶，亦便。

隐背，俗名“搔背爬”，唐李泌取松樛枝作隐背是也。制以象牙或犀角，雕作小兜扇

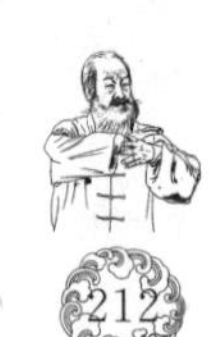

式，边薄如爪，柄长尺余。凡手不能到，持此搔之，最为快意。有以穿山甲制者，可搔癣疥，能解毒。

《老老恒言》说：老人若是骨节酸疼，可以用太平车来按摩。太平车是古代人们使用的一种按摩器，可以用玉石、檀木等雕琢成算盘珠大小，中间钻小孔，用线或铁条穿起来，两头再加上手柄。身体疼了，就能用手拉着上下按摩，可以有效缓解酸痛感。因为它的珠子滚动像车轮，所以叫太平车。

用手捶背，轻重有时掌握不好，除非是有专门的人帮自己。过去有一种“美人拳”，是专门用来捶背的工具。它的制作方法是：制作一个小包裹，用棉絮填实，好像莲蓬大小。再把它缠在一根木柄上，木柄稍微有些弯曲，看起来就好像带柄的莲蓬。别人拿着帮自己捶背，轻软而称意。也可自己拿着，反肘捶击，同样很方便。

隐背，就是痒痒挠，或“不求人”。只要身体瘙痒，手够不到的地方，比如说背部，用这个来搔痒，最为舒服。这个工具在唐代就已经出现了，不过当时用的是松树枝。后来它的制作材料就变多了，如象牙、犀角、穿山甲等。其中穿山甲材质的痒痒挠可以搔癣疥，有清热解毒的作用。

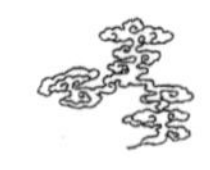

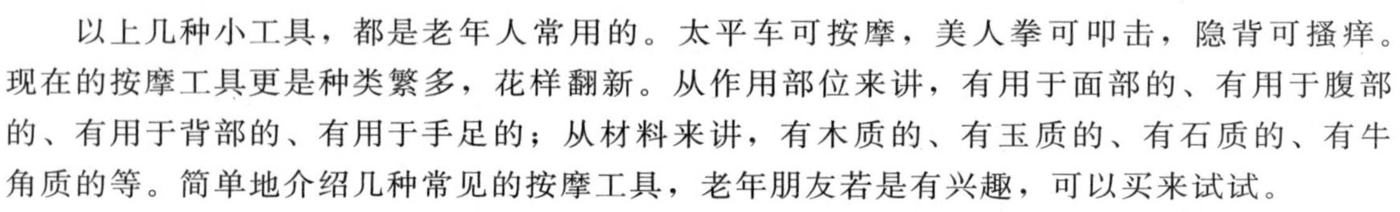

以上几种小工具，都是老年人常用的。太平车可按摩，美人拳可叩击，隐背可搔痒。现在的按摩工具更是种类繁多，花样翻新。从作用部位来讲，有用于面部的、有用于腹部的、有用于背部的、有用于手足的；从材料来讲，有木质的、有玉质的、有石质的、有牛角质的等。简单地介绍几种常见的按摩工具，老年朋友若是有兴趣，可以买来试试。

老人因为独居，所以有什么腰酸背疼就得自己解决，想要按摩了也没人帮得上忙。这时候要是有一台按摩椅就非常不错了。按摩椅的原理是利用机械的滚动力作用和机械力挤压来进行按摩。人工推拿按摩能够疏通经络，使气血循环，保持机体的阴阳平衡，所以按摩后可感到肌肉放松、关节灵活，使人精神振奋、消除疲劳，对身体健康有重要作用。只是按摩椅始终不是活人，不可能精确刺激人体的穴位，而且力道的拿捏也不一定恰到好处。患有腰椎和颈椎疾病的老人，也不宜使用按摩椅。有条件的老人，可以去一些专业按摩店里，定期按摩。

刮痧板是刮痧的主要器具。刮痧是通过刺激人体的相关经络、穴位，从而达到活血化瘀、疏通经络、行气止痛、清热解毒、健脾和胃、调和阴阳、温经散寒、行气活血、增强皮肤渗透性、改善脏腑功能、增强免疫功能的功效。刮痧是一种传统的绿色疗法，常用的木鱼石板有半圆形、鱼形、肾形、椭圆形刮痧板及多功能刮痧板等。

刮痧板的选择首先是材质的选择，从刮痧板的材质上分，有铁板、瓷器、玉石、水牛角、黄牛角等。有一些是平常百姓家的用品，来源相当简单，只要手边有什么就可以拿起什么来刮。像出现得最早的刮痧工具则是铜钱，一般都是在上面沾水便刮起来。但随着社会的不断向前发展，对刮痧板的质量要求自然也越来越高，其中公认的质量不错的是砭石和水牛角，水牛角在中药上本就有清热解毒、活血化瘀的效果，其他如玉石之类的应该会更好，但一来价格比较昂贵，二来易碎，所以并不常用。

拔火罐应用很多。民间有句话“扎针拔罐子，病去一半子”，说明了老百姓对拔火罐的认可。拔火罐在古代被称为“角法”，因为古人多以牛、羊的角作为拔火罐工具。拔火罐就是借助热力或其他方法排除罐内空气，产生负压，使罐具吸于皮肤，引起局部高度充血，促进局部血液循环，从而增强机体新陈代谢，提高人体免疫力。常用的罐子有玻璃罐、橡胶罐、真空抽气罐等。罐分为大、中、小三种，一般大罐用于胸、背、腰、臀、腹、大腿部位；中罐用于颈、肩、上肢、小腿部位；小罐用于头面部、关节、掌背、足背部位。拔火罐也有几种注意情况，拔完火罐之后，不能洗澡，一般要隔上一天。拔罐的时间也不能太长，否则会导致皮肤严重受伤。同一个部位不能反复拔罐，因为那样也会让皮肤受伤。

足浴桶老人可以常用。足有第二心脏的美称，说明了足对人体健康的重要性。近些年来，人们对此越来越重视，各种足疗馆遍地可寻。足浴桶可泡足及下肢，使老年人足不出户就能享受到足部保健。而且，足浴桶价格不贵，使用方便。建议老年人常用。

相信这么多的按摩工具中，总有一样是合乎老人心意的。

痰盂

《老老恒言》曰：《西京杂记》：广川王发魏襄王冢，得玉唾壶。此唾壶之始也。今家常或瓷或锡，可以多备，随处陈设。至寝时，枕旁尤要。偶尔欲唾，非此不可。有谓远唾不如近唾，近唾不如不唾，此养生家之说。

盖人之阳气，唾必着力发泄之，阳气所薄……或有此理。养生贵乎不唾，正恐发泄阳气也。

《老老恒言》说，《西京杂记》中记载，广川王曾经在魏襄王的墓冢中发现了一个玉质的唾壶，这是迄今为止发现的最早的唾壶了。唾壶即痰盂，常用的唾壶有瓷质的或锡质的，家里可以多置备一些，随处可以陈设。尤其是卧室的枕边更为重要，偶尔想吐痰非它不可。养生的人都说，吐得多不如吐得少，吐得少不如不吐。对老人来说，最好少吐。因为人在吐痰的时候，一定要发力，而发力是要消耗阳气的。

痰盂，顾名思义，是吐痰用的。嘴里有痰时，是一定要吐出来的，任何人都不会选择咽下，这个常识一般人都懂。痰盂，过去家家都有，但现在城市里比较少见了，在一些公众场合，也有设痰盂的，以备人们不时之需。

吐痰本来无可厚非，但是在公共场合吐痰就有失体面了，而且还会影响公共卫生，所以出门就一定要注意这个问题。老年人的支气管问题比较多，吐痰也比年轻人更频繁。出门会客，就一定会面对这个问题。建议老人随身带着手纸，一来上厕所时可以用到，二来吐痰也能放在里面。纸用了之后一定要丢到垃圾桶里，不要影响卫生。

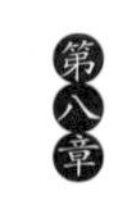

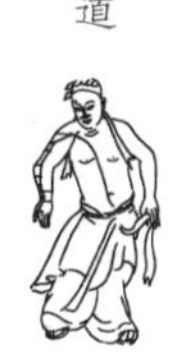

需要强调的是，有些人不光吐痰，更习惯了吐口水。唾液被中国传统医学美称为“金律玉液”，又称“华地之水”。古代的一些修道养生者认为，只要简单地将舌下产生的津液有意识地一口口咽下，并持之以恒，常年不懈，便能增进生命活力，延年益寿。现代医学曾经认为唾液只是口腔的外分泌腺分泌的一种消化液。唾液富含水分、微量元素、电解质、激素、抗体等多种有益于人体健康的成分。它的作用就是助消化和搅拌湿润食物。然而近年来的研究成果表明，唾液虽然不是长命百岁的仙水，但也不仅仅只是消化液，它还有多种功效。人的唾液中含有许多有益于人体健康的物质，每天吞咽自己的唾液可以祛病延寿。

唾液中含有淀粉酶、溶菌酶、过氧化物酶、黏液蛋白、磷脂、磷蛋白氨基酸、钠、钾、钙、镁等物质。这些物质具有消化食物、杀菌、抗菌、保护胃黏膜等作用。

唾液中含有一种使人保持年轻的激素，它能强化人的肌肉、肌管、骨骼、软骨和牙齿等的活力。唾液具有很强的消毒杀菌能力，能有效地杀死食物中的致癌物质。唾液中还含有一种特殊的唾液生长因子，能促进人体细胞的生长分裂，缩短皮肤伤口的愈合时间，具有保护皮肤弹性的功能。

正因为唾液的这些作用，习惯了吐口水的老人一定要改掉这个毛病。

取暖和降温器具

《老老恒言》曰：冬寒频以炉火烘手，必致十指燥裂。须银制暖手，大如鹅卵，质极薄，开小孔，注水令满，螺旋式为盖，使不渗漏。投滚水内，有顷取出暖手，不离袖则暖可永日。又有玉琢如卵，手握得暖气，即温和不断。

暑天室有热气，非风不驱。办风轮如纺车式，高倍之，中有转轴，四面插木板扇五六

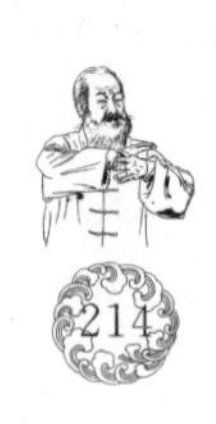

片，令人举柄摇动，满室风生。顿除热气，特不可以身当之耳。

《老老恒言》说：冬天天气寒冷，如果用炉火烘手，手指容易干燥皲裂，形成冻疮。可以用银制成的暖手壶，像鹅蛋那么大，壶壁很薄，中空，注入水后用螺旋式的盖子盖上。然后投入滚水中加热，一会儿取出来就可以暖手了，只要一直塞在袖子里，就可以一整天暖和。此外，还可以用暖玉来暖手。

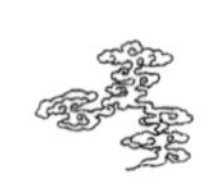

夏天天气炎热，必须有风才能凉快一些。可以做个风轮，如纺车，中间有转轴，四面插上木板扇五六片，摇动木柄，这样满屋生风，会很凉爽。不过人不能直接在风下吹。这里提到的风轮就是最为原始的风扇。

现在人们的生活水平明显提高了，有了多种多样的取暖及降温设备，人们再也不用为取暖或降温而自己动手制作用具了。下面就介绍一些常用的设备，供老年朋友参考优劣。

1. 空调：空调能根据需要调节室内的温度，主要有制冷型空调和冷暖型空调两种。空调的样式很多，因为应用的范围广。样式有壁挂式、立柜式及嵌入式，人们可以根据自己的需要来选择。只是空调体积大，价格相对偏高。使用空调时要求室内密封，这样就阻止了空气的流通，从养生角度来看，容易使人产生不适感，甚至会患空调病。老年人使用空调时，不要被冷风直吹，而应间接降温。

如今的空气和环境都没有过去的好，所以空调在承担制冷和制热的工作时，难免要受空气污染，所以就需要保养。保养空调的方法有如下几种。

（1）清除通风口的杂物，保证通风正常。观察室外机架有无松动现象，清洁室外通风网罩内的异物。同时，保持通风口的畅通无阻。

（2）室内、外换热器表面清洗，提高换热器的效率。清理室内换热器时，应小心拿下面板，用柔软的抹布擦洗，使用小毛刷轻轻刷洗内机的换热器，这样可达到清除灰尘和可繁殖病菌的有害积聚物的目的。但是注意由于散热片是很薄的铝质材料，受力后容易变形，因此要小心刷洗。

（3）清洗过滤网上的积灰。在清洗过滤网的时候，首先切断电源，再打开进风栅；取出过滤网，用水或吸尘器清洗过滤网，水温不要超过40℃，用热的湿布或中性洗涤剂清洗，然后用干布擦净，同时不能用杀虫剂或其他化学洗涤剂清洗过滤网。

（4）清洗排水部分的污垢和积聚物。排水部分容易沉积污垢，必须定期进行彻底消毒，保证排水通畅、防止细菌繁殖。

（5）检查其他。包括供电线路、插头插板、开关；检查易耗损件，如导风转板、杀菌除湿、光触媒等部件状况，确保空调状况良好无异常。

2. 电风扇：电风扇就是上面介绍的风轮，区别就在于以前的是人力，现在的是电力。电风扇有台式、吊式、落地式、壁挂式等多种样式可供选择，风力、送风方式均可调节，且价位相对较低，体积相对较小，因此电风扇在家庭的普及率较空调高。电风扇的降温原理是通过风力帮助人体的汗液蒸发，而汗液蒸发会带走热量。因为它本质上并没有降低气温，使用时又会散发热量，所以降温的效果并不如空调。如《老老恒言》中提到的那样，风扇也是不能直吹的，更不宜长时间吹风扇。贪凉容易造成老年人肌肉酸疼，这在夏天许多医院中都会见到。电风扇在使用了一段时间后，会沾染上很多黑色的粉尘，这时候就需要擦拭干净。假如用清水洗不净，可以用肥皂水擦洗。洗干净的风扇要擦干，然后用纸包起来，方便第二年天热时再用。

3. 电热取暖器：目前市场上的电热取暖器品种很多，老人可根据实际需要和经济能力选购。比方说冬天写字时，手放在玻璃台板上感到冷，可购买写字台用玻璃电热膜；在房间中只一个人需要取暖，可购一台石英管取暖器；若全家多人一起取暖，则购一台对流型取暖器；洗澡间可使用浴霸。电热取暖器的功率与房间面积要匹配，一般10～15平方米的房间可选用1000瓦左右的，20平方米以上的房间选用2000瓦的。

4. 暖手宝：暖手宝大小衬手，使用简单，加热方便，所以深受欢迎。市面上最常见的是电热暖手宝，利用电能直接加热袋子里的水，一次性充电可以使用几个小时。而且它价格便宜，携带方便，是老人冬天保温的最好选择。

除了以上这些器具之外，还有许多更加新颖的取暖和降温设备每年都会出现。总之，是现代的技术进步带来了养老生活的极大方便。老年朋友们在享受科技进步带来的快乐时，也一定不能忘了养生的真正智慧。掌握好使用的度，才不会反过来被这些工具害到。只有这样，才能做到安享晚年。

饮食小器具

《老老恒言》曰：冬用暖锅，杂置食物为最便。世俗恒有之，但中间必分四五格，使诸物各得其味。或锡制碗，以铜架架起，下设小碟，盛烧酒燃火暖之。

深夜偶索汤饮，猝不能办，预备暖壶，制以锡，外作布囊，厚装絮以囊之，纳诸木桶中，暖可竟夜。《博古图》有"温酥壶"，如胆瓶式，入滚水内化酥者。古用铜，今或用锡，借为暖汤之备，亦顷刻可俟。按《颐生录》曰：凡器铜作盖者，气蒸为滴，食之发疮，则用铜不如用锡，用锡更不如用瓷。

《老老恒言》说：老年人在冬天的时候应该准备一个暖锅，可以把各种食物放在里面保温。暖锅里要分成四五个格子，分别放不同的食物，这样就可以避免串味了。或者可以用锡质的碗，放在铜架子上面，下面放个小碟子，里面装着烧酒点火加热。

老人夜里有时候要喝汤水，这时就需要是热的。所以应该备一个暖壶，最好是锡壶，外面用厚布裹上，再用厚棉絮包裹放在木桶中，这样整夜都可以保温。另外，以前人会用铜壶装水，现在就不能再用了。因为饮用铜质容器装的水后容易生疮，所以锡质的比较好，保温性强。但比较起来，最好的还是瓷质的容器。

以上所说的饮食器具，大多是为了保温。如今，饮食器具有了很大发展，下面介绍几种现在常用的饮食器具，还有相关的注意事项。

1. 电磁炉：电磁炉是现代厨房革命的产物，它无需明火或传导式加热而让热直接在锅底产生，因此热效率得到了极大的提高，是一种高效节能橱具。电磁炉这几年走进了千家万户，它是利用电磁感应加热原理制成的电气烹饪器具，在加热过程中没有明火，因此安全、卫生。不过电磁炉因为是电磁制热，所以也会产生辐射，这是它的唯一缺点。电磁炉使用之后也要保养，陶瓷板清洁起来很方便。如果是轻微的污垢，用柔软的湿抹布擦拭。如果是油污垢，用柔软的湿抹布沾少量牙膏或中性洗洁剂在电磁炉处于热态时擦拭，此时小心烫手，然后再以柔软的湿抹布擦拭至不留残渣。外壳用一般的中性洗洁剂清洗就可以了。每次使用时保持锅底干净，不要干烧，有变色时使用牙膏或洗洁精擦拭。关机时需要等风扇完全停止了再拔掉电源。

2. 电火锅：秋冬季节，正是吃火锅的好时候，一家人围坐在火锅旁，边吃边谈，其乐融融。电火锅不仅可以涮锅，还可以煲汤、煮饭、炒菜，所以不少老人愿意用它。与电磁炉类似，电火锅在使用后也要及时清洁。

3. 多功能加热保温餐具：这套餐具由菜盘、菜罩组成。将需保温的食物放在菜盘上，盖上菜罩，调好温度，即可保温，解决了冬季食物保温困难的问题。因此也深得老人的喜爱。

4. 电热杯：电热杯小巧便宜，既可以烧水，也可以泡面、煮菜，使用起来十分方便。

5. 保温瓶：保温瓶最早是苏格兰物理学家杜瓦研制出的一种真空夹层容器，当时是为了贮存液化气体，后来被德国人申请了专利，逐渐应用于很多场合。现在保温瓶在我们的生活中已比比皆是，就是几乎家家都有的热水瓶。现在的保温瓶最核心的就是一个内胆，外面的壳有各种材料。

6. 饮水机：现在的饮水机走进了千家万户，因为它价格便宜，又方便好用，省去了人们烧开水的时间，所以很受欢迎。许多饮水机不仅有加热功能，还有制冷功能。就是说，

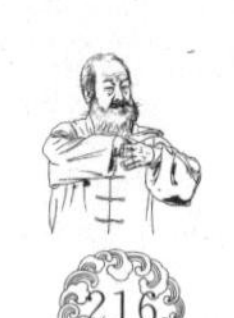

不管人们需要热水、冷水还是常温水，都可以用饮水机来实现。对于老年人来说，起夜了想要喝水，也是非常方便的。不过饮水机还是有一些问题的，最需要注意的就是污染问题。因为饮水机里面的水，在长时间加热后，会产生很多的有害物质。人喝下之后，会产生一些消化系统和泌尿系统的病变。除此之外，一直加热的饮水机还是电器中的“耗电王”，会浪费很多的电能。

使用和保养饮水机要注意一些小问题。搬运的时候要轻拿轻放，保证工作状态是直立的，不能倾斜。初次使用要清洁，必须装上水之后才能开电源。夜间不用的时候，要关闭电源。大约 3 个月要消毒一次，使用一年要请专业维修人员来清洗内胆。按水龙头时，不要用力过猛，防止出现阀门松动或脱落。

总之，现代的饮食器具种类繁多，功能多样。老人应根据个人的需求和爱好选择使用，在使用过程中要牢记方法，用后也要会保养。子女们可以帮助老人多接触这些新鲜的工具，让他们也享受技术进步带来的便利。

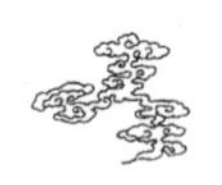

拂尘

《老老恒言》曰：棕拂子，以棕榈树叶，擘作细丝，下连叶柄，即可手执。夏月把玩，以逐蚊蚋，兼有清香，转觉雅于麈尾。少陵有诗云：不堪代白羽，有足驱苍蝇。山野销夏之具，亦不可少此。

《老老恒言》说：棕拂子是把棕榈叶分成细丝，留着叶柄，可以拿在手里。夏天蚊蝇比较多，棕榈叶可以驱逐蚊虫，甩打的时候还伴有清香的气味，反而觉得比麈尾更雅致。唐代大诗人杜甫的诗“不堪代白羽，有足驱苍蝇”说的就是棕拂子，也就是我们在影视作品中见到的拂尘。

之所以很少有人见到拂尘，是因为很少有人用拂尘。我们能见到的拂尘都是在电视上，那些修仙的道士拿在手里，很有神仙的感觉。家里有拂尘的人，也都是把它当作摆设，用来增加室内的情调。不过在以前，在很多灭蝇杀虫的用具发明出来之前，拂尘却是老百姓夏天不可缺少的物件。

现在拂尘已经很少有人用到，驱蚊灭蝇也有了更方便的工具。至于清除灰尘，大都用鸡毛掸子。下面就介绍一些现在的杀虫工具，供老年朋友参考。

1. 灭蝇灯

灭蝇灯按捕杀的功能可以分为电击式和粘捕式，其原理都是用光线引诱虫蝇，诱使虫蝇靠近灭蝇灯灯管，使昆虫接触灭蝇灯附近的高压电栅栏或粘蝇纸，将其电死或粘住，达到杀灭虫蝇的目的。

电击式灭蝇灯因电击过程中，将虫尸击飞，四处散落，可能会造成进一步的污染。

黏捕式灭蝇灯通过内置的黏带捕虫，不造成二次污染，且有利于监测虫害种类和数量、趋势。

为提高灭蝇效率，应正确安置灭蝇灯。

（1）灭蝇灯的下端离地面应大于 50 厘米，顶部离天花板大于 50 厘米，设置中端高度在离地 1.8 米左右。

（2）灭蝇灯使用时，关闭其他灯具可以提高灭杀效果。

（3）每 20 平方米安装一只灭蝇灯。

（4）灭蝇灯应避免直接面对门、窗等，防止出现吸引外界虫蝇的情况。

（5）在食品处理环境里应避免使用电击式灭蝇灯，避免虫尸被电击炸飞。

（6）不可在容易发生爆炸的地方使用电击式灭蝇灯。

（7）灭蝇灯的效果跟灯管寿命密切相关，应定期更换粘蝇纸和灯管。

2. 电蚊拍

电蚊拍全名是电子高压灭蚊手拍，以其实用、方便、灭蚊效果好、无化学污染、安全卫生等优点，普遍受到人们的欢迎。

（1）电蚊拍装有4V可充电的高容量铅酸蓄电池。每次充电8～15小时，可反复充电400次，环保节能。充电完成拨动开关，可选择是否带照明灯灭蚊，按下开关，即可灭蚊。

（2）灭蚊时：对于停在墙上或蚊帐上的蚊子，按下电源开关，此时红灯亮，将稀网面对蚊子，轻轻靠近它，蚊子即被吸入两电网间，随即将其击毙，稀网朝下，松下开关，蚊子即会掉落；对于在空中飞的蚊子，按下开关，稀网面对准它，挥动即可。

（3）灭苍蝇。因苍蝇的灵敏度较高，使用时需掌握一定的技巧。

对于停在平面上的苍蝇，手握灭蚊蝇拍，稀网面对着苍蝇，轻轻地放置于距苍蝇20～30厘米的同一平面处，按下开关，红灯亮后，对苍蝇快速挥动，苍蝇即被吸到两电网间，持续电击1～2秒，苍蝇即被电死。

对于墙面上的苍蝇，手握灭蚊蝇拍，稀网面对着苍蝇，贴着墙面，放在距苍蝇下面或侧面20～30厘米处，按下开关快速挥动，苍蝇即被吸入两电网间，持续电击1～2秒，苍蝇即被电死。

对于停在悬挂于空中绳子上的苍蝇，手握灭蚊蝇拍，稀网面对着苍蝇20～30厘米处，按下开关，快速挥动，苍蝇即被吸入两电网间，持续电击1～2秒，苍蝇即被电死。

若苍蝇掉到桌面上，可将稀网面朝下，使其置于稀网面的两根金属条之间，按下开关，轻轻移动，害虫即被吸入网中，翻转手柄，使稀网面朝上，即可拣起害虫。无须用手拣。

3. 家用杀虫剂

高温的夏天里，蚊子、苍蝇及蟑螂等虫害活动最频繁，因此，一些杀虫气剂成为夏天家庭不可或缺的物品。不过，众所周知，杀虫剂也具有一定的毒性，倘若注意的不当，很容易危害到家人的健康。

正确的杀虫剂使用方法是：直接对准害虫喷射，或是关闭门窗，向室内的各个方向喷射，使房间里布满药雾，几分钟之内蚊蝇等飞虫就会死亡，然后再打开门窗，通风足够后才能进入室内。针对蟑螂等爬虫的话，需要把气雾均匀地喷洒在其出没、停留或栖息的地方。

因为任何的杀虫剂对人体都有一定的毒害，如长期接触的话会造成人体神经系统中毒，进而引起头晕、头痛等症状。所以，在知道了杀虫剂使用方法后，还要注意以下几个事项：

（1）在喷药前，须把所有的食物、水源都密封好，尽量在进餐之后喷药，而且保证药罐置放在儿童接触不到的地方。

（2）人体要做好防护，最好穿上长袖衣服，戴上口罩，以防皮肤和呼吸道中毒。

（3）杀虫剂都是有毒或是低毒的，过量使用一定对人体不利。

（4）杀虫剂都是压力包装，所以一定要注意避免猛烈撞击或是高温存放，更不要将其对着火源喷射。

此外，还有一些灭蝇枪、粘蝇板之类的杀虫工具，都可以作为老年人的选择。不过这些都是主动用来驱虫的，不可能让老人完全不受蚊蝇的骚扰。还可以用花露水来驱蚊，这样不仅能驱赶蚊虫，还可以抑制蚊子叮咬后的瘙痒。至于蚊香的使用，在前文中已经有叙述，这里不多做介绍了。

便器

老年人便器不可或缺

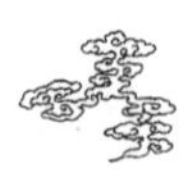

《老老恒言》曰：老年夜少寐，不免频起小便，便壶实为至要。制以瓷与锡，俱嫌取携颇重，惟铜可极薄为之，但质轻又易倾覆，式须边直底平，规圆而扁，即能平稳。

大便用圊桶，坐略久，即觉腰腿俱酸，坐低而无依倚故也。须将环椅于椅面开一孔，孔大小如桶，铺以絮垫。亦有孔如椅面，桶即承其下，坐既安然，并杜秽气。

《山居清供》曰："截大竹整节，以制便壶。"半边微削，令平作底，底加以漆，更截小竹作口，提手亦用竹片粘连。又有择葫芦扁瓢，中灌桐油浸透，制同于竹。此俱质轻而具朴野之意，似亦可取。再大便用环椅如前式，下密镶板，另构斗室，着壁安置，壁后凿穴，作抽替承之，此非老年所必办。

《老老恒言》说：老人晚间都睡得不太踏实，正是"前三十年睡不醒，后三十年睡不着"。所以老人不免会频频起夜，因此便壶对老人是十分重要的。便壶有瓷壶、有锡壶，但是这些材质的便壶太沉重，老人使用起来不方便。只有铜制的便器薄而轻，可是轻了又容易歪倒，所以铜壶的边应直，壶底要平，四周圆而扁，就比较平稳了。

过去人大便都用便桶，坐得时间长了就会觉得腰酸腿疼，这是因为便桶低矮，而且没有倚靠的缘故。可以在环椅的椅面上开一个如桶口大小的孔，在椅面上铺上垫子，下面放个便桶。这样，坐在上面大便不仅舒服，还能防止臭气四散。

便壶的制作也有多种方法。《山居清供》里记载了用大竹子制便壶的做法。具体是用粗竹子削平，当作壶底，底还要刷漆。壶的鼻子用小竹子削成竹片黏合。也有用大葫芦制便壶的，用桐油浸透，就不会渗水。制作方法和竹便壶一样。

人到老年，气血两虚，大小便均不如年轻时畅快。老年男性又多患良性前列腺增生症，尿频，尿急，排尿费力，夜尿增多。再加上老人本来就非常敏感，稍有不适就睡不着，睡不着就更不免频频起夜。种种原因，就要求必须解决好老人的大小便器具问题。而便器就成为直接关系到老人生活质量优劣的器具。

夜壶在以前的养老生活中是必备的。老年人尿急起夜，掀开被子上下床铺，忽冷忽热的，肯定会感到不方便。夜壶可以放在床下，想要小便的时候，就能随手拿到床上解决。正因为这一点，所以古人几乎家家户户都有夜壶。如此一来，夜壶的质地就有讲究了。据《老老恒言》介绍，瓷壶和锡壶都太重，只有铜壶又轻又薄，用起来方便。

现在的生活条件好，以前的起夜问题也都没有了。古人是怕冷，才用夜壶在被窝里撒尿。现在家里的保暖非常好，所以起夜也不会影响什么。便椅是为了方便时省力，而如今几乎每家都有独立的卫生间，抽水马桶本来就是设计坐着大便的，所以省力也不成问题。而且，坐便器上还能套一个垫子，作用就类似于便椅上的垫子，冬天时坐在上面都不会觉得冷。总之，如今的养老，排便省力省心已经不是问题了。实在没有条件的老人，可以效仿《老老恒言》里的做法。铜壶可能不好买，但是买一个瓦罐倒是可以的。马桶在市面上也随处可见，老人也完全可以自制一个。

腿脚不好，下床困难的老人，上卫生间困难，可以到市场买一个坐便器或便椅。坐便器用于完全不能下床的老人，而便椅可以放在床前，老人想方便，只需要移步就行。

大小便与排气均不可忍

《老老恒言》云：欲溺即溺，不可忍，亦不可努力。愈努力则愈数而少，肾气窒塞，或致癃闭。孙思邈曰：忍小便，膝冷成痹。

膀胱为肾之府，有下口，无上口，以气渗入而化，入气不化，则水归大肠，为泄泻。东坡《养身杂记》云："要长生，小便清；要长活，小便洁。"又《南华经》曰："道在屎溺。"

《六砚斋三笔》曰："养生须禁大便泄气，值腹中发动，用意坚忍，十日半月，不容走泄，久之气亦定。此气乃谷神所生，与真气为联属，留之则真气得其协助而日壮。"愚谓频泄诚耗气，强忍则大肠火郁。孙思邈曰："忍大便，成气痔。"况忍愈久，便愈难，便时必至努力，反足伤气。总之养生之道，惟贵自然，不可纤毫着意，知此思过半矣！《黄庭经》曰：物有自然事不烦，垂拱无为心自安。《道德经》曰：地法天，天法道，道法自然。

《老老恒言》说：老年人想要去排尿，就一定要尿出来，绝对不可以憋着。排尿也不要想着用力，因为越是想尿就越是尿得不自在。而且，用力过度会导致尿频，量也会越来越少，最终会导致肾气窒塞或癃闭。因此，唐代医学家孙思邈说，忍住小便不尿，时间久了会造成膝关节冷痛，出现痹症。

人体的膀胱是肾的门户，有通往下面的出口，却没有接上面水的口。尿的成分绝大部分是水，水是以气的形式进到膀胱里的。假如水不能进到膀胱里，那么就会回归大肠，导致拉肚子。苏东坡的《养身杂记》记载道，想要长寿，小便就一定要清澈，正常。《南华经》也说，养生之道都在大小便里。

《六研斋三笔》上说到了大便的问题。大便时要注意不能泄气，泄气就是放屁。屁被认为是谷物的精华，所以有"气乃谷神所生"的说法。屁是身体真气的一部分，留在肚子里能够帮助强身健体。所以，忍住不放屁，时间久了气就消了。但曹老先生则认为，放屁太频繁确实会消耗体力，但忍住不放却会出现肠道问题，使火气积压。而且，孙思邈又说了，忍住大便不排，会导致痔疮。因此，大便也不能忍。因为忍得越久，那么排便就越困难，耗费的体力就越大，反而会伤身。总体来说，关于排便应该顺其自然，不能有什么在意或不在意。养生之道也在于顺其自然，所以《黄庭经》上有一句诗"物有自然事不烦，垂拱无为心自安"，就是要老人们注意顺应天地变化，阴阳道理，随心随性地生活，这样才能安享晚年。《道德经》上对此也有过类似的说法。

关于正确排泄大小便的问题，在下面会有讲述。现在着重介绍关于放屁的一些问题。

放屁是人的正常生理活动，屁是人体消化系统的一种排泄物。我们吃的食物，进入了肠道后，一些可以被分解，一些没有被分解。未被分解的部分，包括纤维和糖类，就成了大肠杆菌的食物。大肠杆菌在饱餐的时候，就会产生气体，这就是屁。这些气体，随同肠蠕动向下运行，由肛门排出。排出时，由于肛门括约肌的作用，有时还产生响声。所以，放屁是肠道正常运行的一种表现。相反，如果不放屁，或放屁过多过臭，则为一种异常现象。

放屁过多，有可能是肠胃出了某些问题，也有可能是因为吃了太多的淀粉类食物，比如红薯、土豆等。爱吃面食的人也容易放屁，因为面粉也就是淀粉，在肠道里被分解会产

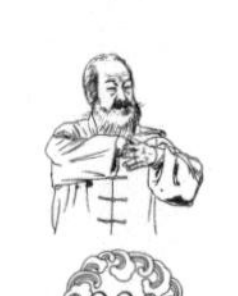

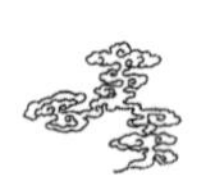

生气体。

放臭屁说明身体出了问题。一种臭屁是屎臭味很浓，这说明放屁的人正在拉肚子，需要马上排泄。另一种屁具有很强的刺激性，像臭鸡蛋一样难闻。这说明吃了太多的蛋白质类食物，肠道无法全部消化，滞留下来的就被分解，产生了胺类气体。而胺类具有恶臭。

不放屁的人，问题很严重。要么是腹部胀气，肛门有毛病。要么就是患有肠道梗塞、肠套叠。

所以说，屁也是身体状况的一种表现。正常的放屁是每个人都会有的，老年人对此不需要在意。

以上讲了那么多，无非是告诉老年人：

1. 排尿是否顺畅，对健康是非常重要的。

2. 有了尿意，应及时去排小便，一定不能忍。

3. 排尿时要放松心情，不要想着一定尿个干净。排尿困难时，更不可以用力或是挤压，不然会致病。平常多喝水，对于排尿是比较有利的。

4. 俗话说“屁乃人生之气，岂有不放之理”，放屁要顺其自然，不必强忍。

5. 大便也不可忍，应养成定时排便的好习惯，否则大便长期滞留在肠中，水分被肠壁吸收，大便会越发干燥，排起来会更加困难。

如何通利小便

《老老恒言》曰：《卫生经》曰：“欲实脾，必疏膀胱。”愚谓利水固可实脾，然亦有水利而脾不寮者，惟脾寮则水无不利，其道维何？不过曰节食少饮，不饮尤妙。

《元关真谛》曰：每卧时，舌抵腭，目视顶，提缩谷道，即咽津一口，行数次然后卧，可愈频溺……《内经》曰：通调水道。言通必言调者，通而不调，与涩滞等。

或问通调之道如何？愚谓食少化速，则清浊易分，一也；薄滋味，无黏腻，则渗泄不滞，二也；食久然后饮，胃空虚则水不归脾，气达膀胱，三也；且饮必待渴，乘微燥以清化源，则水以济火，下输倍捷，四也。所谓通调之道，如是而已。如是犹不通调，则为病，然病能如是通调，亦以渐可愈。

上文中介绍了，膀胱是肾的门户，所以更是利尿的中枢。老人之所以会出现排尿不畅等症状，是因为水道通调不利造成的。《卫生经》说要疏通膀胱，就是通过调理内脏的方法，调节全身的气脉运行，使小便通利顺畅。曹庭栋老先生本人认为，脾脏本身与利尿不存在直接的联系，所以想要以调节脾脏利尿的方法不可能绝对有效。

《元关真谛》介绍了一种导引法。每天在睡觉前，舌头抵住上腭，眼睛往上看，收紧肛门。等嘴里的口水满了，就咽下去。这样连续做几次再睡觉，可以治疗尿频。所以《黄帝内经》中有“通调水道”之说，就是要在疏通和调理两个方面解决小便的问题。

那么具体该如何通调身体呢？曹老先生介绍了具体的做法。首先是要少吃少喝，这样消化得快，身体里的水循环就快。其次是吃得要清淡，这样食物中的黏稠物质不多，那么就不会影响血液浓度。然后是饮食要掌握好时间，吃饭喝水要分开。最后就是喝水还要在口渴的情况下，这样喝的水能快速到达需要的部位，那么排尿也就快了。按照这些做法，若是还不能调理好小便的问题，那么就说明是身体出了毛病。

1. 取仰卧位，调匀呼吸，搓手至热，置于下腹部，先推摩下腹部两侧，再推下腹部中央，各做30次。动作要由轻渐重，力量要和缓均匀。此法有益气、增强膀胱功能的作用。对尿闭、排尿困难有一定帮助。

2. 还有一种坐姿摩腰法：取端坐位，两手置于背后，上下推搓30～50次，上至背部，下至骶尾部，以腰背部发热为佳，可在晚上就寝时和早晨起床时进行练习。此法有强腰壮肾之功，有助于通调水道。

3. 谈到通利小便，有个穴位不得不提，那就是曲骨穴。曲骨是任脉上的穴位，位于趾骨联合上缘中点处，主治小便不利。研究表明，针刺曲骨穴，每次捻针时膀胱逼尿肌收缩，内压上升。每天按摩曲骨穴 30～60 次，可以缓解前列腺的压力，解决尿频、尿急等小便问题。但需要注意的是，这个穴位离膀胱很近，所以最好排空小便后进行按摩。

除了按摩的方法之外，饮食的调理也能利尿。比如，平时要多喝水，尤其是多喝茶，因为茶叶就有利尿的作用，熬冬瓜皮水喝也有很好的利尿效果。还要经常锻炼身体，加快血液的循环。排尿是为了带走身体的各种毒素和废物，血液循环加速有助于尿液产生。生活要规律起来，远离烟、酒这些刺激人体的食品。多吃一些利尿的食物，比如冬瓜、番茄、白萝卜、韭菜、葡萄、石榴、柠檬等。

有一部分老年人小便不畅是因为前列腺增生导致的，这在老年人群体中也是一种常见病。因为前列腺有尿道穿过，所以前列腺一旦有问题，就会在排尿上显示出来。前列腺增生会压迫尿道和膀胱颈，让排尿受阻。表现出来就是一系列的排尿问题，比如尿频、尿急、尿不尽等。治疗前列腺除了要到医院就诊外，还需要从生活上注意。首先就是防寒，寒冷的天气往往会使病情恶化。然后是忌辛辣和刺激性的食物，比如辣椒和烟酒。接着是饮水问题，白天可以适当多喝，但到了晚上就要少饮水。最后就是慎用药物。

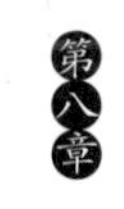

正确的排便方法

《葆元录》曰："饱则立小便，饥则坐小便；饱欲其通利，饥欲其收摄也。"愚谓小便惟取通利，坐以收摄之，亦非确论。至于冬夜，宜即于被中侧卧小便，既无起坐之劳，亦免冒寒之虑。

《悟真录》曰："开眼而溺。"眼中黑睛属肾，开眼所以散肾火。又曰"紧咬齿而溺。"齿乃肾之骨，宣泄时俾其收敛，可以固齿。《诗·鲁颂》曰："黄发儿齿。"谓齿落复生也，此则天禀使然。养生家有固齿之法，无生齿之方，故齿最宜惜，凡坚硬物亦必慎。

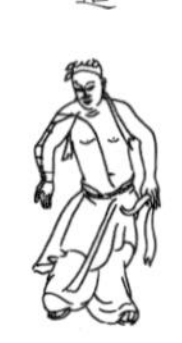

《葆元录》说到，吃饱了可以站着小便，肚子饿了就应该蹲下来小便。饱了站着是为了排便通畅，饿了蹲着是为了收住热量。曹庭栋老先生以为，排尿就应该追求通畅，蹲着撒尿的做法并不可取。而且，冬天的夜里，用夜壶在被窝中小便，也要侧身。这样不用费力起身，也不会受凉感冒。

《悟真录》里说到，应该睁开眼睛排尿。因为人的眼睛中黑眼珠是属肾的，睁开眼睛是为了散去肾里的火气，这和排尿散热是同一个道理。也有说排尿应该咬紧牙关的，因为牙是肾的骨，排尿时咬住牙齿，能够坚固牙齿。《诗经》里有记载到老年人牙齿脱落又再生的，这其实是特别情况。对于养生的人来说，只有固齿的方法，没有再长牙的奇门妙术。总之，牙齿应该爱惜，因为它不是能再生的。

如今，关于站着排尿还是蹲着排尿的做法，已经不存在争论了。因为，男人就是要站着排尿的，女人就是蹲着排尿的。老年人大半生都是这么生活过来的，也不可能会改变小便的姿势。再者说来，排尿时站着还是蹲着，本身也没有那么多的讲究。至于以前说的饥饱不同，姿势不同，也没有经过什么验证。不过，咬牙排尿这种做法确实有可取之处。因为人排尿会伴随着大量的热能释放，很多人都有深刻的感受，排尿到最后，会不由自主地打冷战，尤其是在天冷的时候。咬牙排尿，可以益肾。而且，咬牙排尿能坚固牙齿，同时转移人的注意力在牙上，让人全身放松，那么排尿就顺畅多了。

关于睁眼排尿的说法，因为没有事实证明，就不多做介绍了。在此额外介绍一些固齿

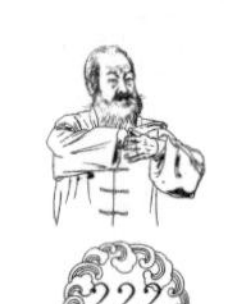

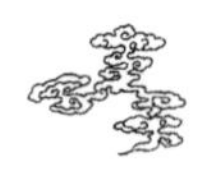

的做法，因为牙齿是人的主要咀嚼器官，老年人有没有口福，就全在一副牙上面。那么，怎么样才能有一口好牙呢？

1. 防治各种能引起牙齿松动、脱落的疾病。

不少老人会以为人老了牙齿脱落是正常的，这种看法其实是错误的。实际上，有一些上了岁数的人仍有一副好牙口，靠的就是他们对牙齿的重视。老年人的牙齿松动、脱落大多是由于牙周病、牙髓病和骨质疏松引起，只要能积极防治此类疾病，完全有可能拥有一口好牙。

2. 少吃坚硬的食物。

牙齿的最外层是一层珐琅质，经常吃坚硬的食物，会让牙齿的珐琅质磨损过度，甚至把牙本质都暴露出来。因此，磨损过度的牙很容易使牙本质过敏，引发龋齿一类的牙病。而且，牙齿磨损严重会导致牙齿移动，影响人的脸形。所以，老年人应该少吃坚果类的食物，更不能用牙齿去开瓶盖。

3. 常漱口，常刷牙。

漱口和刷牙都是为了清除口腔里的食物残余，杀灭因此而滋生的细菌。坚持刷牙和漱口可以有效防止牙菌斑和牙石的形成。

4. 及时补牙。

人的牙齿脱落之后，要是不能及时补上，那么附近的牙齿也会因为失去依靠而很快松动，甚至脱落。而且，人的牙齿只要有一颗脱落，就会导致咀嚼能力下降。所以，即便只掉了一颗牙，也要尽快修补。

5. 合理使用牙签和牙线。

人老之后，牙缝都会变宽。牙缝一旦变宽，更容易塞满食物残渣。因此，用牙签或牙线来剔除食物残渣就很有用。不过牙签应该选扁平木质的，使用时不能用力过大，否则会伤害牙龈，造成其他的口腔问题。建议老年人都用牙线，足够纤细柔韧，清洁效果也好。

观二便了解健康

《老老恒言》云：屎溺讵有道乎？良以二便皆由化而出，其为难化、易化、迟化、速化，在可知不可知之间。所谓藏府不能言，故调摄之道，正以此验得失。

小便太清而频，则多寒；太赤而短，则多热：赤而浊，着地少顷，色如米泔者，则热甚矣。大便溏泄，其色或淡白，或深黄，亦寒热之辨。黑如膏者，则脾败矣，是当随时体察。每大便后，进食少许，所以济其气乏也；如饱后即大便，进汤饮以和其气，或就榻暂眠，气定即起。

大小便也是人体状况的一种表现，这在前面就已经说到了。不过很多人都不会在意自己的大小便，甚至很多人都会觉得关注自己的大小便是笑话。只有在就医的时候，医生会问到这种问题。其实，在《老老恒言》中，关注自己的大小便状况，是养生智慧的一种表现。

《老老恒言》说，大小便也是有学问的。大小便的各种表现，都是身体的健康状况反映。因为人的五脏六腑是不能直接表现身体状况的，所以会在大小便上传达出来。

小便清澈，且撒尿频繁，说明身体冷；小便量少，颜色又深，说明身体太热；假如小便颜色又深又浑浊，则说明身体热得厉害。拉肚子的时候，大便颜色淡白，就说明身体冷；若是颜色深黄，则说明身体是受热。假如大便很黑，则说明脾出现了问题。每次大便之后，应该少量进食，用来补充体内的精气。假如刚吃完饭就大便，那么应该喝点汤水，或者是稍微躺一会。

以上只是对大小便做了个大概的介绍，下面详细说明一下，供老年朋友参考。观二便主要观察以下几个方面：排便的次数与时间，二便的量、色、质、气味，便时感觉、伴随症状等。

小便颜色与病症的联系主要有下面几种。

1. 尿味芳香，多见于糖尿病酸中毒或在饥饿时所排出的尿。

2. 尿液有腐败腥臭味，常见于膀胱炎或化脓性肾盂肾炎。

3. 尿液恶臭难闻，多见于恶性肿瘤溃烂。

4. 尿液带有粪臭味，是膀胱结肠瘘的表现。

大便的表现和症状联系主要有以下方面。

1. 大便秘结，伴见高热烦躁者，为肠热证。

2. 老人便秘，脉细数者，属脾阴虚。

3. 大便溏泄，纳少腹胀者为脾阳虚。

4. 大便呈红色，有两种情况。一种是大便和血混在一起，这说明是消化道出血。如果是血在大便的上面，则说明是得了痔疮。

5. 情志抑郁，腹痛做泄，排便不爽，为肝郁乘脾。

6. 黎明前腹痛泄泻，为脾肾阳虚。

7. 排便时肛门灼热，属大肠湿热。

8. 里急后重，见于痢疾、脱肛，属湿滞大肠或脾虚中气下陷，大便下血，色鲜红为近血，为病在大肠或痔疮出血。

9. 大便呈黑色，而且没有吃猪血或其他黑色药物，则说明是消化道出血。胃炎、肝硬化和胃癌也会表现出类似的症状。

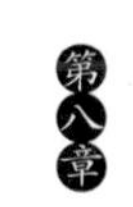

10. 肠道易激综合征表现为大便坚硬如羊粪状，伴有阵发性腹痛，可在排便后暂时缓解，粪便中含有黏液无脓血。

11. 大便出现白色，甚至是白色的陶土样，说明胆道堵塞，胆黄素无法随大便排出来。

接着来重点说明一下痔疮。这个病症非常普遍，有“十人九痔”的说法。老年人也大都有痔疮，只是症状或轻或重。治疗痔疮除了要靠医学手段外，主要靠预防，主要做法如下。

1. 加强锻炼。

一方面经常参加多种体育活动如广播体操、太极拳、气功、踢毽子等，能够增强机体的抗病能力，减少疾病发生的可能，对于痔疮也有一定的预防作用。这是因为体育锻炼有益于血液循环，可以调和人体气血，促进胃肠蠕动，改善盆腔充血，防止大便秘结，预防痔疮。另一方面可以用自我按摩的方法改善肛门局部血液循环。方法有两种：一种是临睡前用手自我按摩尾骨尖的长强穴，每次约 5 分钟，可以疏通经络，改善肛门血液循环；另一种方法是用意念，有意识地向上收缩肛门，早晚各 1 次，每次做 30 次，这是一种内按摩的方法，有运化瘀血，锻炼肛门括约肌，升提中气的作用。经常运用，可以改善痔静脉回流，对于痔疮的预防和自我治疗均有一定的作用。

2. 注意饮食调节。

不喝酒，不吃辛辣刺激的食物，如榨菜、辣椒、辣酱、生姜、大葱、蒜头、茴香等。多吃些蔬菜水果，如菠菜、芹菜、茭白、西瓜、梨、香蕉、苹果等，一方面可保持排便通畅；另一方面又可减轻痔疮的瘀血扩张。痔疮术后病人宜吃得清淡些，少吃油腻过重或熏煎食品，饮食最好定时定量，饭吃八分饱，不能暴饮暴食，饥饱不匀，以防肠胃道功能紊乱。

3. 尽可能一次排大便。

有的患者因手术后肛门疼痛而惧怕排便，或因肛门疼痛大便未排空即结束排便，从而导致大便在直肠内停留时间过长，水分被吸收过多，粪质变干而难以排出。

4. 定时排便且保持大便通畅。

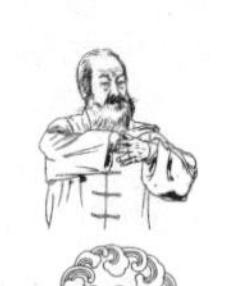

肛肠专家指出痔疮术后一般要在24小时以后方可第一次排便。在禁止排便的这段时间里，应多饮水和食用有润肠作用的饮料，这样可以促进排尿和避免大便秘结。

5. 便后要有坐浴的习惯。

坐浴是清洁肛门，促进创面愈合和消炎的简便有效的方法。每次便后都必须坐浴，坐浴时先用热气熏，待水温适中时，再将肛门会阴部放入盆内洗涤坐浴，每次20分钟左右。

6. 适当运动，注意改变体位。

除做操、打拳之类全身性的体育锻炼外，还需加强局部的功能锻炼，肛门收缩运动，又称提肛，即自我调整括约肌，收缩、放松肛门，一收一放，每次50下，约3分钟，每日1～2次。可以站着做，也可坐着做，躺着做。

7. 痔疮术后对内裤的选择。

内裤太紧的话会影响局部的血运，延缓伤口的愈合和细菌的滋生，从而会影响手术的预后，所以建议大家采用比较宽松、舒适的内裤。

总而言之，大小便对于养生有重要的警示作用。通过观察大小便，老年人可以及早预知身体的状况，发现身体的非正常状况，趁早治疗。

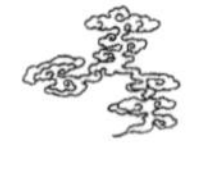

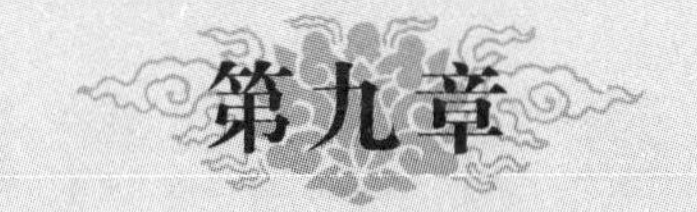

第九章

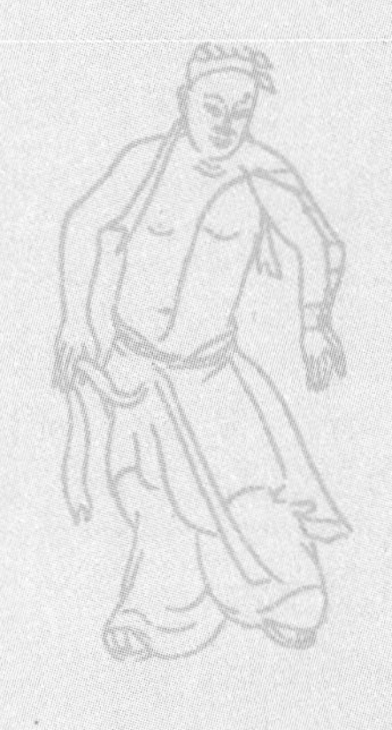

和于阴阳，四季养生

养生是一门学问，融合了我国古代的阴阳变化哲理。四季更替，也是阴阳的表现形式。所以，四季养生，便是要融合阴阳，使自己的身体能够适应季节的更替。我国古代养生家认为宇宙不是永恒不变的，而是一个自然演变的过程。宇宙开始是一团混沌之气，后分为阴阳二气；阳气清轻上浮为天，阴气混浊下降为地，阴阳天地的不断运动、变化，形成了春、夏、秋、冬四季十二月；春三月的升发，夏三月的生长，秋三月的收获，冬三月的潜藏创造了宇宙间的万事万物。人是自然界的产物，它的生、长、老、死无不受到自然的影响，所以说："阴阳四时者，万物之终始也，死生之本也。"当然，古代养生家还进一步认识到，天地之所以长久不衰，是"以其不自生"，天地生育万物，不声张不夸耀，默然无知而不争。人类要使自己健康长寿，就必须了解自然界的变化，掌握自然规律，并顺应它，和自然界保持默契与和谐，这就是古代的"天人合一"观。而所谓养生，穷究其中道理，也就是融于天地、随性而为。

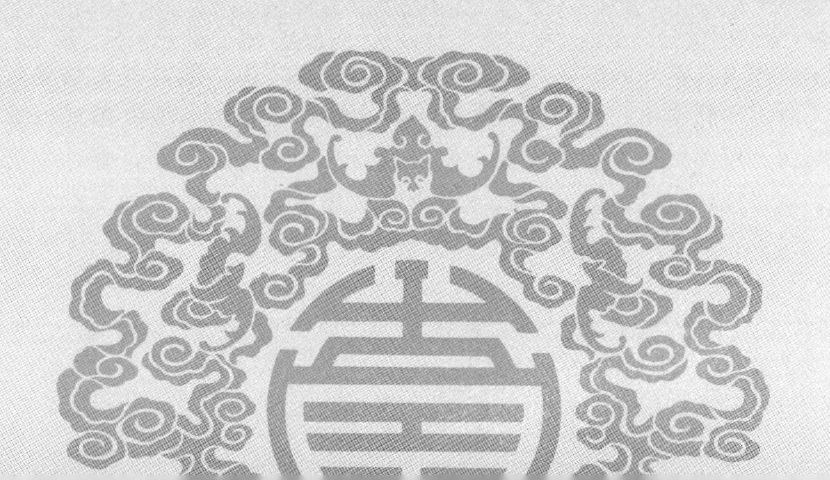

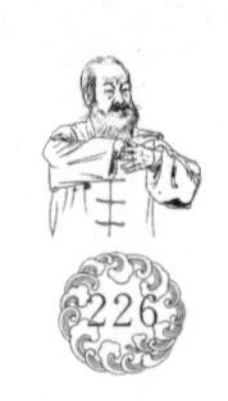

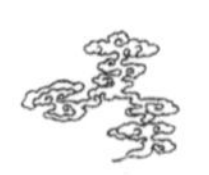

春季养生先养肝

春主升发，重在调肝

《老老恒言》曰：春宜夜卧早起，逆之则伤肝。

春天要晚睡早起，否则伤肝。这是《老老恒言》中的养生方法，其实也是我国自古以来的养生经验。所谓"春者，天气始开，地气始滞，冻解冰释，水行经通，故人气在脉。"春天是四季的开始，所以有"一年四季在于春"的说法。春季从立春开始，经过雨水、惊蛰、春分、清明、谷雨，到立夏的前一天为止。春季是冬寒褪去，冰雪消融的时节。在春天，万物复苏，蛰虫活动，阳气升发，是一派推陈出新的气象。人的生命也不例外，每个春天的到来都是唤醒生命的一次新复苏，早起则利于阳气升发。

按中医养生家所论，五脏六腑之中，人体的肝脏具有春季"木"的属性。肝开窍于眼睛，其味为酸，其表现在爪，其液为泪，功能为藏血、亨泄。春天树木发芽，草木新生。人的肝脏像树木一样开始升发，功能活动旺盛，从而让人精神奋发，眼睛明亮，四肢活动灵活。只是若疏泄太过，则面红目赤，烦躁不安，口干舌苦，四肢抽动；肝气不足则两眼昏花，常觉悲伤欲哭，毛骨不丰，四肢筋脉挛缩不灵活。

对老年人来说，肝脏的养护尤其重要。因为在人体的所有器官中，肝脏是新陈代谢最旺盛的，担负着非常重要的作用。人到老年，肝脏也渐渐"硬化"，远不如青年时那么柔软，而功能也随之下降许多。春季是肝阳亢盛之时，情绪易急躁，要做到心胸开阔，身心和谐。心情舒畅有助于养肝，因为心情抑郁会导致肝气郁滞，影响肝的疏泄功能，也使功能紊乱，免疫力下降，容易引发精神病、肝病、心脑血管疾病等。

中医学认为，肝的功能是滋养筋脉、生养气血。所以，调肝的第一步就是补充肝脏的血液，通过养血来实现滋补肝脏的作用。

有养血作用的食物很多，比如大麦、芝麻、枸杞、桑葚、何首乌等。以肝补肝是中医的一种做法，现在已经被公认为是有效的补肝途径。而且，肝脏还具有明目的效果，可以治疗夜盲症和青盲等。尤其是羊肝，含有丰富的维生素 A，补肝效果特别显著。

调肝不光要靠食物，也要靠身体的适当运动。只有身体适应了这个节气的特点，五脏六腑才能充分发挥作用。

老年人应该积极到室外锻炼，春季空气中负氧离子较多，能增强大脑皮质的工作效率和心肺功能，防止动脉硬化。但是老人春练不要太早，防止因早晨气温低、雾气重而患伤风感冒或哮喘病、慢性支气管炎，应在太阳升起后外出锻炼。另外，春练不能空腹，老年人早晨血流相对缓慢，体温偏低，在锻炼前应喝些热汤饮。同时运动要舒缓，老年人晨起后肌肉松弛、关节韧带僵硬，锻炼前应先轻柔地活动躯体关节，防止因骤然锻炼而诱发意外。

晚睡早起，春捂秋冻

《老老恒言》曰：春冰未泮，下体宁过于暖，上体无妨略减，所以养阳之生气；棉衣不可顿加，少暖又须暂脱。北方语曰：若要安乐，不脱不着。南方语曰：若要安乐，频脱频着。

《老老恒言》说：春天冰雪消融，但是寒冷依旧。穿衣服应该注意下身保暖，上身略微少穿一些不会有什么影响。因为春天是阳气生发的时候，穿太多了就阻碍了阳气。不能因为天冷而突然加棉衣，因为天热了又要脱下来。一冷一热，容易感冒伤风。所以以前的养生经验就是春天在北方不能过早脱棉衣，而南方因为暖得快，所以要频繁换衣服，适应天气的冷热变化。

所谓“春天孩儿脸，一天变三变”。春天正是寒暖不定的时节，气温反复无常，变化剧烈。而此时，正是人的机体恢复时期，还在适应由寒到暖的变化，所以很容易被疾病乘虚而入。当春时节，正是“春日融和，当眺园林亭阁虚敞之处，用摅滞怀，以畅生机，不可兀坐，以生他郁。”所以，对所有人来说，都应该到莺飞草长、桃红柳绿、青山秀水中多多吸取春天的阳刚和生发之气，接受自然的微风、日光、融融春意。并且要通过户外运动的方式，包括练拳、做操、散步和登山等，让身体适应这个变化的季节。

老人因为年龄已大，躯体的新陈代谢渐趋缓慢，所以适应季节的变化能力也已经大不如前。在春天这个乍暖还寒的时候，必须要小心应对。所以，“春捂秋冻”就是最好的养生方法。具体说来，不要过早地脱掉棉衣，以防春寒料峭，在不经意间伤风感冒，以免再导致其他病症。而“晚睡早起”，就是说老年人要适应春天的作息。毕竟，春天是白昼时间变长的时候，天黑较冬天来说会渐渐变晚。晚睡早起，可以帮助老人在春天更多地活动，吸取大地的阳气，更好地调节身体各方面的机制，延年益寿。

具体的做法如下：首先要把握时机。春天的气候变化反复，许多疾病的发病高峰与冷空气到来和降温持续的时间密切相关。比如感冒、消化不良，在冷空气到来之前便捷足先登。而青光眼、心肌梗死、中风等，在冷空气过境时也会骤然增加。因此，捂的最佳时机，应该在气象台预报的冷空气到来之前的24～48小时。

注意这样一个温度临界点——15℃。多年的经验表明，对多数老年人或体弱多病而需要春捂者来说，15℃可以作为春捂的临界点。也就是说，一旦气温下降到15℃以下，而且长时间不能回升，那么春捂就是非常必要的了。

另外就是小心温差，当昼夜温差大于8℃时，春捂也是必不可少的。春天的气温，前一天还是春风和煦，春暖花开，刹那间则可能寒流涌动，让你回味冬日的肃杀。面对“孩儿脸”似的春天，你得随天气变化加减衣服。而何时加衣呢？昼夜温差大于8℃是该捂的信号。

捂着的衣衫，随着气温回升总要减下来。而减得太快，就可能出现“一向单衫耐得冻，乍脱棉衣冻成病”的情况。这是因为你没捂到位。怎样才算到位？中医认为，因为气温骤降需要加衣御寒，此后气温回升了，也得再捂7天左右。减得过快有可能冻出病来。所以春捂7～14天比较合适。

古代养生家非常重视“夜卧早起，广步于庭”，但春季风气当令，气候变化较大，多出现乍暖乍寒的情况，再加上人体的皮肤腠理已打开，对寒邪的抗御能力有所减弱，年老体弱之人春季往往容易受到风寒邪气的侵袭，并因此诱发宿疾。有资料表明，心肌梗死有两个发病高峰，其中之一是在三四月间（阳历），正值春季，所以养生家特别强调春季不可马

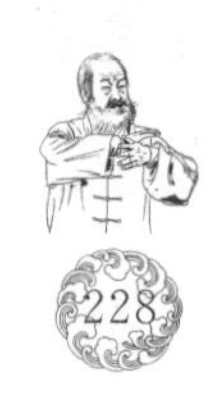

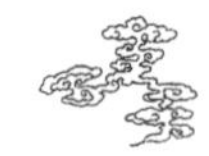

上脱掉棉衣，尤其是老人气弱骨疏，体怯风冷，易伤腠里，所以应常备夹衣，天气暖和了再换下棉衣，疲乏时应逐渐减少，不可一下减得太多。一旦感觉到有点儿凉意，就马上加衣，切不可勉强忍受。

春困是春天的一个普遍问题，老年人因为时间充裕，所以能在春困的时候休息。不过春天正是大好时光，睡得太多，对于养生未必是好事。那么如何才能解决春困的问题呢？

1. 运动刺激解春困。春日环境优美，一派生机。多去室外活动，进行一些适合自己的体育锻炼，可使人体呼吸代谢功能增强，加快机体对需氧量较高要求的调适，春困便会自动解除。

2. 温度刺激消春困。春暖乍寒，可适时洗冷水浴，提高人体神经系统的兴奋性，增强物质代谢和各器官系统的活动。冷水浴可通过刺激全身皮肤血管的急剧收缩使血液循环加快，增加体温调节机能，并减少患感冒和其他并发症的概率。有些老年人常年冬泳，所以对洗冷水澡就比较能适应。那些没有冬泳经历的老人，应该循序渐进地学习冷水洗澡。最好开始用冷水洗脸，然后再扩展到全身。

3. 补阳刺激解春困。这是治春困的根本方法。春季人体阳气升发，气血渐渐升腾，走向皮肤表面，形成阳盛于外而虚于内的生理特征。此时可摄食适当的养阳之品如羊肉、狗肉、雀肉、黑枣等，使阳虚体质得以纠正，恢复人体阴阳的动态平衡。与自然界四时阴阳协调，人体精力充沛，便不会再春困。

4. 视觉刺激减春困。老人应该尽量使自己生活的地方明亮清爽，还可增添些艳丽和富有生机的饰物，以刺激视觉神经。休闲时去郊游踏青，生机勃勃的大自然有各种桃红柳绿，莺飞草长，能充分刺激视神经和心情，加快身体的调节能力，以适应春季气温上升的气候。

5. 味觉刺激去春困。春天适时多吃一些酸、甜、苦、辣的食物或调味品，日常多吃一些蔬菜、水果及豆制品，能刺激人体神经，增加食欲，并及时补充人体新陈代谢趋旺所需的能量。另外，春茶味正香，多喝些清淡的香茶也能减轻春困，还可帮助消化，增加微量营养物质，促进身体健康。

6. 听觉刺激缓春困。人在独自一人时最易困倦，老年人也是如此。春天要多交际，可与其他的老年朋友一起谈天说地，会有很好的解困效果。老年人经常听些曲调优美明快，有刺激振奋人心作用的音乐或歌曲，或多听一些相声、笑话，都会使人听觉兴奋而缓解困意。

7. 嗅觉刺激压春困。春困时可以通过使用风油精、清凉油、香水、花露水闻其气味而刺激神经减轻困意。不过也许有的老年人不喜欢这样做，最好能种养些有芳香味又可提神的时令花草。还可在室内使用空气清新剂或负离子发生器，它们都有助于提神醒脑。

减酸增甘，以养脾气

《老老恒言》曰：《记·内则》曰：凡和，春多酸，夏多苦，秋多辛，冬多咸，调以滑甘。注：酸苦辛咸，木火金水之所属，多其时味，所以养气也。四时皆调以滑甘，象土之寄也。孙思邈曰：春少酸增甘。

《老老恒言》上说到了，春夏秋冬四个季节，是对应着人体的五脏六腑和五味的，春天就应该少吃点酸，多吃点甘甜的食物，调和脾胃，顺应春天的阳气生长。

看似简单的"减酸增甘"，实际上包含着中医五味、五脏、五行乃至"生气通天"的深刻含义。春季，肝属木，而木在春天生发，最为旺盛，正应春季阳气生发、生机盎然、草木条达之象，所以肝属木、主春季。一般来说，五脏气血在本脏所主的季节最为旺盛，春季肝之气血旺盛。木旺克土，肝气过旺就会直接损害属土的脾，此时养生需抑肝补脾。而要抑制过旺的肝气却又不能使它受损，最佳途径就是进行饮食调理。

而饮食也是五味皆如五脏，正是酸味入肝、苦味入心、甘味入脾、辛味入肺、咸味入肾。“阴之所生，本在五味；阴之五宫，伤在五味。是故味过于酸，肝气以津，脾气乃绝。”这里的“阴”是指五脏的阴精，“五宫”是指五脏。这句话的意思是说，五脏阴精的产生来源于饮食五味，但饮食五味太过，会伤及藏精的五脏。过食酸味食物，则肝气太盛，脾气就要衰竭。而春季肝气本就旺盛，不能“火上浇油”，再过多进食酸味食物助长肝气。所以，春季饮食，首先要少酸；其次要增加甘味，因为脾胃是人体后天之本、气血生化之源，春季肝旺脾弱，会影响五脏功能，而甘味入脾，要帮助脾土来抵御春季旺盛的肝气，饮食上自然要增加甘味来补土健脾。

酸味食物有助于肝气旺盛，所以吃多了酸味容易出现“肝木乘脾”的病症，如精神抑郁，胸胁胀满，腹胀腹痛，大便泄泻等，慢性消化道溃疡及慢性胃炎亦多发作。而甜性食物大多有补脾的作用，所以提倡“当春之时，食味宜减酸益甘，以养脾气。饮酒不可过多，米面团饼不可多食，致伤脾胃，难以消化。老人切不可以饥腹多食，以快一时之口，致生不测”。

大枣性平味甘，含有大量蛋白质、糖、有机酸、黏液质及B族维生素、维生素C，是补脾要药。体弱的老人、儿童及脾胃不足之人春季应经常服用焦枣茶、大枣羹，可以起到补中益气、健脾生津的作用，俗话说：“一日吃三枣，终生不显老”，实属养生之经验。此外，蜂蜜性平味甘，所含营养成分全面，有补脾益气、缓中止痛的功效，对因脾胃气虚引起的腹部隐痛、大便干结有明显效果，可以常服。然而一般说来，春季只要注意适当调节饮食就可以了，养生学家不主张服用补药或过多地服食补品。韭菜是这个时节最好的食物。《本草纲目》中记载，韭菜辛、温、无毒，有健胃、温暖的作用，常常用于补肾阳虚，精关不固等。经常食用韭菜粥可助阳缓下、补中通络，适合背寒气虚、腰膝酸冷者食用。用韭菜熬粥，既暖脾胃，又可助阳。

“酸”不是酸性食物，“甘”不是甜味食物。需要注意的是，这里所说的“酸”与现在常说的酸性食物（如鸡、鱼、肉、蛋、大米等）不同；而“甘”也不仅仅是指食物的味道有点儿甜。除了味道的酸甜，中医将具有收敛、涩滞作用的食物与药物归入酸味；具有补益、和缓作用的食物和药物归入甘味。比如，石榴虽很甜，但其性属收涩，所以归入酸味食物，具有收敛补血的作用；而山药、扁豆、核桃、菜花、莴笋、白菜及黑米、高粱、黍米、燕麦等五谷杂粮，虽然味淡不甘，但却归入了甘味食物。

“减酸增甘”不是简单的少吃醋多吃糖，而是要通过饮食调理起到抑肝健脾的作用。在春季，可以多选用黄豆芽、绿豆芽、豆腐、豆豉、大麦、小麦、大枣、瘦肉、鱼类、蛋类、花生、芝麻、柑橘、香蕉、蜂蜜、姜、葱、蒜等食物，具有生发补益的作用，也可吃一些新鲜蔬菜，如春笋、韭菜、油菜、菠菜、芹菜、荠菜、马兰菜、枸杞头、香椿头等，具有清热平肝、增进食欲等作用。平素脾胃虚弱、气血两虚者，晚餐可添加大枣枸杞糯米粥，以健脾和胃、补益气血。因春季火热上炎所致的皮肤干燥、大便秘结者，可用胡萝卜、菠菜、粳米煮粥，晨起服，具有清热疏肝、润肠通便的作用。用时令野菜，如荠菜煮粥、包饺子、做汤等，更是春季养生之佳品。

防病流行，用药轻清

《老老恒言》曰：老年偶患微疾，加意调停饮食，就食物中之当病者食之。食亦宜少，使腹常空虚，则经络易于运转，元气渐复，微邪自退，乃第一要诀。

药不当病，服之每未见害，所以言医易，而医者日益多。殊不知既不当病，便隐然受

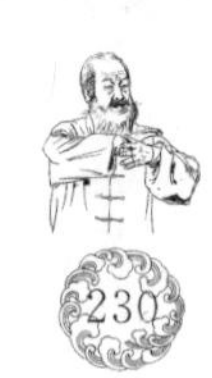

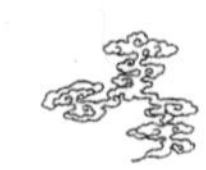

其累。病家不觉，医者亦不自省。愚谓微疾自可勿药有喜，重病则寒凉攻补，又不敢轻试。谚云：不服药为中医。于老年尤当。

《老老恒言》说：老年人偶尔染上小病，应该调节饮食，把食疗当作最好的选择。食疗吃的东西要少，这样才能让肚子里常空着，方便身体的经络运行，也就能打通经脉。身体一旦通畅，就能恢复元气，那么小病小灾就能自动痊愈了。这是养老的第一准则。

假如药物不能治病，而服药又没见到什么不良反应，很多人就喜欢加大用量，以为这样可以治病，却往往会起到反作用。很多病就是因为乱吃药引起的。曹庭栋老先生自己认为，小病不能用药，大病才能用药攻补。就像谚语所说的，不用药才是中医的精髓。这对于老年人尤其适合。

在漫长的冬季，为躲避严寒的侵袭，人们往往穿着厚厚的棉衣或裘皮，围坐在炉火旁，边喝酒边吃热气腾腾、辛辣冒汗的饭菜，使体内积蓄了较多的郁热或痰热。到了春天，郁热开始向外发散，人体就会感到不适；加之气候逐渐变暖，细菌、病毒开始繁殖，经春风的传播，各种春季传染病开始流行，如流行性感冒、腮腺炎、肺炎、肝炎、脑膜炎等，中医称之为“春瘟”。轻则头昏、身体烦闷、咳嗽、痰多、四肢滞重，重则寒热交作，皮肤和双眼发黄，头痛如裂，神志不清，甚则危及生命。因此春季要特别注意及时清除体内的积热，预防外感的发生。

针对上面的诸多病症，有相当多的人都选择用药。但正所谓“是药三分毒”。对于疾病，本来就是调理为上，用药为下，当然若能不用药而自行痊愈，是为最佳。清除积热的方法很多，症状轻微时可选用稍稍偏凉，又具有解除内热作用的食疗方，例如竹叶粥、菊槐绿茶饮等，症状较重时，则应在医生指导下用药，但必须注意不可随意用“疏利之药，恐伤脏腑，别生余疾。唯用消风、和气、凉膈、化痰之剂”治疗，疾病自当痊愈。在预防传染病流行方面，可以采用以下方法。一是经常服用板蓝根冲剂，每天用开水冲服一两包；二是在居室中放置一些薄荷油，任其慢慢挥发于空气之中，净化灰尘和细菌。

除了用药之外，怎样做才能防止春天上火，为自己的身体清火排毒呢？中医认为可以通过以下方法把身体中的毒素排出体外。

1. 多喝水。水是最好的排毒载体，也是老人需要经常进补的流质。对多数人来说，每天喝 8 杯水是件苦差，也经常会被忽略。其实也可以喝果汁、汤水之类的饮品，但是不能光喝这些饮料而不喝水。老年人千万别等到口渴才去喝水，适时地补充一点水分，有助于全身的血液循环。春天要多喝些温水和热水，这样不仅能暖身，还能舒畅心情。而且，春天正是春茶飘香的时候，多喝茶是养老的一个秘诀。

2. 改变饮食习惯。多吃些五谷杂粮，不要食不厌精。新鲜水果是强力净化食物，菠萝、木瓜、猕猴桃、梨都是不错的选择。如果平时多吃富含纤维的食物，比如糙米、蔬菜、水果等，能增加肠道蠕动，减少便秘的发生。多吃蔬菜、水果，忌吃辛辣食物，多饮水或喝清热饮料，促进体内“致热物质”从尿、汗中排泄，从而清火排毒。

3. 定期去除角质。一个冬天的保暖，让人体皮肤的表面会长出很厚的角质层。肌肤表面的老化角质会阻碍毛细孔代谢毒素，定期去除角质，可帮助肌肤的代谢机能维持正常运作。所以，在春天洗个热水澡，搓掉身上的角质，会感到全身放松。不过，洗澡要注意防着凉。

除了因为体内积热所引发的疾病外，春天的气温、气压、气流和空气湿度的反复变化也会引发其他的疾病。

风心病主要由风湿热反复发作侵犯心脏引起。常因寒冷、潮湿、过度劳累以及上呼吸道感染后复发或加重。

关节炎病人对气象的变化甚为敏感，尤其是早春。因此，患者应重视关节及脚部保暖。如果受寒，应及时用热水泡脚，以增加关节血液循环。

春季，是感冒引起肾炎的多发季节，对肾炎患者来说，感冒不仅可引起发热、流涕、鼻塞、咳嗽、咽痛等上呼吸道炎症，而且极易导致肾炎复发。

精神病在3～4月份是发病的高峰，故民间素有“菜花黄，痴子忙”的说法，尤其是对老年人危害很大。因此，应特别注意预防，如保证充足的睡眠，遵医嘱正规治疗，发现有情绪异常者，应及时就医。

在春季有的人感到鼻、眼奇痒难忍，喷嚏连续不断，流涕、流泪不止，有的人还会出现头痛、胸闷、哮喘等症状，这是接触某种花粉后引起的过敏反应，又称“花粉症”。因此，有过敏体质的人应尽量少赏花，外出时要戴口罩、墨镜等，以减少接触花的机会。

皮炎主要表现为脱屑、瘙痒、干痛等症状，有的表现为红斑、丘疹和鳞屑等。还有些患者表现为雀斑增多或褐斑加重。因该症多发生在桃花盛开的季节，故也叫“桃花癣”。

哮喘病病人对天气变化的适应性差，抵抗力弱，极易引起复发或使病情加重。

冬末春初，气候虽开始转暖，但仍寒气逼人，加之气温变化无常，加减衣物不及时，很容易感受寒邪，出现恶寒、流涕、咳嗽等上呼吸道感染的症状，可自制葱豉汤服用，以驱散寒邪，还可服用中成药参苏饮等。因为春天的常见疾病，大都是因为身体机能的不适应所导致，用药治病就必须注意轻微，这样才能起到应有的效果。倘若药力过猛，必然使人体产生一定的依赖性，也不能使人体及时适应气候的变化。

这个时候，水果的独特作用就显现出来了。在春天多吃些水果，可以吸收一些营养素，能够有效增强人体抵抗力，从而让老年人远离春季病。

有心脏病史的人应该多吃葡萄柚。胆固醇过高会严重影响心血管健康，尤其是有心脏病病史者，更要注意控制体内胆固醇指标。葡萄柚是医学界公认的最具食疗功效的水果，其瓣膜所含天然果胶能降低体内胆固醇，预防多种心血管疾病。

长期吸烟的老人应多吃葡萄，因为长期吸烟者的肺部积聚有大量毒素，肺部功能受损。葡萄中所含有效成分能提高细胞新陈代谢率，帮助肺部细胞排毒。另外，葡萄还具有祛痰作用，并能缓解因吸烟引起的呼吸道发炎、痒痛等不适症状。

肌肉拉伤后要多吃菠萝。因为肌肉拉伤后，组织发炎、血液循环不畅，受伤部位红肿热痛，而菠萝所含的菠萝蛋白酶成分具有消炎作用，可促进组织修复，还能加快新陈代谢、改善血液循环、快速消肿，是此时身体最需要的水果。

预防皱纹可吃杧果。皱纹的出现是因为皮肤胶原蛋白弹性不足。杧果是预防皱纹的最佳水果，因为含有丰富的胡萝卜素和独一无二的酶，能激发肌肤细胞活力，促进废弃物排出，有助于保持胶原蛋白弹性，有效地延缓皱纹出现。

樱桃可缓解供氧不足。人容易疲劳在多数情况下与血液中铁含量减少，供氧不足及血液循环不畅有关。吃樱桃能补充铁质，其中含量丰富的维生素C还能促进身体吸收铁质，防止铁质流失，并改善血液循环，帮助抵抗疲劳。

多吃柳橙，可帮你摆脱脚气困扰。体内缺乏维生素 B_1 的人容易受脚气困扰。这种情况下最适合选择柳橙，它富含维生素 B_1，可帮助葡萄糖新陈代谢，能有效预防和治疗脚气病。

春季六节气养生

《老老恒言》曰：春探梅、秋访菊，最是雅事。

四季养生虽各有不同，但总体看来太笼统。下面就把四季再细分到二十四节气，帮助老人们依据节气的变化调养身体。

1. 立春。

“立”为开始之意，立春就是春天的开始，意思是冬天已经过去，万物复苏的春季刚刚

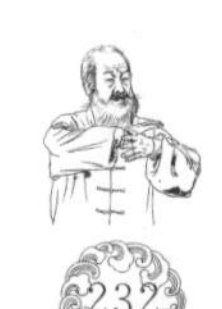

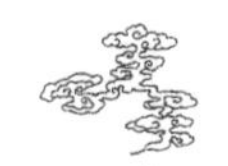

来临。中医认为，春季属于五行“金木水火土”中的木，而人体五脏与五行对应的是“心肝脾肺肾”中的肝。

肝属木，木的物性是生发，肝脏也具有这样的特征，正迎合了春天万物复苏的特征。所以从立春开始在精神养生方面，要力戒暴怒，更忌情怀忧郁，做到心胸开阔，乐观向上，保持恬静、愉悦的心态。

春寒虽不像寒冬腊月那样冷，但如果过早脱下棉衣，很可能使人体防御功能被破坏，导致流感、肺炎、哮喘等呼吸道疾病的发生，或使原有的疾病加重，这时除了要保持穿暖少脱之外，特别要注意的是护好两头，即重点照顾好颈部和双脚。

2. 雨水。

从雨水这一天开始，雨量会逐渐增加，湿邪之气也会随之而来。春寒料峭，湿气一般夹“寒”而来，因此雨水前后必须注意保暖，不要过早减少衣物以免受凉。同时少食生冷之物，以顾护脾胃阳气。

另外，雨水时节，人体血液循环系统开始处于旺盛时期，故易发生高血压、痔疮出血等疾病。所以雨水节气的养生重点是：摄养精神，继续春捂防春寒，并防止风湿；进行适当的体育运动，提高身体免疫力；适当对脾胃进行补益。

俗话说“春困秋乏”，特别是春日的下午，人们工作学习时间长了，就感到特别疲乏。这个时候伸个懒腰，就会觉得全身舒展，精神爽快，即使在不疲劳的时候，有意识地伸几个懒腰，也会觉得舒适，伸懒腰可使人体的胸腔器官对心肺挤压，利于心脏的充分运动，使更多的氧气供给各个组织器官，同时，由于上肢、上体的活动，能使更多含氧的血液供给大脑，使人感到清醒舒适。老人在这个时候可以选择睡午觉，也可以用各种锻炼来提高身体的适应能力。

3. 惊蛰。

“蛰”在汉语里的解释就是藏的意思，此时天气回暖，春雷开始震响。惊蛰的意思就是，春雷响起，蛰伏的动物感受到了春天的温暖，就开始出来活动了，蛇虫鼠蚁、病菌等害人虫也会结束冬眠，所以这个时候我们要注意增强体质，以驱邪气。

饮食上应该多吃一些清淡的食物，如糯米、芝麻、蜂蜜、乳品、豆腐、鱼、蔬菜、甘蔗等；提高人体的免疫功能，多吃调血补气、健脾补肾、养肺补脑的补品。

4. 春分。

春分节气平分了昼夜、寒暑。所以，在保健上应注意保持体内的阴阳平衡，饮食上要禁忌大热、大寒的饮食，保持寒热均衡。可根据个人的体质选择搭配饮食，如吃寒性食物鱼、虾，佐以温热散寒的葱、姜、酒等，食用韭菜、大蒜等助阳之物时，配以滋阴之蛋类，以达阴阳平衡之目的。

5. 清明。

每年的 4 月 5 日前后为清明节气。对于养生来说，清明时节基本上不会有寒流出现了，即使会出现几天的“倒春寒”现象，但气温升高的大趋势是不会改变的。清明前后，比较显著的气候特点是多雨，天气比较阴凉，养生重点应该放在补肾、调节阴阳虚亢等方面。

清明时节比较常见的阴阳失调证型有如下几种。

（1）阴虚阳亢证，常见的症状包括：头痛头晕、耳鸣眼花、失眠多梦、腰膝酸软、面时潮红、四肢麻木。

（2）肝肾阴虚证，常见症状有：头晕眼花、目涩而干、耳鸣耳聋、腰酸腿软、足跟痛。

（3）阴阳两虚证，这是非常严重的情况，常见的症状有：头目昏花、面色苍白，间有烘热、心悸气短、腰膝酸软、夜尿频多，或有水肿。

防治这些病症，应针对阴阳失调，本虚标实的病理，从调和阴阳，扶助正气着手，采用综合调养的方法，从饮食、起居、情志调摄等方面多下功夫。

6. 谷雨。

谷雨以后，雨量开始增多，空气湿度逐渐增大。待空气潮湿到一定程度就会引起人体的不适反应。此时的养生重点要放在调节人体内部环境以适应外部环境方面，从而保持人体各脏腑功能的正常。

另外要注意的是，此时虽然气温回升较快，天气不再寒冷，但由于雨量较多，早晚还是较凉，因此，早晚出门时要注意增加衣服，避免受寒感冒。过敏体质的人这个季节则应防花粉症及过敏性鼻炎、过敏性哮喘等，应减少户外活动，避免与过敏原接触。在饮食上减少高蛋白质、高热量食物的摄入，出现过敏反应及时到医院就诊。

在饮食方面，这个节气应该多吃一些有滋阴养胃、降压降脂、抗菌消炎、清热解毒、祛除风湿、温补养血等功效的食物，如菊花鳝鱼、草菇豆腐羹、生地鸭蛋汤等。

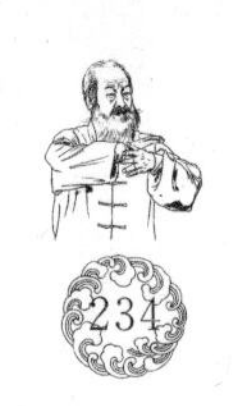

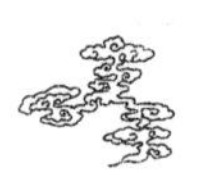

夏季养生宜养心

夏主生长，重在养心

《老老恒言》曰：春宜夜卧早起，逆之则伤肝。夏同于春，逆之则伤心。

夏天的起居也要晚睡早起，不过这时候要是不注意，伤害的不是肝，而是心了。夏季从立夏开始，经过小满、芒种、夏至、小暑、大暑，到立秋的前一天为止。夏季艳阳高照，地热蒸腾，天地之气交合，万物开始结果。气温和湿度都开始增加，这种气候环境对生物的生长发育非常有利，是自然界万物繁荣、争芳斗妍的季节。人体的阳气在这个时候也最为旺盛，因此夏季养生要注意顺应阳气的蓬勃散发。

中医养生认为，人体的心脏具有夏季“火”的属性。火开窍于舌，其表现在面部，其液在汗，其味为苦，功能为统领全身的血脉运行，以及人的思维意识。人到了夏天心脏功能活动像火一样炽热，全身血脉运行通畅，肌肉发达，面色红润，精力旺盛，思维敏捷，心情愉快，喜爱欢笑。可是如果心脏有实热，则面色通红，头昏脑涨，口舌生疮，胡言乱语，甚则脑血管破裂而致半身不遂、言语不利；心气不足则面色苍白，气短懒言，或言多错忘，手足心发热，心神不定。

所以，概括来说，夏季是要灭虚火的。不过年龄不同，人的体质不同，那么身体里的“火”也就不一样。夏季灭“火”不可一概而论，需要针对不同的原因，对症下药。

老年人容易患肾阴虚火。夏天阳气旺盛，容易导致老年人肾阴亏虚，从而出现腰膝酸软，心烦，心悸汗出，失眠，入睡困难的症状。同时兼有手足心发热，阳痿，早泄，盗汗，口渴，咽干或口舌糜烂，舌质红，或仅舌尖红，少苔，脉细数。应对症用滋阴降火中药，如知柏地黄丸。饮食上应少吃刺激性及不好消化的食物，如糯米、面团等，多吃清淡滋补阴液之品，如龟板胶、六味地黄口服液等。多吃富含B族维生素、维生素C及富含铁的食物，如动物肝、蛋黄、西红柿、胡萝卜、红薯、橘子等。

老年人在夏天不宜多运动，因为本来天气就热，身体出汗多，运动多了，会流失大量的水分和无机盐，让人产生不适。不过，运动也是养生的重要内容，所以老人也不是完全不能动，而是要注意运动的时间安排和活动内容，以及运动后的养生方法。下面就列举一些夏季的运动注意事项，供老年朋友们参考：

1. 运动时要注意保护皮肤。夏天气温高，阳光带来的紫外线很容易灼伤人的皮肤。人体只有在皮肤温度高于环境温度时，才能通过增加皮肤的辐射、传导散热起到降温的作用。而长夏时节，尤其是三伏天，最高气温一般都接近或超过皮肤温度，皮肤不但不能散热，反而会从外界环境中吸收热量。在这个时候，若是赤膊或露背，轻的会晒黑皮肤，痛痒难耐，重的会晒伤皮肤，导致一些皮肤病。老年人的皮肤抵抗力下降很多，所以出门运动一定要照看好全身的皮肤。

2. 运动后不能过快降温。人体在运动后，身体流失了大量的水分，也排出了很多热量。

此时假如脱掉衣服猛吹风，或是直接对着空调吹冷气，甚至在水龙头下直接用冷水冲洗身体，就很容易患上感冒等症状。因为运动后，人的皮肤毛孔是扩大状态，冷水很容易顺着毛孔渗透到身体内部。而且，突然受冷的刺激，会让毛孔迅速收缩。这一定会让身体极度不适。老年人的身体抵抗力差，更不能受冷热的交替刺激。所以，运动后千万不可以马上受凉。

3. 运动中不能猛喝水。运动会排汗，让人体排出大量的水分。所以补水就要及时。不过，如果喝水太多太猛，会引起胃部肌肉痉挛、腹痛等症状，还会导致食欲下降。所以，老年人应该在运动后缓一口气，等上几分钟再适当补充水分。

4. 运动后要适当补充盐分。平常的白开水和纯净水中，含有的无机盐成分很少。在高温下进行剧烈运动时，人的身体大量出汗，会引起机体里水分和盐类丢失。若大量饮水而没有及时补充盐分，血液中的氯化钠浓度就会降低，肌肉兴奋性增高，易引起肌肉痉挛和疼痛。因此在运动时，应适当补充水分和盐分。

5. 运动要避过高温时间，清晨和黄昏是最好的锻炼时间。运动时间不宜过长，强度不宜过大，散步、太极拳是夏季的理想运动。运动时，老年人可以选择带一个保温瓶，里面装满温水。冷水会刺激人的胃黏膜，冲淡胃液，导致食欲下降。所以，冷水是不能喝的。夏天的每个时间段，不管是气温高低，老人都应该保持一种安静从容的心态。这对于夏季养心是非常重要的。

晚睡早起，不可贪凉

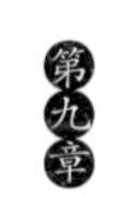

《老老恒言》曰：夏月冰盘，以阴乘阳也。夏热必戒纳凉，凉入里也。

夏季炎热，起居最难调养，此时应该晚些睡觉，早点起床。早上起床后，先在室内梳头200次，注意不要梳着头皮。再迎着初升的太阳，进行室外锻炼。如果条件许可，最好能到海滨地区或高山森林地区休养，晒晒日光浴，放松心情，保持愉快活泼。人体就像含苞欲放的花朵一样，到了夏天，就应该怒放。所以不要厌恶夏天日长天热。这样体内阳气才能够向外疏通开泄，符合夏天调养“长气”的道理。如果违反了这个道理，就会伤心，使秋冬季节容易得病。

盛夏炎热，昼长夜短，风速小，湿度大，日常温度一般接近或超过体温。加上现在的楼房都是钢筋水泥结构，容易吸热，空调和汽车的普及，更让气温更加酷热难耐。所以夏季要特别注意避暑。首先居住环境应尽量做到通风凉爽，“唯宜虚堂净室，水亭木阴、洁净空敞之处，自然清凉”。这就是要老人多亲近自然，在花草树木中寻找避暑的良方。因为树木多的地方，空气必然清新，气温也不会太高。而且，绿色能安抚人的情绪，让人感到“心静自然凉”。其次老人应避免在烈日下长时间走动，所以夏天的午休就是必要的了。午休时间为1～2小时，有午睡习惯的老人，一个下午都精力充沛，而且还能延年益寿。最重要的是安定情志，“调息净心，常如冰雪在心”，这样就会减少炎热对人体的影响，不会因为烦躁不安而感到夏天更加难熬。另外需要强调的是，夏天不能只图一时之快，过于避热贪凉。否则，必然会导致一些夏季常见病的发生。

老年人应该注意的事项有：

夏季的炎热让有些人想出了一些睡眠措施，比如在室外露宿、吹穿堂风等，事实上，这些都非常不利于身体健康，在夏天，不能盲目追求凉快。

夏天睡觉不要袒胸裸腹。尽管夏日天气炎热，在晚上睡觉时仍应穿着背心或薄衬衫，腹部、胸前盖条被单，以避免受寒、着凉而引起腹痛、腹泻。老年人、小孩更应盖好被子。不宜在室外露宿。即使在夏季气温很高的夜晚，也不能因贪图凉快，在廊檐、室外露宿，

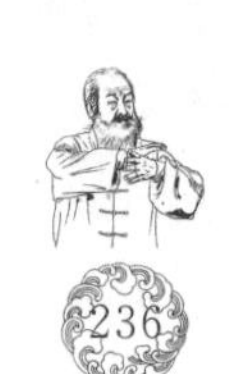

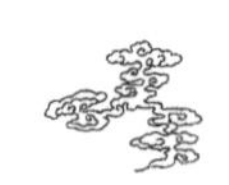

以防蚊叮虫咬或因露水沾身而发生皮肤感染或头昏脑涨、四肢乏力。

不要睡地板。有些人只因图一时凉爽，在水泥地或潮湿的地面上铺席而卧。这样很容易因湿气、邪寒袭身，而导致风湿性关节炎、腰酸腿痛或眼睑浮肿等病症。

千万别吹穿堂风。夏季，通道口、廊前虽然风凉，但是"坐卧当风"。在这样的地方睡觉，虽然凉爽，但很容易受凉、腹痛、感冒。

要远离塑料凉席。夏季的夜晚，有的人图凉快，睡在塑料凉席上。这是很不科学的。在前文中介绍凉席就说过了，凉席最好选用草席。塑料制品的透气性差，不能吸汗，水分滞留，不易蒸发。不但影响睡眠，而且危害健康。午觉不可"偷工减料"。夏季日长夜短，气温高，人体新陈代谢旺盛，消耗也大，容易感到疲劳。而夏季午睡可使大脑和身体各系统都得到放松，也是预防中暑的措施之一。

入睡时，不要让电风扇直吹、劲吹，有空调设备的房间，要注意室内外温差不要过大，切不可在室外露宿。老年人还要避免在树荫下、水亭中及过堂风很大的过道久停，因老年人气血虚弱，加之炎夏暑热外蒸，人体阳气趋向体表，毛孔开疏，最易遭受风邪侵袭，而造成手足不遂、麻木不仁的风痹病。夏天汗湿或淋湿的衣服要勤换勤洗，穿着过久容易诱发感冒及皮肤发炎。

可尽管如此，有的老人还是会不小心患上夏天的常见病症。现在空调普及，老年人也就跟着得了空调病。那么怎么样来对付空调病呢。

令人意想不到的是，最简便有效的东西竟然是我们厨房里常用的生姜。研究表明，适量喝姜汤不仅能预防"空调病"，而且对吹空调受凉引起的一些症状也有很好的缓解作用。现在大多数人晚上睡觉都是开着空调，再铺着凉席。躺在上面，可以说是赛过神仙了。可是早晨起床往往导致胃部和腹部开始疼痛，伴有大便溏泻的症状。这个时候喝一些姜汤，能驱散脾胃中的寒气，效果非常好。而对一些平常脾胃虚寒的人，可以喝点姜枣汤（姜和大枣熬的汤），有暖胃养胃的作用。因为生姜侧重于补暖，大枣侧重于补益，二者搭配服用可以和胃降逆止呕，对治疗由寒凉引起的胃病非常有效。

除了吹空调引起的肠胃疾病外，空调房里待久了，四肢关节和腰部最容易受风寒的侵袭，导致酸痛。这个时候，可以煮一些浓浓的热姜汤，用毛巾浸水热敷患处。如果症状严重，可以先内服一些姜汤，同时外用热姜汤洗手或者泡脚，这样能达到散风祛寒、舒筋活血的作用，最大限度上缓解疼痛。长时间吹空调加之室内外温差过大，很容易引起风寒感冒，主要体现为恶寒、头痛、发热、鼻塞、流涕、咳嗽等症状，这个时候喝上一碗姜汤，你会发现感冒症状好了许多。如果想预防"空调病"，老年朋友们可以自制一些生姜丝，用生姜丝泡水喝，这样就不用担心"空调病"的侵袭了。喜欢喝茶的朋友可以再配一些绿茶，这样不仅口味好，对身体也更有益处。

夏天除了气温高引起的冷热疾病外，因为空气湿度大，非常适宜蚊蝇的生长，室内的浊气亦难消除，人体感染病菌的机会很多，所以要搞好室内外的环境卫生。起居室内除每天扫地抹桌外，还应在室内放置一些石菖蒲、艾叶，或将石菖蒲、艾叶、苍术混合，点燃熏烟，取药物的芳香之气，辟室内的秽浊之气。室外的阴阳沟要经常疏通，洼地要填平；垃圾秽物要及时处理，不使之久积腐化；死鼠、死虫等小动物，需深埋于土中，不使腥臊臭气到处飞扬。

中医称夏末秋初为长夏时期，其气候特点是多温，所以多年的养生经验告诫老年人，注意"长夏防湿"。这个季节多雨潮湿，水汽上升，空气中湿度最大，加之或因外伤雾露，或因汗出粘衣，或因涉水淋雨，或因居处潮湿，以致感受湿邪而发病者最多。现代科学研究证实，当热环境中空气相对湿度较大时，有碍于机体蒸发散热，而高温条件下蒸发是人体的主要散热形式。空气中大量水分使机体难以通过水分蒸发而保持产热和散热的平衡，出现体温调节障碍，常常表现出胸闷、心悸、精神萎靡、全身乏力。老年人长夏防湿，主要应做到以下几点：

1. 居住环境，避免潮湿。中医上认为“伤于湿者，下先受之”。意思是湿邪伤人，最容易伤人下部。这是因为湿的形成往往与地的湿气上蒸有关，故其伤人也多从下部开始，如常见的下肢溃疡、湿性脚气、下肢关节疼痛等，往往都与湿邪有关。因此，在长夏季节，居室一定要避免潮湿，尽可能做到空气流通，清爽、干燥。现在的空调一般也具有很多功能，所以老人们不能只用空调来降温，还要学着用空调除湿。

2. 饮食清淡，易于消化。中医学认为，湿为阴邪，易伤阳气。因为人体后天之本——脾喜燥而恶湿，所以，长夏季节湿邪最易伤脾，一旦脾阳为湿邪所遏，则可导致脾气不能正常运化而气机不畅。表现出来就是脘腹胀满、食欲不振、大便稀溏、四肢不温、口甜苔腻脉濡等症。若影响到脾气升降不调，还能出现水液滞留，常见水肿形成、眼袋呈卧蚕状，甚至是下肢肿胀。因此，长夏季节最好少吃油腻食物，多吃清淡易于消化的食物，如元代著名养生家丘处机所说：“温暖，不令大饱，时时进之……其于肥腻当戒。”这里还指出，饮食也不应过凉，因为寒凉饮食最能伤脾的阳气，造成脾阳不足。对于老年人来说，夏季的饮食应该以温热为好。此外，由于消化功能减弱，一定要防止“病从口入”，不吃腐烂变质食物，不喝生水，生吃瓜果蔬菜一定要洗净，应多食清热利湿的食物，使体内湿热之邪从小便排出。常用清热利湿食物以绿豆粥、荷叶粥、红小豆粥最为理想。

3. 避免外感湿邪。夏季雨水较多，尤其是阴雨连绵的日子，人们极易感受外来湿邪的侵袭，出现倦怠、身重、嗜睡等症。严重者还能伤及脾阳，造成呕吐腹泻、脘腹冷痛、大便稀薄。因此，长夏一定要避免湿邪侵袭，做到外出带伞、及时避雨。若涉水淋雨，回家后要立即服用姜糖水。有头重、身热不扬等症状者，可服藿香正气水等。此外，由于天气闷热，阴雨连绵，空气潮湿，衣物极易发霉，人也会感到不适。穿着发霉的衣物，容易感冒或诱发关节疼痛，因此，衣服要常换洗，更要经常晒一晒。

总之，《老老恒言》告诉我们，夏天要注意防晒，更要注意不能着凉和避开湿气。只有保持“春夏养阳”的做法，才能保持充足的阳气。只有阳气充足，湿邪才不易侵犯。

食宜清淡，肥腻当戒

《老老恒言》曰：夏至以后，秋分以前，外则暑阳渐炽，内则微阴初生，最当调停脾胃，勿进肥浓。

在炎热的夏季，人们的消化功能较弱，不少人都有食欲不振的感觉，老年人尤其明显。所以应多吃清淡易于消化的食物，少吃油腻的食物。因为含脂肪多的食物会使胃液分泌减少，胃排空减慢，出现腹部饱胀不适，腹泻等病症。夏季建议老年人要多吃点粥食，如荷叶粥、薏米粥、绿豆粥等。荷叶粥气质清芳，碧绿馨香，清热解暑，升发清阳，中老年人形体丰腴、血脂较高者，常服此粥大有益处；薏米粥味淡，养脾胃之气，祛暑热之湿，适宜小儿、老年人服用；绿豆粥可以预防中暑，也是夏日的应时食品。夏季是瓜果蔬菜的旺季，多吃营养丰富的西瓜、西红柿、黄瓜、莴苣、扁豆等，对增强体质有一定的作用。尤其是西瓜，中医把它称作天然“白虎汤”，有良好的清热解暑功效。

夏天吃东西，也不能吃得太多。因为本来就天气热没有食欲，再加上饮水多，消化能力下降，吃得多就更容易引起消化不良。

夏天的气温高，要特别注意饮食的卫生，否则就很容易染上消化道疾病和食物中毒。因为夏天是万物生长的季节，不光是蚊蝇之类能传播疾病的昆虫在生长，更有很多肠道细菌大量繁殖。而且，夏天普遍喝水较多，人的胃里消化液被冲淡，杀菌能力下降，所以就为消化道疾病创造了条件。因为这个原因，老年人夏天饮食就要格外关注卫生状况。

1. 剩饭剩菜尽量不吃。剩饭剩菜很容易受细菌污染，吃了就会得消化道疾病，拉肚

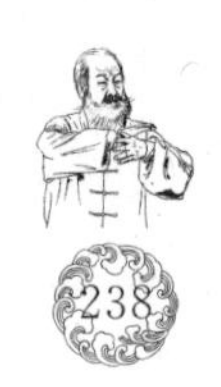

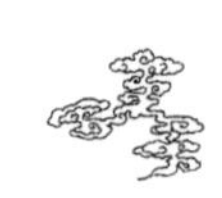

子也就是常见的了。这个时候，若是不舍得扔掉，应该放在冰箱里。不过冰箱也不是一定能杀菌的，因为细菌即使在低温下也能存活。所以，吃之前就一定要高温杀菌。

2. 注意菜品之间的卫生。夏天的凉菜比较多，而凉菜因为没有高温处理，所以容易有细菌。建议老年人不要多吃，最好不吃。即便是要吃，也应该在菜里加一些蒜泥和醋，不光能杀菌，还能增进食欲。瓜果吃之前一定要洗干净，一方面是为了杀菌，另一方面是为了防止农药残留。此外，切食物的刀要分开，不能生熟混杂。

3. 不吃冷食，常吃温食。到了夏天，很多人因为贪凉，所以都会吃冷饮之类的食物。可是夏天正是人体阳气外浮，脾胃虚弱的时候，吃了冷食，会损坏脾胃，影响消化，造成肠胃功能紊乱。而温热的食物对人的健康有利，尤其是对于老年人来说最为合适。温热的食物，一方面是指温度，另一方面也是说有辛味的食物，比如生姜、大蒜等。

除了饮食上要注意清淡和卫生之外，老年人的所有起居活动都应该与安静、恬淡挂钩。

1. 头脑宜清净。盛夏烈日高温蒸灼，令人感到困倦、烦躁和闷热不安，使头脑清静，神气平和是养生的一个重要部分。古医经《养生篇》中记载，夏日宜"静养勿躁"，节嗜欲、定心气，切忌脾气火暴、一蹦三跳，情绪激越而伤神害脏腑。保持头脑清醒有一种做法，就是午休。不过午休也要注意不能睡得太久，否则一觉到黄昏，不光人头脑昏沉，晚上还很可能睡不着。

2. 游乐宜清幽。天热不宜远途跋涉，最好是就近寻幽。清晨，曙光初露，凉风习习。老人一般醒得早，可以到溪流边、园林中散步，练功、打坐等，可使人心旷神怡，精神清爽；傍晚，散步徜徉在江滨湖畔，也会令人心静如水，烦闷、暑热顿消。晚上，在人少、清凉的地方，听听音乐、看看电视，陪着几个老年朋友喝茶聊天，也惬意舒心。适当过过现代城市的夜生活，去卡拉 OK 潇洒一回，对丰富生活内容大有好处，但不宜常往，特别是老人更应谨慎，否则亦会伤神害身，乐极而生悲。

3. 居室宜清凉。早晚室内气温低，应将门窗打开，通风换气。中午室外气温高于室内，宜将门窗紧闭，拉好窗帘。阴凉的环境，会使人心静神安。

防治中暑，冬病夏治

《老老恒言》曰：酷热之候，俄然大雨时行，院中热气逼入于室，鼻观中并觉有腥气者，此暑之郁毒，最易伤人。须速闭窗牖，毋使得入。雨歇又即洞开，以散室中之热。再如冷水泼地，亦有暑气上腾，勿近之。

《老老恒言》说：天气最热的时候，会有大雨突然出现。这时，院子里就会有热气扑面而来，冲进屋子里。闻起来，这股热气还有土的腥气。这就是所谓的暑气了，也最容易伤人。所以，在下雨之前，应该马上关紧门窗，不让暑气进来。雨停之后，也要打开窗户，散掉屋子里的热气。这时候，用冷水泼在地面上，还会有暑气蒸腾出来，一样不能靠近。

暑气就是夏天中最令人惧怕的地热之气。中暑是由于夏季较长时间的日光暴晒或高温引起的，此病最易发生在气温骤升、湿度亦大的时候。因此儿童、老年人及体弱多病之人尤其应该避免在烈日下暴晒，注意劳逸结合。在高温环境下，全身有明显乏力、头昏、胸闷、心慌、大量出汗、口渴、注意力不能集中、四肢发麻、恶心等症状，是中暑的先兆。这时应将病人移至阴凉通风处做短暂休息，给病人喝些淡淡的盐开水或绿豆汤；在农村还可就地取材，采一把鲜芝麻叶（中医称为青蘘）开水冲泡代茶，也有较好的清暑作用。经过上述处理，多数病人可以痊愈。如果有中暑的先兆，又发现体温升高、面色潮红、皮肤干热、脉搏细数等症状，属轻微中暑症。应该及时将病人移到阴凉通风的地方，用冷毛巾敷头部，以帮助病人降温；还可给病人服用清凉饮料，如西瓜汁、芦根水、酸梅汤等，尤其是酸梅汤有很好的解渴清暑效果；同时还应让病人服用人丹、十滴水等常备解暑药。如果除上述中暑症状，病人还出现昏厥、痉挛，即严重中暑症，这时千万不要耽搁时间，应该立即送医院抢救。

夏天防暑，民间素来有喝绿豆汤的做法。谚语有说“夏天一碗绿豆汤，解毒去暑赛仙方”。中国人很早就认识到绿豆粥清热解毒的功效。唐朝医家说绿豆：“补益元气，和调五味，安精神，行十二经脉，去浮风，益气力，润皮肉，可长食之。”而《本草纲目》是这样记载绿豆的：用绿豆煮食，可消肿下气、清热解毒、消暑解渴、调和五脏、安精神、补元气。绿豆性寒味甘，入心、胃经，具有清热解毒、消暑利尿之功效，是夏季补心安神、清热解毒的佳品。

服食绿豆，最好的方法当然是用绿豆熬汤。制绿豆汤时，有时会因煮的时间过久，而使汤色发红发浑，失去了应有的特色风味。这里列举5种熬制绿豆的方法，简单易做，美味又解暑。

1. 将绿豆洗净，倒入锅中，加入开水，开水的用量以没过绿豆2厘米为好，煮开后改用中火。当水分要煮干时（注意防止粘锅），加入大量的开水，盖上锅盖，继续煮20分钟，至绿豆酥烂，汤色碧绿。

2. 将绿豆洗净，用沸水浸泡20分钟，捞出后放到锅里，再加入足量的凉水，旺火煮40分钟。

3. 将绿豆洗净，放入保温瓶中，倒入开水盖好。等绿豆粒涨大变软，再下锅煮，就很容易在较短的时间内将绿豆煮烂。

4. 将挑好的绿豆洗净晾干，在铁锅中干炒10分钟左右，然后再煮，绿豆很快就可煮烂。

5. 将绿豆洗净，用沸水浸泡10分钟。待冷却后，将绿豆放入冰箱的冷冻室内，冷冻4个小时，取出再煮。

除了中暑以外，其他病症也是夏天常见的。痧病多由气候失常与空气秽浊所致。自夏至秋，暑气炎蒸，燥气烁灼，有时淫雨连绵，有时又烈日蒸晒，所酿成的不正之疠气，流于天地间，人在气候交接之时，触其毒者，无论男女老幼都可以传染痧病。痧病的种类较多，但总的来说，痧病主要有两个特征：一是有痧点，二是四肢或全身有酸胀感。若病人出现头蒙目眩，胸膈痞闷，四肢麻木，一阵怕冷一阵发热，痧点隐隐难见，痧筋时隐时现，为痧毒缓症，其毒尚在气分肌肉之间，可用刮痧的办法治疗。方法是：先让病人坐正，头向前俯，然后用苎麻或棉纱线（冷开水蘸湿）从病人颈项正中哑门、风府穴，由上向下刮抹，待显出长条形紫黑痧点后，再在脊椎正中从上向下刮抹（如病人肢体瘦弱，可改刮脊椎左右两侧），显出紫黑色痧点为止。还可在胸腹、肘窝等处刮痧。经刮痧治疗后，病人会感觉轻松些，随即再服用藿芥宣痧汤，病情自会痊愈。若病人突然晕眩昏倒，面唇青白，口噤不语，青筋外露，斑点隐隐，四肢胀痛甚剧，为痧毒急症，其毒已递攻心膂。外治先用刮法，继用刺法，即用三棱针刺十手指尖及曲泽、委中、舌底痧筋各处，挤出紫黑毒血，使痧毒尽泄，人即苏醒；内应服辛窜宣窍、芳香化秽、清热解毒的药物。

夏令的暑湿之气容易乘虚而入造成疰夏。疰夏主要表现为胸闷，胃纳欠佳，四肢无力，精神委靡，大便稀薄，微热嗜睡，出汗多以及日渐消瘦。疰夏主要反映了胃肠消化吸收功能消退，所以，减少食量，少吃油腻，减轻胃肠负担，以保证正常生理功能，是预防疰夏的主要办法。已经患了疰夏的人，可以用鲜藿香、佩兰各6克，飞滑石、焦大麦各30克，粉甘草3克煎水代茶，每日1剂；也可以用鲜藿香10克煎水，20分钟后除去藿香，再加适量米煮粥服食。

此外，经常出现倦怠、气短，确属气血双亏的老年人，可在医生指导下服用补气药防暑，如生晒参、西洋参、黄芪等。生晒参味甘，性微寒，益气养血生津，主治气血虚怯及

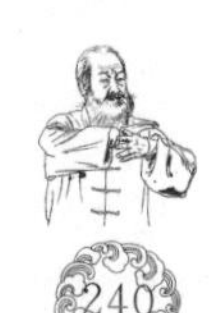

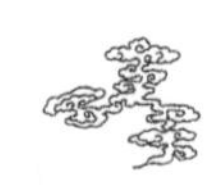

老年人气虚感冒，也可用党参代替；黄芪味甘性温，为补气要药，能敛汗固表，补中益气，解除虚热；西洋参益气生津，清热润肺，若无此药，也可用沙参、玉竹代替。一般夏季用参可用水煎服或研末冲服，但不能同时服食萝卜或茶叶。参作为补药使用，剂量不宜过大，每日服1～1.5克即可，服用1周后，应该停药几天，一般人在整个夏季服用30～45克参就可以了。对肾虚的老年人，酌情服食些平补肾气的药物，如胎盘片、灵芝制剂、八仙长寿丸、金匮肾气丸等，以资助人体元气，补偿炎夏暑热给人带来的损害。

此外，在夏季要抓住治冬病的好时机。许多冬季常发生的疾病或因体质阳虚而发生的病症，可通过在夏天增强人体抵抗力，减少发病概率。冬病夏治是抓住了夏季阳气最盛、冬季阴盛阳衰的特点。久咳、哮喘、痹症、泄泻等疾病用冬病夏治的方法治疗效果较好，常用的方法有针灸和进补。

从小暑至立秋的这一段时间，人们俗称为"伏夏"，共计30天。分为一伏、二伏、三伏，是全年气温最高、阳气最旺盛的时候。根据"春夏养阳"的原则，中医养生家发现，一些冬季常发的慢性病，而以阳虚阴寒内盛为主的病症，往往可以通过伏夏的调养，使病情得到好转。有些病例，甚至可以根除，其中以老年慢性支气管炎的冬病夏治，效果最为显著，因而形成了比较系统的冬病夏治法。

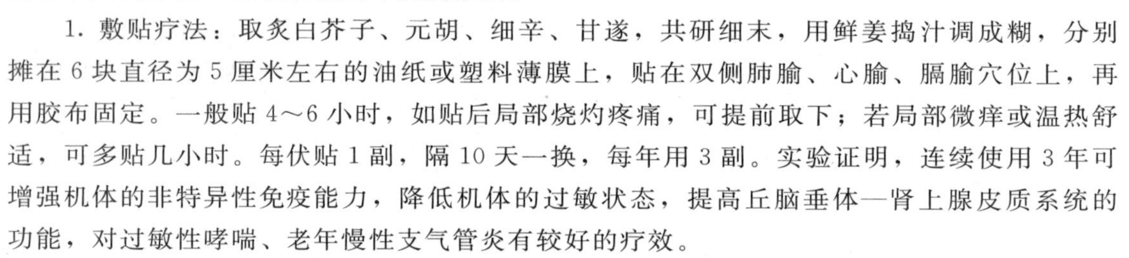

1. 敷贴疗法：取炙白芥子、元胡、细辛、甘遂，共研细末，用鲜姜捣汁调成糊，分别摊在6块直径为5厘米左右的油纸或塑料薄膜上，贴在双侧肺腧、心腧、膈腧穴位上，再用胶布固定。一般贴4～6小时，如贴后局部烧灼疼痛，可提前取下；若局部微痒或温热舒适，可多贴几小时。每伏贴1副，隔10天一换，每年用3副。实验证明，连续使用3年可增强机体的非特异性免疫能力，降低机体的过敏状态，提高丘脑垂体—肾上腺皮质系统的功能，对过敏性哮喘、老年慢性支气管炎有较好的疗效。

2. 隔姜灸法：先用七星针在火椎、定喘、风门、心腧、肺腧、厥阴腧等穴位上敲出，再用0.7厘米厚的鲜姜片贴在上述6个穴位上，放上大枣核状的艾炷隔姜燃熏，每穴灸3次，在三伏天中共灸12次。隔姜灸可使温热渗透组织，促进血液循环，驱散寒湿，再加上伏天气候炎热，腠理疏松，气血畅通，因而容易达到温阳散寒的目的。

夏季六节气养生

《老老恒言》曰：夏为阳极之候，昼宜动，而卧则反静，宣达之所以顺时。

《老老恒言》说了，夏天是一年之中阳气最旺盛的季节，白天应该运动，而睡觉则反而能安静心情，因而动静要顺应时间变化。下面就详细说一下夏季六节气的养生方法。

1. 立夏。

每年的5月6日前后是立夏，立夏表示即将告别春天，夏天从此开始。在天气炎热的时候，心里会有莫名的烦躁，人也会变得暴躁易怒喜欢发脾气，这就是气温过高导致心火过旺所致，也是中医"心主神明"的表现。现代医学研究发现，人的心理、情绪与躯体可通过神经—内分泌—免疫系统来互相联系、互相影响。所以，情绪波动起伏与机体的免疫功能降低以及疾病的发生都是有关系的。特别是老年人，由生气发火引起心肌缺血、心律失常、血压升高甚至猝死的情况并不少见。所以，立夏要养心，就要做到精神安静、喜怒平和，多做一些比较安静的事情，如绘画、书法、听音乐、下棋、种花、钓鱼等，以保持心情舒畅。

在饮食方面，立夏以后天气渐热，应多吃清淡、易消化、富含维生素的食物，少吃油腻和刺激性较大的食物，否则易造成身体内、外皆热而出现上火造成的痤疮、口腔溃疡、便秘等病症。还应该多喝牛奶，多吃豆制品、鸡肉、瘦肉等对"养心"有好处的食品。

立夏以后虽然天气渐热，但毕竟还没到伏天酷热之时，所以不要急于换上单薄的衣服，晚上睡觉也不要盖得过少，以免夜里受寒感冒。老年人更要注意避免气血瘀滞，以防心脏病发作。

2．小满。

每年的5月21日左右是小满，小满以后，气温明显升高，降雨量也有所增加，温高湿大，如起居不当很容易引发风疹、汗斑、风湿症、脚气等病症。防治这些病症在饮食方面应常吃具有清利湿热作用的食物，如赤小豆、薏苡仁、绿豆、冬瓜、黄瓜、黄花菜、水芹、黑木耳、胡萝卜、西红柿、西瓜、山药、鲫鱼、草鱼等，住处的房屋应保持清爽干燥；易发皮肤病的人应勤洗澡勤换衣服，保持皮肤的清洁干爽，有条件的可以经常进行药浴和花草浴；精神方面，应注意保守内敛，忌郁闷烦躁。

3．芒种。

每年的6月6号前后是芒种。我国有句谚语说："芒种夏至天，走路要人牵；牵的要人拉，拉的要人推。"这是在讲芒种夏至时节人们都非常懒散，甚至走路都没精神。这是因为入夏气温升高，降雨增多，空气中的湿度增加，湿热弥漫空气，致使人体内的汗液无法通畅地发散出来，所以人们多会感觉四肢困倦，萎靡不振。要缓解这种懒散之情，首先应该在精神上保持轻松、愉快的状态，这样才能使气机得以宣畅，通泄得以自如。另外，要晚睡早起，多多呼吸自然清气，适当接受阳光照射，以顺应阳气的充盛，利于气血的运行，振奋精神。中午还可以小憩一会儿以消除疲劳的身体。

在饮食方面，养生家普遍认为夏三月的饮食应以清淡为主。大医家孙思邈认为"常宜轻清甜淡之物，大小麦曲，粳米为佳"，就是说应该多吃清淡的食物，还告诫人们食勿过咸、过甜。

4．夏至。

6月22日为夏至日。夏至，由于气温过高，很多人会出现体倦乏力以及头痛头晕的症状，严重者甚至会晕厥。发生这些病症的原因是：（1）夏季天气炎热，人体大量出汗导致水分过多流失，如果得不到及时补充，就会使人体血容量减少，继而大脑供血不足，引发头痛；（2）人体在排汗时，更多的血液流向体表，使得原本就血压偏低的人血压更低，而发生头痛，也有些人是因为睡眠不足，脾胃虚弱、食欲不振导致头痛。要避免这些情况就要注意多喝水，保证体内的充足水分，另外就是应选择适合自己的降温方式避免中暑，不要一味地吃冷饮，冷饮吃多了也会引发所谓的"冷饮性头痛"，而且容易导致肠胃疾病，损害健康。

饮食调养是夏至养生中的重要一环，应补充充足的蛋白质，这是体内供热的最重要的营养素；夏季在补充维生素方面，要比其他季节高至少一倍，因为大剂量的维生素B_1、维生素B_2、维生素C乃至维生素A、维生素E等，对提高耐热能力和体力有一定的作用；还有就是要补充水和无机盐。水分的补充最好是少量、多次，可使机体排汗减慢，减少人体水分蒸发量。而无机盐，可在早餐或晚餐时喝杯淡盐水来补充；要多吃清热、利湿的食物，如西瓜、苦瓜、鲜桃、乌梅、草莓、西红柿、绿豆、黄瓜等。

5．小暑。

每年的7月7日左右是小暑。小暑以后，天气更加炎热，人常会感到心烦气躁，倦怠无力。所以这段时间的养生重点在于"心静"二字，以舒缓紧张情绪，保持心情舒畅。常言道"心静自然凉"就是这个道理。

尤其要提醒老人注意的是：夏季是消化道疾病多发季节，在饮食上一定要讲究卫生，注意饮食有节，不过饱过饥，还要注意饮食丰富，以保证人体对各种营养成分的需求。

另外，中医养生有"冬病夏治"之说，那些每逢冬季发作的慢性疾病，如慢性支气管炎、肺气肿等呼吸道疾病，风湿痹症等症状，可以通过伏天贴膏药的形式进行治疗。从小暑就可以开始贴敷了。

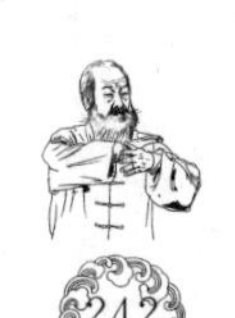

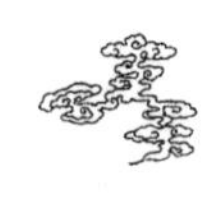

6. 大暑。

每年的7月23日左右是大暑。这个节气的养生，首先要强调预防中暑，当出现持续6天以上最高气温大于37℃时，中暑人数会急剧增加，所以无论在家也好，外出活动也好。应尽量避开中午以及午后的最高气温时间段。此节气也是心血管疾病、肾脏及泌尿系统疾病患者的一大危险关头，因此这些病症患者更要格外小心。

大暑时节也应该适当地进行运动，年轻人剧烈运动后大汗淋漓会有种舒服的畅快感，老年人则应选择一些平和的运动，如快走、爬山、游泳、太极拳、羽毛球、乒乓球等。日常的锻炼要多选在清晨或者傍晚，气温不那么高的时候。锻炼也要讲究有度，不能因为一时逞强而伤筋动骨。

秋季养生当养肺

秋主收获，重在益肺

《老老恒言》曰：秋宜早卧早起，逆之则伤肺。

秋季从立秋开始，经过处暑、白露、秋分、寒露、霜降，到立冬的前一天为止。

“秋者，阴气始下，故万物收。”秋天是万物成熟、收获的季节，天地间阳气日退，阴寒日生，气候逐渐转凉；至深秋则景物萧条，秋风劲急。

秋季的主要气候特点就是干燥。这个时候，人们通常会觉得口鼻干燥、渴饮不止、皮肤干燥，甚至大便干结。中医认为，人体的肺脏具有秋季“金”的属性。肺开窍于鼻，其味为辛，其表现在皮毛，其液为涕，功能乃主一身之气、司呼吸，主宣发和肃降。秋天肺脏像金属一样开始肃降，人体呼吸畅通，排出浊气，吸入清气，皮肤润泽，毛发光亮。若宣肃不畅，则喘咳气逆，咯吐脓血痰，胸背四肢烦痛；肺气虚则气短，不能调息，鼻干喉嘶，毛发枯槁，皮肤干燥，不闻香臭，鼻生息肉。

秋燥以中秋为界，分为温燥和凉燥。

温燥是伤肺的病症，主要表现有干咳无痰、咽喉肿痛、皮肤和口鼻干燥、口渴心烦等。凉燥也是伤肺的症状，表现出来就是怕冷、头疼鼻塞、咽喉发痒和咳嗽。大体看来，秋燥的表现症状差不多，那就是秋燥伤肺。

预防秋燥的做法很多，可以归纳为以下几种：

1. 多喝水，补充足够的水分。茶水、果汁、豆浆、牛奶，都能帮助补充水分，保持肺部与呼吸道的正常湿润。

2. 多吃水果和蔬菜。水果和蔬菜性寒凉，有生津润燥、清热通便的功效。另外，还含有大量的维生素、无机盐和纤维素，可以改善干燥气候对人体造成的不良影响。尤其是梨，对于治疗秋燥有很好的食疗效果。

3. 注意润肺。多吃芝麻、核桃、杏仁等富含油脂的干果，尽量少吃辛辣煎炸的食物。

4. 减少洗澡的次数。老年人汗腺功能减退，皮肤容易干燥，多洗澡会使身体流失更多的水分。一般应该选用性质温和的洗漱用品，洗澡后还要在四肢涂抹一些润肤油，防止水分散失。

这些做法都是针对普通秋燥而言的，对于许多老年人的老肺病，则要用其他的方法了。下面介绍一些调养老肺病的饮食方法：

1. 慢性支气管炎，应保证足够的营养。属于热症的老人，忌食脂肪含量高和过于甘甜的食物，可常吃些瘦肉、鱼、鸡及豆制品。还应多吃些富含维生素的食物，如萝卜、山药、白菜及苹果、梨、橘子等。日常吃参苓粥、猪肺粥可以增强呼吸系统的防御功能。严禁饮酒及吃刺激性的辛辣食物。

2. 支气管哮喘，要保证足够的热量。发作时应以清淡易消化的软食为主，缓解期要注意营养，可食用黄芪炖鸽肉，或以冬虫夏草炖胎盘等，起到健脾补肾、增强体质、调节人

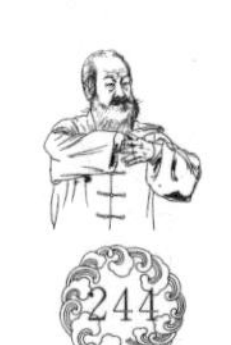

体免疫功能的作用。平时多吃富含维生素A、维生素C、维生素E及富钙食物，维生素A有润肺、保护气管上皮细胞的功能，如猪肝、蛋黄、胡萝卜、杏、南瓜等；钙能增强气管抗过敏能力，如猪骨、豆制品、芝麻、大枣、芹菜叶、柚子、柑橘等。

3. 患有肺气肿的老人应注意补充蛋白质类食品。肺气肿病人因血液偏酸性，应增加食用含碱性的食物，多吃富含B族维生素、维生素C的蔬菜和水果，避免吃容易引起过敏的食物，如鱼、虾、蛋等。急性发作期，应少吃脂肪，禁饮酒和浓茶，忌食辛辣之品。有水肿的病人要予以低盐饮食，每顿不宜吃得过饱。因过饱会增加心脏的负担。病情缓解期，饮食应多样化，可增添些含蛋白质高的食物及新鲜蔬菜、水果。

4. 肺心病宜食用低盐、高维生素、中度蛋白质、适量碳水化合物的饮食。少食多餐，适当吃些柑橘类水果，以补钾排钠。饮食不宜太精细，要掺杂一些粗粮，吃些富含嫩纤维的蔬菜和水果，既有助消化，又可预防便秘，以免因便秘诱发心力衰竭。饮水一次不宜过多，以防因血容量突然增加，加重心脏负担。

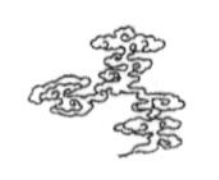

早睡早起，敛神宁志

《老老恒言》曰：坐而假寐，醒时弥觉神清气爽，较之就枕而卧，更为受益；然有坐不能寐者，但使缄其口、闭其目、收摄其心神，休息片时，足当昼眠，亦堪遣日。乐天诗云："不作午时眠，日长安可度?"此真老年闲寂之况。

《老老恒言》说：闭目养神，坐着不睡，睁开眼睛就会觉得神清气爽。这比直接躺下来睡觉，更有好处。但是有那种因为睡不着而坐着养神的，就应该闭上嘴巴和眼睛，收住心神。只要能休息片刻，就可以比得上睡了一觉。这样也能用来消遣时光。

深秋时节，草枯叶落，花木凋零，一派萧条凄凉景色，很容易在人们，尤其是老年人心中产生凄凉、垂暮之感，从而情绪低落，诱发疾病。为此要保持乐观的情绪，经常用一些诗词名句，比如"落日心犹壮，秋风病欲苏，古来存老马，不必取长途"和"老骥伏枥，志在千里；烈士暮年，壮心不已"等进行自勉。根据自己的爱好从事书画、写作、老年迪斯科、歌咏等练习，从而陶冶性情，树立信心。同时应保持内心的宁静，注意收敛神气，为身体内部阳气的潜藏做好准备。

秋天正是天气转凉的时候，早睡早起，既顺应阴精的收藏，也顺应阳气的舒长。秋风清肃，万物收杀，人们的起居调摄应与气候的变化相适应，才能避免秋天肃杀之气对人体产生的不良影响。可俗语说"春困秋乏"，时间一到九月，秋高气爽，气温冷暖适中，夜间人就很容易入睡了。可是清晨醒来仍会感到疲倦，还想继续睡下去，这就是秋乏了。调节秋乏要从调整人体的适应性开始：

1. 加强营养补充，合理休息。增加食物的摄入量，多吃一些蔬菜和水果，养成早睡早起的习惯。通过这一类的生理调整，让人的身体重新释放活力。

2. 提高身体的适应能力。秋天是由热转冷的季节，此时要加强身体锻炼，一方面弥补夏天的消耗，另一方面准备迎接严冬。

3. 闭目养神。老年人活动能力下降，稍微疲倦，就想要闭上双眼打瞌睡。这个时候，不要想着一定得睡觉，闭上眼睛，收敛感觉，像上面介绍的那样养好心神。再睁开眼，就感觉清爽了许多。

秋天睡觉，也要注意不能贪凉。虽然民间有"秋冻"的说法，但是冻也要适当，千万别冻坏身体。

所谓的"春捂秋冻"，意思是说春天棉衣要晚脱一段时间，以免受凉生病；秋天则相反，厚衣服要晚些穿，多经受寒冷的刺激，从而增强机体抵抗力。不过，不同的人群、人体的不同部位，都应区别对待，一味秋冻就会把身体冻坏。秋天适度经受些寒冷，有利于提高皮肤和鼻黏膜的耐寒力，对安度冬季有益。秋天的早晚凉意甚浓，要多穿些衣服。秋季是腹泻多发季节，应特别注意腹部保暖。秋季神经兴奋，食欲骤增，要防止过食，少吃辣味和生冷食物，多吃酸性和热软食物，以利于消化。不吃霉变和不洁食物，避免感染肠道传染病。中秋之后天气干燥，易出现口渴、咽干、唇燥、皮肤干涩等“秋燥病”，应多吃水果，常喝开水、绿豆汤、豆浆、牛奶等，以满足机体的需要，提高抗燥病能力。正确地认识到秋冻的两面作用，对于老年人安度秋季具有很好的指导意义。

首先，秋冻是因人而异的。年轻人血气方刚，对外界寒冷的适应及抵御能力都比较强，可以冻一冻；而老年人大多肾阳衰微，禁不起太冷的刺激；还有一部分慢性病患者，如心血管和哮喘病人，他们对寒凉的刺激更加敏感，稍不注意就会引起疾病发作。因此，这些人不仅不能“秋冻”，还应采取一些保暖措施。

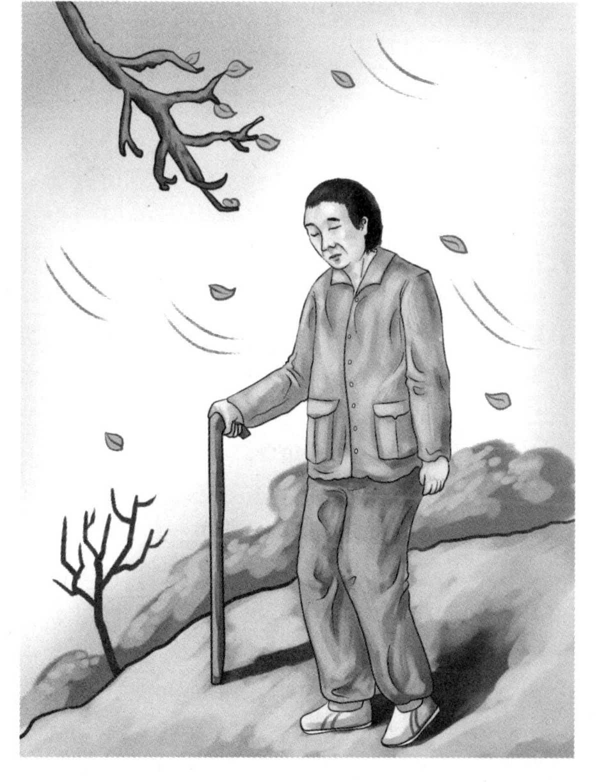

其次，身体的不同部位耐寒能力是不同的，所以不同的部位要区别对待，有4个部位一定要注意保暖。第一个是腹部，上腹受凉容易引起胃部不适，甚至疼痛，特别是有胃病史的人更要加以注意；下腹受凉对女性伤害大，容易诱发痛经和月经不调等，老年妇女尤其要加以重视。第二个是脚部，脚是人体各部位中离心脏最远的地方，血液流经的路程最长，脚部又汇集了全身的经脉，所以人们常说“脚冷，则冷全身”。全身若受寒，机体抵抗力就会下降，病邪就有可能乘虚而入。第三个是颈部，这个部位受凉，向下容易引起肺部症状的感冒；向上则会导致颈部血管收缩，不利于脑部供血。第四个是肩部，肩关节及其周围组织相对比较脆弱，容易受伤。老年人这个地方受凉，更会导致一系列的肩颈问题。

最后，要领悟“秋冻”内涵。对于“秋冻”的理解，不应只局限于未寒不忙添衣，还应从广义上去理解，诸如运动锻炼，也要讲求耐寒锻炼，增强机体适应寒冷气候的能力。不同年龄可选择不同的锻炼项目。无论何种活动，都应注意一个冻字，切勿搞得大汗淋漓，当周身微热，尚未出汗，即可停止，以保证阴精的内敛，不使阳气外耗。

初秋季节虽然还会有一段比较炎热的日子（俗称“秋老虎”），但在一早一晚已是凉风习习了。而且“一场秋雨一场凉”，气候逐渐转凉。因此，立秋之后不要经常赤膊露体，贪求一时之快，要随时防止凉气的侵袭，所以民间有“白露身不露”之说。老年体弱之人要逐渐增添衣服，但不宜使衣服顿增顿减，以免影响人体对气候变化的适应能力。

民谚有说“白露不露身，寒露不露脚”。秋季是从夏季向冬季的过渡季节，气温凉热交替，逐渐下降，不要经常赤膊露身，以防凉气侵入体内。“白露身不露，寒露脚不露”，这是一条很好的养身之道。要随着天气转凉逐渐增添衣服，但添衣不能太多太快。

除了以上介绍的秋季起居注意事项外，老年朋友们还要多看看下面的内容。

在秋季宜早睡早起，保证睡眠充足，注意劳逸结合，防止房劳伤肾。初秋白天气温高，电扇不宜久吹；深秋寒气袭人，既要防止受寒感冒，又要经常打开门窗，保持室内空气新鲜。在条件许可情况下，居室及其周围可种植一些绿叶花卉，让环境充满生机，又可净化空气，促进身体健康。

秋天虽没有春天那样春光明媚、生机勃勃，但是秋高气爽、遍地金黄，另有一番动人景象。到公园、湖滨、郊野进行适当的体育锻炼可增强体质。秋游也是一种很好的活动形式，既可调节精神，又可强身健体。

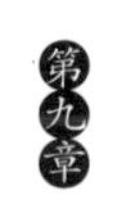

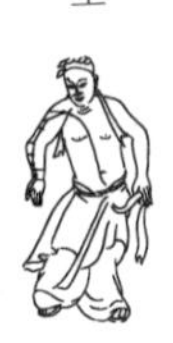

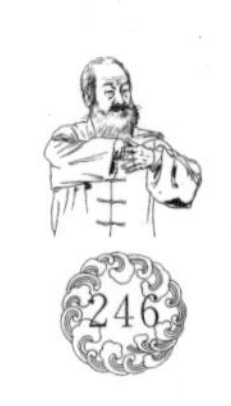

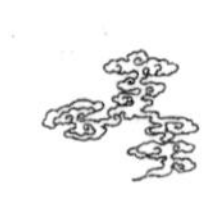

补品瓜果，食宜讲究

《老老恒言》曰：《内经》曰：厚为阴，薄为阳；厚则泄，薄则通。再瓜果生冷诸物，亦当慎。

一到秋天，气温逐渐下降，人们便习惯性地想到要补身，这是很有必要的。不过，该怎样调补才有益健康，很有讲究，不可大意。

大家知道，夏天气温高，人们胃口欠佳，多不想吃油腻厚味的食物，日常中吃的大多是瓜果、粥类、汤类等清淡和易消化的食品，脾胃活动功能亦减弱。秋凉之后如马上进食大量猪、牛、羊、鸡，或其他一些难以消化的补品，势必突然加重脾胃的负担，造成功能紊乱。大量营养物质不能被人体吸收利用，甚至还会引起疾病。古代养生家认为，秋为肺旺之时，秋天燥热之气过盛，就会灼伤肺阴，出现咳嗽、咳血、声嘶、皮肤干燥、毛发枯黄等病症。所以秋季应少食狗肉、羊肉以及大蒜、辣椒等辛燥之品。秋天进补的原则是既要营养滋补，又要容易消化吸收：可多食芝麻、蜂蜜、乳品、糯米及蔬菜等柔润的食物。根据秋季的特点，早晨可经常吃一些有营养的粥，如生地粥、芡实粥、杏仁冰糖川贝粥、银耳冰糖粥、百合莲子粥以及黑芝麻粥等。明代李梃认为："盖晨起食粥，推陈致新，利膈养胃，生津液，令人一日清爽，所补不少。"此外，患疰夏的人在秋季服用人参莲肉汤，有较好的益气补虚作用。老年人脾胃虚弱，最忌黏硬生冷食物，否则易引起秋泄。故饮食应以温热熟软为宜，以保护脾胃功能，促进消化，使谷气长存。

秋天各种瓜果大量上市，要特别注意预防"秋瓜坏肚"。虽然西瓜在夏天是消暑佳品，人们把它称为天生的"白虎汤"。但是立秋之后，不论是西瓜，还是香瓜、菜瓜都不能恣意多吃，否则会损伤脾胃的阳气。老年人每天适量地吃些水果是有益于健康的，但由于老年人生理功能较弱，不少人都患有一些慢性疾病，因此，应该学会选择适合自己体质、有利于疾病康复、营养丰富的水果。例如苹果含有多种维生素及多量的钾，对原发性高血压病人有益，而且有止泻作用。香蕉也含有多种维生素，其中维生素 P 有利于增强血管壁的弹性，维生素 E 能增加细胞的分裂次数，可加强新陈代谢能力；香蕉还有止咳、润肠、降压的作用。菠萝有利尿作用，对肾炎、原发性高血压病人有益，对治疗支气管炎也有功效。柑橘有镇咳、调肺、健胃的作用。梨生津润肺、止咳化燥痰，亦可治便秘。龙眼有滋补强壮、安神补血等作用，对长期失眠的老人尤其适宜。柿子能清热去烦、生津润燥，化痰、涩肠止泻以及降压等。但柿子性寒，体弱多病的人不宜多吃，体质较好的人也不要多吃，否则容易形成柿石症。葡萄可以预防疲劳，有益气补血、利筋骨、健胃、利尿的功效，常服可使人强壮，但是便秘者不可多食。水果和药物一样各有属性，以上水果，龙眼、葡萄性温，西瓜、苹果、香蕉、菠萝、柿子、梨的性味均偏寒凉。不论哪种水果，进食过量，均会影响健康。谚语说："天时虽热，不可贪凉；瓜果虽美，不可多食。"是非常有道理的。

除了瓜果之外，秋天的饮食也有其他的讲究。

渴了饮水，饿了吃饭，似乎天经地义。这就是所谓的"饥餐渴饮"，但是不能用它来指导秋季养生。这是因为秋燥，即使不渴也要喝水。因为秋季的主气为燥，它又可分为温燥和凉燥。深秋季节凉燥尤重，此时天气已转凉，近于冬寒之凉气。燥的结果是耗伤阴津，导致皮肤干燥和体液丢失。

正常人体除三餐外，每天需要另外补充 1500 毫升的水。天热出汗多时，饮水还要增加。"不渴也喝水"对老年人来说尤为重要。如果老年人能坚持每天主动喝进适量的水，对改善血液循环、防治心血管疾病都有利。

秋凉不能不吃早餐。有些人贪图清晨的凉爽，早上起床晚，又要赶着上班，早餐不是不吃就是吃不好。长时间不吃早餐，除了会引起胃肠不适外，还会导致肥胖、胆石症、甲状腺机能障碍，甚至还会影响到一天的心绪。

养生要防“伤春悲秋”。深秋天气渐凉，人们的胃口普遍变好，但也会有一部分人由丁季节性情感障碍的缘故，变得“悲秋”，而后者又与饮食互为因果，即营养不良或饮食不当可以诱发季节性情感障碍。季节性情感障碍又会影响到人的脾胃功能，产生厌食或食欲亢进。从养生的角度上讲，入秋后应当抓住秋凉的好时机，科学地摄食，不能由着自己的胃口，饥一顿，饱一顿。三餐更要定时、定量，营养搭配得当。

总之，秋季养生要有积极的心态，科学地调配自己的饮食，这样才能增强体质，预防各种疾病。

除了要喝水补充水分外，还要记得给自己保湿。在秋天，人们经常出现皮肤干涩、鼻燥、唇干、头痛、咽干、大便干结等秋燥症状。中医认为，在夏季出汗过多，体液损耗较大，身体各组织都会感觉水分不足，从而导致“秋燥”。预防秋燥，补水当然不可少！老年人尤其要注意这方面，因为他们的皮肤容易干燥，在秋天这个季节，更容易出现诸多的秋燥症状。

1. 少言补气。中医认为“形寒饮冷则伤肺”，所以要忌寒凉之饮。“少言”是为了保护肺气，人每天不停地说话会伤气，其中最易伤害肺气和心气。补气的方法：西洋参、麦冬，泡水，代茶饮，每天一次。

2. 皮肤保湿。秋天对应人体的肺脏，而肺脏的功能是主管人体皮肤，所以皮肤的好坏与人体肺脏相关。食物以多吃百合为最佳，这是因为百合有润肺止咳、清心安神、补中益气的功能。秋天多风少雨，气候干燥，皮肤更需要保养，多食百合有滋补养颜护肤的作用。但百合因其甘寒质润，凡风寒咳嗽、大便溏泄、脾胃虚弱者忌用。

3. 秋燥补水。秋天多吃梨和香蕉，梨肉香甜可口，肥嫩多汁，有清热解毒、润肺生津、止咳化痰等功效，生食、榨汁、炖煮或熬膏，对肺热咳嗽、麻疹及老年咳嗽、支气管炎等症有较好的治疗效果。若与荸荠、蜂蜜、甘蔗等榨汁同服，效果更佳。但梨是寒性水果，对于寒性体质，脾胃虚弱的人应少吃。香蕉有润肠通便、润肺止咳、清热解毒、助消化和健脑的作用。但胃酸过多者不宜吃香蕉，胃痛、消化不良、腹泻者也应少吃。

对付秋燥，最为滋补和有效的做法，就是多喝蜂蜜少吃姜。只要做到了这一点，“多事之秋”不用担忧。

干燥是秋天最主要的气候特点，空气中缺少水分，人体同样缺少水分。适应秋天这种干燥的特点，我们就必须经常给自己的身体“补液”，以缓解干燥气候对于人体的伤害。多喝水是对付“秋燥”的一种必要手段。但对付秋燥不能只喝白开水，最佳饮食良方是：“朝盐水，晚蜜汤”。换言之，喝白开水，水易流失，若在白开水中加入少许食盐，就能有效减少水分流失。白天喝点盐水，晚上则喝点蜜水，这既是补充人体水分的好方法，也是秋季养生、抗拒衰老的饮食良方，同时还可以防止因秋燥而引起的便秘，真是一举三得。

蜂蜜所含的营养成分特别丰富，主要成分是葡萄糖和果糖，两者的含量达70%，此外，还含有蛋白质、氨基酸、维生素等。蜂蜜具有强健体魄、提高智力、增加血红蛋白、改善心肌等作用，久服可延年益寿。蜂蜜对神经衰弱、高血压、冠状动脉硬化、肺病等，均有疗效。在秋天经常服用蜂蜜，不仅有利于这些疾病的康复，而且还可以防止秋燥对于人体的伤害，起到润肺、养肺的作用，从而使人健康长寿。

秋燥时节，不要吃或少吃辛辣烧烤之类的食品，这些食品包括辣椒、花椒、桂皮、生姜、葱及酒等，特别是生姜。这些食品属于热性，又在烹饪中失去不少水分，食后容易上火，加重秋燥对人体的危害。当然，将少量的葱、姜、辣椒作为调味品，问题并不大，但不要常吃、多吃。比如生姜，它含挥发油，可加速血液循环；同时含有姜辣素，具有刺激胃液分泌、兴奋肠道、促使消化的功能；生姜还含有姜粉，可减少胆结石的发生。所以它既有利亦有弊，不可多吃。尤其是在秋天最好少吃，因为秋天气候干燥、燥气伤肺，再吃辛辣的生姜，更容易伤害肺部，加剧人体失水、干燥。古代医书有记载：“一年之内，秋不食姜；一日之内，夜不食姜。”

当秋天来临之际，我们最好“晨饮淡盐水，晚喝蜂蜜水，拒食生姜”，如此便可安然度过“多事之秋”。

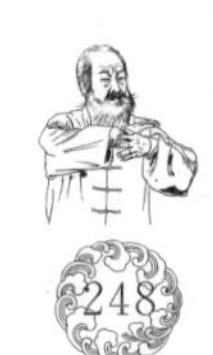

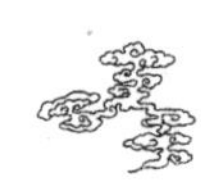

除了养老中普遍要面对的秋燥和补水问题外，一些患有血压问题的老人，也要面对一个非常严峻的问题，就是中风。

初秋是老年人心脑血管疾病发病率大幅上升的时节，特别是患有高血压、动脉硬化的中老年人，初秋一定要当心脑中风。中医认为，在日常生活中采取下列措施，可有效预防或减少脑中风的发生。

1. 早晚喝杯救命水。脑中风的发生与老年人血液黏稠度增高有关。人们经过一夜睡眠、出汗和排尿后，人体水分减少，血液黏稠度会升高。所以夜晚入睡前及早晨起床后，应喝下约200毫升白开水，可以降低血液黏稠度，起到预防中风的作用。

2. 每天吃2根香蕉。研究发现，每天吃1～2根香蕉，可使中风发病率减少40%。香蕉中含有丰富的钾盐，钾对于增强心脏的正常舒缩功能具有重要作用，还可抗动脉硬化，保护心血管。此外，香蕉中还含有降血压、润肠通便的物质。

3. 保持大便畅通。老年性便秘不仅会延长排便时间，还会因排便用力导致心脏负担加重和血压升高，甚至诱发脑中风。为保持大便通畅，应常吃红薯、菠菜、竹笋、芹菜、大白菜等富含粗纤维的食物，促进肠道蠕动，同时应养成定时排便的良好习惯。必要时可服用一些如润畅丸、果导片等药物。

4. 早晚散步。散步是老年人最安全的有氧代谢运动，长期坚持可使血压下降、血糖降低，起到预防心脑血管疾病的作用。每次30～40分钟，距离为1.5千米。可以进行做操、打太极拳等运动量不大的体育锻炼，但不宜进行剧烈活动。另外，在初秋季节，要注意随时增减衣服，夜间防止受凉。阴天下雨少外出，并应勤测血压。

秋病多燥，药宜清润

《老老恒言》曰：病有必欲服药者，和平之品甚多，尽可施治。

人的肺脏喜欢清肃濡润，而秋季天高气爽，气候干燥，所以秋燥之气最容易伤肺。患秋燥的病人除在医生指导下及时服药治疗以外，还可以配合下面的偏方治疗：温燥咳嗽可用大甜梨1只，川贝粉3克，冰糖9克，先将梨去核，将川贝粉和冰糖放入梨中，再将梨扎好，隔水蒸熟，每日2次，每次服半只，连服2～3日。凉燥咳嗽可用生梨1只，去核，加冰糖9克，在梨中心插入净麻黄6～11根（3厘米长），将梨扎好，隔水蒸熟，每日服半只，连服2～3日；也可用核桃（去壳带膜）9克，捣烂加少许冰糖，隔水蒸熟，每日分2次服用，连服5日。

为了预防秋季疾病的发生，应该选用适当的药物来调养气血，平衡阴阳。古人认为大暑至白露间易患湿病，宜用扁豆10克、薏苡仁10克、藿香6克、生地黄6克，于大暑前后未感病时煎汤服；秋分至立冬期间多发燥病，宜用生地黄10克、百合10克、党参10克、蜂蜜6克、麦冬6克、甘草3克，于秋分前后未病时煎汤服。

《本草纲目》记载“芡实能治遗精、白浊、带下”，具有补中益气、滋养强壮、固肾养精的作用。用芡实60克、大枣10枚、花生30克，加入适量红糖合成大补汤，易消化，营养高，有调补脾胃、益气养血的作用，对脾胃虚弱的产妇及体虚、贫血、气短者有良好疗效；用芡实60克、黄芪15克煮烂吃，有补肾作用，可治疗老年性尿频、肾虚遗精等。此外，如果夏季多食生冷瓜果而致胃肠虚寒，秋令可服干姜、肉桂等温热药以“暖里腹”。

除用药之外，中医都倾向于用进补的方法，帮助人调理身体。秋天调理，要注意一个很普遍的问题，就是进补多少才合适？

经过炎热的夏天，机体的耗损非常大，所以当凉爽的秋天来临的时候，人们都会利用各种方法来调补身体，但是我们在进补时一定要讲究科学，以免适得其反。

有的人认为，补就是吃补药、补品，所以这类人不管自己的身体是什么情况，就把许多补药补品，如人参、鹿茸等集中起来突击食用，称之为“大补”；有的人则认为，夏天天气热，人们不思饮食，所以现在应该好好地吃几顿，把夏天的损失补回来，称之为“贴秋膘”。其实，这些补法都是不科学的，不但浪费财力物力，还对健康无益，甚至可能有损脾胃。

因为夏天气温高，所以人们胃肠功能普遍不好，多不思饮食，因此，日常中吃的大多是瓜果、粥类、汤类等清淡和易消化食品，脾胃活动功能亦减弱，秋凉后如果马上吃进大量猪、牛、羊、鸡等炖品，或其他一些难以消化的补品，就会加重脾胃的负担，甚至损害其正常消化功能。这就好像跑步一样，我们必须要先经过慢跑后才能逐渐加快，如果一下吃进大量难以消化的补品，胃肠势必马上加紧工作，才能赶上这突然的需要，势必会造成胃肠功能紊乱，无法消化，营养物质不但不能被人体所吸收利用，甚至还会引起疾病。

秋季六节气养生

《老老恒言》曰：秋宜早卧早起，逆之则伤肺。

秋天早睡早起，否则伤肺。下面就具体介绍一下秋季六节气的养生方法。

1. 立秋。

每年的 8 月 8 日左右是立秋。立秋以后，各种瓜果开始陆续上市，但民谚有“秋瓜坏肚”的说法，就是说立秋以后如生食大量瓜类水果易引发胃肠道疾患。因为，人们在夏天就生食了大量瓜果，立秋以后如果再这样吃下去，就会损伤肠胃，导致腹泻、下痢、便溏等急慢性胃肠道疾病。因此，立秋之后应慎食瓜类水果，脾胃虚寒的老人尤应禁忌。

立秋以后，因秋燥引起的疾病也会困扰一些人，在养生方面就要注意滋养津液，多喝水、淡茶等饮料，并吃些能够润肺清燥、养阴生津的食物，如萝卜、西红柿、豆腐、藕、秋梨等。少吃辛辣、油炸食物及膨化食物，少饮酒。

在起居方面，这一时节应“早卧早起，与鸡俱兴”，虽然不至于和鸡起得一样早，但也应该早睡早起，多呼吸新鲜空气，在清晨安静广阔的空间里宣泄情绪，这对身体都是有好处的。

2. 处暑。

每年的 8 月 23 日左右是处暑节气。处暑以后，气温会逐渐下降，这时候人体容易出现的情况就是“秋乏”，俗话说“春困秋乏夏打盹”，人们经常会有懒洋洋的疲劳感，所以这个节气的养生首先是要保证睡眠充足。

在饮食方面，处暑时依然应该保持饮食清淡，少吃油腻、辛辣及烧烤类的食物，如辣椒、生姜、花椒、葱、桂皮等，多吃蔬菜水果，多喝水，多吃鸡蛋、瘦肉、鱼、乳制品和豆制品等。

为缓解秋乏，处暑时除了要养成良好的生活习惯，还要加强锻炼，如登山、散步、做操等，以强健身心，减轻季节交替时身体的不适感。经常伸伸懒腰也可缓解秋乏，伸懒腰时人体的胸腔器官会对心、肺形成挤压，可以促进心脏的充分运动，使其提供更多的氧气供给各个组织器官。所以，即使在不疲劳的时候，有意识地伸几个懒腰，也会觉得舒适。

处暑之后，还会有几天的秋后热，这只是气温的短暂回升，并不影响秋天的降温趋势。老人在处暑这段时间，要随时更换衣物，避免着凉。

3. 白露。

每年的 9 月 8 日前后为白露。白露时节，支气管哮喘发病率很高，要做好预防工作，排除诱发因素，体质过敏的人应注意花粉、粉尘、皮毛、牛奶、鸡蛋、鱼、虾、螃蟹、油漆、药物等，尽量避免与之接触。另外，应调整身体和精神状态，避免情绪压抑、过度劳累对缓解咳嗽、气喘、心悸等症状也有帮助。在饮食上也要慎重，少吃或不吃鱼虾海鲜、生冷炙烩腌菜和辛辣酸咸甘肥的食物，多吃青菜、萝卜、葡萄、柿子、梨、芝麻、蜂蜜等润肺生津、养阴润燥的食物。

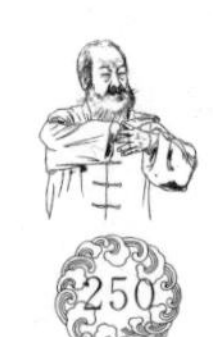

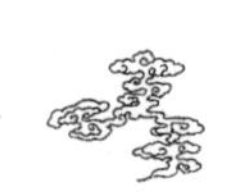

天气转凉后，还容易导致胃部抽搐，引起腹泻、恶心等症状，尤其是那些身体比较瘦平时胃就不太好的人，胃部的保暖非常重要。因为身体较瘦的人通常胃壁较薄，在气温变化的情况下更容易产生痉挛，轻者导致胃痛和消化不良，重者则可能产生呕吐和腹泻等情况。胃部受凉还会导致“肠易激综合征”，直接表现就是严重腹泻，导致疲劳和浑身无力，甚至会发生脱水等情况。

所以，白露以后要注意为身体保暖，特别是一些年轻的女性，不要舍不得换下夏天单薄的裙子，同时要少吃生、凉食物，多吃熟食和暖食，尤其不要在早上就吃水果和喝凉水，避免肠胃受到过度刺激。

4．秋分。

每年的9月23日左右是秋分节气，秋分正好是秋季的分隔点，如春分一样，秋分这天阳光几乎直射赤道，昼夜时间的长短再次相等，秋分过后，北半球开始昼短夜长。秋分之前，气温还能维持一段时间。秋分之后，气温就下降得厉害了。

在饮食方面，中医从阴阳平衡角度出发，将饮食分为宜与忌，不同的人有其不同的宜忌，如对于那些阴气不足，而阳气有余的老年人，则应忌食大热峻补之品，对发育中的儿童，如无特殊原因也不宜过分进补；痰湿质人应忌食油腻；木火质人应忌食辛辣；患有皮肤病、哮喘的人应忌食虾、蟹等海产品；胃寒的人应忌食生冷食物等。

这个时候，秋燥还没有结束，不过这时的“燥”，已经不是刚立秋时的温燥，而是凉燥。可以煮些健胃健脾、补肾强骨，而且软糯甜香、非常适口的栗子粥。润肺、清火、止燥咳，通便秘的百合粥、菊花粥，也是不错的选择，不仅可以温补身体，还可以缓解秋燥。

5．寒露。

每年的10月8日或9日是寒露。寒露是一个冷热交替的节气，此时，人体阳气慢慢收敛，阴精开始潜藏于内，故养生也应以保养阴精为主，也就是说，秋季养生不能离开“养收”这一原则。

在人体五脏中，肺对应秋，肺气与金秋之气相应，此时燥邪之气易侵犯人体而耗伤肺的阴精，如果调养不当，人体就会出现咽干、鼻燥、皮肤干燥等秋燥症状。因此，寒露时节的养生应以滋阴润肺为宜，多食用芝麻、糯米、粳米、蜂蜜、乳制品等柔润食物，少食辣椒、生姜、葱、蒜类等易损伤阴精的辛辣之食。

寒露以后，由于气温下降较快，感冒也成为此时的流行病，在城市里，这个时间已经开始接种流感疫苗了。而在日常养生中，首先要做到适时添加衣物，不要盲目坚持“秋冻”，还要多加锻炼，增强体质。

6．霜降。

每年的10月23日或24日是霜降，这是秋季的最后一个节气。霜降，顾名思义就是由于天气寒冷，露水已经凝结成霜了。所以，霜降就是秋天的结束，预示着冬天的到来。

随着天气逐渐变冷，风湿病、“老寒腿”、慢性胃病又在这个节气突显出来了，防治这些病症主要是注意身体的局部保暖。老年人要适当多穿些衣服，膝关节有问题的可以穿上一副护膝，晚上睡觉时也要注意保暖。胃不好的人注意不要吃寒凉的东西，觉得胃部不适时，可以用热水袋暖一会儿，疼痛就会缓解。

深秋时节，是枫树、黄栌树等植物的最佳观赏季，可以在晴朗的天气外出登山观赏美景。但老年人应注意不要运动过量，外出活动以颐养身心为宜，感觉劳累时不要硬撑，此外也要注意保暖防病，不要在大风天去爬山，以免感冒或者染上呼吸系统疾病。

冬季养生应养肾

冬主收藏，重在补肾

《老老恒言》曰：冬宜早卧晚起，逆之则伤肾。

冬季从立冬开始，经过小雪、大雪、冬至、小寒、大寒，直到立春的前一天为止。

“冬者，天地闭藏，水冰地圻。”冬季是万物闭藏的季节，自然界阴盛阳衰，万物萧索，草木凋零，冰冻虫伏，潜藏阳气，以待来春。中医认为，人体的肾脏具有冬季“水”的属性。肾开窍于耳和二阴，其味为咸，其表现在头发，其液为唾，功能为藏精，主人体的生长、发育、生殖和水液代谢。冬天肾脏像水一样开始潜藏、凝滞，人体阳气内收，精气固藏，所以毛发黑润，牙齿坚固，腰背挺直，反应敏捷，耳聪目明。若封藏不固，精气流失，则发枯齿摇、耳目失聪、喘息咳嗽、腰膝酸软、二便失常。

所以，冬天人就应该像万物一样，把自己藏起来，把全身的活动也收敛起来。就像许多动物会冬眠一样，人也要适当地让自己的躯体休眠。老年人在冬天不光要包裹得紧密，还要注意早睡晚起，缩短活动的时间，减少运动。

冬季时节，肾脏机能正常，则可调节机体适应严冬的变化，否则，会使新陈代谢失调而产生疾病。因此，冬季养生重要的一点是“养肾防寒”，以下几点是贯彻这一原则的要点。

1. 调养情志动静有度。

中医认为，肾主水，藏精，在志为惊与恐，与冬令之气相应。《黄帝内经》说：“肾者主蛰，封藏之本，精之处也。”心主火，藏神，只有水火相济，心肾樱交，方可神清心宁。因此，在冬天藏身的时候，就要调养心和肾，以求得保精养神。保养精神最重要的一点是，人的心情必须要收敛，也就是要人们避免各种干扰刺激，处于淡泊宁静状态，方可使心神安静自如，含而不露，秘而不宣，从而能感受到那种安静的美。

由于冬季朔风凛冽，阴雪纷纷，易扰乱人体阳气，变得萎靡不振。再加上冬天自然环境都变得萧索，现代医学研究表明，冬天易引发抑郁症，使人情绪低落，抑郁寡欢，懒得动弹。这就要求在情志养生方面，要尽量学会调节情绪。比如，老年人在风和日丽的天气到外面晒太阳，坚持适度锻炼和参加丰富多彩的娱乐活动，注意动静结合。动可健身，静可养神，体健神旺，可一扫暮气，精神振奋，充满朝气。

2. 起居有常心身安康。

冬三月，应以敛阳护阴，养“藏”为原则。《老老恒言》指出：“冬宜早卧晚起”，清代石成金在《养生镜》中告诫人们：“冬三月乃水藏闭涩之时，最宜固守元阳，以养真气”。这些都是在告诉我们，冬季养老在起居方面，要做到作息有时，顺应自然规律，早睡以养人体阳气，在日出以后起床以养阴气，有利于人体“阴平阳秘，精神乃至”。

在穿戴睡卧上要注意防寒保暖，《老老恒言》中对冬季的穿衣戴帽之类都有详细的说

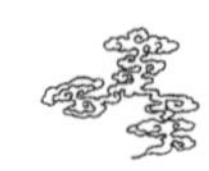

明。老年人穿的内衣、棉袄、棉裤以纯棉布为宜，和暖贴身，再套上外衣，可抵御寒冷；冬天手脚易冻，外出要戴手套；鞋袜宜保暖透气、吸湿性好，鞋底要防滑，脚暖则一身皆暖和通畅。冬季北方多睡火炕，近些年来用电热毯者日益增多，无论采取哪种方式，以温度适宜为好。同样，无论是用火炉、暖气或空调，室温宜在18～20℃，切忌温度过高，以免阳气过盛，使之外泄，甚至积热于内，形成阴虚火旺，痰热瘀血。这样到了春天就会发温病、上火，或诱发宿疾复来。此外，冬令养生要特别注意节制房事，以固护阴精。

3. 冬练三九筋骨强健。

“冬练三九”，是我国劳动人民在长期的锻炼中总结出来的宝贵经验。俗话说：“冬天动一动，少生一场病；冬天懒一懒，多喝药一碗。”多年的经验证明，冬天怕冷，终日紧闭门窗，恋困睡懒觉，或长时间在不通风的室内打麻将、玩扑克，极易导致体质迅速衰退，抵抗力下降，容易患感染性疾病。而长期坚持冬季锻炼的人，耐寒力强，不易患感冒、支气管炎、肺炎等病，也是预防中老年人骨质疏松的良方。

冬季锻炼，要因人因地制宜。我国各地的气候差别大，过冬方法差异也大。这就导致不同地方的老人，在选择冬天的运动时有不同的做法。而且，身体条件有差别，冬季锻炼也不能相同。如身体较弱的老年人或有慢性病不宜外出者，可在室内锻炼，做强身按摩，练气功、保健功，在阳台上打太极拳等；凡是身体较好的，应该坚持到户外锻炼，如长跑、竞走、武术、滑冰、滑雪、做健身操、打球、冬泳等。特别值得一提的是冬泳，这是一项融空气浴、日光浴、冷水浴为一体的锻炼方式，当肌肤受到冷空气、冷水的刺激后，会急剧地收缩，随后又扩张，皮肤变得潮红。千万不要小看了这个现象，它是极好的血管体操，对改善和增强血管的弹性，促进血液循环，保护心血管健康大有裨益；能提高中枢神经系统对体温的调节功能，抵御寒冷的侵袭；还可使造血机能得到加强，预防贫血，增强机体的抗病能力。所以，不少老人年都会结成伙伴，一起冬泳。

4. 科学饮食、正确进补。

冬季饮食上应以保阴潜阳为原则。冬季气候寒冷，吃东西要以热性来抵抗寒冷。关于热性食物，一是指主张进热食，另就是指温补阳气类的膳食。所以冬天可以多吃羊肉、狗肉、虾、韭菜、麻雀蛋、木耳、龟等食物。不可食用生冷食物，宜食用菠菜、豆芽等新鲜蔬菜。冬季饮食应该少加点儿苦味食物，以养心气。因为冬季肾水正旺，咸属水，心属火，多食咸味则助水克火，令心受病。心属苦味，多食苦味之品，可保心肾相交。

冬是肾主令的季节，要顺应肾主闭藏，藏精及冬至后阳气萌生的自然规律，适度地在冬季进补，可滋养五脏，扶正固本，培育元气，以促使体内阳气的升发，增强抵抗力，起到预防开春瘟疫流行的作用。

进补者应根据机体的阴阳盛衰、虚实寒热，因人而补。如偏于阳虚者，以羊肉、鸡肉等温热食物为宜，可起到温中益气、补精填髓之功效。偏阴虚者，以食鸭肉、鹅肉为好。鸭肉性甘寒、有益阴养胃、补肾消肿、化痰止咳作用。鹅肉性味甘平，鲜嫩松软，清香不腻。

北方冬天的主要蔬菜就是大白菜，有“菜中之王”的称呼。因为大白菜营养丰富，味道清鲜适口，做法多种，又耐贮藏，所以是人们常年食用的蔬菜。

但是，为什么冬天是人们吃大白菜最多的时候呢？因为冬季天气寒冷，人体的阳气处于潜藏的状态，需要食用一些具有滋阴潜阳理气功效的食物，于是大白菜就成了这个季节的宠儿。

大白菜虽然价格低廉，其营养价值却很高。它含有蛋白质、脂肪、膳食纤维、水分、钾、钠、钙、镁、铁、锰、锌、铜、磷、硒、胡萝卜素、维生素等多种营养成分，对人体有很好的保健作用。由于其所含热量低，所以还是糖尿病患者和肥胖症者的良好选择。大白菜含有的微量元素钼，能阻断亚硝胺等致癌物质在人体内的生成，是防癌佳品。

中医认为，大白菜味甘，性平，有养胃利水、解热除烦之功效，可用于治疗感冒、发烧口渴、支气管炎、咳嗽、食积、便秘、小便不利、冻疮、溃疡出血、酒毒、热疮等。例如，《本草纲目》中说大白菜“甘渴无毒，利肠胃”等。

同时，大白菜还是一款美容佳蔬，其丰富的维生素E是脂质抗氧化剂，能够抑制过氧化脂质的形成。皮肤出现色素沉着、老年斑的生成，就是由于过氧化脂质增多造成的。所以，常吃大白菜，能防止过氧化脂质引起的皮肤色素沉着，抗皮肤衰老，减缓老年斑的出现。不过，需要注意的是，大白菜要和萝卜分开来吃，不要混杂在一起，那样可能会产生一些相互破坏营养成分的不利影响。患有慢性胃炎和溃疡病的人，应少吃大白菜。北方地区的居民还经常把大白菜腌制成酸菜。酸菜虽然味道不错，经常吃酸菜却对健康不利。特别是大白菜在腌制9天时，是亚硝酸盐含量最高的时候，因此腌制白菜至少要15天以后再食用，以免造成亚硝酸盐中毒。

也有些人喜欢吃炖白菜，实际上各种蔬菜都是急火快炒较有营养，炖的过程中各种营养素，尤其是维生素C的含量会损失较多。所以，建议喜欢吃炖菜的人要记得喝汤，不然就浪费了白菜里的营养成分。

早睡晚起，避寒就温

《老老恒言》曰：严冬远出，另备帽，名“将军套”。皮制边，边开四口，分四块：前边垂下齐眉，后边垂下遮颈，旁边垂下遮耳及颊。偶欲摺上，扣以纽，仍如整边。趁寒趁暖，水陆俱当。

冬月昼卧，当以薄被覆其下体，此时微阳潜长，必温暖以养之。血气本喜温而恶寒，何况冬月。如不以被覆，及起，定觉神色偃蹇，遍体加冷，阳微弗胜阴凝也。

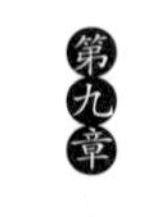

冬月手冷，洗以热水，暖可移时，颇胜烘火。

《老老恒言》说：冬天要是得出远门，就要准备一顶帽子。帽子要能护住头部，包括额头、脸颊、耳朵和后颈。帽子还要能系得紧，所以得有纽扣。冬天白天睡觉，就要用薄被子盖住身体。因为冬天是阳气微微滋养的时候，应当以温暖养阳。假如不盖被子，那么一会就会觉得浑身都冷。

冬天手脚冰冷，就需要用热水洗。因为热水能把温暖传到全身，比起烤火要好很多。

早睡晚起，这一点在冬天养生中已经多次强调了。那么为何要早睡晚起呢？

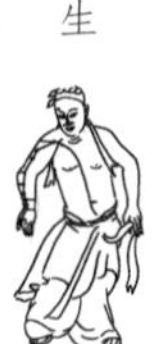

传统养生学强调，人体要“顺应自然”，即人生于天地之间，其生命活动要与大自然的变化相一致，并根据四季气候变化改变日常的生活规律。

《黄帝内经》中说：“冬三月，此谓闭藏”，“早卧晚起，必待日光”。也就是说，从自然界万物生长规律来看，冬天正是闭藏的季节，万物都在等待春天的到来，所以潜伏着阳气。人体新陈代谢相对缓慢，阴精阳气均处于藏伏之中，机体表现为“内动外静”的状态，这时，人们要顺从自然界的规律，注意不要干扰自身潜伏的阳气。此时应注意保存阳气，养精蓄锐。尤其是老年人一般气血虚衰，冬季更应该提早睡觉，待到日头已高，气温上升时再起床。晚一点儿起床，是要等太阳出来了再起来。因为太阳升起，气温也就会升高很多，这时不会过于寒冷。除此之外，冬天虽然寒冷，但仍要持之以恒地进行身体锻炼，这是强壮身体的重要方法。

老年人要从深秋开始，就要开始加强户外锻炼，增强耐寒能力。可以用冷水洗脸和洗鼻孔，一直坚持到冬季完毕，中间不要间断。这对身体的抗寒能力、增强体质有显著作用。老年人，特别是身患疾病的人要避免在大寒、大风、大雪、雾露中锻炼。应根据每人不同的健康状况，选择适当的方法进行锻炼。冬季寒冷，对老年人健康不利，病变甚多。特别是冷空气的到来，老年人更难适应，最易伤风感冒，咳嗽、气喘也易复发。常发病还有胃

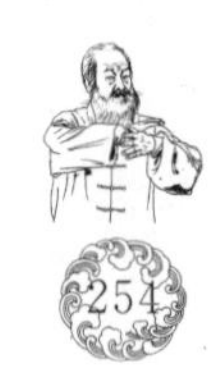

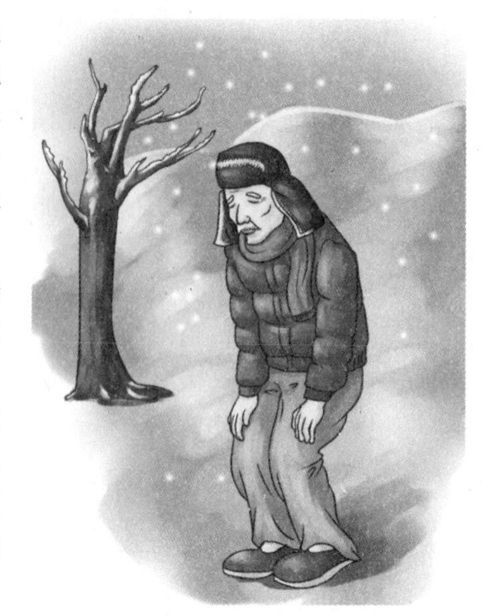

痛、腹泻、关节疼痛等，而危及老年人生命的主要疾病是脑卒中和心肌梗死。据有关资料表明：心肌梗死发病有两个高峰，即11月至次年1月和3～4月。而冬季3个月脑血管病人的平均死亡率，比其他月份高出1/3。这都是因为冬季气候寒冷、干燥、风大，使老年人的周围血管处于挛缩状态，心脑血管容易发生痉挛，造成心脏病、脑血管病的发作，所以冬季人体必须避免受寒。注意保持居室内的温度恒定，一般要保持在15～18℃。老年人血液循环功能较差，如果室温过低，手脚很容易冻伤；而室温过高，室内外温差太大，在进出之间又容易引起感冒。老年人体弱，冬月宜紧系一件棉背心或皮毛背心，穿宽暖的棉鞋，还可以自制一双药袜，用来温暖脚部。这些冬季避寒就温、敛阳护阴的养生方法可以预防传染病的发生。

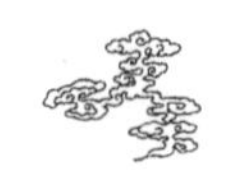

冬季的室内活动也比其他季节要多，除了要加强锻炼之外，老年人可根据自己的体质、爱好，安排一些安静闲逸的活动，如养鸟、养鱼、养花，或练习书法、绘画、棋艺等。如果进行室外锻炼，运动量应由小到大，逐渐增加，以感到身体热量外泄微汗为宜。恰当的运动会让人感到全身轻松舒畅，精力旺盛，体力和脑力功能增强，食欲、睡眠良好。

《老老恒言》中已经说明了，冬季保暖的重点在头部。除此之外，因为老人的脊柱脆弱和手脚容易冰冷，所以也要留心对待。

冬季气候寒冷，机体新陈代谢相对缓慢，体温调节能力与耐寒能力下降，人体易受寒发病，尤其是老年人与体质虚弱者。因此，要想平安地度过寒冬，必须重视保暖，而头部、背部、足部则是保暖的重点。

中医认为，“头是诸阳之会”。体内阳气最容易从头部散发掉，所以，冬季如不重视头部保暖，很容易引发感冒、头痛、鼻炎、牙痛、三叉神经痛等，甚至引发严重的脑血管疾病。冬季里如背部保暖不好，则风寒极易从背部经络上的诸穴位侵入人体，损伤阳气，使阴阳平衡受到破坏，人体免疫力下降，诱发多种疾病或使原有病情加重及旧病复发。

俗语说“寒从脚起”。现代医学认为，双脚远离心脏，血液供应不足，长时间下垂，血液循环不畅，皮下脂肪层薄，保温能力弱，容易发冷。脚部一旦受凉，便通过神经的反射作用，引起上呼吸道黏膜的血管收缩，血流量减少，抗病能力下降，以致隐藏在鼻咽部的病毒、细菌乘机大量繁殖，引发感冒或使气管炎、哮喘、关节炎、痛经、腰腿痛等疾病复发。所以，冬季要特别注意头部、背部、脚部的保暖。

除了已经介绍的做法外，下面说一说冬天泡脚的做法。

“热水泡脚，加点中药”，有众人皆知的好处。可是老年人不能经常出去做足疗，而且对具体的做法也不是很清楚。下面就介绍一些在家做足浴的方法，程序很简单，就是根据自己的情况，在洗脚水里加点中药。

在这里推荐几种简单易做的足疗液，当归、桃仁、苏木、川椒、泽兰叶制成足疗液，能让你的脚上皮肤变得柔嫩美丽。脚上皮肤干燥的人，可以试试用桃仁、杏仁、冬瓜仁、薏苡仁熬制的药水兑入热水里洗脚。脚累脚疼者，可以用透骨草、伸筋草、苏木、当归、川椒熬制的药水。

冬天里，人容易脚冷，女性特别是老年女性，经常整夜都睡不热乎。可以在洗脚时，在水中放干姜或樟脑，樟脑会很快在热水中融化，泡后脚会发热，对改善脚冷很有帮助。

这些材料在中药房很容易买到，而且便宜，熬制时先用大火煮开，然后小火煮5～10分钟，取汁即可。这些药水不用每次现熬现用，可以一次多熬制一些，用容器装好，每天洗脚时兑在水中即可。

另外，如果在泡脚的热水里加入鹅卵石，泡脚的同时用鹅卵石磨脚，则能起到类似于针灸的效果，可治疗长期失眠。

热水泡脚，如同用艾条“温灸”脚上的穴位，而在泡脚盆里加入鹅卵石，高低不平的石头表面可以刺激脚底的穴位（涌泉、然谷、太溪等）或脚底反射区，起到类似足底按摩和针刺穴位的作用，从而促进人体脉络贯通，达到交通心肾、疏肝理气、健脾益气、宁心安神的功效，更好地改善睡眠。

关于鹅卵石并没有什么特别的要求，选择圆滑、大小相近的为佳。泡脚用的水应该保持在45℃左右，水深至少要高过踝关节，脚在鹅卵石上均衡地踩踏，浸泡20～30分钟。水温的控制也不必那么严格，老年朋友们可以在洗脚盆旁边准备一壶热水，感觉凉了就加一些。还可以买那种市场上的足浴桶，能自动保持恒温的。有心脑血管病和糖尿病的患者用热水泡脚时，要特别注意水温和时间的控制，以免出现头晕、头痛、乏力、心慌等情况。

此外，使用鹅卵石揉搓双脚时要注意力度和水温，要避免擦破或烫伤皮肤。脚部有损伤（包括关节胀痛、拉伤、扭伤等）、炎症还未痊愈的人，不宜采用这种方法。

冬季进补，因人而异

《老老恒言》曰：冬月围炉，以阳乘阴也，阴阳俱不可违时。

谚语说“今年冬令进补，明年三春打虎”，这是在强调冬季进补对健康的益处，而传统中医也认为冬季进补有助于体内阳气的发生，能为下一年开春直至全年的身体健康打下基础。冬天分为前后两段，冬至以前是天气逐渐转冷的阶段，冬至是冬三月气候转变的分界线，从冬至以后阴气开始消退，阳气开始回升，身体在闭藏中含有活泼的生机。在冬至后进补，药力易于蕴蓄并发挥效能，是虚弱病症调养的最好时机。

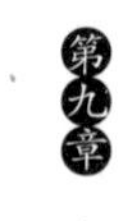

冬季进补的方法有两大类：一类是食补，一类是药补。对于一般年老体弱的病人，最好用食物补益，故民间有“药补不如食补”的说法。前面已经介绍过，冬天饮食要小心地保阴潜阳，推崇进补羊、狗、鸡肉。羊肉、狗肉性温热，有温补强壮的作用，鸡肉偏甘温，具有温中益气、补精填髓的功能。此外还有牛骨髓、蛤士蟆油等，也有壮阳的作用。阳气虚弱、气血不足的老人都可以选用。偏于阴血不足的老人，食补应以鹅肉、鸭肉为主。鹅肉性平味甘，鲜嫩松软，清香不腻，有“利五脏，解五脏热，止消渴”的作用；用鹅肉炖萝卜还可大顺肺气，止咳化痰平喘，所以，自古以来就流传着“喝鹅汤、吃鹅肉，一年四季不咳嗽”的谚语。实践证明，常食鹅肉汤，对老年糖尿病病人，有控制病情发展和补充营养的双重作用。鸭肉性甘寒，有益阴养胃、补肾、消肿和止咳化痰的作用。鸭肉同海带炖食，能软化血管，降低血压；鸭肉和竹笋炖食，可以治疗老年人的痔疮，鸭1只同当归30克炖服，有益气补血、润肠通便的功能，治疗老年性贫血和大便秘结疗效显著。除此以外，鳖、龟、藕、木耳等也都是阴虚的老人冬季进补的有益食品。至于一般身体虚弱者，在条件许可的情况下，可加服一些瘦肉、牛肉，以及牛奶、鸡蛋、豆浆、大枣等，这些食物，有益身心，对虚弱者有扶正祛邪之功。补品中还有鱼翅、海参、燕窝等，这类食品价格昂贵，但从营养角度来讲，并不一定与其身价相称，因此不要盲目迷信。

冬季进食的方法提倡晨服热粥，而且应量少多餐，不可暴饮暴食，味道也不可过咸，以防损伤心气。正如《寿亲养老新书》中所说：“老人之食，大抵宜温热、熟软，忌黏硬生冷。其应进饮食不可顿饱，但频频与食，使脾胃易消化，谷气常存。”

冬季进补虽然很好，但也是要讲原则的，如果胡乱进补，不但不能强身健体，还会损害健康。下面就说一下冬季进补的注意事项。

1. 不要随意服用，无须滥补。一个人如果身体很好，对寒冷有良好的适应能力，在冬

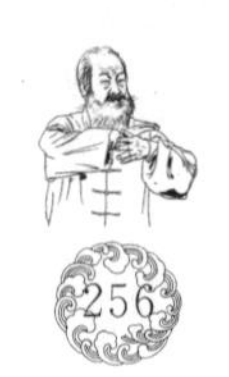

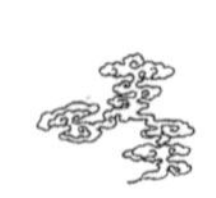

季就不要刻意进补，过多进补不但对健康无益，反而会产生一系列副作用。如服用过多的人参，会出现烦躁、激动、失眠等“人参滥用综合征”。

2. 平素胃肠虚弱的人，在进补时应特别注意。药物入胃全靠胃肠的消化吸收，只有胃肠功能正常，才能发挥补药的应有作用。对于这类病人，可先服用些党参、白术、茯苓、陈皮之类调理胃肠的药物，使胃肠功能正常，再由少至多地进服补药，这样机体才能较好地消化吸收。

3. 在感冒或患有其他急性病期间，应停服补品。尤其是有些体质虚弱的人，应该等急性病治愈后再继续进补，否则会使病症迁延难愈。

4. 在滋补的同时，应坚持参加适当的体育运动，这样可以促进新陈代谢，加快全身血液循环，增强胃肠道对滋补品的消化吸收，使补药中的有效成分能够被机体很好地吸收。

除了以上食补疗法之外，对老年人来说，最好的食补就是粥了。下面列举一些简单的粥谱，供老年朋友们尝试。

1. 腊八粥：取粳米和各种豆类、干果、坚果同煮。豆类中含有很多优质植物蛋白，干果则浓缩了鲜果中的营养物质，坚果含有丰富的蛋白质、维生素 E 和多种微量元素，可增强人体免疫力、延缓衰老。

2. 皮蛋鸡肉粥：鸡肉，皮蛋 2 个，粳米，姜、葱、盐等调味品适量。先将鸡肉切成小块，加水煲成浓汁，用浓汁与粳米同煮。待粥将熟时加入切好的皮蛋和煲好的鸡肉，加适量的调味品。它有补益气血、滋养五脏、开胃生津的作用，适用于气血亏损的人。

3. 羊肉粥：选精羊肉，切片，粳米或糯米，姜、葱、盐适量，同煮成羊肉粥，早晚均可食用。羊肉粥可益气养肾、暖脾护胃。

4. 决明子粥：炒决明子（中药店有售），大米，冰糖少量。先将决明子加水煎煮取汁适量，然后用其汁和大米同煮，成粥后加入冰糖即可。该粥清肝、明目、通便，对于目赤红肿、高血压、高血脂、习惯性便秘等症有显著效果。

5. 桂圆粟米粥：桂圆肉，粟米 100～200 克。将桂圆肉洗净与粟米同煮。先用大火煮开，再用小火熬成粥。桂圆肉性味甘温，能补益心脾，养血安神。适合中老年人食用。

6. 山药栗子粥：山药 15～30 克，栗子，大枣数枚，粳米。栗子去壳后，与山药、大枣、粳米同煮成粥。山药性味甘平，能补脾胃、益肺肾，尤其适用于脾肾气虚者；但一次不宜多食，否则容易导致消化不良。

冬季用药的窍门

《老老恒言》曰：耳冻勿火烘，烘即生疮。脾胃乃后天之本，老年更以调脾胃为切要。

冬天也是个疾病多发的季节。对老年人来说，疾病的威胁主要来自两个方面。一个是冬季的传染性疾病，另一个就是老年人群中普遍的关节炎类病症。

初冬时节常常出现气候由冷转暖的现象，人们把它称作“小阳春”。小阳春是不正常的气候，许多传染病往往在这时流行，其中对儿童、老年人威胁最大的莫过于流行性感冒，它是影响人们健康长寿的大敌。1918～1920 年的流感大流行，据不完全统计，全世界约有 1.5 亿人患病，2000 余万人丧生，比第一次世界大战中死亡的人数还要多。年过 60 岁的老人免疫功能及呼吸道的防御功能减退，血液中的白细胞浓度低，感受流感之后，病毒容易直达肺部，发展成肺类型流感。另外老年人得流感后抵抗力降低，容易发生并发症，使病情恶化；还可加重原有的疾病如哮喘、慢性支气管炎、原发性高血压、肺气肿及心脏病的病情，使老年人的正常寿命受到影响。

为了有效地预防流感的发生，在流感流行期间，老人应尽量避免去影剧院、商场等公共场所，居室内要经常通风，经常用米醋熏房间，床头应常摆放几只橘子或一小瓶薄荷油，用能漏气的瓶塞盖好，让气味缓缓发散，以祛除病毒。民间土方姜枣汤在前面也有说过，可以提高人体抗寒能力，减少发病，适合在冬季常服。此外，夜卧桑菊枕，也有祛风清头目，防治感冒的效果。还可以用大青叶、板蓝根各 30 克，贯仲炭 10 克，蒲公英 10 克，生甘草 5 克，水煎代茶喝。

关节炎一般多发生在 50 岁以上的中老年人群中。其特征为关节软骨变性和骨质增生，常发病于某一关节，尤其是负重大、易于劳损的大关节。

老年性关节炎发病缓慢，虽多发病于某一关节，但也有膝、腰、髋关节同时患病的可能。症状为关节酸痛和关节动作僵硬感，尤其休息后开始活动时最为明显，而适当活动后僵硬感便可减轻或消失，但天气变冷或着凉、受潮湿、持物过多、劳累时均可使关节酸痛症状加重。加重时关节活动时常可听到摩擦音，关节局部有轻度压痛，但常无肿胀。

患有骨关节炎的老年人，应特别注意天气变化，因冬季气候寒冷可使关节疼痛症状加重，使活动困难。此时应避免关节的过分活动或持重物以免造成关节劳累再损伤。急性发作期剧烈疼痛时应限制活动，适量运动或卧床休息，局部热敷、按摩、理疗均可减轻症状，再加上通络片、活络片（丸）等药物治疗，一定会取得较好的效果。

除了感冒引起的呼吸道问题和关节炎外，老年人在冬季容易出现手足干裂，这是因为老年人在冬天手脚上的毛孔、汗腺、皮脂腺都容易遇冷闭塞。手上水分少、油脂少、皮肤角化，所以产生裂口，加上老年人手脚皮肤比较粗，手上仅有的油脂易被吸收，加速了手脚干裂的发生。平常老人预防和治疗手脚裂口，常常是擦凡士林油膏或贴橡皮膏，两手很快就脏乎乎的，既不雅观，又不见效。近年来生产出一种叫“尿素软膏”的药物，对湿润皮肤、软化手足角化上皮有明显的好处。如果在这种药膏上加点蜂蜜，混合后擦用，疗效更好。用法是，在睡前，先用热水洗手、洗脚，再挤出一点尿素乳膏，并加一点儿蜂蜜，混合后擦在裂口的手和脚上。两手可在躺下后握拳；两脚跟用塑料薄膜兜上，穿上袜子。第二天起床后，手脚会变得光滑，裂口全部合上。一般可隔 1～2 天擦用一次，严重者每晚可在睡前擦用。

冬季寒冷，人体抵抗寒邪的能力有限，很容易造成局部受冻的现象。由于寒冷的刺激，全身表面毛细血管收缩，四肢血运减少而产生冻疮。它多出现在人体的暴露部位，如手指、足、耳边等，严重的时候会溃烂。冻疮遇寒作痛，遇热作痒，最忌火烘汤泡以及频受冷热的刺激，《老老恒言》中对这个有强调。所以冻疮应以预防为主。一是要注意保暖，并且经常活动身体各个部位，促进气血流畅；二是用热水擦洗手足，或用大蒜捣烂外敷容易生冻疮的部位。另外，在全身血管收缩的同时，可以出现头晕、头痛、眼胀，头重脚轻、血压升高的症状，中医称之为“上盛下虚”“上热下寒”，是由于寒邪太甚，迫使体内阳气上逆所致。可用附片 20 克，艾叶 40 克煎水泡脚，每晚临睡前泡脚一次，每次 20～30 分钟，可以起到祛寒外出，引热下行，降低血压的作用。

前面已经谈到冬令进补的问题。根据中医“虚者补之”的治疗原则，冬令中药进补一般适宜于各种虚证。凡先天不足或后天失调，久病体弱，老年体衰，妇女产后以及外科手术后等病人，均可进补。但最好能在医生的指导下，选择适合自己体质和病情的药物。否则，不但对身体无益，还会造成不良后果。在用补药之前，最好先做引补，也就是常说的“底补”。所谓“底”，就是打基础，可选用芡实炖牛肉，或芡实、大枣、花生仁加红糖炖服，以调整脾胃功能，生姜羊肉大枣汤也有同样的功效。在此基础上，再服补药可增加滋补效力，又不致发生“虚不受补”的情况。冬季常用的药物有人参和阿胶。人参大补元气，对气虚、体力衰弱、四肢无力、工作过度劳累以及妇女出血过多、头晕、虚弱等最为适用。

可用人参 2～4 克切成薄片，放在小瓷碗内，加 4～6 匙清水，隔水蒸，水开后小火续蒸 20～30 分钟即可，此为头汁；服二汁可连人参渣一起细嚼咽服。每周连服 4～5 天，停

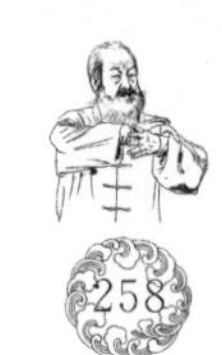

药 2～3 天。血虚不足的中老年人可进补阿胶。服用阿胶的方法很多，一般可用阿胶 250 克，敲碎放入陶瓷瓶中，加黄酒 350 克，浸泡 1～2 天；然后放入冰糖或白砂糖 250 克，加清水 250 克，放在锅内隔水蒸炖，常用筷子搅和，待全部溶化后冷却备用。每天 1～2 次，每次一汤匙，开水送服；如兼有气虚乏力，则可用人参汤送服。此外，也可采用中成药进补，如十全大补丸可治疗气血双亏的病人；人参归脾丸可用于心脾不足的人等。但中成药的药物组成较复杂，适应证难以掌握，所以再次强调应在医生指导下用药。

在进服补药时，一般不要吃生冷和过于油腻的食物，以免妨碍脾胃消化功能，影响补药的吸收。进补期间，如遇感冒、发热、腹泻，应暂时停服补药，以防补药恋邪，恢复健康后可再服。进服人参时，最好不要同时吃萝卜，否则会影响人参的补气功效。

冬季六节气养生

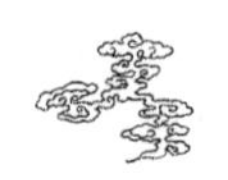

《老老恒言》曰：三冬天地闭，血气伏。

冬天是天地封闭，万物躲藏的季节。此时人体血气低伏，等待春天的到来。下面就说一下冬季六节气的养生方法。

1. 立冬。

每年的 11 月 7 日或 8 日是立冬，这是冬季的第一个节气。在民间，立冬是进补的好时节，认为只有这样才足够抵御严冬的寒冷。

传统中医养生就有“冬时天地气闭，血气伏藏，人不可作劳汗出，发泄阳气”之说，意思是冬天天气闭藏，人体的气血也潜藏起来了，这时候人不可以过分劳作大汗淋漓，泄露阳气。立冬以后，天气还不是太冷，在衣着方面也要注意，不能穿得过少过薄，这样会容易感冒损耗阳气，当然也不能穿得过多过厚，否则腠理开泄，阳气不得潜藏，寒邪也易于侵入。

经常晒太阳对人体也有很多益处，特别是冬季，大自然处于“阴盛阳衰”状态，人体内部也不例外，所以，在冬天常晒太阳能起到壮人阳气、温通经脉的作用。

在饮食方面，冬季也是进补的最好季节，民间有“冬天进补，开春打虎”的谚语。冬季食补应注意营养的全面搭配和平衡吸收。元代忽思慧所著《饮膳正要》曰：“……冬气寒，宜食黍以热性治其寒。”也就是说，少食生冷，但也不宜燥热，有的放矢地食用一些滋阴潜阳，热量较高的膳食为宜。同时也要多吃新鲜蔬菜以避免维生素的缺乏，还要多吃牛羊肉、乌鸡、鲫鱼，多饮豆浆、牛奶，多吃萝卜、青菜、豆腐、木耳等。冬季进补还应因人而异，因为食有谷肉果菜之分，人有男女老幼之别，体质有虚实寒热之辨，故“冬令进补”应根据实际情况有针对性地选择进补方案，万不可盲目“进补”。

2. 小雪。

每年的 11 月 22 日或 23 日是二十四节气中的小雪节气。小雪前后，天气经常是阴冷晦暗的，一些容易受天气影响的人就会觉得郁闷烦躁，特别是本身就患有抑郁症的人还可能会加重病情，所以在这个节气要着重调养心情，保持开朗豁达，尽量少受天气的影响。也可以多参与一些户外活动、在晴朗的时候多晒太阳以增强体质，预防疾病。

冬季天气寒冷，在饮食方面应适当多吃些热量较高的食物，提高碳水化合物及脂肪的摄入量。要注意增加维生素的供给，多吃萝卜、胡萝卜、辣椒、土豆、菠菜等蔬菜，以及柑橘、苹果、香蕉等水果。动物肝、瘦肉、鲜鱼、蛋类、豆类等食品也可以保证身体对维生素 A、维生素 B_1、维生素 B_2 等的需要。

3. 大雪。

每年的 12 月 7 日前后是二十四节气中的大雪。关于大雪节气的养生，从中医的角度来看，此时已到了“进补”的大好时节。这里的进补并不是一般狭义上理解的吃些营养价值高的食品，或者用点壮阳的补药，进补其实是养生学的一个分支内容，具体来说是要通过养精神、调饮食、练形体、慎房事、适温寒等综合调养达到强身健体益寿的目的。

但是进补要有所讲究，首先要注意适度原则，不可太过，不可不及。如若稍有劳作则怕耗气伤神，稍有寒暑之异便闭门不出，食之唯恐肥甘厚腻而节食少餐，这样不仅无异于补养，甚至会损害健康。所以，即使是补养也要注意动静结合、劳逸结合、补泻结合、形神共养，不可失之偏颇。

4. 冬至。

每年的 12 月 22 日左右是二十四节气中的冬至，在养生学上，冬至是一个重要的节气，因为“冬至一阳生”，冬至过后体内的阳气开始萌芽，这个时候人们应该顺应这一身体机能的变化，做好各方面的身体调养。

首先要做到静神少虑、畅达乐观、讲究生活情趣，适当进行锻炼，防止过度劳累，精神调养不论在任何节气都是养生的重点，拥有一个好的心态对于保持身体健康是很有益处的。

饮食调养。补气食品，是指具有益气健脾功效，对气虚证有补益作用的食品，如糯米、党参、黄芪、大枣、山药、胡萝卜、豆浆、鸡肉等；补血食品，是指对血虚证者有补益作用的食品，如动物肝脏、动物血制品、大枣、花生、龙眼肉、荔枝肉、阿胶、桑葚、黑木耳、菠菜、胡萝卜、乌鸡、海参、鱼类等都有一定的补血作用；补阳食品，是指具有补阳助火，增强性功能的功效，对阳虚证有补益作用的食品，如狗肉、羊肉、虾类、鹿肉等，核桃仁、韭菜、枸杞、鸽蛋、鳝鱼、淡菜等也有补阳作用；补阴食品，是指具有滋养阴液，生津润燥的功效，对阴虚证有补益作用的食品，如银耳、木耳、梨、牛奶、鸡蛋等。

冬至是进补的好时节，日常饮食应对照上述分类，选择适合自己的，为来年打下一个好的身体基础。

5. 小寒。

每年的 1 月 6 日前后是小寒节气。民间有句谚语：“小寒大寒，冷成冰团。”小寒表示寒冷的程度，从字面上理解，大寒冷于小寒，但在气象记录中，小寒却比大寒冷，可以说是全年二十四节气中最冷的节气。

寒冷的冬天有一种简单的方法可以健身——搓手。搓手的做法很容易：双手抱拳，从虎口接合，捏紧，再移动双手转动，在转动过程中使手的各部分互相摩擦。搓手的时间没有限制，时间稍长，两只手都会感到暖烘烘的。经常搓手，可以预防冻疮的发生，使手指更加灵活自如，同时对大脑也有一定的保健作用；对于经常待在室内的人，常搓手，还能促进血液循环和新陈代谢，预防感冒。

此外，在严冬季节，人们经常一进屋就把冻僵的手脚放到取暖器旁边烤，或插入热水里暖。其实这样对手脚皮肤保健非常不利，日后很容易生冻疮。正确的方法是在距取暖器不远的地方，将裸露的手脚互相搓擦，使手脚的温度自然回升，待皮肤表面变红时，再移到取暖器旁或放入热水中取暖。

6. 大寒。

每年的 1 月 20 日或 21 日是大寒。关于大寒节气的养生，依然要以温补为主，这是年尾调养身体的重要时刻，以养精蓄锐迎接新的一年。大寒虽然已经不像小寒那样酷寒，但天气还是比较寒冷，所以在衣着上还是要注意保暖，早晚天气较冷时尽量减少在户外的时间。

饮食仍然是温补的重要途径，不妨多吃红色蔬果及辛温食物，如红辣椒、大枣、红萝卜、樱桃、红色甜椒、红苹果等蔬果能为人体增加热能，使体温升高，多吃还能抵抗感冒病毒，加速康复，是冬季的首选食物。此外，一些辛温食物如紫苏叶、生姜、青葱、洋葱、花椒、桂皮等，也对风寒感冒具有显著的食疗功效。

一些根茎类食物，如芋头、番薯、山药、马铃薯、南瓜等具有丰富的淀粉及多种维生

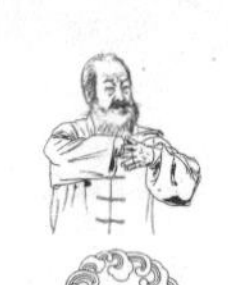

素、矿物质，也可快速提升人体的抗寒能力。

若无尿酸高、肾脏病、糖尿病、高血压等疾病，可在大寒这个节气多喝一点酒，比如米酒、葡萄酒等，有助于气血循环。睡前小酌 1 杯，更能提高睡眠质量。

冬末气候寒冷干燥，许多人还容易出现嘴唇干裂、口角炎等问题。这主要是缺乏维生素 B_2 所致，可多食酸乳酪、花粉、酵母粉等，症状很快就会有所改善。

因为大寒是冬天的最后一个节气，马上就要进入春天了，所以在饮食上要注意开始调养阳气，为即将到来的又一个春天做准备。

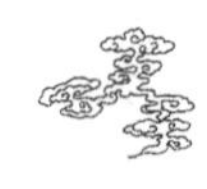

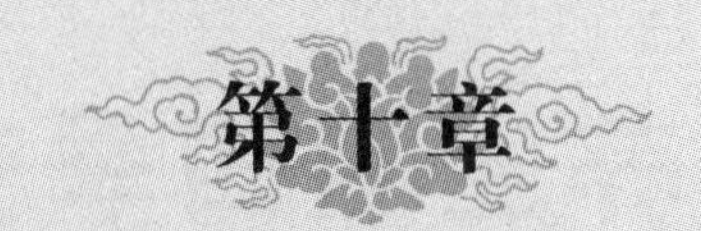

第十章

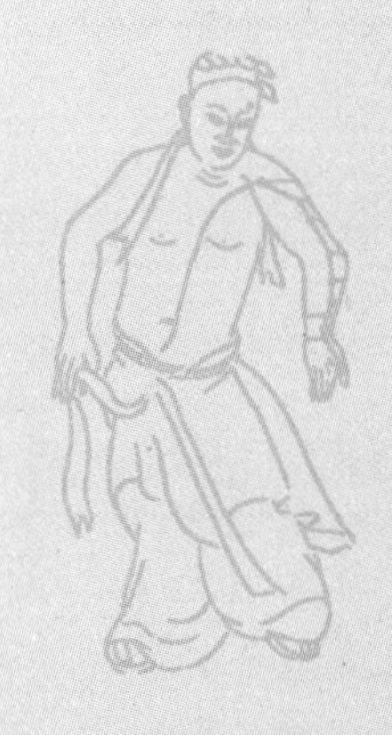

五味调和，饮食养生

饮食是一门学问。中华传统养生从来就讲究调和，而饮食也历来被当做是调养的一个重要环节，历来都有“药补不如食补”的说法。老年人养生，一定要关注吃饭这个细节。因为一年四季、酸甜苦辣咸、五脏六腑、五行阴阳，都是有联系的。不同的味道对应不同的身体部位，不同的季节也应该吃不同的食物。而且，一日三餐也有需要注意的地方，再加上其他的饮食卫生、食物粗细、冷热，还有喝茶等方面，综合起来才构成了饮食的全部。正因为这个关系，所以老人的饮食就需要全面协调。

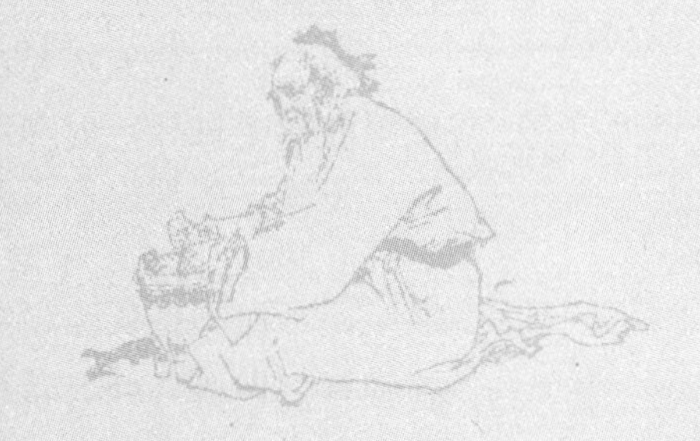

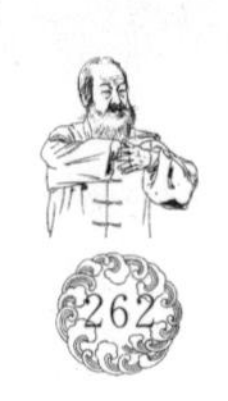

五味养生随四季变化

五味、五行、五脏和四季的对应关系

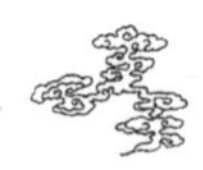

《老老恒言》曰：《记·内则》曰：凡和，春多酸，夏多苦，秋多辛，冬多咸，调以滑甘。注：酸苦辛咸，木火金水之所属。多其时味，所以养气也。四时皆调以滑甘，象土之寄也。孙思邈曰："春少酸增甘，夏少苦增辛，秋少辛增酸，冬少咸增苦，四季少甘增咸。"《内则》意在乘旺，孙氏意在扶衰。要之无论四时，五味不可偏多。《抱朴子》曰："酸多伤脾，苦多伤肺，辛多伤肝，咸多伤心，甘多伤肾。"此五味克五脏，乃五行自然之理也，凡言伤者，当时特未遽觉耳。

《老老恒言》说：《礼记》中记载了四季的五味调和方法，即春天多酸，夏天多吃苦，秋天多吃辣，冬天多吃咸，用甜味来调和四季。关于酸、苦、辛、咸，都是五行中木火金水的属性。在每个季节多一点当时的味道，可以顺应天时的变化，养心气。至于四季都要用甜味来调和，就是用甜味属土，来承载着这些味道。但是唐代名医孙思邈的见解与这个完全相反。他认为春天是要少吃酸，多点甜；夏天少吃苦，多点辣；秋天少吃辣，多点酸；冬天就少吃咸，多点苦。总结起来就是四季要少甜增咸。其实之所以有这两种不同的看法，是因为侧重不同。《礼记》的重点在于迎合季节的变化，强化身体在不同季节的旺盛部分。而孙思邈的意思是要在每个季节滋补身体最虚弱的部分，所以不管哪个季节，五味都不能太过。《抱朴子》里说到了，酸多伤脾，苦多伤肺，辛多伤肝，咸多伤心，甘多伤肾。其实所谓的伤，都是在无形中的。只有长年累月，才会有后果出现。只不过许多人并没有发现这个现象罢了。

关于四季的五味吃法，在以前就有不同的看法。按《老老恒言》中的看法，不需要一定跟着四季进补，但却需要注意不能与五行相克。

中医学的理论离不开中国的哲学体系，中国哲学讲五行，讲木火土金水，中医学讲五脏肝心脾肺肾、五味酸苦甘辛咸、五色青赤黄白黑、五方东南中西北、五音宫商角徵羽……中医理论认为，五味酸苦甘辛咸对应着五行中的木火土金水；对应着五脏中的肝心脾肺肾，即酸入肝、苦入心、甘入脾、辛入肺、咸入肾。而五味又与四季有着密切的关系，相互对应，即春属木、夏属火、长夏属土，秋属金、冬属水，所以在《礼记·内则》中有上述四季与五味的相宜关系。

下面是五行、五味、五脏、五色还有四季和四方的对应关系，老年朋友可以据此指导个人饮食。

五行	五味	五脏	五色	四方	四季
金	辛	肺	白	西	秋
木	酸	肝	青	东	春
水	咸	肾	黑	北	冬
火	苦	心	赤	南	夏
土	甘	脾	黄	中	长夏

五味对人体五脏的影响是各归所喜，如酸先入肝，苦先入心，咸先入肾等。所谓入哪一经，也就是对哪一脏的脏气有裨益，或是直接使脏腑的功能活动增强，或是具备了协助脏腑功能的作用。这个作用是由五味的特性所决定的，如辛散，酸收，苦坚，咸软，甘缓等。正因为五味对人体内脏气有影响，所以很多人习惯了某一种口味，就会形成一种嗜好。可不管哪一种口味吃多了，都会造成脏腑间的不平衡，从而引起疾病。

所谓宜，只是相对而言，最典型的例子如夏天炎热，大家都知道要多吃点苦瓜，以清心火，但我们也不可以天天吃苦瓜，这已成为生活常识。再如四季均要调以甘，什么是甘？不光是那种有甜味的食物，我们生活中每天离不开的主食米面杂粮就是甘。

正常饮食以甘味食品为主，我们讲酸苦甘辛咸四季各有所宜，但是强调不同的季节相对增加一些相应的味，对补益相应的脏有益，量不可过多。正如《抱朴子》所言："酸多伤脾，苦多伤肺，辛多伤肝，咸多伤心，甘多伤肾。此五味克五藏，乃五行自然之理也。凡言伤者，当时特未遽觉耳。"天下无论什么事都是有度的，所谓"过犹不及"讲的就是这个道理。

下面介绍五味食物的特性，老年朋友可以据此尝试选择不同的食物。

酸味食物具有收敛、固涩的作用。比如，碧桃干有收敛止汗的效果，醋和乌梅有安蛔的功效。日常中酸味食品包括西红柿、山楂、葡萄、橙子、柠檬等。

甘味食物具有调养滋补、缓解痉挛的效果。比如，大枣可以补血、养心神，蜂蜜和饴糖能润肺、润肠。常见的甘味食品包括米、面、杂粮、大枣、山药、蔬菜、肉类（鸡、鸭、鱼）等。

辛味食物具有发散风寒、行气止痛的作用。葱姜能用来治疗感冒，香菜能透发麻疹，胡椒能驱寒，橘子皮能化痰。日常生活中常见的辛味食品包括生姜、大蒜、大葱、洋葱、胡椒、辣椒、韭菜等。

咸味食物具有软坚散结、滋阴潜降的作用。比如海蜇可以化痰，海带和海藻能散结气，早上喝一碗淡盐汤，对习惯性便秘有很好的疗效。常见的咸味食品包括各种海产品、猪肾、狗肉等。

苦味食物具有清热解火的作用。比如，莲子能清心泻火、安神，可以用来治疗心火旺导致的失眠、烦躁。茶叶能清心提神、消食止泻、解渴、利尿。生活中常见的苦味食物有苦瓜、莲子、菊花茶、萝卜叶、芹菜叶、啤酒、巧克力、苦荞麦等。

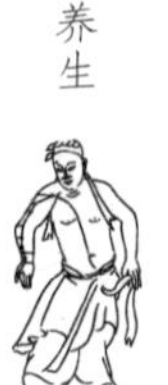

四季饮食的养生食物

《老老恒言》曰：《卫生录》曰："春不食肝，夏不食心，秋不食肺，冬不食肾，四季不食脾。当旺之时，不可犯以物之死气。"但凡物总无活食之理，其说太泥。《玉枢微旨》曰："春不食肺，夏不食肾，秋不食心，冬不食脾，四季不食肝。"乃谓不食其所受克，此说理

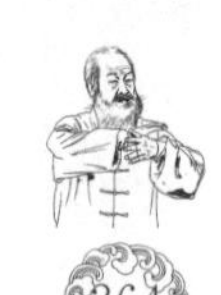

犹可通。

《老老恒言》介绍道，《卫生录》说，春天不吃动物肝脏，夏天不能吃心，秋天不吃肺，冬天就不能吃肾，一年四季不能吃脾。就是养生随着季节变化，不能与当时的五行冲突。不过曹老先生认为这种看法太刻板了，道理也陈腐。《玉枢微旨》上说，春天不吃动物的肺，夏天不吃肾，秋天不吃心，冬天不吃脾，一年四季都不吃肝脏。这种说法是不要人吃与季节相克的食物，还算是说得过去。

结合《老老恒言》里的养生智慧还有四季的食物种类，我们为老年朋友们推荐了一些食物。

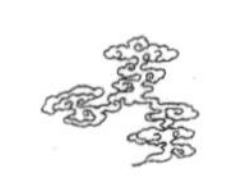

春天养生要吃的几种食物

1. 芝麻。

芝麻性平、味甘、无毒，有滋养肝肾、润肠通便、乌须黑发等功效，长时间吃还能延年益寿。芝麻营养丰富，含脂肪油可达60%，油中含油酸、亚油酸、棕榈酸、花生酸，还有甘油酸、甾醇、芝麻素、芝麻林素、芝麻酚、维生素 E 等；还含叶酸、烟酸、蔗糖、卵磷脂、戊聚糖、蛋白质和丰富的钙。

芝麻提炼的芝麻油还有以下特异功能：

治咳嗽。患支气管炎的人，在临睡前喝一口芝麻油，第二天起床再喝半匙，咳嗽便能明显减轻，坚持数十天能治愈。另外将芝麻研成末拌以姜粉、冰糖（粉）口服，也具有止咳作用。

消除老年斑。麻油是不饱和脂肪酸，在体内极易被分解、吸收利用，能促进胆固醇代谢，进而清除动脉血管上的沉积物，清除老年斑。冠心病、高血压患者常食芝麻油或芝麻，能减轻症状。

能去腐生肌。牙周炎、口臭、扁桃体炎、孕妇牙龈出血者，口含半匙芝麻油，有意想不到的疗效。

保护食道黏膜。若被鱼刺、鸡骨刺喉，可喝一口芝麻油，使异物顺利滑过咽喉。芝麻油能增加声带弹性，声音嘶哑或演唱时喝一口芝麻油，能增加声波频率和延长舞台耐受时间。

抗衰老。常食芝麻油拌凉粉或黄瓜、大蒜，有延年益寿之效。

2. 猪肝。

猪肝性温，味甘、苦，具有补肝明目、益气养血的作用。经常用来滋补肝血虚导致的眼花、夜盲，以及气血不足所致的面色萎黄、浮肿、贫血等症状。

猪肝的营养十分丰富。在100克猪肝中含蛋白质21.3克、脂肪4.5克、碳水化合物1.4克、钙11毫克、磷270毫克、铁25毫克、维生素 B_1 0.4毫克、维生素 B_2 2.11毫克、维生素C 8毫克、尼克酸16.2克。

3. 大麦。

大麦性凉（微寒）、味甘、无毒。有除热止渴、益气宽中之功，有营养、助消化的作用。大麦含有72.8%的碳水化合物，9.8%的蛋白质，4%的脂肪和较多量的钙、磷、铁、淀粉酶、葡萄糖、B族维生素等营养成分，营养价值优于小麦。大麦为平补之品，常用于健脾。

麦麸为麦加工时脱下的麸皮，是一种高纤维食物。可以与大麦面、小麦面混合烙饼食用，也可在煮粥时加入少许麦麸。麦麸在临床应用上可治疗常见的纤维素缺乏症，如动脉粥样硬化、冠状动脉疾病、糖尿病、静脉曲张、痔疮、结肠癌、便秘等。麦麸所含的谷类纤维对便秘的疗效较水果及青菜好。

麦芽为大麦的成熟果实经发芽后低温干燥而成。麦芽性平味咸，含淀粉酶、转化糖酶、B族维生素、蛋白分解酶、蛋白质、脂化酶、脂肪、基酸酶、可溶性淀粉、卵磷脂、糊精、麦芽糖、葡萄糖等。

4. 荠菜。

荠菜为十字花科的全草植物（根、茎、叶全可食用），是一种小型的开花的一年生野菜。因食用量增加，现在也有种植荠菜，但味道没有野生的醇厚。

荠菜是一种典型的春季菜肴。荠菜性凉、味甘淡，无毒，具有清肝明目、凉目止血和脾利尿之功效。因而药用价值很广泛。

荠菜的提取物可用于治疗高血压症，它优于芦丁而且无毒性，成为非常实用的降压药物。煎剂或沏茶喝均有疗效。荠菜因含有荠菜酸，具有良好的凝血作用，因而广泛用于内伤出血、咯血、产后子宫出血、便血、尿血、视网膜出血、牙龈出血等症。

现代医学研究证实，荠菜还含有草酸、苹果酸、丙酮酸以及黄酮甙、胆碱、乙酰胆碱等多种生物碱，这些都有助于增强人体免疫功能。食用方法：可凉拌，也可做汤。

5. 竹笋。

笋有冬笋、春笋、毛竹笋之别。春笋和冬笋味鲜质嫩，入口肥脆，是菜肴佳品。

笋中含有蛋白质、氨基酸、脂肪、糖类、钙、磷、铁，还有胡萝卜素、B族维生素、维生素C等多种成分，营养丰富。其中蛋白质至少含有18种不同的氨基酸。另外竹笋中还含有大量的纤维素，在医疗保健上有重要价值。经常食用含纤维素多的食品，可防治高血脂症、高血压、冠心病、肥胖病、糖尿病、肠癌及便秘、痔疮等疾病。

笋的吃法很多，可炒、熘、炖、煸、做汤等，还可加工成笋干、笋衣、腌笋、罐头等。但竹笋因含难溶性草酸钙较多，有肾炎及尿路结石的老人应少吃，脾虚肠滑者忌食。

夏天适合吃的几种食物

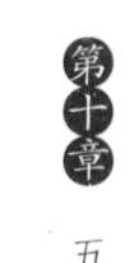

1. 绿豆。

绿豆是夏季6节气必备的解暑降温保健食品。绿豆除了含丰富的蛋白质、脂肪、碳水化合物及钙、磷、铁、B族维生素等，是一种营养价值非常高的豆类食品，其药用功能也使它成为夏令清补的必备品。

中医学认为，绿豆性凉味甘，具有清热解毒、消暑利水的作用，不但能够治暑热烦渴，清水肿，还能解各种热药之毒性。

2. 小麦。

小麦的营养价值很高，所含碳水化合物约占75%，蛋白质约占10%，是热量和植物蛋白的重要来源。小麦还含有脂肪及B族维生素等多种营养成分。小麦中微量元素含量最高的为磷、钾和镁，其次为钙、铁、锌、锰。小麦味甘性凉，具有养心益肾、活血健脾、除烦止渴、利尿的功效。它是供应人们营养的日常食物，也是夏天饮食进补的常用食物。

3. 黄豆。

黄豆又名大豆，营养价值极高，平均蛋白质含量40%，脂肪19%，碳水化合物25%，在量和质上均可与动物蛋白相媲美，其性甘味平，有健脾宽肺、润燥的功能，为夏天饮食进补必备食物。

4. 鲤鱼。

鲤鱼的主要营养成分有蛋白质、脂肪、维生素、矿物质（钙、磷、铁）、肌酸、尼克酸等。鲤鱼味甘性平，有利水消肿、止咳下痰、安胎通乳、清热解毒之功效，是夏令时节必备食物。

5. 苦瓜。

苦瓜营养丰富，所含维生素C是橘子的3倍、番茄的7倍、黄瓜的14倍、苹果的21倍，还含有多种微量元素及苦瓜素等多种氨基酸。苦瓜可以清热祛暑，消炎消肿，明目清心。所以苦瓜吃起来虽苦，但吃了之后就能给人一种凉爽舒适的感受，有很好的防病保健作用，是一种很受喜欢的消暑蔬菜。

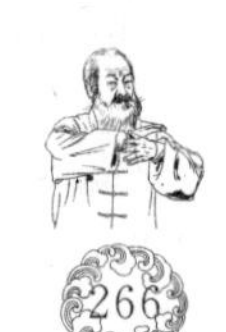

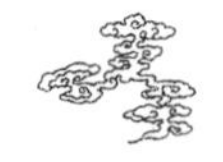

6. 菠菜。

菠菜味甘，性凉。有润燥滑肠，清热除烦，生津止渴，养肝明目的功效，是夏令时节做菜的好原料。

秋季适合吃的几种食物

1. 牛奶。

牛奶性平，入心肺、胃经，常用于补虚损，益肺胃，生津润燥。

牛奶含丰富的蛋白质、脂肪、碳水化合物，还含有钙、磷、钾、钠、镁、铁、锌、铜、硒等多种矿物质以及丰富的维生素和胡萝卜素等，尤其含有人体必需的氨基酸，其中以植物蛋白质所缺乏的蛋氨酸和赖氨酸最为丰富，是优质蛋白质。牛奶中的乳糖有刺激肠蠕动和消化腺分泌的作用。牛奶中的钙可以促进肾脏排水、排钠，可抑制升压激素的分泌。患高血压的老年人，长时间饮用牛奶，可以起到辅助治疗的作用。对于普通的老人来说，喝牛奶主治病后体弱，虚劳羸瘦，食少，噎嗝反胃，消渴，便秘。

酸牛奶是牛奶用乳酸菌发酵而成，与新鲜牛奶相比，差别在于酸牛奶中禽有大量乳酸。乳酸可以使乳蛋白形成微细的凝乳，变得更易消化：能刺激胃肠蠕动，促进胃液分泌，增强消化机能；可提高钙、磷、铁的利用率。同时乳酸使肠道pH值降低，可抑制大肠杆菌生长，维持肠道菌群的平衡，有止泻和抗病毒的作用。研究表明，酸奶可刺激机体产生干扰素，使免疫细胞活性提高，促进抗体产生，对肿瘤细胞有抑制或杀伤作用，常食酸奶还可延缓衰老、预防癌症。

2. 梨。

梨味甘、微酸，性凉。入心、肺、胃经，滋阴润肺，养胃生津，清热化痰，除烦止渴。主治消渴，咳嗽痰喘或干咳无痰，咽干目燥，声音嘶哑，目赤肿痛，便秘等症。

梨主要含有糖类（果糖、蔗糖、葡萄糖），苹果酸，柠檬酸，维生素，矿物质（钙、磷、铁）等，特别适用于秋天食用，尤其是肝炎、肾脏病患者秋令的保健佳品。风寒咳嗽，脾胃阳虚而拉肚子和有风寒咳嗽症状的人忌用。

3. 玉米

玉米味甘，性平，入胃、肾经，调中开胃，益肺宁心，利尿。主治水肿病、小便不通、膀胱结石、肝炎、黄疸、高血压等症。

玉米所含的蛋白质、脂肪、磷、铁和各种维生素都高于大米，玉米中的脂肪含有不饱和脂肪酸，有助于人体内脂肪与胆固醇的正常代谢，对高血压、动脉硬化、冠心病、细胞衰老等，有一定防治作用。但通常作药治病的，并不是玉米，而是玉米须，玉米须还有很好的利尿、降压、止血、止泻和健胃等功效。现代用玉米治疗肾炎水肿、肝硬化腹水以及营养不良引起的水肿，都有一定的疗效。

4. 番薯。

番薯又叫山芋或者红薯、地瓜，它性平，味甘，入脾、肾经，可健脾益胃，补虚和血，益气生津，通便。主治大便带血、腹泻、便秘、湿热黄疸、水臌腹胀、夜盲、消渴、乳痈、疮疖。

番薯营养丰富，含有丰富的糖类、维生素和矿物质、食物纤维等。红薯中的胡萝卜素、维生素等多种维生素，为维持人体健康所必需。矿物质对于维持和调节人体功能，起着十分重要的作用。番薯中的钙和镁可预防骨质疏松症；钾具有降低血压的作用。番薯既能当主食，亦能做菜，但不宜多食，多食会滞气引起烧心、泛酸、腹胀，尤其是胃酸过多的患者不宜多吃。

冬天适宜吃的食物

1. 萝卜。

萝卜是一种冷热皆宜的蔬菜。生萝卜味道辛辣甘凉，熟萝卜味甘性温。萝卜具有润肺化痰、下气和中、生津、御寒的功效，基本上可以说是百病皆宜，所以萝卜又被称为“小人参”。

萝卜含有很多糖化酶，能分解食物淀粉，帮助人体吸收。冬天吃萝卜可以除燥解热，萝卜里的维生素含量是梨的8倍以上，因而是补血的好材料。萝卜还有抗癌作用，因为它里面的木质素能提高人体细胞的活力，吞噬癌细胞。

2. 大白菜。

大白菜的作用在前文中就有了详尽的介绍，不再赘述。

3. 苹果。

苹果味甘，性凉，有生津、止渴、润肺、除烦、开胃、醒酒的功效，又可以补脑、养神、益心、防积食。苹果因为含有钾，能治疗高血压。此外，苹果还可以通便，所以能用来防便秘。在冬天吃苹果尤其对身体好，因为它能益心补肾。

4. 柑橘。

柑橘一类的水果，含有丰富的糖类和多种维生素，特别是维生素C的含量很高。另外还含有各种酸类和矿物质。橘子皮尤其是很好的药物，因为含有柠檬酸和柠檬萜。现在的科学研究证实，柑橘鲜果中的维生素含量是苹果、梨和葡萄的几十倍。橘子皮中的维生素C含量比果实中还要高。常吃柑橘对于防治夜盲症、皮肤角质化、婴儿发育迟缓有很好的效果。

对老年人来说，柑的果实性大寒，味甜无毒，能除掉肠胃中的热，所以能止住腹泻，还能有利尿的作用。柑橘皮还能和中气。

橘子的果实性温，味道甘酸无毒。有润肺、止渴、止泻、利尿、开胃、除烦醒酒的作用，所以是秋冬季节的滋养品。橘子皮含有大量的橙皮苷，因此对心血管有作用，能扩张冠状动脉，直接作用于血管，所以可以降压。

总之，柑橘一类的水果，非常适合冬季养老吃的。

健康饮食与盐的关系

《老老恒言》曰：凡食物不能废咸，但少加使淡，淡则物之真味真性俱得。每见多食咸物必发渴，咸属水润下，而反发渴者何？《内经》谓“血与咸相得则凝，凝则血燥”，其义似未显豁；《泰西水法》曰：“有如木烬成灰得卤”，可知咸由火生也，故卤水不冰。愚按物极必反，火极反咸则咸极反渴；又玩“坎”卦中画阳爻，即是水含火性之象，故肾中亦有真火。

《老老恒言》说：人吃的食物都不能没有盐，不过吃盐不能多，少加一点就可以了。味道较淡，不光对身体好，还能突显食物的原汁原味。经验告诉我们，盐吃得多了，人就会感觉口渴。可是五行之中，咸味属水，为什么吃得多了反而更渴呢？《黄帝内经》上就解释了，人的血液中盐分过多，会导致血液凝滞，所以会感觉到口干舌燥。《泰西水法》上用五行解释了，木烧成了灰就会有盐卤出现，所以咸是由火生的，带着火的属性，因而卤水不结冰。这就说明了为什么盐吃多了人就会口渴。不过曹老先生自己认为，之所以咸多口渴，是因为物极必反。身体中火太旺了就会有咸，而咸大了就会口渴。而且《易经》中的“坎”卦也说明了水中含火的道理，所以人的肾虽然主水，但肾里也是有火的。

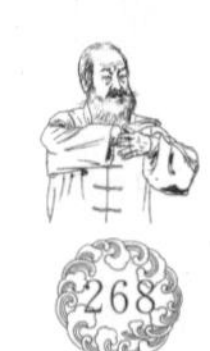

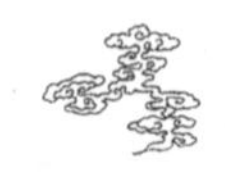

以上这段是对《老老恒言》中的低盐主张做的解释。可以从中看出，古人的养生智慧不管从五行来说，还是从现代的医学角度来讲，都有非常高的指导意义。

现代医学研究发现，食盐的化学成分是氯化钠，其中39%是钠，61%是氯化物。当食盐进入人体之后，会分离成氯离子和钠离子，分别发挥不同的作用。钠离子能维持人体全身血液容量和细胞渗透压，维持神经与肌肉的正常兴奋和应激性，激活人体肌肉收缩等。氯离子则可帮助调节人体的酸碱平衡，生产胃酸和激活淀粉酶。这些对于生命活动是极为重要的。

人体内钠离子主要分布在细胞外液，当食盐的摄入量过多时，当钠浓度升高，便会将细胞内水分吸出，造成血液循环总量增加，心脏负担加重；钠主要从肾脏排出，但肾脏排钠能力是有限的，过量的钠盐，会增加肾脏负担；血管内钠和水量的增加，使血管壁周围阻力增加。所以说，长期过量食盐会增加心血管系统及肾脏的负担，是高血压、中风等心脑血管疾病发病的直接原因之一。同时，也会加重支气管炎患者的症状。

所以现在就倡导少吃盐，但是少吃盐不是说必须吃得极少，甚至是不吃盐。若过度限盐会有一定的副作用。钠盐摄入不足，会使集体细胞内外渗透压失去平衡，促使水分进入细胞内，产生程度不等的脑水肿，轻者出现意识障碍，包括嗜睡、乏力、神志恍惚，严重者可发生昏迷。

若长期过度限制盐的摄入，会导致血清钠含量过低，从而引起神经、精神症状，出现食欲不振、四肢无力、眩晕等现象，严重时还会出现厌食、恶心、呕吐、心率加速、脉搏细弱、肌肉痉挛、视力模糊、反射减弱等症状，医学上称为“低钠综合征”。极度限盐能使体液容量下降，肾素—血管紧张素系统及交感神经系统活性增加，可导致部分病人的血压反而升高。

所以说，所谓的低盐饮食，就是要我们注意盐的摄入量要维持在一个均衡的水平上，也就是中医上所坚持的平和养生。站在饮食的角度来看，低盐也是一种美味的享受。《老老恒言》已经说到了，盐太多会掩盖住食物原本的味道，吃起来就仿佛千篇一律了。所以民间有一句话叫“好厨子一把盐”，讲的是好的厨师能够把握好盐的量。盐要放得合适，不可过多，才能品尝到食物的原本真味。

对老年人来说，食盐的正确摄入量也是这样。老年人的心脑血管及肾脏本已老化，所以饮食上尤应限盐。

世界卫生组织建议，健康人通过饮食摄取盐，每人每日最佳食盐量为5克。我国推荐健康人每日吃盐总量不能超过6克，也就是每日摄入的钠不超过0.23克。用实物来衡量的话，就是每天的盐不超过一个牙膏盖的量。而实际上人们每日所食钠量远远超过生理需要。我国有调查显示：北方人群日均食盐摄入量较南方高，北方的高血压发病率高于南方。所以说，过量食盐会给健康带来危害，限制食盐摄入量是预防心脑血管病的必要措施之一。

那么如何做到控制食盐的摄入量呢？

1. 少吃或者不吃咸味重的食物，尤其是腌制的食物。比如咸菜、咸鱼、咸肉等。那些加工好的食物也不要吃，比如罐头和香肠。这些食物在生产过程中加入了大量的盐和色素，对人体伤害很大。

2. 逐步减轻口味。人的口味是可以逐步减淡的，一旦养成清淡口味，喜欢吃原味的食物，再吃咸的东西反倒会不习惯。儿童从小习惯清淡口味，将使其终身受益。老年人可能从小吃东西的口味就重，一时半会儿改不过来。建议逐渐减少食盐的摄入量，以月为单位，渐次减少。

3. 利用蔬菜本身的自然风味：例如，利用青椒、番茄、洋葱等和味道清淡的食物一起烹煮。利用油香味：葱、姜、蒜等经食用油爆香后所产生的油香味，可以增加食物的可口性，可烹制葱油鸡类菜肴。利用酸味减少盐用量，在烹调时，使用白醋、柠檬、苹果、柚子、橘子、番茄等各种酸味食物增加菜肴的味道，如在煎烤食物上加点柠檬汁。醋可减低对盐的需要，如在吃水饺时，只蘸醋而不加酱油，同样美味。

4. 利用糖醋调味：使用糖醋调味，可增添食物甜酸的风味，相对减少对咸味的需求。采用保持食物原味的烹调方法，如蒸、炖等烹调方法，有助于保持食物的原味。改变用盐习惯，将盐末直接撒在菜肴表面，有助于刺激舌头上的味蕾，唤起食欲。

5. 可用中药材与辛香料调味：使用当归、枸杞、川芎、大枣、黑枣、肉桂、五香、八角、花椒等辛香料，添加风味，减少用盐量。避免盐渍小吃，如椒盐花生米、咸鱼等含盐量高，尽可能不吃或少吃。其他应该限制摄入的食品包括火腿、香肠、牛肉干、猪肉干、肉松、鱼松、鱼干、咸蛋、茶叶蛋、肉酱、各种鱼罐头、速食面、豆腐乳、豆豉、豆瓣酱、味精、鸡精等。

6. 多吃新鲜蔬果补钾：钾有利尿作用，能够帮助钠排泄，维持钠和钾的平衡。含钾多的食物包括海带、紫菜、木耳、山药、香蕉、马铃薯、鱼类、西红柿、蘑菇干等。平时多吃一些水果、豆制品、鱼、家禽、瘦肉等，保持饮食清淡，营养平衡。

对于那些患有心脑血管疾病或糖尿病一类肾功能有障碍的老人来说，食盐的摄入量就要更低了，否则会导致病情恶化。

养生饮食健脾最好

《老老恒言》曰：《记·内则》曰：枣栗饴蜜以甘之，堇萓扮榆免薨，滫瀡以滑之，脂膏以膏之。愚按：甘之以悦脾性，滑之以舒脾阳，膏之以益脾阴，三“之”字皆指脾言，古人养老调脾之法，服食即当药饵。

《老老恒言》说：《礼记·内则》中有介绍，用枣、栗、饴、蜜以增加食物的甘甜味，用堇菜、萓叶等，以及淘米水以增加食物的滑感，用油脂增加食物的厚重之味。曹老先生的观点是，从五味对应五脏来讲，甘甜的食物可以健脾，甘甜而滑润的食物能舒畅脾的阳气，而富含油脂的食物可以滋养脾阴。古人养生着实注重对脾的保健，尤其是用食补来代替药补。

前面已经说到了，脾在五行中属土，四方中居中的脏器。中医学认为，脾是人体的后天之本，要想健康长寿，离不开后天的调养，离不开调理脾胃。在人体的器官之中，脾的特性如下：

1. 脾宜升则健。所谓上升的意思，就是在下的向上，在上的浮起。人的五脏在不同的时间和季节各有升降。心肺在上，在上者宜降；肝肾在下，在下者宜升；脾胃居中，在中者能升能降。五脏气机升降相互作用，形成了机体升降出入气化活动的整体性，维持着气机升降出入的动态平衡。脾升胃降，为人体气机上下升降的枢纽。脾性主升，是指脾的气机运动形式以升为要。脾升则脾气健旺，生理功能正常，所以说“脾宜升则健”。

2. 脾喜燥恶湿。脾为太阴湿土之脏，胃为阳明燥土之腑。“太阴湿土，得阳始运；阳明燥土，得阴自安，此脾喜刚燥，胃喜柔润也”。脾喜燥恶湿，与胃喜润恶燥相对而言。脾能运化水湿，以调节体内水液代谢的平衡。脾虚不运则最易生湿，而湿邪过胜又最易困脾。“湿喜归脾者，以其同气相感故也”。脾主湿而恶湿，因湿邪伤脾，脾失健运而水湿为患者，称为“湿困脾土”，假如脾湿，就会有头重如裹、脘腹胀闷、口黏不渴等症。若脾气虚弱，健运无权而水湿停聚者，称“脾病生湿”（脾虚生湿），会有肢倦、纳呆、脘腹胀满、痰饮、泄泻、水肿等症状。总之，脾具有恶湿的特性，并且对于湿邪有特殊的易感性。

3. 脾气与长夏相应：脾主长夏，脾气旺于长夏，脾脏的生理功能活动，与长夏的阴阳变化相互通应。此外，脾与中央方位、湿、土、黄色、甘味等有内在联系。脾运湿又恶湿，若

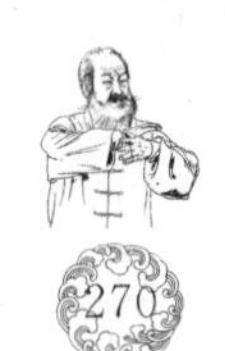

脾为湿困，运化失职，可引起胸脘痞满、食少体倦、大便溏薄、口甜多涎、舌苔滑腻等症状，反映了脾与湿的关系。所以长夏之时，处方遣药，常常加入藿香、佩兰等芳香化浊醒脾燥湿之品。此外，脾为后天之本，气血生化之源，脾气虚弱则会出现倦怠乏力、食欲不振等，临床治疗脾虚多选用党参、黄芪、白术、扁豆、大枣、饴糖等甘味之品，这体现了脾与甘的关系。

现代医学研究发现，脾是重要的淋巴器官，具有造血、滤血、清除衰老血细胞及参与免疫反应等功能。因其含血量丰富，能够紧急向其他器官补充血液，所以有“人体血库”之称。此外，脾脏犹如一台“过滤器”，当血液中出现病菌、抗原、异物、原虫时，脾脏中的巨噬细胞、淋巴细胞就会将其吃掉。脾脏还可以制造免疫球蛋白、补休等免疫物质，发挥免疫作用。脾是血液循环中重要的滤过器，能清除血液中的异物、病菌以及衰老死亡的细胞，特别是红细胞和血小板。因此，脾功能亢进时可能会引起红细胞及血小板的减少。脾脏还有产生淋巴细胞的功能。

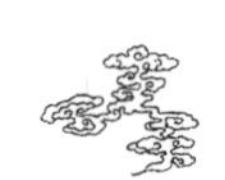

所以，脾脏出了问题，那么人体的造血功能就有了问题。而血液一旦跟不上，那么全身的其他器官都会跟着出现问题。就像土为五行之本一样，土不强，则其他金木水火都要衰弱。因此，脾是养生中的重要环节。

现在，随着人们生活水平的不断提高，老年人越来越重视饮食了，山药、莲子、薏仁米、白扁豆、大枣、茯苓等健脾食物做成了多种多样的小食品，极大地方便了人们的需求。老年人每天可冲点山药粉，熬碗莲子羹，补脾健脾、延年益寿。日常生活中，可供选择的主食有粳米、籼米、玉米、薏米、番薯、豆腐等，肉类可以选牛肉、鸡肉、兔肉、狗肉、牛肚、猪肚、鳜鱼、乌鸡等，蔬菜则是藕、栗子、山药、扁豆、豇豆、胡萝卜、马铃薯、洋葱、平菇等。忌吃性质寒凉，易损伤脾气的食品，忌吃味厚滋腻，容易阻碍脾气运化功能的食品，忌吃利气消积，容易耗伤脾气的食品。如苦瓜、冬瓜、海带、螃蟹、鸭子等。

下面介绍一些健脾祛湿的食疗做法，供老年朋友们参考。

1. 白鲫鱼煲汤。

用油将鱼两面煎黄，用开水猛火煲汤，煮成白色乳状。然后加砂仁 3 克、陈皮 3 克、香菜 20 克、生姜 10 克，稍滚三分钟。鲫鱼性平味甘，补而不燥，健脾去湿，而且还含有丰富的营养。中医认为此方补脾胃甚好。

2. 牛肚补胃汤。

牛肚 1000 克、荷叶 50 克、茴香子（小茴香子）2 克、盐 3 克、胡椒 2 克、桂皮 3 克、姜 8 克、黄酒 30 克。牛肚先洗一次，后用盐、醋半碗反复擦洗，再用冷水反复洗净。

将鲜荷叶垫于砂锅底，放入牛肚，加水浸没，旺火烧沸后用中火煮 30 分钟，取出切小块后复入砂锅，加黄酒 30 克、茴香及桂皮少许。小火煨 2 小时，加姜（切片）、盐、胡椒粉少许，继续煮 2～3 小时，直至牛肚酥烂为佳。

养生饮食的冷热问题

《老老恒言》曰：《抱朴子》曰：热食伤骨，冷食伤肺，热勿灼唇，冷勿冰齿。又曰：冷热并陈，宜先食热，后食冷。愚谓食物之冷热，当顺乎时之自然。然过冷宁过热，如夏日伏阴在内，热食得有微汗亦妙。《内经》曰：夏暑汗不出者，秋成风疟。汗由气化，乃表里通塞之验也。

《老老恒言》说：《抱朴子》中有这样的记载：过热的食物易伤骨，过冷的食物易伤肺。而饮食的冷热标准是，热不能感觉到烫嘴，冷别冰到牙齿。如果冷热食物都要吃，应该先吃热食，再吃冷食。这是饮食冷热的一方面。曹老先生的看法是，饮食的冷热和养生一样，要顺应自然的变化，过度追求冷热就会伤身。比如夏天热在外，但体内有阴凉，所以吃饭要吃热的，最好能发一点汗出来。《黄帝内经》中有介绍，夏天的汗不出来，秋天就会得痁疾。因为汗是身体中水汽变成的，出汗说明身体通畅，而不出汗就说明有问题。

关于饮食的冷热，老年朋友们要有一个全面的认识。

所谓饮食中的冷热之道，包括两重意思，一是指食品温度的冷热要适宜；二是指食物性质的冷热要适宜。

关于食物的冷热，我们国家的饮食习惯就倾向于热。大家都有这样一种做法，“趁热吃”，这种做法在我们还是小孩的时候，家长就是这么教育的。因为在我们的观念中，寒凉的东西是容易致病的。可是一味地贪热，也不好。河南省林县是食管癌高发地区，据调查，当地人有一种饮食习惯，就是喜欢喝滚烫的汤，正是这一不科学的饮食习惯，造成了这一地区食管癌高发，这可以说是一个惨痛的教训。过冷的食物同样对健康不利，常见的如对牙齿的刺激，对胃肠的刺激等。

中国人之所以喜欢热，是因为我们体质较弱，吃热的食物能给我们提供更多的热量，帮助身体御寒。相比之下，欧美人的体格强壮，日常生活中吃的食物本身热量也高，因而他们对食物的温度没有特别的要求。

如今，越来越多的研究显示，饮食过热和食管癌等多种消化道疾病是息息相关的。人的食道壁是由一层黏膜组成，它非常娇嫩，只能承受50℃以下的高温，超过了这个温度，食道的黏膜就会被烫伤。经常吃过热的食物，黏膜的损伤还没痊愈，就又一次受伤，会形成浅表溃疡。反复地烫伤、修复就会引起食道黏膜的变化，发展成恶性肿瘤。

出汗是调节体温、排除毒素的重要途径，让身体出汗的方法很多，进热食也是促进出汗的方法之一，比如四川一带，夏季湿气大，民间有夏天吃火锅的习俗，吃得出一身大汗，湿就有了出路，人就会感到很舒服。

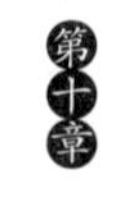

与热相对，冷的食物虽然能清凉解暑，却不是老年人的养生之道。

夏天的时候，大多数人都会因为贪凉而喜欢吃冷饮。殊不知，冷饮吃多了会伤害“胃气”。而“胃气”指的就是消化系统的消化能力。过冷的食物，会刺激胃肠的黏膜，导致胃液和肠液的分泌不足，既影响食欲，又影响消化。另外，夏天人们喝水也都喜欢冰的。可是日常饮水最好要喝温水，水温宜在18～40℃。冷水会刺激人的口腔，甚至刺激牙龈神经，造成一种无法忍受的疼痛感。这样的刺激反复出现，那么人的牙齿就不会那么牢固了。

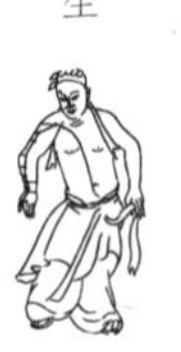

食物冷热之道的另一方面即是指食物性质的冷与热。中医上把这个分得更清楚，称为寒、凉、温、热四性。

寒凉性的食物，大多具有清热、泻火、消炎、解毒的作用，适合在夏天用于发热、汗多、发炎、热毒疮等症状。比如，西瓜能清热祛暑，所以有“白虎汤”的美称，绿豆能清热解毒。常见的寒性食物有西瓜、苦瓜、冬瓜、香蕉、紫菜、海带、柿子、蟹等。凉性食物有黄瓜、白萝卜、芹菜、茄子、绿豆、豆腐、梨、枇杷、菊花、鸭肉等。

温热性的食物，大多数具有振阳气、驱寒、止痛、抗菌的作用，适合在秋冬季节用于四肢发冷、体质偏寒的人。比如，生姜、葱白能用来发散风寒，治疗感冒；大蒜有强烈的杀菌作用，对肺结核、肠结核、痢疾都有很好的补养效果。常见的温性食物有糯米、核桃、羊肉、虾、木瓜、荔枝、大枣、栗子、龙眼、洋葱、姜、何首乌等。热性食物有辣椒、胡椒等。

平性食物，大多能健脾、合胃，有调补身体的功效。比如，黄豆、花生含有大量油脂，能用于润肠通便，是慢性便秘者的最佳食补材料。常见食物有粳米、玉米、芝麻、黄豆、黑豆、牛奶、红萝卜、白菜、芋头、枸杞等。

养老饮食的冷热就要因人而异，因地制宜。老年人的体质不同，所以该吃什么样的食物就没有固定的模式。夏天虽然热，有的老人能吃凉菜，有的老人却绝对不能碰。冬季天

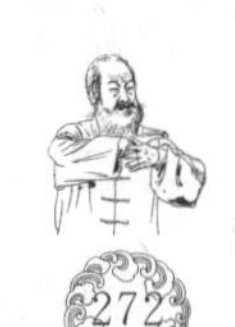

冷，一些老人可以吃凉的水果，身体虚的老人却不可以。

如同《老老恒言》里举的例子那样。冬季寒冷，应吃温热的食物；夏季虽炎热，但有阴气伏在体内，所以夏天吃热一点的，让身体微微出点汗也是件好事。古人讲，夏天不出汗，秋天容易得风疟之病。

对于老年人来说，即使是夏天，也不宜进食过于寒凉的食物，防止损伤脾胃，出现腹痛、腹泻。四川湿重，夏天人们吃附子羊肉汤，中医讲“春夏养阳，秋冬养阴”，附子是大热的，羊肉是甘温的，在四川的夏天吃附子羊肉汤，这是因地制宜，可除湿养阳，很符合养生之道。

中医饮食养生是一门学问。“人与天地相应”，饮食养生也不例外，饮食调养时要考虑到地域、季节、年龄等因素，而决不是冷天吃热的、热天吃凉的那么简单。学会饮食中的冷热之道，可以提高健康。

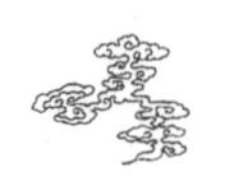

夏季饮食的养生宜忌

《老老恒言》曰：夏至以后，秋分以前，外则暑阳渐炽，内则微阴初生，最当调停脾胃，勿进肥浓。《内经》曰：味厚为阴，薄为阳，厚则泄，薄则通。再瓜果生冷诸物亦当慎，胃喜暖，暖则散，冷则凝，凝则胃先受伤，脾即不运。《白虎通》曰：胃者脾之府，脾禀气于胃。

《老老恒言》说：夏至以后，秋分之前，正是三伏天。这段时间骄阳越来越炽热，阳极生阴，体内的阴气也开始慢慢生长。按五行划分，长夏属土，对应五脏正是脾当令之时。脾与胃，一脏一腑，同属五行中的土，所以这一季节是调理脾胃的最佳时节。这时不要进食太过肥腻的食物，因为《黄帝内经》上有明确定义，肥腻的食物从阴阳属性上来讲属阴，进食过于肥腻，阴气过旺，容易发生腹泻；清淡的食物属阳，会使脾胃正常地消化吸收。

除了食物的肥淡区别外，长夏季节不要吃太多的瓜果和生冷食物。因为进食后会增加体内的阴气。而胃喜暖，暖则消化吸收正常；冷则凝，凝首先使胃不能正常受纳食物，随即脾也不能有效地运化水谷精微，故而影响到整个消化系统的功能。《白虎通》上就说了，脾与胃是息息相关的，所以在季节由阳转阴之时，饮食上也要同步做到少进寒凉之品，这也就是我们常说的“人与天地相应”。

那么夏天的养生会面临什么问题呢，在饮食上又该注意哪些地方呢？下面就结合现在的生活条件，来详细谈一谈。

夏天因为肠胃功能的弱化，所以是急性肠胃炎的多发季节。老年人的消化系统本来就弱，一旦遇上这个问题，更会大大地伤害到元气。急性肠胃炎，也就是拉肚子，它的常见原因就是饮食问题，一般是由于饮用了过多的咖啡、浓茶，吃了太冷的食物、饮食不卫生、暴饮暴食等导致的。中医上认为，这个病是因为饮食不洁，吃了生冷、油腻，或是吃了腐败变质的食物而伤害了肠胃。急性肠胃炎的主要病症表现是发病很急，恶心、呕吐、阵发性腹泻，一天大便十多次，呈现水样，有黏液。严重的会有头疼、寒战、发烧的症状。

预防急性肠胃炎的关键在于讲究饮食卫生。首先，应该注意不能吃过冷、过热的食物，以及有刺激性不好消化的食物和变质的食物；不能暴饮暴食；平常注意个人卫生，饭前便后要洗手，注意防蚊灭蝇。此外，老年人还要注意身体锻炼，增强体质，提高抗病能力。因为运动可以使胃肠蠕动加速，消化液分泌增多，促进食欲，还要注意随着天气变化及时增减衣物，防止腹部受凉。

若是已经得了急性肠胃炎，应该卧床休息，为肠胃争取休息的时间。进食要以流质食物为主，特别严重的就必须停食，以减轻胃肠的负担。停食的人可以通过打吊针的方法补充身体需要的能量。病情轻的人可口服药物，比如黄连素、酵母片、胃蛋白酶、乳酶生，配合服用谷维素、B族维生素、维生素C。腹泻次数较多的，可以用保和丸，每天2次，每次2粒；或服藿香正气水，每天2次，每次5毫升。土方可以用大蒜3瓣捣成蒜泥，混着一小杯米醋慢慢咽下。或者是用凤尾草加水煎服。若还是止不住腹泻，就必须及时送医就诊。

上面《老老恒言》中也说到了，老人需要注意少吃果瓜。但夏天毕竟是一个水果丰富的季节，老人也有忍不住的时候。那么这时候，吃水果就要有讲究了。

夏天的水果种类非常多，西瓜、桃子、葡萄、苹果、荔枝、杨梅、李子、石榴都在这个季节上市。水果含有多种维生素和微量元素，具有很高的营养价值和药用价值。面对这么多的选择，老人尽可以有目的、有意识地选择几种自己喜欢的。但是，吃水果也要了解水果的特性和不同之处，不能光贪恋口福，而忽略了健康。比如，荔枝甘甜，但是难以消化，而且荔枝性热，多吃就会导致人体代谢紊乱和上火，出现多汗、恶心、四肢乏力和头晕的症状。西瓜虽然是解暑的上好选择，但是它性寒凉，因此体虚胃寒、有腹泻症状的人绝对不可以吃。而且，西瓜里的糖分含量高，患有糖尿病的老人不能吃，否则会加重胰腺的负担，导致血糖升高。即便是老人想吃，也只能吃瓜皮。西瓜中的水分多，有一定的利尿作用，因此是有心力衰竭和肾病的人也不能吃。

夏天人体的汗液蒸发量大，所以补水就是个问题。老人要能及时、科学地喝水。

1. 不能等到口渴才喝。

大多数人都有这样的认识，就是口渴了说明身体缺水，就需要补水了。实际上，这样的认识是不科学的。当人感觉到口渴的时候，说明细胞已经开始脱水，此时已经有点晚了。

2. 非常渴不能喝多。

当人感觉到口干舌燥，干渴异常时，很容易一次性喝水太多，从而导致胃液被冲淡，造成相应的消化不良和食欲不振。中医主张渴饮不多，就是说饥渴难耐时，要缓缓补充饮水，避免胃部不适。

3. 睡前不能多喝水。

处在睡眠状态时，人体只是维持新陈代谢的基本内容，身体的新老交替进行得非常缓慢，不需要喝很多水。反过来，要是喝多了水，不利于夜间休息。

4. 吃饭时不应该喝水。

人在吃东西的时候，正是肠胃要消化的时候。这个时候喝很多水，会不利于消化。

5. 早上起来一杯水。

起床后喝一杯水，可以补充一整夜消耗的水分，降低血液的浓度，促进血液循环，清醒头脑。

夏天还要注意吃冷饮的问题，这个在前面也有强调过。现在的生活条件已经比过去有很大的改善，饮料也跟着走进了千家万户。夏天的时候，五颜六色的饮料就成了人们避暑的选择。冷饮尤其受到大众的普遍喜爱，几乎每家每户都会用冷饮招待客人。

但中医认为，夏天人体阳气在外，阴气潜伏在体内，胃液分泌相对减少，消化能力下降，所以切忌贪凉吃冷饮。吃冷饮多了，会让人感觉胃胀难受，甚至是腹痛、腹泻。另外，大汗之后，更不能为了凉快吃冷饮。这个时候，身体需要的是补充水分和盐类，冷饮会冲淡胃液，降低杀菌能力，让病菌通过肠胃，引起消化道疾病。

而且，冷饮是不能替代饮水的。因为饮料中含有很多的糖分，不容易被细胞吸收，反而会带走细胞里的水分，引起体内失水。

建议老年人不要喝市面上的那些冷饮，若是贪凉，可以选择传统的中药保健饮料。比如山楂晶、酸梅汤、橘子水等，都有解暑止渴的效果，而且这些饮料制作方便，老年朋友们可以把自制饮料作为消暑的一件乐事。除了中药保健饮料外，还可以选择一些软酒精饮品。所谓的软酒精，就是酒精度很低，啤酒、汽酒、小香槟都属于这一类，老人少喝一点，能够舒筋活血，消暑止渴，兴奋中枢神经，减轻疲劳。果汁味的饮料，如草莓汁、猕猴桃

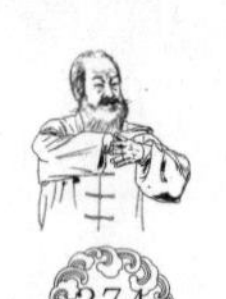

汁、梨汁等，味甘酸、性寒凉、营养丰富，有健胃消食的作用，老人可以选择饮用。

最后要说的是夏天的饮食原则。《老老恒言》中已经有介绍，夏天要吃温热的食物，最好能发点汗出来，这样有益于除湿。中医认为，夏季早晚喝点粥比较好，既能生津止渴，又可以滋补身体。

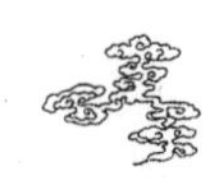

进食的健康问题

吃多少的问题

《老老恒言》曰：应璩《三叟诗》云："中叟前致辞，量腹节所受。""量腹"二字最妙，或多或少，非他人所知，须自己审量。节者今日如此，明日亦如此，宁少毋多。又《古诗》云："努力加餐饭"，老年人不减足矣，加则必扰胃气。况努力定觉勉强，纵使一餐可加，后必不继，奚益焉？

《洞微经》曰：太饥伤脾，太饱伤气。盖脾借于谷，饥则脾无以运而虚脾，气转于脾，饱则脾过于实而滞气，故先饥而食，所以给脾，食不充脾，所以养气。

《老老恒言》说：有一首《三叟诗》里讲到了老人的吃饭多少问题，其中一个"量腹"的说法，用得非常透彻。老人的饭量多少，只有自己最了解。吃饭就应该根据个人饭量，吃得差不多就行。而且，即便是吃不多，也比多吃好。所以以前有"努力加餐饭"的做法，确实不能用于养生。老年人不减饭量就行了，多吃必定消化不良。

《洞微经》里说到了吃饭多少的问题。太饥饿会伤脾，吃得太饱会妨碍消化。脾是消化食物、运化谷物精气的脏器，在饥饿的情况下，脾没有运化之物，反而会导致脾的虚弱。但如果吃得太饱，脾就会因为过于充实而滞气。所以应该在没有感到太饥饿时进食，这样可以养脾。因此，吃饭就应该注意饥饱适中，确定脾脏不会受伤。

佛家讲究过午不食，是有一定道理的。上午是太阳刚刚升起的时候，阳气可以化万物；而到晚上，就会呈现一派阴霾之气，这就是阴气，食物不易消化。所以早饭应吃饱，午后就应少吃了，而晚饭则更应减少。这与现在提倡的"早饭吃饱，午饭吃好，晚饭吃少"是一个道理。白天人处于活动之中，需要热量，所以要吃饱吃好；晚上需要休息了，要吃少。否则，元气和所有的气血都要用来消化食物，会加重脾胃的负担，影响睡眠。

每个人应根据自己的情况来决定食量的多少，即所谓"量腹而贪"。懂得克制的人，今天吃这么多，明天还是吃这么多。总之，宁可少吃也不贪多。明代李敖英《东谷赘言》概括饱食有五大弊端："多要之人有五患：一是大便次数增多，二者小便次数增多，三者是扰睡眠，四者身体肥胖不利于养生，五者容易消化不良。"

饱食伤身，少食多寿的观点已被实践经验和现代研究所证实。老年人运动量较年轻时减少了，脾胃功能较年轻时减弱了，现代医学来解释，就是空腔脏器的肌纤维萎缩了。因此，不减量就已经很不错了，如加量，必定会加重胃肠的负担，所以千万不要勉强多食。一些宗教修行者限食、少食、过午不食，认为可以减少疾病，延长寿命。

另外，不要太饿了才去吃饭，饥饿时即使吃也不可吃得太多；不要太渴了才想到去喝水，口渴时即使喝也不要喝得太多，只要使腹内不空虚，中和之气就会自然透入体内。《抱朴子》中说每天可以多吃几顿，但是每顿都不要吃得太多，这句话非常有道理。凡是吃饭都要以少食为有益，这样才有益于脾的运化，所吃食物才能得以转化为人体所需的营养。

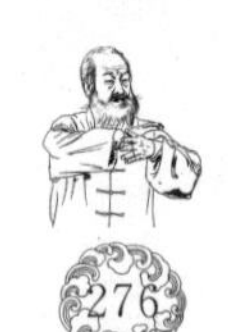

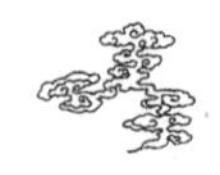

否则即使是大补的食物，吃多了也会伤害脾胃，所以要学会有节制地进食。

简言之，吃饭要定时定量。中国人习惯的进食时间是：早餐7～8时，午餐12时左右，晚餐18～19时。按时进餐不但可以保证人体营养物质的需求，而且有利于消化系统的消化和吸收，对健康有益。定量是指每日进餐量基本固定，饥饱适宜，避免过饥过饱、暴饮暴食的不良饮食习惯。

一日三餐的正确安排

《老老恒言》曰：勿极饥而食，食不过饱；勿极渴而饮，饮不过多。但使腹不空虚，则冲和之气，沦浃肌髓。《抱朴子》曰："食欲数而少，不欲顿而多"，得此意也。凡食总以少为有益，脾易磨运，乃化精液；否则极补之物，多食反至受伤，故曰少食以安脾也。

《老老恒言》说：不能饿极了才吃，吃也不能吃多；不能渴到极点才喝水，即便喝也不能过量。老年人吃饭，一定要保证肚子里不要空了。《抱朴子》就说，吃饭要少量多次，不能每顿都吃多。吃得少对身体好，这样脾胃易于消化吸收。不然吃多了就会让脾胃受伤，引起消化道疾病。所以吃饭就是要坚持少量的原则。

早餐的注意事项如下：

1. 时间注意。

时间要最佳，医学研究证明，7点到8点吃早餐最合适，因为这时人的食欲最旺盛。早餐与中餐以间隔4～5小时为好。如果早餐较早，那么数量应该相应增加或者将午餐相应提前。

2. 早餐喝水。

早餐前应先喝水，人经过一夜睡眠，从尿、皮肤、呼吸中消耗了大量的水分和营养，早上起床后处于一种生理性缺水状态。如果只进食常规早餐，远远不能补充生理性缺水。因此，早上起来不要急于吃早餐，而应立即饮500～800毫升温开水，既可补充一夜流失后的水分，还可以清理肠道。

3. 热量供给要适当。

早餐食谱中各种营养素的量一般应占全天供给量的30%左右。其中对在中、晚餐中可能供给不足的营养，如能量、维生素B等，早餐应适量增加。且做到粗细搭配，使食物蛋白质中的8种必要氨基酸组成比例更趋平衡，营养互补。

4. 烹调制作。

早餐既要考虑个性生理特点，又要考虑老年人的食欲兴趣和口味爱好，最好是热稀饭、热燕麦片、热豆浆、热牛奶、热咖啡和热茶，切忌喝冰咖啡、冰红茶、冰果汁等，油炸食品要少吃。

5. 酸碱食物要搭配适当。

不少老年人习惯早餐只吃馒头、油炸食品、豆浆。虽然上述食品富含碳水化合物及蛋白质、脂肪，但均为酸性食物，若酸性食物在膳食中超量，容易导致血液偏酸性，引起生理上酸碱平衡失调，常可出现缺钙症。因此，若能吃点含碱性物质的蔬菜、水果，就能达到膳食酸碱平衡及营养素的平衡。以清淡、营养均衡、能量不要过高、水分充足为主要原则，进行合理的早餐膳食搭配即可。

6. 忌喝冷饮料和吃水果

冷水的温度相差太大，会强烈刺激胃肠道，导致突发性挛缩。早上吃水果对身体不好，空腹吃香蕉尤其不好。香蕉中除了含有助眠的钾，还含有大量的镁元素，若空腹食用，会使血液中的含镁量骤然升高，而镁是影响心脏功能的敏感元素之一。除了香蕉之外，也不能空腹吃菠萝。菠萝里含有强酵素，空腹吃会伤胃，其营养成分必须在吃完饭后才能更好地被吸收。

有一部分人不习惯吃早餐，其实不吃早餐对身体是有危害的，主要有以下几个方面：

1. 精力不集中，情绪低落。经过一晚上的消化，前一天所吃的晚饭已经消耗的差不多了，体内血糖指数较低，这时如果不吃早餐补充能量，就会使以葡萄糖为能源的脑细胞活力不足，人就会出现疲倦，精神难以集中和记忆力下降的症状。老年朋友不吃早饭，更是全身无力。

2. 导致营养不良。不吃早餐人体就会动用体内储存的糖元和蛋白质，时间长了会导致皮肤干燥、起皱和贫血。早餐提供的能量和营养在全天的能量摄取中占有重要的地位，不吃早餐或者早餐质量不好是全天营养摄入不足的主要原因之一。

3. 容易引发肠炎。若不吃早餐，午餐必然会因为饥饿而大量进食，消化系统一时之间负担过重，而且不吃早餐打乱了消化系统的活动规律，容易患肠胃疾病。

4. 罹患心血管疾病的机会加大。因为经过一夜的空腹，人体血液中的血小板黏度增加，血液黏稠度增高，血流缓慢，明显增加了中风和心脏病的风险。缓慢的血流很容易在血管里形成小血凝块而阻塞血管，如果阻塞的是冠状动脉，就会引起心绞痛或心肌梗死。

5. 容易发胖。不吃早餐，中餐吃的必然多，身体消化吸收不好，最容易形成皮下脂肪。而身体发福了，对于老年人更为不利。

午餐的注意事项：

午餐不能吃碳水化合物为主的食物，如吃了富含糖和淀粉多的米饭、面条、面包和甜点心等食物，会使人感觉疲倦，没有精神。午餐适合吃蛋白质含量高的肉类、鱼类、禽蛋和大豆制品等食物。因为这类食物中的优质高蛋白可使血液中酪氨酸增加，使头脑保持敏锐，对理解和记忆功能有重要作用。为了补充足够的体力，应多吃些瘦肉、鲜果或果汁等脂肪含量低的食物，要保证有一定量的牛奶、豆浆或鸡蛋等优质蛋白质的摄入，可使人反应灵活，思维敏捷。

晚餐的注意事项：

1. 晚餐要早吃。晚餐早吃是医学专家向人们推荐的保健良策。有关研究表明，晚餐早吃可大大降低尿路结石病的发病率。在晚餐食物里，含有大量的钙质，在新陈代谢进程中，有一部分钙被小肠吸收利用，另一部分则滤过肾小球进入泌尿道排出体外，人的排钙高峰常在餐后4～5小时，若晚餐过晚，当排钙高峰期到来时人入睡，尿液便潴留在输尿管、膀胱、尿道等尿路中，不能及时排出体外，致使尿中钙不断增加，容易沉积下来形成小晶体，久而久之，逐渐扩大形成结石。

2. 晚餐要以素食为主。晚餐一定要偏素，以富含碳水化合物的食物为主，尤其应多摄入一些新鲜蔬菜，尽量减少过多的蛋白质、脂肪类食物的摄入。但在现实生活中，由于有相对充足的准备时间，所以大多数家庭晚餐非常丰盛，这样对健康不利。摄入蛋白质过多，人体吸收不了就会滞留于肠道中，会变质，产生氨、吲哚、硫化氨等有毒物质，刺激肠壁诱发癌症。若脂肪吃得太多，可使血脂升高。大量的临床医学研究证实，晚餐经常进食荤食的人比经常进食素食的人血脂一般要高3～4倍，而患高血脂、高血压的人如果晚餐经常进食荤食无异于火上浇油。

3. 晚餐要少吃。有这样一种说法："晚饭少一口，活到九十九"。晚上人们睡觉休息，身体活动量降到最小值，同时，身体在生理状态下也不同于白天。如果晚餐摄入过多的营养物质，日久体内脂肪越积越多，人体就会发胖，同时又会增加心脏负担，给健康带来不利因素。晚餐吃得太饱，还会出现腹胀，影响胃肠消化器官休息，引起胃肠疾病。古人言"饮食即卧，不消积聚，乃生百疾"。所以，晚餐要少吃一些，以吃含脂肪少、易消化的食物为佳。一般要求晚餐所供给的热量以不超过全日膳食总热量的30%。晚餐经常摄入过多热量，可引起血胆固醇增高，过多的胆固醇堆积在血管壁上久而久之就会诱发动脉硬化和

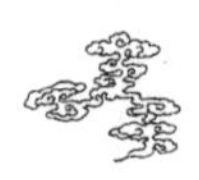

心脑血管疾病；晚餐过饱，血液中糖、氨基酸、脂肪酸的浓度就会增高，晚饭后人们的活动量往往较小，热量消耗少，上述物质便在胰岛素的作用下转变为脂肪，日久身体就会逐渐肥胖。一般来说，主食花卷、馒头、米饭、稀饭或面条汤，副食肉禽类、鱼类、一些蔬菜作为一份晚餐，其热能、食量和营养成分即可满足正常人的需要。但是，晚餐要少，也不能太绝对，不能一概而论，对于那些上夜班的工人、“开夜车”的学生和做文字工作的人，不仅晚餐要吃得稍饱一点，也应适当加一点夜宵，晚餐后 2 小时喝一杯牛奶，吃几片饼干或者吃一个苹果，都可以填补饥腹，增加热能，保持精力。

晚餐还有一些不宜吃的食物，希望老年朋友们要注意：

1. 红薯、玉米、豌豆等产气食物在消化过程中会产生较多气体，等到睡觉前，消化未尽的气体会产生腹胀感，妨碍正常睡眠。与此类似的是粗粮食物，都不适合晚餐吃。

2. 辣椒、大蒜、洋葱等辛辣食物。吃辣后，在睡眠的第一周期，体温会上升，会导致睡眠质量降低。还会使胃中有灼烧感和消化不良，进而影响睡眠。有的人吃辣过多，还会导致胃肠黏膜不适，引起拉肚子等症状。

3. 猪肉等过于油腻的食物。因为油腻食物在消化过程中会加重肠、胃、肝、胆和胰的工作负担，刺激神经中枢，让它一直处于工作状态，导致失眠。

4. 肉汤。晚饭时，用一锅热气腾腾的鸡汤、排骨汤犒劳自己未必是好事。肉类煲汤较油、热量高，最容易发胖，不适合晚上食用，选在上午或中午吃比较好。此时，不妨选择一些菌类汤。

5. 咖啡、浓茶、可乐等令大脑兴奋的食物。尤其是一些对咖啡因特别敏感的人，可能持续兴奋的时间更久。此外，咖啡因还有利尿作用，过多喝咖啡，容易让人排尿增多，这也会干扰睡眠。

6. 酒。酒虽然可以让人很快入睡，但却让睡眠状况一直停留在浅睡期，很难进入深睡期。所以，饮酒的人即使睡的时间很长，醒来后仍会有疲乏的感觉。

综合上面三餐的各种注意事项，在进餐方面我们应该做到以下几点：

1. 早饭宜饱，午饭应吃好，而晚饭应吃少。

2. 吃饭要量力而行，宁可少一点也不可贪嘴。

3. 在饥饿的情况下不要一次吃得太多，在大渴的情况下不要一次喝得太多。

4. 老年人进餐应该少量多次，既有助于消化，又不会导致体力跟不上。

5. 补品不要多吃，吃多了也无益。

6. 按时进餐，不要等太饿了再进食。

熟烂食物的正确吃法

《老老恒言》曰：《华佗食论》曰：食物有三化，一火化，烂煮也；一口化，细嚼也；一腹化，入胃自化也。老年惟借火化，磨运易即输精多，若市脯每加消石，速其糜烂，虽同为火化，不宜频食，恐反削胃气。

《老老恒言》说：《华佗食论》中说到食物的消化分为三个步骤，第一步是通过烹煮将食物煮烂；第二步是通过牙齿将食物嚼烂；第三步是通过胃肠蠕动将食物消化吸收。人一到了晚年，牙齿已大不如从前那样坚固，所以第二部的作用就被削弱了。同时胃肠功能也大大地减弱，所以第三个消化步骤也不行了。唯一能强化的，就是第一个步骤。所以老年人需要借助烹煮将食物煮烂，这样脾胃才易于磨运，向身体输送的水谷精微才能充足。因此古人认为唯一能加强胃肠对食物消化吸收的方法便是烹煮。

烹煮是一个让食物由生变熟的过程，在这个过程中，食物被杀菌消毒，产生变化，再加上特有的技巧和搭配食材，食物就变得美味可口了。总结起来，烹煮就是一个帮助食物消化的过程。老年人消化能力下降，烹煮的作用就变得尤其重要了。

那么为何烹煮对于消化有帮助作用呢？我们先来对消化做一个全面的认识。

消化是由消化系统参与的一个过程，消化系统大致包括嘴巴、胃、小肠和大肠，关于胰腺、肝脏和胆，就不多介绍了。消化系统的基本生理功能是摄取、转运、消化食物和吸收营养、排泄废物，这些生理的完成有赖于整个胃肠道协调的生理活动。食物的消化和吸收，供机体所需的物质和能量，食物中的营养物质除维生素、水和无机盐可以被直接吸收利用外，蛋白质、脂肪和糖类等物质均不能被机体直接吸收利用，需在消化管内被分解为结构简单的小分子物质，才能被吸收利用。食物在消化管内被分解成结构简单、可被吸收的小分子物质的过程就称为消化。这种小分子物质透过消化管黏膜上皮细胞进入血液和淋巴液的过程就是吸收。对于未被吸收的残渣部分，消化道则通过大肠以粪便形式排出体外。

首先就是嘴巴，生物学上又叫作口腔。口腔是消化道和呼吸系统的入口，里面覆盖有黏膜层，位于两颊、舌下和颌下的唾液腺的腺管都开口于此。舌位于口腔底部，其功能是感觉食物的味道和搅拌食物。食物经前方的牙齿（切牙）切断和后面的牙齿（磨牙）嚼碎成为易于消化的小颗粒。唾液腺分泌的唾液带有消化酶覆盖于这些颗粒表面，并开始消化。在未进食时，唾液的流动可洗掉那些能引起牙齿腐蚀和其他疾病的细菌。唾液还含有一些抗体和酶，如溶菌酶，可分解蛋白质和直接杀灭细菌。

经过了嘴巴之后，食物就会进入胃里。胃是储存食物的器官，它能有节奏地收缩，让食物和消化酶混合。胃表面的细胞分泌三种重要物质：黏液、盐酸和胃蛋白酶（一种能分解蛋白质的酶）前体。黏液覆盖于胃的表面，保护其免受盐酸和酶的损伤。盐酸提供了一种胃蛋白酶分解蛋白所需要的高酸环境。胃内高酸还能杀灭大多数细菌而成为一种抵御感染的屏障。到达胃的神经冲动、胃泌素（胃释放的一种激素）和组胺（胃释放的一种活性物质）都能刺激胃酸的分泌。

胃蛋白酶大约能分解食物中10%的蛋白质，它是唯一能消化胶原的酶。胶原是一种蛋白质，是肉食的一种主要成分。

经过了胃的初步消化后，食物就被送到了到第一段小肠，也就是十二指肠。经幽门括约肌进入十二指肠的食物量受小肠消化能力的调节。十二指肠接受来自胰腺的胰酶和来自肝脏的胆汁。这些消化液通过括约肌的开口进入十二指肠，它们在帮助食物消化和吸收中起着重要作用。肠道通过蠕动来搅拌食物，使其与肠的分泌液混合，也有助于食物消化和吸收。

最后一段是大肠。大肠由升结肠（右侧）、横结肠、降结肠（左侧）和乙状结肠组成，后者连接直肠。阑尾是一较小的、手指状小管，突出于升结肠靠近大肠与小肠连接的部位。大肠也分泌黏液，并主要负责粪便中水分和电解质的吸收。

肠内容物到达大肠时是液体状，但当它们作为粪便到达直肠时通常是固体状。生长在大肠中的许多细菌能进一步消化一些肠内容物，有助于营养物质的吸收。大肠中的细菌还能产生一些重要物质，如维生素K。这些细菌对健康肠道的功能是必需的。一些疾病和抗生素能破坏大肠中各种细菌间的平衡，产生炎症，导致黏液和水分泌的增加，引起腹泻。

老年人的全身功能逐渐弱化，体现在消化系统上，就主要表现在以下几个方面。

1. 运动功能的改变。老年人的口腔、食管、胃、小肠和大肠等方面的运动功能均有不同程度的改变。主要表现在牙齿部分或全部脱落，肌肉及骨骼的结构和功能也逐渐退化，导致咀嚼功能减退，吞咽功能欠佳，食物不易嚼烂。因此，老年人在食物选择上受到限制，只能进软食、精食，结果容易造成消化不良、便秘乃至相应营养素缺乏。另外，老年人食管、胃的蠕动及输送食物的功能均减弱，胃张力、排空速度亦减弱，小肠、大肠均萎缩，肌层变薄，收缩力降低，蠕动减退，直肠对内容物压力的感觉亦减退。上述胃肠运动的变化，均会致老年人消化功能减退、便秘等。

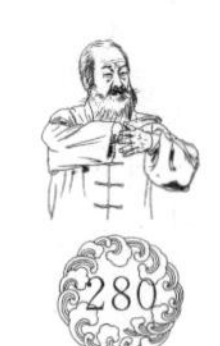

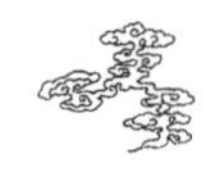

2. 吸收功能的改变。老年人吸收功能减退，主要表现在小肠对木糖、钙、铁、维生素 B_1、维生素 B_2、维生素 A、胡萝卜素、叶酸以及脂肪的吸收减少。造成老年人吸收功能减退的原因，除胃酸及各种消化酶的分泌减少外，与肠壁供血欠佳（老年人常有肠道血管粥样硬化或心脏疾患，使血流灌注不足）以及肠壁黏膜萎缩、小肠上皮细胞数量减少等因素有关。

3. 分泌机能的改变。老年人分泌机能的改变主要表现在胃酸、各种消化酶的分泌量减少，其活性亦减低，从而导致老年人对食物的化学性消化的机能减退，进而亦影响到吸收机能。有一点必须强调的是，虽然老年人分泌功能较青年人差，但对碳水化合物、脂肪的消化一般不受影响。

4. 组织学上的改变。老年人消化道组织学上的改变主要表现在口腔黏膜过度角化，舌上味蕾数量减少、萎缩，牙齿脱落或磨损，牙周组织退行性变；食管、胃、肠的各种腺体均萎缩，平滑肌萎缩，黏膜、肌层均变薄，胃和结肠扩张，内脏易出现下垂，食管、小肠和结肠等处易发生憩室的症状。但老年人消化道组织学上的退行性变导致了老年人的消化功能及吸收功能的减退。

正是因为以上的原因，老年人就需要在饮食的烹煮上面下功夫，让食物有一定的熟烂程度，帮助消化吸收。

老年人的食物真是煮得越熟烂越好吗？现代医学研究表明经常吃软烂食物的老人，自身的消化功能则被削弱了。软烂的食物，往往不需要用力咀嚼就可以咽下，但不经过口腔反复咀嚼的食物，接触唾液酶的机会大大减少，长期如此，则导致口腔分泌唾液减少，胃肠蠕动变慢，进而削弱了胃肠本身的消化功能。此外，老人胃肠蠕动能力较差，如果吃软烂食物过多，难以排空，会使胃肠感觉不适，而且软烂食物中水分过多，长期以此为食，容易导致人体生理所需的总热量和营养物质不足，引起营养缺乏。

总结起来，老年人饮食应软硬适度。既不能吃过于坚硬的食物，也不宜吃过于熟烂的食物。无论老年人的牙齿好不好，都应该用牙齿或牙床来咀嚼食物。一方面，经常咀嚼可以锻炼牙齿和牙床，使牙齿坚固；另一方面，经常咀嚼可促进唾液分泌，有助于保持胃肠本身的消化功能，延缓衰老。还有一点要说的是，吃熟烂食物的老人最好要喝汤。因为食物煮熟后，精华大都在汤里。喝汤能帮助吸收足够的营养。

根据上面的介绍，老年人可参考以下经验。

1. 老年人饮食应根据个人情况而定，既要有熟烂食物，也要有粗糙的食物。

2. 鼓励老人用牙齿和牙床咀嚼食物，一方面对消化好，另一方面对牙齿好。

3. 熟食和果脯不要多吃，注意忌口。

4. 多喝汤，营养都在汤里。

养生与口腔的关系

《老老恒言》曰：食后微滓留齿隙，最为齿累，以柳木削签，剔除务净，虎须尤妙。再煎浓茶，候冷连漱以荡涤之。韦庄诗：泻瓶如练色，漱口作泉声。东坡云：齿性便苦，如食甘甜物，更当漱，每见年未及迈，齿即缺落者，乃甘味留齿，渐至生虫作蠹。公孙尼子曰：食甘者，益于肉而骨不利也。齿为肾之骨。

吃饭塞牙的问题，许多人都会遇到。人年纪大了，牙齿经过时间的打磨，越来越松动，牙缝也就变宽了。很多老人都会遇到吃饭塞牙缝的问题。《老老恒言》上说：吃饭之后，饭渣一类的东西堵住了牙缝，感觉最不舒服。对于这个问题，可用柳木做的牙签来剔除干净，最好是用老虎的胡子，又硬又有韧性。吃饭后，还一定要用浓茶漱口，一般都是用凉好的浓茶。韦庄有一首诗说到了漱口，“泻瓶如练色，漱口作泉声”。读起来很有养老的趣味。苏东坡更是说到了漱口的学问。人的牙齿属苦，吃了甜的东西就一定要漱口。不少人没有到老年，牙就已经开始脱落了，就是因为吃了甜的东西不经常漱口，导致蛀牙。还有公孙尼子说了，牙是肾的骨头，甜食对肌肉好，却对骨头不好。所以，吃甜的对肾也不好。

综合上面这段话的意思，就是养生一定要注意饭后漱口。那么饭后为什么要漱口呢？口腔中又存在什么问题呢？

人在吃饭之后，很多人都会有塞牙的问题。有些人可能很粗心，不关心这个。但牙缝里残留着食物残渣，会滋生很多细菌。细菌除了要吃掉食物之外，还会危害到牙齿。所以就会有蛀牙和龋齿的问题。时间久了，牙齿就变得松动，牙缝也越来越大。既影响到个人形象，又会造成很严重的牙齿问题。可能有的人会有疑问，如果没有吃饭塞牙的问题，是不是就不会有口腔问题了。答案是也会有口腔问题。因为饭后人的口腔滋生细菌是必然的，随着细菌的滋生，出现口臭一类的问题就不可避免了。因此，饭后漱口就成为了必须要做的事。

现在要讲一下饭后剔牙的问题，因为漱口必然要在剔牙之后。过去的人剔牙，有用虎须的。现在已经没这个条件了，所以牙签就走进了千家万户。过去养老的牙签是用柳树枝做的，现在的牙签大多是竹子做的。在此，我们不提倡使用牙签，因为正确使用牙签非常麻烦，而且牙签很容易刺破牙龈，造成口腔溃疡。推荐老年朋友都用牙线，因为牙线够细，不会把牙缝扩大，还能有效地清洁里面的食物残留。

漱口要注意以下几点：

1. 漱口水的温度

清水漱口不仅可以去除齿垢，还能给牙齿及牙周组织以冷刺激，达到保健效果。至于漱口水的温度，一般以冷水为佳；但对已患牙病，对寒冷敏感者，宜选用温水含漱。

2. 如何漱口

漱口时应将漱口水含在口内，闭上口，然后鼓动两腮与唇部，使溶液在口腔内充分与牙齿接触，并利用水力反复地冲洗口腔各个部位，这样就能清除掉存留在牙齿的小窝小沟处、牙隙间、牙龈处、唇颊沟等的食物残渣和软垢，使口腔内的细菌数量相对减少，从而达到清洁口腔的目的。

3. 漱口水的种类

当口腔有异味或牙龈发炎时，很多人喜欢用盐水漱口，有人甚至形成了习惯。但是临床调查发现用盐水漱口后 20 分钟，口腔内细菌数量开始恢复，1 小时后细菌数量便恢复到漱口前的水平。而用清水漱口过 10 分钟细菌就开始恢复，但却要到 85 分钟后才恢复到原来的水平。为什么用盐水漱口后，细菌反而比清水漱口更易繁殖呢？这是因为盐水将口腔中的细菌杀灭时也将口腔黏膜破坏了，口腔黏膜具有防御细菌生长的作用，所以就为细菌的迅速恢复创造了条件。

因此，不论是用清水还是用盐水漱口，对暂时减少口腔细菌的数量是有效的，用盐水漱口并不能真正达到消毒、杀菌的作用。因此偶尔用盐水漱口可以达到杀菌消炎的目的，长期使用则对保健无宜。

中国是茶的故乡，自古就有饭后饮茶的习惯。饭后用浓茶漱口，既可清除牙齿缝中的食物，有利于坚固牙齿，又有清热解毒、化腐去瘀的功效。茶叶中所含丰富的维生素，还可补充体内维生素的不足。宋代文豪苏东坡曾经说：“吾有一法，常自珍之，每食已，辄以浓茶漱口，烦腻即去，而脾胃不和，凡肉之在齿间者，得茶浸漱之，乃消缩不觉脱去，不烦挑剔也，两齿便漱濯，缘此渐坚密，蠹病自已。”

需要指出的是，不同的茶叶含氟量各不相同，在国内外 38 种茶叶中，涪陵红茶含氟量最高，其次是浙江天台雨茶。而在同一品种的茶中，粗茶含氟量往往高于嫩茶。

有资料显示，茶叶只有在泡过 50 分钟后才有防龋作用。因此，用茶水防龋，也要讲究

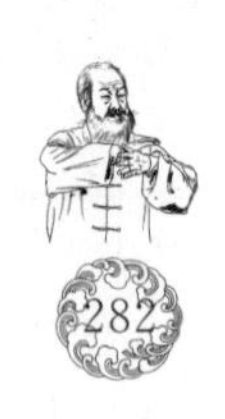

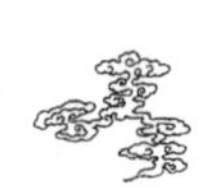

方法。具体地说，用4克茶叶冲泡成浓度为0.5%的茶水，50分钟后饮用、含漱、刷牙，即可达到安全、有效的防龋剂量。

现在的市面上，都会有专用的漱口水。这些漱口水都是借鉴了茶水的特点，加了氟用来保持口气的。不过因为漱口水价格较高，携带不方便，有一定的药物作用，所以并不适合老年朋友们使用。还是建议用清水、盐水，最好是茶水来漱口。

除了平时的漱口之外，老年人吃东西也可以保持口气清新。下面就是一些常见的保持口气的食物：

1. 薄荷：薄荷叶里含有单帖烯类化合物，可经由血液循环到达肺部，在呼吸时感觉气味清新。老人在吃完一顿大鱼大肉之后，喝一杯不加糖的薄荷茶，可以去腻、缓解腹胀感；如果你苦恼于满嘴的葱、蒜辛味而不敢开口交谈，建议嚼2～3片新鲜薄荷叶或者荷兰芹，都有助于去除这些令人尴尬的气味。

2. 香菇：菇类在近几年不但成了提升免疫力的热门食物，自2000年以来的一些研究还发现，它对保护牙齿也有帮助。原因是香菇里所含的香菇多醣体可以抑制口中的细菌制造牙菌斑。菇类带有独特的风味而且热量又低，不论煮汤、清炒或凉拌都很可口。每周吃2～3次各种菇类，是简单又不花大钱的保健方法。

3. 香蕉：热带水果含高维生素C，可维护牙龈健康。如严重缺乏维生素C则牙龈会变得脆弱，容易罹患疾病，出现牙龈肿胀、流血、牙齿松动或脱落等症状。

4. 乳酪：乳制品中的钙及磷酸盐可以平衡口中的酸碱值，避免口腔处于有利细菌活动的酸性环境，造成蛀牙；经常食用能增加齿面钙质，有助于强化及重建珐琅质，使牙齿更为坚固。

5. 芥末：芥末的主要成分是芥子油，有很强的去腥能力。因此日本料理中的生鱼片和寿司都会配合着芥末品尝。芥末还有很强的解毒功能，所以能用来清新口气。

6. 芹菜：芹菜的纤维就像扫把，扫掉牙齿上的部分食物残渣，另外愈是费劲咀嚼就愈能刺激分泌唾液，平衡口腔内的酸碱值，达到自然的抗菌效果。芹菜当然还具备降血脂的功能，老年朋友可以配合着其他菜类，多吃一些。既能按摩牙龈，还能补充维生素。

7. 洋葱：洋葱里的硫化合物是强有力的抗菌成分，能杀死包括造成我们蛀牙的变形链球菌。建议老年人每天吃一点生洋葱，不止预防蛀牙，还有助于降低胆固醇、预防心脏病及提升免疫力。制作生菜沙拉时，可以剥几片新鲜洋葱加进去；或者在汉堡、三明治里，夹上一些生洋葱丝。

除了以上罗列的食物外，绿茶和清水的作用已经在漱口水里说过了。下面就要介绍一些日常生活中的刷牙小细节，帮助老人们更全面地清洁口腔。

平时老人要少吃甜食，如果吃了最好及时漱口。有的人岁数不算大牙齿已经开始脱落了，大多是因为吃甜食导致龋齿所致。这与现代医学关于龋齿的发病机制的解释是完全一致的，即糖在细菌的作用下发酵产酸，使牙齿脱矿而致龋。食物中的糖类，尤其是蔗糖，致龋作用最为明显，因此要特别注意。

进食后漱口是个好习惯，应该从年轻时就养成，历代养生家对此十分重视。《千金方》说："食毕当漱口数过，令人牙齿不败口香"。漱口水用清水、盐水、茶水都行，不建议用市面上的漱口水。

要保持口腔清洁，首先就是早晚刷牙。特别是晚上临睡前，唾液分泌减少，口腔自洁作用减弱，再加上食物残渣存留时间长，所以晚上刷牙更重要。少吃甜食，睡前不要吃糖果、糕点。每天叩齿，按摩牙龈，促进局部血液循环，增强牙周组织的功能和抵抗力，保持牙齿的稳固。及时治疗牙病，维持牙齿的正常功能。缺损的牙列也要及时修复，否则就会加重其他牙齿的负担，长久下去，难于负担这么繁重的咀嚼压力，最终松动。如果戴有义齿（假牙），更要注意口腔卫生，因为义齿与基牙之间容易引起菌斑附着，所以餐后和夜间需保持口腔和义齿的清洁。

老年人饮茶的学问

《老老恒言》曰：茶能解渴，亦能致渴，荡涤精液故耳。卢仝七碗，乃愈饮愈渴，非茶量佳也。《内经》谓少饮不病喘渴；《华陀食论》曰：苦茶久食益意思，恐不足据。多饮面黄，亦少睡。魏仲先《谢友人惠茶》诗云：不敢频尝无别意，只愁睡少梦君稀。唯饭后饮之，可解肥浓；若清晨饮茶，东坡谓"直入肾经"，乃引贼入门也。茶品非一，近地可觅者，武夷六安为尚书。

《老老恒言》说：喝茶能解渴，也能致口渴，因为喝多了嘴里的唾液就变少，所以会觉得渴。唐代诗人卢仝好茶成癖，曾有七碗茶诗流传下来。曹老先生认为，他能喝七碗茶不是因为能喝，而是因为茶是越喝越渴。《黄帝内经》上说了，少喝茶能解渴。《华陀食论》说了多喝苦茶非常有益，这也不能相信。因为茶喝多了就面黄，人也会失眠。因喝茶多了失眠的现象在一些诗里面也有表现。其实喝茶就应该在饭后，因为可以解去嘴里的食物肥腻和油烟味道。早上不应该喝茶，苏东坡说了，这时的茶水直接就进入了肾脏系统，无异于引贼入室。当然，茶的品种也很多。对曹老先生来说，武夷山大红袍和安徽六安的瓜片茶为上品。

饮茶是中国流传了几千年的传统，有专门的《茶经》，形成了中国持有的"茶文化"。茶里面的学问很多，仅茶的分类就有多种，根据制造方法不同和品质上的差异，可将茶叶分为绿茶、红茶、青茶（即乌龙茶）、白茶、黄茶和黑茶六大类；按发酵程度不同分为不发酵茶（绿茶）、半发酵茶（乌龙茶）、全发酵茶（红茶）等。不同类的茶功效是有差别的，所以不可一概而论。

现代科学大量研究证实，茶叶确实含有与人体健康密切相关的生化成分。茶叶中所含的成分很多，将近 500 种。主要有咖啡碱、茶碱、可可碱、胆碱、黄嘌呤、黄酮类及甙类化合物、茶鞣质、儿茶素、萜烯类、酚类、醇类、醛类、酸类、酯类、芳香油化合物、碳水化合物，多种维生素、蛋白质和氨基酸。氨基酸有半胱氨酸、蛋氨酸、谷氨酸、精氨酸等。茶中还含有钙、磷、铁、氟、碘、锰、钼、锌、硒、铜、锗、镁等多种矿物质。茶叶中的这些成分，对人体是有益的，其中尤以锰能促进鲜茶中维生素 C 的形成，提高茶叶抗癌效果。这些营养成分共同作用，对人体防病治病有着重要意义，故有"不可一日无茶"之说。

茶叶不仅具有提神清心、清热解暑、消食化痰、去腻减肥、清心除烦、解毒醒酒、生津止渴、降火明目、止痢除湿等药理作用，还对现代疾病，如辐射病、心脑血管病、癌症等疾病，有一定的药理功效。可见，茶叶药理功效之多，作用之广，是其他饮料无可替代的。茶叶具有药理作用的主要成分是茶多酚、咖啡碱、脂多糖等。具体作用有：

1. 有助于延缓衰老。

茶多酚具有很强的抗氧化性和生理活性，是人体自由基的清除剂。据有关部门研究证明 1 毫克茶多酚清除对人机体有害的过量自由基的效能相当于 9 微克超氧化物歧化酶，大大高于其他同类物质。茶多酚有阻断脂质过氧化反应，清除活性酶的作用。据日本的一项试验结果证实，茶多酚的抗衰老效果要比维生素 E 强 18 倍。

2. 有助于抑制心血管疾病。

茶多酚对人体脂肪代谢有着重要作用。人体的胆固醇、三酸甘油酯等含量高，血管内壁脂肪沉积，血管平滑肌细胞增生后形成动脉粥样硬化斑块等心血管疾病。茶多酚，尤其是茶多酚中的儿茶素及其氧化产物茶黄素等，有助于使这种斑状增生受到抑制，使形成血凝黏度增强的纤维蛋白原降低，凝血变清，从而抑制动脉粥样硬化。

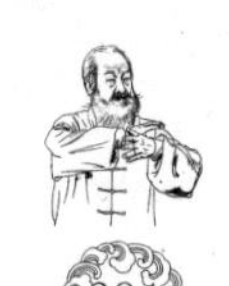

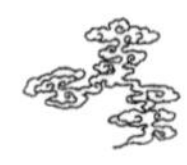

3. 有助于预防和抗癌。

茶多酚可以阻断亚硝酸铵等多种致癌物质在体内合成，并具有直接杀伤癌细胞和提高机体免疫能力的功效。据有关资料显示，茶叶中的茶多酚（主要是儿茶素类化合物），对胃癌、肠癌等多种癌症的预防和辅助治疗，均有特别疗效。

4. 有助于预防和治疗辐射伤害。

茶多酚及其氧化产物具有吸收放射性物质毒害的能力。据有关医疗部门临床试验证实，对肿瘤患者在放射治疗过程中引起的轻度放射病，用茶叶提取物进行治疗，有效率达到90%以上；对血细胞减少症，茶叶提取物治疗的有效率达81.7%；对因放射辐射而引起的白血球减少症治疗效果更好。

5. 有助于抑制和抵抗病毒。

茶多酚有较强的收敛作用，对病原菌、病毒有明显的抑制和杀灭作用，对消炎止泻有明显效果。中国有不少医疗单位应用茶叶制剂治疗急性和慢性痢疾、阿米巴痢疾、流感，治愈率达90%左右。

6. 有助于美容护肤。

茶多酚是水溶性物质，用它洗脸能清除面部的油腻，具有消毒、灭菌、抗皮肤老化，减少日光中的紫外线辐射对皮肤的损伤等功效。

7. 有助于醒脑提神。

茶叶中的咖啡碱能促使人体中枢神经兴奋，增强大脑皮质的兴奋过程，起到提神益思、清心的效果。

8. 有助于利尿解乏。

茶叶中的咖啡碱可刺激肾脏，促使尿液迅速排出体外，提高肾脏的滤出率，减少有害物质在肾脏中的滞留时间。咖啡碱还可排除尿液中的过量乳酸，有助于使人体尽快消除疲劳。

9. 有助于降脂助消化。

唐代《本草拾遗》中对茶的功效有“久食令人瘦”的记载。中国边疆少数民族有“不可一日无茶”之说。这是由于茶叶中的咖啡碱能提高胃液的分泌量，可以帮助消化，有增强分解脂肪的能力。所谓“久食令人瘦”的道理就在这里。

10. 有助于护齿明目。

茶叶中含氟量较高，每100克干茶中含氟量为10～15毫克，且80%为水溶性成分。若每人每天饮茶叶10克，则可吸收水溶性氟1～1.5毫克，而且茶叶是碱性饮料，可抑制人体钙质的减少，这对预防龋齿、护齿、坚齿，都是有益的。据有关资料显示，在小学生中进行“饮后茶疗漱口”试验，龋齿率可降低80%。另据有关医疗单位调查，在白内障患者中有饮茶习惯的占28.6%；无饮茶习惯的则占71.4%。这是因为茶叶中的维生素C等成分，能降低眼睛晶体混浊度，经常饮茶，对减少眼疾、护眼明目均有积极的作用。

我国大部分地区是季风气候，春温、夏热、秋凉、冬寒，四季极为分明。因此，不同季节喝茶也应做相应调整，一般主张：春饮花茶，夏饮绿茶，秋饮青茶，冬饮红茶。

春饮花茶

在春天，春风复苏，阳气生发，给万物带来了生机，但这时人们却普遍感到困倦乏力，表现为春困现象。此时常喝花茶，能缓解春困带来的不良影响。花茶甘凉而兼芳香辛散之气，有利于散发积聚在人体内的冬季寒邪、促进体内阳气生发，令人神清气爽，可使“春困”自消。

花茶是集茶味之美、鲜花之香于一体的茶中珍品。“花引茶香，相得益彰”，它是利用烘青毛茶及其他茶类毛茶的吸味特性和鲜花的吐香特性的原理，将茶叶和鲜花拌和窨制而成，以茉莉花茶最为有名。这是因为，茉莉花香气清婉，入茶饮之浓醇爽口，馥郁宜人。

高档花茶的泡饮，应选用透明玻璃盖杯，取花茶3克，放入杯中，用初沸开水稍凉至90℃左右冲泡，随即盖上杯盖，以防香气散失。2～3分钟后，即可品饮，顿觉芬芳扑鼻，令人心旷神怡。

春季宜喝花茶，花茶可以散发一冬瘀积于体内的寒邪，促进人体阳气生发。

夏饮绿茶

夏日炎热，骄阳似火，人在其中，挥汗如雨，人的体力消耗很多，精神不振，这时以品绿茶为好。因绿茶属未发酵茶，性寒，“寒可清热”，最能去火，生津止渴，消食化痰，对口腔和轻度胃溃疡有加速愈合的作用。

而且它营养成分较高，还具有降血脂、防血管硬化等药用价值。这种茶冲泡后水色清冽，香气清幽，滋味鲜爽，夏日常饮，清热解暑，强身益体。绿茶中的珍品，有浙江杭州狮峰的龙井，汤色碧绿，清香宜人，被誉为“中国绿茶魁首”；江苏太湖碧螺春，茶色碧翠嫩绿，香气浓郁；安徽黄山毛峰，茶味清香。绿茶是历史最早的茶类。古代人类采集野生茶树芽叶晒干收藏，可以看作是广义上的绿茶加工的开始，距今至少有三千多年。但真正意义上的绿茶加工，是从公元8世纪发明蒸青制法开始，到12世纪又发明炒青制法，绿茶加工技术已比较成熟，一直沿用至今，并不断完善。

冲泡普通绿茶，可取90℃开水泡之；高级绿茶和细嫩的名茶，其芽叶细嫩，香气也多为低沸点的清香型，用80℃开水冲泡即可，冲泡时不必盖上杯盖，以免产生热闷气，影响茶汤的鲜爽度。

夏季宜喝绿茶，绿茶性味苦寒，能清热、消暑、解毒、增强肠胃功能，促进消化、防止腹泻、皮肤疮疖感染等。

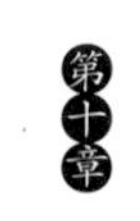

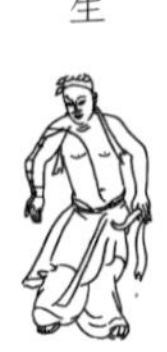

秋饮青茶

秋天，天高云淡，金风萧瑟，花木凋落，气候干燥，令人口干舌燥，嘴唇干裂，中医称之“秋燥”，这时宜饮用青茶。青茶，又称乌龙茶，属半发酵茶，介于绿茶、红茶之间。色泽青褐，冲泡后可看到叶片中间呈青色，叶缘呈红色，素有“青叶镶边”之美称，既有绿茶的清香和天然花香，又有红茶醇厚的滋味，不寒不热，温热适中，有润肤、润喉、生津、清除体内积热、让机体适应自然环境变化的作用。

常见的乌龙茶名品有福建乌龙、广东乌龙、台湾乌龙，以闽南安溪铁观音、闽北武夷岩茶为著名。但乌龙茶类很多以茶树品种而分，有铁观音、奇兰、梅占、水仙、桃仁、毛蟹等。乌龙茶习惯浓饮，注重品味闻香，冲泡乌龙茶需100℃沸水，泡后片刻将茶壶里的茶水倒入茶杯里，品时香气浓郁，齿颊留香。

秋季宜喝青茶，青茶不寒不热，能彻底消除体内的余热，使人神清气爽。

冬饮红茶

冬天，天寒地冻，万物蛰伏，寒邪袭人，人体生理功能减退，阳气渐弱，中医认为：“时届寒冬，万物生机闭藏，人的机体生理活动处于抑制状态。养生之道，贵乎御寒保暖”，因而冬天喝茶以红茶为上品。

红茶甘温，可养人体阳气；红茶含有丰富的蛋白质和糖，生热暖腹，增强人体的抗寒能力，还可助消化，去油腻。红茶类在加工过程中经过充分发酵，使茶鞣质氧化，故又称全发酵茶。茶鲜叶经过氧化后形成红色的氧化聚合产物——茶黄素、茶红素、茶褐素，这些色素一部分溶于水，冲泡形成了红色茶汤。

冬季宜喝红茶，红茶味甘性温，含丰富的蛋白质，有一定滋补功能。

传统功夫红茶名品有湖红、宜红、宁红、闽红、台红、祁红，以安徽祁门县的祁红为著名。冲泡红茶，宜用刚煮沸的水冲泡，并加以杯盖，以免释放香味。英国人普遍有饮

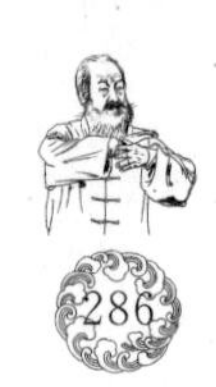

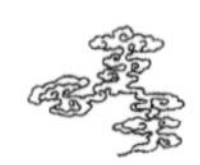

"午后茶"的习惯，常将祁红和印度红茶拼配，再加牛奶、砂糖饮用。在我国一些地方，也有将红茶加糖、奶、芝麻饮用的习惯，这样既能生热暖腹，又可增添营养，强身健体。

饮茶有益于健康，这是无可非议的，但不是说饮茶越多越好，也不是什么人都适宜饮茶，更不是什么时候都可以饮茶。《本草纲目》云："久食，令人瘦，去人脂，使人不睡。"如果饮茶不当，会越饮越渴，致使人面色发黄，睡眠减少，这是因为过度饮茶耗伤津液所致。老人饮茶，也要有一些忌讳，具体应注意以下几个方面：

1. 不饮过浓的茶。

喝浓茶会使人体"兴奋性"过度增高，对心血管系统、神经系统等造成不利影响。有心血管疾患的人在饮用浓茶后可能出现心跳过速，甚至心律不齐，造成病情反复。

2. 临睡前不饮茶。

临睡前不饮茶，这点对于初期饮茶者更为重要。很多人睡前饮茶后，入睡变得非常困难，甚至严重影响次日的精神状态。有神经衰弱或失眠症的人，尤应注意。

3. 进餐时不大量饮茶。

进餐前或进餐中少量饮茶并无大碍，但若大量饮茶或饮用过浓的茶，会影响很多常量元素（如钙等）和微量元素（如铁、锌等）的吸收。应特别注意的是，在喝牛奶或其他奶类制品时不要同时饮茶。茶叶中的茶碱和丹宁酸会和奶类制品中的钙元素结合成不溶解于水的钙盐，并排出体外，使奶类制品的营养价值大为降低。

4. 酒后不宜饮茶。

酒后，酒中乙醇通过胃肠道进入血液，在肝脏中转化为乙醛，乙醛再转化为乙酸，乙酸再分解成二氧化碳和水排出。酒后饮茶，茶中的茶碱可迅速对肾起利尿作用，从而促进尚未分解的乙醛过早地进入肾脏。乙醛对肾有较大刺激作用，所以会影响肾功能，经常酒后喝浓茶的人易发生肾病。不仅如此，酒中的乙醇对心血管的刺激性很大，而茶同样具有兴奋心脏的作用，两者合而为一，更增强了对心脏的刺激，所以心脏病患者酒后喝茶危害更大。

5. 少喝新茶。

品茶不是越新鲜越好。从营养学角度来讲最新鲜的茶叶其营养成分不一定是最好的，因为所谓新茶是指采摘下来不足一个月的茶叶，这些茶叶因为没有经过一段时间的放置，有些对身体有不良影响的物质，如多酚类物质、醇类物质、醛类物质，还没有被完全氧化，如果长时间喝新茶，有可能出现腹泻、腹胀等不舒服的反应。太新鲜的茶叶对病人来说更不好，像一些患有胃酸缺乏的人，或者有慢性胃溃疡的老年患者，这些人更不适合喝新茶。新茶会刺激他们的胃黏膜，产生肠胃不适，甚至会加重病情。

一般来讲，饮茶应依季节、依各人身体情况不同而区别对待。

老人饮茶还应注意：

1. 老年人不宜饮用过浓的茶，防止咖啡因上瘾。

2. 失眠的老人应少饮茶，尤其睡前不宜饮茶。

3. 脾胃虚弱的老人，空腹、饭前不宜饮茶。

4. 茶可降低铁的吸收，因此贫血的老人不宜饮茶。

5. 茶叶所含的茶碱、咖啡因、可可碱等活性物质，能增加心率，收缩心脑血管，因此，患严重高血压、心脏病、动脉硬化的老人不宜多饮茶。

6. 有溃疡病的老人慎饮茶。

7. 有尿路结石的老人忌饮茶。

8. 不喝冲泡过久的茶，尤其不能喝隔夜茶。

9. 饭后不可立即饮茶，会冲淡胃液，影响消化。

煮饭和煮粥窍门

煮饭选米的问题

《老老恒言》曰：《本草》谓煮饭以陈廪米为补益，秋谷初成，专年食之，动气发病。愚意胃弱难化则有之，滋润香甘，莫如新粒，不妨酌宜而食，微炒则松而易化，兼开胃。有香稻米，炒则香气减，可竟煮食，煮必过熟乃佳……有以米浸水，冬月冰之风干，煮饭松软，称老年之供。凡煮白米，宜紧火，候熟开锅即食；廪米、炒米三缓火，熟后有顷，俟收湿气，则发松透里。

《老老恒言》说：《本草纲目》上认为煮饭应该用陈米，因为陈米有大补的功效。吃新米不好，因为新米吃不好容易生病。但曹庭栋老先生认为，有胃病的老人，消化功能不强。要说到松软香甜，陈米不如新米好。老年人应根据个人情况来吃新米，稍微炒一下就足够松软，易于消化，还能开胃。还有一种香稻米，不适合用来炒，炒后香气反而会减弱。可直接用来煮饭，煮的时间长一些更香。还有一种被称为“老年之供”的特制米，这种米必须用水浸泡，在冬天的时候放在室外结冰，等它自然风干，再用来煮饭会很松软，特别适合脾胃不调的老年人。

然后就是用什么样的火。《老老恒言》告诉我们，凡是用新米煮饭都要用大火煮，等开锅了就可以吃了；凡是陈米和炒米都要用小火煮，煮熟后等一会儿，等湿气收敛了，米饭便开始发松，这时候里面也熟透了。

关于新米和陈米的区别，在上面已经有过介绍了。因为新米的营养较陈米高，而且口感好，做饭也简单，所以建议老年朋友们都吃新米。那么如何鉴别新米和陈米呢？下面介绍几种方法：

1. 看硬度：新米要比陈米米粒硬度大。米的硬度越大，蛋白质含量和透明度越高。选购时用牙咬一下，就能分辨出是新米还是陈米。

2. 看腹白：新米的腹白应该是乳白色或者淡黄色的，而陈米的颜色就会变深，甚至呈现出咖啡色。

3. 看黄粒米粒：变黄是由于大米中某些营养成分在一定条件下发生了化学反应，或是米粒中微生物繁殖所引起的。这样的黄粒米会影响饭的香味和口味。新米颗粒均匀有光泽，米粒表面呈灰粉状或有白沟纹是陈米，且白沟纹、灰粉越多越陈旧。有霉味、虫蛀粒的显然也是陈米。

4. 看白粉：将手插入米中，抽出后观察手面，有少许白色粉面，轻吹即掉的证明是新米，轻吹不掉且搓之有油泥的为陈米或劣质掺假米。

5. 看水分：新米颗粒内的水分比陈谷新碾的大米多，用手使劲搓捏时感觉黏性很强，最新鲜的大米甚至可以捏紧呈一团。

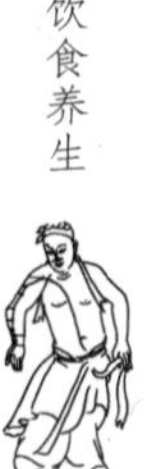

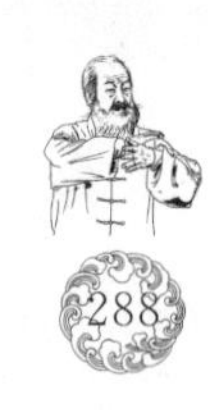

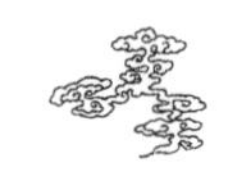

除了上面方法之外，挑选大米可以通过辨色、捻摸、嗅味的方法来区分新和旧：

辨色，就是通过颜色来判断米的质量。正常的米色泽洁白、晶莹，而陈米或劣质米颜色泛黄且有黑斑。

捻摸，就是用手摸搓大米表面。正常抛光的米，摸起来有玻璃珠般圆滑的感觉。但陈米摸在手上很糙，油米则又腻又油。有些不法商贩还会用石蜡处理劣质米，这样的米摸起来有黏手感。

嗅味，就是闻大米的味道。正常大米有股清香，而劣质米一般都有异味，如陈化米有发霉的味道。

现在市场上米的种类很多，许多老年朋友在选择米时，可能会陷入眼花缭乱的困境。所以，下面就介绍一下不同种类米的特点和作用，希望老年朋友能够用得上。

1. 粳米最滋补。

日常用来做米饭的普通大米又称粳米或精米，呈半透明卵圆形或椭圆形，出米率高，米粒膨胀性小，但黏性大。作为日常食用米，粳米含有人体必需的淀粉、蛋白质、脂肪、维生素 B_1、烟酸、维生素 C 及钙、铁等营养成分，可以提供人体所需的营养、热量。粳米粥最上一层粥油能够补液填精，对滋养人体的阴液和肾精大有裨益，最适宜病人、产妇和老人。粳米具有健脾胃、补中气、养阴生津、除烦止渴、固肠止泻等作用，可用于脾胃虚弱、烦渴、营养不良、病后体弱等病症，但糖尿病患者应注意不宜多食。

2. 糙米最助消化。

所谓糙米，就是将带壳的稻米在碾磨过程中去除粗糠外壳而保留胚芽和内皮的“浅黄米”。糙米中的蛋白质、脂肪、维生素含量都比精白米多。米糠层的粗纤维分子有助于胃肠蠕动，对胃病、便秘、痔疮等消化道疾病有效。糙米较之精白米更有营养，能降低胆固醇，减少心脏病发作和中风的概率。糙米适合一般人群食用，但由于糙米口感较粗，质地紧密，煮起来也比较费时，煮前可以将它淘洗后用冷水浸泡过夜，然后连浸泡水一起投入压力锅，煮半小时以上。

3. 黑米最补肾。

黑米营养丰富，含有蛋白质、脂肪、B 族维生素、钙、磷、铁、锌等物质，营养价值高于普通稻米。它能明显提高人体血色素和血红蛋白的含量，有利于心血管系统的保健，有利于儿童骨骼和大脑的发育，并可促进产妇、病后体虚者的康复，所以它是一种理想的营养保健食品。

黑米具有滋阴补肾、益气强身、健脾开胃、补肝明目、养精固涩之功效，是抗衰美容、防病强身的滋补佳品。经常食用黑米，对慢性病人、康复期病人及幼儿有较好的滋补作用。由于黑米不易煮烂，应先浸泡一夜再煮。肾虚者应多食黑米饭，消化功能较弱的幼儿和老弱病人则不宜于食用。

4. 糯米最能排毒。

糯米又叫江米，因其香糯黏滑，常被用以制成风味小吃，深受大家喜爱。糯米中含有蛋白质、脂肪、糖类、钙、磷、铁、维生素 B_2、多量淀粉等营养成分，对于排毒美容有效，因此青春期应多食糯米饭。

5. 薏米最养颜。

薏米又称薏仁米、苡米。薏米的营养价值很高，被誉为“世界禾本植物之王”。薏仁米营养丰富，含有薏苡仁油、薏苡仁脂、氨基酸、精氨酸等多种氨基酸成分和 B 族维生素$_1$、碳水化合物等营养成分，具有利水渗湿、健脾止泻、清热解毒的功效。中医认为，薏米味甘、淡，性微寒，入脾、胃、肺经，对脾虚腹泻、肌肉酸重、关节疼痛等症有治疗和预防作用。因此爱美女士以及脾胃虚弱者煮米饭时应加薏米。

在选米煮饭的时候，老年人可以参考下面的做法。让自己吃得更加营养健康。

1. 不要在米中加多余的东西。

尽量不要在米饭当中加入油脂，以免增加额外的能量，也避免餐后血脂更多地升高。因此，炒饭最好少吃。加香肠煮饭，或者用含有油脂的菜来拌饭，也应当尽量避免。另外，尽量不要在米饭当中加入盐、酱油和味精，避免增加额外的盐分，否则不利于控制血压和预防心血管疾病。

需要解释的是，加入醋、用紫菜包裹、中间加入蔬菜和生鱼一类的做法是符合清淡原则的。醋本身可降低血糖反应，并能帮助控制血脂；紫菜和生鱼也是对心血管有利的食材。只要不同时吃过咸的菜肴，紫菜饭卷是相当适合慢性病人食用的主食。

2. 不要追求米的色泽太白。

白米饭维生素含量很低，如果再选择有色的米，并用其他的食品配合米饭，让米饭变得五颜六色，就能在很大程度上改善其营养价值。比如说，煮饭时加入绿色的豌豆、橙红色的胡萝卜、黄色的玉米粒相配合，既美观，又提供了维生素和类胡萝卜素抗氧化成分，特别有利于预防眼睛的衰老。又比如说，选择紫米、黑米、红米与白米搭配食用，也能提供大量的花青素类抗氧化成分，帮助预防心血管疾病。

3. 煮饭的米不能太过精细。

所谓粗，就是尽量减少精白米饭，它们的血糖反应过高，对控制血糖和血脂均十分不利。只有吃足够多的纤维，才能有效地降低米饭的消化速度，同时可以在肠道中吸附胆固醇和脂肪，起到降低餐后血糖和血脂的作用。这样也可以让人吃得慢一些，食量小一些，有利于控制体重。实际上，慢性病人大多数都是脂肪超标的类型，控制体重是饮食调整措施的第一要务。一些营养保健价值特别高的米，如糙米、黑米、胚芽米等，虽说有益健康，但每天吃百分之百的糙米饭，口感上觉得不适，难以长期坚持。因此，在煮饭的时候不妨用部分“粗”粮和大米搭配，口感就会比较容易接受。最好先把“粗”原料放在水里泡一夜，以便煮的时候与米同时熟。

4. 米的种类要多样化。

在烹调米饭、米粥时，最好不要用单一的米，而是米、粗粮、豆子、坚果等一起同煮。比如说，红豆大米饭、花生燕麦大米粥等，就是非常适合慢性病人的米食。加入这些食品材料，一方面增加了B族维生素和矿物质，另一方面还能起到蛋白质营养互补的作用，能够在减少动物性食品摄入的同时保证了充足的营养供应。更重要的是，这样做能有效地降低血糖反应，控制血脂上升。其中豆类与米的配合最为理想，因为豆中含有丰富的膳食纤维，其中的淀粉消化速度非常慢，对于预防慢性病最为有效。

大米是稻谷经清理、砻谷、碾米、成品整理等工序后制成的成品。清理工序就是利用合适的设备，通过适当的工艺流程和妥善的操作方法，将混入稻谷中的各类杂质除去，以提高大米成品的质量，同时利用磁铁除去稻谷中的铁钉、铁屑等，以保证生产安全。砻谷工序就是用橡胶辊砻谷机或金刚砂砻谷机将稻谷的颖壳脱下，并使颖壳与糙米分离。碾米工序即用碾米机碾削、摩擦糙米使皮层和胚乳分离，然后再进行刷米、去糠、去碎、晾米等处理，这样就可得到所需等级的大米。大米除可按照稻谷的分类方法相应分为早籼米、晚籼米、早粳米、晚粳米、籼糯米和粳糯米等六类外，还可以按照大米粒面和背沟的留皮程度，即大米的加工精度分等，即分为特等米、标准一等米、标准二等米和标准三等米四个等级。建议老年人选择二等米这个级别。

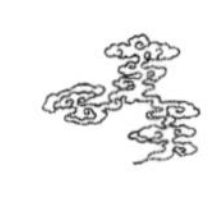

煮粥的小知识

《老老恒言》曰：煮粥用新米，香甘快胃。乐天诗云“粥美尝新米”，香稻弥佳。按《本草》煮粥之方甚多，大抵以米和莲肉为第一，其次芡实薏苡仁俱佳。此外或因微疾，借以调养，虽各有取益，要非常供。李笠翁曰：煮饭勿以水多而减，煮粥勿以水少而添，方得粥饭下味。

《老老恒言》说：煮粥也要用新米，因为新米香甜滋润，能养胃。白居易就曾经写诗“粥美尝新米”，意思是新米下来，就用来煮粥。而说到新米煮粥，用香米最好。《本草纲目》上记载了很多煮粥的方法，但总体来说，煮粥用莲子搭配是最好的，其次就是芡实和薏米。老人可能会遇到某些小病小灾的，这个时候就要根据不同的病症用不同的粥。清代戏曲家李渔就说过，煮饭的时候不能因为放水多了而减少水，煮粥的时候不能因为水少了再加。曹庭栋老先生认为，这是说到了煮粥和煮饭的要点。

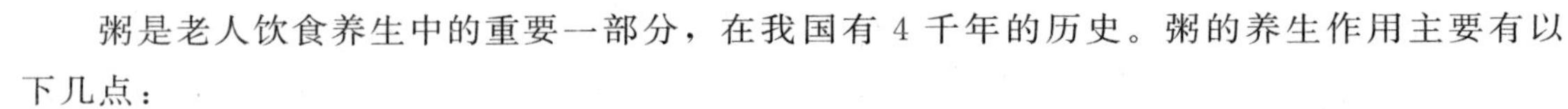

粥是老人饮食养生中的重要一部分，在我国有 4 千年的历史。粥的养生作用主要有以下几点：

1. 资色，吃粥有益于身体，能够让人的脸容丰满有光泽。

2. 增力，吃粥能够滋补羸弱的身体，增长气力。

3. 益寿，吃粥能够补养人体所需，增加寿命。

4. 安乐，吃粥能够促进身体清净柔软，这是让人能够体会安乐的饮食。

5. 除风，吃粥能够调和身体，上下通利，并且消除风寒。

6. 消宿食，吃粥能够温暖人的脾胃，帮助人消化掉胃中的积食。

7. 消渴，吃粥能够让人喉咙湿润，干渴的感觉得以消除。

8. 容易消化，白米熬煮温度超过就会产生糊化作用，熬煮软熟的稀饭入口即化，下肚后非常容易消化，很适合肠胃不适的人食用。

9. 增强食欲，补充体力。生病时食欲不振，清粥搭配一些色泽鲜艳又开胃的食物，既能促进食欲，又可为虚弱的病人补充体力。

10. 防止便秘。稀饭含有大量的水分，平日多喝粥，除能果腹止饥之外，还能为身体补充水分，有效防止便秘。

11. 预防感冒。天冷时，清早起床喝上一碗热粥，可以帮助保暖、增加身体御寒能力，能预防受寒感冒。

12. 调养肠胃。胃功能较弱或溃疡患者，平日应少食多餐、细嚼慢咽，很适合喝稀饭调养肠胃。

清代李渔对于煮粥时加水的做法，有过详细的讲述。在《闲情偶寄》里专门有一节讲“饭粥”。他说：“饭之大病，在内生外熟，非烂即焦。粥之大病，在上清下淀，如糊如膏……粥水忌增，饭水忌减。米用几何，则水习几何，宜有一定之度数……用水不均，煮粥常患其少，煮饭常苦昙多，多则逼而去之，少则增而入之。不知米之精液，全在于水，一至去饭汤者，非去饭汤，去饭之精液也。精液去则饭为渣滓，食之尚有味乎？粥之既熟，水米成交，犹米之酿而为酒矣，虑其太厚而入之以水，非入水于粥，犹入水于酒也，水入而酒成糟粕，其味尚三丁咀乎？”翻译出来就是，煮饭最忌讳的，就是煮得不正确。要么内生外熟，要么就煮得太烂或者煮烟了。煮粥最在意的，就是粥没煮熟，上面是水，下面是米，完全没有粥的样子。其实，煮粥时不能加水，煮饭时不能减水。米和水的多少，要有一个定量。煮粥的时候，就怕水少了烟锅，煮饭时水多了，那么饭就不是饭的样子。很多人在煮饭的时候，都会半路加水或减水。却不知道米里的精华，都在水中。把水减掉一部分，不光是去了水，而是去了米的精华。这样的饭再吃也不过是吃饭渣，有什么好补益的呢？煮粥的时候，因为看到粥熟了太浓又加水，就像是在酿好的酒里加水。所有人都明白，酒里加水就把酒给糟蹋了，那么加了水的粥又有什么味道呢？

这就是要我们在煮粥和煮饭的时候，注意加水的量。中途不能加水，也不能减水。可是由此一来，没有掌握要领的人就很容易把粥或者饭煮不好。不过如今的厨房用具，比如电饭锅、高压锅，都是有刻度的。老年朋友只要根据自己的饭量操作就行了。

水量掌握后，就是浸泡了。煮粥前先将米用冷水浸泡半小时，让米粒膨胀开。这样做既能节省熬粥的时间，又能让熬出的粥口感好。

接着就是下锅了。大家的普遍共识都是冷水煮粥，而真正的行家里手却是用开水煮粥，原因为何？因为冷水煮粥易糊底，而开水下锅就不会有这个问题，而且它比冷水熬粥更省时间。

《老老恒言》中介绍了粥和莲子、芡实、薏米搭配是最好。下面就简单介绍一下这三种粥的作用和做法，供老年朋友们参考。

1. 莲子粥。

莲子粥健脾补肾，适用于脾虚食少、便溏、乏力、肾虚尿频、遗精、心虚失眠、健忘、心悸等症。可作为病后体弱者的保健膳食。

莲子粥主要材料是粳米和莲子。粳米能提高人体免疫功能，促进血液循环，从而减少患高血压的风险；粳米能预防糖尿病、脚气病、老年斑和便秘等疾病；粳米米糠层的粗纤维分子，有助胃肠蠕动，对胃病、便秘、痔疮等疗效很好。

莲子为补养元气之珍品，药用时去皮、心，故中医处方叫“莲肉”，具有补脾、益肺、养心、安神、益肾和固肠等作用。生可补心脾，熟可厚肠胃，适用于心悸、失眠、体虚、遗精、白带过多、慢性腹泻等症。它的特点是既能补又能固，因此能补中止泻、安中固精。另外，莲子含有丰富的蛋白质、碳水化合物、烟酸、钾、钙、镁等营养元素，也具有防癌抗癌、降血压、强心安神、滋养补虚、止遗涩精等功效。

2. 芡实粥。

芡实粥，即以芡实加入糯米中熬制成的粥。芡实是一种常见的食材和药材，为睡莲科植物芡的干燥成熟种仁，营养价值较高，性能与莲子相似，主要有补脾胃和涩精、止带、止泻、补中益气等作用，为滋养强壮性食物。

芡实粥的主要成分是芡实米和糯米。芡实含有丰富的淀粉，可为人体提供热能，并含有多种维生素和碳物质，保证体内营养所需成分；具有固肾涩精，补脾止泄，利湿健中之功效。

糯米含有蛋白质、脂肪、糖类、钙、磷、铁、维生素 B_1、维生素 B_2、淀粉等，营养丰富，为温补强壮食品；具有补中益气、健脾养胃、止虚汗之功效，对脾胃虚寒、食欲不佳、腹胀腹泻有一定缓解作用；糯米有收涩作用，对尿频、盗汗有较好的食疗效果。

比起莲子，同为植物果实的芡实在我们的日常饮食中似乎要“低调”许多，其实，在古药书里，芡实被称作是“补而不峻”“防燥不腻”的粮菜佳品。再加上它有着很好的内敛、健脾的药用效果，在秋季进补时，来一碗香香甜甜的芡实粥再好不过了。

3. 薏米粥。

薏米粥有利水消肿、健脾去湿、舒筋除痹、清热排脓等功效，为常用的利水渗湿药。薏仁以水煮软或炒熟，比较有利于肠胃的吸收，身体常觉疲倦没力气的人，可以多吃。薏仁中含有丰富的蛋白质分解酵素，能使皮肤角质软化，对皮肤赘疣、粗糙不光滑者，长期服用也有疗效。

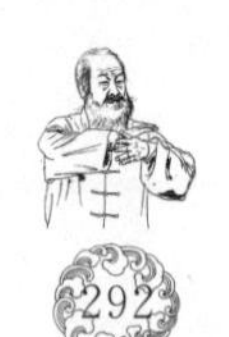

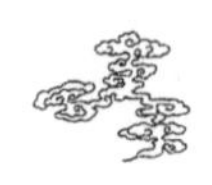

薏米是补身药用佳品。据医药部门化验分析，薏米含蛋白质 16.2%，脂肪 4.6%，糖类 79.2%。冬天用薏米炖猪脚、排骨和鸡，是一种滋补食品。夏天用薏米煮粥或做冷饮冰薏米，又是很好的消暑健身的清补剂。薏米的种仁和根又能入药治病。

李时珍在《本草纲目》中记载：薏米能“健脾益胃，补肺清热，去风胜湿。炊饭食，治冷气。煎饮，利小便热淋。”近年来，大量的科学研究和临床实践证明，薏米还是一种抗癌药物，初步鉴定，它对癌症的治愈率可达 35%以上。难怪桂林地区有首民谣这样唱道：“薏米胜过灵芝草，药用营养价值高，常吃可以延年寿，返老还童立功劳。”

薏米有利水消肿、健脾去湿、舒筋除痹、清热排脓等功效，为常用的利水渗湿药。另外，它还对紫外线有吸收能力，其提炼物加入化妆品中还可达到防晒和防紫外线的效果。

薏米还具有营养头发、防止脱发，并使头发光滑柔软的作用。

薏仁较难煮熟，在煮之前需以温水浸泡 2～3 小时，让它充分吸收水分，在吸收了水分后再与其他米类一起煮就很容易熟了。

烟酒和养生的关系

酒对身体的作用

《老老恒言》曰：酒固老年所宜，但少时伤于酒，老必戒，既素不病酒，黄昏后亦不宜饮，惟宜午后饮之，借以宣导血脉。古人饮酒，每在食后……米酒为佳，曲酒次之，俱取陈窖多年者，烧酒纯阳，消烁真阴，当戒。

《老老恒言》说：酒本就不是老年人喝的，可是人在少年时饮酒成瘾，到老了必须要戒掉。平常若是没有被酒所伤，那么到了傍晚也不要喝。一天之中，唯一适合饮酒的时间就是中午，用来疏通血管，加快循环。以前人喝酒，都是在饭后。在所有的酒中，米酒是最好的。其次是曲酒，最好的是陈年窖藏的。烧酒是不能喝的，因为烧酒的酒精浓度大，耗费人体的水分，对人有害无益。老年人尤其不能喝烧酒。

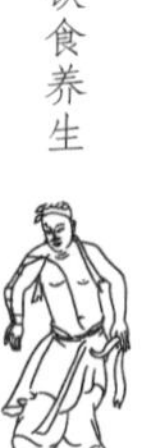

我国是酒的故乡，也是酒文化的发源地，是世界上酿酒最早的国家之一。在几千年的发展中，酒也逐渐成为一种文化。

过去的酒主要分为三类，就是果酒、米酒和蒸馏酒。现如今，因为国际交流和生活水平的变化，酒的种类就多了起来。

1. 白酒。

白酒是中国特有的一种蒸馏酒，由淀粉或糖质原料制成酒醅或发酵醪经蒸馏而得，又称烧酒、老白干、烧刀子等。酒质无色（或微黄）透明，气味芳香纯正，入口绵甜爽净，酒精含量较高，经贮存老熟后，具有以酯类为主体的复合香味。以曲类、酒母为糖化发酵剂，利用淀粉质（糖质）原料，经蒸煮、糖化、发酵、蒸馏、陈酿和勾兑而酿成各类酒。

不同白酒的主体香型不同，不同地方的人对酒香型的偏好也不一样。在国家级评酒中，往往以香型对酒进行归类。

（1）酱香型白酒。

以茅台酒为代表，酱香柔润为其主要特点。

（2）浓香型白酒。

以泸州老窖特曲、五粮液等酒为代表，以浓香甘爽为特点，发酵原料是多种原料，以高粱为主，发酵采用混蒸续渣工艺。发酵采用陈年老窖，也有人工培养的老窖。在酒中，浓香型白酒的产量最大。四川等地的酒厂所产的酒均是这种类型。

（3）清香型白酒。

以汾酒为代表，采用清蒸清渣发酵工艺，发酵采用地缸。

（4）米香型白酒。

以桂林三花酒为代表，特点是米香纯正。

（5）芝麻香型白酒。

以山东兰陵酒厂出品的九朝陈香为代表，兼有浓、清、酱三种香型之所长，是中国

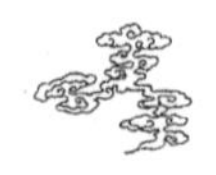

“十一大香型”中最年轻的一个成员。

2. 啤酒。

啤酒是人类最古老的酒精饮料，是水和茶之后世界上消耗量排名第三的饮料。啤酒于二十世纪初传入中国，属外来酒种。啤酒是根据英语 Beer 译成中文“啤”，称其为“啤酒”，沿用至今。啤酒以大麦芽、酒花、水为主要原料，经酵母发酵作用酿制而成的饱含二氧化碳的低酒精度酒。现在国际上的啤酒大部分均添加辅助原料。有的国家规定辅助原料的用量总计不超过麦芽用量的50%。

3. 葡萄酒。

葡萄酒是用新鲜的葡萄或葡萄汁经发酵酿成的酒精饮料。通常分红葡萄酒和白葡萄酒两种。前者是红葡萄带皮浸渍发酵而成；后者是葡萄汁发酵而成的。葡萄酒以外国的产品为上等，尤其是法国的葡萄酒。目前中国国产葡萄酒品质越来越好，也出现了很多有代表性的葡萄酒品牌。日常中所见到的普通档次葡萄酒也都是国产。

4. 黄酒。

黄酒是中国的民族特产，也称为米酒，属于酿造酒，在世界三大酿造酒（黄酒、葡萄酒和啤酒）中占有重要的一席。其酿酒技术独树一帜，成为东方酿造界的典型代表和楷模。其中以浙江绍兴黄酒为代表的麦曲稻米酒是黄酒历史最悠久、最有代表性的产品。它是一种以稻米为原料酿制成的粮食酒。不同于白酒，黄酒没有经过蒸馏，酒精含量低于20%。不同种类的黄酒颜色亦呈现出不同的米色、黄褐色或红棕色。山东即墨老酒是北方粟米黄酒的典型代表，福建龙岩沉缸酒、福建老酒是红曲稻米黄酒的典型代表。

5. 米酒。

米酒，酒酿又名醪糟，古人叫“醴”。是南方常见的传统地方风味小吃。主要原料是江米，所以也叫江米酒。酒酿在北方一般称它为“米酒”或“甜酒”。

6. 药酒。

药酒，素有“百药之长”之称，将强身健体的中药与酒“溶”于一体的药酒。不仅配制方便、药性稳定、安全有效，而且因为酒精是一种良好的半极性有机溶剂，中药的各种有效成分都易溶于其中，药借酒力、酒助药势而充分发挥其效力，提高疗效，从古传至今的著名药酒有妙沁药酒，现在新兴的药酒有龟寿酒、劲酒等。

现代研究表明，酒的主要成分为乙醇。乙醇对中枢神经系统、循环系统、消化系统等都有一定作用，适量饮酒，有益健康。平时定量地喝点酒，再配点好菜，令人心情舒畅，往往会化害为益，收到意外的好处。但是过量饮酒，一定会导致各种危害。

1. 死亡：酒精会抑制大脑的呼吸中枢，造成呼吸停止，另外由于换抑肝糖原的分解，导致血糖下降也可能有致命的影响。

2. 伤害神经系统：吸收不良综合征引起各种维生素缺乏间接导致多种神经系统伤害。少量酒精能使人自觉振奋，机警，注意力集中，但是实际结果显示事实并非如此，少量酒精有镇静作用，摄入较多酒精对记忆力、注意力、判断力、身体机能及情绪反应都有严重伤害。饮酒太多会造成口齿不清，视线模糊，失去平衡力。

3. 肝脏伤害：酒精会作用于人的肝脏，引起肝脏的病变。长期大量饮酒，几乎无可避免地会导致肝硬化，有病的肝脏不再对来自消化道的营养加以处理，也无法再处理摄入人体的药物，肝硬化的症状很多，而且是扩散性的，这些症状包括水肿（液体滞瘤、腹胀）、胃疸（皮肤及眼白发黄）。

4. 胃溃疡：酒精能伤害胃黏膜，可引起胃出血而危及生命。一次大量饮酒会使你出现急性胃炎的不适症状，连续大量摄入酒精，会导致更严重的慢性胃炎。

5. 大脑皮质萎缩：有报告显示部分慢性酒瘾者的大脑皮质有萎缩现象，也有部分病人有智力衰退的迹象。

6. 伤害心脏：酒对心血管系统到底是有利还是有害，众说纷纭。一些嗜酒者以酒能通行血脉为由而越喝越多，瘾也越来越大。大量饮酒的人会发生心肌病，心肌病就是心脏肌肉组织变得衰弱并且受到损伤。殊不知酒对心血管系统的利害存在着一个质和量的问题，即低度酒少量饮用时对心血管疾病的预防有利，而烈性酒及大量饮酒对健康则有百害而无一利。

在诸多酒类中，红葡萄酒较其他酒类对预防心血管疾病的效果更佳。至于饮酒量，以每日不超过50毫升为佳。

健康人饮酒后心脏收缩功能可减低，这种变化是可逆的；此外，饮酒尚能使心率加快，外周血管扩张，对某些心血管疾病患者不利。

某些健康人在一次大量饮酒后可出现室上性或室性心律失常，由于多发生在节假日大量饮酒后，故将这种综合征称为“假日心脏病”，系由酒精作用和交感神经兴奋所引起，停止饮酒后可逐渐恢复正常。

长期大量饮酒可导致心功能衰竭，表现为心室扩大和左心室收缩功能低下，病变的出现和消退均与饮酒有关，当终止饮酒后其心衰能得以改善或至少不进一步恶化，而再次饮酒后心心脏衰竭又复发，此种情况若反复多次发生，将会造成心肌的不可逆损害，以至终止饮酒后仍有进行性心功能恶化，引起“酒精性心肌病”。

此外，酒精中毒者心房纤颤的发生率也很高，这种因中毒所致的房颤若能早期戒酒则能使病变逆转或稳定。酒是一种纯热能食物，长期大量饮酒可增加体重，影响体内糖代谢过程而使三酯甘油生成增加，而肥胖和高脂血症均是冠心病患病的危险因素，因此，长期大量饮酒可使冠心病的患病率增加，大量饮酒者的冠心病死亡率亦增加。

7. 危害生殖器官：酒精会使男性出现阳痿，对于妊娠期的妇女，即使是少量的酒精，也会使未出生的婴儿发生身体缺陷的危险性增高。

因为以上的原因，所以老年人在饮酒时一定要注意。饮酒如同饮食和饮水，有很多的讲究和学问，如果掌握了饮酒的诀窍，学会正确科学地饮酒，不仅不会伤害身体，而且还有利于健康。下面就饮酒的注意事项做一个全面的阐述。

1. 饮酒的最佳时间。

一天中的早晨和上午不宜饮酒，尤其是早晨最不宜饮酒。因为在上午这段时间，胃分泌的分解酒精的酶—酒精脱氢酶浓度最低，在饮用同等量的酒精时，更多地被人体吸收，导致血液中的酒精浓度较高，对人的肝脏、脑等器官会造成较大的伤害。每天的下午2点以后饮酒对人体比较安全，尤其是在下午3～5点时最为适宜。此时不仅人的感觉敏锐，而且由于人在午餐时进食了大量的食物，使血液中所含的糖分增加，对酒精的耐受力也较强。所以此时饮酒对人体的危害较小。这与《老老恒言》中提倡的饮酒时间是一致的。另外，人在空腹、睡觉前或在感冒时饮酒，对人体也有很大的危害，尤其是白酒对人体的危害较大。

2. 饮酒的最佳种类。

酒有很多种类，比如白酒、啤酒、黄酒、葡萄酒等。从人体的健康角度说，众多酒类中以果酒之一的红葡萄酒对人的健康最为有利。据研究发现，红葡萄酒含有一种被称为槲皮酮的植物色素成分。这种色素具有抗氧和抑制血小板凝固的双重作用，可以保持血管的弹性与人体血液畅通，因此不易导致心脏缺血，所以经常饮用红葡萄酒可以减少心脏病的发病率。荷兰一医生观察805名男性发现，常饮红葡萄酒患心脏病的危险会降低一半。而法国人少患心脏病即得益于此。白葡萄酒虽与其“同宗”，但因在酿制过程中槲皮酮丧失殆尽，故几乎没有保护心脏的作用。

因为现在的酒类品种多，走向餐桌的酒不可避免地也多了起来。一些人在喝酒的时候，会或多或少地掺酒喝。各种不同的酒中除都含有乙醇外，还含有其他一些不同的成分，其中有些成分不宜混杂。多种酒混杂饮用会产生一些新的有害成分，会使人感觉胃不舒服、头痛等。

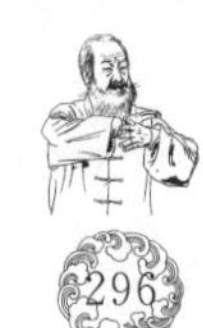

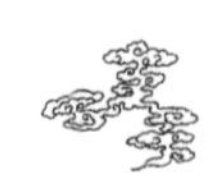

3. 酒的最佳饮量。

人体肝脏每天能代谢的酒精约为每千克体重1克。一个60千克体重的人每天允许摄入的酒精量应限制在60克以下。低于60千克体重者应相应减少，最好掌握在45克左右。换算成各种成品酒应为：60度白酒50克、威士忌250毫升。红葡萄酒虽有益健康，但也不可饮用过量，以每天2～3小杯为佳。

老年人更不能强饮。明知不可为而为之，是养生的第一大忌。饮酒时不能强逼硬劝别人，自己也不能赌气争胜，不能喝硬要往肚里灌。劝君莫贪杯中物，尤其是已有心脑血管疾病的患者一定要限酒。

4. 饮酒要有佐菜，不能空腹饮酒。

酒对身体的危害大小，与血液中酒精的浓度有极大的关系，当空腹饮酒时往往会导致血液中酒精浓度急剧升高，对人体的危害较大。而在饮酒时选择理想的佐菜，不仅能满足饮酒者的口福，同时也减少了酒精对人体的危害。从酒精的代谢规律看，最佳佐菜当推高蛋白和含维生素多的食物。因为酒精经肝脏分解时需要多种酶与维生素参与，酒的度数越高酒精含量越大，所消耗的酶与维生素也就越多，故应及时补充。富含蛋氨酸与胆碱的食品尤为有益，如在饮酒时应多吃一些新鲜蔬菜、鲜鱼、瘦肉、豆类、蛋类等。注意：切忌用咸鱼、熏肠、腊肉等食品作为下酒的佐菜，因为熏腊类的食品中含有大量色素与亚硝胺，在人体内与酒精发生反应，不仅伤害肝脏，而且会损害口腔与食道黏膜，甚至诱发癌症。

有些人饮酒时只喝酒不吃菜，就会使肝脏遭殃。从保健角度来说，酒的醇度越高，越要吃动物性蛋白质丰富的菜，这也是饮酒的一个窍门。

而牛肉、烧鸡、鱼以及其他动物性食品和大豆制品中，含大量蛋氨酸和胆碱。因此，吃这些食品等于服了保肝药。碱性食物，如醋拌的凉菜、青菜及水果等，对保护肝脏也有益。

另外，酒和肉都是酸性食物，喝酒同时吃些碱性的食物如蔬菜，就可以中和酸性，从而减轻肝脏的负担。在喝酒时多吃鱼、鸡肉、豆腐和豆豉等也有益处。

5. 酒后要及时补充水分和盐类。

酒精有利尿作用，能将盐分随尿排出。为补充体内盐分的损失，饮酒后的翌日清晨，最好喝一杯淡盐水。由于酒本身的利尿作用，加之菜肴中的盐分增加了血液浓度，所以酒后易产生渴感。这时一杯接一杯地饮水，对肝脏也不利。

最好的办法是吃些水果，这样既可中和酸性，水果中的糖分又能促使酒精在体内燃烧，从而减少其对肝脏的毒害。

在喝酒的同时吃饭，补充足量的碳水化合物，可以减少酒精性脂肪肝的发生。饮酒的同时吃些蔬菜，也可减轻肝脏负担。醋拌凉菜以及水果都是很好的选择，它们既可起中和作用，水果中的糖分又能加速酒精在体内燃烧，同时补充的维生素C、维生素E和微量元素硒等重要的抗氧化剂，也可减轻酒精对肝脏的毒害。

6. 饮酒要小咽，提倡喝温酒。

许多人饮酒常讲究干杯，似乎一杯杯地干才觉得痛快，才显得豪爽，其实这样饮酒是不正确的。正确的饮法应该是轻酌慢饮，这样才能品出味道，也有助于消化，不至于给脾胃造成过量的负担。《吕氏春秋》说："凡养生……饮必小咽，端直无戾。"提倡喝温酒。在酒加热的过程中，酒精也会随之挥发一些，这样，对人体的损害也就少些。而且，酒本性热，进入体内就应该及时发散出去，滞留其中必然会导致身体不适。冷酒必然没有温酒便于发散，因而喝温酒比较舒服。当然，酒的温度也不能加得太高，饮用过热的酒，一是伤身体，二是乙醇挥发得太多，再好的酒也没味了。

7. 心情不好勿饮酒。

身体不适、过分忧愁或盛怒之时都不宜饮酒。有句话叫"借酒浇愁愁更愁"，此时饮酒会损害身体健康。老年人尤其不能独自饮酒，因为一个人独饮更容易催生凄凉的感觉。最好是约几个朋友，或是家里有子女相伴时共饮。

酒，既可养生，亦能伤身。老年朋友午后适当饮点高品质的米酒或曲酒，祛祛寒，活活血脉，实在是一大雅趣。

吸烟的坏处

《老老恒言》曰：烟草据《姚旅露书》：产吕宋，名“淡巴菇”，《本草》不载，《备要》增入，其说却未明确。愚按：烟草味辛性燥，熏灼耗精粹，其下咽也，肺胃受之，有御寒解雾辟秽消腻之能，一入心窍，便昏昏如醉矣。清晨饮食未入口，宜慎。笃嗜者甚至舌苔黄黑，饮食少味，方书无治法，食猪羊油可愈，润其燥也。有制水烟，隔水吸之者；有令人口喷，以口接之者，畏其熏灼，仍难捐弃，故又名“相思草”。《蚓庵琐语》曰：“边上人寒疾，非烟不治，至以匹马易烟一斛”。明崇祯癸未，禁民私售，则烟之能御寒信矣！盛夏自当强制。

《老老恒言》说：据《姚旅露书》记载，烟草产于菲律宾群岛中的吕宋岛，名为“淡巴菇”。《本草纲目》上没有记载，《本草备要》中添加了烟草一目，却没有明确的解说。按曹老先生本人见解，烟草是一种辛温而干燥的有害之物，烟火的熏烤消耗人的阴精，烟被吸进后，进入人的肺、胃，有御寒、解雾、辟秽、消腻的功能。但烟一旦进入心窍，便会使人产生头脑发昏的喝醉感觉。早起吃饭之前，一定不能抽烟。经常吸烟的人，一定会使舌苔黄黑，影响饮食的口味。以前的书上没有治疗烟瘾的方法，民间都是用吃猪和羊油的做法来治疗烟瘾，原理是润燥。有人用水烟壶，将烟隔水吸入；还有让别人用口来喷，自己用口来接，这是担心自己被烟熏灼了，但即便到了这一步，还是戒不了烟，所以烟又有“相思草”的别名。

《蚓庵琐语》中记载了烟草的另一种作用，那就是御寒。古代住在边境上的人因感寒邪而致病，用烟草以御寒，以至于有人用一匹马换一斤烟草的做法。明代崇祯年间，朝廷曾禁止老百姓私自售烟，这说明用烟草御寒是确实有的。冬天吸烟是为了御寒，那么在夏天的时候就应该强制自己戒烟了。

过去吸烟可以有多种方法，旱烟、水烟、鼻烟非常普遍。到现在，卷烟成了最为常见的吸烟方式。以前吸烟，也许是有御寒的考虑。到现在，吸烟已经完全变了，成为广大烟民的一种享受。在曹庭栋老先生的那个年代，就已经认识到了烟草的危害，甚至都已经找到了戒烟的方法。可是，即便到了现在，烟还是日常生活中常见的物品。由此只能说，烟草对人身的危害还远远没有结束。

下面着重介绍一下吸烟的危害，希望有烟瘾的老年朋友们引以为鉴。烟雾中的有害物质对身体的伤害主要有下面几种：

1. 醛类、氮化物、烯烃类，这些物质对呼吸道有刺激作用。

2. 尼古丁类，可刺激交感神经，让吸烟者形成依赖。

3. 胺类、氰化物和重金属，这些均属毒性物质。

4. 苯丙芘、砷、镉、甲基肼、氨基酚、其他放射性物质，这些物质均有致癌作用。

5. 酚类化合物和甲醛等，这些物质具有加速癌变的作用。

6. 一氧化碳能减低红细胞将氧输送到全身的能力，导致人呼吸不畅，甚至窒息。

下面来看看长期吸烟带来的危害。

1. 致癌作用。

吸烟致癌已经成为公认的事实。流行病学调查表明，吸烟是肺癌的重要致病因素之一，特别是鳞状上皮细胞癌和小细胞未分化癌。吸烟者患肺癌的危险性是不吸烟者的 13 倍。吸

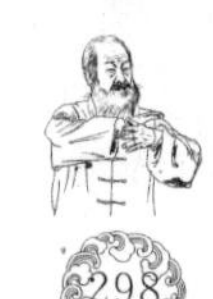

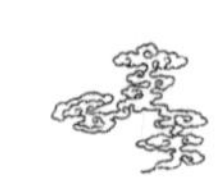
烟者肺癌死亡率比不吸烟者高10～13倍。肺癌死亡人数中约85%由吸烟造成。吸烟者如同时接触化学性致癌物质（如石棉、镍、铀和砷等），则发生肺癌的危险性将更高。烟叶烟雾中的多环芳香碳氢化合物，需经多环芳香碳氢化合物羟化酶代谢作用后才具有细胞毒和诱发突变作用，在吸烟者体内该羟化酶浓度较不吸烟者为高。吸烟可降低自然杀伤细胞的活性，从而削弱机体对肿瘤细胞生长的监视、杀伤和清除功能，这就进一步解释了吸烟是多种癌症发生的高危因素。吸烟者喉癌发病率较不吸烟者高十几倍，膀胱癌发病率增加3倍。此外，吸烟与唇癌、舌癌、口腔癌、食管癌、胃癌、结肠癌、胰腺癌、肾癌和子宫颈癌的发生都有一定关系。临床研究和动物实验表明，烟雾中的致癌物质还能通过胎盘影响胎儿，致使其子代的癌症发病率显著增高。

2. 对心、脑血管的影响。

许多研究认为，吸烟是许多心、脑血管疾病的主要危险因素，吸烟者的冠心病、高血压病、脑血管病及周围血管病的发病率均明显升高。统计资料表明，冠心病和高血压病患者中75%有吸烟史。冠心病发病率吸烟者较不吸烟者高3.5倍，冠心病病死率前者较后者高6倍，心肌梗死发病率前者较后者高2～6倍，病理解剖也发现，冠状动脉粥样硬化病变前者较后者广泛而严重。高血压、高胆固醇及吸烟三项具备者冠心病发病率增加9～12倍。心血管疾病死亡人数中的30%～40%由吸烟引起，死亡率的增长与吸烟量成正比。烟雾中的尼古丁和一氧化碳是公认的引起冠状动脉粥样硬化的主要有害因素，但其确切机理尚未完全明了。多数学者认为，血脂变化、血小板功能及血液流变异常起着重要作用。吸烟可损伤血管内皮细胞，并引起血清降低，胆固醇升高，从而引起周围血管及冠状动脉收缩、管壁变厚、管腔狭窄和血流减慢，造成心肌缺氧。尼古丁又可促使血小板聚集。烟雾中的一氧化碳与血红蛋白结合形成碳氧血红蛋白，影响红细胞的携氧能力，造成组织缺氧，从而诱发冠状动脉痉挛。由于组织缺氧，造成代偿性红细胞增多症，使血黏滞度增高。此外，吸烟可使血浆纤维蛋白原水平增加，导致凝血系统功能紊乱。以上这些都可能促进冠心病的发生和发展。由于心肌缺氧，使心肌应激性增强，心室颤动阈值下降，所以有冠心病的吸烟者更易发生心律不齐，发生猝死的危险性增高。

据报告，吸烟者发生中风的危险是不吸烟者的2～3.5倍；如果吸烟和高血压同时存在，中风的危险性就会升高近20倍。此外，吸烟者易患闭塞性动脉硬化症和闭塞性血栓性动脉炎。吸烟可引起慢性阻塞性肺病，最终导致肺原性心脏病。

3. 对呼吸道的影响。

吸烟是慢性支气管炎、肺气肿和慢性气道阻塞的主要诱因之一。实验研究发现，长期吸烟可使支气管黏膜的纤毛受损、变短，影响纤毛的清除功能。此外，黏膜下腺体增生、肥大，黏液分泌增多，成分也有改变，容易阻塞细支气管。中国医科大学呼吸疾病研究所的一项研究发现，吸烟者下呼吸道巨噬细胞、嗜中性粒细胞和弹性蛋白酶较非吸烟者明显增多，其机制可能是由于烟粒及有害气体的刺激，下呼吸道单核巨噬细胞系统被激活，作用于肺的弹性蛋白、多黏蛋白、基底膜和胶原纤维，从而导致肺泡壁间隔的破坏和间质纤维化。吸烟者患慢性气管炎较不吸烟者高2～4倍，且与吸烟量和吸烟年限成正比例，患者往往有慢性咳嗽、咯痰和活动时呼吸困难。肺功能检查显示呼吸道阻塞，肺顺应性、通气功能和弥散功能降低及动脉血氧分压下降。即使年轻的无症状的吸烟者也有轻度肺功能减退。吸烟者常患有慢性咽炎和声带炎。

4. 对消化道的影响。

吸烟可引起胃酸分泌增加，一般比不吸烟者增加91.5%，并能抑制胰腺分泌碳酸氢钠，致使十二指肠酸负荷增加，诱发溃疡。烟草中烟碱可使幽门括约肌张力降低，使胆汁易于返流，从而削弱胃、十二指肠黏膜的防御因子，促使慢性炎症及溃疡发生，并使原有溃疡延迟愈合。此外，吸烟可降低食管下括约肌的张力，易造成返流性食管炎。

5. 被动吸烟的危害。

此是指生活和工作在吸烟者周围的人们，不自觉地吸进烟雾尘粒和各种有毒物质。被动吸烟者所吸入的有害物质浓度并不比吸烟者为低，吸烟者吐出的冷烟雾中，烟焦油含量比吸烟者吸入的热烟雾中的多1倍，苯并芘多2倍，一氧化碳多4倍。研究发现，经常在工作场所被动吸烟的妇女，其冠心病发病率高于工作场所没有或很少被动吸烟者，而被动吸烟的男性，其阳痿发病率也明显高于没有或很少被动吸烟者。据国际性的抽样调查证实，吸烟致癌患者中的50％是被动吸烟者。

有鉴于上面的种种危害，吸烟的老年朋友们一定要注意戒烟了。那些不吸烟的老人，也要注意平时多劝解周围吸烟的朋友，一来让他们戒烟，二来自己也不用吸二手烟了。戒烟除了各种物理疗法和化学疗法之外，还有食疗的方法。下面就介绍一些生活中的戒烟食疗法，希望对想戒烟的老人有帮助。

1. 蔬菜瓜果助戒烟。烟民因为经常抽烟，身体多为偏酸体质，也容易胃口不好，吃不下饭，从而造成营养不良。烟民平时应该多吃碱性的食物如蔬菜、水果，特别是裙带菜和海带，这些黑色食物营养丰富，更有助于中和烟民的酸性体质。另外可补充维生素。烟气中的某些化合物，可以使维生素A、B族维生素、维生素C、维生素D、维生素E等的活性大为降低，并使体内的这些维生素得到大量的消耗。因此，吸烟者宜经常多吃一些富含这些维生素的食物，如牛奶、胡萝卜、花生、玉米面、豆芽、白菜、植物油等，这样既可补充由于吸烟所引起的维生素缺乏，又可增强人体的自身免疫功能。

2. 多喝茶。因为烟气中含有的一些化合物可以导致动脉内膜增厚，胃酸分泌量显著减少及血糖增高等症，而茶叶中所特有的儿茶素等可有效地防止胆固醇在血管壁上沉积，增加胃肠蠕动及降低血糖、尿糖等。吸烟者宜经常喝茶，以降低吸烟所带来的这些病症的发作；同时，茶能利尿、解毒，还可使烟中的一些有毒物随尿液排出，减少其在体内的停留时间。

3. 经常吸烟易导致人体血液中的硒元素含量偏低，而硒又是防癌抗癌所不可缺少的一种微量元素。因此，吸烟者应经常多吃一些含硒丰富的食物，如动物肝脏、海藻及虾类等。

4. 因为吸烟可使血管中的胆固醇及脂肪沉积量加大，大脑供血量减少，易致脑萎缩，加速大脑老化等。因此，吸烟者在饮食上宜少吃含饱和脂肪酸的肥肉等，而应增加一些能够降低或抑制胆固醇合成的食物，如牛奶、鱼类、豆制品及一些高纤维性食物，如肉桂及水果、蔬菜等。

5. 美国国家癌症研究所提前发表的一项调查报告指出，坚果和粗粮等含维生素E的食物可使吸烟者得肺癌的发病率降低大约20％。

6. 喝水减烟瘾。戒烟是个循序渐进的过程，首先，要从每天抽烟的数目上减下来，如一天两包的可以逐渐减少为一天一包，到一天十根、一天八根……让身体有个适应的过程。长期抽烟者在刚开始戒烟的时候会出现戒断症状，在这个过程中应该多喝水，可以调节人体新陈代谢，也可以帮助香烟中的毒素排出，如果烟瘾发作，可以喝一大杯水，有助抑制烟瘾。

7. 戒烟的同时要戒酒。戒烟的过程中应该一并戒酒，由于酒瘾与烟瘾会相互影响，形成恶性循环；另外，喝酒后会减弱人的意志力，更难说要戒烟了。所以戒烟与戒酒同时进行会更有利。

8. 拒绝辛辣菜。不建议烟民吃口味太重的菜，如添加胡椒、辣椒、葱、芥末等调味料的食物。辛辣的食物都会容易刺激消化道神经，引起烟瘾，所以清淡饮食有益于戒烟。

如果烟民习惯于辛辣口味的菜，就会潜移默化增加烟瘾，更觉得戒烟是很困难的事情。

下面介绍吃萝卜戒烟的小窍门：首先将萝卜洗干净后切成细丝，再用药布将萝卜丝包起来挤出汁液，最后再往萝卜丝里加些糖。经常食用，渐渐地就会感到烟味没有味道而最终戒烟。

总之，吸烟比起喝酒更是坏处多多。为了老年朋友自己能颐养天年，长命百岁，一定

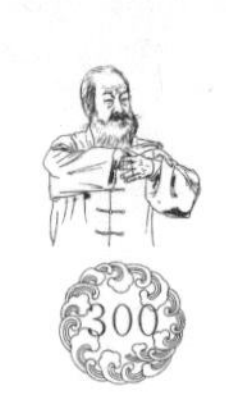

要用心戒烟。

多吃蒸食好长寿

《老老恒言》曰：蒸露法同烧酒，诸物皆可蒸，堪为饮食之助。盖物之精液，全在气味，其质尽糟粕耳。犹之饮食入胃，精气上输于肺，宣布诸藏，糟粕归于大肠，与蒸露等。故蒸露之性虽随物而异，能升腾清阳之气，其取益一也。如稻米露发舒胃阳，可代汤饮，病后尤宜。他如藿香薄荷之类，俱宜蒸取露用。《泰西水法》曰："西国药肆中，大半是药露，持方诣肆，和露付之。"则方药亦可蒸露也，须预办蒸器，随物蒸用。

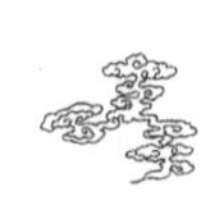

《老老恒言》说：任何食物都是可以蒸熟吃的，蒸的方法就和制烧酒一样。吃蒸食是非常有好处的，因为食物的精华部分，都在气味里，而食物的糟粕就是食物的外在。这个道理在饮食中就有体现，我们吃的东西，精气都上升进入了肺里，再随着经脉进入五脏六腑，供给人的活动所需。而食物的糟粕就进入肠道，变成了粪便排出身体。所以说，饮食就要取精华而去糟粕。虽然食物的品性不同，取用的部分也不一样。但是用蒸的方法，都能取得其中的精华。比如，米可以用蒸的方法，取得稻米露。因为它能养胃壮阳，所以用来代替汤水，用于病后恢复非常适合。其他的像藿香和薄荷一类的，也能用蒸的方法取得蒸露。《泰西水法》上就记载了西方一些国家用药水治疗疾病的做法。这说明，药物也都是可以蒸的。不过蒸药用到专门的工具，不是那么方便的。

蒸，是我国烹饪技巧中的一种，历史悠久，起源于炎黄时期。当初随着陶器兴起，我们的祖先就发明了衍和甑，说明在四五千年前，人们就已懂得用蒸汽作为导热媒介蒸制食物的科学道理，因而就有黄帝"蒸谷为饭"之说。在《齐民要术》里，记载蒸鸡、蒸羊、蒸鱼等方法。宋朝以后相继出现了裹蒸法、酒蒸法、蒸瓤法，明清以后有粉蒸法。

关于蒸，还有很多典故。

锦绣山河蒸：乾隆年间杭州著名的美食家兼诗人袁枚（字子才，号随园老人，官至太守）一日与友人聚会，席间众人皆笑袁枚只会品不会做。袁枚离席入橱，许久书童端出一幅山水图，云雾缭绕间，山峦重叠，层林尽染，溪流历历可见。这是历史上著名的"锦绣山河蒸"，由 21 种材料调配造型蒸制而成。如此形意美味，众人一试皆欷歔不已，慨叹人间美味止于此。由此，"蒸"的技艺已发挥至完美境界。

岭南长寿蒸：在两千多年间，南越王赵陀开创了以"蒸"为主的岭南派饮食养生之道，再造蒸式文化传奇。岭南地处边陲，常年受瘴疠湿毒之气侵害，南越王赵陀心怀民生，一日在白云山顶静修疗养之时。受"竹林晨露，云蒸霞蔚"的启示，恍然悟出"蒸"食可滋补身体达到食疗的原理，于是大量引进中原先进的蒸品技艺，与越地丰富的饮食资源完美糅合，使"飞""潜""动""植"，都成为蒸品佳肴，最终形成岭南派饮食养生文化。南越王活到 101 岁，他所创研的蒸品也被称为"岭南长寿蒸"，流传至今，成为华夏一绝。

天下第一蒸：《千鼎集·伊尹蒸考》中间有一段关于伊尹蒸雪鹄的记载："……雪鹄不浴而白，一举可致千里，食之益人气力，可利五脏六腑，唯蒸制可存其精要。九蒸九变，可谓精妙到颠毫，其精微之处如同阴阳变化与四时运行，其滋味久而不衰，熟而不烂，甘而不浓，淡而不薄，肥而不腻"。足见，当时蒸的技艺已几近完美。伊尹从烹饪中得出"治大国若烹小鲜"的治国之道，被奉为一代名相。"雪鹄之蒸"也被世人尊为"天下第一蒸"。

蒸汽魔术：20 世纪 30 年代，广东名厨梁园代表中国参加纽约国际烹饪赛会，凭借一道全蒸宴一举夺魁，中国菜首次扬威国际，梁园也荣获"世界厨王"的称号。纽约的食评家纷纷称赞梁师傅的蒸菜厨艺是"蒸汽魔术"，中国蒸菜也被称为"中华一绝"。

蒸是不同于其他烹饪技巧的，总结起来，可以归纳为以下几点：

1. 将原料以蒸汽为传热介质加热制熟，不同于其他技法以油、水、火为热传介质。

2. 蒸菜原料内外的汁液不像其他加热方式那样大量挥发，鲜味物质保留在菜肴中营养成分不受破坏，香气不流失。

3. 不需要翻动即可加热成菜，充分保持了菜肴的形状完整。

4. 加热过程中水分充足，湿度达到饱和，成熟后的原料质地细嫩，口感软滑，蒸类菜肴的原料有鸡、鸭、牛肉、海参、鲍鱼、鱼、虾、蟹、豆腐和各种鱼虾原料蓉泥等。原料的形状多以整只、厚片、大块、粗条为主。

蒸法流传到现在，已经发展出了许多分类。比如清蒸、粉蒸、扣蒸、包蒸、糟蒸、花色蒸、果盅蒸。

1. 清蒸：是指单一原料，单一口味（咸鲜味）原料直接调味蒸制，成品汤清味鲜质地嫩的方法，原料必须清洗干净，沥净血水。

工艺流程：选料→切配→腌渍预制→蒸制→出锅。

代表菜：清蒸武昌鱼、清蒸鲥鱼。

2. 粉蒸：是指加工，腌味的原料上浆后，粘上一层熟玉粉蒸制成菜的方法，粉蒸的菜肴具有糯软香浓，味醇适口的特点。工艺流程：选料→切配→腌渍→拌生粉→蒸制→装盘。

代表菜：荷叶粉蒸肉、粉蒸鳝鱼。

3. 包蒸：是指用不同的调料腌制入味烹调原料，用网油叶、荷叶、竹叶、芭蕉叶等包裹后，放入器皿中，用蒸汽加热至熟的方法，此法保持原料的原汁原味不受损失，又可增加包裹材料的风味。

4. 糟蒸：是在蒸菜的调料中加糟卤或糟油使成品菜有特殊的糟香味的蒸法。糟蒸菜肴的加热时间都不长，否则糟卤就会发酸。

5. 上浆蒸：是鲜嫩原料用蛋清淀粉上浆后再蒸的方法。上浆可使原料汁液少受损失，同时增加滑嫩感。

6. 果盅蒸：是将水果加成盅，将原料初加工，放入果盅内，上笼蒸熟的方法，果盅选择多以西瓜、橙子、雪梨、木瓜、橘瓜为主，去掉原料果心。

7. 扣蒸：就是将原料经过改刀处理按一定顺序复入碗中，上笼蒸熟的方法，蒸熟菜肴翻扣装盘形体饱满，神形生动。

8. 花色蒸：又称为酿蒸，是将加工成型的原料装入容器内，入屉上笼用中小火较短时间加热（根据不同性质的原料做相应调整）成熟后浇淋芡汁成菜的技法。这种技法是利用中小火势和柔缓蒸汽加热使菜肴不走样、不变形，保持原来美观的造型，是蒸法中最精细的一种。

工艺流程：选料→切配→型坏处理→蒸制→浇汁（调料→勾芡）→装盘。

代表菜：荷花莲蓬。

9. 汽锅蒸：以炊具命名，将原料放入汽锅中加热成菜的技法。

在这里对蒸做全面的介绍，就是为了推荐蒸食。总结一下现在蒸食的好处，归纳出来供老年朋友们参考。

从营养的角度看，通过水蒸气蒸熟的食物，其原有的分子结构破坏较少，最大限度地保留了食物原有的蛋白质、纤维素等营养成分。从美味的角度讲，蒸保持了菜肴的原汁原味，带出食物天然朴素的新鲜味道。从环保角度讲，蒸是一种环保健康的烹饪方式，蒸为无油烹调，没有油烟，既健康，又能保持厨房清洁。从健康方面说，蒸菜比煎炒烹炸的菜肴更加容易消化，没有接触高温油，营养保持好，蒸菜蒸的烂，对肠胃系统非常好。

对于老年人来说，多吃蒸菜也是有诸多的好处。

蒸菜是对食材营养破坏度最低的烹调方法，避免高温热油和过多的调料，最大限度保留食物原有的蛋白质和纤维素，一样可以汤汤水水，易消化、养胃、不上火。而且，蒸菜也很快捷。很多蒸菜不需要很长时间，一些好熟的菜 10～15 分钟就可以蒸熟，比如鱼肉、

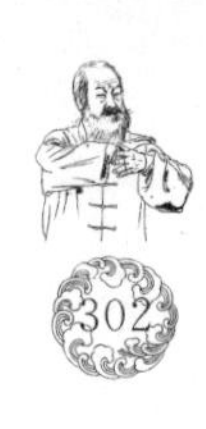

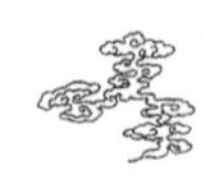

蛋、根茎类的蔬菜比较难蒸透，可能需要更长时间，如果是早上时间比较匆忙，也可以把蔬菜切成比较小的块状或者切片，蒸15分钟即可享用。

主食里的养生精华

《老老恒言》曰：《显道经》曰：骨涌面白，血涌面赤，髓涌面黄，肌涌面黑，精涌面光，气涌面泽。光泽必根乎精气，所谓啐然见于面也。按“精气”二字俱从米，是精气又必资乎米。调停餐饭，饥饱适时，生精益气之功孰大焉？

《老老恒言》说：《显道经》里记载了人体精气不足的各种表现。比如，骨骼里的精气流失，人就会面色发白；血液里要是没有了精气，就会脸色发红；脊髓没有了生气，面色发黄；肌肉中缺少精气，脸色会发黑；要是精气十足，就会面色光泽又红润。所以说，人的面色能反映身体的状况，精气的充足与否都能从脸上看出来。以前的“精气”二字都把“米”作为重要的构成部分，这足以说明人的精、气都依赖于米，来源于粮食。可见，粥饭适度，饥饱适时，是生精益气的有效途径，所以在生活中一定要重视自己的主食。现在有些人只吃蔬菜、水果、巧克力，不吃主食，似乎很时尚，其实这是非常错误的选择，要知道，粮食是滋生精气之源，所以一定要吃好主食。

中医养生认为，人体的生命活动都源于水谷精微之气，没有充足的水谷精微，人就会表现出病态，甚至走向衰亡。正是因为主食是人体足够的能量来源，所以只有主食吃够了人才能有精力从事劳动。那么主食到底是指哪一类的食物呢，主食吃不够又会产生什么不良后果呢？下面就对此做全面介绍。

现在的医学研究证明，主食是指传统餐桌上的主要食物，人体所需能量的主要来源，主要包括稻米、小麦、玉米等谷物，以及土豆、甘薯等块茎类食物，这些食物可提供碳水化合物。

身体中的碳水化合物贮备非常有限，如运动时人体得不到充足的碳水化合物供应，将导致肌肉出现疲乏而无动力。不仅如此，如果膳食中长期缺乏主食还会导致血糖含量降低，产生头晕、心悸、脑功能障碍等问题，严重者会导致低血糖昏迷。

现在，很多人会为了减肥而节食。相当一部分老年人也有肥胖的担忧，所以会或多或少地节制饮食。在减肥的人群中，大部分都会把致胖的“元凶”归为主食吃多了。其实，导致肥胖的是总热量而不单纯是主食。反过来，若是长期缺乏主食会导致肌肉无力甚至失忆。

中医指出，日常的碳水化合物来源非常丰富，但健康并且低脂的才为优质碳水化合物。除了我们所熟悉的谷类、面食外，马铃薯是极佳的碳水化合物来源，一个中等大小的带皮马铃薯（148克）的碳水化合物总量为26克，并且不含脂肪和胆固醇。

同时，马铃薯中钾的含量非常丰富，其钾的含量比香蕉还要高，也比一般的谷类要高很多，钾有助于维持正常神经冲动的传递，帮助肌肉正常收缩，预防肌肉痉挛。此外，马铃薯还有一个不为人知的优点，就是含有非常丰富的膳食纤维。一个中等大小的带皮马铃薯含有2克膳食纤维，约占人体每日所需膳食纤维摄入量的8%。

不过，在日常饮食中，还是要注意不能吃得太多。老人吃饭应该坚持健康为上，不能因为贪图口味享受而害了身体。

养生食物不能太精细

营养与食物的粗细

《老老恒言》曰：食但慊其心所欲，心欲淡泊，虽肥浓亦不悦口……所以食取称意，衣取适体，即是养生之妙药。

《老老恒言》说：穿衣和吃饭是养生中最重要的两件事情，然而却有人认为只有贵重的东西才对身体有益，所以费尽心机去搜求，这难道不是庸人自扰吗？想要吃得开心，就应该随心所欲。比如一个人想要清心寡欲，平淡生活，那么即使每天尽食山珍海味也不会觉得快意。所以食不必精，只需称心如意。

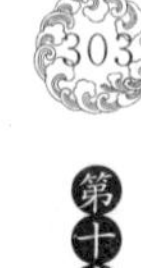

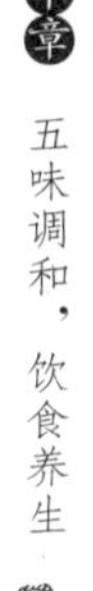

如今我们的生活水平提高了很多，许多食物都走向了深加工，追求精细化。超市里的食品，也都包装得太完美，看起来都精致得不像是可以吃的。不少人也都受广告的影响，认为食物越是精细就越是营养美味。殊不知，加工越精细的食物，损失的营养就越多。即便是再加入了某些营养元素，也不是纯天然的，还可能是有害的。包装太美的食物，也是在表面上加了很多无用、甚至是有害的东西。

所以说，好食物并不代表好营养，一些高档食品、外表好看的食物并没有人们想象的那样营养丰富。只要吃得科学，粗茶淡饭同样能为我们的健康提供足够的营养。最简单的食物、最天然的食物往往是最富营养的食物。没经过精加工的五谷杂粮、蔬菜水果才是真正有营养的食物，它们含有最原始、最全面的营养素。所以我们在饮食中要注重好营养而非表面好的食物。

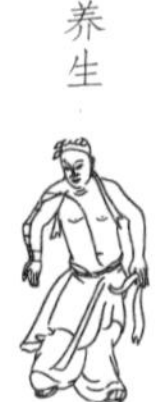

推荐老年朋友们都要吃一些粗粮，而且要各种粗粮合理搭配，全面均衡，以养天年。下面就介绍一些关于粗粮的知识和食用方法。

粗粮的定义就是相对于我们生活中吃的精细米面而言的，它的种类很多，包括五谷杂粮。粗粮含有丰富的不可溶性纤维素，有利于保障消化系统正常运转。它与可溶性纤维协同工作，可降低血液中低密度胆固醇和三酯甘油的浓度；增加食物在胃里的停留时间，延迟饭后葡萄糖吸收的速度，降低高血压、糖尿病、肥胖症和心脑血管疾病的风险。

医学研究还表明，纤维素有助于抵抗胃癌、肠癌、乳腺癌、溃疡性肠炎等多种疾病。但是对于粗粮，我们既要多吃，又不宜吃多，因为过食粗粮也有坏处。

老年人消化能力下降，平时的运动又少，免疫力也不强，所以吃粗粮也要有个度，不能一味地强调吃粗粮有好处，就没有节制地吃：

1. 如果粗粮吃得太多，就会影响消化。过多的纤维可导致肠道阻塞、脱水等急性症状。

2. 长期过食粗粮，还会影响吸收，使人体缺乏许多基本的营养元素。所谓“面有菜色”，就是纤维素吃得太多，导致营养不良的典型表现。

3. 对于那些养分需要量大的“特殊”人群来说，过食粗粮，影响吸收而造成的危害最明显，这些人包括怀孕期和哺乳期的妇女，以及正处于生长发育期的青少年。

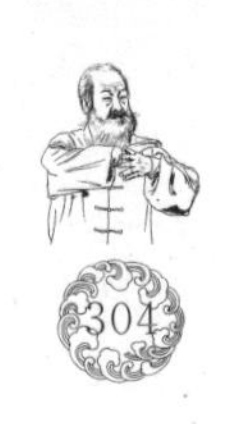

4. 纤维素还具有干扰药物吸收的作用。它可以降低某些降血脂药和抗精神病药的药效。

正确吃粗粮的方法：

1. 吃粗粮及时多喝水。粗粮中的纤维素需要有充足的水分做后盾，才能保障肠道的正常工作。一般多吃 1 倍纤维素，就要多喝 1 倍水。

2. 循序渐进吃粗粮。突然增加或减少粗粮的进食量，会引起肠道反应。对于平时以肉食为主的人来说，为了帮助肠道适应，增加粗粮的进食量时，应该循序渐进，不可操之过急。

3. 搭配荤菜吃粗粮。当我们每天制作食物时，除了顾及口味嗜好，还应该考虑荤素搭配，平衡膳食。每天粗粮的摄入量以 30～50 为宜，但也应根据个人情况适当调整。

称意的食物最好

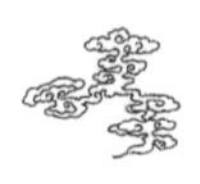

《老老恒言》曰：菹菜之属，每食所需，本非一类。人各有宜，文王嗜菖蒻，孔子不撤姜食，皆审其所宜，故取之，非仅曰菖可益聪，姜可通神明也。按菖蒻：即菖蒲菹，《遁庵秘录》有种石菖蒲法，以辰砂槌末代泥，候其生发，采根食之，不必定作菹也。利窍兼可镇心，据云能治不寐，极为神妙之品。

《老老恒言》说：人的口味不同，对不同的菜就有自己的爱好，正所谓“萝卜青菜，各有所爱”。菹菜又叫鱼腥草，是一种有鱼腥味的植物。吃这种东西，都是因为身体的需要，而不是口味的喜恶了。比如说，周文王喜欢吃鱼腥草，孔子喜欢吃姜。他们之所以会喜欢这些有独特味道的东西，是认为这些食物适合自己，既对自己的口味，又利于自身的健康。而不仅仅是因为鱼腥草可以益智聪耳，姜可明目才吃的。

在现实生活中，由于南北地域不同，每个人从小到大的生活环境不同，饮食习惯不同，所有人吃东西是根据自己的喜好。老人都是吃了好几十年的饭菜，养成的口味和习惯很难改变。而且一般来讲，想吃的往往是身体所需要的，这是因为食物都有自己的性味，对应着人体的不同部位。比如酸味的食物对应入肝经，具有收敛、固涩等作用；苦味的食物对应入心经，可清热去火、安神养心；甜味的食物可养脾，具有调养滋补、缓解痉挛等作用；辛辣的食物入肺经，具有发散风寒、行气止痛等作用；咸味的食物对应肾经，具有软坚散结、滋阴潜降等作用。五味入五脏，当身体哪个脏腑需要时，反映到身体上就是想吃某种食物。当然，我们也不可能完全放开了吃。东西吃多了都有坏处，五味偏好变成了嗜好，就会伤害到人的身体。还有一些人因为身体条件的限制，是不适宜吃某些特定食物的，比如豆制品好吃，但肾功能不好的人就不宜吃；动物内脏好吃，脂代谢紊乱的人就不能吃；水果是好东西，糖尿病人则不宜吃……所以我们在进食时，一方面每个人有自己的饮食习惯，有自己好的“那一口”，但另一方面也一定要根据自身的实际情况，吃适合自己的食物。

当然，在认识什么食物适合自己时，不能把眼光仅停留在是否对口味这个层面上，而要真正对自己的身体有一个全面的了解。比如，在一年之中，四季不同，身体就会随着节气变化。不同的节气，人的身体处于什么样的状态，就需要相应地进补哪一类的食物。当身体有某些小病小灾时，又该如何利用食疗防病祛病。各种食物要怎么样搭配，才能既养生又美味健康。对于这些知识，老年朋友们要注意平时的学习和经验积累，做到心中有个大概的了解。

现在人们崇尚自然，回归自然，实际上就是在寻找那些营养素没有被破坏的原汁原味的好食物。养老本就在于自然平淡，所以说，食不必精，称意就好。

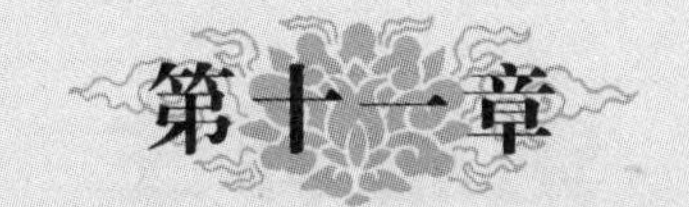

第十一章

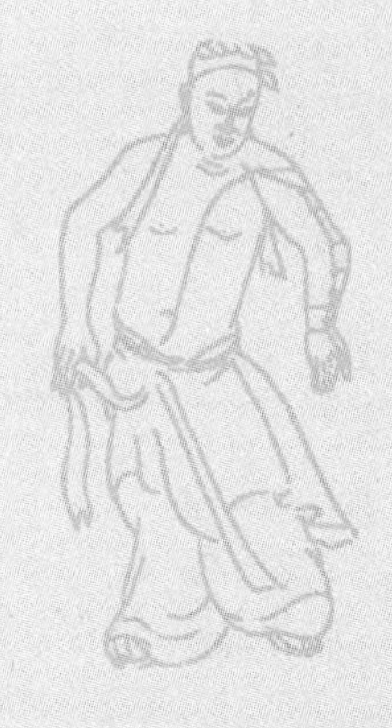

世间第一补——粥

粥，自古以来就是人们餐桌上的一道主食。它因煮法简单，四季可食，易于吸收，老少皆宜，所以千百年来，地不分南北，人不分贵贱，均乐于食用。随着社会的发展，食粥已经从单纯地追求填饱肚子发展成为养生保健的手段之一。

粥有两种类型，一种是单纯用白米煮成的，另一种是中药和米煮成，后者因为加入中药，又称为药粥，这两种都是营养粥。粥不仅富含水分、易于消化吸收，而且品种多样、功效不同，尤其对老年人来讲，可以起到补益抗老、益寿延年的功效。

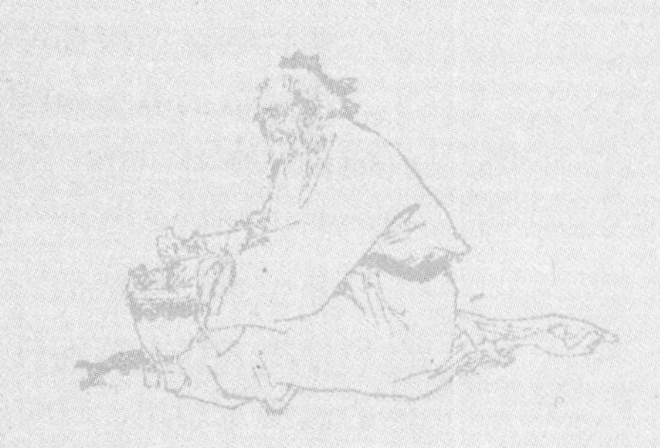

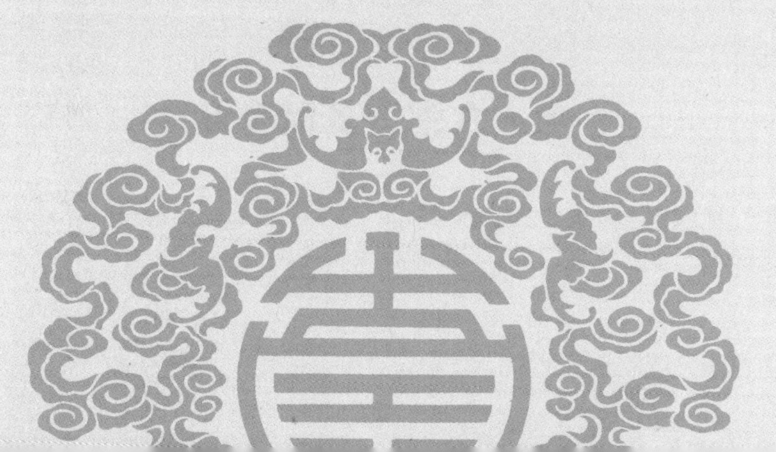

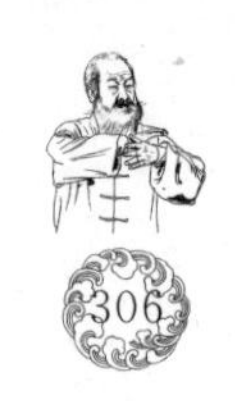

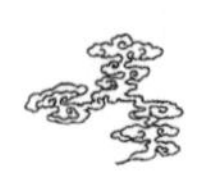

粥膳养生

粥最宜人

《老老恒言》曰：粥能宜人，老年尤宜，前卷屡及之，皆不过略举其概，未获明晰其方。考之轩岐家与养生家书，煮粥之方甚夥，惟是方不一例，本有卿卿重浊只殊。窃意粥乃日用常供，供诸方以为调养，专取适口，或偶资治疾，入口为宜，似又未可尽废，不经汇录而分别之，查检既嫌少便，亦老年调治之缺书也。

粥是我们日常生活中最普通的饮食之一，人们都知道它能果腹充饥，但未必进一步了解它原来也是养生之妙品。

养生，如今已成为人们最为关注的话题之一，并影响着平民百姓的日常生活。由于粥既营养又养生，尤其对老年人来说最为适宜，所以喝粥便成了不少老年人养生延年的方式之一。

“粥”字从字形上看，就像米在锅里的样子，也就是说，将米在锅里煮烂便成了粥。粥比较容易消化，易于被肠胃吸收，尤其对老年人来说，粥是调养胃气，滋补脏腑的首选之品。人到老年，胃肠道黏膜变薄，腺体、小肠、小肠绒毛以及肠道肌肉萎缩，消化液分泌减少，肠蠕动变缓，消化功能减弱。再加上老年人多有牙齿脱落，咀嚼不便，所以粥l因其营养丰富，易于消化吸收，当之无愧地成为老年人饮食之首选。所以中医学认为，粥能够养胃气。

早上空腹胃虚之时，如果喝上一大碗热粥，不但能让肠胃得到滋养，减轻消化系统的负担，还能给身体提供能量、补充营养，为一天的工作养精蓄锐。

明代著名的医药学家李时珍非常推崇以粥养生，他活了75岁，这在古代已经算是高寿了。李时珍的养生保健方法，与粥养是分不开的，他说：“每日起食粥一大碗，空腹虚，谷气便作，所补不细，又极柔腻，与肠胃相得，最为饮食之妙也。”这句话不仅仅是李时珍对粥的药用价值的总结，更是这位在当时活了75岁的医药学家养生长寿的经验之谈。

养生家们说“粥为天下之第一补物”，在各类中医养生著作中都可以看到粥的身影。中医理论重著《本草纲目》中介绍了药粥62种，而清代《粥谱》中，竟然收录了200多种药粥的做法与功用，可见粥在养生中的重要作用。

老人食粥，多福多寿

《老老恒言》曰：内有窃据鄙意参入数方，则唯务有益而兼适于口，聊备老年之调治。

古人说：“老人吃粥，多福多寿。”这句话看起来平淡，但实际上却包含了一定的科学道理。

《老老恒言》中也谈到，将粥作为日常的饮食供应，一方面可以调养身体、保持健康，另一方面还能起到预防并治疗疾病的作用。

我们都知道粥熬好后，上面常浮着一层细腻、黏稠、形如膏油的物质，在中医里叫做“米油”，俗称粥油，可别小看了这一层薄薄的“油”，它具有很强的滋补作用，可以和参汤相媲美，有补益胃气、强健脾胃、益寿延年及养颜的功效。

《老老恒言》将粥按照其味道分为上、中、下三品，其中气味清淡、香美适口的为上品。对于老年人养生保健来说，多吃些补粥较适合。人到老年，随着生理机能逐渐的老化，消化功能也逐渐衰退，身体所需热量相应减少，所以老年人的饮食应以少而精、清淡为宜。

此外，老年人一旦生病往往会出现各种虚症，尤其病后身体抵抗力下降，肠胃薄弱，若滥用中西药物往往会加重肠胃负担，甚至适得其反，如果适当地食用补粥，不仅营养丰富，而且极易被消化吸收，确实能起到治疗疾病、补益抗老的效果。

因此，如果有条件的话，可以经常选一些具有补益功能的黄芪、人参、山药之类的上品中药与米谷混合熬成粥给老年人食用，可以使老年人健康长寿。将药物与粥同食，在药味的加减方面相对灵活，而且长期服用也不会有不良反应。因而老年人吃粥无论是对防病治病还是养生延年，都是很不错的选择。

粥补除了成本低、经济实惠，以及素材比较常见、操作简单等优点外，更重要的是粥能够应时宜人：在炎热的夏季，人的肠胃因受到暑热的刺激，其功能会相对减弱，容易出现倦怠、胸闷、食欲不振等状况，而像绿豆粥、银花粥、荷叶粥、百合粥、芦根粥等防暑降温粥可以集防暑解毒滋补于一体，陪伴你清凉度夏；冬天则是各种疾病的多发季节，喝防病御寒粥便是既方便经济又有营养的选择。例如，腊八粥、鸡肉皮蛋粥、羊肉粥等，既可暖胃御寒，又可滋补保健，着实妙不可言。“老人吃粥，多寿多福”，仅八个字，言简意赅，不失为养生箴言。

药粥的养生之道

《老老恒言》曰：或夫推而广之，凡食品药品中，堪加入继者尚多，酌宜而用，胡不可自我作古耶！更有待夫后之明此理者。

药粥，是以五谷杂粮配中药为原料，合水经慢火久熬之后，质地糜烂稀软，很容易被吸收的食品。我国早在春秋战国时期就出现了药粥。约成于秦汉之前的马王堆医书中，就记载了服青粱米粥治疗蛇咬伤，用加热的石块煮米汁内服治疗肛门痒痛等药方。

粥是人们日常生活中经常食用的食品，在里面加一些药物即是药粥，可作为调养之品。既然是粥就应该适口，但有时为了治病，药粥会有些味道，但却对于防治疾病、增强体质以及防止衰老、延长寿命等起到了药物不能达到的效果。药粥既可以单独用以治病，也可以在急性病药物治疗的同时，作为辅助治疗，加快疾病的痊愈。

药粥的作用主要有三个方面：

1. 用于预防疾病。

药粥中一方面有粥可以辅助正气，另一方面有药能够祛除病邪，所以常被用于预防疾病。历代医家用药粥防病的方法很多。如孙思邈《千金翼方》中的米皮糠粥可以预防脚气病的复发；李时珍《本草纲目》中的胡萝卜粥可以预防高血压；《泉州本草》用荔枝粥预防口臭；《广洛方》用薏苡粥治疗脾虚泄泻、脚气水肿，预防癌症；《食物疗法》中用玉米粉粥预防心血管疾病等。此外，还广泛运用绿豆粥来预防中暑。

2. 用于病后调理。

不少患者在病后身体虚弱，用药粥来调理非常合适，往往能收到其他方法收不到的效

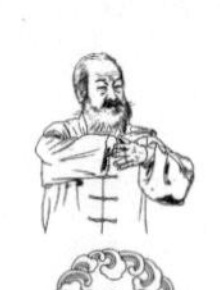

果。如杏仁粥治慢性咳嗽；黑豆粥、鲫鱼粥治水肿；葛根粉粥治胸中烦热和口渴；山药粥治慢性肾炎、慢性支气管炎伴肺气肿；葱白糯米粥治婴儿消化不良；芝麻粥治慢性便秘等。

3. 用于养生保健。

一般来说，人到50岁以后，脏腑组织开始衰退，各种功能也开始减弱，由于脾胃为后天之本，平常吃些补益脾胃的药粥，可使脾胃功能旺盛，功能得以正常发挥。因此老年人应该选用一些滋补药粥，如枸杞粥、龙眼粥、党参粥、胡桃粥等，这样可以延缓脏器衰老，控制老化的速度，从而达到摄生自养、延年益寿的目的。

另外，应用药粥预防、治疗疾病，还具有单纯使用中西药物所不可能有的优点。一般来说，预防疾病的药需要长期服用，如果和米粥同煮，既不受每日除饮食之外还要服药之苦，又方便长久服食，不受疗程限制，且无副作用，寓预防于日常饮食之中。

需要引起注意的是，药粥的选择是因人而异的，选用药粥一方面要根据不同的体质、不同的病情选用，如平素肠胃功能差的人，应多选用山药粥、白扁豆粥；畏寒腹痛者，宜用生姜粥、怀山豆蔻粥等。另一方面，不同的药物，要采用不同的配制煎煮方法。一般来说，中药是植物类药，能直接与米谷同煮，如芡实粥、扁豆粥、百合粥等；如果中药是矿物类药，则应现将药物煎取浓汁，再与米谷同煮，如磁石粥。

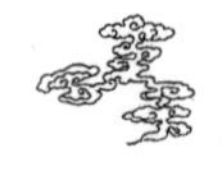

择米第一

选米要品种择优

《老老恒言》曰：米用粳，以香稻为最，晚稻性软，亦可取，早稻次之，陈廪米则欠腻滑矣。秋谷新凿者，香气足；脱谷久，渐有故气。须以谷悬通风处，随时凿用。或用炒白米，或用焦锅皀，腻滑不足，香燥之气，能去湿开胃。

粥是一种特别适合老人的养生饮食。现代研究证明，煮粥时，米中的淀粉多转化为糊精，大分子成分在慢慢地熬煮过程中变成了易消化的小分子，而且分化出众多的酶，有助于消化。老年人脾胃功能、消化功能下降，牙齿也出现松动、咀嚼无力的情况，多喝粥有助于他们健脾养胃、生津润燥，对老年人身体非常有益。

然而，不同的粥所需技巧不同。《老老恒言》说：煮粥首先是米，那么用什么米好呢？在大米里香稻最好，晚稻亦可，早稻次之，陈廪米则更差了。秋天稻谷刚打下来时米最香，摆放的时间长了，香气就没有了，所以稻谷一定要悬挂在通风的地方，随吃随打。也有用炒白米或焦锅巴煮粥的，这种粥腻滑感不足，但有香燥之气，可以去湿开胃。

《本草纲目》说：大米、籼米、粟米、粱米煮粥，可以利小便，止烦渴，养脾胃；糯米、秫米、黍米煮粥，有益气的作用，可以治疗虚寒泄泻、呕吐呃逆。在《本草纲目》中曾记载说，煮粥应该用陈年的米，新米煮粥，老人吃了容易“动气发病”，但《老老恒言》中却说，煮粥应该用新米，因为新米滋润香甘，对胃肠是很有好处的。无论是炒米、香稻米，还是有“老年之供”之称的特制米，曹老先生都认为新米的营养、味道、功效要比陈年米好，这也符合现代的营养观点。一般说来，食物或粮食放置越久，营养流失越多，口味也越差，而新米则没有这种顾虑。

煮粥时可以加入诸多配料，如莲子、芡实、百合等，当然也可以用其他材料煮粥，但曹老先生说，煮粥的方法有很多，但论养生功能唯有大米和莲子搭配最好，其次是芡实和薏仁。此外，如果身体不适，要用粥进行调养，则可以根据不同配料的功效进行搭配。

米在人们生活中占有十分重要的地位，自古便有开门七件事之说——柴、米、油、盐、酱、醋、茶，可见中国人对米的重视程度。《悯农》诗也说：“锄禾日当午，汗滴禾下土；谁知盘中餐，粒粒皆辛苦。”

另外，《老老恒言》还建议，不同的稻米应采用不同的烹制方法，如新米炒至松软后，再煮食，具有开胃的效用；有一种香稻米，炒后香气骤减，可直接煮粥，香气四溢，可称得上是粥中的佳品。

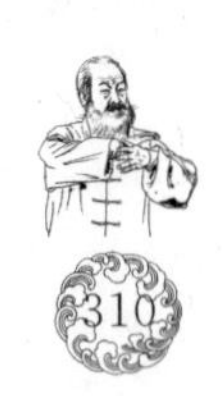

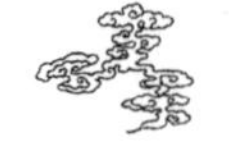

用健康米煮健康粥

《老老恒言》曰：《本草纲目》云："大米、籼米、粟米、粱米粥，利小便、止烦渴、养脾胃；糯米、黍米、秫米粥，益气，治虚寒泻痢吐逆。"至若所载各方，有米以为之主，峻厉者可缓其力，和平者能倍其功，此粥之所以妙而神兴。

我们的生活离不开米，除了上面所说的米，再介绍几种现在常吃的米：

1. 小米。

亦称粟米、谷子。谷子去壳即为小米。每100克小米含蛋白质9.7克，比大米含量高。脂肪1.7克，碳水化合物76.1克，都不低于稻、麦。一般粮食中不含有的胡萝卜素，小米每100克含量达0.12毫克，维生素B_1的含量位居所有粮食之首。除食用外，还可酿酒、制饴糖。

小米中所含的类雌激素物质，能滋阴；所含的维生素B_1、锌、锰、硒、铜、碘，都是人体必需的元素，所以，小米是一种健康食品；用小米熬粥营养丰富，是老人、病人、产妇宜用的滋补品。

小米粥是健康食品。可单独熬煮，亦可添加大枣、红豆、红薯、莲子、百合等，熬成风味各异的营养品。小米磨成粉，可制糕点，美味可口。小米的芽和麦芽一样，含有大量酶，是一味中药，有健胃消食的作用，另外，小米粥还有安神之效，不过熬制小米粥时需要注意的是：

（1）忌长时间浸泡或用热水淘米。

（2）淘米时不要用手搓。

（3）用小米煮粥不宜太稀薄。

2. 糙米。

糙米是指除了外壳之外都保留的全谷粒，即含有皮层、糊粉层和胚芽的米。糙米是稻米经过加工后所产的一种米。上述的外层组织内含丰富的营养，比起白米更富有许多维生素、矿物质与膳食纤维，所以糙米向来被视为是一种健康食品。糙米也可制成谷片，通常是搭配牛奶一起当早餐食用。

把糙米浸在水中，几天后可以发芽，而我们吃的精白米用水泡几天后就烂掉了。这说明糙米是有生命活力的，而白米已经失去了活性。糙米的营养价值比精白米高，与全麦相比，糙米的蛋白质含量虽然不多，但是蛋白质质量较好，主要是米精蛋白，氨基酸的组成比较完全，人体容易消化吸收，但赖氨酸含量较少，含有较多的脂肪和碳水化合物，短时间内可以为人体提供大量的热量。如果常吃糙米，可以预防很多疾病。糙米对肥胖和胃肠功能障碍有很好的疗效，能调节体内新陈代谢，对贫血、便秘有一定治疗作用。

需要注意的是：糙米由于口感较粗，质地紧密，煮起来比较费时。煮前可以淘洗后用冷水浸泡过夜，然后连浸泡水一起投入高压锅。

糙米除了煮饭、煮粥外，还可以做糙米茶。具体做法是：糙米200克、水1.5升。用没有油的锅，把糙米翻炒，炒到黄褐色时盛起；然后在锅内放水，煮开后，放进炒过的糙米，马上停火，5分钟后，将糙米过滤后当茶喝。糙米茶是天然的排毒剂，有促进新陈代谢的作用，可增加人体免疫力。过滤后的糙米还可以用来煮粥。

3. 薏米。

薏米又名薏苡仁、苡米、苡仁、土玉米、薏珠子、草珠珠、回回米、米仁、六谷子，是常用的中药，又是普遍、常吃的食物，性味甘淡微寒，有利水消肿、健脾去湿、舒筋除痹、清热排脓等功效，为常用的利水渗湿药。薏米算是谷物的一种，以水煮软或炒熟，比较有利于肠胃的吸收，身体常觉疲倦没力气的人，可以多吃。薏米中含有丰富的蛋白质分解酵素，能使皮肤角质软化，对皮肤赘疣、粗糙不光滑者，长期服用也有疗效。

薏米含有大量的维生素 B_1，可以改善粉刺、黑斑、雀斑与皮肤粗糙等现象，是皮肤光滑、美白的好帮手。现代药理研究证实，薏米还有抗癌作用，其抗癌成分为“薏苡仁脂”“薏苡仁内脂”两种，尤其对子宫癌有明显的效果。

由于薏米不容易煮熟，过度烹煮又会破坏效果，所以煮之前最好先用水浸泡三个小时以上。薏米热量不高，却有饱足感，是极富营养、又能清除体内杂质的膳食。

4．黑米。

黑米又称紫米，外表黑黑的颜色，主要是因为米粒外部的皮层含有花青素，具有抗衰老作用，富含粗蛋白、氨基酸、维生素 B_1、维生素 B_2、铁与特有的黑色素，具有滋阴、补肾、健脾暖胃、明目活血等功用，有“黑珍珠”和“世界米中之王”的美誉。

黑米无论煮粥或焖饭都不失为一种理想的滋补食品。为了更多地保存营养，黑米往往不像白米那样精加工，而是多半在脱壳之后以“糙米”的形式直接食用。这种口感较粗的黑米最适合用来煮粥，而不是做成米饭。黑米不易煮烂，因此煮前应先浸泡，泡米用的水要与米同煮，以保存其中的营养成分。夏季要用水浸泡一昼夜，冬季浸泡两昼夜。然后用高压锅烹煮，只需20分钟左右即可食用。为了避免黑米中所含的色素在浸泡中溶于水，泡之前可用冷水轻轻淘洗，不要揉搓。一般来说，黑大米和黑糯米用来煮粥口感最好。黑籼米煮粥时，最好配些糯米来增加黏度。

除了粥之外，黑米还可以做成点心、汤圆、粽子、面包等。现在还开发出了黑米酒，其中含有黑色素，能起到保健作用。

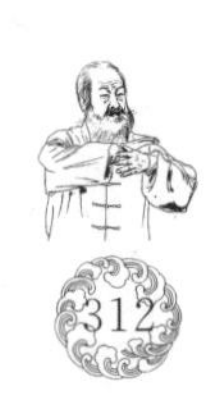

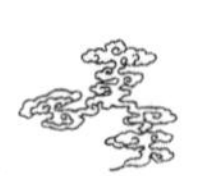

择水第二

取对水方得正味

《老老恒言》曰：水类不一，取煮失宜，能使粥味俱变。

说到做饭，黄庭坚认为“水火乃第一要务”。而苏轼作《老饕赋》开头也说“水欲新而釜欲洁，火恶陈而薪恶老”，同样是让水火一起坐了首席。其实火倒是其次了，古人钓鲤做脍，今人切番茄做沙拉，都是生吃，无需用火；水却是任何一种烹调方式都离不了的。比如做脍，总得用水把鱼清理干净了；至于做沙拉，就算那蔬菜是真空包装，纯净无比，也得把切菜的刀冲洗一下。还有切面，煮粥，蒸饭，炖肉，泡茶，造酒，更是哪一样都离不开水。

专门就煮粥来说呢，择水仍是至关重要的。粥的主要成分是米和水，而且最主要的是水。我们煮粥恰恰重视的是米，常常忽略了水。其实煮粥和喝茶一样，选择水乃第一要务。水好，煮出的粥好，“取煮失宜，能使粥味俱变”，这并非危言耸听。

《随园食单》中曾记载：所谓粥，是指水米融洽、柔腻如一的形态，即水米要煮到水米交融，米不但烂透，而且应均匀地悬于粥中而没有沉积的程度，这就要求煮粥时水和米的比例要合适，煮的时间也要恰到好处。煮粥时最忌放水过多时，再舀出去，也忌讳煮粥水不够时再添水，这样都会影响粥的味道。

古人做饭的时候，放多少水也是有讲究的。清朝文学家兼美食家李渔爱喝粥，常说“粥米忌增，饭水忌减，米用几何，水用几何，亦有一定度数”，其实这是煮粥常识。清朝另一位文学家兼美食家袁枚把这个常识具体化了，提出“米用一升，水用一斗”的比例关系，就是说在煮粥的时候，每一碗米要配十碗水，才能把粥煮得恰到好处。照我看，这个比例有点儿离谱，因为水和米一比十，水似乎太多，除非搞持久战，小火不断使劲熬，否则粥盛出来跟刷锅水没什么区别。

水还有热水和凉水之分，元朝太医忽思慧说，蒸鸡蛋适合用热水，蒸馒头适合用凉水。这话很对，用热水调鸡蛋，蒸出来的鸡蛋乳白粉嫩，就跟豆腐脑似的，如果用凉水去调，那会让鸡蛋又碎又澥，口感差，还不易消化。热水锅里蒸馒头，馒头骤然受热，内外气压不均衡，馒头皮容易裂开，所以蒸馒头还是凉水锅为好，那样出锅的馒头才能匀白光滑，绵软可口。

经常煮粥的朋友都知道，每一碗米配八碗水是适当的，或者想熬稠一些，配六碗水、七碗水也成。用电磁炉煮粥比较费水，用电饭锅煮粥比较省水。最省水的是高压锅，水和米一比六刚刚好；最费水的是煤炉子，水和米一比九的比例刚刚好。但是用煤炉子煮出来的粥最香。

煮粥取水是重要的一环，许多长寿的地区经测试发现，当地的水源质量很高，含有许多微量元素等，饮用水是长寿少致病的重要因素。水，人每时每刻离不开，人体除了肌肉骨骼外，成分大部分是“水”构成的。水决定着“生杀”大权，决定着人是患疾病还是健康，所以在此强调，煮粥用水，切勿草率。

择水不能草率

《老老恒言》曰：初春值雨，此水乃春阳生发之气，最为有益；梅雨湿热熏蒸，人感其气则病，物感其气则霉，不可用之明验也；夏秋淫雨为潦，水郁深而发骤，昌黎诗：“洪潦无根源，朝灌夕已除。”或谓利热不助湿气，窃恐未然；腊雪水甘寒解毒，疗时疫；春雪水生虫易败，不堪用。此外长流水四时俱宜，山泉随地异性，池沼止水有毒。井水清例，平旦第一汲，为井华水，天一真气，浮于水面也。以之煮粥，不假他物，其色天然微绿，味添香美，亦颇异凡。缸贮水，以朱砂块沉缸底，能解百毒，并令人寿。

《老老恒言》说：煮粥的第二步是放水，水有多种，不同的水，煮出来的粥味道是不同的。初春的雨水最好，因为春天正是阳气升发之时，用这种水煮粥，对人体最为有利；梅雨季节湿热熏蒸，这时的雨水人接触了会生病，东西接触了会发霉，所以不可用它煮粥；夏秋雨水多，有时水会积得很深，甚至出现洪水，有认为这种水来得快去得快，所以说它可以利热而不会助长湿气，但恐怕也未必如此；冬天的雪水甘寒解毒，可以治疗传染病；而春天的雪水则不能用，它容易长虫子，容易腐败。由此可见，煮粥时三种水最好，一是初春的雨水，此水乃春阳生发之气，益人；二是山泉江河长流水，四时皆宜；三是早上最先打上来的井水，清例有真气。

中国古代的文人用水更讲究。朱彝尊是康熙年间的翰林，平生不饮三种水：冰水、暴雨水、池塘中水，因为冰水太寒，暴雨水太脏，池塘中水又溶解了太多的有机物。据这位朱翰林说，煮粥一定要用井水，而且一定要用隔夜的井水；洗脸也一定要用井水，而且一定要用早晨新打的第一桶井水，如果是上午打的井水，或者虽然是早晨打的，但在自己打之前已经有别人打过了，那就干脆不洗脸；蒸饭一定要用河水，因为河水照到的阳光比井水多，蕴含的“太阳真气”自然也多；造酒一定要用泉水，因为泉水比较甘甜，造出来的酒也甘甜，但是切忌使用那种流得太急的泉水，否则造出来的酒不醇；冲茶一定要用雨水，因为雨水比较清浮，泡出来的茶也清浮，但是切忌使用暴雨、雷雨和七月十五那天下的雨，因为暴雨和雷雨蕴含的戾气太多，冲出来的茶会很有臭味儿，而七月十五是鬼节，这天的雨水阴气太重。

泉水富含钙、镁，比较硬，确实适合造酒。雨水中钙、镁的含量远低于河水、井水和泉水，比较软，确实适合泡茶。但是，酒醇不醇跟泉水的流速是没有关系的，雷暴雨里面蕴含的是杂质而不是戾气，鬼节那天的雨水也不会特意带点儿“阴气”——鬼节是人定的。所以总的来看，朱彝尊的那些讲究并不科学。

除了雨雪水之外，四季的长流水都可以用。但各地的山泉因地方不同，水的性质会有所不同。池塘的死水是有毒的，不可用。井水清例，尤其是清晨的第一桶水最好，它集合了天与地的真气，用它煮粥，不用放任何辅料，粥的颜色天然微绿，味道十分香美。

《老老恒言》所介绍的水，对我们今天大多数人来讲，要想找到有一定难度。但今天的饮水习惯将决定着你多年后的健康状况。由于认识到水的重要性，现在社会上推出了各种各样的水，名目繁多，令人目不暇接，更让人无从选择，那么我们应该饮用什么水呢？最实际的是我们身边的自来水，自来水是符合国家生活用水标准的水源，是在自来水厂严格控制下生产的，喝煮开后的自来水完全可以放心。但喝自来水需注意：

1. 自来水不可以直接饮用：尽管自来水的卫生质量符合国家卫生标准，但未经煮沸的自来水最好不喝，因为自来水是生活饮用水，而不是直接饮用水，这两者之间是存在巨大

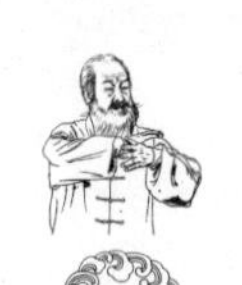

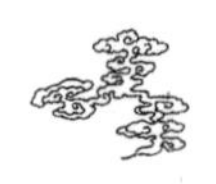

差别的。

2. 不要饮重新煮开的水：有人习惯把热水瓶中的剩余温开水重新烧开再饮，这种“节约”不可取。因为水烧了又烧，使水分再次蒸发，亚硝酸盐含量会升高，常喝这种水，亚硝酸盐会在体内积聚，引起中毒。

3. 不喝停用一夜的水：经过一夜，水龙头及附近水管中的自来水是静止的，这些水会与金属管壁及水龙头金属腔室产生水化反应，形成金属污染水，并且自来水中的残留微生物也会繁殖起来，因此不宜饮用，也不宜用来刷牙漱口，而应当将这种有害的“死水”放掉，方可饮用。另外，蒸锅水、千滚水、老化水，又称“死水”，就是长时间贮存不动的水都不宜饮用。

现在不少人家在水龙头上安装一个简易的净水装置也值得一试，不过要注意净水装置的质量问题。除了自来水外，饮用水还包括干净的天然泉水、井水，也包括经过处理的矿泉水、纯净水等。矿泉水是一种自然资源，由地层深处开采出来，含有丰富的稀有矿物质，略呈碱性，对健康有一定作用。

纯净水，经多重过滤，去除了各种微生物、杂质和有益的矿物质，是一种软水，优点是干净，但许多人认为它不够营养，长期饮用会造成矿物元素代谢失衡。

火候第三

《老老恒言》曰：煮粥以成糜为度，火候未到，气味不足，火候太过，气味遂减。火以桑柴为妙，《抱朴子》曰："一切药不得桑煎不服。"桑乃箕星之精，能除风助药力。栎炭火性紧，粥须煮不停沸，则紧火亦得。煮时先煮水，以杓扬之数十次，候沸数十次，然后下米，使性动荡，则输运捷。煮必瓷罐，勿用铜锡，有以瓷瓶入灶内，砻糠稻草煨之，火候必致失度，无取。

人们常评价一道菜肴没有达到应有的口味质量，原因是"火候不到"，这说明对菜肴的味道来说，火候与调味是同样重要的。而对火候的讲究不同烹调方法各有不同，正是在火候上的微妙变化，才形成了烹调方法的多样化和菜肴食品的多姿多彩。所以掌握火候成为美味佳肴的关键步骤。

煮粥亦是如此，除择水与择米外，煮粥的火候掌握也有技巧。掌握适宜的火候不光是为了使原料成熟，或者为了改变原料的质感，而且还有一个很重要的目的，就是为了体现和提取原料中的美味。没有经过加热的原料一般来说是缺少美味的，只有少数的蔬菜可以生吃。煮粥时应先煮水，煮水的过程中用勺不断扬水数十次，等水开了，让水沸数十次再下米。

一般说来，煮新米时，应用快火烧开，再用小火煮熟，煮熟后立即食用；而陈年老米或炒米应用小火煮开，煮熟后还应关火焖片刻，让米收尽锅中湿气，才能食用。针对一些难以煮烂的谷物，还应用凉水浸泡片刻，如豆类、花生等应泡软后再下锅；如果搭配山药、红薯等大块配料，还应将其切块后再下锅。

另外，有些老人喜欢在不容易烂的粥中加入碱，以减少煮粥的时间。其实，这种做法是错误的，碱虽然可以加速粥米糜烂，但却破坏了粥米中的维生素，降低了粥米的营养价值。最好的煮粥方法是，先将米浸泡两个小时，然后搭配洗净的莲子、芡实、百合等慢慢熬煮。其中不要再加入任何东西，即使是水也最好减少，直到粥米完全熟烂即可。

掌握适宜的火候除了要熟知各种材料的特性以及各类材料煮粥所需火候大小之外，还有一个重要的基础，就是有一套好的灶具，灶具有什么玄机呢？

煮粥一定要用瓷罐，不可用铜或锡质的容器。我们现在煮粥可选择的锅有多种：

1. 砂锅：砂锅是以沙质陶器制成的锅，经过高温烧制而成，质地多孔，具有通气性好、传热均匀、散热慢等特点。砂锅能均衡而持久地把外界热能传递给内部原料，相对平衡的环境温度，有利于水分子与食物的相互渗透，这种相互渗透的时间维持得越长，鲜香成分溢出得越多，因此砂锅熬的粥味道很好。

2. 高压锅：又叫压力锅，可以将食品加热到100摄氏度以上，它以独特的高温高压功能，大大缩短了煮粥的时间，节约了能源。

3. 电饭锅：是一种能够进行蒸、煮、炖、煨、焖等多种加工的现代化炊具，不但能够把食物煮熟，而且能够保温，使用起来清洁卫生，没有污染，省时省力。用它熬粥也是不错的选择。

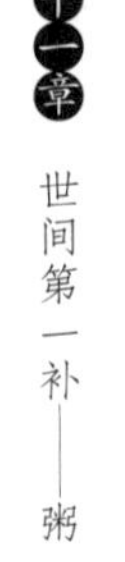

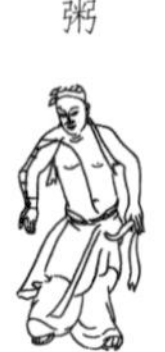

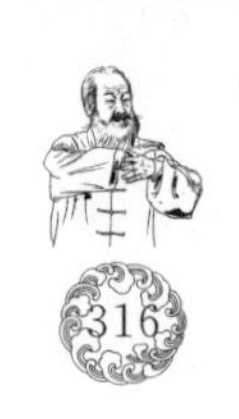

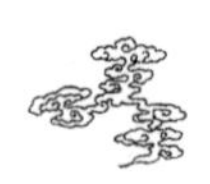

食候第四

食粥宜空腹

《老老恒言》曰：老年有竟日食粥，不计顿，饥即食，亦能体强健，享大寿，此又在常格外。就调养而论，粥宜空心食，或做晚餐亦可，但勿再食他物，加于食粥后。食勿过饱，虽无虑停滞，少觉胀，胃即受伤。

《老老恒言》说：老年人有的终日食粥，不计顿数，饿了就食，也能身体强健，享有高寿，但这毕竟是个别的。从调养的角度来讲，粥应该在空腹时食，或作为晚餐。晚餐食粥后，就不要再吃其他食物了。粥不可吃得太饱，虽然粥不会引起食滞，但稍微感觉胃脘部有些胀了，胃就已经受伤了。食粥最好食热粥，如食粥后微微出点汗，那就更好了，可以通利血脉。食粥时不要佐以其他食品，这样才能充分发挥粥的作用。如感到太淡，可以用少量有咸味的食物沾唇，以解决太淡的问题。

以粥为食，本来咸甜荤素均可，浓淡稀稠皆宜，但作为养生手段，按道家、佛家、养生家、太医的经验，都以清晨空腹吃白粥最适合。

曹庭栋老先生少年多病，终生不出乡里，寄情村野山水之间，修身力学，工诗画，成文学大家，其著作《四库全书》亦多采用。曹庭栋因在当时的医疗环境下可享九十多岁高寿，一时成为养生佳话。而曹庭栋亦将古人的养生心得与自己的实际经验结合，写成“养生随笔”，命名为《老老恒言》，老老，即老吾老，有养老、安老之意，享受健康长寿的宝典。书的前文也提到说：“每日空腹，食淡粥一瓯，能推陈致新，生津快胃，所益非细。如杂以甘咸之物，即等寻常饮食。”清楚地讲明，清粥若加以其他佐物，就等于是普通食物了。

唐朝医学家孙思邈，因少年多病而学医，并以佛家与道家的智慧来养生，活到一百多岁，他亦主张清晨食白粥。另外，又将中药煮粥，利用“米气”与水分做“药引”，根据五脏六腑的“生物时钟”，去调理身体，治疗疾病。

古时没有冰箱，粥都是每顿煮好后趁微温即食。时下用来充饥，粥煮好了，吃不完，放在冰箱，要吃时再煮沸加上其他辅料，无妨。但作为养生的晨粥，还是新煮成的有益正气。

清代赵学敏撰写的《本草纲目拾遗》中记载，米油“黑瘦者食之，百日即肥白，以其滋阴之功，胜于熟地，每日能撇出一碗，淡服最佳”。清代医学家王孟英在他的《随息居饮食谱》中则认为“米油可代参汤”，因为它和人参一样具有大补元气的作用。通常所说的粥油是由小米或大米熬粥后所得的。中医认为，小米和大米味甘性平，都具有补中益气、健脾和胃的作用。二者用来熬粥后，很大一部分营养进入汤中，其中尤以粥油中最为丰富，是米汤的精华，滋补力强。

喝小米粥时，小米可单独熬粥，也可与大米一起熬。做粥时，清水沸开再入锅，以大火沸煮；漂起米油后，改为小火慢熬，待到米油增多加厚成脂、米粒开花，粥就熬好了。小米粥油适用于消化不良、食欲不佳的人服用。

大米粥也很好，尤其是长长的香米，熬出来的米油有特殊的清香味。熬粥前将米浸泡1个小时最好，让米粒膨胀开，熬出的粥黏，口感好。想将粥熬好的话，可将米泡一个晚上，第二天早晨再煮，粥更稠，取最上面一层油，冷却后极黏稠，富有光泽。

老年人不同程度存在着肾精不足的问题，如果常喝粥油，可以起到补益肾精、益寿延年的效果；产妇、患有慢性胃肠炎的人经常会感到元气不足，喝粥油能补益元气、增长体力，促进身体早日康复。

老人喝粥的时候最好空腹，再加入少量食盐，可起到引“药”入肾经的作用，以增强粥油补肾益精的功效。另外，根据中医“药食同源”的理论，煮粥的时候加少许党参或太子参，对老人气虚、动辄气喘、疲劳有效；加山药、扁豆花，可帮助消化，对慢性腹泻有一定作用；加榛子仁、枸杞，还有养肝益肾、明目美肤的作用。

冬季最好食热粥

《老老恒言》曰：食宁过热，即致微汗，亦足通利血脉。食时勿以他物侑食，恐不能专收其益，不获已。但使咸味沾唇，少解其淡可也。

冬季，寒冷气候影响人体的内分泌系统，使人体的甲状腺素、肾上腺素等分泌增加，从而促进和加速蛋白质、脂肪、碳水化合物三大类热源营养素的分解，以增加机体的御寒能力，这样就造成人体热量散失过多。因此，冬季应常食有养心除烦作用的小麦粥、益精养阴的芝麻粥、消食化痰的萝卜粥、养阴固精的胡桃粥、健脾养胃的茯苓粥、益气养阴的大枣粥等。常食热粥有增加热量和营养功能。

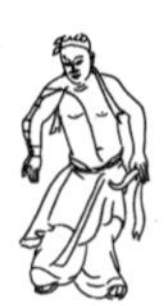

养生学家提出，冬季养生宜多食热粥。如“腊八粥”、赤豆粥、小米粥、大米粥、皮蛋粥、莲子粥、绿豆粥、大枣粥……常食此类粥有增加热量和营养的功能。此外，还有养心除烦作用的小麦粥、益精养阴的芝麻粥、消食化痰的萝卜粥、养阴固精的胡桃粥、健脾养胃的茯苓粥、健胃益气的杏仁粥、储精蓄锐的党参粥。值得一提的是，热粥不宜太烫，亦不可食用凉粥，少而精乃为上策。

养生家提出，冬季养生宜多食热粥。如我国民间有冬至吃赤豆粥及腊月初八吃“腊八粥”的习惯，常吃此类粥有增加热量和营养功能。此外，还可常食有养心除烦作用的小麦粥、益精养阴的芝麻粥、消食化痰的萝卜粥、养阴固精的胡桃粥、健脾养胃的茯苓粥、益气养阴的大枣粥等。

从立冬开始就已经进入冬季了，冬季人的体内阳气潜藏，因此，冬季的养生要以敛阴护阳为原则。冬季食粥，在寒冷的气温下，喝上一碗热热乎乎、香美可口的粥，是下班回家的大人们、放学归来的孩子们以及在家休养的老人们的美餐。煮粥通常用大米，大米性平味甘，而其他米如小米、糜子米、薏仁米都是味甘、性微寒，因此，冬日食大米更有益。大米有和胃气、和五脏、补脾虚、壮筋骨之功效，除了煮大米粥外，还可以煮山药粥、栗子粥、芝麻粥、杏仁粥、核桃枸杞粥、梨粥、牛肚大米粥。

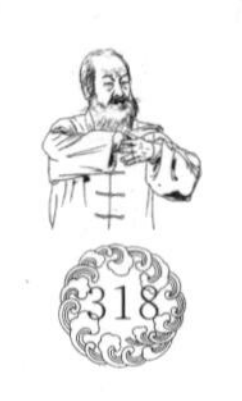

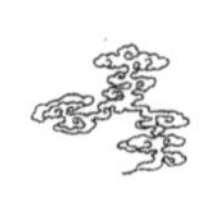

上品三十六

1. 莲肉粥

《老老恒言》曰：《圣惠方》：补中强志。按：兼养神益脾固精，除百疾。去皮心，用鲜者煮粥更佳，干者如经火焙，肉即僵，煮不能烂，或磨粉加入。湘莲胜建莲，皮薄而肉实。

⊙参考粥谱

【原料】去皮和心的莲子或者莲子粉 15 克、大米 30 克、红糖适量。

【做法】将上述 3 种原料一同放入砂锅，然后加水适量，用小火慢熬，直到粥成黏稠状，即可食用。

【功效】安神、补心养血、健脾止泻、益肾固精。适用于脾虚、泄泻以及肾虚不固、遗精、尿频、带下、心悸、虚烦失眠等症状。

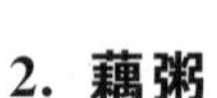

2. 藕粥

《老老恒言》曰：慈山参入。治热渴，止泻，开胃消食，散留血，久服令人心欢。磨粉调食，味极淡，切片煮粥，甘而且香，凡物制法异，能移其气味，类如此。

⊙参考粥谱

【原料】藕或者藕粉 150 克、糯米 100 克、糖桂花少许、白糖适量。

【做法】将藕洗干净，削皮后切成滚刀块状，或者取藕粉加水适量，然后下淘净的糯米煮粥，煮沸后改小火煮至米粒熟烂，加入桂花少许，白糖适量，搅匀，即可食用。

【功效】补心养血、开胃助食、清热润肺。适用于年老体虚、食欲不佳以及热病后口干烦渴者。

3. 荷鼻粥

《老老恒言》曰：慈山参入。荷鼻即叶蒂，生发元气，助脾胃，止渴、立痢、固精。连茎叶用亦可，色青形仰，其中空，得震卦之象。《珍珠囊》云：煎汤，烧饭和药，治脾，以之煮粥，香清佳绝。

⊙参考粥谱

【原料】干荷鼻（即荷叶的叶蒂，7～9 月采摘荷叶时，将叶基部连同叶柄周围的部分叶片剪下，晒干或鲜用）20～30 克、大米 200 克。

【做法】将干荷鼻（荷叶桶）煎汤，留取汁液，然后加入大米煮粥，味道清香绝妙。还可以在粥中加入中药熬成药粥，药粥中可加入适量冰糖服食。

【功效】生发元气、清热利尿、去火润燥、强胃健脾、治疗脾虚，还可以达到降血压、降血脂的功效。适用于高血压、高脂血症、肥胖症，以及夏天感受暑热致头昏脑涨、胸闷烦渴、小便短赤等。

4. 芡实粥

《老老恒言》曰：《汤液本草》：益精强志，聪耳明目。按：兼治湿痹，腰脊膝痛，小便不禁，遗精白浊。有粳、糯二种，性同，入粥俱需烂煮，鲜者佳，杨雄《方言》曰：南楚谓之鸡头。

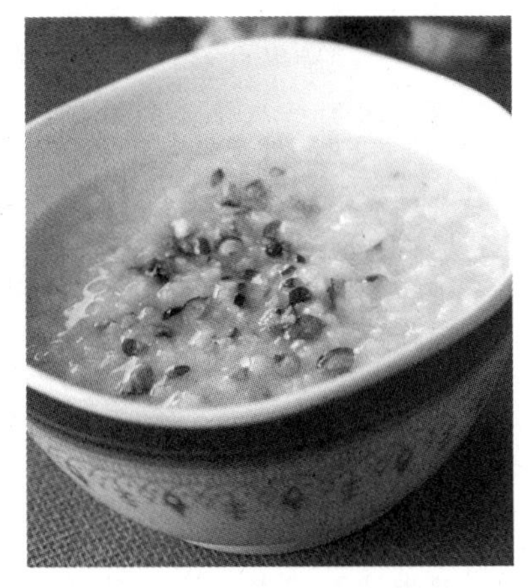

⊙参考粥谱

【原料】芡实300克、糯米300克、白砂糖20克。

【做法】先将芡实洗净、泡软，将新鲜的芡实研烂成膏状，陈一点的则研成粉状；再将糯米淘洗干净，两者同煮成粥，食时加少量白糖，食用此粥时也可用红糖代替白糖，搅匀后盛出即可食用。

【功效】聪耳明目、强胃健脾、益肾固精，兼治湿痹、腰脊膝痛、小便不禁。适用于腰膝疼痛、遗精、带下者，尤其适宜产后恢复调理及反复腹泻者食用。

5. 薏苡粥

《老老恒言》曰：《广济方》：治久风湿痹。又《三福丹书》云：补脾益胃、按：兼治筋急拘挛，理脚气，消水肿。张师正《倦游录》云：辛稼轩患疝，用薏珠东壁土炒服，即愈，乃上品养心药。

⊙参考粥谱

【原料】薏苡仁200克、大米100克。

【做法】将薏苡仁置于水中泡至发胀，然后将薏苡仁和洗净的大米一起放入锅中，用大火煮开后再改成温火熬煮至粥稠。食粥前可在粥内加入白糖以调味。

【功效】提高人体免疫功能，促进血液循环，从而减少患高血压的风险；大米能预防糖尿病、脚气病、老年斑和便秘等疾病；大米米糠层的粗纤维分子，有助于胃肠蠕动，对胃病、便秘、痔疮等疗效很好。适用于脾虚腹泻、老年性浮肿、小便不利、风湿痹痛、筋脉拘挛等。

6. 扁豆粥

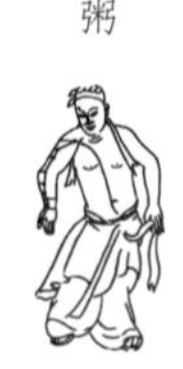

《老老恒言》曰：《延年秘旨》：和中补五脏。按：兼消暑除湿解毒，久服发不白。荚有青、紫二色，皮有黑、白、赤、斑四色，白者温，黑者冷，赤、斑者平。入粥去皮，用干者佳，鲜者味少淡。

⊙参考粥谱

【原料】白扁豆30克、人参10～15克、大米100克。

【做法】将白扁豆去皮加水煮，快熟之时，加入大米煮粥；同时煎人参留取汤汁，粥熟时，将人参汁加入搅拌均匀即可食用。

【功效】健脾强胃、益肾固精、健脾止泄。用于脾虚有湿，体倦乏力，食少便滤，皮肤黯黑、色斑或水肿，妇女带下；或暑湿阻滞、脾胃不和之呕吐腹泻等。

7. 御米粥

《老老恒言》曰：《开宝本草》：治丹石发动，不下饮食。和竹沥入粥，按：即罂粟子，

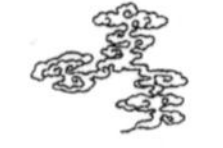

《花谱》名丽春花二兼行风气，逐邪热，治反胃、痰滞、泻痢，润燥固精。水研滤浆入粥，极香滑。

⊙参考粥谱

【原料】御米（罂粟子）200克、人参末15克、生红薯1个、生姜和食盐少许。

【做法】将御米（罂粟子）、人参末、生红薯一起放入锅中煮粥；同时将生姜磨汁或切成碎末状，等粥成后，加入生姜汁（末）和食盐搅拌均匀，即可服食。

【功效】适用于食欲不振、反胃、不下食以及痰滞者。

8. 姜粥

《老老恒言》曰：《本草纲目》：温中，辟恶气。又《手集方》云：捣汁煮粥，治反胃。按：兼散风寒，通神明，取效甚多。《朱子语录》有"秋姜夭人天年"之语，治疾勿泥。《春秋运斗枢》曰：璇星散而为姜。

⊙参考粥谱

【原料】大米200克、姜20克、香油适量。

【做法】将大米淘洗干净，放入水，倒入香油搅匀后浸泡30分钟。将姜去皮，洗净，切成细丝；将淘洗干净的大米放入锅中，加水适量煮开后放入姜丝，用小火煮熟即可。

【功效】姜粥既除烦止呕，又清胃和中，特别适合孕早期伴有呕吐症状的准妈妈食用。

9. 香稻叶粥

《老老恒言》曰：慈山参入。按：各方书俱赡走淋汁用，惟《摘元妙方》，糯稻叶煎，露一宿，治白浊。《纲目》谓气味辛热，恐未然。以之煮粥，味薄而香清，薄能利水，香能开胃。

⊙参考粥谱

【原料】香稻叶若干、大米100克。

【做法】先将大米洗净、浸泡，然后煎香稻叶，丢弃煎熬后的渣而留取汤汁，将汤汁和大米一起入锅煮粥。

【功效】芳香开胃、生发元气、清热利尿、去火润燥。治妇女带下及湿热滞脾、不思饮食等。

10. 丝瓜叶粥

《老老恒言》云：慈山参入。丝瓜性清寒，除热利肠，凉血解毒。叶性相类，瓜长而细，名马鞭瓜，其叶不堪用瓜短而肥，名丁香瓜。其叶煮粥香美，拭去毛，或姜汁洗。

⊙参考粥谱

【原料】鲜丝瓜叶60克、大米60克、白糖适量。

【做法】先将大米洗净、浸泡，再将丝瓜叶洗净放入锅中加水适量煎煮15分钟，然后滤取煎汁，煮大米为粥，粥成加白糖适量调味。

【功效】清热解毒、消暑利湿。适用于脾胃虚寒，湿泻者忌食。

11. 桑芽粥

《老老恒言》曰：《山居清供》：止渴明目。按：兼利五脏，通关节，治劳热，止汗。《字说》云：桑为东方神木，煮粥用初生细芽，苞含未吐者，气香而味甘。《吴地志》曰：焙干代茶，生津清肝火。

⊙参考粥谱

【原料】桑芽（春天初生细芽含苞未展者）60克、糯米200克。

【做法】将放于锅中的桑芽烘焙，使幼叶变软。用水煎后弃渣取汁，然后将桑叶汤汁同糯米一同入锅煮粥。

【功效】清肝明目、疏通经络、祛热止汗。适用于肝旺目昏。

12. 胡桃粥

《老老恒言》曰：《海上方》：治阳虚腰痛，石淋五痔按：兼润肌肤，黑须发，利小便，止寒嗽，温肺润肠。去皮研膏，水搅滤汁，米熟后加入，多煮生油气，或加杜仲、茴香，治腰痛。

⊙参考粥谱

【原料】胡桃肉60克、大米200克。

【做法】将胡桃去皮，然后把胡桃肉研成膏状，用水搅后滤汁。将洗净的大米放入锅中煮粥，米熟后将胡桃肉汁加入，搅拌均匀即可，食用前还可以在粥里加入杜仲、茴香。

【功效】滋润皮肤、乌发、利尿、益肾固精、温润肠肺。适用于受寒咳嗽、腰痛脚弱、阳痿滑精、尿频、大便燥结等症，还可以治疗腰痛。

13. 杏仁粥

《老老恒言》曰：《食医心镜》：治五痔下血。按：兼治风热咳嗽，润燥。出关西者名巴旦，味甘尤美去皮尖，水研滤汁，煮粥微加冰糖，《野人闲话》云：每日晨起，以七枚细嚼，益老人。

⊙参考粥谱

【原料】甜杏仁（去皮、尖）20克、大米100克。

【做法】将甜杏仁去皮和尖，然后研成泥状，用水搅拌后滤汁液；将大米淘洗干净，与杏仁汁混合，加水适量煮开，再用慢火煮烂即成，食用时可以加适量冰糖。

【功效】去火润燥、止咳平喘。适用于风热咳嗽、气喘。健康人经常食用能防病强身，老年人每天早晨嚼7颗杏仁，可以益寿延年。

14. 胡麻粥

《老老恒言》曰：《锦囊秘录》：养肺耐饥耐渴。按：胡麻即芝麻，《广雅》名藤宏，坚筋骨，明耳目，止心惊，治百病。乌色者名巨胜，仙经所重，栗色者香却过之，炒研加水，滤汁入粥一。

⊙参考粥谱

【原料】胡麻（即芝麻，黑芝麻更好）、大米各适量。

【做法】将胡麻放于锅中烘焙后研烂成泥（也可直接用芝麻粉），然后与洗净的大米一同放入锅中煮粥。

【功效】益气力、坚筋骨、乌发、静心明目、益肾固精、润肺止嗽。

15. 松仁粥

《老老恒言》曰：《纲目》方：润心肺，调大肠。按：兼治骨节风，散永气寒气，肥五

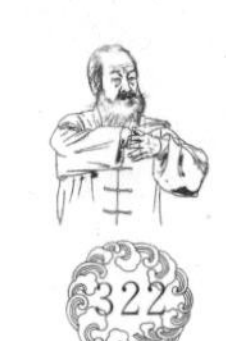

脏，温肠胃。取洁白者，研膏入粥，色微黄，即有油气，不堪用。《列仙传》云：偓佺好食松实，体毛数寸。

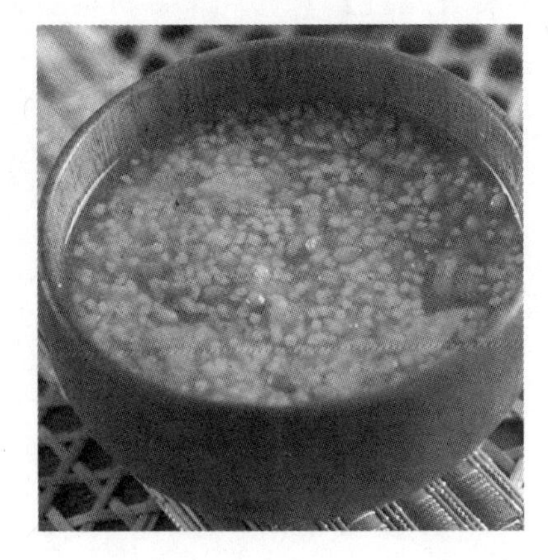

⊙参考粥谱

【原料】松仁30克、大米60克。

【做法】先将大米洗净、浸泡，然后放入锅中煮粥，再将松仁和水研成膏状，放于锅内与大米一同煮，煮两次沸三次之后即可食用。

【功效】清肺纳气、润肠通便。适用于老年气血不足或热病伤津引起的大便秘结。还有缓解风湿性关节炎、温润肠胃的功效。

16. 菊苗粥

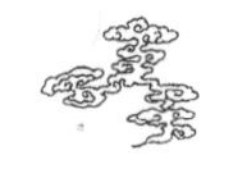

《老老恒言》曰：《天宝单方》：清头目。按：兼除胸中烦热，去风眩，安肠胃。《花谱》曰：茎紫，其叶味甘者可食，苦者名苦薏，不可用。苗乃发生之气聚于上，故尤以靖头目有效。

⊙参考粥谱

【原料】甘菊新鲜嫩芽或幼苗25克、大米100克、冰糖适量。

【做法】将甘菊苗幼苗或嫩芽洗净切碎，放入锅内煎水取汁，将甘菊汁与洗净的大米一同放入锅内，煮成稀薄粥，可加入适量冰糖。

【功效】降低血压、清肝明目、润肠通便。适用于高血压、高脂血症及老年气血不足或热病伤津引起的大便秘结。脾胃虚寒、慢性腹泻者不宜服。

17. 菊花粥

《老老恒言》曰：慈山参入。养肝血，悦颜色，清风眩，除热解渴明目。其种以百计。《花谱》曰：野生单瓣，色白，开小花者良，黄者次之，点茶亦佳，煮粥去蒂，晒干磨粉和入。

⊙参考粥谱

【原料】菊花30克、大米200克。

【做法】将新鲜大米洗净，放于锅中煮，将菊花去蒂，研成细末，米快熟之时放入锅中，改用小火慢熬成粥；或者蒋菊花洗净，加清水适量，水煎取汁，将菊花汁与洗净的大米同入锅煮粥。

【功效】散风热、清肝明目、解毒等功效，经常服用还可防治风热感冒，头痛眩晕，目赤肿痛等病，对高血压患者还有降压的作用。

18. 梅花粥

《老老恒言》曰：《采珍集》：绿萼花瓣，雪水煮粥，解热毒。按：兼治诸疮毒。梅花凌寒而绽，将春而芳，得造物生气之先，香带辣性，非纯寒。粥熟加入，略沸。《埤雅》曰：梅入北方变杏。

⊙参考粥谱

【原料】白梅花10克、大米200克。

【做法】先将大米洗净，放入锅内煮成粥，然后加入白梅花，煮沸两三分钟即可。食用时可加入适量白糖。

【功效】能疏肝理气、激发食欲。食欲减退者食用效果颇佳，健康者食用则精力倍增。

19. 佛手柑粥

《老老恒言》曰：《宦游日札》：闽人以佛手柑做菹，并煮粥，香清开胃。按：其皮辛，其肉甘而微苦，甘可和中，辛可顺气，治心胃痛宜之，陈者尤良。入粥用鲜者，勿久煮。

⊙参考粥谱

【原料】佛手柑 10～15 克、大米 50～100 克、冰糖适量。

【做法】将佛手柑水煎，去渣取汁。将大米洗净，与佛手柑汤汁、冰糖适量一同放入锅内熬粥。

【功效】味辛酸，性温无毒，入肝、胃经，是理气止痛，开胃进食之佳品。对于中老年人体虚胃弱，消化力差所引起的食欲不振、胃痛胁胀、嗳气吐逆、胸胞气闷均有辅助治疗作用。患有慢性胃炎时，经常吃些佛手柑粥，也有较好的效果。

20. 百合粥

《老老恒言》曰：《纲目》方：润肺调中。按：兼治热咳脚气。嵇含《草木状》云：花白叶阔为百合，花红叶尖为卷丹，卷丹不入药。窃意花叶虽异，形相类而味不相远，性非迥别。

⊙参考粥谱

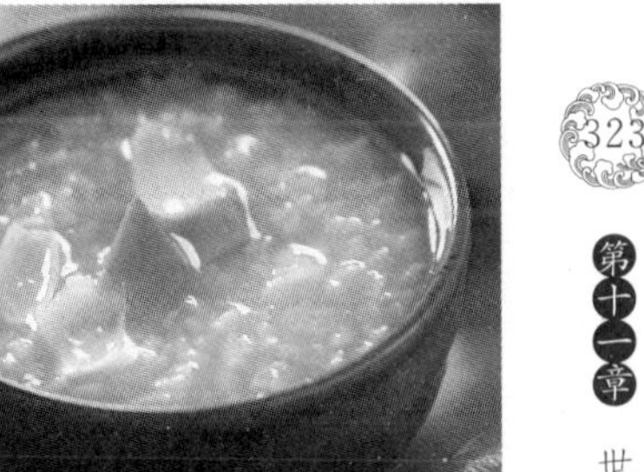

【原料】鲜百合 50 克、大米 100 克、冰糖适量。

【做法】将鲜百合冲洗干净，逐瓣掰开；放入沸水锅内略汆后捞出，再用冷水浸泡半小时；大米淘洗干净，用冷水浸泡半小时，捞出沥干水分；锅中加入约 1000 毫升水，将大米放入，用旺火烧沸；下入百合，改用小火熬煮成粥；粥内下入冰糖调匀，再稍焖片刻，即可盛起食用。

【功效】润肺止咳、宁心安神。适于肺燥咳嗽，痰中带

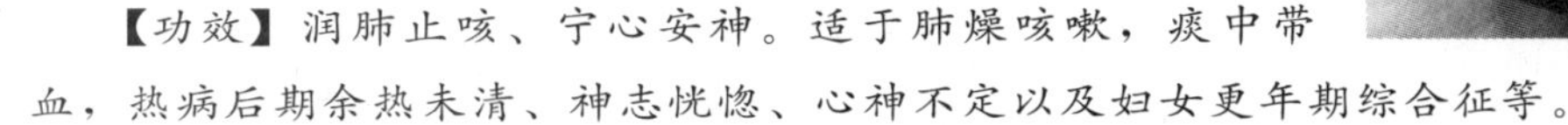

血，热病后期余热未清、神志恍惚、心神不定以及妇女更年期综合征等。

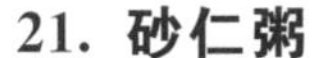

21. 砂仁粥

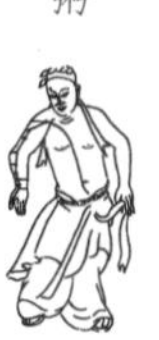

《老老恒言》曰：《十便良方》：治呕吐，腹中虚痛。按：兼治上气咳逆胀痞，醒脾通滞气，散寒饮，温肾肝。炒去翳，研末点入粥，其性润燥：韩悉《医通》曰：肾恶燥，以辛润之。

⊙参考粥谱

【原料】砂仁 3～5 克、大米 100 克。

【做法】先将大米淘洗后，放入锅内，加水适量，如常法煮粥；再把砂仁捣碎成细末，待粥将熟时，将砂仁末放入粥中，搅拌均匀，稍煮即可。

【功效】有调中气、暖脾胃、助消化的功效，温中止呕，理气安胎。主要用来治疗脾虚气逆，妊娠呕吐涎沫，脘腹胀满，食欲不振。

22. 五加芽粥

《老老恒言》曰：《家宝方》：明目止渴。按：《本草》五加根皮效颇多。又云：其叶作蔬，去皮肤风湿，嫩芽焙干代茶，清咽喉，作粥，色碧香清，效同。《巴蜀异物志》名文章草。

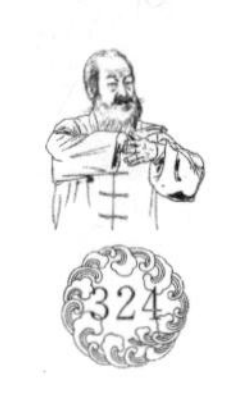

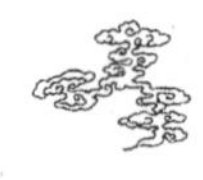

⊙参考粥谱

【原料】刺五加嫩芽30克、大米200克。

【做法】将大米洗净放入锅内煮粥，粥熟后将刺五加嫩芽搅拌入粥，然后将粥熬至糜烂即可。

【功效】明目止渴，清咽喉，对风寒湿痹、腰膝疼痛、筋骨痿软、行动迟缓、体虚羸弱、跌打损伤、骨折、水肿、脚气、阴下湿痒等有较好的辅助治疗作用。阴虚火旺者慎服。

23. 枸杞叶粥

《老老恒言》曰：《传信方》：治五劳七伤，豉汁和米煮。按：兼治上焦客热，周痹风湿，明目安神。味甘气凉，与根皮及子性少别。《笔谈》云：陕西极边生者，大合抱，摘叶代茶。

⊙参考粥谱

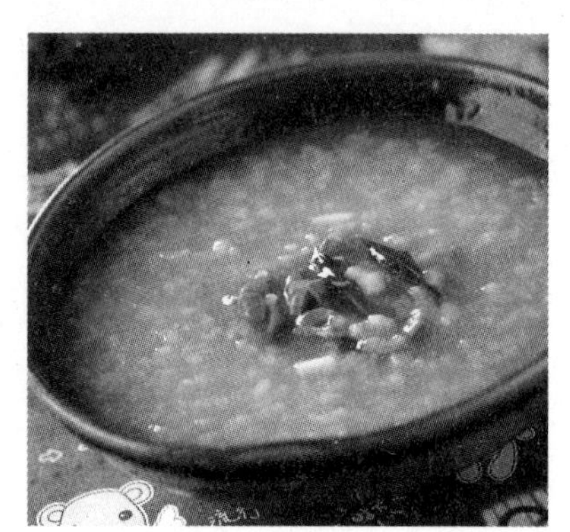

【原料】鲜枸杞叶100克、糯米150克、白砂糖适量。

【做法】先将鲜枸杞叶洗净，将洗净的枸杞叶加水煮沸，过滤后留取汤汁。将糯米、白砂糖和枸杞叶汤一同入锅，熬成稀粥即可。

【功效】清热泻肝、益肾固精、抗衰防老、祛风明目。治虚劳发热、烦渴、目赤昏痛、障翳夜盲、崩漏带下、热毒疮肿等症。

24. 枇杷叶粥

《老老恒言》曰：《枕中记》：疗热嗽。以蜜水涂炙，煮粥去叶食。按：兼降气止渴，清暑毒。凡用择经霜老叶，拭去毛，甘草汤洗净，或用姜汁炙黄，肺病可代茶饮。

⊙参考粥谱

【原料】枇杷叶15克、大米100克、冰糖少许。

【做法】将枇杷叶用布包好加水煎煮，取浓汁，将浓汁去渣后，与淘洗干净的大米一同入锅煮成稀粥，待粥成时加入适量冰糖，继续煮3～5分钟待冰糖融化即成。

【功效】清热润肺、降气止嗽。适用于燥热伤肺之咳嗽痰中带血者。

25. 茗粥

《老老恒言》曰：《保生集要》：化痰消食，浓煎入粥。按兼治疟痢，加姜。《茶经》曰：名有五：一茶，二槚，三蔎，四茗，五荈。《茶谱》曰：早采为茶，晚采为茗。《丹铅录》：茶即古荼字，《诗》“谁谓荼苦”是也。

⊙参考粥谱

【原料】陈茶叶10克、大米300克。

【做法】将陈茶叶加水适量放入锅内煮，煮沸后去渣留取汤汁；将大米洗净，与茶叶汤汁一同放入锅内熬粥。

【功效】生津止渴、清热解毒、消食止泻、清心提神、清热止痢、消食化痰。对防衰老、防癌、抗癌、杀菌、消炎等均有特殊效果。

26. 苏叶粥

《老老恒言》曰：慈山参入。按《纲目》，用以煮饭，行气解肌。入粥功同。按：此乃发表散风寒之品，亦能消痰和血止痛。背面皆紫者佳。《日华子本草》谓：能补中益气，窃恐未然。

⊙参考粥谱

【原料】苏叶10克、大米70克。

【做法】将苏叶洗净切成碎末。将大米洗净后加水适量，大火煮开后转小火熬到粥体浓稠，放入苏叶再煮1分钟即可。

【功效】祛痰驱寒、补气平喘、理气和胃，对风寒感冒、气滞胃痛有非常好的疗效。

27. 苏子粥

《老老恒言》曰：《简便方》：治上气咳逆。又《济生方》加麻子仁，顺气顺肠。按：兼消痰润肺。《药性本草》曰：长食苏子粥，令人肥白身香。《丹房镜源》曰：苏子油能柔五金八石。

⊙参考粥谱

【原料】苏子5克、大米500克、冰糖适量。

【做法】先将苏子捣烂如泥，加水适量，煎取浓汁，去渣，加入大米煮粥，待粥将成时，加入冰糖溶化。

【功效】润肺宽肠、降气消痰、止咳平喘。适用于因肺气较虚，易受寒邪而引起的胸膈满闷、咳喘痰多、食少，以及心血管病患者。大便稀薄的老人忌服。

28. 藿香粥

《老老恒言》曰：《医余录》：散暑气，辟恶气。按：兼治脾胃，吐逆霍乱，心腹痛。开胃进食。《交广杂志》谓：藿香木本。金楼子言：五香共是一木，叶为藿香，入粥用南方草本，鲜者佳。

⊙参考粥谱

【原料】藿香5克、大米50克、白糖适量。

【做法】将藿香摘净，清水浸泡10分钟，然后加适量水放入锅中水煎取汁。将大米洗净煮粥，待粥熟时，将藿香汁、白糖适量一同放入锅内熬粥，再煮一两沸即成。

【功效】芳香化湿、解暑发表、和中止呕，对脾胃湿阻、脘腹胀满、肢体重困、恶心呕吐等卓有效验。适用于湿阻中焦、脘腹胀满、暑湿侵袭、呕吐等。

29. 薄荷粥

《老老恒言》曰：《医余录》：通关格，利咽喉，令人口香。按：兼止痰嗽，治头痛脑风，发汗，消食，下气，去舌苔。《纲目》云：煎汤煮饭，能去热，煮粥尤妥。

⊙参考粥谱

【原料】薄荷10克、大米100克。

【做法】先将大米清洗干净，放入锅内加水熬成大米粥，将熟时放入薄荷，再煮两三沸即成。

【功效】疏散风热、消食下气、清利头目。适用于发热恶风、头目不清、咽痛口渴、咽痛目赤等症状。

30. 松叶粥

《老老恒言》曰：《圣惠方》：细切煮汁作粥，轻身益气。按：兼治风湿疮，安五脏，生

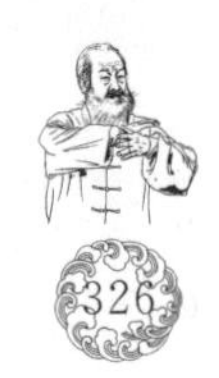

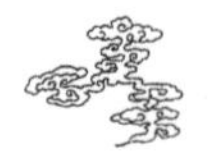

毛发，守中耐饥；或捣汁澄粉曝干，点入粥。《字说》云：松柏为百木之长，松犹公也，柏犹伯也。

⊙参考粥谱

【原料】松叶50克，大米100克，食糖适量。

【做法】先将松叶洗净、切细，与大米同放锅内加入清水同煮，至粥熟，加入食盐调味，即成。

【功效】益气、生发、祛风燥湿。治风湿痿痹及湿疮浮肿等症。

31. 柏叶粥

《老老恒言》曰：《遵生八笺》：神仙服饵。按：兼治呕血便血，下痢烦满。用侧柏叶随四时方向采之，捣汁澄粉入粥。《本草衍义》云：柏木西指，得金之正气，阴木而有贞德者。

⊙参考粥谱

【原料】侧柏叶500克，大米50克，红糖适量。

【做法】将侧柏叶洗净，捣烂榨汁。将大米洗净，加水煮粥，待粥熟，放入侧柏叶汁，搅拌均匀，稍煮片刻，加红糖即成。

【功效】凉血止血。适用于肠道急性炎症、菌痢、黑便、便秘、口臭、呕血、作痛、脘腹胀闷、胃热呕血、痔疮出血等症。

32. 花椒粥

《老老恒言》曰：《食疗本草》：治口疮。又《千金翼》：治下痢腰腹冷。加炒面煮粥。按：兼温中暖肾，除湿，止腹痛。用开口者，闭口有毒。《巴蜀异物志》云：出四川清溪县者良，香气亦别。

⊙参考粥谱

【原料】花椒15克、大米150克。

【做法】先将花椒置锅内炒至发响，油出，研为细末备用；另将大米淘洗干净入锅，加水500毫升，用旺火烧开，转用小火熬煮成稀粥，调入花椒末，混匀即成。

【功效】温通、散寒、除湿、止痛温中。适用于蛔虫病、疝气、泄泻、风寒湿痹、牙痛、呃逆、呕吐、心腹冷痛、蛲虫病等患者。

33. 栗粥

《老老恒言》曰：《纲目》方：补肾气，益腰脚，同米煮。按：兼开胃活血。润沙收之，入夏如新：《梵书》名笃迦，其扁者日栗楔，活血尤良。《经验方》云：每早细嚼风干栗，猪肾粥助之，补肾效。

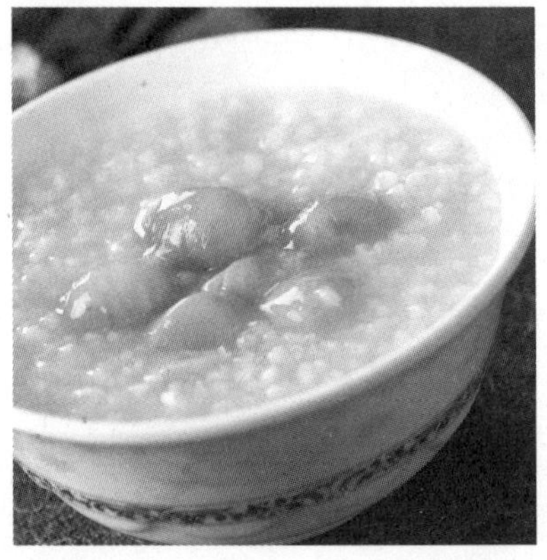

⊙参考粥谱

【原料】栗子5颗、大米100克。

【做法】将栗子与大米放入锅中同煮，粥成便可。

【功效】养胃健脾、补肾强筋、活血止血。适用于老年人腰腿酸痛、关节痛等。

34. 绿豆粥

《老老恒言》曰：《普济方》：台消渴饮水。又《纲目》

方：解热毒。按：兼利小便，厚肠胃，清暑下气皮寒肉平，用须连皮，先煮汁，去豆下米煮。《夷坚志》云：解附子毒。

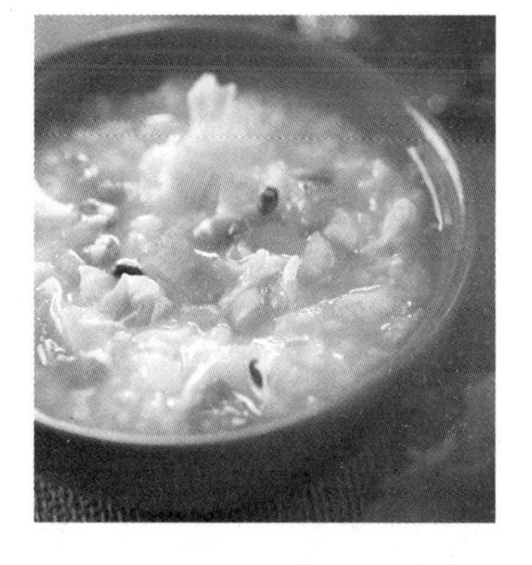

⊙参考粥谱

【原料】绿豆100克、大米300克。

【做法】绿豆用水泡4小时，大米用水泡半个小时。锅中放入水，大火烧开后，放入绿豆和大米，大火煮开后，转小火炖至绿豆开花，粥变黏稠即可。

【功效】清热解毒、解暑、利水消肿、润喉止渴、明目、清肝养胃，对口舌生疮、疮疡痈肿、霍乱吐泻、痰热哮喘、风疹丹毒、药物及食物中毒有一定的治疗作用。适用于中暑、暑热烦渴、疮毒疖肿、食物中毒，还可预防动脉硬化。

35. 鹿尾粥

《老老恒言》曰：慈山参入。鹿尾，关东风干者佳，去脂膜，中有凝血，如嫩肝，为食物珍品，碎切煮粥，清而不腻，香有别韵，大补虚损。盖阳气聚于角。阴血汇于尾。

⊙参考粥谱

【原料】风干鹿尾1个、大米200克，料酒、精盐、味精、芝麻油各少许，陈皮1片。

【做法】将鹿尾用开水浸泡后清洗干净，放入锅中煮约10分钟后捞出。将鹿尾的皮剥下，抠净脂膜，切碎，加入料酒搅拌均匀备用；将大米淘洗干净；将陈皮浸软洗净。然后将洗净的大米、陈皮一同放入锅内，加水适量，旺火煮沸后，将备好的鹿尾碎块入锅，然后改用小火熬煮至粥成，用精盐、味精调好味，再淋上芝麻油即可。

【功效】益肾固精、温暖腰膝、补益阳气、强健体质。适用于身体虚弱、精神疲乏、腰腿酸软、头晕目眩、肾亏精冷、性欲减退、夜多小便、健忘失眠、畏寒肢冷、心悸烦热等症状，是补益强壮保健佳品。

36. 燕窝粥

《老老恒言》曰：《医学述》：养肺化痰止嗽，补而不滞，煮粥淡食有效。按：《本草》不载，《泉南杂记》采入，亦不能确辨是何物。色白治肺，质清化痰，味淡利水，此其明验。

⊙参考粥谱

【原料】燕窝（干品）10克、大米200克，冰糖适量。

【做法】将干燕窝用纯净水浸泡48小时，燕窝轻软膨胀后挑毛、清洗杂质，用纯净水过滤清洗干净；将燕窝撕成细条，燕头处尽量撕细；将洗净的大米与燕窝一同放入锅内，加入水适量，以大火煮沸后改为小火熬成粥，调入冰糖略拌匀，即可食用。

【功效】养阴润燥、益气补中、润肤养颜，可促进免疫功能，有延缓人体衰老，延年益寿的功效。适于体质虚弱，营养不良，久痢久疟，痰多咳嗽，老年慢性支气管炎、支气管扩张、肺气肿、肺结核、咯血吐血和胃痛等病人。

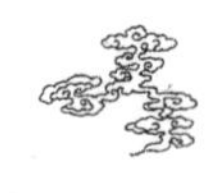

中品二十七

1. 山药粥

《老老恒言》曰：《经验方》：治久泄。糯米水浸一宿，山药炒热，加砂糖、胡椒煮。按：兼补肾精，固肠胃。其子生叶间，大如铃，入粥更佳。《杜兰香传》云：食之辟雾露。

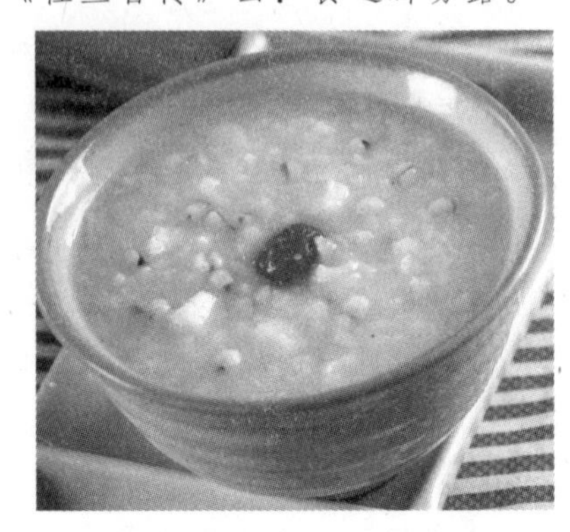

⊙参考粥谱

【原料】鲜山药 200 克、大米 300 克。

【做法】将大米洗净、浸泡；将山药洗净去皮，切块；将大米与山药块一同放入锅中，加适量水，用大火烧开后转小火熬，熬至黏稠即可。

【功效】健脾益胃、助消化、滋肾益精、益肺止咳、降低血糖、延年益寿、抗肝昏迷。

2. 白茯苓粥

《老老恒言》曰：《直指方》：治心虚梦泄白浊。又《纲目》方：主清上实下。又《采珍集》云：治欲睡不得睡。按《史记·龟策传》名伏灵，谓松之神灵所伏也。兼安神渗湿益脾。

⊙参考粥谱

【原料】白茯苓粉 30 克，大米 200 克，胡椒粉、盐、味精少许。

【做法】先将淘洗干净的大米入锅，加入白茯苓粉和 1000 毫升水，用大火烧开，再转用文火熬煮成稀粥，加入味精、精盐和胡椒粉，搅匀即成。

【功效】健脾胃、利水肿、安心神。适用于老年性浮肿、肥胖症、脾虚水肿、泄泻、小便不利等。凡阴虚无湿或老年人脱肛和小便多者不宜服。

3. 赤小豆粥

《老老恒言》曰：《日用举要》：消水肿。又《纲目》方：利小便，治脚气，辟邪厉。按：兼治消渴，止泻痢腹胀吐逆。《服食经》云：冬至日食赤小豆粥，可厌疫鬼，即辟邪厉之意。

⊙参考粥谱

【原料】赤小豆 100 克、糯米 200 克。

【做法】将赤小豆、糯米淘洗干净；然后把赤小豆和糯米同放锅中，大火煮开，改用小火熬煮成粥，食时可加少量红糖。

【功效】健脾利水、解毒消痈、消利湿热、补中益气。对脾胃虚寒、食欲不佳、下肢浮肿有一定缓解作用，对于中老年肥胖，效果尤其好。

4. 蚕豆粥

《老老恒言》曰：《山居清供》：快胃和脾。按：兼利脏腑。《本经》不载，万表《积善堂方》云：有误吞针，蚕豆同韭菜食，针自大便出，利脏腑可验。煮粥宜带露采嫩者，去皮用，皮味涩。

⊙参考粥谱

【原料】蚕豆100克、大米200克、红糖适量。

【做法】大米淘洗干净，用冷水浸泡半小时，捞起，沥干水分。将蚕豆倒进汤锅加水到刚够淹过蚕豆，煮开。待米烂豆熟时加入红糖，搅拌均匀，再稍闷片刻，即可食用。

【功效】补益脾胃、清热利湿。对慢性胃炎、高血压病、肥胖症、消化性溃疡、肾炎水肿、高脂血症均有疗效。

5. 天花粉粥

《老老恒言》曰：《千金·月令》：治消渴。按：即栝楼根。《炮炙论》曰：圆者为栝，长者为楼，根则一也。水磨澄粉入粥，除烦热，补虚安中，疗热狂时疾，润肺降火止嗽，宜虚热人。

⊙参考粥谱

【原料】天花粉30克、大米100克。

【做法】大米淘洗干净，用冷水浸泡半小时，捞出，沥干水分；将天花粉用温水略泡，洗净；取锅放入天花粉加适量冷水，煮沸约15分钟，滤去药渣；加入大米续煮至粥成，即可盛起食用。

【功效】清肺止咳、生津止渴、降火润燥、排脓消肿。适用于糖尿病及肺热咳嗽。

6. 面粥

《老老恒言》曰：《外台秘要》：治寒痢白泻。麦面炒黄，同米煮。按：兼强气力，补不足，助五脏。《纲目》曰：北面性平，食之不渴，南面性热，食之发渴，随地气而异也。《梵书》名迦师错。

⊙参考粥谱

【原料】小麦面粉50克、大米100克。

【做法】将小麦面粉炒黄，与大米同煮，粥成即可。

【功效】清理胃肠、润泽肝腑、平肝散火、温补气血、强气力、补不足、助五脏。

7. 腐浆粥

《老老恒言》曰：慈山参入。腐浆即未点成豆腐者，诸豆可制，用白豆居多。润肺消胀满，下大肠浊气，利小便。暑月入人汗有毒，北方呼为甜浆粥，解煤毒，清晨有肩挑鬻于市。

⊙参考粥谱

【原料】豆浆若干毫升、大米50克。

【做法】将豆浆、大米同入砂锅内，煮至粥稠，以表面有粥油为度，加入砂糖或细盐即可食用。

【功效】润肺胃、消胀满、下浊气、利小便、清热祛暑、补虚润燥。适用于动脉硬化、高血压、高脂血症、冠心病及一切体弱患者。

8. 龙眼肉粥

《老老恒言》曰：慈山参入。开胃悦脾，养心益智，通神明，安五脏，其效甚大。《本草衍义》曰：此专为果，未见入药。非矣。《名医别录》云：治邪气去蛊毒，久服强魂轻身不老。

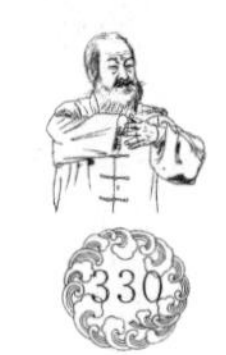

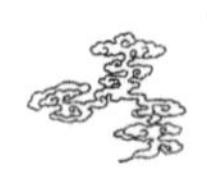

⊙参考粥谱

【原料】龙眼肉10克、大枣5枚、大米100克。

【做法】将大米、龙眼肉和大枣分别淘洗干净。加入清水，先用大火煮沸，再用小火煎熬30分钟，以米熟烂为度。加入适量白糖调匀。

【功效】补益气血、开胃悦脾、养心益智。适用于心血不足所致的心悸、失眠、健忘、贫血、脾虚泄泻、浮肿等。用量不宜过大，须热服，风寒感冒、恶寒发热或舌苔腻者忌用。

9. 大枣粥

《老老恒言》曰：慈山参入。按：道家方药，枣为佳饵，皮利肉补。去皮用，养脾气，平胃气，润肺止嗽，补五脏，和百药。枣类不一，青州黑大枣良，南枣味薄微酸，勿用。

⊙参考粥谱

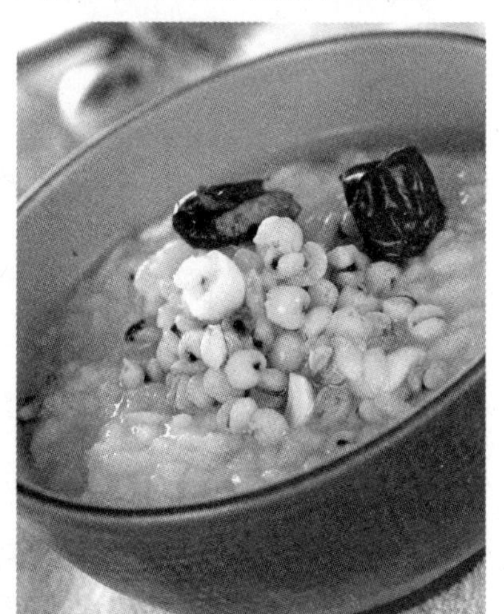

【原料】大枣20枚，大米100克，冰糖汁适量。

【做法】将大米、大枣淘洗干净，放入铝锅内，加水适量先用大火烧开，后移小火上煎熬至烂成粥，再加入冰糖汁，搅拌均匀，盛起即可食用。

【功效】补血养颜、健脾益气，对内分泌失调有一定作用。适用于脾胃虚弱、贫血、胃虚食少等症。

10. 蔗浆粥

《老老恒言》曰：《采珍集》：治咳嗽虚热，口干舌燥。按：兼助脾气，利大小肠，除烦热，解酒毒。有青、紫二种，青者胜，榨为浆，加入粥，如经火沸，失其本性，与糖霜何异。

⊙参考粥谱

【原料】鲜甘蔗600克、大米100克。

【做法】鲜甘蔗去皮榨汁备用；将大米洗净，加水煮成粥后兑入蔗浆汁，再用小火煮沸一次，调匀即可。

【功效】清热润燥、止渴生津。适用于肺热咳嗽、口干舌燥，兼助脾气，利大小肠，除烦热，解酒毒。

11. 柿饼粥

《老老恒言》曰：《食疗本草》：治秋痢。又《圣济方》云：治鼻窒不通，按：兼健脾涩肠，止血止嗽，疗痔。日干为白柿，火干为乌柿，宜用白者；干柿去皮纳瓮中，待生白霜，以霜入粥尤佳。

⊙参考粥谱

【原料】柿饼3枚、大米200克。

【做法】将柿饼切成碎块备用，将大米淘洗干净，与切碎的柿饼一同放入锅内，加水适量熬制成粥。

【功效】健脾、益胃、降逆、涩肠、止血。适用于久痢便血、小便血淋、痔漏下血等病。胃寒者忌服，勿与螃蟹同食。

12. 鸡距子粥

《老老恒言》曰：慈山参入。按：俗名鸡距子，形卷曲如珊瑚，味甘如枣，《古今注》

名树蜜，除烦清热，尤解酒毒。醉后次早，空腹食此粥颇宜。老枝嫩叶，煎汁倍甜，亦解烦渴。

⊙参考粥谱

【原料】鸡距子30克、大米200克。

【做法】将鸡距子择净，放入锅中，加清水适量，浸泡10分钟，水煎后滤去汤汁，将鸡距子汁与洗干净的大米一同入锅煮成稀粥即可服食。

【功效】除烦热、解酒毒、利小便。适用于酒醉烦渴、心胸烦闷、恶心呕吐、大小便不利等病症。对如饮酒发热以及急、慢性酒精中毒有一定疗效。

13. 枸杞粥

《老老恒言》曰：《纲目》方：补精血，益肾气。按：兼解渴除风，明目安神。谚云：去家千里，勿食枸杞，谓能强盛阳气也。《本草衍义》曰：子微寒，今人多用为补肾药，未考经意。

⊙参考粥谱

【原料】枸杞30克、大米100克、白糖适量

【做法】将枸杞、白糖与淘洗干净的大米一同放入砂锅内，加水500毫升，先用旺火烧开，再转用小火熬煮，待米花汤稠时再焖5分钟即成。

【功效】滋补肝肾、益精明目。适用于肝肾虚损、精血不足所致的腰膝酸软、头昏、耳鸣、遗精；因肝肾不足、精血不能上济于目所致的眼目昏花、视力减退与消渴等症；以及糖尿病、高脂血症、脂肪肝、慢性肝炎、动脉硬化，还可预防心脑血管硬化和冠心病。

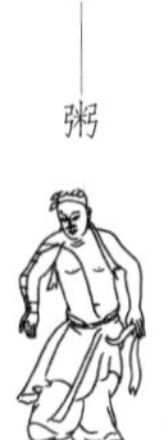

14. 木耳粥

《老老恒言》曰：《鬼遗方》：治痔。按：桑、槐、楮、榆、柳为五木耳。《神农本草经》云：益气不饥，轻身强志。但诸木皆生耳，良毒亦随木性。煮粥食，兼治肠红。煮必极烂，味淡而滑。

⊙参考粥谱

【原料】黑木耳10克、大枣10枚、大米200克、冰糖适量。

【做法】黑木耳用凉清水浸泡半天，捞出洗净与大米、大枣同煮为稀粥，加入冰糖，糖化即成。如果婴儿食用，可将木耳切碎，大枣去核、去皮，以利食用。

【功效】凉血止血、润沛益胃、利肠道、和血养胃。适用于因血热鼻衄、大便出血者。对疲倦乏力、面色萎黄或苍白、食欲欠佳、懒言少动等症状有较好的效果。

15. 小麦粥

《老老恒言》曰：《食医心镜》：治消渴。按：兼利小便，养肝气，养心气，止汗。《本草拾遗》曰：麦凉麹温，麸冷面热。备四时之气，用以治热。勿令皮拆，拆则性热，须先煮汁，去麦加米。

⊙参考粥谱

【原料】小麦50克，大米100克，大枣5颗。

【做法】将小麦洗净煮熟，取其汁，再加入大米、大枣同煮。或将小麦捣碎，与枣米黄

煮粥食用亦可。

【功效】养心阴、安心神、止虚汗、补脾胃。适用于气虚自汗、心虚惊悸、消渴等症。

16. 菱角粥

《老老恒言》曰：《纲目》方：益肠胃，解内热。按《食疗本草》曰：菱不治病，小有补益，种不一类，有野菱生陂塘中，壳硬而小，曝干煮粥，香气较胜。《左传》"屈到嗜芰"即此物。

⊙参考粥谱

【原料】菱角肉150克、糯米200克、红糖适量。

【做法】将糯米洗净，加水浸泡20分钟，加水适量放入锅内煮开，改小火煮10分钟，再加入红糖调味；菱角肉洗净、蒸熟、切丁，加入粥内同煮至熟软，即可盛出食用。

【功效】解酒毒、补中清热、益气健脾、益胃润肠。

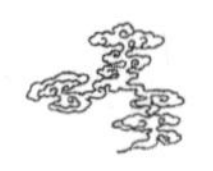

17. 淡竹叶粥

《老老恒言》曰：慈山参入、按：春生苗，细茎绿叶似竹，花碧色，瓣如蝶翅，除烦热，利小便，清心。《纲目》曰：淡竹叶煎汤煮饭，食之能避暑，煮饭曷若煮粥尤妥。

⊙参考粥谱

【原料】淡竹叶40克、小米100克。

【做法】先将淡竹叶加水煮，去渣取汁与淘洗干净的大米一同熬煮成稀粥，再加入食盐调味。

【功效】清热除烦、利水通淋。适用于小儿感冒发热、口疮、牙龈炎、口渴烦躁、小便短赤等症状。

18. 贝母粥

《老老恒言》曰：《资生录》：化痰止嗽止血，研入粥。按：兼治喉痹目眩，及开郁，独颗者有毒。《诗》云：言采其蝱，蝱本作莔。《尔雅》，莔，贝母也。《诗》本不得志而作，故日采蝱，为治郁也。

⊙参考粥谱

【原料】贝母粉20克、大米100克、冰糖适量。

【做法】用大米煮粥，待米开汤未稠时，调入贝母粉，改小火稍煮片刻（再煮两三沸），粥稠即成，可调入冰糖服用。

【功效】纳气润肺、化痰止咳。适用于百日咳、急慢性气管炎、肺气肿等症状。

19. 竹叶粥

《老老恒言》曰：《奉亲养老书》：治内热目赤头痛。加石膏同煮，再加砂糖，此即仲景竹叶石膏汤之意。按：兼疗时邪发热，或单用竹叶煮粥，亦能解渴除烦。

⊙参考粥谱

【原料】竹叶10克、栀子150克、大米300克、盐适量。

【做法】先煎竹叶、栀子，去渣，取汁，入米煮成粥，下盐调味即可。

【功效】清心解暑，治夏秋之月中暑、口渴等。

20. 竹沥粥

《老老恒言》曰：《食疗本草》：治热风。又《寿世青编》云：治痰火。按：兼治口疮目痛消渴，及痰在经络四肢，非此不迭。粥熟后加入。《本草补遗》曰：竹沥清痰，非助姜汁不能行。

⊙参考粥谱

【原料】鲜竹60厘米、小米50克。

【做法】将鲜竹子劈开两端去节，以火烤中间，流出汁液即竹沥水。把小米淘洗干净，与竹沥水一同放入锅中，用大火烧开，再改为小火煮至小米烂熟即可。

【功效】清热、化痰、开窍，适用于痰热内扰型失眠等症。

21. 牛乳粥

《老老恒言》曰：《千金翼》：白石英、黑豆饲牛，取乳作粥，令人肥健。按：兼健脾除疸黄。《本草拾遗》云：水牛胜黄牛。又芝麻磨酱，炒面煎茶加盐和入乳，北方谓之面茶，益老人。

⊙参考粥谱

【原料】鲜牛乳适量、大米60克、白糖适量。

【做法】将大米淘洗干净，放入加水锅中，烧开煮粥，待煮至半熟时去米汤；将鲜牛奶、白糖放入煮熟的稀粥中，再烧沸，即可取食。

【功效】牛乳同米煮粥，既可增强健脾补胃的作用，又能延缓在胃肠消化吸收的时间，加强补益作用。此粥用于婴幼儿营养不良，发育缓慢，肢体羸瘦，气血不足，面色萎黄等症。

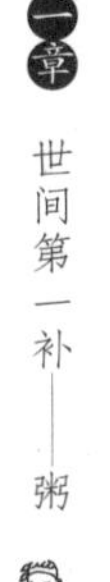

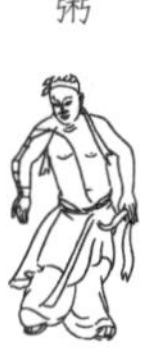

22. 鹿肉粥

《老老恒言》曰：慈山参入。关东有风干鹿肉条，酒微煮，碎切作粥，极香美，补中益气力，强五脏。《寿世青编》曰：鹿肉不补，反痿人阳。按：《别录》指茸能痿阳，盖因阳气上升之故。

⊙参考粥谱

【原料】小米300克、鹿肉150克、调味料适量。

【做法】将小米用清水淘洗干净；鹿肉洗净，去除筋膜，切成小条备用。坐锅点火先放入鹿肉炒制5分熟，再加入精盐等调味以及少许清水烧汁入味，盛出待用；将小米倒入煲锅，加入适量清水，放入蒸锅蒸至八分熟，再下鹿肉，加盖继续蒸15分钟，即可上桌食用。

【功效】滋养肾气、和胃安眠、清除虚热之功效。适用于遗精、阳痿、肾虚腰痛等症。

23. 淡菜粥

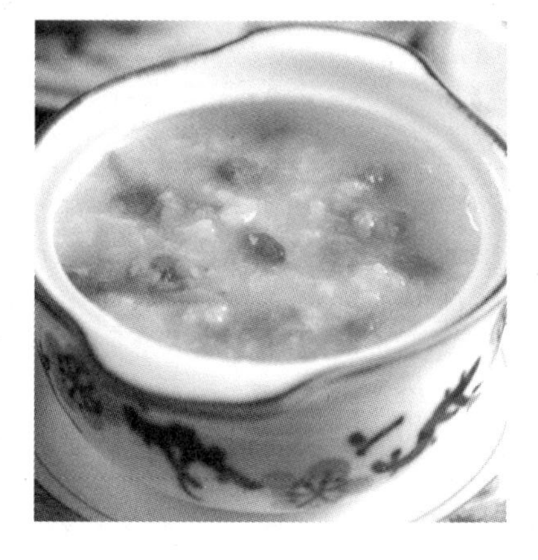

《老老恒言》曰：《行厨记要》：止泄泻，补肾。按：兼治劳伤，精血衰少，吐血肠鸣腰痛。又治瘿，与海藻同功。《刊石药验》曰：与萝匐或紫苏、冬瓜，入米同煮，最益老人，酌宜用之。

⊙参考粥谱

【原料】淡菜60克、大米100克、松花蛋1只、姜末2克、酱油6毫升。

【做法】将淡菜用温水浸泡2小时，放入沸水锅内焯一下，捞出，掰去中间的黑心，备用；松花蛋去壳，切成小

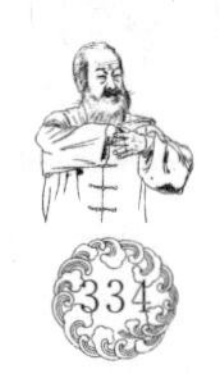

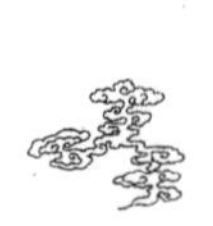

块，放入碗中，加姜末、酱油拌匀，备用；大米淘洗干净，备用；锅内加水适量，放入大米、淡菜末煮粥，熟后即成。

【功效】淡菜性温，味咸，有补肝肾、益精血等功效，可用于治疗高血压、动脉硬化、肾虚阳痿诸症。适用于肝肾阴虚、精血亏损、阳事不举或举而不坚、头晕耳鸣、腰膝酸软、小便余沥等症。

24. 鸡汁粥

《老老恒言》曰：《食医心镜》：治狂疾，用白雄鸡。又《奉亲养老书》云：治脚气，用乌骨雄鸡。按：兼补虚养血。巽为风为鸡，风病忌食。陶弘景《真诰》曰：养白雄鸡可辟邪，野鸡不益人。

⊙参考粥谱

【原料】白雄鸡（或乌骨鸡）1只、大米100克、调味品少许。

【做法】将鸡去毛杂，洗净，切块，放入沸水锅中，煮至鸡肉熟后，取鸡汁与大米煮粥，待熟时调入葱花、姜末、细盐、味精、胡椒等调味品，再煮一二沸即成。

【功效】滋补五脏、补益气血。适用于脾胃虚弱所致的饮食减少、食欲不振、虚损瘦弱、腰膝酸软、头目昏花等。

25. 鸭汁粥

《老老恒言》曰：《食医心镜》：治水病垂死，青头鸭和五味煮粥。按：兼补虚除热，利水道，止热痢。《禽经》曰：白者良，黑者毒；老者良，嫩者毒。野鸭尤益病人。忌同胡桃、木耳、豆豉食。

⊙参考粥谱

【原料】鸭1只、大米500克、葱1根。

【做法】将鸭子宰杀去毛、内脏洗净，切块，将锅放火上，加入水，下入鸭子煮30分钟，去掉浮末，即成鲜鸭汤；把大米淘净，再把大米、鸭汤一起放入锅内，用大火烧沸后，转用小火煮至熟即成。

【功效】清肺益肾、消肿化瘀。适用于肺肾亏损、水肿等症。

26. 海参粥

《老老恒言》曰：《行厨记要》：治痿，温下元。按：滋肾补阴。《南闽记闻》言捕取法：令女人裸体入水，即争逐而来，其性淫也。色黑入肾，亦从其类。先煮烂细切入米，加五味。

⊙参考粥谱

【原料】海参15克，大米100克。

【做法】将海参用温水泡发洗净，切成小块，备用；将大米淘洗干净，放入铝锅内，放入海参、葱、生姜、精盐、清水，熬熟即成。

【功效】补肾益气、填精养血。适于肾气虚弱、精血亏损、阳痿、早泄、遗精、尿频、面色无化、头晕耳鸣、腰膝酸软，疲倦乏力等症状。

27. 白鲞粥

《老老恒言》曰：《遵生八笺》：开胃悦脾，按：兼消食，止暴痢腹胀。《尔雅翼》曰：诸鱼干者皆为鲞，不及石首鱼，故独得白名。《吴地志》曰：鲞字从美下鱼，从鲞者非。煮粥加姜豉。

⊙参考粥谱

【原料】白鲞100克、大米200克。

【做法】将白鲞泡发、清洗干净，切块备用，将淘洗干净的大米与白鲞一同放入锅内煮，粥成即可。

【功效】开胃健脾、止腹胀。适宜脾胃气虚，食积腹胀，泄泻下痢，食欲不振，病后产后体质虚弱等症状。

下品三十七

1. 酸枣仁粥

《老老恒言》曰：《圣惠方》：治骨蒸不眠。水研滤汁，煮粥候熟，加地黄汁再煮。按：兼治心烦，安五脏，补中益肝气。《刊石药验》云：多睡生用，便不得眠，炒熟用，疗不眠。

⊙参考粥谱

【原料】酸枣仁末30克、大米200克。

【做法】将酸枣仁末炒熟，放入锅内，加水适量，煎熬，取其汁液备用。大米洗净，放入锅内，倒入酸枣仁汁液继续煮，待米熟烂时即成。

【功效】养心、安神、敛汗。适且于神经衰弱、心悸、失眠、多梦、黑眼圈等症。

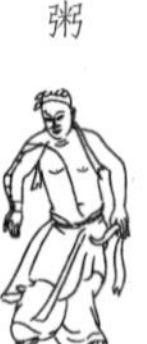

2. 车前子粥

《老老恒言》曰：《肘后方》：治老人淋病，绵裹入粥煮。按：兼除湿，利小便明目，亦疗赤痛，去暑湿，止泻痢。《服食经》云：车前一名地衣，雷之精也，久服身轻，其叶可为蔬。

⊙参考粥谱

【原料】车前子30克、大米100克。

【做法】将车前子用布包好后煎汁；再将大米与车前子汁一同放入锅内煮，熬成粥状即可。

【功效】利水消肿、养肝明目、祛痰止咳。适用于老人慢性气管炎及高血压、尿道炎、膀胱炎等。

3. 肉苁蓉粥

《老老恒言》曰：《陶隐居药性论》：治劳伤精败面黑。先煮烂，加羊肉汁和米煮。按：兼壮阳，润五脏，暖腰膝，助命门相火，凡不足者，以此补之。酒浸，刷去浮甲，蒸透用。

⊙参考粥谱

【原料】肉苁蓉15克、精羊肉100克、粳米100克。

【做法】每次用肉苁蓉15克，加水100毫升，煮烂去渣。精羊肉100克切片入砂锅内，加水200毫升，先煎数沸，待肉烂后，再加水300毫升，选用好粳米50克，煮至米开汤稠加入少许生姜葱，再煮片刻停火。

【功效】补肾壮阳、润肠通便。适用于肾阳虚衰性便秘、畏寒、腰膝酸软、阳痿、遗精

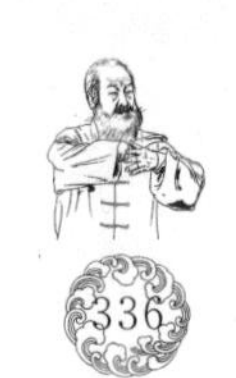

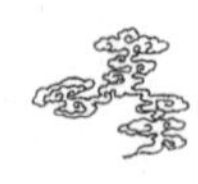

等症。

4. 牛蒡根

《老老恒言》曰：《奉亲养老书》：治中风口目不动，心烦闷。用根曝干，作粉入粥，加葱椒五味。按：兼除五脏恶气，通十二经脉。冬月采根，并可作菹，甚美。

⊙**参考粥谱**

【原料】牛蒡根15克、大米100克、糖少许。

【做法】先将牛蒡根加水煮开后5分钟，去渣留汁，然后将牛蒡根汁与大米一同入锅煮成粥，加糖即成。

【功效】促进血液循环、清肠健胃、延缓衰老、润泽肌肤、疏风散热、利咽消肿。适用于风热感冒、咽喉疼痛、面瘫等症。

5. 郁李仁粥

《老老恒言》曰：《独行方》：治脚气肿，心腹满，二便不通，气喘急。水研绞汁，加薏苡仁入米煮。按：兼治肠中结气，泄五脏膀胱急痛。去皮，生蜜浸一宿，漉出用。

⊙**参考粥谱**

【原料】郁李仁15克、大米100克。

【做法】将郁李仁浸泡洗净，去皮，微炒；郁李仁放入砂锅，加适量清水，煎煮半小时，去渣留汁备用；在郁李仁汁中加入淘洗干净的大米，煮至成粥即可。

【功效】润肠通便，利水消肿。适用于大便干燥秘结、小便不利、水肿腹满等症。

6. 大麻仁粥

《老老恒言》曰：《肘后方》：治大便不通。又《食医心镜》云：治风水腹大，腰脐重病，五淋涩痛。又《食疗本草》云：去五脏风，润肺。按：麻仁润燥之功居多，去壳煎汁煮粥。

⊙**参考粥谱**

【原料】大麻仁20克、大米100克。

【做法】先将大麻仁捣烂水研，滤汁，再与大米煮成粥。

【功效】润肠通便、利水消肿。适用于大便干燥秘结、小便不利、水肿腹满，包括肝硬化腹水，四肢浮肿等症。

7. 榆皮粥

《老老恒言》曰：《备急方》：治身体暴肿，同米煮食，小便利立愈。按：兼利关节，疗邪热，治不眠。初生荚仁作糜食尤易睡。嵇康《养生论》谓：榆令人瞑也。捣皮为末，可和菜菹食。

⊙**参考粥谱**

【原料】鲜榆白皮30克、大米50克、冰糖适量。

【做法】先将鲜榆白皮洗净，入锅，加水适量煎煮，弃渣取汁，再将榆皮汁、大米、冰糖同煮粥，至粥稠即可。

【功效】利水道、除邪气，治面目浮肿。适用于小便不通、五淋肿满、喘嗽不眠、经脉胎产等症状。

8. 桑白皮粥

《老老恒言》曰：《三因方》：治消渴。糯壳炒拆白花同煮。又《肘后方》治同。按：兼治咳嗽吐血，调中下气。采东畔嫩根，刮去皮，勿去涎，炙黄用，其根出土者有大毒。

⊙参考粥谱

【原料】桑白皮干品30克、大米200克、冰糖适量。

【做法】将桑白皮洗净后放入砂锅，加水适量煎取药汁，去渣，入大米、冰糖，再加水煮成稀粥即可。

【功效】泻肺平喘、利水消肿、调中下气。适用于肺热咳喘，面目浮肿，小便不利等症。

9. 麦门冬粥

《老老恒言》曰：《南阳活人书》：治劳气欲绝，和大枣、竹叶、炙草煮粥。又《寿世青编》：治嗽及反胃。按：兼治客热口干心烦。《本草衍义》曰：其性专泄不专收，气弱胃寒者禁服。

⊙参考粥谱

【原料】麦冬50克、生地黄50克、大米200克、姜10克。

【做法】先将麦冬、生地黄入水煮沸取汁；姜洗净切片；将大米及姜煮熟，再下麦冬与生地黄汁，调匀，煮成稀粥。

【功效】养心宁神、润肺清暑热、降逆止呕。尤其适用于经常口干舌燥、面部皮肤干燥者，能滋阴润肤。

10. 地黄粥

《老老恒言》曰：《曜仙神隐书》：利血生精，候粥熟再加酥蜜。按：兼凉血生血，补肾真阴。生用寒，炙熟用微温，煮粥宜鲜者，忌铜铁器。吴昊《山居录》云：叶可作菜，甚益人。

⊙参考粥谱

【原料】生地黄汁约50毫升，诃子10克，小米、大米各50克，盐少许。

【做法】将诃子泡后碾为细末。先以二米煮粥，将熟，入诃子末以及地黄汁再稍煮，加入盐调匀即可。本粥忌铜铁器。

【功效】滋补肾阴、凉血止崩。适用于血热崩漏、血色深红、口干喜饮、头晕面赤、烦躁不寐、舌红苔黄等症状。

11. 吴茱萸粥

《老老恒言》曰：《寿世青编》：治寒冷心痛腹胀。又《千金翼》云：酒煮茱萸治同。此加米煮，检开口者，洗数次用。按：兼除湿、逐风、止痢。周处《风土记》：九日以茱萸插头，可辟恶。

⊙参考粥谱

【原料】吴茱萸2克、大米50克、生姜2片、白糖适量。

【做法】将吴茱萸研末，然后连同大米、生姜与白糖适量，一同入砂锅内，加水用小火煮至沸腾，数滚之后，焖5分钟即可。

【功效】温肝补肾、收虚汗止遗精、补脾暖胃、温中散寒、止痛止吐。适用于心腹冷气

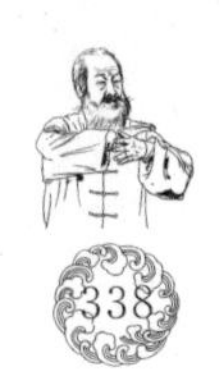

攻冲、胁肋疼痛、呕逆吞酸等症状。

12. 常山粥

《老老恒言》曰：《肘后方》：治老年久疟。秫米同煮，未发时服。按：兼治水胀，胸中痰结，截疟乃其专长。性暴悍，能发吐。甘草末拌蒸数次，然后同米煮，化峻厉为和平也。

⊙参考粥谱

【原料】常山20克、大米100克。

【做法】将常山用酒制，洗净后用温水浸泡24小时，加水200毫升，煎至减半后去渣取汁，与淘洗干净的大米一同加水400毫升，熬煮成粥，可加白糖少许服食。

【功效】截疟。适用于体弱年老久疟者。

13. 白石英粥

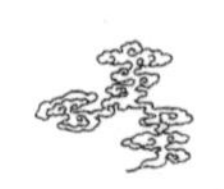

《老老恒言》曰：《千金翼方》：服石英法，挺碎水浸澄清，每早取水煮粥，轻身延年。按：兼治肺痿、湿痹、疸黄，实大肠。《本草衍义》曰：攻疾可暂用，未闻久服之益。

⊙参考粥谱

【原料】白石英15克、大米100克。

【做法】将白石英打碎，用清水浸泡，每天早晨取澄清的白石英水加大米煮粥，粥熟即可。

【功效】轻身延年。

14. 紫石英粥

《老老恒言》曰：《备急方》：治虚劳惊悸。打如豆，以水煮取汁作粥。按：兼治上气，心腹痛，咳逆邪气，久服温中。盖上能镇心，重以去怯也；下能益肝，湿以去枯也。

⊙参考粥谱

【原料】紫石英15克、糯米100克。

【做法】打碎紫石英，用水淘洗，加水浓煎，弃渣取汁。洗净糯米，放药汁内煮粥。

【功效】温暖中焦、治疗虚劳。

15. 慈石粥

《老老恒言》曰：《奉亲养老书》：治老人耳聋，槌末绵裹，加猪肾煮粥。《养老书》又方：同白石英水浸露地，每日取水作粥，气力强健，颜如童子。按：兼治周痹风湿，通关节，明目。

⊙参考粥谱

【原料】慈石（即磁石）40克，猪肾90克，大米100克，生姜、葱适量。

【做法】将磁石捣碎后放入砂锅内，加入适量清水，用大火煎煮1小时后，滤渣留汁备用；将猪肾洗净，去膜及内杂，切片待用；将大米洗净后放入砂锅内，倒入磁石汁，并加入猪肾、生姜、葱和适量的清水；用大火煮沸，再用小火熬煮至粥熟即成。

【功效】治老人耳聋及风湿疼痛，兼可明目。

16. 滑石粥

《老老恒言》曰：《圣惠方》：治膈上烦热，滑石煎水，入米同煮。按：兼利小便，荡胸中积聚，疗黄疸、石淋、水肿。《炮炙论》曰：凡用研粉，牡丹皮同煮半日，水淘曝干用。

⊙参考粥谱

【原料】滑石100克，粳米150克、食盐、葱白少许。

【做法】将滑石煎煮，去渣取汁，下米煮粥，粥熟烂即可。可加入食盐和葱白少许调味。

【功效】解暑热烦渴，通利小便。

17. 白石脂粥

《老老恒言》曰：《子母秘录》：治水痢不止。研粉和粥，空心服。按：石脂有五种，主治不相远，涩大肠，止痢居多。此方本治小儿弱不胜药者，老年气体虚羸，亦宜之。

⊙参考粥谱

【原料】白石脂末10克、大米50克。

【做法】将大米煮粥，煮至将熟，加入白石脂末，搅煮几沸即可。

【功效】涩肠、止血。适用于下痢不止。

18. 葱白粥

《老老恒言》曰：《小品方》：治发热头痛，连须和米煮，加醋少许，取汗愈。又《纲目》方：发汗解肌，加豉。按：兼安中，开骨节，杀百药毒，用胡葱良，不可同蜜食，壅气害人。

⊙参考粥谱

【原料】葱白适量、大米50克。

【做法】将大米煮粥，待粥将熟时把切成段的葱白2～3茎放入，粥成即可。可加食盐少许调味。

【功效】解表散寒、和胃补中。适用于风寒感冒。

19. 莱菔粥

《老老恒言》曰：《图经本草》：治消渴，生捣汁煮粥。又《纲目》方：宽中下气。按：兼消食、去痰、止咳、治痢，制面毒。皮有紫、白二色，生沙壤者大而甘，生瘠地者小而辣，治同。

⊙参考粥谱

【原料】莱菔（萝卜）1个、大米适量。

【做法】先将萝卜捣碎，取汁备用；再用大米煮粥，待粥将熟时加入萝卜汁，煮至粥烂。

【功效】消食、去痰、止咳。

20. 莱菔子粥

《老老恒言》曰：《寿世青编》：治气喘。按：兼化食除胀，利大小便，止气痛。生能升，熟能降，升则散风寒，降则定喘咳。尤以治痰、治下痢，厚重有殊绩，水研滤汁加入粥。

⊙参考粥谱

【原料】莱菔子（萝卜子）10～15克、大米30～50克。

【做法】先把萝卜子炒至香熟，研成细末；再把大米淘洗后，如常法熬粥，待粥将煮成时，每次调入炒萝卜子末5～7克，稍煮即可。

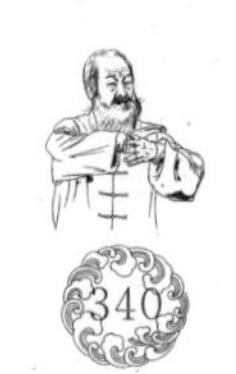

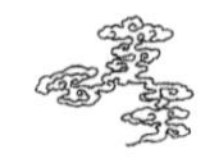

【功效】行气、消积。治疗腹胀、咳嗽痰多。

21. 菠菜粥

《老老恒言》曰：《纲目》方：和中润燥。按：兼解酒毒，下气止渴，根尤良，其味甘滑。《儒门事亲》云：久病大便涩滞不通，及痔漏，宜常食之。《唐会要》云：尼波罗国献此菜，为能益食味也。

⊙参考粥谱

【原料】菠菜250克、大米250克、食盐少许。

【做法】将菠菜洗净，在沸水中烫一下，切段；大米淘净置砂锅内，加水适量，熬至大米熟时，将菠菜放入粥中，两沸即可，再放入少许食盐调味。

【功效】养血润燥。适用于贫血、大便秘结及高血压等。

22. 甜菜粥

《老老恒言》曰：《唐本草》：夏月煮粥食，解热，治热毒痢。又《纲目》方：益胃健脾。按：《学圃录》云：甜本作恭，一名著蘧菜，兼止血，疗时行壮热，诸菜性俱滑，以为健脾，恐无验。

⊙参考粥谱

【原料】新鲜甜菜100克、大米100克。

【做法】甜菜洗净切碎或捣汁，与大米同入砂锅，煮成菜粥。

【功效】健脾益胃、治疗下痢。

23. 秃菜根粥

《老老恒言》曰：《全生集》：治白浊，用根煎汤煮粥。按：《本草》不载，其叶细皱，似地黄叶，俗名牛舌头草，即野甜菜。味微涩，性寒解热毒，兼治癣。《鬼遗方》云：捣汁熬膏药贴之。

⊙参考粥谱

【原料】秃菜根（即牛舌菜根）、大米各适量。

【做法】将秃菜根洗净煎汤取汁，加入大米后同煮成粥。

【功效】解热毒、治白浊。

24. 芥菜粥

《老老恒言》曰：《纲目》：豁痰辟恶。按：兼温中止嗽，开利九窍。其性辛热，而散耗人真元。《别录》谓：能明日，暂时之快也。叶大者良，细叶有毛者损人。

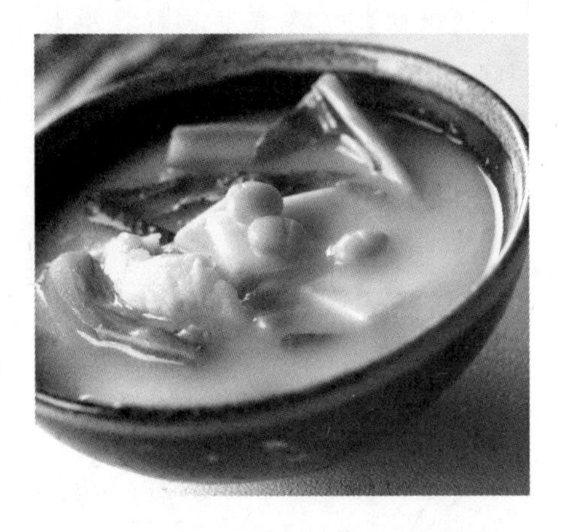

⊙参考粥谱

【原料】芥菜、大米各100克。

【做法】将芥菜洗净，切细备用。大米淘净，加清水适量煮粥，待煮至粥熟时，调入芥菜，再煮一两沸即可服食。

【功效】宣肺豁痰、温中健胃、散寒解表。

25. 韭叶粥

《老老恒言》曰：《食医心镜》：治水痢。又《纲目》方：温中暖下。按：兼补虚壮阳，治腹冷痛。茎名蓝白，根名韭黄。《礼记》谓：茎为丰本，言美在根，乃茎之未出土者：治病用叶二。

⊙参考粥谱

【原料】鲜韭菜30～60克、大米100克、食盐适量。

【做法】将新鲜韭菜洗净切细。先煮大米为粥，待粥沸后，加入韭菜、食盐，同煮成稀粥。

【功效】补肾壮阳、固精止遗、健脾暖胃。适用于虚寒久痢以及阳痿、早泄、遗精、白浊。

26. 韭子粥

《老老恒言》曰：《千金翼》：治梦泄遗尿。按：兼暖腰膝，治鬼交甚效。补肝及命门，疗小便频数。茎乃肝之菜，入足厥阴经，肝主泄，肾主闭，止泄精尤为要品。

⊙参考粥谱

【原料】韭菜子5～10克、大米100克、食盐适量。

【做法】将韭菜子研为细末。先煮大米为粥，待粥沸后，加入韭菜子末、食盐，同煮成稀粥。

【功效】补肾壮阳，固精止遗，健脾暖胃。适用于虚寒久痢及遗精、白浊。

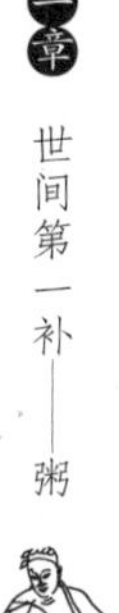

27. 苋菜粥

《老老恒言》曰：《奉亲养老书》：治下痢，苋菜煮粥食，立效。按：《学圃录》云：苋类甚多，常有者白、紫、赤三种，白者除寒热，紫者治气痢，赤者治血痢，并利大小肠，治痢初起为宜。

⊙参考粥谱

【原料】苋菜、大米各100克，食盐适量。

【做法】将苋菜洗净，切细备用。先将大米煮粥，待粥熟时调入苋菜、食盐，煮至粥熟即成。

【功效】适用于湿热泄泻、赤白痢疾、小便不利，或虚弱者、老年人大便涩滞、肠燥便秘。

28. 鹿肾粥

《老老恒言》曰：《日华本草》：补中安五脏，壮阳气。又《圣惠方》云：治耳聋，俱作粥一。按：肾俗名腰子，兼补一切虚损。麋类鹿，补阳宜鹿，补阴宜麋。《灵苑记》有鹿补阴麋补阳之说，非。

⊙参考粥谱

【原料】鹿肾1个、大米100克、调味品适量。

【做法】将鹿肾洗净，去筋膜，切细；与大米一同煮粥，待熟时调入葱白、姜末、胡椒、食盐、味精等调味品，再煮一两沸即成。

【功效】补肾壮阳、生精补髓。适用于肾虚耳鸣、耳聋、腰膝酸软、头目眩晕等。

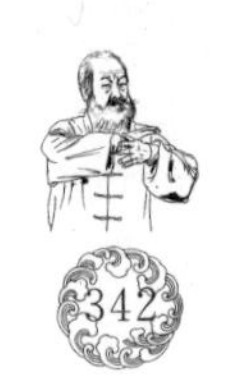

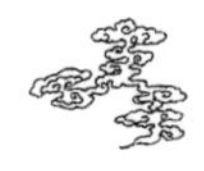

29. 羊肾粥

《老老恒言》曰：《饮膳正要》：治阳气衰败，腰脚痛。加葱白、枸杞叶，同五味煮汁，再和米煮。又《食疗心镜》云：治肾虚精竭，加豉汁五味煮。按：兼治耳聋脚气，方书每用为肾经引导。

⊙参考粥谱

【原料】羊肾1个、草果6克、陈皮6克、砂仁6克、大米100克、调味品适量。

【做法】先将羊肾洗净，去筋膜；再用水煮羊肾及草果、陈皮、砂仁（此三味用纱布包好），汤成取出纱布包，放入大米及调料煮成粥。

【功效】补肾益精、壮阳益胃。凡脾肾阳虚，经脉失荣而致的腰疼、酸楚等症，均可食此粥。

30. 猪髓粥

《老老恒言》曰：慈山参入。按：《养老书》曰：猪肾粥加葱，治脚气。《肘后方》曰：猪肝粥加绿豆，治溲涩，皆罕补益。肉尤动风，煮粥无补。《丹溪心法》曰：用脊髓治虚损补阴，兼填骨髓，入粥佳。

⊙参考粥谱

【原料】猪髓150克、糯米100克、冰糖少许。

【做法】将猪髓洗净切段备用；将糯米洗净加水，大火烧开；加入猪髓慢火熬至粥成加入冰糖，熬至糖溶即可。

【功效】填骨髓、补虚损。

31. 猪肚粥

《老老恒言》曰：《食医心镜》：治消渴饮水，用雄猪肚，煮取浓汁。加豉作粥。按：兼补虚损止暴痢，消积聚。《图经本草》曰：四季月宜食之，猪水畜而胃属土，用之以胃治胃也。

⊙参考粥谱

【原料】熟猪肚、大米各100克，调味品适量。

【做法】将猪肚切丝；将大米淘净，与猪肚同放锅中，加清水适量，煮到粥熟后，放入葱花、姜末、食盐、味精等调味品，再煮一二沸服食。

【功效】健脾益气、升阳举陷。适用于脾胃气虚、中气下陷所致的脏器下垂、头晕目眩、肢软乏力等。

32. 羊肉粥

《老老恒言》曰：《饮膳正要》：治骨蒸久冷，山药蒸熟，研如泥，同肉下米作粥。按：兼补中益气，开胃健脾。壮阳滋肾，疗寒疝。杏仁同煮则易糜，胡桃同煮则不膻。铜器煮损阳。

⊙参考粥谱

【原料】新鲜羊肉100克、大米100克。

【做法】将羊肉洗净切片，与大米同煮成粥。可以加葱、姜、食盐等调味。

【功效】益气血、补虚损、暖脾胃。

33. 羊肝粥

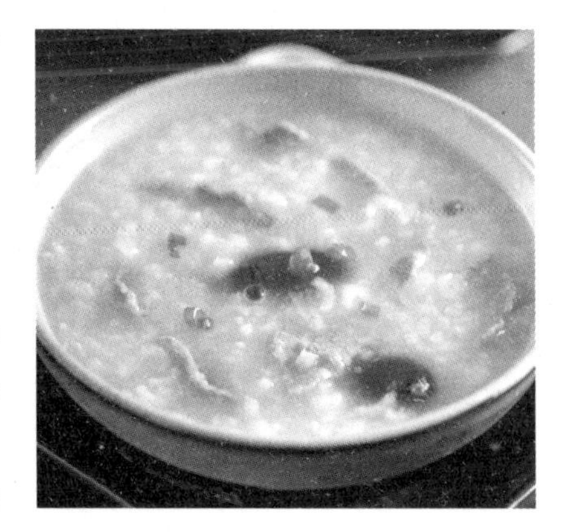

《老老恒言》曰：《多能鄙事》：治目不能远视。羊肝碎切，加韭子炒研，煎汁下米煮。按：兼治肝风虚热目赤，及病后失明。羊肝能明目。他肝则否。青羊肝尤验。

⊙参考粥谱

【原料】羊肝、大米各100克，调味品适量。

【做法】将羊肝洗净，切细，与大米同煮为稀粥，待熟时调入葱花、姜末、花椒、食盐、味精等，再煮一两沸即成。

【功效】养血明目。适用于肝血不足所致的头目眩晕、视力下降、眼目干涩及各种贫血等。

34. 羊脊骨粥

《老老恒言》曰：《千金·食治》：治老人胃弱，以骨槌碎，煎取汁。入青粱米煮。按：兼治寒中羸瘦，止痢补肾，疗腰痛。脊骨通督脉。用以治肾，尤有效。

⊙参考粥谱

【原料】大羊脊骨1个、青小米100克、食盐适量。

【做法】先将羊脊骨砸碎，煮沸后捞出羊骨，取汁；再将青小米洗净后，加入羊骨汁内煮粥。粥熟后加适量食盐即可服用。

【功效】益阴补髓、润肺泽肤。适用于阴虚不足，虚劳瘦弱，肺痨咳嗽，皮肤、毛发憔悴等症。

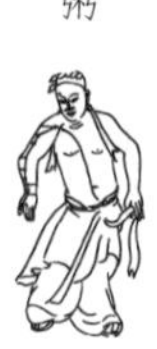

35. 犬肉粥

《老老恒言》曰：《食疗心镜》：治水气鼓胀，和米烂煮，空腹食。按：兼安五脏，补绝伤，益阳事，厚肠胃，填精髓，暖腰膝，黄狗肉尤补益虚劳，不可去血，去血则力减，不益人。

⊙参考粥谱

【原料】犬肉100克、大米100克。

【做法】将犬肉切细，与米同煮成粥。可调入食盐等调味品服食。

【功效】补中益气、温肾助阳。

36. 麻雀粥

《老老恒言》曰：《食治通说》：治老人羸瘦。阳气乏弱。麻雀炒熟。酒略煮，加葱和米作粥。按：兼缩小便，暖腰膝，益精髓。《食疗本草》曰：冬三月食之，起阳道。李时珍曰：性淫也。

⊙参考粥谱

【原料】麻雀肉100克、大米100克、大葱5克、白酒3克。

【做法】将麻雀肉洗净晾干，炒熟，加入白酒，稍煮。再放入大米和清水，先用大火煮沸，再用小火熬煮20分钟。待粥将成时，加葱白（切段），稍煮一两沸。

【功效】助阳益气、温肾养精。用于治疗肾阳虚弱、多尿、腰酸、怕冷。

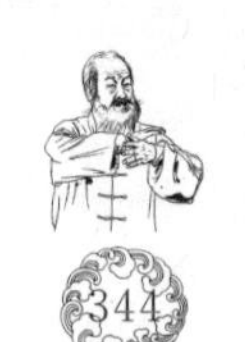

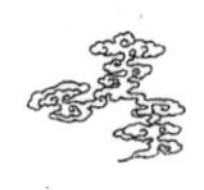

37. 鲤鱼粥

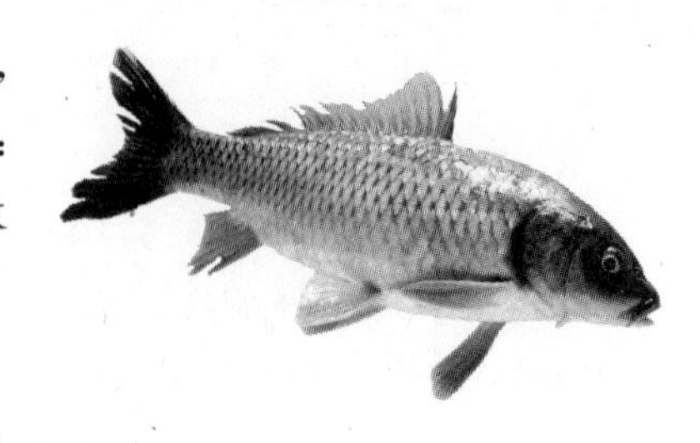

《老老恒言》曰：《寿域神方》：治反胃。童便浸一宿，炮焦煮粥。又《食医心镜》方：治咳嗽气喘，用糯米。按：兼治水肿黄疸，利小便，诸鱼惟此为佳，风起能飞越，故又动风，风病忌食。

⊙参考粥谱

【原料】鲤鱼1尾（重约500克），芝麻根15克，糯米50～100克，盐、葱、姜各少许。

【做法】先将鲤鱼去鳞及内脏，洗净后切块煮汤，再煮芝麻根，去渣取汁，后入鲤汤、糯米、盐、葱、姜等煮粥。

【功效】通利小便。治疗反胃、咳嗽、气喘、水肿。

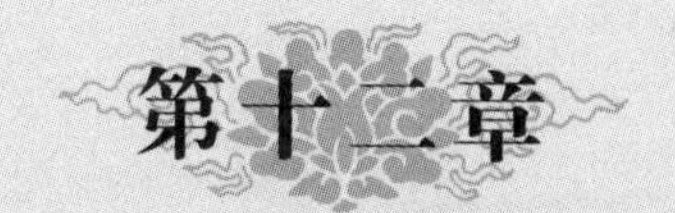

第十二章

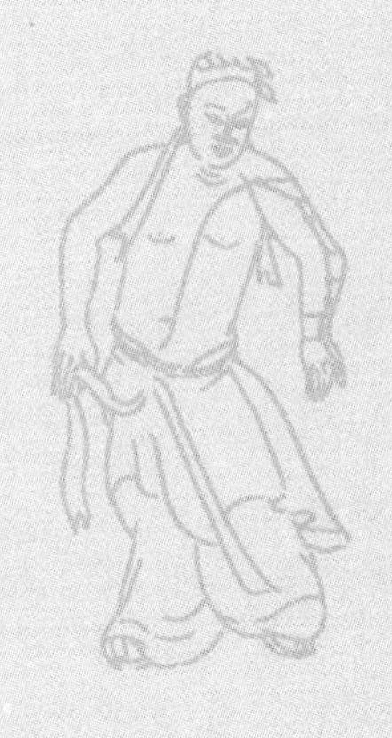

运动养生，流水不腐

新陈代谢、吐故纳新，是人体保持健康的基本条件，而运动就是保证人体代谢过程极重要的因素。生命在于运动，运动则体内血脉流通，机体功能正常，病不得生，如古人云："流水不腐，户枢不蠹，以其运动故也。"

人们都希望自己长生不老，历朝历代都曾有不少人花费毕生精力去从事炼丹和寻觅长生不老药。随着社会精神文明和物质文明的变迁以及科学技术的发展，人们的平均寿命在不断增长，人们不再仅满足于长寿，还希望在长寿的同时有更高的生活质量，"运动养生"的观念便应运而生并被越来越多的人接纳。

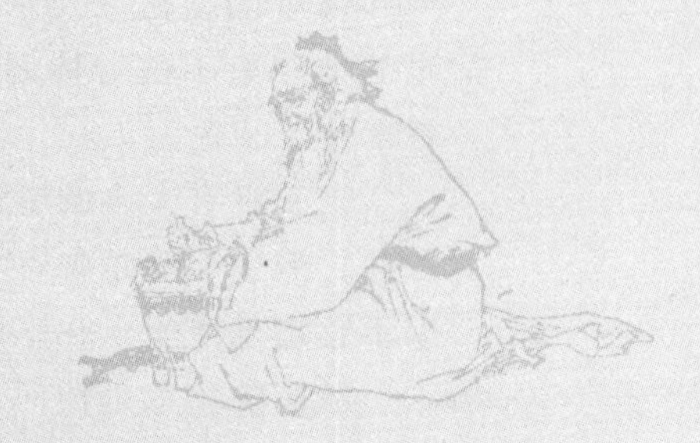

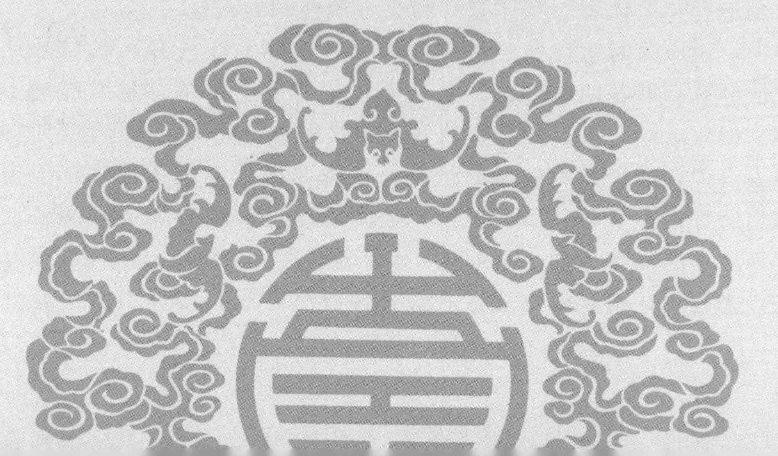

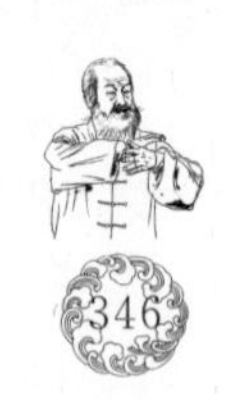

散步

即使在室内也应时时散步

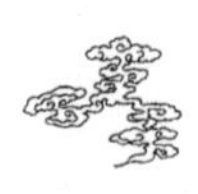

《老老恒言》曰：坐久则脉络滞，居常无所事事，即于室内，时时缓步。盘旋数十匝，使筋骸活动，脉络乃得流通。……欲步先起立，振衣定息，以立功诸法，徐徐行一度。然后从容展步，则精神足力，倍加爽健。

散步，即徒步行走，是非常好的一项运动，是最简单、最经济的健身养生方法。《黄帝内经》讲“广步于庭”，就是指较长时间的走路锻炼，唐代医家孙思邈在《千金要方》里说：“鸡鸣即起，徐徐散步于庭院之间，行三里二里，及三百二百步为佳。”北京人爱遛早，天亮即起，提笼架鸟，迎着晨曦走个1500～2500米，既锻炼了筋骨，又焕发了精神。

一张一弛，文武之道。久视伤血，久卧伤气，久坐伤肉，久立伤骨，久行伤筋。中国有句古话：“流水不腐，户枢不蠹。”人也如此，经常运动可以使人精力充沛，身体健康。生命对于我们每一个人而言既是宝贵的，也是脆弱的，人生苦短，犹如白驹过隙，珍惜生命自然离不开运动。经常运动可以保持体力不衰，而散步作为一种和缓的运动方式，是延缓衰老、防病抗病、延年益寿的重要手段。运动还能增强体内各器官的功能：肺活量增加、心肌发达、心脏的收缩力加强、胃肠道功能增强。

老年人多散步能增强体质，提高机体的抵抗力和对自然环境的适应能力，从而可以预防疾病。在锻炼过程中，自然界的各种因素也会对人体产生作用，如日光的照射、空气和温度的变化以及水的刺激等，都会使人体提高对外界环境的适应力。所以，经常散步的老年人不仅身体健康，平时很少生病，而且往往性格开朗、反应敏捷、更易于接受新事物。

老人没有太多的事情要做，不少老年人没事时往往愿意坐着看电视，或者坐在沙发里打盹，但也不能总坐着不动，坐久了会导致脉络阻滞。对老年人而言，如因天气或其他原因不宜室外散步，在室内散步也是很好的选择。

散步的优点是任何人在任何时间、地点都可以进行的，而且动作缓慢、柔和，不易受伤，因此，特别适合年老体弱、身体肥胖和患有慢性病的人。

即使在室内，也应该时时在屋子里缓步走上数十圈，让筋脉、骨骸活动活动，舒畅脉络。缓步可以使筋脉舒展，四肢强健，长期不动筋脉就会挛缩，越挛缩越不愿意动，就会出现恶性循环。偶尔活动一下，就会感到气短，这样难免会出现久坐伤肉之弊。

或许很多人会说，散步如此舒缓的运动，不需要做任何准备活动，但事实上进行任何一种运动前都应做好准备活动。一般说来，运动的准备活动分为心理准备活动和身体准备活动两部分，而散步的准备活动也是如此。《老老恒言》中讲到，在室内散步，也应该先做一些准备活动：先起立，站起来整理好衣服，调整好呼吸，用导引术中站立功的方法做一些准备工作，如活动一下腰背、脚踝等，然后再从容迈步，慢慢开始，越走精神越好，足下越有力，人会感到非常爽健。

时常散步好处多

《老老恒言》曰：习之既久步可渐至千百，兼增足力。步主筋，步则筋舒而四肢健，懒步则筋挛，筋挛日益加懒，偶展数武，便苦气乏，难免久坐伤肉之弊。

饭后食物停胃，必缓行数百步，散其气以输于脾，则磨胃而易腐化。《蠡海集》曰："脾与胃俱属土，土耕锄始能生殖，不动则为荒土矣，故步所以动之！"《琅环记》曰："古之老人，饭后必散步，欲摇动其身以消食也，故后人以散步为逍遥。"

健康谚语说"刀越磨越光亮，人越锻炼越健康。"有一些人贪图安逸，凡事得过且过，人家说运动有利于健康，他们会说那就让不健康的人运动去吧，确实迂腐可笑。他们只顾眼前的安逸，只知道及时行乐，但就是这种短暂的安逸给自己的身体埋下了病根，给自己的身体留下了安全隐患。

人体就像是一部灵敏度极高的复杂机器，要想不让机器生锈，机体就得不断地运转。一个精力充沛、勤奋肯干的人要是突然无事可做，会因为无所事事而变得懒懒散散、精神萎靡不振，以后遇到曾经做过的事情，再做起来也会觉得生疏。人的身体健康也是如此，一位法国医学家曾经说过："运动的作用可以代替药物，但是所有的药物都不能代替运动。"其实，医学研究也表明：每天坚持散步，不但对身体健康大有裨益，而且还能使消沉的意志一扫而光，保持精神愉悦。如此可见，多多运动对身体健康是多么重要。

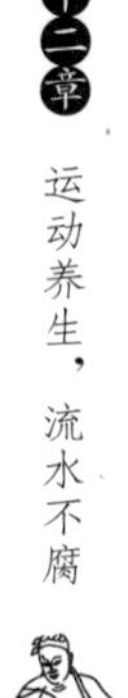

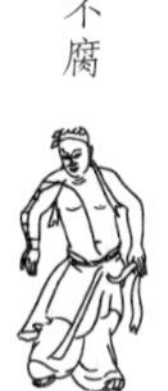

而散步相对于其他运动而言，是一种温和舒缓又怡情抒怀的活动。在空气新鲜，环境幽雅的地方散步，且行且停，且停且行，会神清气爽，心旷神怡，闲暇自如。如此美妙的散步，对人的身心都是一种健康的陶冶。

散步也是祛病延年的一种手段，散步可以促进新陈代谢，有助于防治糖尿病；可以增加能量消耗，促进体内多余脂肪的消耗利用，避免肥胖；对由肠胃功能紊乱引起便秘的老年人来说，散步还有利于通便。散步时心跳加快、心排血量增加，对心脏是一种很好的锻炼；饭后散步可以加强消化腺的分泌功能，促进肠胃有规律的蠕动，还能锻炼筋骨。

需要注意的一点是，应对"饭后百步走，活到九十九"稍加修正。进餐后需要较多的血液流向胃肠道，帮助消化食物，吸收养分。如果此时运动，就会使血液流向四肢，影响人体的消化。长此以往，胃肠功能受到损害，容易患胃肠疾病，老年人与体弱者进餐后容易导致低血压，大脑供血相对减少，外出活动时容易跌倒，患有肝、胆疾病的人进餐后活动，会影响肝、胆功能的正常发挥，可使病情加重。因此，进餐后应该稍事休息再去运动，即最好进餐后休息半小时左右再到户外活动。

散步是最简单、最轻松的运动方式，但所起的健康作用却很多。散步通过手、脚、躯干的协调动作，以及轻松愉快的情绪，让人周身气血畅达，给人一种轻松愉快的感觉。而在这种轻松愉悦的氛围中，身体也越来越健康。有关研究表明，跑步并不比散步效果更好，因为散步容易控制速度，对心肺刺激小，不会给心脏等器官造成超负荷负担，而且能增加肺活量，加大心脏收缩力，促进血液循环，使大脑获得充足的供氧从而起到有效预防大脑老化的作用。美国医学研究发现，每天散步 10 分钟以上，不但对身体健康极有裨益，还能使消沉的意志一扫而光，保持精神愉悦。

散步是一种有氧运动，需要长期坚持才能起到很好的结果。长期不爱运动的人，筋骨不疏，便会越呆越懒，气力也变得越来越小，偶尔出去一次，就会感觉气喘吁吁。这样的人散步时，一开始可能并不能走很远，但长期坚持后，每天都会有些长进，而身体也会越

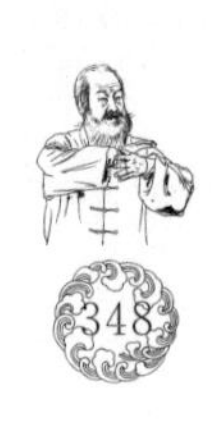

来越健康。不过，大家需要注意的是，散步需要持之以恒，而且不能急功近利，因为欲速则不达。

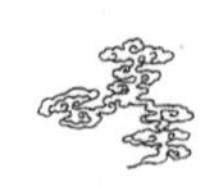

散步时最好不要说话

《老老恒言》曰：《遵生八笺》曰：凡行步时，不得与人语。欲语须驻足，否则令人失气。谓行步则动气，复开口以发之，气遂断续而失调也。虽非甚要，寝食而外，不可言语，亦须添此一节。

俗话说："吃不言、睡不语。"其实散步时也最好不要说话。《遵生八笺》中有这样的记载，散步的时候不要与人说话，如果要说话，就必须停下来，否则会伤气。散步的时候，是体内之气盛行的时候，如果此时开口说话，气则断续，进而导致失调。因此，散步的时候最好不要说话，如果想要说话时，最好停下脚步。现代医学证明，缓慢的散步方式，随意的谈话语调，是不会影响健康的，然而，如果你正快步行走时，则另当别论。

老年人的呼吸系统已经日趋衰退，而散步的时候体内气血运行速度加快，如果再开口说话，就会导致呼吸急促，所以散步的时候最好不要说话。

多数人健身往往只注意运动的技巧和方式，往往忽略了运动时的呼吸方式。医学专家认为，一呼一吸看似简单，在运动过程中却扮演着极为重要的角色，不仅能保证人体从外界摄取足够的氧气，而且有利于将代谢产生的废物——二氧化碳排出体外。老年人散步时不宜说话，不仅能让呼吸顺畅，而且用鼻腔呼吸时鼻腔会对空气进行一次过滤，有利于身心健康。如果在散步时边呼吸边说话，则容易使空气中的杂质吸入体内，对身体健康不利。

《老老恒言》中讲，散步是一种自由无拘束的活动，且行且停，且停且行，十分闲暇自如，正如卢纶"白云流水如闲步"所描绘的状态，形容散步应该像白云一样自由地飘荡，像流水一样悠然地流淌。

居住在郊区或者农村的老年人由于环境条件的得天独厚，自然能常常体会到散步带来的这种清新、自如和美妙之感。然而在城市中的老年人必须注意的是，散步的地点最好选择在公园、林间小路、河旁等环境清静、空气新鲜的地段。如果不加选择地在街道、公路上散步，不仅对健康无益，反而会适得其反。街道、公路上汽车来往频繁，很不安全，更严重的是汽车产生的废气污染了环境，使空气质量变得很差，老年人的机体抵抗力差，更易遭受环境污染的危害。因此，为了老年人的健康，老年人不应沿街道、公路散步或在街道旁边锻炼身体；而应选择空气清新的环境，如公园、河边、树林、草地、旷野处散步或锻炼。

另外，室外散步的地点应注意尽量不要在坡地、地面不平的地方。因为老年人骨质、关节都不如年轻时强壮，在爬坡或爬楼时，容易导致膝关节负荷过重，加重关节磨损。

此外，人体在运动时，需氧量增高，如果是在室内散步，也应在开窗透气的情况下进行。

散步形式不要拘泥

《老老恒言》曰：散步者，散而不拘之谓，且行且立，且立且行，须得一种闲暇自如之态。卢纶诗"白云流水如闲步"是也。《南华经》曰：水之性不杂则清，郁闭而不流，亦不能清，此养神之道也，散步所以养神。

散步是一种轻松愉快，人人都能参与的运动，它简便易行，而且不同于一般的跑步等剧烈性的运动，它不一定要记录速度，也不限制距离，只要求自我感觉轻松愉快就可以了。然而散步这种运动方式包含了多种多样的具体形式，不同的人群应该根据自己的实际情况，选择适合自己的散步形式，为自己量身打造个性化运动方案，以达到健身的目的。

《老老恒言》中也提到，散步应该悠闲不拘泥，可以走走停停，停停走走，目的是达到一种闲暇自如的状态。在这里介绍几种常见的散步形式，以供老年人选择。

逍遥散步：这是一种自然的散步形式，散步过程中无拘无束，思想安静，缓慢自在。散步时用鼻子进行平和自然的呼吸，一呼一吸不必介意。可以在早晨、饭后、晚上睡觉前进行，日行百步、千步或万步皆可，具体运动量可以根据自身状况做出调整，以不感到疲劳为宜。

快步步行：这种散步方式比较适合中老年人中体质相对较好的的人，重在增强心肺功能和减轻体重。快速步行的速度应保持在每小时5～7千米，每次散步时间30～60分钟，在散步过程中可以划分阶段，每一阶段练习一周左右，然后转入下一个阶段，如果在这个阶段中感觉到气促、疲劳，可以减慢速度，待不适感消失后，再进入下一阶段，循序渐进式的完成。

倒走散步：这种散步方式有利于加强对小脑的锻炼，并且对腰腿酸痛、抽筋、肌肉萎缩、关节炎等有良好的辅助治疗作用。我们习惯向前走，这使得肌肉分为经常活动和不经常活动两部分，影响了整体的平衡。倒走与向前走使用的肌群不同，可以弥补后者的不足，给不经常活动的肌肉以刺激。现代医学研究证明，倒走可以锻炼腰脊肌、股四头肌和踝膝关节周围的肌肉、韧带等，从而调整脊柱、肢体的运动功能，促进血液循环。

摆臂步行：这种散步方式适合有呼吸系统慢性病的老年人，散步的时候两臂用力向前、后摆动，可增进肩带和胸廓的活动。

摩腹散步：一边散步一边用双手按摩腹部，可以促进胃液的分泌、促进胃肠蠕动和胃的排空，有助于防治消化不良。

另外，有条件的话，还可以选择赤足散步。足底有很多内脏器官的反射区，被称为"人的第二心脏"，赤脚散步可以刺激人的"第二心脏"。赤脚走路时，地面和物体对足部的刺激能起到类似按摩的效果，可以增强足底神经末梢的敏感度，把信号迅速传入内脏器官和大脑皮层，可以很好地调节人的神经系统和内分泌系统。

需要注意的是健康运动的窍门在于根据自身的状况，要多多留意身体的感觉。而处于不同病态的人也要选择符合自己体质的散步形式：体质虚弱者散步的速度应由慢到快，而且应迈大步，两只手臂也应甩开，这样的姿势有利于促进体内新陈代谢；体重超重者在散步时，可适当调节步伐节奏，走快些，并延长散步的时间和距离，这样可以使体内多余的脂肪得到充分燃烧，有助于减肥；高血压者应尽量使脚掌着地，并挺胸，步伐应以中慢速为宜，不要太快，否则容易引起血压上升；冠心病者最好是在餐后半小时至1小时后再散步，速度宜慢，每天坚持2～3次，每次30分钟。

老人散步应该量力而行

《老老恒言》曰：偶尔步欲少远，须自揣足力，毋勉强。更命小舟相随，步出可以舟回，或舟出而步回，随其意之所便。既回，即就便榻眠少顷，并进汤饮以和其气。

春探梅，秋访菊，最是雅事。风日晴和时，偕二三老友，揩筇里许，安步亦可当车。所戒者，乘兴纵步，一时客气为主，相忘疲困，坐定始觉受伤，悔已无及。

《老老恒言》中说，散步是一种不拘形式，闲散、从容踱步的形式，因此，很多人都会因这种太过于舒服的运动方式，而让自己过度疲累。如果想走到远一点的地方，那就要根

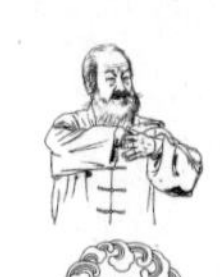

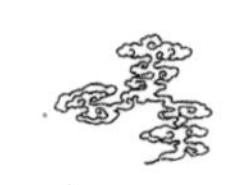

据自己的体力了，不能勉强。每个人的身体都有一个最佳的运动量，要根据自己的体能状况和健康状况找出最适合自己的运动量。在外面散步回来后，应先喝水，坐下或躺在床上休息一会儿，以调整呼吸。散步也应注意环境，春天探访梅花，秋天观赏菊花，都是极雅、极愉悦心情的事情，但亦应注意劳逸结合。

众所周知，运动能提高身体的基础代谢率、消耗热量，所以能达到减肥的效果，但是过大的运动量并不会消耗更多的脂肪。运动医学家建议想瘦身减肥的老年人，一般运动半小时到 1 小时便足够，运动后心跳达到每分钟 130～175 次，可以算是运动适度，如此便可达到减肥效果。

过大的运动量还会耗竭体内的能源物质，这可能会引起大脑功能下降。而且，过度的运动还会造成血液重新分配，血液的加速会造成血管内皮损伤使大脑的血液和氧气供应量减少。尤其对老年人而言，运动后更容易产生注意力不集中、失眠、健忘等症状，对身体造成伤害。

科学的散步有益健康，不科学的散步则可能带来伤害。膝关节是人体重要的承重关节，关节腔内分泌滑液，随着年纪的增长，膝关节出现退行性病变，导致骨质增生，所产生的滑液亦减少。因此，老人散步应注意以下几点：

1. 从较小的强度开始，循序渐进。

2. 尽量不要在坡地散步，以免下坡时对膝盖造成损伤。

3. 不要背着手散步。背着手散步不能充分活动身体各部位，也不利于身体放松，不能达到最好的运动效果。如果遇上有石子及坑洼路面，背手走路不能迅速平衡身体，很容易摔倒。因此。散步时要保持正确的姿势，抬头、挺胸、摆臂，有利于全身运动和身体协调。

另外，散步时衣服不宜穿得太多，但在冬季应注意保暖，鞋、袜也应当舒适、合脚。散步的地点最好选在河边、湖旁以及树木较多，空气新鲜、道路平坦的地方。

规律的运动是不会使人生病的，相反不规律甚至是过量的运动反而才是危险的。所以，我们一定要制定适合自己的运动计划，给身体充分恢复的时间。一般来说，肌肉稍有酸胀感，并能在两三天内恢复，是比较理想的。

导引

老年人多做导引有益无害

《老老恒言》曰：导引之法甚多，如八段锦、华佗五禽戏、娑罗门十二法、天竺按摩诀之类，不过宣畅气血，展舒筋骸，有益无损。兹择老年易行者附于下，分卧功、立功、坐功三项。

导引是古代的一种健身养生术，由意念引导动作，配合呼吸，由上而下或由下而上地运气，呼吸俯仰，屈伸手足，使血气流通，促进健康。常与服气、存思、咽津、自我按摩等相配合进行。

导引术起源于上古，早在春秋战国时期就已非常流行，为当时神仙家与医家所重视。后为道教承袭作为修炼方法之一，并使之更为精密，使“真气”按照一定的循行途径和次序进行周流。道教将其继承发展，以导引为炼身的重要方法，认为它有消水谷、除风邪、益血气、疗百病以至延年益寿的功效。

“导引”一词最早见于《庄子·刻意》篇：“吹嘘呼吸、吐故纳新、熊经鸟伸，为寿而已矣；此导引之士、养形之人、彭祖寿考者之所好也。”此段文字说明呼吸吐纳和熊经鸟伸等活动是导引的基本内容，其目的是为了养形、益寿等。长沙马王堆出土的公元前168年西汉文帝的随葬品——彩绘《导引图》44幅，这是我国古代应用导引术最形象的记录。从南北朝到隋唐时期，导引术盛行，留下了许多著作，《玄鉴导引法》云：“导引秘经，千有余条。”可见当时导引书籍之丰富。

导引的方法有很多，如八段锦、华佗五禽戏、娑罗门十二法、天竺按摩诀之类，这些方法都是用来疏散气血、舒展筋骨的，有益而无害。虽然导引方法名目众多、形式各异，实际上都是通过调整呼吸和肢体运动来达到强健身体的目的的。

导引时的呼吸运动又称为吐纳，即吐故纳新，通过腹部有节奏地吸气时鼓起，呼气时陷下，每次15～20分钟，每日数次，这对老年性肺气肿及腹部脂肪沉积者都有好处。老年人可施行的导引方法有卧功、立功和坐功三项。至于叩齿咽津这些方法，自己任意做就可以了。

导引时需要注意以下几点：

1. 呼吸要自然平稳，不要憋气，不要一下子呼吸过深。

2. 导引时应情绪平稳，心态平和。平和的心态可以使经络系统处于最佳的状态，锻炼才能取得更好的效果。

3. 持之以恒。俗话说，病来如山倒，病去如抽丝。任何一种健身方法都不可能一蹴而就，都要有一个由量变到质变的过程。这就要求练习者要树立信心，循序渐进，持之以恒，才能达到满意的效果。

随着实践经验的积累，从事导引术的研究者发现以意念活动配合肢体动作远比单纯肢

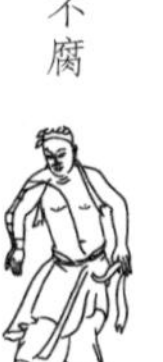

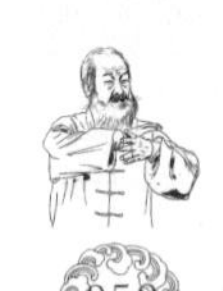

体导引效果明显，于是人们更注重运用心理调节来导引，所谓“以意引气”即属此说。

中华传统导引术丰富多彩，其精髓究竟何在？对此，古代研究者有不少论说，其中以唐代李颐的说法较为中肯。其注释“导引”为“导气令和，引体令柔”。此处“导气”之“气”，应该指内气，而非呼吸之气。因为本文前面已讲到，呼吸吐纳是导引的组成部分，或是导引的方式之一，目的就是为了使内气和顺，内气和顺则康健、益寿，内气不和则有害健康。这种内气之“气”与气功之“气”当属同一概念，都要调动人体内气，当然调动内气的方法多种多样，呼吸只是调动方法之一。

传统导引术包含了肢体动作（含按摩拍打）、呼吸吐纳、行气意想等一系列方法，包含了当代健身气功的主体内容。下面我们将对常见的导引之术进行详细的介绍。

卧功——仰卧练腰腿

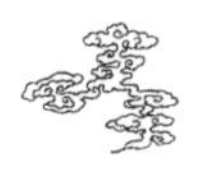

《老老恒言》曰：仰卧，伸两足，竖足趾，伸两臂，伸十指，俱着力向下，左右连身牵动数遍。仰卧，伸左足，以右足屈向前，两手用力攀至左，及胁，攀左足同，轮流行。仰卧，竖两膝，膝头相并，两足身外，以左右手各攀左右足，着力向外数遍。仰卧，伸左足，竖右膝，两手兜住右足，底用力向上，膝头至胸，兜左足同，轮流行。仰卧，伸两足，两手握大拇指，首着枕，两肘着席，微举腰摇动数遍。

卧功是指人仰卧时练的一套功，俗话说，人老先老腿，这套功就是通过双手和下肢的配合，活动腰腿，达到健身的目的。

采用卧式练功，身体容易充分放松，有利于达到“入静”状态，但也容易入睡和昏沉，影响练功质量。为防止入睡，初学时可以采用一些方法，如双臂支起，保持某种特定的姿势。这样一旦入睡时，姿势的变化也可起到一定的提醒作用。当然，对于失眠患者来说，每当失眠或半夜醒来睡不着时，如能通过练功自然入睡，也是好事。

1. 仰卧，将两腿伸直，竖起脚趾，将两臂平行于地面向上伸，十指伸直，用力向下压，左右连身，如此重复数次。

2. 仰卧，右腿保持伸直不动，将左腿向上弯曲，尽力贴近上半身，然后两手用力将左腿向右攀，攀至右肋下，如此重复数次。然后换右腿，方法相同。

3. 仰卧，将两膝略微竖起，保持两个膝盖并在一起，两脚向外，用两手攀两脚，用力向外攀数次。

4. 仰卧，左腿保持伸直不动，将右腿弯曲，用两手兜住右脚，用力向上抬，将膝盖抬至胸部，保持一会儿；然后将左脚兜住，方法与右脚相同。

5. 仰卧，头放在枕头上，将两腿伸直，两手放于背后，握住大拇指，两肘放在床上，将腰部微微抬起，摇动数次。

总之，躺着练功一般在室内进行，又易于放松入静，常用于睡前或醒后练功，对于起床都有困难的病人，只要掌握练功要领，同样可以取得良好的效果，而且更易于坚持。

立功——站立练腿臂

《老老恒言》曰：正立，两手叉向后，举左足空掉数遍，掉右足同，轮流行。正立，仰面昂胸，伸直两臂向前，开掌相并，抬起，如抬重物，高及首，数遍。正立，横伸两臂，左右托开，手握大拇指，宛转顺逆摇动，不计遍。正立，两臂垂向前，近腹，手握大拇指，如提百钧重物，左右肩俱耸动，数遍。正立，开掌，一臂挺直向上，如托重物，一臂挺直向下，如压重物，左右手轮流行。

立功是指人站立时练的一套功，通过四肢的运动，配合意念，活动腿臂，以运行全身的气血。“站”出来的“不老松”就是这个道理。

1. 身体正立，两手交叉放在背后，将左腿抬起，在空中摇摆数次；然后换右腿在空中摆动，与左腿方法同。两腿轮流进行。

2. 身体正立，头部向上仰起，挺胸，双臂向前伸直，两手相并掌心向上，然后向上抬起，就像抬重物一样，抬到与头部齐高的位置。如此反复数次。

3. 身体正立，横向抬高两臂，左右张开，双臂与肩在同一条直线，手握大拇指，双臂反复向顺时针和逆时针方向摇动，不计遍数。

4. 身体正立，两臂垂放于体前，接近腹部，手握大拇指，像提起百斤重物那样，上下耸动两肩，带动两臂运动，做数遍。

5. 身体正立，伸开手掌，一只手臂挺直向上，好像托起重物一样，而另一只手臂挺直向下，好像压住重物一样，然后左右两手轮流进行。

坐功——巧练耳目动腰身

《老老恒言》曰：趺坐，擦热两掌，作洗面状，眼眶鼻梁耳根，各处周到，面觉微热为度。趺坐，伸腰，两手置膝，以目随头左右瞻顾，如摇头状，数十遍。趺坐，伸腰，两臂用力，作挽硬弓势，左右臂轮流互行之。趺坐，伸腰，两手仰掌，挺肘用力，齐向上，如托百钧重物，数遍。趺坐，伸腰，两手握大拇指作拳，向前用力，作捶物状，数遍。趺坐，两手握大拇指向后托实坐处，微举臂，以腰摆摇数遍。趺坐，伸腰，两手置膝，以腰前纽后纽，复左侧右侧，全身着力，互行之，不计遍。趺坐，伸腰，两手开掌，十指相叉，两肘拱起，掌按胸前，反掌推出，正掌挽来，数遍。趺坐，两手握大拇指作拳，反后捶背及腰，又向前左右交捶臂及腿，取快而止。趺坐，两手按膝，左右肩，前后交纽，如转辘轳，令骨节俱响，背觉微热为度。

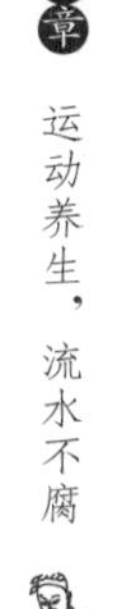

坐，即人盘腿打坐的意思，坐功可以使人从头、面、耳、目到腰背、四肢，乃至全身得以活动，筋脉得以疏通，气血得以运行。

1. 盘腿打坐，擦热两掌，然后像洗面一样，搓眼眶、鼻梁、耳根各处，以面有微热感为度。

2. 盘腿打坐，伸直腰板，将两手分别放在两个膝盖上，眼睛随头部的转动而左右观看，就像慢速度的摇头一样，如此重复数十遍。

3. 盘腿打坐，伸直腰板，两臂用力做出拉弓的姿势，左右两臂轮流互相去做。如此重复数次。

4. 盘腿打坐，伸直腰板，将两手的掌心向上，挺肘用力，两臂一齐向上托，好像托住百斤重物，如此重复数十次。

5. 盘腿打坐，伸直腰板，两手握大拇指作拳，向前用力，做出捶打物体的姿势，这样做数遍。

6. 盘腿打坐，两手握住大拇指成拳状，向后托住实坐的地方，借助两臂的支撑将臀部微微抬起，将腰部摇摆数遍。

7. 盘腿打坐，伸直腰板，将两手放在膝盖上，向前、后扭动腰部，然后向左、右扭动，全身用力，轮流进行，不计遍数。

8. 盘腿打坐，伸直腰板，将两只手掌伸开，十指交叉，两肘拱起，手掌按在胸前，然后慢慢反掌推出，再正掌挽回，这样重复数次。

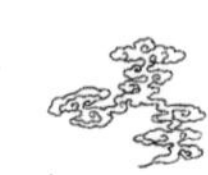

9. 盘腿打坐，两手握住大拇指成拳状，双拳背到后面捶打背部和腰部，之后再回到前方，左右交叉捶打双臂和腿，直到感觉舒服为止。

10. 盘腿打坐，两手按住膝盖，左右肩前后交替扭动，就像转动轱辘一样，使关节发出响声，以背部感觉微微发热为度。

叩齿咽津——强胃又健脾

《老老恒言》曰：至于叩齿咽津，任意为之可也。

古人认为齿健则身健，身健则长寿，唐代名医孙思邈就主张“清晨叩齿三百下”，明代百岁寿星冷谦在谈长寿秘诀时，也强调“齿宜常叩”。可见，叩齿对牙齿保健确实能起到很好的促进作用，经常叩齿可增强牙齿的坚固，使牙齿不易松动和脱落，加强咀嚼力，促进消化功能。叩齿要先静心聚神，轻微闭口，然后上下牙齿相互轻轻叩击数十次，所有的牙都要接触，用力不可过大，防止咬舌。

中医藏象学说认为，“齿为骨之余”“肾藏精，主骨生髓”。牙齿是人体中最坚硬的部分，叩齿能够强肾壮骨。明代《修龄要旨》中介绍长寿经验时说“每晨醒时，叩齿三十六遍”；清代《玄机口诀》中说“叩齿法，简而易行，能令齿根坚固，至老而不脱落”。

中医学认为，唾液为脾所主，脾为后天之本。“华液流通”健脾胃，善养脾胃可益寿。国内的研究还证实，观察唾液中钠、钾比值，淀粉酶活性，以及渗透压等动态变化，还可为临床提供疾病诊断和治疗依据。现代医学认为，唾液腺不仅是外分泌腺，同时也是内分泌腺，并认为唾液腺能分泌长寿因子。研究者从牛的唾液腺抽出液中分离出一种名为“布洛津”的激素（又称作唾液荷尔蒙），把这种激素注射到幼鼠体内有促进幼鼠发育的作用。当研究进入人体后又发现，唾液腺激素有促进伤口愈合的功能，还对多种老年病有治疗效果。由于它能促进人体的间叶组织生长，所以对由于间叶组织衰退引起的衰老疾病，如关节软骨萎缩、老年性驼背、皮肤和容貌的衰老变化，以及老年性骨关节僵硬等有治疗作用。基于此，日本医学界曾创造出一种用于保健和抗衰老的唾液腺激素疗法。

古代人把口中的津液称之为醴液、华池、玉泉、琼浆等，认为口中津液为肾中之精气所化，咽津能滋阴降火。《灵枢·根结》曰：“少阴根于涌泉，结于廉泉。”《内经知要·卷上》曰：“肾为水脏……命门在两肾之间，上通心肺，开窍于舌下以生津。津与肾水，原是一家，咽归下极，重来相会，既济之道也。”此法可以滋阴补虚。《红炉点血》更进一步指出：“津既咽下，在心化血，在肝明目，在脾养神，在肺助气，在肾生津，自然百骸调畅，诸病不生。”可见咽津不仅能补益肾精，而且能调养五脏，增强脏腑功能，常年坚持锻炼，可以祛病、保健、延年。

即使我们一直在做着保健工作，人老了也免不了要掉牙。这是为什么呢？中医认为肾主骨，牙齿是肾精的外现，也是骨头的表象，一个人牙齿好不好和肾精是否充足有关。随着年龄的增长，人的肾精越来越少，超过一定的限度后，牙齿就会慢慢脱落。所以，平时我们一定要注意节情控欲，戒除不良生活方式，以防阴精暗耗。

叩齿咽津是古代养生家十分推崇的养生保健小功法，它操作简单、不拘泥时间地点限制、效果良好。叩齿咽津法包括叩齿、搅舌、漱津、咽津四个部分，即首先上下牙齿相互叩击，再用舌头贴着上下牙床、牙龈、牙面来回搅动，待口中津液增多，唾液做漱口状，漱津后，将津液分次缓缓咽下。

具体操作方法如下：

1. 预备式：姿势采用静坐、静卧、静站均可，老人可根据自己的习惯来决定。宁心静气，调匀呼吸，鼻吸口呼，轻吐 3 口气。

2. 叩齿：口唇轻闭，首先，上下门牙齿叩击9次，然后左侧上下牙齿叩击9次，右侧上下齿叩击9次，最后上下门齿在叩击9次。

3. 搅舌：即用舌头贴着上下牙床、牙龈、牙面来回搅动，顺时针9次，逆时针9次，左右各18次，古代养生家称之为“赤龙搅海”。

4. 漱津：搅舌后口中津液渐多，口含唾液用两腮做漱口动作36次。

5. 咽津：漱津后，将津液分三次缓缓咽下，在吞咽时，要注意守丹田，好像把唾液送到丹田一样。

每次练叩齿咽津3遍，每日可练3次。叩齿咽津也是一种非常容易掌握的自我保健方法。一般可于每天晨起及晚间睡前练习，也可以在午间休息、上班休息时间择时而习，或在上班乘车途中，排队办事之时偷闲而习。这一健身方法简便易行，不占用专门的时间，也不用任何器械。每天坚持下来，便能达到“白玉齿边有玉泉，涓涓育我度长年”的效果。

内养功

内养功是静功的主要功种之一。明末清初在河北地区流传，由南宫县郝湖武流传下来。现在留存的功法，是已故气功大师刘贵珍从威县刘渡舟处受业继承下来的，已辑录、整理成书。

内养功的特点是意守“丹田”，默念“静坐”，配合呼吸，以疏通气血，调养五脏。本功具有“大脑静”而“腑脏动”的特点，可以强胃健脾、调气益元、促进新陈代谢，对胃十二指肠溃疡、慢性胃炎、慢性肠炎、胃下垂、肠功能减弱、慢性肝炎、习惯性便秘等消化系统疾病具有显著的辅助治疗功能。同时也适用于其他慢性疾病和体质虚弱者。

1. 姿势。

有仰卧式、侧卧式、坐式及壮式4种。

（1）仰卧式：仰卧，枕头高度适中，头微向前抬，双目与口微闭，两臂自然舒伸，十指松展，掌心向下，放于身侧，两腿自然伸直，脚跟紧靠，足尖自然分开，全身放松。

（2）侧卧式：身体向右或向左侧卧于床上，枕头高度适中，脊柱微向后弓，呈含胸拔背之势。若向右侧卧时，右腿在下，左腿在上，右腿伸直而左膝微曲成120度角，同时右肘屈曲向上，右手指微伸，靠于右侧面颊；左手臂在上，左手指微曲，放于左大腿外侧；双目及口微闭，全身放松。

（3）坐式：身体端坐于椅上，头微前俯，双目和口微闭，上身端正，含胸拔背，松肩垂肘，十指舒展，掌心向下，轻放于大腿靠近膝盖处，两脚平行分开，脚距约与肩同宽，膝关节屈曲成90°，全身放松。

（4）壮式：具体要求和仰卧式基本相同，唯一的不同处是壮式需将枕头垫高约25厘米，肩背呈坡形垫实，不可悬空，两脚并拢，掌心向内，紧贴于大腿内侧。

内养功姿势的连择应根据病情和个人习惯而定，卧式一般适应于体质虚弱者。

2. 呼吸法。

内养功呼吸法较为复杂，要求呼吸、停顿、舌动、默念四种动作相互结合。常用呼吸法有3种：

（1）第一种呼吸法：此法的呼吸运动形式是：吸——停——呼，并分别在上述各阶段配合字句的默念。具体做法是：口微闭，舌抵上腭，以鼻呼吸，先行吸气，同时用意领气下达小腹，同时默念“自”字；停顿时舌不动，默念“己”字；停顿后再把气徐徐呼出，舌落下，同时默念“静”字。如此反复做20分钟左右。默念的字句一定要选择静松、美好、健康的，一般先由三个字开始，以后可逐渐增多字数，但最多不宜超过9个

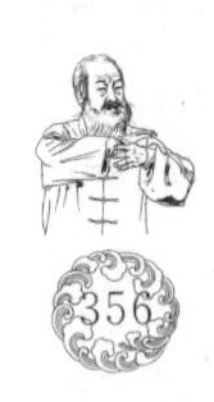

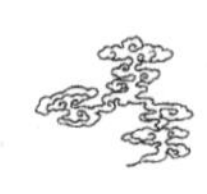

字。常用的词句有“自己静”“通身松静”“自己静坐好”“内脏动，大脑静”“坚持练功能健康”等。

（2）第二种呼吸法：此法的呼吸运动形式是：吸——呼——停，并分别在上述各阶段配合字句的默念。具体做法是：以鼻呼吸或口鼻兼用，先行吸气，舌抵上腭，同时默念第一个字；随之徐徐呼气，舌落下，同时默念第二个字；呼气结束后再停顿，舌不动，同时默念剩余的字。如此反复做20分钟，默念词句的内容和第一种呼吸法相同。

（3）第三种呼吸法：较难掌握，一般默念三个字为宜。此法的呼吸运动形式是：吸——停——吸——呼。具体做法是：用鼻呼吸，先吸气少许即停顿，随吸气舌抵上腭，同时默念第一个字；停顿时默念第二个字，再吸较多量的气，用意将气引入小腹，同时默念第三个字，吸气毕，不停顿，即徐徐呼出，随之糟舌，如此反复做20分钟。

3. 意守法。

意守是指练功时意念集中于某物或某形象，起着集中精神、排除杂念的作用，是气功疗法中的重要手段。内养功常用的意守方法有3种：

（1）意守丹田法：内养功之丹田规定为脐下5厘米处，位于气海穴，用意守之，则元气益壮，百病消除。守时不可拘泥。可以想象以气海穴为中心的一圆形面积，设在小腹表面；也可以想象为一球形体积，设在小腹之内。

（2）意守膻中法：即把注意力集中在两乳之间以膻中穴为中心的一个圆形面积，或意守剑突下之心窝区域。

（3）意守脚趾法：两眼轻闭，微露一线之光，意识随视线注意脚的大趾；也可闭目，默默回忆脚趾形象。

意守法应配合呼吸法同时锻炼。一般意守丹田较为稳妥，不易产生头、胸、腹三部症状。但部分女性练功者，意守丹田，可能出现经期延长、经量过多的情况，可以改为意守膻中穴；杂念较多的患者，不习惯闭目意守丹田，可采取意守脚趾法。

大小周天功

古代文献中最早记载内丹功法的，应数东周安王时期的《行气玉佩铭》。这件文物上，系统地记载了古代的行气方法，似为近代的小周天丹功。后经历代的发展与演变，形成道家功法体系中的一个组成部分，除道家外，释、儒、武、医也都提及周天运行，一般说：小周天通三关、通任督，大周天是奇经八脉全通达。历代关于大小周天功的记载和练法描述较多，传至今日更是五花八门，不可胜计。虽然各家周天运行线路不同，但有一个共同点：都是运动的。因此，在练习周天功法中出现不同的运行路线时，不要紧张，这是个人的气机自然运行所致。下面介绍几种古代的大小周天功法。

1. 小周天功。

采用卧姿，板床，枕高8厘米；宽衣解带仰卧于床，两手放在下丹田；吸气同时提谷道，内视顶门；呼气时下视会阴放松，运行路线为会阴至顶门（百会），整个练功过程为上下运行3～6次。

2. 倒转周天功（倒转乾坤法）。

做法与前相同，周天运行路线：下丹田上升至膻中、山根、百会、下玉枕、夹脊，经会阴回归下丹田。

3. 任督环流法。

面南而坐，散盘、单盘、双盘均可，两手放在下丹田，掌心向内，待心平气和，内气沿任脉下降。运行路线从膻中穴下行至气海，经会阴过尾闾，沿督脉上升至百会，下行经鹊桥（舌舐上腭时舌尖麻、跳感）为一小周天运行，如此运行36周，为正转周天法。

4. 体外周天法（离体周天法）。

坐姿与任督环流法同，也可采用站桩，但涌泉要空虚。坐姿内气运行路线：内气由膻中下沉，从尾闾外出，离体运行后经百会进入体内，回归下丹田。站姿内气运行路线：内气由膻中下沉，经下丹田从涌泉出，入地后复出土上升，经体前或体后，行环形从百会进入体内。此法属于道家天地人三者合一的一种周天功。

5. 口诀周天法。

此法是通过默念口诀来进行周天运行的。坐姿与任督环流法同，默念“六字真言”，即“唵、嘛、呢、叭、咪、吽”观音真经的前六个字。通过发出的声波在体内产生共振，形成一个周天，周天路线：唵（下丹田）→嘛（左胁）→呢（膻中）→叭（右胁）→咪（会阴）→吽（百会）。念81遍，要念出声，声音大小以自己听见为度。

6. 大周天功。

坐姿或站姿与体外周天法同，呼气时，舌顶下牙床，嘴唇微开，内气由舌下降至丹田，小腹随之鼓起，再沉“气”至会阴。分支顺两腿而下，直达两脚掌心（涌泉）。吸气时，小腹随之渐渐内收，舌舐上牙龈，自涌泉提“气”，沿两腿面上，“气”至肛门，再提肛引“气”上升，经尾闾、夹脊、玉枕而达百会，再顺两耳前侧分下，会于舌尖，与呼吸时的气息相接。

7. 观想周天功。

面南屈膝跪坐，涌泉穴向上，两手劳宫向上，放于下丹田，下颌内收，两眼微闭，目视顶门。先观想下丹田的内丹（小球体）沿任、督二脉循环，运转9次；再从尾闾出，百会进，运转9次；由涌泉出，从劳宫进9次；意想天地人合为一体。收功时，两手合掌对搓至发热，干梳头，按摩眼眶，慢慢睁开眼睛即可。冬至后，练完功可喝些参汤。

六字诀

六字诀，即六字诀养生法，是我国古代流传下来的一种养生方法，为吐纳法。它的最大特点是：强化人体内部的组织机能，通过呼吸导引，充分诱发和调动脏腑的潜在能力来抵抗疾病的侵袭，防止随着人年龄的增长而出现的过早衰老。

“嘘、呵、呼、咽，吹、嘻”六字诀，最早见之于陶弘景的《养性延命录》，后来不少关于古代气功的著作，对六字诀均有论述。最早的六字诀只是单纯以练呼吸为主的静功，从明代开始，就有关于配合动作的资料记载，如胡文焕《类修要诀》中，称之为《去病延年六字法》，注明此法以口吐鼻取时，与动作相配合。流传至今，发展成现在的“六字诀养生法”。

马礼堂气功大师的六字诀养生法根据祖国医学天人合一、生克制化的理论，按春、夏、秋、冬四时节序，配合五脏属性，与古代五音的发音口型，辅以呼吸、意念和肢体导引，来引地阴上升，吸天阳下降，吐出脏腑之浊气，吸入天地之清气，结合后天之营卫，推动真元，使气血畅行于五脏六腑之中，达到通瘀导滞、散毒解结、调整虚实、修残补缺、身心健康、益寿延年的目的。

练功者要做好六字诀的预备式，即松静站立。两脚平站与肩同宽，头正项直，百会朝天，内视小腹，轻合嘴唇，舌抵上腭，沉肩坠肘，两臂自然下垂，两腋虚空肘微屈，含胸拔背，松腰塌胯，两膝微屈，全身放松，头脑清空，站立至呼吸自然平稳。每变换一个字都从预备式起。每次练功时预备式可多站一会，以体会松静自然、气血和顺之雅境。在松静站立的过程中，要做到身心的彻底放松，或意守下丹田，或数息，使精神内守，神不外

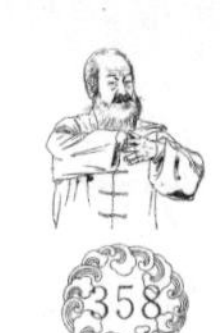

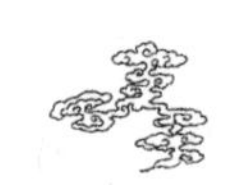

弛，静如木雕泥塑。身体所有关节、肌肉由上而下，彻底放松，松如肉之欲坠，以利于气血运行。要根据自己的身体状况来决定松静站立的时间。

其次是呼吸法，即顺腹式呼吸，先呼后吸。呼气时读字，同时收腹敛臀，二阴上提，重心后移至足跟。念某一个字时，与它有关的经络的井穴引地气上升，脚趾轻微点地，纯任自然。吸气时，两唇轻合，舌抵上腭，全身放松，腹部自然隆起，空气自然吸入，万不可着意，否则呼气时流入经络之气难以下来，留于头部易头晕，留于胸部易胸闷。

六字诀养生法为吐纳法，通过吐故纳新，以改善机体的生理机能，练功地点宜选在空气清新之处。吐气要轻，不努力，不憋气，吐尽为止，吸气要微微绵绵，将清气自然吸入，要顺其自然，不可过度、过快呼吸。每读字吐纳一次，可以稍停片刻，再做下一次吐纳。

1. 嘘字功平肝气。

发音：嘘（xū）。

动作：呼气念嘘字，足大趾轻轻点地，两手由急脉处起，手背相对向上提，经章门、期门上升入肺经之中府、云门，两臂如鸟张翼向上、向左右展开，手心向上；两眼反光内照，随呼气之势尽力瞪圆。呼气尽，吸气时，屈臂，两手经面前、胸腹前徐徐而下，垂于体侧。稍事休息，再做第二次吐字。如此做6次为一遍，然后做一次调息，恢复预备式。

经络走向：意念领肝经之气由足大趾外侧之大敦穴起，沿足背上行，过太冲、中都，至膝内侧，再沿大腿内侧上绕阴器达小腹，挟胃脉两旁，属肝、络胆，上行穿过横膈，散布于胸胁间，沿喉咙后面经过上颌骨的上窍，联系于眼球与脑相联络的络脉，复向上行，出额部与督脉会于泥丸宫之内；另一支脉从肝脏穿过横膈膜而上注于肺，经中府、云门，沿手臂内侧之前缘达手大拇指内侧的少商穴。所以做嘘字功时，工夫稍长，可能眼有气感，开始发胀，有的人感到刺痛、流泪；大拇指少商穴处感到麻胀，慢慢眼睛感到明亮，视力逐渐提高。所以嘘字功可治眼疾。肝火旺、肝虚、肝大、食欲不振、消化不良，以及两眼干涩、头目眩晕等，练此功都有效。

2. 呵字功补心气。

发音：呵（kē）。

动作：呼气念呵字，足大趾轻轻点地；两手掌心向里，由冲门穴处起循脾经上提，至胸部膻中穴处，向外翻掌上托至眼部。呼气尽，吸气时，翻转手心向面，经面前、胸腹前徐徐下落，垂于体侧。稍事休息，再重复做，共做6次，调息，恢复预备式。经络走向：以意领气由脾经之井穴隐白上升，循大腿内侧前缘进入腹里，通过脾脏、胃腑，穿过横膈膜流注心中，上挟咽、连舌本人目，上通于脑。其直行之脉从心系上行至肺部，横出腋下，人心经之首穴极泉，沿着手臂内侧的后缘上行，经少海、神门、少府等穴直达小指尖端之少冲穴。所以做呵字功时，小指尖、中指尖可能有麻胀之感，同时与心经有关之脏器也会有新的感受。心悸、心绞痛、失眠、健忘、出汗过多、舌体糜烂、舌质僵硬、语言不利等症，均可练此功治疗。

3. 呼字功培脾气。

发音：呼（hū）。

动作：呼气念呼字，足大趾轻轻点地；两手由冲门穴起向上提，至章门穴翻转手心向上，左手外旋上托至头顶（注意沉肩），同时右手内旋下按至冲门穴处。呼气尽，吸气时，左臂内旋变为掌心向里，从面前下落，同时右臂回旋变掌心向里上穿，两手在胸前相交，左手在外，右手在里，两手内旋下按至腹前，自然垂于体侧。稍事休息，再以同样要领右手上托，左手下按做第二次呼字功。如此左右手交替共做6次为一遍，调息，恢复预备式。

经络走向：当念呼字时，足大趾稍用力，经气由足大趾内侧之隐白穴起，沿大趾赤白肉际上行，过大都、太白、公孙、内踝上10厘米胫骨内侧后缘于三阴交，再上行过膝，由腿内侧经血海、箕门，上至冲门、府舍入腹内，属脾脏，络胃腑，挟行咽部连于舌根，散于舌下。注入心经之脉，随手势高举之形而直达小指尖端之少冲。所以有“肝脾之气宜升”

之说。念呼字的气感与念呵字相同的原因也在于此。脾虚、腹胀、腹泻、皮肤水肿、肌肉萎缩、脾胃不和、消化不良、食欲不振、便血、女子月经病、四肢疲乏均可练此功治疗。

4. 咽字功补肺气。

发音：咽字从俗读四（sì）；正音为戏（xì）。

动作：两手由急脉穴处起向上提，过腹渐转掌心向上，抬至膻中穴时，两臂外旋翻转手心向外成立掌指尖至喉部，然后左右展臂宽胸推掌如鸟张翼；同时开始呼气念咽字，足大趾轻轻点地。呼气尽，随吸气之势两臂从两侧自然下落。稍事休息，再重复做，共做6次，调息，恢复预备式。

经络走向：当念咽字时，引肝经之气由足大趾外侧之大敦穴上升，沿腿的内侧上行入肝，由肝的支脉分出流注于肺，从肺系（肺与喉咙相连的部位）横行出来，经中府、云门，循臂内侧的前缘入尺泽，下寸口径太渊走入鱼际，出拇指尖端之少商穴。两臂左右展开时，可能会有气感，以拇指、食指气感较强，外感伤风、发热咳嗽、痰涎上涌、背痛怕冷，呼吸急促而气短、尿频而量少，皆可以咽字功治之。

5. 吹字功补肾气。

发音：吹（chuì）。

动作：呼气读吹字，两臂从体侧提起，两手经长强、肾腧向前画弧，至肾经之腧府穴处，如抱球两臂撑圆，两手指尖相对，身体下蹲，两手随之下落，呼气尽时两手落于膝盖上部；在呼气念字的同时，足趾抓地，足心空如行泥地，引肾经之气从足心上升。下蹲时身体要保持正直，下蹲高度至不能提肛为止。呼气尽，随呼气之势慢慢站起，两臂自然下落于身体两侧。稍事休息，再重复做，共做6次，调息，恢复预备式。

经络走向：当念吹字时足跟着力，肾经之气从足心涌泉上升，经足掌内侧沿内踝骨向后延伸，过三阴交经小腿内侧进腘窝内侧，再沿大腿内侧股部内后缘通向长强脊柱，入肾脏，下络膀胱；上行之支脉入肝脏，穿横膈膜入肺中，沿喉咙入舌根部；另一支脉从肺出来入心脏流注胸中与心包经相接，经天池、曲泽、大陵、劳宫到中指尖之中冲穴。所以做吹字功时可能手心和中指气感较强。腰腿无力或冷痛、目涩健忘、潮热盗汗、头晕耳鸣、男子遗精或阳痿早泄、女子梦交或子宫虚寒、牙动摇、发脱落，皆可练此功治疗。

6. 嘻字功理三焦气。

发音：嘻（xī）。

动作：呼气念嘻字，足四、五趾点地；两手如捧物状由体侧向耻骨处抬起，过腹至膻中穴处，两臂外旋翻转，手心向外，并向头部托举，两手心转向上，指尖相对。吸气时，两臂内旋，两手五指分开由头部循胆经路线而下，拇指经过风池，其余四指过面部，两手再历渊腋、日月至环跳，以意送至足四趾端之窍阴穴。稍事休息，再重复做，共做6次，调息，恢复预备式。

经络走向：三焦经主气，“三焦之脉合于足太阳”。同经云：“三焦者，足少阳、太阳之所将，太阳之别也。上踝约17厘米，别入贯腨内，出于委阳，并太阳之脉络入膀胱，约三焦。”读嘻字时，以意领气，由足窍阴至阴上踝入膀胱经，由天池、天泉而曲泽、大陵至劳宫穴，别入三焦经。吸气时即由手第四指端关冲穴起沿手臂上升贯肘至肩，走肩井之后，前入缺盆注胸中联络三焦。上行之支脉穿耳部至耳前，出额角下行至面颊，流注胆经，由风池、渊腋、日月、环跳下至足窍阴穴。简而言之，意领时，由下而上，再由上而下复归于胆腑。练嘻字功，呼气时无名指气感强，下落时足四趾气感强，这是少阳之气随呼气上升与冲脉并合而贯通上下，使三焦理气之功能发挥，促进了脏腑气血通畅的缘故。三焦不畅可以引起耳鸣、眩晕、喉痛、咽肿、胸腹胀闷、小便不利，应多练嘻字功。

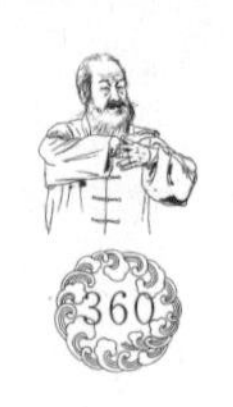

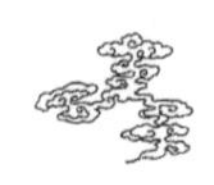

古代养生十六法

古代养生十六法，也叫养生十六宜，是我国民间流传的一套养生方法，源于古代“修昆仑法五宜”“祛病延年十六句之述”及“左洞真经按摩导引诀”等古人的养生著述。明朝刊行的《红炉点雪》《夷门广牍》以及清朝刊行的《内功图说》等书均曾辑入。这套养生法，动作轻缓，简便易学，不受条件的限制，若能坚持实施，定能强身健体、预防早衰、防病祛病、延年益寿。目前社会上流行的许多气功功法都可以看到它的影子。

1. 水潮除后患法。

水，与津液相通，这里专指唾液；潮，潮水之意，形容唾液汩汩，有如潮水之盛。古人认为津液咽入五脏后有不同功能，分别可以明目，化而为血，养神益气。水潮法就是以此为理论根据的。

锻炼方法：天刚亮睡醒时，立即起床端坐，集中精神，摒除杂念，舌抵上腭，闭口，用鼻做均匀细长呼吸。这样，津液自会渗出，待津液满口时，用意念把它分作三次咽下，送至五脏。长期锻炼，血气流畅，关节百骸利索，不易生病。

2. 起火得长安法。

火，指真火，即肾阳、元阳。“起火”，有温阳育体的意思；长安，即长久安康。这种方法是“小火炼形”，可以使真气流通，抵御邪气侵入肢体，达到延年益寿的目的。

锻炼方法：每天子时（晚上 12 点～凌晨 1 点）和午时（中午 12 点～下午 1 点）练功，端坐，屏气，内视丹田或外视遥远的物体，想象有一股真火，在肾部慢慢燃烧。锻炼时间的长短可灵活掌握，以舒适为度。

3. 梦失封金柜法。

梦失，指遗精和滑精；金柜，指藏精之所。失精是古代养生家之大忌，阴虚火旺，扰动精室而遗精，会导致精力消耗，神形倦怠，所以古人要设法封住“金柜”。

锻炼方法：临睡前，集中意念，调息，先用左手搓肚脐 14 下，再用右手搓肚脐 14 下，然后双手搓两胁 35 下，左右摇肩各 3 下。最后徐徐吸气，送至丹田，并使气紧守于丹田一段时间才收功。

4. 形衰守玉关法。

玉关，指丹田。意守丹田，是古代养生保健最基本的方法。

锻炼方法：集中意念，做均匀细长的腹式呼吸，意念守住丹田不放。无论行走坐卧都可以进行，练功时间可长可短。坚持锻炼，体内自然精、气、神充沛，改变衰老的容貌。

5. 鼓呵消积滞法。

积滞是指饮食停滞引起胃肠胀痛、消化障碍的一种疾病。积滞时间过长，就会损伤脾胃。“鼓呵法”不但能除病散气，而且健康人用这种方法锻炼，可以使元气增加，益寿延年。

锻炼方法：屏气，有节奏地鼓动腹部，使腹部充盈，然后慢慢把气呵出。

6. 兜礼治伤寒法。

兜礼，都表示动作。中医理论认为，元气不足的人，卫外不固，易为风寒邪气所侵，容易感冒。可用“兜礼法”医治。

锻炼方法：盘腿坐在床上，屏气，用双手兜起阴囊，屈身低头至床板，好像行礼做揖一样，连续做 42 次，至出汗，病就会转好。健康的人做此动作练习，可收到头醒目明、容颜润泽的效果。

7. 叩齿牙无病法。

牙齿疾病的发生，脾胃的湿火熏蒸是主要原因。古代养生家对去除牙疾很重视，如《红炉点雪》引玉真人的话说："欲修人道，先去牙症。"

锻炼方法：每天清晨，或不拘时间，叩齿36下。这样，可以降火祛风，增强正气，预防蛀牙。如果已有蛀牙，叩齿疼痛，可以用舌尖顶着蛀牙的牙根，然后再叩齿，次数可适量增加。

8. 观升鬓不斑法。

观，这里指意念；升，提升。人用脑过度，就会耗散精神、气血，导致鬓发早白，容颜衰老。

锻炼方法：每天子时和午时，端坐，握拳，大拇指置于其他四指之下，排除杂念，眼神集中在两眉间的泥丸穴，如见一小团光，以意念引导阴、阳二气自尾闾穴通过夹脊升至上丹田，然后下降至中丹田。再返回至下丹田。上升、下降为一循环，连续做9遍。稍做休息，就会精神爽朗，长期坚持，气血充足，斑鬓变黑。

9. 运睛除眼害法。

肝开窍于目。风、火、湿、热侵犯肝经，都会引起眼昏生翳，长期不治，可导致失明。除翳宜用"运睛法"。

锻炼方法：盘腿而坐，摒除杂念，做细长呼吸，双眼珠轮转12次，然后紧闭一会，突然大睁，意想邪气从眼睛排出。坚持锻炼，可消除内障外翳。治病期间，应节制性生活。

10. 掩耳去头旋法。

头旋，即头晕。风邪侵犯大脑，或者虚火上炎，都会导致头晕目眩，偏正头痛，久则发展到中风，不能说话，甚至半身不遂。

锻炼方法：不拘任何时间，静坐，做细长均匀呼吸，用双掌掩耳，摇头35次，意想元气自任脉上升至上丹田，驱散邪风虚火。

11. 托踏应无病法。

这是一种简单有效的保健操。经常锻炼，神气自然产生，气集升降和畅，筋骨强健。

锻炼方法：双手上托，如举大石；两脚前踏，如履实地；次数不拘，以舒适为度，意念内视身体任一部位。

12. 搓涂自驻颜法。

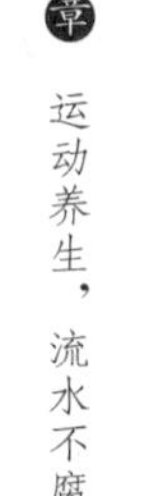

容颜憔悴，与思虑过多、劳累过度有关。只要用搓涂法坚持锻炼半个月，可以恢复颜面光亮润泽。这种保健方法又称干沐浴。

锻炼方法：每天清晨静坐，意守丹田，待神足气盛，满口津液时，用双手自内而外搓面35次，再用唾液搓面、搓指数次。

13. 闭摩通滞气法。

闭，指屏气；摩，按摩。中医理论认为，气滞则肓，血郁则肿。"闭摩法"可使经络通畅，气血运行，肿痛消除。

锻炼方法：屏气，排除杂念，先用左手按摩患部49次，再换右手按摩49次。然后用津液涂在患部。

14. 凝抱固丹田法。

这种保健法是要锻炼真气，使之固存在丹田里。

锻炼方法：取站、坐、卧姿势皆可，做均匀细长呼吸，双手抱着肚脐，意想元气不断灌入丹田。锻炼10天，就会产生气感。锻炼100天，身体抵抗力会大大加强，不易染病。

15. 淡食能多补法。

中医理论认为，酸、甜、苦、辣、咸五味，分别归入肝、心、脾、肺、肾五脏。五味

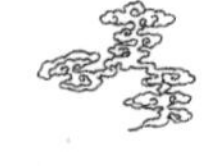

对五脏。各有所益，又互相侵害。如果不懂得调节饮食，只偏好某一味，就会损害某一内脏，导致生病。

饮食保健方法是：多吃淡味。但要注意，淡味不等于无味。

16. 无心得大还法。

无心，指心无杂念，恬淡虚无；大还，是道家修炼的一种高深境界。《红炉点雪》说："如明镜照一切物也，无不染着，是谓大还也。"

这种保健法十分虚空，主要要求人们保持内心清静。

混元益气功

混元益气功原为我国佛教圣地东海普陀山寺的和尚在念经之余用来醒脑提神、强身健体的一种功法。多年来秘而不宣，后由入山朝圣的香客传出。此功方法简单，安全可靠，效果明显。它能改善心肺功能，促进血液循环；对冠心病、肺气肿、哮喘、胃溃疡、肝炎、关节炎、原发性高血压等慢性病也有良好的改善作用。

混元益气功的特点是不用拙力：身手似在水中浮沉，飘然自如；呼吸如春蚕吐丝，轻细而长。它重在意境，而不强求意守，要求起如旭日东升，大海扬波；落似平沙落燕，落地无痕。

具体方法如下：

1. 右式。

左手叉腰，手心向下；左足在后横摆，右足在前，足跟对着左足弓成左丁字步。右手侧伸，手心向上，在胸前逆时针画圈。

舌尖抵上腭，用鼻呼吸。手臂上抬，站立时吸气；手臂下落，蹲下时呼气，一起一落为一次，连做 9 次。

2. 左式。

右手叉腰，站成右丁字步，左手顺时针画圈，要求同前，也做 9 次。

需要提醒的是，在练此式时需要注意以下几点：

（1）身、手、气配合一致，动作要慢。

（2）身、手、意要轻松，不要紧张，使劲。

（3）呼气要尽，吸气要足，不要憋气。

（4）舌顶上腭，双目微闭，气沉小腹（丹田）。

（5）蹲时不要低头，身体不要前俯。

左右各做 9 次为一遍，动作愈慢愈见功效，坚持练习月余就会有小腹发热、掌心发红等得气感。

五禽戏

五禽戏是我国古代以动为主的一套气功锻炼方法。它是后汉华佗在总结前人经验的基础上，精心观察虎、鹿、熊、猿、鸟的活动特点，并模仿人的肢体活动而编排的，故名"五禽戏"。它有强身祛病、延年益寿的作用。华佗创造了通过体育运动与劳动锻炼来强身防病的方法，他说："动摇则谷气得消，病不得生。"他所创编的"五禽戏"，常做可使手足灵。华佗的徒弟吴普用此法锻炼身体，活到 90 多岁时，还耳聪目明，牙齿坚固。

从中医角度看，五禽戏包括的虎、鹿、熊、猿、鸟 5 种动物分属于金、木、水、火、土五行，五行对应的是心、肝、脾、肺、肾五脏。也就是说，通过运行五种动物的姿态，可以起到锻炼五脏的作用。

现代医学研究也发现，五禽戏是一种行之有效的锻炼方式。它能锻炼和提高神经系统的功能，提高大脑的抑制功能和调节功能，有利于神经细胞的修复和再生。它能够增强肺功能和肠胃的蠕动以及分泌功能，促进消化吸收为机体活动提供养料。

就五禽戏本身来说，它并不是一套简单的体操，而是一套高级的保健气功。华佗把肢体的运动和呼吸吐纳有机地结合到了一起，通过气功引导使体内逆乱的气血恢复到正常状态，以促进健康。后代的太极、形意、八卦等健身术都与此有若干渊源。无疑，它在运动养生方面的历史作用是巨大的。

五禽戏现存最早的操作法，见于南北朝时陶弘景编的《养性延命录》，虽然模仿动物的姿势逼真，但难度较大，老年人和体弱者无法接受。明清两代的五禽戏都减少了难度，但文字深奥，一般人难以自学掌握，为此，我们特选辑了赵翱教授继承整理的五禽戏功法。

1. 全功预备式。

面向正东方（或南方）站立，两脚分开，距离与肩同宽，两臂自然下垂，眼向前平视，意守丹田，调整气息2～3分钟。

2. 虎戏。

（1）虎视。

练功法：左足向左前方迈出一步，左膝弯曲、右膝伸直成左弓箭步；两肘微屈，五指分开，屈指如虎爪，掌心朝下如按状；然后，头先向左，再向右各转动一次。

动作要领：左顾右盼时，如虎之威严，头应尽量后转，且须注视后下方，提肛收下腹部。

（2）虎抓。

练功法：①接上式。右足提至左足内侧成点步，右膝弯曲，左膝微伸直，两手抬至左面前，掌心相对，目视右手心。②右足向前迈出一步，同时右臂侧向伸直；左手伸直向前，以十指猛抓，如抓物状。③左足提至右足内侧成点步，再反向做一遍。④左足尖内转45°，面朝正前方，右足提至左足内侧成点步，两膝屈曲，重心放于左足；两手收至左膝上，目视前方。

动作要领：上身挺直；两手向前侧伸直时，十指屈指如虎爪状；目视前方。

（3）虎扑。

练功法：①接上式。两手顺大腿经腹提至胸部，十指伸直，腕背屈，掌心向前，目视前方。②右足向右前方跨出一大步，左足随势滑步跟上，重心移于右足，同时两手向右前方猛扑，掌心向前。③右足尖内转45°，面朝正前方，左足提至右足内侧成点步，两手收至右膝上；再如上述动作向左前方猛扑。④左足尖内转45°，面朝正前方，右足提至左足内侧，屈膝；两手十指微屈，掌心向内收至下腹部，目视前方。

动作要领：虎扑动作要轻灵敏捷，前扑时口中发声，气至丹田发出，贯于双臂。

（4）虎伸。

练功法：①接上式。右足向前跨出一步，重心移于右足；右臂向前伸直，左臂屈肘靠于胸前，两手掌心向下，十指伸直。②重心后移并向后略坐，右臂随之略屈，再将重心前移至右足，成弓步；同时两手向前平伸猛刺（右手在前，左手距右手后一掌远）。③重心后移，左足猛向前迈出一大步，右足同时前跃一步，此时两手再向前平伸猛刺一次。④以足跟为轴，右脚尖内转180°，左足外转180°，转身重心移至左足。⑤左臂向前伸直，右臂屈肘靠于胸前，掌心均向下，十指伸直。再用上述动作反向做一遍。

动作要领：向前平刺时动作要猛，目视前方；前跃要敏捷，后转要稳重。

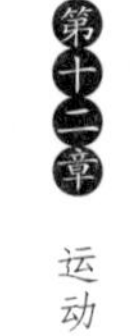

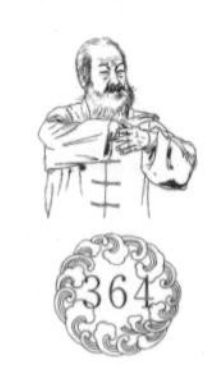

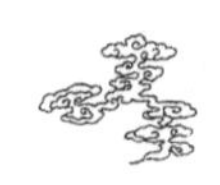

（5）虎旋

练功法：①接上式。重心先移于右足，左足内转180°，此后再将重心转至左足，右足提起、外转225°，向左足前方迈出下落，足尖向右；左臂经体前上抬，伸直向后画弧，左手经体后向上回旋并向前画弧，双目注视左手转动。②右足屈曲下蹲，左足尖略内转后下蹲，臀部靠在左足跟上；同时两手握空拳平置于胸前如拉弓状。③两手相移靠后均变掌，右手向右侧推出，同时左臂屈肘手向左耳后牵拉，目视右手。④起立后重心移至左足，右足内转180°，重心转至右足。左足提起外转225°，向右足前方迈出并下落；足尖向左；同时右臂经体前上抬，向后画弧，左手经体后向前画弧，目视右手转动。最后两手空握拳平置于胸前如拉弓状。两膝屈曲下蹲，其余动作同“②”，唯有方向相反。⑤站起，将身体重心移至右足，左足内转90°，右足外转90°，面对正前方；再将左足靠于右足内侧成点步，同时，两手握拳，拳眼朝上，放置腹前丹田处。

动作要领：双臂交叉张开幅度要大，下蹲应利用旋转之力，掌握身体重心，不可左右摇晃。

3. 鹿戏。

（1）鹿兴、鹿触。

练功法：①接上式。重心移至左足，右大腿抬起与地面平行，并屈膝成45°角；两臂微屈于腰间，两手半握拳。②左足原地上跳一次，同时将两手上伸，要求拳眼相对。③右足向右前方迈出一步，重心移至右足；同时两臂向右上方伸出，拳心相对，目视前方。④后移，右足尖内转90°，重心再移至右足，左大腿提平并屈膝45°，再接做动作“①”“②”“③”，只有方向相反。

动作要领：做鹿兴时，单足站立要稳，五趾抓地如弓，上举之臂要直，两拳相峙，拳心相对，跃起轻灵。做鹿触时，双拳紧贴于肋，腰先弓而后伸，发拳与伸腰同时，用“意”引力贯臂，拳势成抵角，扭项斜目窥上。

（2）斜触。

练功法：①重心移于右足，左足尖内转90°后再将重心转至右足，右腿屈膝，收至左足内侧成点步；右臂屈肘靠于腰胁，掌心向内；左臂屈肘抬起，拳靠额上，掌心向外，上体向右侧屈曲2次。②右足向右前侧迈出一步，同时两臂向右斜上方伸出，掌心向外，目视前方。③重心转至右足，左腿屈膝，收至右足内侧成点步，其余动作同“①”“②”，只有方向相反。

（3）屁盘。

练功法：①右臂屈肘抵于肋，握拳，拳心向内，左臂屈肘抬至头，拳心朝外。②右足尖先外展90°，与左足成丁字步；左足提起，并使足心对着右足尖处着地。③右足提起外展180°，与左足成丁字步；左足提起，在对着右足尖处落地，此称“八卦步”。④先走四次慢八卦步，再走四次快八卦步，当最后一步右足在前，左足在后时，右足提起并落下于左足左前方，下蹲盘坐，右臀坐于左足跟上；右手拳心向后，左手拳心向外，头转向右后方，目视左足跟。⑤起立后，右足内转90°，左足提起并外转下落于右足内侧成丁字步；同时换左臂屈肘抵于肋，右臂屈肘抬至头。⑥右足起步并在足心对着左足尖处落地，其余动作同“③”“④”，只有方向相反。盘坐时，应左足在前，左臀坐于右足跟上。⑦起立，重心移于右足；左足内转180°，重心移至左足，右足外展180°，同时上身随之右转至正前方。

动作要领：八卦步不宜太大，步圈要圆；双拳相对，下肘靠于肋间；双目前视，在下蹲时换视后足跟。

4. 熊戏。

（1）熊左晃。

练功法：①接上式。身体下弯成90°，两臂自然下垂，两膝微屈；左足提起并向左侧横挪一步，两臂随之转向左侧，左手抵至左足跟，右手抵至左足步。②右足提起，向右侧横挪一步，两臂随之转向右侧，右手抵至右足跟，左手抵至右足尖。如上动作，左足向左横挪3步，右足向右横挪2步，共5步。③站立，重心移至右足，两臂屈肘收至胸前，掌心向前。

动作要领：左右晃动时，要注意重心位移的稳定，不能过分前屈后仰。摸左、右足时，双臂应自然放松。

（2）熊左推。

练功法：①重心移至左腿成弓步，同时发内劲，将两掌用力朝前推出。②重心后移，两臂后缩，再推一次。前推时喉中发“呼”的声音。

动作要领：前推时，目视两掌间，动作须沉稳有力。

（3）熊攀。

练功法：①左足内转45°，右足提靠于左足内侧，两膝微屈，两手靠拢，掌心向腹，置于腹前。②两膝微屈，两手由腹部经胸前向上伸直举托，掌心朝上，两眼视天。③两手用劲，缓缓握拳，拳心朝前，似攀物状。④两臂用力下拉，同时身体上挺，足跟提起。⑤弯腰两手下拉变掌，手指尽量接触地面，此时两膝挺直。⑥站立，两臂屈肘，收至胸前，握拳，掌心向前。

动作要领：上攀时双手如握物，同时身挺欲浮起，气沉丹田，并引至涌泉。双手下拉时，膝微屈，当指尖下达足尖时膝须挺直。

（4）熊右晃。

练功法：右足先起步向右侧横挪一步，其他动作与“熊左晃”反向。

（5）熊右推。

练功法：右足提起，向右前方横挪一步，重心移至右腿成弓步，同时发内劲将两掌向前推出。连推2次，前推时喉中发“呼”的声音。

（6）熊攀。

练功法：①右足内转45度，左足提靠于右足内侧，两膝微屈，两手靠拢，掌心向腹，置于腹前。其余动作同“熊攀”动作之“②”“③”“④”“⑤”。②面向正前方，上体慢慢伸直，两手靠拢，掌心向腹，置于小腹前。

5. 猿戏。

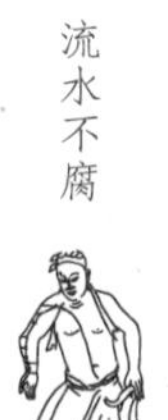

（1）猿跃练功法：①接上式。重心移于右足，左足尖着地，两膝靠拢，上体微前俯。向右转体45°；两眼先视左下方，再视右下方；两臂屈肘，手微屈成猿爪，抬至右胸前，右手高于左手。②左腿提起屈膝成90°，向左方做一跳步，左足落地，重心移于左足，右足尖着地成点步；两臂向前上方猛抓后急速屈肘，收至左上胸前，左手高于右手。③右腿提起屈膝成90°，向右方做一跳步，右足落地，重心移于右足，左足尖着地成点步；两臂向前上方猛抓后急速屈肘，收至右上胸前，右手高于左手。

动作要领：跳步的幅度应小；左右顾盼如寻物状。提足动作应轻巧，跳足应先屈膝，两足动作要协调。

（2）猿转。

练功法：①左大腿屈膝成90°，右手上屈于右耳旁，左手屈于右胸前。②先将左腿向外画圈3圈，第3圈要画得大，以利用其惯性转体；转体1圈后，成立正式，面向正前方。接着上体快速抖动3次，如狮子抖毛。③重心移于左足，右大腿屈膝成90°，左手上屈于左耳旁，右手屈于左胸前。④右腿向外画3圈，其余动作同“②”，只有方向相反。⑤两膝微屈，两臂屈肘夹紧肋部，两腕下垂，十指微屈，上体快速抖动3次，犹如狮子抖毛。

动作要领：转体动作应当充分利用惯性，在短时间内迅速完成，并注意身体平稳。当

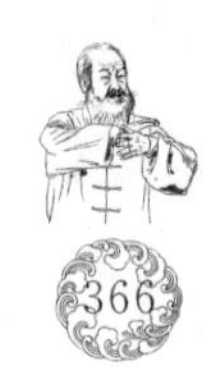

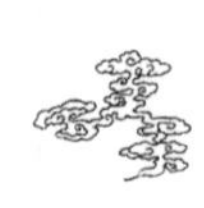

转体难以达到360°时，可在两足落地后再补转，直至面朝正前方。

（3）猿退。

练功法：①重心移至右足，左足成点步，上体向右转90°，两目先视右后方，再视左上方。②左足后退一步，重心移至左足，右足成虚步；以左足为轴，上体左转180°；两手向后抓出并立即屈肘收至左胸部，两腕下垂，十指微屈，左高于右。③两目先视左后方，再视右上方。④右足后退一步，重心移至右足，右足成虚步；以右足为轴，上体右转180°；两手向后抓出并立即屈肘收至右胸部，两腕下垂，十指微屈，右高于左。⑤同“①”“②”动作再做一遍。最后重心放在左腿，两手垂腕，置于左胸。

（4）猿进。

练功法：①跳步，重心移至右足，左足成虚步，两手换置右侧，右手变掌置耳前，掌心朝前，左手屈肘垂腕置于右胸前。②左足前迈一步后急速收回，两手也随之向前猛抓，并急速收回（称“一抓”“一缩”）。③左足迈出一步，两手握拳随之向前击出（称“一打”），再将左手变掌收至左耳前，右手屈肘垂腕收至左胸部，右足前提收至左足内侧成点步。④动作同“②”“③”，只有方向相反。⑤动作同“②”“③”，再做一遍。

动作要领：前迈和后退动作要衔接紧凑；“一抓”“一缩”“一打”各动作要与足的进退密切配合。

（5）猿闪。

练功法：①跳步，左足成虚步，双手换置右侧，右手垂腕，手心向内。②左足抬起，双足配合向左后方跳转180°，落下时屈膝，膝关节靠拢，两手在跃起时向上猛抓，落地时收至膝前。③重心移至右足，按动作“①”“②”要求再做一遍，此后面对正前方，两手收至膝前，目视正前方。④重心移至左足，右足成虚步，站起，做动作“①”“②”“③”的反向动作2遍，面对正前方，恢复原式。

动作要领：向左跳转时以左足为中心，向右跳转则相反。站立时前足都是点步，后足微弓，身似松非松，颈将展未展。

（6）猿采。

练功法：①左足提起向右前方迈出一步；右腿后伸，身体前伏，右手迅速向左前方伸出做采物状。②右手急速收回置于右耳旁，左手收于右胸前；两脚跳起落回原处，重心落于右足，左足成点步。③跳步，重心移于左足，右足成点步，两手移至左侧，其余动作如“①”“②”，只有方向相反。

动作要领：单手前采，同侧腿后伸须保持身体平衡。身体前伏不可太过。前采时上体应同时前探，回身要迅速有力，目视前方。

（7）猿定。

练功法：①左足向左挪一步，足距同肩宽，身体正直。②两掌心朝上，从腹部上抬至头高；向内翻掌，掌心朝地下落至下腹部。③反复上抬4次，手下抬时吸气，手下落时呼气。第一次呼气时口中默念“呵”，第二次念“好”，第三次念“嘻”，第四次念“嘘”。重复一遍，共呼吸8次。

动作要领：排除杂念，意守丹田，呼气时内收下腹部，使废气尽量呼出。

6. 鸟戏。

（1）鸟伸。

左练功法：①左足向前方迈出一大步，两手掌心相对，在腹前交叉后，左手前伸，掌心朝上，右手后伸，掌心向上。②左腿屈膝下蹲，右腿伸直，身体前伏，使左手、头、臀、右足呈斜形直线。目视左手中指，略停片刻。

动作要领：侧身转臂要松肩舒腰。左手、右手与右足应在同一斜线上。

（2）鸟落左。

练功法：①左腿支撑，微屈，右腿向后提起，右臂前滑，手指触左足背，左手后伸，目视前上方。②两手后伸，成燕式平衡，抬头前视，右足跟与头部相对，背与地呈水平。③右足落地，正立，目视正前方。

动作要领：单足独立时膝微屈，头上昂，目前视；双手后展时应保持平衡，掌心向上，拇指相对。

（3）鸟飞左。

练功法：①左腿抬起，屈膝90°；同时两臂屈腕由前上举，屈肘，两肘臂后挺与肩平，屈腕、并指，向外下如叩状。②两臂分开，沉肩屈肘垂腕，经两侧下落，两腕背屈，五指微屈，指尖向外，同时左足落下，两膝微屈蹲。③按“①”“②”动作连做4次。前2次动作应较慢，第3次动作应快，且下蹲时须两手触地成全蹲状。第4次动作的下落速度缓慢而轻飘如飞状。④起立成站立式，两手收至腹前，目视正前方。

动作要领：展翅动作应轻盈，双臂上抬时吸气，下落时呼气；意守丹田。

（4）鸟伸右。

练功法：同“鸟伸左”，只有方向相反。

（5）鸟落右。

练功法：同“鸟落左”，只有方向相反。

（6）鸟飞右。

练功法：同“鸟飞左”，只有方向相反。

7. 全收功势。

（1）面向正前方，意守丹田，深而缓慢均匀地呼吸。吸气时，两手从腹前经身体两侧向上划动至头顶；呼气时，两臂从头顶经胸前下落，两手重叠，右手在内，左手在外，置于两乳之间的膻中穴。

（2）呼气时，两手从膻中向下推至脐下丹田穴；吸气时，两手上移至膻中，反复下推7～14次后收功。

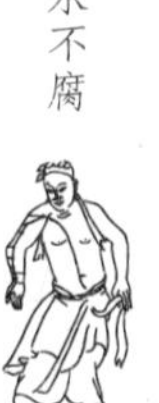

八段锦

八段锦，中国古代流传下来的一种气功动功功法，由八节组成，体势动作古朴高雅，故名。八段锦形成于十二世纪，后在历代流传中形成许多练法和风格各具特色的流派。

一般认为八段锦是南宋初无名氏开始编排的。在以后的流传过程中，又分为南、北两派：北派托名岳飞所传，动作繁而难练，以刚为主，故称“武八段”；南派附会梁世昌所传，动作难度不大，以柔为主，又称“文八段”。常见的是南派，南派运动量小，动作相对柔和，对老年人养生保健来说是不错的选择，在这里，我们将介绍“文八段”给大家。

八段锦是由八节动作编成的一套有保健作用的动功锻炼方法。因为它歌诀易记，术式简单，不受年龄的限制，而且各节都与内脏相关连，能起到调脾胃、理三焦、祛心火、固肾腰的作用，所以深受气功爱好者的欢迎。本功要求每天早、晚各练一遍，每段动作的练习次数可根据自己的体质而定，一般以练到出汗为度。

第一段：两手托天理三焦

具体操作：

1. 预备式：立正站立，两臂自然下垂，足趾抓地，头项伸直，下颌内收，全身放松，舌抵上腭，目视正前方，呼吸自然，思想集中，意守丹田。

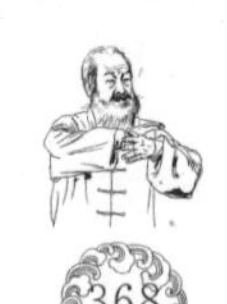

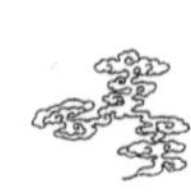

预备式是本功各段动作开始、完结的定式。

2. 左足向左稍挪一步，两臂伸直，徐徐从两侧上抬，平肩时两手翻掌，变为掌心朝上，继续上举，至头顶时两手十字相叉后翻掌，变为掌心朝天并用力上托，如托天状，两目注视手背；上托时两足跟离地，尽量伸展腰背。

3. 两手分开，两臂从两侧下落；同时足跟落下，还原成预备式。再重复上述动作5～7 次。

4. 配合呼吸法：两手上抬并上托时吸气，两臂下落还原时呼气。

第二段：左右开弓似射雕

具体操作：

1. 预备式后，左腿向左侧横挪一大步，两膝下蹲成马步，上体正直，大腿与地面平行，同时两臂平屈于胸前，十指尖相对，手心朝下。

2. 左手握拳，翘起食指向上，拇指伸直与食指成“八”字撑开，然后向左侧缓缓用力推出，手腕背屈，食指向上，拇指向前，头也随着左转，目视左手食指；在左手动作的同时，右手变拳，展臂向右平拉，以扩胸吸气，两手用力如拉弓状。

3. 左足收回，两手落下还原，成预备式。

4. 做“1.”“2.”的反向动作。

5. 左右动作交替反复练习，每侧各 3～5 次。

6. 配合呼吸法：一脚侧挪时吸气，下蹲时呼气；拉弓射雕时吸气，复原时呼气。

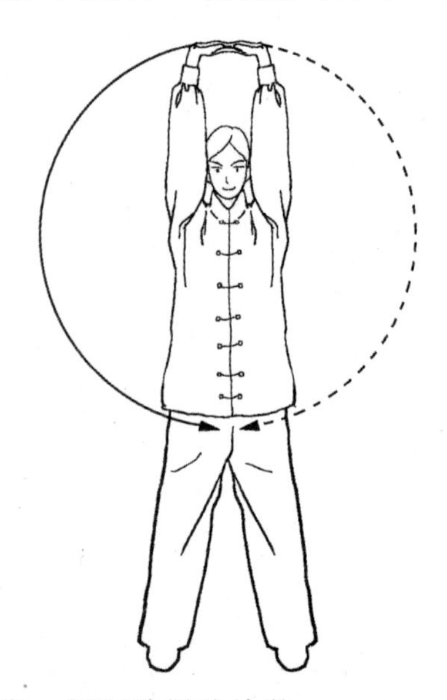

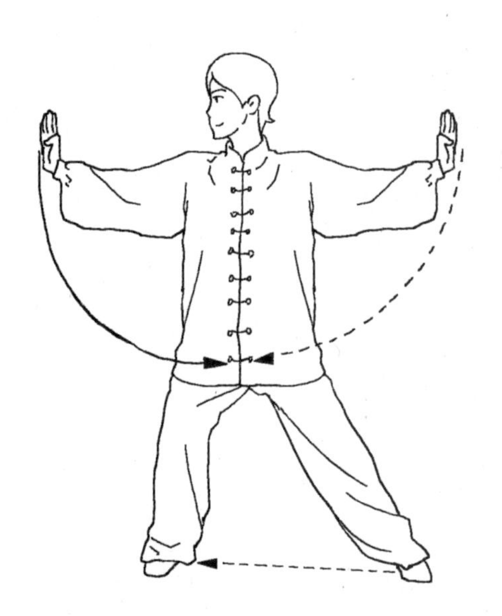

第三段：调理脾胃臂单举

具体操作：

1. 预备式后，左手从前侧上抬，过头后继续上举到最高点，五指并拢、翻掌，掌心向上，指尖向右，拇指向前，略下沉后再用力上托；同时右手腕背曲，四指并拢，掌心朝下；四指向前，拇指向内，略抬后再下按，与左手配合。上、下同时用力。

2. 左手从侧方下落，两手还原成预备式。

3. 做动作“1.”的反向动作。

4. 左右动作交替，反复练习，每次手上举 5～7 次。

5. 配合呼吸法：手上举时吸气，下沉时呼气；两手用力时吸气，手下落还原时呼气。

第四段：五劳七伤向后瞧

具体操作：

1. 预备式后，头缓缓向左转直至最大限度，眼向左后下方注视片刻。

2. 头慢慢转回原位，眼向前平视。

3. 做动作“1.”的反向动作。交替反复转动各5～7次。

4. 配合呼吸法：头向后转动时吸气，还原时呼气。

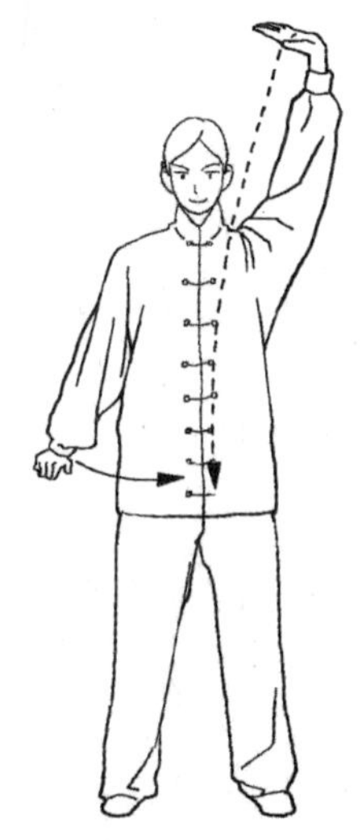

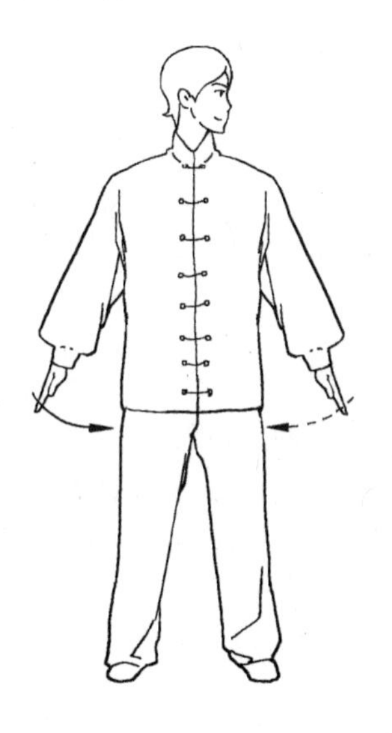

第五段：摇头摆臂祛心火

具体操作：

1. 预备式后，左足向左横挪一大步，屈膝下蹲成马步，两手按于大腿上，拇指朝外，虎口对身。

2. 头和上体前俯深屈，随即做最大幅度的逆时针摇转，臀部也随之摇转。连做3次后复原成前俯深屈状。

3. 做最大幅度的顺时针摇转，臀部也随之摇摆。连做3次后恢复成预备式。

4. 配合呼吸法：头身向左后方（或右后方）摇转时吸气，从反方向前摇摆时呼气。

第六段：两手攀足固肾腰

具体操作：

1. 预备式后，两膝挺直，两手从前方上举，上身向前深屈，两手垂下握住两脚足尖，头略抬。本动作需要多次练习才能达到要求。

2. 直腰，恢复站立姿势。

3. 两手握拳，抵于腰脊两侧肾俞穴处，上体尽量后仰，两目视天，再直腰。后仰动作连做3次。

4. 动作3；重复3～5遍。

5. 配合呼吸法：手上举时吸气，身前屈握足时呼气；直腰后仰时吸气，再直腰时呼气。

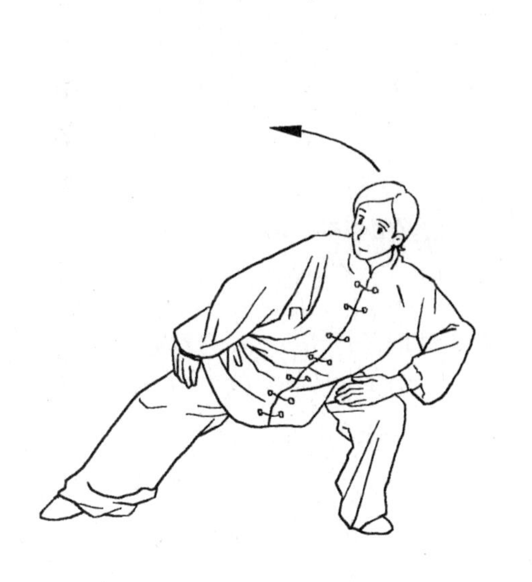

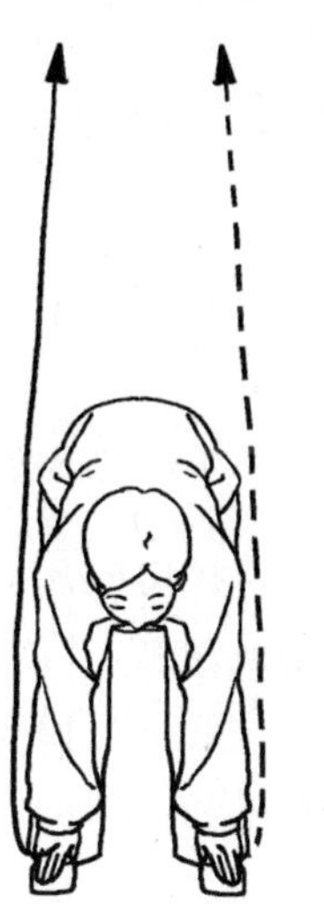

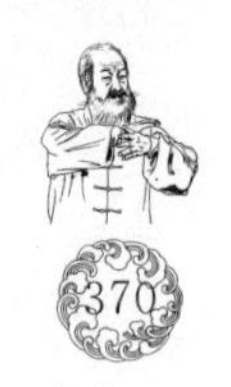

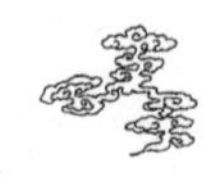

第七段：攒拳怒目增气力

具体操作：

1. 预备式后，左足向左挪一大步，屈膝下蹲成马步，同时屈肘、握拳置于腰间，拳心向上，目视正前方。

2. 左拳用力向前击出，拳与肩平，拳心向下；两目圆睁，向前虎视。

3. 左拳收回腰间的同时，右拳向前击出，动作要求同“2.”式。

4. 右拳收回腰间的同时，左拳向左侧冲击，拳与肩平，拳心向下，两目圆睁，向左虎视。

5. 左拳收回腰间的同时，右拳向右侧冲击，动作要求同“4.”式。

6. 以上动作反复做多遍，最后恢复成预备式。

7. 配合呼吸法：左手向前或向左侧冲击时先吸气再呼气，左手回收而右手向前或向右侧冲击时再吸气、呼气，收拳复原时缓慢呼气。

第八段：背后七颠诸病消

具体操作：

1. 预备式后，两手握拳抵于腰后，两足跟同时提起，离地 35～70 厘米；上身挺拔，胸部挺出，小腹内收，头尽量向上顶。

2. 两足轻轻下落，但不要完全着地。

3. 如上动作反复 7～14 次，然后恢复成预备式，接着散步 1～3 分钟，最后结束全功。

4. 配合呼吸法：脚跟提起时吸气，脚跟下落时呼气。

5. 若想加大运动量，可于动作恢复成预备式后，接着做跑马七颠法。方法是：左脚向左横挪一步，两足间距约与肩同宽，上体前俯，两手向前平伸，两膝屈曲，脚跟快速颠动（快速呼吸，脚跟抬起时吸气，脚跟落下时呼气），如骑在飞奔的快马上。

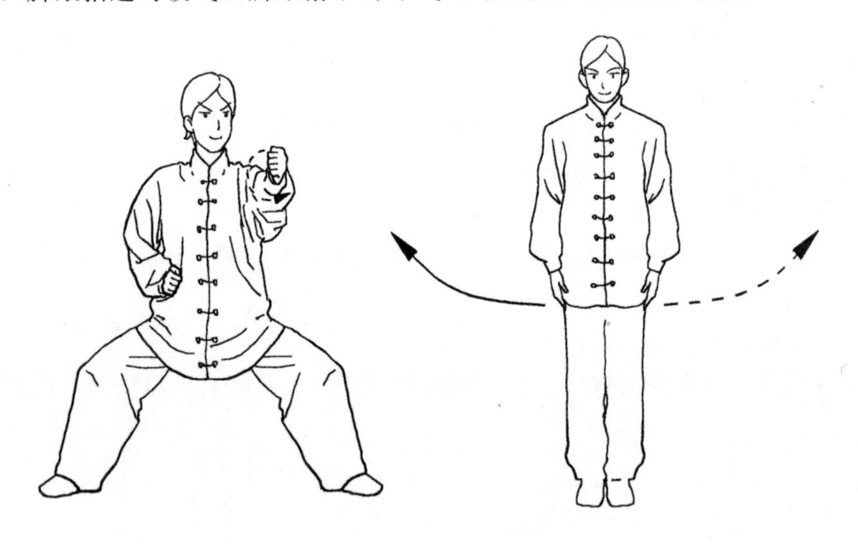

易筋经

易筋经是我国古代民间流传的一套健身锻炼方法。从“易筋经”三个字来理解，“易”是变通、改换、脱换之意；“筋”指筋骨、筋膜；“经”则带有指南、法典之意。《易筋经》就是改变筋骨，通过修炼丹田真气打通全身经络的内功方法。《易筋经》的内容包括了练习所能达到的理想效果和具体的练习方法两方面的主要内容，对武侠小说影响最大的是其中的内壮神勇、外壮神力的说法。其“内壮神勇”提到练习该功法之后，“从骨中生出神力，久久加功，其臂、腕、指、掌，迥异寻常，以意努之，硬如铁石，并其指可贯牛腹，侧其掌可断牛头”，这些都还只是“小用之末技”；“外壮神力”练成之后，“手托城闸，力能举鼎”都算不上奇异了。从道光年间开始的武侠小说提到《易筋经》，渲染的都是《易筋经》中所说的练成后的这种神奇功用。按原来的功法要求，须先练半年左右内功，达到内壮后，运气时不需练习任何排打功即可自然产生开砖劈石的内功威力，如配合《易筋经》搏击术同时练习，可达到无坚不摧的神功威力。

易筋经的锻炼较艰苦，动作也单调，因此需要有坚强的毅力才能练成。每当做到一个动作时，要使肢体置于那个姿势不动，并发力使肌肉紧张，而外观姿势不变，直至肌肉酸胀难忍时才算这一动作结束。练功时呼吸要自然流畅，不能憋气，待练到一定的熟练程度后，就可以配合有节律的呼吸，以腹式呼吸为佳。要求呼吸缓慢，气沉丹田。易筋经共 12 式，练功者可根据自己的身体情况选练几式，也可将 12 式连续做完。预备式：身体正直站立，两脚并拢，手臂下垂于身体两侧。下颌微收，唇齿闭合，舌头自然平贴在上颚。百会虚领，双眼目视前方。

第一式：韦驮献杵

两臂曲肘，慢慢平举到胸前，做抱球势，屈腕立掌，指头向上，掌心相对。肩、肘、腕应在同一平面上，结合呼吸，做 8～20 次。

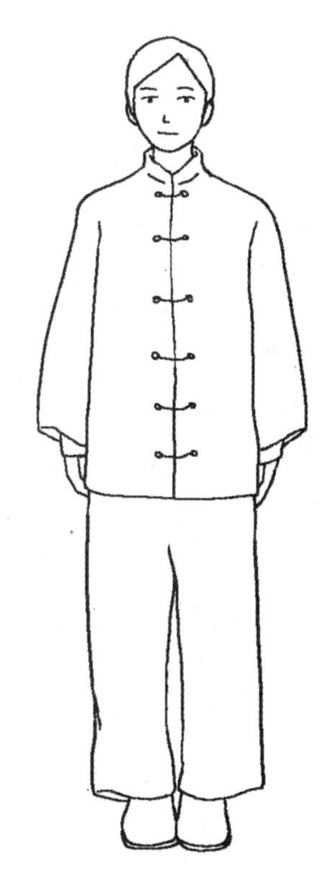

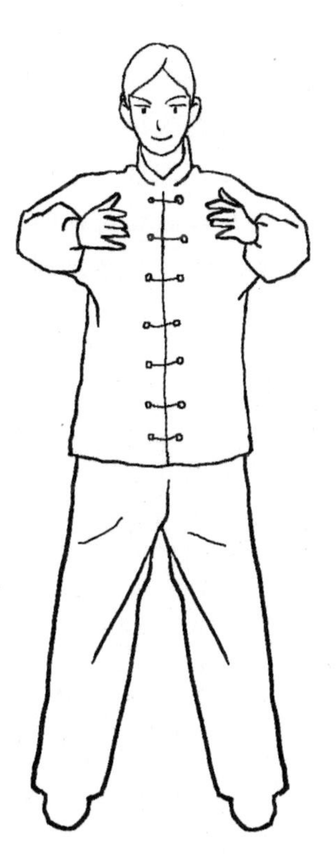

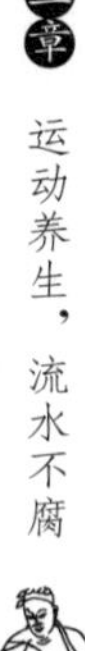

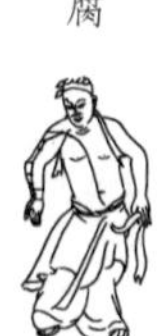

第二式：横担降魔杵

两足分开，脚掌踏实，膝盖微松；双手自胸前慢慢外展，至两侧平举；立掌，掌心向外；两目前视；吸气时胸部扩张，臂向后挺；呼气时，指尖内翘，掌向外撑。做 8～20 次。

第三式：掌托天门

两脚分开，脚尖着地，脚跟提起；掌心向上，举过头顶；沉肩曲肘，仰头，眼观掌背。舌舐上腭，鼻息调匀。吸气时，两手上托，两腿下蹬；呼气时，全身放松，两掌向前下翻。收势，两掌变拳，拳背向前，缓缓收至腰部，拳心向上，脚跟着地。做 8～20 次。

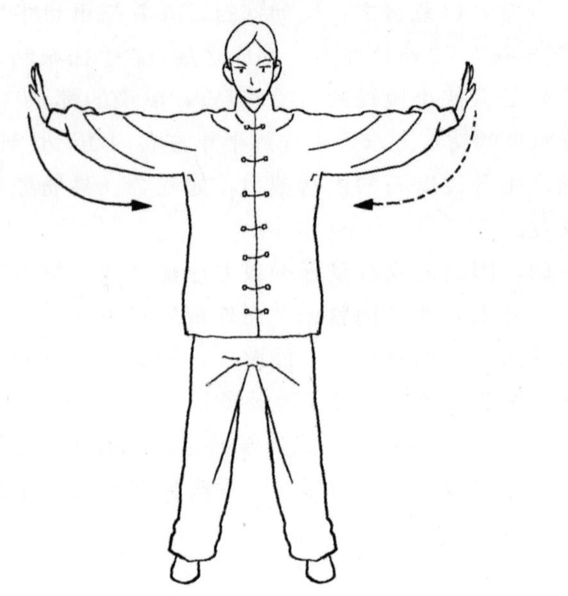
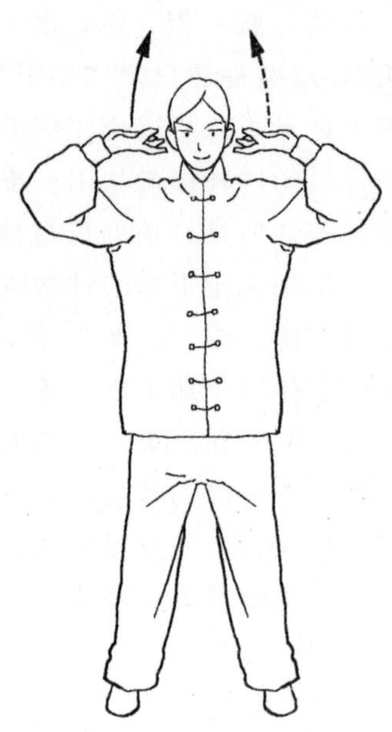

第四式：摘星换斗势

右脚稍向右前方移动，与左脚形成斜八字；屈膝，提右脚跟，身向下沉，右虚步。右手高举伸直，掌心向下，头微右斜，双目仰视右手心；左臂曲肘，置于背后。吸气时，头往上顶，双肩后挺；呼气时，全身放松，再左右两侧交换姿势锻炼。做5～10次。

第五式：倒拽九牛尾势

右脚前跨一步，屈膝成右弓步。右手握拳，举到前上方，双目观拳；左手握拳；左臂屈肘，斜垂于背后。吸气时，两拳紧握内收，右拳收至右肩，左拳垂至背后；呼气时，两拳两臂放松还原为本势预备动作。再身体后转，成左弓步，左右手交替进行。随呼吸反复5～10次。

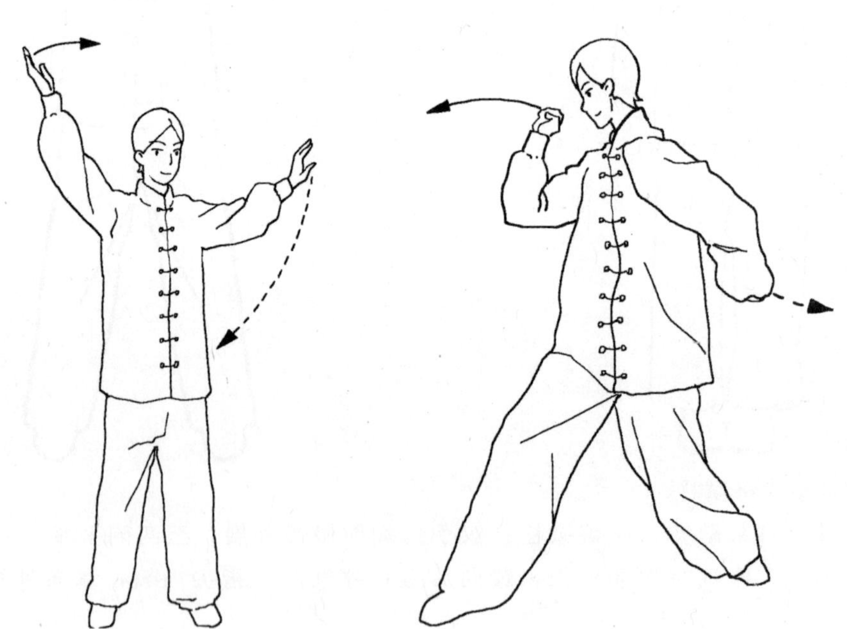

第六式：出爪亮翅势

两脚开立，两臂向前平举，立掌，掌心向前，十指用力分开，虎口相对，两眼平视前方，脚跟提起。两掌缓缓分开，上肢平举，立掌，掌心向外，脚跟着地。吸气时，两掌用暗劲伸探，手指向后翘；呼气时，臂掌放松。做8～12次。

第七式：九鬼拔马刀势

脚尖相接，脚跟成八字形；两臂向前成叉掌立于胸前。左手屈肘由下往后，成勾手置于身后，指尖向上；右手由肩上屈肘后伸，拉住左手指。足趾抓地，身体前倾，如拔刀一样。吸气时，双手拉紧，呼气时放松。左右交换。做5～10次。

第八式：三盘落地势

左脚左跨一步，屈膝成马步。上体挺直，双手叉腰，再屈肘翻掌向上，小臂平举；稍停，双手翻掌向下，小臂伸直放松。动作随呼吸进行，吸气时，如托物状；呼气时，如放物状。反复5～10次。

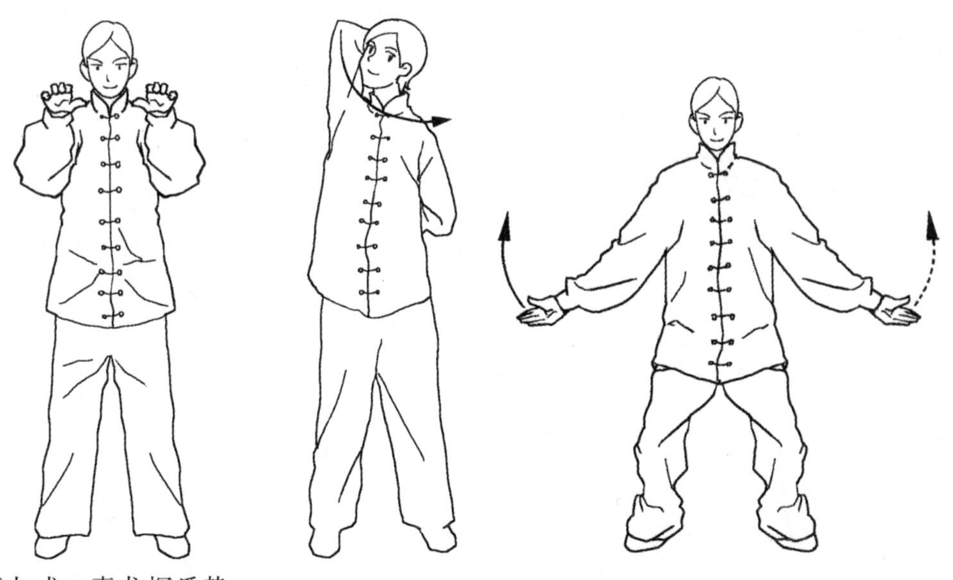

第九式：青龙探爪势

双脚分立，双手成仰拳护腰。右手向左前方伸探，五指捏成勾手，上体左转。腰部自左至右转动，右手随之自左至右水平画圈，手画至前上方时，上体前倾，同时呼气。画至身体左侧时，上体伸直，同时吸气。左右交换，动作相反。做5～10次。

第十式：卧虎扑食势

右脚右跨一大步，屈右膝下蹲，成右弓左仆腿势；上体前倾，双手撑地，头微抬起，眼观前下方。吸气时两臂伸直，上身抬高并尽量前探；呼气时，同时屈肘，胸部下落，上身后收，蓄势待发。如此反复，5～10次后换左弓右仆脚势进行，动作如前。

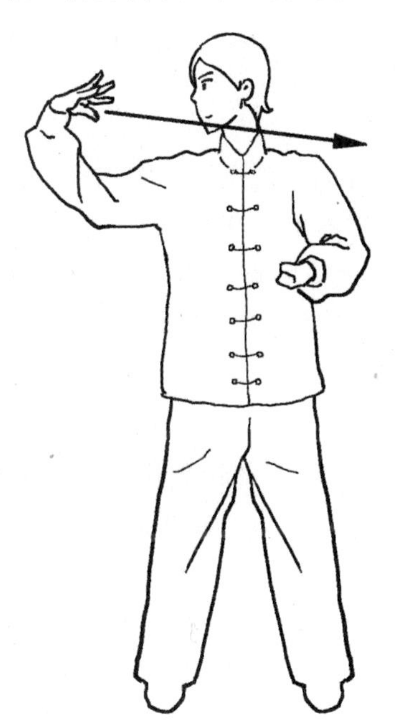

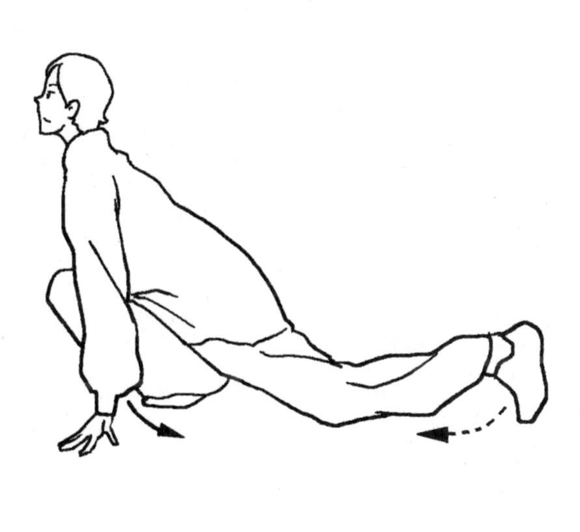

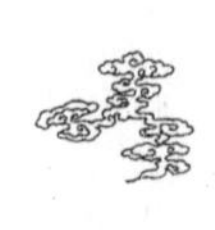

第十一式：打躬势

两脚开立，脚尖内扣。双手仰掌缓缓向左右而上，用力合抱头后部，手指弹敲小脑后片刻。配合呼吸做屈体动作；吸气时，身体挺直，目向前视；呼气时，直膝俯身弯腰，两手用力使头探于膝间作打躬状，勿使脚跟离地。做 8～20 次。

第十二式：工尾势

两腿开立，双手仰掌由胸前徐徐上举至头顶，目视掌而移，身立正直；十指交叉，旋腕反掌上托，掌以向上，仰身，腰向后弯，目上视；然后上体前屈，双臂下垂，推掌至地，昂首瞪目。呼气时，屈体下弯，脚跟稍微离地；吸气时，上身立起，脚跟着地；如此反复 21 次。收功：直立，两臂左右侧举，屈伸 7 次。

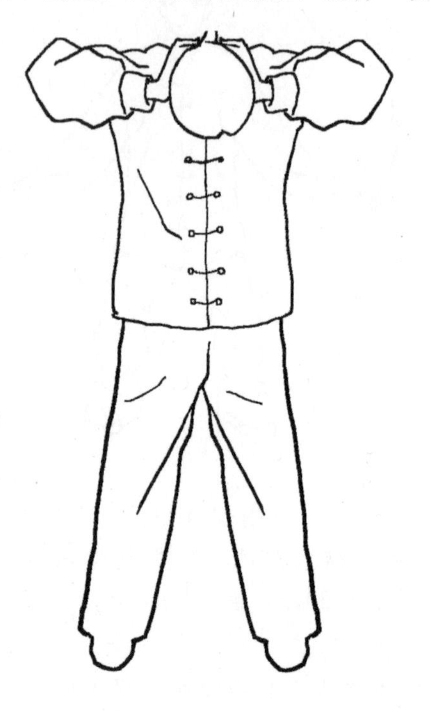

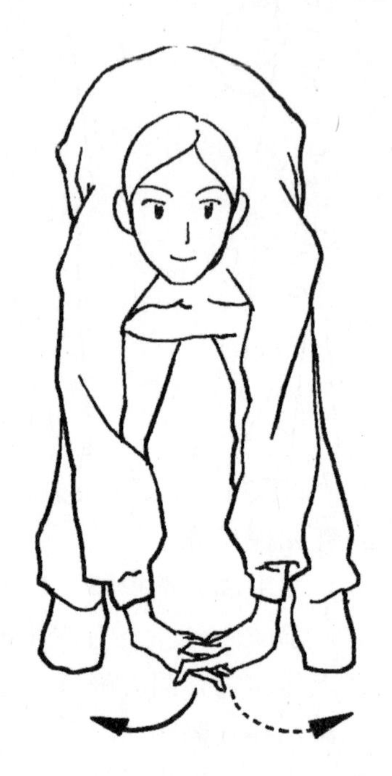

和血功

和血功为清朝道光、咸丰年间的武术家邓钟山老先生所创。他著有《功家秘法宝藏》一书，卷一的《和血功图说》云："人之一身，气血和则百病不生，反之则外邪入内，百病俱生……吾有一法，名曰和血功……老少妇孺皆宜，照法做之……百病不生。"此功不仅有祛病延年之效，而且是练习硬功，达到"排打"（即"铁布衫""金刚罩"类）功夫的基础。现介绍全功的 9 个架势如下：

1. 预备式。

面向东方（晚则朝西），两足分开成外八字步，距离同肩宽，含胸垂肩，两臂自然下垂，手掌心向下，如按水上浮物，口齿轻闭，舌抵齿间，目视近前方，集中意念，忌紧张。

2. 推抹三连环。

（1）用鼻吸气，均匀细长（初学者不可勉强，经过一段时间的锻炼，可以呼吸深长）。两手由体侧两旁画弧，上举至头顶上方，成撑举状，手心朝上，五指相对，相距 10～15 厘米，头面上仰，眼看两手。

（2）两手翻掌下降，至胸前做交叉状，左手在右手上。以两掌顺时针推抹胸腹部 3 圈，同时头面随手下落，俯视两手。

（3）两手下落，掌心向下，头面平正，恢复至预备式。此时用鼻均匀细长呼气，至此为 1 遍。须连续做 3 遍。

3. 左右晃躯。

（1）接上式。呼吸自然，以至若有若无，为此式特点。两手握空心拳，拳背向前，两臂微微上提，两肘微向两旁外屈。

（2）以腰为轴，向左转动上体至最大限度。以腰为轴，再向右转动上体至最大限度，如此左右转动上体为 1 遍。连续做 12 遍。

4. 单手撑举。

（1）两足并立，两手自然下垂。用鼻以意引气深入，然后右手由右侧画弧，上举至头顶右上方，做托举状，掌心向上，头面向右仰，眼看右手。右脚向右侧开步，两足相距约 70 厘米。

（2）右手经体前向左向下画弧，在向下时上身随之下俯。手在两足间，掌心向下，目光注视。

（3）右手再向右画上举，上身随之正直。手至头顶右上方，掌心向上，头面微向右仰，眼看右手。同时右脚收回与左脚并立，以鼻均匀细长地呼气，至此为 1 遍。以上为右式，再做左式如右式。如此左右各做 3 遍，共 6 遍。

5. 前后摆腿。

（1）两腿并立，呼吸自然，前后摆动右腿，前摆时与支撑的左腿成 90 度，后摆时成 45 度。至此前后摆动各 1 次为 1 遍，做 12 遍。

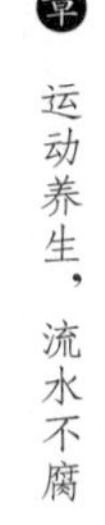

（2）再摆动左腿如右腿状。也做 12 遍。

6. 俯身大划臂。

（1）两足并立，两手自然下垂，用鼻以意引气深入，然后两手翻掌向两旁抬起，至肩部高度。

（2）两臂再向上，各斜展于肩的外上方，两掌心向前。

（3）两臂向前摆落，至胸前时，上身随之下俯。最后垂臂于腿前，俯上身成 90°。

（4）伸直身体，收两臂于体侧。以鼻均匀细长地呼气。

以上为一遍，做 6 遍。

7. 正反转项。

两腿分立成“外八字”，距离略比肩宽，两手自然下垂，呼吸自然，身体不动，头由左向右按顺时针方向做旋转活动 12 圈。

8. 左右哈气。

（1）两足开列同肩宽，身体下蹲成马步，两臂反展于身后的两旁，五指做反勾状，勾尖向上。

（2）用鼻以意引气深入后，头转向左方，猛一张口发出“哈”字声，将吸入之气全部送出。即将头转回原处，此为左式。

（3）再吸气，向右送气为右式。左右各做 3 遍，共 6 遍。

9. 车轮转。

（1）两足分立成“外八字”步，略比肩宽，两臂屈肘，肘尖向两旁，高与肩齐。手握空拳，拳眼向肩。

（2）头向右转，眼看右肘尖。屈曲的两臂在同一平面上。右肘尖下沉，向后、向上、向前，做转圈状，相应地左肘尖上翘，向前、向下、向后，也做转圈状。以上为右式，共转 12 圈。

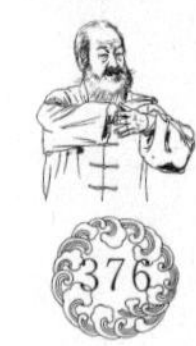

（3）头向左转，眼看左肘尖，如右式转 12 圈。

做此式应尽量牵动胸腹部，使脏腑气血通畅，健身防病，旧有“学会车轮转，一生不用捧药罐”之说。

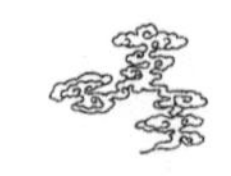

灵子显动术

“灵子术”的前身可以追溯到秦始皇时代，其功法是从清朝康熙初年就有记载的“合掌拜物功”发展而来。《楚辞·云中君注》云：楚人名巫为灵子，巫有巫术也就是灵子术，灵子的特点是产生“四肢自动”，也称“灵动”，所以“灵子”就是“具有灵动功能的人”。

灵子显动作用，就是灵子作用于练功者自身，使练功者肢体自发地产生各种节律性运动，呈现一种特殊状态。一旦时久功深，逐渐地身体也会向空中连续跃动，甚至会前后左右跃至数尺高。灵子显动作用能兴奋精神，强健体魄，治疗疾病。

灵子显动练功法：

1. 意念。

处于超我状态，杂念起时，由它自起，妄想生时，由它自生，一切听其自然，不同于精神守一、意念集中的无我状态。

2. 姿势。

采取正坐或正立姿势。也可采取仰卧或俯卧姿势，但不常用，一般以正立姿势为多。

（1）正坐式：取板凳坐或盘膝坐形式（单盘或双盘均可，以单盘较为适宜）。预备时，右手置于左手掌上，掌心均向上，瞑目端坐。

（2）正立式：身体立直，膝不弯，脚取外八字形或平行同肩宽。外八字形时左右脚跟并拢，重心在两脚掌中间垂线上。预备时，右手置于左手掌上，掌心均向上，轻闭双目。

3. 呼吸。

（1）自然呼吸：灵子术在练显动过程中，不采取特殊形式的呼吸法，自然呼吸即可。

（2）多次吸入式扩胸深呼吸：每次练过“显动”之后，可以练（也可以不练）多次吸入式扩胸深呼吸。采取正坐或正立姿势，正坐时姿势同上，正立时，双手拇指置于手掌之内，其余四指紧握拇指，成握固形式，脚趾抓地。然后，闭目合口，鼻吸口呼，慢慢地从鼻孔吸气，扩张胸部，小腹微收，先慢慢地吸一口气，不呼出，如此几次，待吸足气时，屏数秒钟，口稍开，慢慢地将气做一次性细长呼出。呼气时胸部复原，下腹舒张，但不可用力，须任其自然，呼吸速度以每分钟 1～2 次最好，呼吸的时间比为 2∶1，即如吸气 20 秒钟后，呼气约 10 秒钟，以此类推。每回呼吸 10 次，即 5～10 分钟，在每次练过“灵子显动”之后，长期施行，于身体大有好处。

4. 功法（坐式、立式相同）。

（1）起势。

第一式：两臂前伸。正坐或正立姿势摆妥后，两手平举，向前伸直，掌心向下，使手腕的肌肉紧张；手指互相密接并拢，手掌用力，使全身的力完全注于两手掌上，态度从容。

第二式：合掌曲臂。在原位将两手以手腕为轴心内翻，使掌心相对，并互相靠拢成合掌式，轻轻用力，然后曲臂，将合掌的手臂向胸前移动，置于距胸部约 7 厘米处，四指朝上，拇指近胸。这时，使相对的左右手的中指第三节突出接触的部分用力，用力点称为“真点”。

（2）动象。

第三式：前后动（拜物式）。合掌瞑目，在真点轻轻发力，默念“灵子显动”数遍，历数分钟，就会发生合掌的手慢慢抖动，逐渐加强，然后发展至前后移动，绕轴转动等，成合掌拜物式，这就是我国古代的"合掌拜物功"。《性命圭旨》序中说："近一方士，教人念咒拜物，顷刻开关，四肢摇战。"《江湖行脚录》中说："气流充沛有良方，拜物何劳客点香，压肋抽添亦可效，行持得诀手中央。"均是指合掌拜物功。

若显动发动不起来，稍用意念导引，诱发其动机，也无妨碍。又，在显动发生之后．也可用意念激发，使运动加强，或用意念抑制，使运动减弱。假如取放任的态度，听其自然，则运动会逐渐变为迟缓，或转成别的形式运动。

第四式：上下动。前后动发生以后不久，作用激烈，会有上下动相继发生，或者略微用意念诱导，使前后动转为上下动，但心中对动作究竟是如何演变的则不可有所思虑。

第五式：自由动，身跃动。前后动、上下动相继发生后，随着幅度的增大，相合的手掌会逐渐分开，前后上下地运动，极其自由，演成种种变态，成为自由动的形式。当自由动发展激烈时，不仅手掌、两臂会不停地活动，全身也会出现纵跳和跃动。当跃动激烈时，应注意用脚掌先着地，不要用脚跟，以免损伤神经系统。如果跃动极为激烈，难以控制时，可把眼睛睁开，意念动作变慢，则跃动自会慢下来。在显动作用修炼得圆满纯熟时，前后动、上下动、自由动、身跃动等会混为一体，很难加以区分。

（3）变形。

第六式：合掌叉指。修炼至身跃动时，就算已掌握灵子显动作用的基本功了。这时应练进一步的变形，合掌叉指式就是变形的第一式。其式为：两手合掌，左右手指互相交叉抱握贴于胸前，或置于胸前约 7 厘米处。其余做法同合掌式。叉指式更能促发各种动形的兴奋。

第七式：曲臂对指。双手平举，手臂弯曲，掌心向下，手指相对，相距约 3 厘米，手掌充分用力。在立式曲臂对指时，膝关节要伸直，这是关键。显动发生时，最初是两手相对运动，其次是上下运动，最后是全身跃动和变形运动，当全身跃动时，不宜用强力抑制，应该让它自由活动。

第八式：曲臂握拳。曲臂，双手成握固形式置于胸前 3 厘米处。练此式开始时，两腕肌肉要紧张用力，显动后则不必用力。

第九式：单、双伸臂。这种伸臂式，手臂不必用力，只要把单臂或双臂向前伸直或斜直就行。意念想着灵子显动，不久就能起动。倘若显动难以发生，可将手掌或手臂稍微用力，加以诱发，但显动发生后，即任其自然，不再用力。

第十式：单、双垂臂。两臂或单臂轻轻下垂。其他要领同第九式。

（4）收功。

灵子术本身无特殊收功法，做完各个步骤，停功即行。有时，各个练功者可以根据自己的爱好，做一些收功动作或功法。一般说来，每次练灵子术后，以"多次吸入式扩胸深呼吸"来收功，不仅对身体有好处，久之，对于练功的进展也有帮助，可以采用。

峨嵋甩手功

峨嵋甩手功是祖传峨眉内桩软手的三大基本功之一，源于《少林达摩易筋经》，简单易学，疗效显著，现介绍如下，以供气功爱好者参考。

1．预备式。

两脚分立同肩宽，足尖向前，全身放松自然，意念从头、颈、肩、胸（背）、腹、大腿、小腿到脚跟逐步放松；两手下垂，掌心内含，中指贴于裤边缝；嘴微闭，舌轻抵上腭，双目垂帘，内视玄关；鼻吸鼻呼，自然吐纳，气沉丹田，静养 3～5 分钟，待口中津满，分 3 次缓缓咽下。

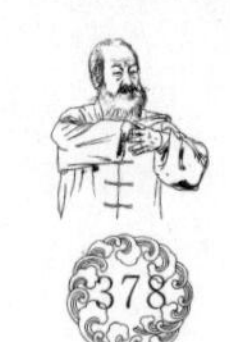

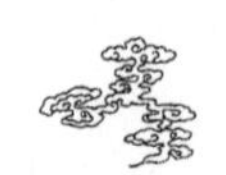

呼吸时要求轻、缓、匀、长，鼓腹收腹应自然、轻柔，切勿故意用力。以下各式呼吸要求相同。

2. 前后甩手。

预备式后，双手缓缓抬起于胸前同肩宽，掌心朝下，由前向后摇甩，摇甩至极限再由后向前摇甩。向前甩手时吸气，向后甩手时呼气。反复多次。要求心无杂念，意守丹田，达到人静状态。初学者可默数甩手次数，以帮助入静。甩动次数，一般由开始的两三百次逐步增加到两三千次，年老体弱者，可量力而行。甩手时，要求掌心朝下，五指松开，指节放松，以劳宫穴为气穴交换外气。前甩手时意想劳宫穴吸清气入体内，后甩手时意想劳宫穴放出体内浊气（这一步骤初学者可以不做）。

前后甩手的要求："上宜虚，下宜实；头宜悬，舌宜顶；胸宜含，背宜挺。臂宜摇，肘宜沉；腕宜重，手宜画；腹宜实，胯宜松；肛宜提，趾宜抓。"

3. 螺旋甩手。

前式回到预备式，静息 2 分钟后，右手甩手，右腿外展屈膝，左脚略提起，踝关节内移，头、颈、肩、腰、胯俱向左转。右手由右胯旁向左上方画弧，掌心向外向上，五指松开，类似于太极拳"白鹤亮翅"状。同时，左手握拳由左胯旁向腰后画弧，拳心向后向上。如此甩手 12 次，复原后，再左手甩手，动作与右手甩手相同，方向相反。

4. 收式。

上式结束后，双手回置胯旁，双目轻闭，自然吐纳。3 分钟后将口中津液分 3 次咽下，然后，右手置于丹田，掌心向内，左手置于右手上，双手先顺时针方向，由内向外旋转，逐步扩大到腹部，然后逆时针方向旋转，各 24 次。意念气归丹田。最后微睁双目，缓行数步，收功。

本功法运动量小，动静相兼，不易出偏差，非常适合体弱多病及中老年人的锻炼。每天可练 1～2 次，最好在凌晨或深夜，选择空气新鲜，环境安静之处。练功量不强求，一般以练后感到舒适为佳。该功可整体练，也可选其中一两式练习。经实践证明，该功法对多种疾病，如原发性高血压、肝病、肾病、心脏病、神经衰弱、风湿性关节炎等，有比较显著的疗效，不妨一试。

大雁气功前六十四式

大雁功属道家气功，是昆仑派长期秘传的一套高级动功，分为前 64 式和后 64 式，又可独立成为两套功法。此功模仿大雁的活动形态来编排动作，并结合了气功养生的要义。整套功法刚柔相济，动静结合，轻松自如，能起到清心醒神，筋络舒松、气血流畅的作用，对高血压、神经衰弱、胃及十二指肠溃疡、肩后炎、骨质增生、风湿性关节炎，内脏下垂等疾病有显著效果。这里仅介绍大雁功前 64 式。

1. 起式。

身体直立，两脚平行分开与肩同宽。头微上顶，双肩放松，两臂自然下垂于体侧。掌心向内，五指自然分开，微屈。口微闭，舌轻舔上腭，眼平视前方。

全身自然放松，宁心静立片刻，排除杂念，气往下沉。

2. 展翅。

两臂由体侧缓缓前举，手心相对，举至与肩同高。然后边上举边向两侧分展，同时两臂外旋成扩胸。松肩，微屈臂。同时身体向后屈，仰视上空，手心向上。两膝微屈，脚跟稍提起。

3. 合翅。

两臂内旋成弧形向前合抱。两手落至下丹田两侧。手心向内，指尖相对，两手指端相距3～6厘米。手成虚掌，手掌心与腹间保留适当空隙。在两臂向前合抱的同时，身体恢复直立姿势。自然收腹，脚跟落地，眼视前下方。

4. 折窝。

两手从下丹田部位渐渐提起，手心由里随之转为两手心相对。至胸前部位时，两臂向前伸直，同时两脚跟提起。接着两臂内旋，两手背相对，手心向外。然后两臂外展，向两侧后下方做弧形运动至两胯后外侧，手心向后。眼平视，松肩虚腋，脚跟仍提起。

5. 抖膀。

两臂屈肘上提至两肾腧穴外侧。手心向上，手指向后并拢成爪形。松肩，虚腋，脚跟仍提起，眼平视。接着，两臂外旋，两手从两胁旁迅速甩于两胁前，两臂屈肘成90°，手指向前，手心向上微向里。同时，两上臂向内迅速夹击两胁，两脚跟迅速落地，眼平视。

6. 折窝。

两臂内旋前伸，两手心也渐渐随之转为相对，同时两脚跟提起。当两臂向前伸直时，两臂内旋使手背相对，手心向外。然后两臂外展，向两侧后下方做弧形运动至两胯后外侧，手心向后。

7. 抖膀。

动作同“5”。

8. 上举。

两手臂缓缓上举，手心向里对前额，手指向上，眼视劳宫穴。两手上举过头顶，两臂弯曲成90°。松肩，肘向前，眼平视。足势不变。

9. 合掌。

两臂同时内旋，两肘分向肩外侧。两手向头顶上方合拢，十指交叉合掌，掌心向下对百会穴（头正中线与两耳尖连线的交点处）。两臂成弧形，眼平视，足势不变。

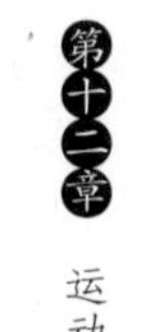

10. 翻掌。

两手指交叉不分开，两臂同时内旋使两手翻成手心向上。然后两臂向上伸直，眼视前上方。两腿伸直，足势不变。

11. 下腰（中、左、右）。

两腿伸直，弯腰前屈，两手保持十指交叉状合掌下按，掌心向下。先下按在两脚中间片刻，然后上体稍抬起，两臂随之稍上提。同时向左偏转，两手仍成十指交叉状合掌在左脚前下按，手心向下。停留片刻后，上体稍抬并向右偏转。双手成十指交叉状在右脚前合掌下按。停留片刻。整个过程中，眼视两手，头顶朝前，足势不变。

注意：下腰时，最好掌心下按触地。但初学者不必勉强，特别是年老体弱病重者，要量力而行，姿势可以高一些，但腿要伸直。

12. 缠手。

上身略抬起，转向正前方。两手掌随之从右脚前提起并向左、右分开。两臂放松，两手手指相对，手心向下。膝微屈。左脚向左转90°（右脚跟调整舒适），身体以腰为轴向左转身90°，并带动手臂旋转甩动。同时，右臂内旋，随腰左转，由右经体前甩向左方，手心向外。接着两手臂外旋，使两手心转向上，两小臂交叉于腹前，右手臂在左手臂上方。在两臂甩动旋转的同时，涮动腰胯，右胯及右腿迅速向右扭动，带动右手臂拖向右胯方向。右腿弯曲，左腿伸直，眼视右手。

13. 回气。

接上式。左手向左上提至左缺盆穴（锁骨上缘中点凹陷处）。手指边上提边拢成爪形。

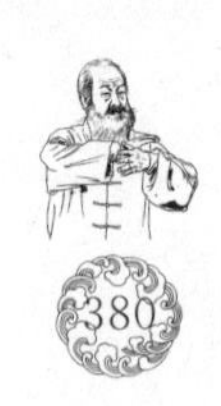

松肩，虚腋。右手继续甩向右下方，待手臂伸直时，内旋向上，从体右侧向体左侧直臂画大弧，右手落至左脚趾。同时上身随着右臂甩动由右向左转动，向左前方俯身。右腿弯曲，左腿伸直，左脚跟着地，脚尖上翘，成“丁字步”，重心落于右脚。眼视右手。

14. 左弹足。

指在脚趾下，向左搬动3次。在每一次搬动脚趾的同时，右臂微弯，肘向外撑，带动肩、腰、胯向左扭动。眼视右手，脚成“丁字步”。

注意：要做到舒适自然，肩、腰、胯要放松，弯曲要适度。年老体弱病重者开始弹足有困难，架势可以高一些。可不捏脚趾，改为右手指向左脚趾。同样做3次扭腰、撑肘动作。练过一段时间后，随着身体情况的好转，可慢慢恢复成正常姿势，再捏脚趾。

15. 推气。

左手保持原状，右手松开，放开五指使之成自然并拢状，并将手心转向右后方。右臂微屈，右手由左前方向右后方慢慢推动。身体也随右手逐渐向右偏转（约45°），腰胯放松，眼视右手。重心在右脚，左脚跟着地。

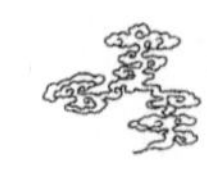

16. 捞气。

左手保持原状。右手推气至右胯后侧，外旋，使手心向左前。手臂微屈，手指向下，然后，右手从右后方向左前方捞气，右手边捞气边屈腕，使手心向上，手指向前。身体随右手向左捞气而向左偏转。眼视右手，足势不变。

17. 转身回气。

右手捞气至胸前，五指边并拢成爪形边向上置于右缺盆穴处。同时左脚内扣，以右脚跟为轴向右转身180°，重心向后移到左脚。屈左膝，同时左手从左缺盆穴放下，待手臂伸直时，内旋向上，从体左侧向体右侧直臂画大弧，左手落于右脚趾。同时上身随着左臂的旋动而向右前俯身。右脚跟着地，脚尖上翘，眼视左手。

18. 右弹足

同“14.”，唯方向相反。

19. 推气

同“15.”，唯方向相反。

20. 捞气

同“16.”，唯方向相反。

21. 缠手

左手捞气至腹前时，边捞边向上抬。同时右手从右缺盆穴移开，经左手的内侧落向前下方，五指自然分开。随着左手上抬和右手下落，上身抬起，微微前屈，向左转体，朝向正前方。右脚左转90°，双脚平行。然后右手臂从下经左手外侧向上、向里转至左手里侧，再向下，向前，围绕左手，左手也同时环绕右手，互相环绕一周半。

环绕时，左右手内外关相对，约距16厘米。在手臂环绕的同时，腰、胯、肩相应地自然晃动。眼视双手。

22. 云手（右、左、右）。

右云手：

缠手后，左手收置于腰部左侧，手臂弯曲，掌心向上微向里。右手向体前伸出，掌心向上，与腰同高。同时右脚上前半步，前脚掌外侧着地，重心放在左脚。眼视右手心。接着右手臂由前向右后方画弧，头及上身也随着右手向右扭转，保持眼视右手心。

待右手行至右后方时，右臂内旋，屈肘，使右手合谷穴（拇食指张开时，在第一、二掌骨中间，稍偏食指处）贴于右肾腧穴（第二腰椎棘突下旁开4.7厘米处），手心向上，五指自然分开。同时身体向左转正，重心前移右脚，左脚跟提起，眼平视前方。

左云手：

左脚上前半步，前脚掌外侧着地。同时左手向体前伸出，掌心向上，与腰同高，由前向左后方画弧。头及上身也随着左手向左扭动，眼视左手心。

待左手行至左后方时，左臂内旋，屈肘，使左合谷穴贴于左肾腧穴处，手心向上，五指自然分开。同时身体向右转正，重心前移左脚，右脚跟提起，眼平视前方。

右云手：

动作同前。

23. 涮腰。

左脚上前半步，脚前掌外侧着地。同时左手向体前伸出，掌心向上，与腰同高，由前向左后方画弧。上身随左手向左扭转，带动右臂摆向左前方，上臂略高于肩。屈肘，手指自然下垂，手心向里斜对小腹。眼看左手。随着左手划动，身体向左前倾，重心放在左脚，两脚跟提起。当左手行至左后方时，身体及右肩、右臂迅速外旋向右扭转，带动两臂顺势摆动。右臂向右摆回到右腰侧，屈肘约90°，手心向上，手指向前。左臂顺势由左后下方向前上方捞起，直至左手心与前额相对，相距25～35厘米。左臂屈肘成弧形。同时身体及腰胯转正，右脚跟迅速着地，重心在右脚。左脚跟提起，前脚掌着地。膝微屈。眼视左手心。

24. 落膀回气。

左臂内旋，手心向下，自上而下落至左臂部后侧，手心向后，手指向下，手臂自然微屈。右脚跟稍提，重心偏移左脚。眼平视前方。

25. 单展翅。

重心前移至左脚，右脚上前半步，前脚掌外侧着地。右手向前平伸，手心向上微向里，五指自然分开，手与肩同高。然后右手由前向右侧画弧，臂微屈，上身随右手向右扭转，眼视右手心。

当右臂移至右后方时，手臂内旋，屈肘，向右下方画弧，使右合谷穴贴于右肾腧穴处，手心向上，同时身体转正。眼平视前方。

26. 上步伸膀。

重心移至右脚，左脚上前半步，前脚掌外侧着地。同时左臂边外旋边向前伸出，放于左腰侧，屈肘约90°，手心向上微向里，五指自然分开，眼视左手心。

27. 缠头过耳。

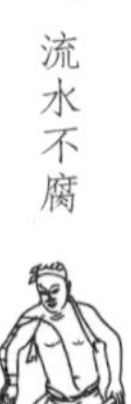

足势不变。上身以腰为轴向左扭转，右手由右肾腧穴移开，随着右臂外旋，转为手心向里，并由身体右侧经腹前随身体的左转向左侧上提。右手经左肩、左耳、后颈时，手心向里对着左耳及颈部。当右手绕至后颈时，上身及头随之转正。右手继续绕到右耳，手心对着右耳，松肩屈肘，肘向右前，眼平视。

28. 下压。

右手绕到右耳时，右臂下落。手心转向下，撑腕，手指向前五指分开成下按状落于右胯侧。同时左手手心向上，上提至与肩同高，手臂微屈，手心微向里，眼视左手，足势不变。

29. 上托。

右臂外旋，使右手心翻转向上，并弧形向前，向上托举至与肩同高，手心向上微向里，臂微屈。左手同时下落，移至身体左侧后，手心向前。眼视右手心。重心前移至左脚，右脚跟提起。

30. 回气。

右手上托至肩高后，右臂内旋，迅速屈肘，肘尖向右前。右手五指边并拢成爪形边置于右缺盆穴。同时左手从左侧后自下而上迅速向前捞起，手心向里与前额相对。眼视

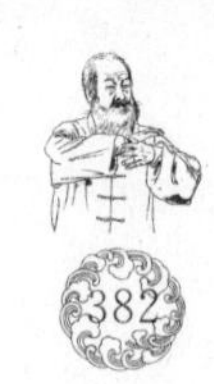

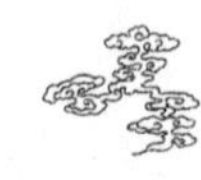

左手心，手与前额相距25～35厘米。同时重心迅速后移至右脚，右脚跟落地，腿微屈。左脚跟提起。

31. 捞月。

右腿弯曲，重心在右脚，左脚自然伸直，左脚掌外侧着地。左手臂不动。右手离开右缺盆穴。五指自然松开。右臂向右后方舒展开，手心向外，上身也随之右转，眼视右手。然后右臂外旋下落，由右向左前方画弧，手心随之向上，手指朝前。同时，身体向左扭转，上身前屈。

右手臂经下腹向左画弧至左臂前，右手心转向里，右臂在外，左臂在里，眼视右手。

32. 转身。

以两脚跟为轴，向右后缓缓转身180°。左腿弯曲，重心移至左脚，右腿微屈，右脚跟虚。收臂，上身伸直，左手经胸、腹下落至右外侧，手心向后上，指尖向后下方。合谷穴向里。右手臂随身体转动缓缓向右上举，屈肘，手心向里，与前额相对，眼视右手心。

33. 上步望掌。

重心前移到右脚，左脚上前一步，左膝微屈，前脚掌着地。同时左臂外旋，成弧形向前上举，屈肘，指尖向上，手心向里，对前额，眼视左手心，同时右手向右移使手心对着右太阳穴（眉梢与外眼角中间，向后约3厘米凹陷处）。

34. 望月。

左脚掌外侧着地，脚内虚。左手不动，右臂向右侧舒展开，上身也随着向右扭转。然后右手臂外旋向下、向左画弧，上身也随之向左扭转，右腿渐深屈，上身也向左前方深弯曲。右手画弧至左臂下，迅速向左下方甩动小臂，手心向里微向上，手指向左方。头向左扭转，眼视左上方天空。

35. 压气。

两臂同时向里旋，使手心向下，手指自然分开，两手指尖相对。同时身体转正，上身抬直。两手分置左膝两侧同时下按，撑腕身体下蹲，两腿屈膝，左膝在前，右脚、右膝微向里扣，两脚跟提起。重心偏于右脚。然后略起身，手随身体同时上提，手腕手指自然放松，两手再次下按，身体下蹲。如此起伏下按3次。眼看两手。

36. 转身压气。

两手臂姿势不变，以两脚掌为轴，向右转身90°，右腿在前，左脚、左膝内扣，两脚跟提起，重心偏于左脚。两手置于右膝两侧，下按，其余同上式。起伏下按3次。

37. 泳动。

两手腕放松，两手及两臂上下颤动（振幅要小、频率要高）边颤动边向前举伸臂。同时上身慢慢抬起，两腿伸直，重心在右脚，左脚跟提起。两臂继续颤动着由前向上成侧上举，手心向前。眼平视前方。重心后移至左脚。左脚跟落下，右脚跟提起。

38. 瞰水。

重心前移右脚，左脚跟提起，两臂内旋，边颤动边下落并向左、右分展，呈弧形落至臀后两侧。手心相对，身体稍前倾，两脚跟提起，眼视前下方。

稍停后，两臂慢慢边颤动边内旋，由后向前上方举起，约与肩同高。手心向下，手指向前。重心后移至左脚，右脚跟稍提起。身体微向后仰，眼视前方。

39. 拍水飞翔（左、右、左）。

左拍水：

重心在左脚。两臂边颤动边缓缓成弧形摆向左方，同时上身向左扭转。左臂摆置左侧上方，左手高过头，手心向外，拇指向下。右臂摆至头左侧，右手心向下微向左，臂同胸高。两臂微弯曲，眼视左手。

右拍水：

重心前移至右脚，左脚跟提起，同时两臂边颤动边向前摆，身体转正，眼视前方。然后两臂缓缓成弧形摆向右方，同时上身向右扭转，微前倾。右臂至右侧上方，右手高过头，手心向外，拇指向下。左臂摆至头右侧，左手心向下，微向右，臂同胸高，两臂微弯曲，眼视右手。

左拍水：

动作同前，接着，重心前移至右脚，左脚跟提起，两臂边颤动边向左侧摆回到正前方平举。同时身体转正，眼视前方，拍水归正。

注意：以上动作要连贯，两手臂要不停地颤动。

40. 饮手（3 次）。

左脚上前一步，前脚掌着地，两臂边颤动边向左、右两侧后分展，手心向下。深屈右膝，左腿自然伸直，上身前俯，同时两手从两侧后屈肘收至腰两侧。然后向前沿左腿两侧前伸至左脚前上方，手心仍向下，手指向前，并抬头前探，眼视前下方，做一次饮水动作。然后上身抬起，带动两手上提屈肘回至腰部两侧。双手再次沿左腿两侧前伸，上身再次向下前俯，做第 2 次饮水动作。接着再做第 3 次饮水动作。

41. 望天。

接第 3 次饮水动作，当两臂沿左腿两侧前伸至左脚前上方时，上身缓缓抬起。重心前移左脚，身体起立右脚跟提起。同时两臂自下而上边颤动边随身体由前向上举。手心向前，手指向上，眼随两臂上举，仰视前上方。

42. 归气。

两臂边颤动边向左、右两侧分展下落，同时右脚上前半步，与左脚平行，同肩宽。两手下落至下丹田两侧。左手五指分开捂贴在左上侧，右手四指并拢捂贴在右下侧。左、右手指相对，相距寸许。然后两手指贴腹在一起震颤 3 次，每次之间静置 3～5 秒。眼平视前方。

43. 抓气。

右手由腹部边提起边向前平伸至与肩同高，手心向下。然后抓握成空拳，屈肘拉至右胸前，使上拳眼对右气户穴（锁骨中点下方的凹陷处，距胸正中线约 13 厘米）。沉肩，虚腋，肘向外平抬。眼视前方。为一次抓气。接着左手从腹部提起向前平伸至与肩同高。然后抓握成空拳，屈肘提至左胸前，使上拳眼对左气户穴。沉肩，虚腋，肘向外平抬。眼视前方。如此两手交替抓气各 5 次，足势不变。

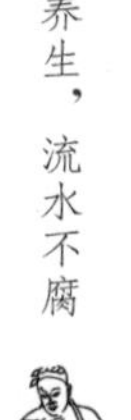

44. 翻掌搂气。

右臂外旋向前平伸，手心向上。然后抓握成空拳，屈肘拉回至右胸前，使下拳眼对右气户穴。沉肩，虚腋，眼视前方。接着左臂外旋向前平伸，手心向上。然后抓握成空拳，屈肘拉回至左胸前，使下拳眼对左气户穴。沉肩，虚腋。如此两手交替搂气各 5 次，足势不变。

45. 抱球。

接上式，两肘向下，然后两臂上举，接着两臂内旋，伸手向左、右两侧分展，弧形下落。同时上体向前俯身约 90°，两腿伸直，百会朝前。两手臂下垂于腿前，微屈腕，手心向上，手指相对，约距尺余，呈抱球状。眼视两手，足势不变。

46. 揉球。

上身稍抬起并向左扭转，同时带动两手臂抱球至腹部左侧。右臂内旋；手心向下，使右手在左手上方，两手心相对，相距约 20 厘米，两手似抱一球。眼看手。然后两手腕、臂、手指按水平方向逆时针揉动（手心始终相对），拨转手中之“球”，同时上身带动两手

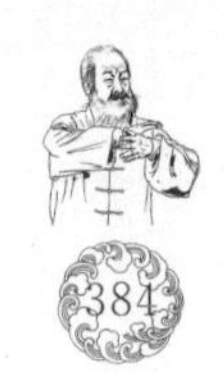

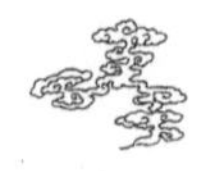

臂从左经腹前向右转动，边转腰边揉球。约揉球10圈，移至腹部右侧。眼视手。足势不变，膝微屈。

47. 转身揉球。

揉球至右侧时，两手臂同时旋转，翻转180°，成左手在上，右手在下，手心相对。然后两手腕、臂、手指按顺时针方向拨转手中之“球”，随着腰向左扭转，从右腹侧经腹前向左侧移动，约8圈至腹部左侧。再从左侧向右转，约揉球2圈，停于腹部前方，同时身体也随之转正。足势不变，眼视双手。

48. 抱球。

上身抬起直立，同时两臂向上举。然后两臂内旋，两手向左、右两侧弧形下落。同时上身向前俯约90°，两腿伸直，百会朝前。两手臂下垂至两腿侧前时，屈腕，使两手心向上，两手指相对，相距35～70厘米，似抱一大重物状。五指自然分开。然后微屈膝，向上慢慢捧抱到胸前，身体也随之起立。眼视前方，足势不变。

49. 贯气。

两手继续抱气到额前，两臂内旋，手心向里，弯臂成弧形。手与额同高，两手指相对，相距约10厘米。然后两手沿头、胸、腹慢慢下落至下丹田两侧，略停几秒钟后，两手臂分别下垂于身体两侧。眼平视，足势不变。

50. 抬膀。

两臂向前平举，手腕放松，手心向下。然后两手肘缓缓弯曲下沉，并略向外展，肘尖比肩稍宽。两手放松，屈腕，手高于肩，眼平视。接着两手抬起，手心向前，迅速向前推掌撑腕，虎口相对，手指向上斜向里，手与额同高，两手拇指相距10～13厘米，其余四指相距略近。眼视手，足势不变。

51. 翻翅。

两手屈腕，手指合拢变成爪形，手心斜向里，手指向下。眼平视，足势不变。

52. 背翅。

两臂弧形向两侧下分开，经胯外侧，两肘弯曲，使两手合谷穴分别贴于左、右肾腧穴外侧，松爪，手指自然分开，手心向上。眼平视，足势不变。

53. 起扇上飞（7次）。

两手从肾腧穴落下，经体侧弧形向前举，约与肩同高，手心向下向前。两臂弯曲，眼平视。

左上飞：

屈右膝，重心移至右脚，左脚上前一步，左膝微屈，左脚掌外侧着地，脚跟虚。右手弧形向下压按，停于小腹前。右臂弯曲，手成虚掌，手心对下丹田。手自然伸开，手指向左。同时左臂向左上方提起，臂微屈，左手高于头，手心向下斜向里，松腕，五指自然放松下垂成爪形。上身微向左扭转，眼视左手心。

右上飞：

屈左膝，重心移至左脚，右脚向前一步，膝微屈，右脚掌外侧着地；右脚跟掌。左手弧形向下压按，停于小腹前。左臂弯曲，手成虚掌，手心对下丹田。手自然伸开，手指向右。同时右臂向右上方提起。臂微屈，右手高于头。手心向下斜向里，松腕，五指自然放松下垂成爪形。上身微向右扭转，眼视右手心。

如此左、右交替，上飞7次。

54. 转身。

接最后一次左上飞动作，左臂向下，右臂向上，手腕放松，两臂前举于腹前方，同时两腿伸直，身体转正。接着两手开始震颤，同时以两脚跟为轴，由右后转体180度，眼平视。

55. 飞上。

接上式，边向右后转身，两手臂边不停地颤动，并由腹前慢慢上举，手心向前，手指向上。右脚在前，脚跟提起，重心放于左脚，眼视前方。然后两臂边颤动边向左、右两侧分开下落于体侧。

56. 过水飞翔。

左过水：

重心移至右脚，左脚向前一步，前脚掌着地，左膝微屈，同时两手臂边颤动边由体侧向前平举。然后屈右膝，上身前俯，向左扭转约45°。同时两手臂随之一起成弧形向左颤摆。左手上摆至左前上方，手心向左，拇指斜向下，左手高于头。右手伸向左前方，约与胸同高，手心向下，两臂自然弯曲，眼视左手。

右过水：

上身抬起，重心移至左脚，屈左膝，右脚向前一步，微屈膝，上身前俯，向右扭转约45°，同时两手臂由左向右弧形颤摆。右手上提至右前上方，手心向右，拇指斜向下，手高于头。左手伸向右前方，同胸高，两臂自然弯曲，眼视右手。

如此左、右过水，交替7次。

57. 转身

同“54.”。

58. 飞上。

同“55.”。

59. 寻食（7次）。

左寻食：

重心移至右脚，左脚向前一步，左腿自然伸直，前脚掌着地。右膝深屈，上身前俯。两臂分别由两侧同时经前向另一侧摆动，左手指向右，右手指向左，两臂在左膝前交叉，左臂在右臂之上，眼视前下方。

右寻食：

上身稍抬起，同时两臂自然回摆到体外侧，重心前移至左脚。右脚上前一步，屈左膝、上身前屈，两臂分别由体侧同时经前向另一侧摆动。两臂在右膝前交叉，左臂仍在右臂之上，眼视前下方。

如此左、右交替寻食7次。

60. 转身。

当第7次寻食时，两臂在左膝前交叉后接着上身抬起，右腿伸直，同时两臂从左腿前分开，屈肘上提，手腕放松，自然下垂于腹前，手心向下。两臂弯曲，两肘略宽于肩，眼平视。然后以两脚跟为轴向后转身180°。手势不变，重心在左脚。

61. 寻窝（手按方向为左、中、右、右、中、左、中）。

（1）左。

重心移至右脚，左脚上前一步，前脚掌着地，上身稍向左扭转，同时两手臂移向左腰侧，手指分开，两手指尖相对，相距寸余，手心向下按至左胯侧，撑腕。右腿微屈，眼视两手。

（2）中。

右腿伸直，脚跟提起，重心前移至左脚，同时两手腕放松，屈肘，两手上提至上腹前，同时上身转正。右脚上前一步，前脚掌着地。然后两手向下压按至小腹前，左腿微屈，眼视两手。

（3）右。

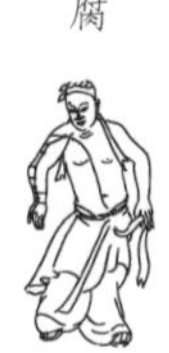

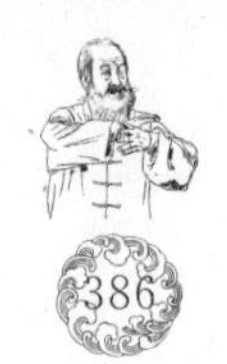

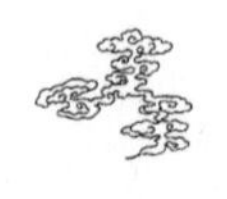

左腿伸直，脚跟提起，重心前移右脚，同时两手腕松，屈肘，两手上提至右腰侧，上身微向右扭转。然后左脚上前一步，前脚掌着地，右腿微屈。两手向下压按至右胯侧，眼视两手。

（4）右。

重心移至左脚，右脚上前一步，两手仍向下压按至右胯侧（同“（3）”）。

（5）中。

重心移至右脚，左脚上前一步，两手向下压按在小腹前（同“（2）”）。

（6）左。

重心移至左脚，右脚上前一步，两手向下压按至左胯侧（同“（1）”）。

（7）中。

重心移至右脚，左脚上前一步，两手向下压按在小腹前（同“（2）”）。

62. 转身泳动。

第7次寻窝后，重心在右脚，而后重心前移并以左脚跟为轴左转身90°（与起式方向相同），右脚向左旋转，上半步，与左脚平行，约与肩同宽。两脚跟稍提起，同时两臂边颤动边由体前经两侧弧形向前上举，高过前额（边转身边颤动），肘尖比肩宽，手心向下微向里，眼平视前方。

63. 安睡归气。

两臂从上向下边颤动边经面、胸下落至腹前，停止颤动，同时两腿屈膝全蹲，收臂、脚跟提起，五指并拢，置于下丹田两侧，指尖相对，约距3厘米。然后上身稍前俯，闭目，静停约半分钟。

64. 收式。

睁眼，慢慢抬头起立两臂伸直，两脚跟着地，两手分别置于左、右两侧。然后两臂成弧形缓缓向前上举至额前，手心向里。接着缓缓向下经胸、腹、小腹自然下垂于体侧，气下沉丹田。然后右脚向左脚靠拢，呈立正姿势，眼平视前方。

【说明】

1. 在整个练功过程中，始终要求嘴唇轻闭，舌轻舔上腭，呼吸自然。

2. 手成爪形是指手自然弯曲，五指尖轻捏拢相触。

3. 这里下丹田指脐下4厘米的部位。

4. 这里所指的各穴位，意指该穴位附近的一个小的部位，并非是一个点。

马王堆导引健身功

在1973年发掘出来的长沙马王堆三号西汉墓出土的随葬品中，有一幅长约100厘米、绘有人体各种运动姿势的帛画，现称为《导引图》。《导引图》共有画像44个，人体的动作、形态、所附标题以及一些疾病名称各不相同，说明它不是记载的一个导引术式，而是古导引学的代表作。

“马王堆导引健身功”自从1981年推广以来，受到广大气功爱好者的欢迎，临床疗效显著。此功分为坐式导引、卧式导引、站式导引、行进式导引4种。老年人、体弱多病者以及妇女经期以坐式导引最为适宜。现介绍基本的七步导引法。

第一步：宁神静坐

静卧、静立或全神贯注形式，在全身尽量地放松，意念导引一个良好景物的情况下，宽衣松带，舌舔上腭，双手重叠于丹田（本导引法所说的丹田指神阙，即肚脐，以下同），男性左手贴丹田，女性右手贴丹田，双脚平行开立，外侧与肩同宽，下颌微收，所有的关节都微微弯曲。站式导引人体的重心在脚跟，坐式导引应坐松软的方凳，只坐凳子的1/3。导引体式摆定后，开始合眼定神，意念导引祖窍—重楼—丹田一线，如此反复由上至下导引9遍。当有一点光感后，就开始凝神远望，将眼球尽量向远、向上、向下、向左、向右导引8遍。接着进行调身、调息，使身体进一步放松。在行导引术吸气时提肛，将气流感导引至命门穴处，呼气时放松，将气流感导引至会阴穴处，如此反复导引9次。接着进行数息导引，从1数到9，反复导引3遍。一直数念，导引至心无杂念，才开始听息导引，全神贯注地听自己呼吸声半分钟。当导引至能听到自己呼吸的声音以后，就开始进行简易周天导引，即意念导引丹田贴命门、命门到百会、百会到丹田，如此循环导引3遍。

第二步：周天运转

周天运转即用意念导引气血沿经络循行的方向绕躯体一周。行导引时，仍然舌舔上腭，意念导引自己的气血从会阴开始向督脉走行方向直上，同时收缩一下肛提肌，当会阴有了气流的感觉后，顺势将气流导引至尾闾—命门—夹脊—大椎—玉枕一百会，围绕着百会穴周围的四神通穴盘旋导引一圈（男性用意念按顺时针的方向导引，女性用意念按逆时针的方向导引），再从百会经祖窍—鹊桥（注意舌舔上腭，并意念导引吃一个枣，即舌向上转一下，吞咽，继之从上肢外侧将气血导引至手阳明大肠经，接着往上肢内侧经络气血运行的方向导引），经重楼、膻中、丹田、会阴（收缩一下肛提肌），然后分两支从大腿外侧导引至足前掌中心的涌泉穴，再从大腿内侧导引至会阴（收缩一下肛提肌）、丹田。如此反复导引1～3遍，最后一遍用意守住丹田。

第三步：微摆天柱

首先舌舔上腭，用意念导引继续守住丹田，双脚不动，然后双手、下肢和躯体随天柱（即颈椎）慢慢地导引。方法是：首先凝神定心，然后双手画圆，做捧球状，右手抬起至头顶的百会穴，变为阴掌，左手移至丹田处，变为阳掌，躯体随天柱由右至左慢慢地导引，直至天柱再不能向左转动为止。接着换手，左手抬至头顶的百会穴，变为阴掌；右手移至丹田处，变为阴掌，躯体随天柱由左至右慢慢地导引，直至天柱再不能向右转动为止，如此反复左右导引9次。微摆天柱是本功的一个主要导引术式。如患有头痛、眩晕、神经官能症、原发性高血压、脑动脉硬化症、甲状腺功能亢进、落枕、颈椎肥大、肩周炎以及慢性腰腿痛等疾病，可以单独用此导引法治疗。

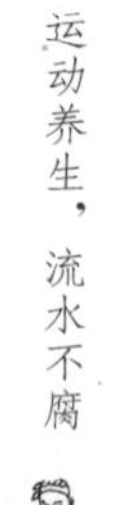

第四步：意想雪泉

炎热的夏天意念导引漫天雪花，寒冷的冬天则意念导引一股温度适宜的温泉水，温和的春、秋季节则意念导引一股清澈的泉水从头顶淋下。

第五步：玉泉引水

在导引时先舌舔上腭，然后像鹿、鹤一样点头伸颈，像龟、鹤一样缩项，同时叩齿，指压丹田36次。指压丹田时男性用左手，女性用右手。中指压丹田，食指在丹田上，无名指在丹田下，男女皆同。此导引法不仅可以调理脾胃，平调阴阳，疏通经络，调和气血，使尚未放松入静者能很好地放松入静，帮助尚未意守住丹田的练功者守住丹田。从十余年的临床观察发现，“玉泉引水”导引法对于原发性高血压、眩晕、糖尿病、甲状腺功能亢进、落枕漏肩风、颈椎骨质增生、妇女痛经、月经不调、自主神经功能紊乱以及消化不良等病症，疗效更好（本导引法源于马王堆三号汉墓出土的古《导引图》和《马王堆医讯研究专刊》第一辑的《尚方饮玉泉青铜镜》图，青铜镜上铸造了一段“尚方佳竞［镜］真太巧，上有仙人不知老，渴次［饮］玉泉讥［饥］食未［枣］的铭文”）。从《尚方饮玉泉青铜镜》的铭文也可以看出，“引（饮）玉泉水”的导引法，有祛病延年、抵抗早衰和益智之功。在被访问的25位百岁老人中，有15位坚持练此功或与此类同的导引法。

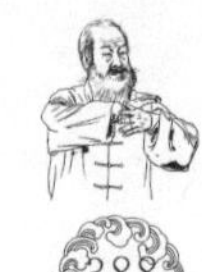

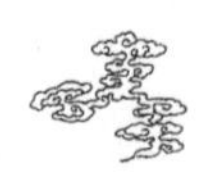

第六步：口诀导引

身体姿势保持不变，同时不断地默念口诀。口诀内容是：夜闲人静万虑消，全身松软随风摇，意守丹田封七窍，怡然自得飞九霄。在练此功时，若能配以催人入梦乡、幽静悦耳的轻音乐，身体就会有一种像微风吹拂杨柳，轻盈缥缈，直上重霄九的感觉。把练功者导引至一个极乐世界的意境，使大脑皮质进入一种高度的抑制状态，让下丘脑充分调动潜能，产生一种返本还源的效应。

只要反复意想静如星辰月亮，动如行云流水的意境，久而久之，就会导引至一个万籁俱寂，心旷神怡，忘我忘形，心神缥缈，嫦娥奔月，腾云驾雾，飞入广寒，遨游太空，松静自如，如梦似醉的高级意境。这时要动就让它动，不动也不要去强求它，听其自然，随波荡漾，就能自己由一个良好的意境导引至另一个良好的意境。使大脑相对地到达一个良好的保护性抑制期，延缓脑细胞的衰变过程。只要坚持下去，一般在 3 个月以后，部分腧穴或全部腧穴就会产生一种气功呔（常称外气），对防治疾病能产生一种意想不到的效应。

当导引半小时左右的时候，以不感到过分疲乏为度，就开始收功。

第七步：还原导引

还原即收功，这类导引是非常重要的，在某种意义上讲比练功还重要一些。所以有“三分练功，七分收功”之说。但收功的方法不是千篇一律，而是根据病症、体质、男女等不同情况进行辨证收功。收功的方法又分为 6 步。

1. 意念收功：不意守丹田，而意守百会、涌泉（男左女右），必要时可睁开双眼看一下，反复意念导引自己要收功了。

2. 按压腧穴：指压肩井、无名指的四缝穴（均为男左女右）。

3. 开合升降：双手以箕门抬起，尽量外展，再收回至丹田处合拢，经前胸至下颌处分开，在双耳后环绕（如头痛、眩晕、呕吐按摩导引一下翳风，近视按摩导引一下翳明，催眠时按摩导引一下颅息，精神困倦欲使人兴奋时则按摩导引一下瘈脉），至头顶按摩导引四神聪（男用左手，顺时针；女用右手，逆时针），再从百会—印堂—祖窍—重楼—膻中最后到达丹田。导引时意守中指端，如此反复导引 9 次。

4. 擦面梳头：用力搓热手掌（主要搓内劳宫穴）、手背（主要搓外劳宫穴），然后按颜面、头顶、后枕的顺序导引按摩 36 次。

5. 行走导引：原地或行走 30～50 步，不能行走的瘫痪病人，可用意念做行走导引姿势。

6. 气归丹元（或称“百川归海”）：练功后调动了人体的潜能，培补了元气，使真气产生了不同程度的运行，千万不要听其随意消耗掉。所以，一是要用真气来冲击病灶，以祛病健身；二是用来滋阴潜阳，以返本还源，延年益智。“气归丹元”的导引法就是将练功剩余的气，用意念导引收回至丹田与关元穴处。必要时佐以双手按摩丹田、关元穴。男性按摩：先转大圈，然后逐渐缩小，最后集中到丹田穴；女性按摩，先从丹田穴开始，逐渐扩大至下腹部。

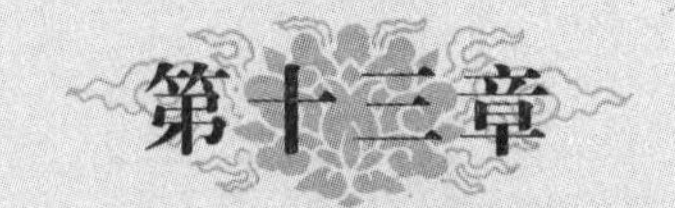

第十三章

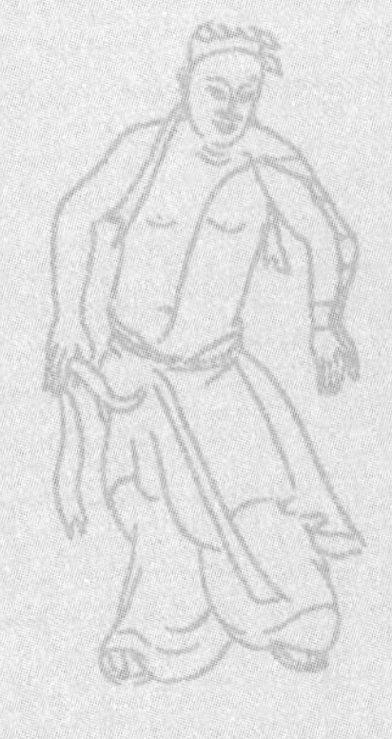

祛病有方，遵以延年之术

千百年来，长寿都是令人向往的。从徐福东渡寻找长生不老之药，到如今各种关于长寿的保健方法，无一不体现了人们对长寿的渴望。但是人们追求的长寿仅仅是为了寿命长么？如果，各种慢性病缠身，每日比吃饭还准时的是吃药，每月比生活费还多的是医药费，生活不能自理，终日躺在床上看着辛苦一天的子女下班回家……这样的“长寿”会让人向往么？

人生病的一个重要原因就是生活没有规律，该做什么的时候不做，不能理性的生活、掌控自己的行为。因此，想要健康的长寿就应该先把自己的不良生活习惯改了。只要保持良好的习惯，保持良好的心态，再加上一定的药物辅助，很多病就会好一大半，健康就很容易得到了。

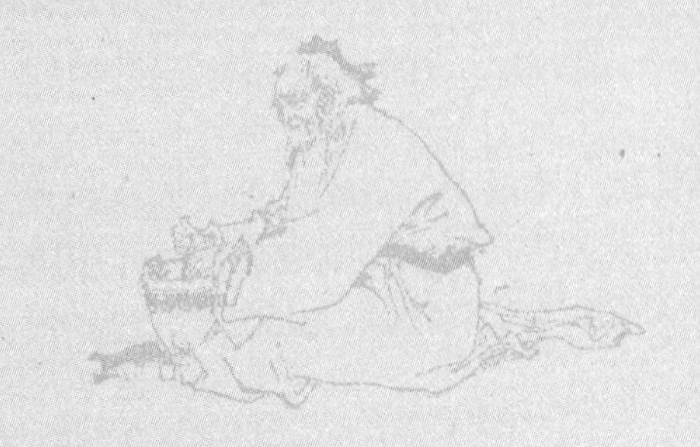

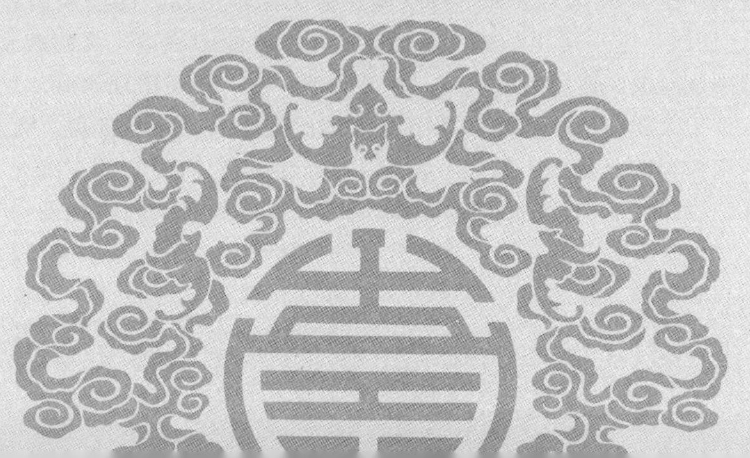

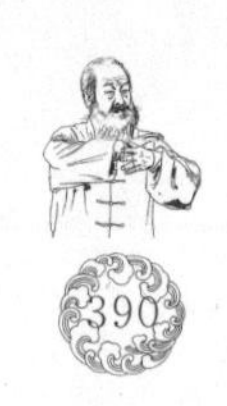

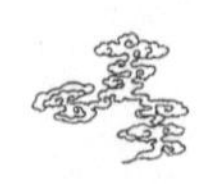

防疾

视听有度，避免疲劳

《老老恒言》曰：心之神发于目，肾之精发于耳。《道德经》曰：五色令人目盲，五音令人耳聋。谓淆乱其耳目，即耗敝其精神。试于观剧时验之，静默安坐，畅领声色之乐，非不甚适，至歌阑舞罢，未有不身疲力倦者，可恍悟此理。

久视伤血，久卧伤气，久坐伤肉，久立伤骨，久行伤筋，此《黄帝内经》五劳所伤之说也，意思是指过度保持某一姿势或过度从事某一运动都对身体不利。老年唯久、坐久卧不能免，须以导引诸法，随其坐卧行之导引有睡功、坐功……使血脉流通，庶无此患。

《老老恒言》说：通过眼睛的神采可以看出心气的盛衰，通过耳朵的听觉可以反映肾气的盈亏。老子在《道德经》中讲，五色令人目盲，五音令人耳聋。意思是说，目主视，耳主听，但视听均应有度，不可太过，太过则失去了视听本应带来的快乐，只会适得其反，淆乱耳目，耗敝精神。就像观看演出一样，安静地坐在那里，尽情地享受声色之乐时，你不会感到有什么不舒服，但当歌舞结束，你就会感到身疲力倦。这说明，五色五音太过，耗散了你的心气、肾气，耗散了你的精神。

很多老年人百无聊赖时，常以看电视消磨时光。医学家告诫：电视画面、声音的长时间刺激，可使人体内部生理节奏发生紊乱。老年人沉湎于电视，日久天长可能会引发心理疾病。另外，电视看久了，还会引起老人眼睛、腰椎、胃肠道、神经、精神等疾病。电视荧光屏产生的有害气体"溴化二苯呋喃"，还可以使老年人产生头昏脑涨、食欲减退、精神萎靡等症状，重则还会导致心慌、恶心呕吐，甚至出现低血糖、高血压等疾病。特别是患有脑血管病、心脏病的老年人，看电视久了容易引起旧病复发。因此，老年人看电视应该有节制，最好每天不超过 2 小时。

要避免"久视伤神"，老年人除了不要长时间看电视外，还应该注意不要长时间读报和书，应避免长时间用眼。每当视物 1 小时左右时，则应通过闭目、看远处风景、做眼操等方式，让眼休息数分钟。

在五劳中，老年人最怕的是久坐久卧。"久坐伤肉"，从中医理论来讲，脾主肌肉四肢，所以久坐伤的是脾。老年人体力下降，喜欢坐，但久坐不活动，四肢肌肉就会越来越萎缩，也就是"伤肉"。同时，脾主运化，脾气受伤，运化水谷能力减退，会出现食欲不振、腹胀、便溏；运化水液功能减退，会产生湿、痰、饮等病理产物，甚至出现水肿。"人老腿先老"这话一点也不假。位于大腿和小腿间的膝关节是人体比较容易老化的部位。人进入老年后，行动不是很灵活，很大程度上是由于膝关节发生了退行性病变而引起的。因此，老年人一定不要坐太久，且要注意膝关节部位的保暖，应每隔四五十分钟就站起来走动一下，活动一下膝关节，或者用手按摩一下膝关节，以促进膝关节的血液循环，从而减少关节内外组织的粘连。平时还应当做适当的下蹲、起立交替的运动，还可以将两足平行靠拢，屈膝微向下蹲，双手同时放在同一膝盖上，顺时针揉动数十次，然后再换另一膝盖，这样经常练习能疏通血脉，对于防止膝关节过早僵硬大有裨益。

“久卧伤气”，中医学的气，是维持人体生命活动的最基本物质，对于人体具有十分重要的多种生理功能，而绝不仅仅是指呼吸的肺气。老年人久卧是不好的习惯，不但会伤及肺气，还会对人体的多种功能产生影响。

人到老年，精力不足、体力下降，喜欢坐卧是无法避免的。《老老恒言》建议老人应用“导引诸法”，即坐有坐姿，卧有卧礼，而且还应遵循一定的方法，保证血脉流通顺畅，以避免五劳所伤。

从现代医学观点来看，“五老所伤”是过度保持同一姿势，或过度使用身体同一部位而造成的伤害。身体健康是各项机能保持平衡的结果，过度使用某一机能，则打破了身体平衡，导致身体的伤害。长时间使用视力、长时间卧床、长时间保持坐姿、长时间站立，或者长时间行走，都容易造成身体损伤。不过，只要生活中稍加注意，即可避免这些伤害。

老年人的性生活应遵从自然之道

《老老恒言》曰：男女之欲，乃阴阳自然之道……老年断欲，亦盛衰自然之道，“损”之爻辞曰：窒欲是也，若犹未也。自然反成勉强，则损之又损，必至损年。

《老老恒言》说：男女之间的情欲是阴阳自然之道。《黄帝内经》讲“女子七岁，齿更发长。二七而天癸至，任脉通，太冲脉盛，月事以时下，故有子……七七，任脉虚，太冲脉衰少，天癸竭，地道不通，故形坏而无子也。丈夫八岁，肾气实，发长齿更。二八，肾气盛，天癸至，精气溢泻，阴阳和，故能有子……七八，肝气衰，筋不能动，天癸竭，精少，肾藏衰，形体皆极。”这里清楚地讲述了男女正常的生理过程。

房室养生，是养生学中的一个重要方面。古人认为：“房中之事，能杀人，能生人。”就像水能载舟亦能覆舟一样。和谐的性生活，可以达到养生保健、强身健体、延年益寿的目的；但如体力不足，过于勉强，则会伤害身体、危及寿命。

性生活是人体的正常生理功能之一，无论男女，正常的性生活可以维持相当长的时间。美国有资料报道：年至 60 岁的老年人，完全失掉性能力的仅占 5%，年至 70 岁时，占 30%。日本有人调查 65～80 岁老年男性 55 例，完全失掉性能力者只占 12.7%。性生活是人类生活的一个组成部分，老年人也不例外，同样需要适度与和谐的性生活。但性生活决不可放纵，纵欲则有害。老年人尤其要注意这一点。过多的性生活常使人精神萎靡、意志衰退、生活消极，轻则出现神经衰弱，重则成为引起各种疾病的诱因。

老年人需要性生活，但是也不可追求过多的性生活，要适可而止。老年人多有高血压、冠心病、心功能不全、脑血管疾病等，由于在性交过程中，常有神经系统兴奋以及血压升高、呼吸急促、心跳加快等现象出现，有些老年人在性交时，可发生心肌梗死、脑血管意外，甚至猝死。因此，老年人应该节制性欲，即使发生性冲动，也应该在有准备的基础上缓缓进行，任何一方，如感到头晕和精神恍惚时，都应停止过性生活。

老年夫妻的性生活是点缀晚年生活的色彩，而不是生活的主旋律，切莫本末倒置，因为过度的性生活也是一种伤害，应该适当节制。而且，性爱的表现方式也不仅仅是性交，老年人的性生活更应该偏重感情需要；爱抚和依恋在性生活中的作用更加重要，多进行情感、精神上的沟通和相互满足，这也是点燃激情和维护婚姻的重要方式，是性生活的重要组成部分。而亢奋的激情性接触，往往会随着岁月的流逝而逐渐淡漠。

男女之欲，乃阴阳自然之道。《易·大传》曰：天地絪缊，男女构精是也。然《传》引损卦爻辞以为言，损乃损刚益柔之象，故自然之中，非无损焉。老年断欲，亦盛衰自然之道，

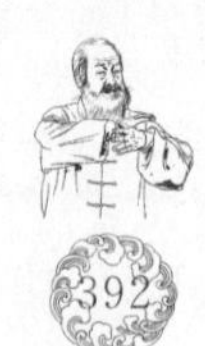

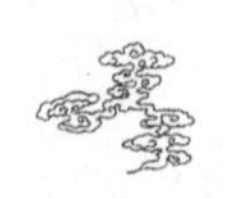

“损”之爻辞曰：窒欲是也，若犹未也。自然反成勉强，则损之又损，必至损年。

人到老年，天癸竭，性欲减退，是“盛衰自然之道”，是很正常的事情。因此，老年人的性生活应该遵从自然之道，根据每个人的具体身体状况，顺其自然，不必刻意勉强或禁止。

不要背部受风

《老老恒言》曰：五脏腧穴，皆会于背，夏热时，有命童仆扇风者，风必及之，则风且入脏，贻患非细，有汗时尤甚。纵不免挥扇，手自挥动，仅及于面，犹之御风而行，俱为可受。静坐则微有风来，便觉难胜。动阳而静阴，面阳而背阴也。

中医学认为，导致疾病发生的原因多种多样，包括六淫、疠气、七情、饮食、劳倦以及外伤等。宋代医生陈无择将以上病因归纳为三条，提出了著名的“三因学说”，即外因、内因、不内外因。其中的六淫，即是外因，所谓六淫，即风、寒、暑、湿、燥、火。“六淫，天之常气，冒之则先自经络流入，内合于脏腑，为外所因。”而六淫中的风邪被认为是百病之长，也就是六淫病邪的主要致病因素，而寒、湿、燥、热诸邪多依附于风而侵犯人体，如外感风寒、风热、风湿等，所以风邪常为外邪致病的先导，《素问》有“风者，百病之始也”的说法。

我们知道，人体的胸腔之内有心、肺，这些脏器喜暖怕冷。而在胸背部的中轴线上，除分行走着大家所熟知的任脉、督脉两大经络以外，两旁还有足太阳膀胱经（中医所讲的“太阳”，主要体现为主宰人体一身之“表”，而“表”则是人体防卫病邪侵袭的第一道屏障，相当于防御或免疫作用）。人体五脏的腧穴全部在背部的膀胱经上，如心腧穴、肺腧穴、肝腧穴、脾腧穴、肾腧穴等，所以夏季天气炎热扇扇子时只应扇到面部为止，不可扇背部，尤其当背部有汗时更不宜扇，这样风邪就会顺着腧穴、经络进入体内，继而合于脏腑。

老人静坐时，如果有风吹过，身体便会感觉不舒服。这是因为动为阳、静为阴，安静时以阴气为主，容易为外邪所侵袭，更何况老年人本已气瓶俱虚呢。千万不要小看窗户或门隙之间的风，这种风看似微弱，但由于是通过空隙钻进来的，就像暗箭一般，自有一股冷冽、尖利之气，常常在人不防备时把人伤害，这样的伤害比直接吹风更严重。

老年人因脏器老化、功能衰退，阳气衰弱、正气不足，对寒冷刺激的适应能力更差。冬春季，特别是在天气剧变、气温骤降时，背部受凉，除了会导致腰酸背痛外，也可以通过颈椎、腰椎及胸椎脊神经影响上、下肢肌肉及关节和内脏，引起各种不适。

老人身体虚弱，对冷、凉的空气或物质敏感，夏季不宜令人在背后扇风。对于老人来说，即使用扇子扇风，只需自己轻轻挥舞扇子，使风仅仅到面颊即可，不必用扇扇背。在静坐时，尤其不必。因为人在活动时，身体会产生大量热量，而静坐时，人体产生热量原本就少，如再经受风邪，就好像是在雪上加霜一样，不利于健康。特别是对于那些患有风湿病、腰椎间盘疾病、骨关节病、过敏性鼻炎、慢性支气管炎、支气管哮喘、胃及十二指肠溃疡以及心血管疾病的老年人来说，当背部保暖不良时，则风寒容易从背部入侵而损伤阳气令人生病，或使旧病复发加重。为保护背部，老年人要尽早加穿一件紧身的棉背心或羽绒背心，对暖背有好处；冬日晒太阳，应多晒背部，并且避免背部迎风受寒或背靠冷墙，最好坐有靠背的椅子。

外出面临风口时，不要以背挡风，以免寒气入背。平时多做背部按摩，双手半握拳，多做擦背、揉背及捶背的动作；睡觉时，可以将热水袋放在背部取暖；半夜起床时要注意披上一件厚衣服，以防着凉；颈椎不好的人，最好比别人早一点穿上高领毛衣，外出时要围围巾，注意颈部的保暖。如果感觉背凉、背痛，或者由于背部受凉引起感冒、咳嗽，应及时进行治疗。

另外，中医认为，背部大部分地区是肺部的反应区，着凉后，容易引发咳嗽等呼吸系统疾病。在保护背部时，要注意以下几点：

1. 夏季吹空调、风扇时，尽量不要用背对着空调、风扇。如果真感觉炎热，可迎面而吹，既感觉凉爽，又不至于造成身体上的伤害。

2. 夏季老人应避免打赤膊，无论多炎热，都应穿着衣服，保护好腹部以及背部。

3. 如果背部已经受凉，则在添加衣物的同时，采取拔火罐或用热毛巾敷背的方式，来驱走背部的寒凉。

另外，也可以通过背对太阳的方式，来驱走体内的寒冷。当然，最好是早上 9 点左右的太阳。总之，由于背部汇集了五脏和穴位，受到寒凉的风邪后，最容易影响五脏以及经络，因此应格外注意保护。

有风时谨防时疫传染

《老老恒言》曰：时疫流行，乃天地不正之气。其感人也，大抵由口鼻入。吴又可论曰：呼吸之间，外邪因而乘之，入于膜原是也，彼此传染，皆气感召。原其始，莫不因风而来。《黄帝内经》所谓“风者，善行而数变”。居常出入，少觉有风，即以衣袖掩口鼻，亦堪避疫。

中医称夏末秋初为长夏时期，其特点是多湿，俄而大雨时行，院中热气逼入于室，鼻中觉有腥气者，此暑之郁毒，最易伤人。“疫”，是中医学对急性流行传染病的总称。“疫”字的本义指瘟疫。“疫”，由“疒”与“殳”共同构成。“殳”，是“疫”字的形象表意；“殳”，是指长竿带钩取物，后演化为兵器，是击杀人的器具。《释名·释天》：“疫，役也。言有鬼行役也。”《玉篇·疒部》：“疫，疠鬼也。”“疫”，即为病因之毒气，依靠有质有形之物的病毒、细菌，而致病杀人。“役”，《说文》：人“执殳巡行也”。《说文》：“疫，民皆疾也。”明确地指出“疫”是一种急性流行性传染病。《黄帝内经》曰：夏伤于暑，秋为痎疟。须速闭窗牖，毋使得入，雨歇又即洞开，以散室中之热。再如冷水泼地，亦有暑气上腾，勿近之。

瘟疫流行，是由于天地不正之气的缘故。人感染瘟疫大多由口鼻而入，呼吸之间，外邪侵入，使人感而受病。追溯疫病流行始末，没有一种不是因风邪而来。《黄帝内经》中曾说：风，善于行动和变化，即是这个道理。老人要想避免感染疫病，最好做到稍微感觉有风，就以衣袖掩住口和鼻，或许可以有效。

风邪为百病之长，它常常侵犯人体肌表，稽留于皮毛或肌肉腠理之间，就会引发风疹，侵于身体内部，上窜于顶，则会有头痛、头晕等症状；下行于腰膝腿胫，则有腰膝酸软等症状；如果风邪游走于经络之中，则容易发生麻痹等症状。此外，风邪还会引起四肢抽搐、痉挛、颤抖等症状。而且风邪还容易与热、寒、湿等邪合而为病，即为瘟疫。

除了风邪外，由于长夏阴雨绵绵，人们还极容易受到外来湿邪的侵袭，出现倦怠、身重、嗜睡等症状，严重者还能伤及脾阳，造成呕吐腹泻、脘腹冷痛、大便稀薄。另外，《黄帝内经》说，夏天被暑气所伤，并不会表现出来，但到了秋天之后，就容易患疟疾。为了避免暑气的这种伤害，老人应在夏季下雨时立刻关好窗门，以阻挡外面的暑热之气入内，待雨停后，再打开门窗，以散发室中的热气。此外，夏季炎热时节，用冷水泼地亦有大雨淋热地的效果，老人最好不要靠近。长夏一定要避免湿邪的侵袭，做到外出带伞。若是涉水淋雨，回家后要立即服用姜糖水，有头重、身热不扬等症状者，可服用藿香正气水等。

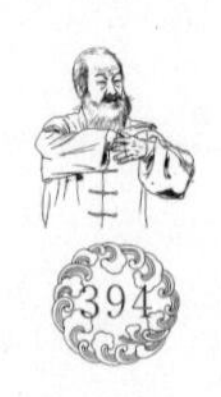

此外，由于天气闷热，阴雨绵绵，空气潮湿，衣物极容易发霉，人也会感到不适。穿着发霉的衣物，容易感冒或诱发关节疼痛，因此，衣物要经常晒一晒。

要想避免时疫的危害，最好做到以下几点：

1. 应根据天气变化增减衣服，尤其是年老体弱、大病后、过度疲劳、酒后者以及有心脑血管病、关节炎、神经痛等慢性疾病患者。

2. 多风的季节，如冬、春季，应尽量减少出门的次数，以免遭受风邪侵袭之害。

3. 保证规律的生活。起居有常、作息有时的生活有助于提高身体免疫力，增强抵御风邪的能力。

4. 保证充足的睡眠，也是提高免疫力、恢复体力的重要手段，对于身体虚弱的老人尤为适合。

此外，老人每天还应保持快乐心情。因为愉快、振奋的心情可以舒畅肝气，有助于增强肝气疏泄功能，提高免疫能力。

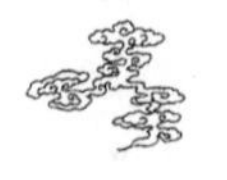

夏季应防暑气

《老老恒言》曰：酷热之候，俄然大雨时行，院中热气逼入于室，鼻观中并觉有腥气者，此暑之郁毒，最易伤人。《黄帝内经》曰：夏伤于暑，秋为痎疟。须速闭窗牖，毋使得入，雨歇又即洞开，以散室中之热。再如冷水泼地，亦有暑气上腾，勿近之。

《老老恒言》说：酷热的夏天，忽然大雨倾盆，外面的热气就会被逼入室内，这时往往会闻到一股热热的土腥气，这便是暑天的郁毒，最容易伤人。盛夏，防暑降温是一件大事，老年人在消暑祛热之时，一定要注意恰当得法，适应老年人的生理状况，决不可矫枉过正，适得其反。

暑为夏天的主气，是六淫之一。暑邪致病有明显的季节性，主要发生在夏至以后，立秋以前。暑邪纯属外邪，无内暑之说。所以在夏至到立秋的这段时间内，要积极防暑，防止暑邪伤人。为了避免暑气的伤害，在夏季遇到大雨倾盆时，要立刻关好门窗，不要让暑气侵入室内，等雨停后，再立刻打开门窗，以散发室中的热气。此外，夏季炎热时，如用冷水泼地，暑气也会上升，老人最好不要靠近。

夏季由于气温高，很多人会出现体倦乏力以及头晕的症状，严重者甚至会晕厥。发生这些症状的原因：一是，夏季气温过高，人体出汗导致水分流失，如果得不到及时的补充，就会使人体的血容量减少，继而大脑供血不足，引发头痛；二是，人体在排汗时，更多的血流向体表，使得原本就血压偏低的人血压更低，发生头痛；也有一些人是因为睡眠不足，脾胃虚弱、食欲不振导致头痛。要避免这些症状就要注意多喝水，保证体内充足的水分，另外就是应该选择适合自己的降温方式以避免中暑，不要一味的吃冷饮，冷饮吃多了也会引发所谓的“冷饮性头痛”，而且容易导致肠胃疾病，损害健康。

防暑除了上面所讲的以外，还应注意以下几点：

1. 不宜在阴凉处久卧、久睡。屋檐下、楼道、草坪、亭廊以及林荫下、荷塘边等，都是消暑的好去处，但是这些地方难免潮湿或阴凉过甚，千万不要坐卧过久。如感觉有风，应侧身迎风，勿让风直吹前胸和后背。久坐湿地和睡阴凉的地方，容易招致中风、偏瘫、鼻塞、咽痛以及皮肤湿疹、风疹、虫咬伤等。

2. 不宜久用电风扇以及空调。电风扇、空调的风力常比较局限，范围小又很剧烈，远不如自然风温柔、湿润。老年人在吹风扇、冷风后容易使得局部血液受阻，导致肌肉酸痛；同时，还可能出现急重头痛、腰肌劳损、颈椎病、肩周炎以及脉管炎等病症。

3. 夏季天气炎热，容易心火偏旺，因此饮食宜清淡。苦味多能祛火，可多吃一些苦瓜，可用莲子心、苦丁茶泡水喝。暑热季节，身边要备凉茶、绿豆汤等饮品。另应备十滴水、六一散、藿香正气水、仁丹等药品。

4. 长夏季节（阳历7月下旬至9月上旬）湿气偏盛，应多吃一些健脾利湿的食物，如山药、白扁豆、薏仁、绿豆、冬瓜、西瓜皮等。亦可将藿香、薄荷、佩兰等芳香之品自制成香包，随身携带以辟秽。

5. 不宜滥用消暑药物。老年人各脏器的组织结构和生理功能都有一定程度的退行性变化，因而对药物在体内吸收、分布、代谢、排泄的过程都有影响。因此，老年人用药时，要特别慎重，许多消暑药物都是通过神经系统发挥作用的。

饭后不宜急行

《老老恒言》曰：饱食后不得急行，急行则气逆，不但食物难，艺，且致壅塞。《黄帝内经》所谓“浊气在上，则生䐜胀”。饥不得大呼大叫，腹空则气既怯，而复竭之，必伤肺胃。五脏皆禀气于胃，诸气皆属于肺也。

《老老恒言》说：饱食后不要立即急行，因为急行会导致体内之气逆转，不但影响食物的消化，而且还会导致气机壅塞。《黄帝内圣》说，浊气在上，则容易产生腹胀，讲的就是这个意思。另外，饥饿的时候也不要大声讲话，因为腹中没有食物，体内之气本已不足，再大声讲话会进一步耗竭体内之气，这样做会伤及肺胃。

饱食后不得急行。现代研究认为，餐后血液集中到胃部，急行不但使食物消化受到影响，而且容易导致胃肠功能紊乱，出现“气逆”“壅塞”等症状。

现代医学证明，饱食之后，胃部处于充盈状态，此时即使非常轻微的运动，也会使胃受到震动，从而增加胃肠的负担，影响消化功能，而且老人心脏功能减退，餐后多出现血压下降的情况，如果餐后强迫身体进行剧烈的运动，久而久之，则可造成慢性胃肠道疾病。

常言说“饭后百步走，活到九十九”，但事实上，饭后的运动会因运动量的增加，而影响消化道对营养物质的消化吸收。一般说来，放下筷子就运动的习惯并不可取，因为吃进去的食物需要在胃里停留一段时间，从而有充裕的时间与胃里的胃液相混合，然后再缓缓地从胃里排出，然后进入十二指肠被消化吸收。如果进食后马上站起来走路，无疑会给胃凭空增加许多紧张因素，破坏了正常的工作程序。健康专家提示，饭后休息10～15分钟后再开始散步才能真正起到保健作用。

饭后除了不宜急行外，还需注意以下几点：

1. 不宜立即吃水果。水果中含有丰富的单糖类物质，通常在小肠中被吸收。但由于饭后胃中积满了食物，水果无法到达小肠，那些单糖在胃中发酵，产生了气体，容易造成腹胀、腹泻或胃酸过多、便秘等症状。因此，饭后不宜立即吃水果，而应在1～2小时后，胃中的食物已经消化后再吃。

2. 不宜立即吸烟。“饭后一支烟，胜似活神仙”，尽管进行了多年大量的科普教育，但饭后一支烟的情况并没有得到明显改善。饭后胃蠕动加快，局部血液循环增加，毛细血管扩张，这些生理因素促进了烟中有害物质的吸收。饭后吸烟，吸入的有害物质是平时吸烟的十多倍。因此，“饭后戒掉烟，才能当上活神仙”。

3. 不宜立即饮水。研究表明，饭后立刻饮水胃内压会增加，会使胃中食物没有来得及很好消化就进入小肠。另外，饮水稀释了胃液，使胃液的消化能力减弱，也不利于胃酸杀菌，容易引起胃肠道疾病。

4. 不宜立即看书。饭后立刻看书会使胃肠道血流量相对减少，影响胃液分泌，长此以往，会出现消化不良、胃胀、胃痛等。

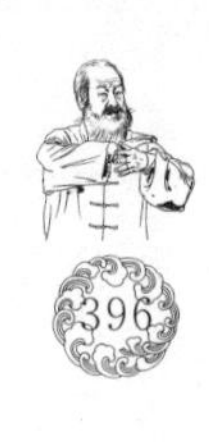

由于饭后血液循环都集中在胃肠，不适合进行其他运动，所以在饭后 30 分钟内，人们最好是好好地休息，任何活动都推迟到 30 分钟后再进行。

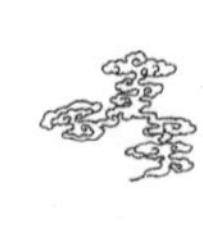

要学会顺应天地四时

《老老恒言》曰：凡风从所居之方来，为正风。如春东风，秋西风，其中人也浅。从冲后来为虚风，如夏北风，冬南风，温凉因之顿异，伤人最深，当加以调养，以补救天时。凉即添衣，温毋遽脱，退避密室，勿犯其侵。

三冬天气闭，血气伏，如劳作出汗，阳气渗泄，无以为来春发生之本，此乃致病之原也。春秋时大汗，勿遽脱衣。汗止又须即易，湿气侵肤亦足为累。

养生是天人合一、形神一体的一种状态，需要阴阳调和、气血通畅，人与天地相应。老人养生当顺应自然，既要顺应四时之气，也应顺应体内之阴阳变化。在中医理论中，风邪是引起各类疾病的重要因素，而且与四时之气相连，对人体影响最大。因此，要想拥有健康的身体，首先则要顺应风。《老老恒言》中提到，一年四季都有风，正常情况下应该是春天刮东风、夏天刮南风、秋天刮西风、冬天刮北风。这样的风称为“正风”，即使伤人，也不会很严重。但忌讳的是非时之风，如夏天刮北风，冬天刮南风，这种风被称为“虚风”，最易伤人。受了非时之风，应及时加以调养，以补救天时的不足。如果感到凉，就要马上穿衣服；如果感到热，不要马上脱衣服，可退避到密室中，慢慢安静下来，不让虚风侵犯自己的身体。

中医讲，春生、夏长、秋收、冬藏。冬主藏，冬天寒冷时，气血潜伏在体内，一定要藏好精、藏好阳、藏好神，如果这个时候过于劳作，身体出汗，阳气就会外泄，所谓“冬不藏精，春必病温”。也就是说，来年春天就会缺乏物质基础，免疫力低下，容易得病。

另外，老人还应注意，春、秋天身体出汗时，不要立刻脱衣，以免着凉；而汗止则应立即更换衣服，以免湿气侵入机体引发疾病。古人讲天人相应，也就是我们常说的天、地、人是一个整体。“顺应时节，效法自然”是我们的祖先早在几千年前就认识到的养生之道。《黄帝内经》中有“智者之养生也，必顺四时适寒暑。”古人认为，人的生命活动与天地四时阴阳的运动变化是相通的，人是一个小宇宙，天地是一个大宇宙，小宇宙的阴阳气化是有限的，而大宇宙的阴阳气化是无限的，把有限的人体放到无限的天地之中，顺应天地四时，才是最好的养生之道。

身体内部也有正邪之变化，而且人体只有顺应了外界环境的变化，并且同时顺应体内之正邪变化，才能拥有健康的身体。三九寒天时，体内气闭，血气也潜伏下来，如果此时过于劳作，使身体出汗，阳气渗泄，则会造成来年春天引发疾病的源头。相反，如果夏日炎炎，总是不使自己出汗，也容易形成秋天疾病的源头。

其实人体是一个很有灵性的机体，在漫长的进化中，已经形成了一套完善的生理平衡系统，它会自发的调节呼吸、饮食等活动，来适应环境的需要，进而维持人体内部和人体与外界环境的动态平衡。所以，只要我们遵循机体平衡系统的运行规律，在生活细节中顺应身体的平衡要求，即该睡觉时就睡觉，该起床时就起床，春天要保养生机，冬天要注意收藏等，就能维持好身体的大环境。

当然，一个人在追求“身体平衡”时，一定要牢记“因人而异”“辨证施治”，仔细分析自己的具体情况，看看自己属于何种体质，然后再确定具体的养生方法，以及需要把握的度，而不可依葫芦画瓢，照搬他人的养生方法，否则不仅不会获得好的效果，还会让自己的身体偏离平衡。

防病就在生活点滴中

《老老恒言》曰：石上日色晒热，不可坐，恐发臀疮，坐冷石恐患疝气。汗衣勿日曝，恐身长汗斑。酒后忌饮茶，恐脾成酒积。耳冻勿火烘，烘即生疮。目昏勿洗浴，洗浴必添障。凡此日用小节，桼易悉数，俱宜留意。

俗话说“千里之堤，溃于蚁穴”，很多健康问题往往都是由生活细节点滴积累而起的，所以要想拥有健康的身体，就不能忽视生活中无处不在的诸多细节。比如，被太阳晒热的石头不可坐，否则容易引发臀疮；而太冷的石头也不可坐，否则容易患疝气；不要穿着汗湿的衣；不在太阳下暴晒，否则容易长汗斑；饮酒之后不要立即饮用浓茶，否则容易伤及脾胃；耳朵受冻后，不要用火烤，否则容易生冻疮；眼睛昏花时不要洗浴，否则会视物不清。

细节往往是最容易被人忽视的，其实防病就在生活点滴中。对于老年朋友来说，平时多留意健康话题，多学习一些养生知识，多关注生活中的细节，有意识地养成良好的生活习惯，随时反省、改正自己不利健康的毛病，我们就可能免去不少身体上的麻烦，健健康康地安度晚年。

人们常说“病来如山倒，病去如抽丝”，疾病来临时，就像山峰倒塌般快速而严重，但事实上，疾病的罹患却是一个日常积累的过程。往往是不经意间的小习惯，聚沙成塔，日积月累，造成了“大问题”。

前面讲到，人生病是由于正气虚弱，正不能制邪，从而给了邪气可乘之机。那么又是什么导致人正气虚弱呢？说到底还是与人的不良生活方式有关。比如，当人体需要水的时候就应该及时给它白开水，但是现在生活水平提高了，人们常常会用碳酸饮料或者咖啡代替。不可否认这些饮品中含有大量水，也有对人体有益的物质，但是我们也必须得清楚这里面还含有大量的脱水因子，当它们进入人体后，不仅让身体的水分迅速排出，而且还会带走身体储备的水，而机体急需水却得不到补充，这样能不耗损人的正气么？

生活中，人们只有在生病的时候才会发觉，原来健康对于人们是那么的宝贵！毋庸置疑，祛除疾病会消耗大量的金钱，而且更为惋惜的是还会消耗掉大量宝贵的时光并使自己陷入痛苦之中。因此，相对而言，在日常生活中积极的预防疾病就显得是那样明智了。因为这将为我们节省大量的时间、财力和精力。尤其是对那些更容易被疾病侵扰的老年人来说，如何能让自己不生病，或者少生病，则更需要老年人用心地从生活点滴做起。

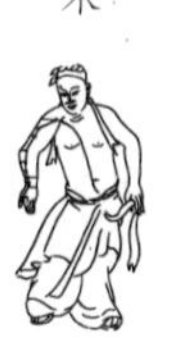

虽然《老老恒言》中陈列了许多影响健康的小习惯，但是此书的目的却不在此，而是在阐明一个道理：生活中能够影响健康的习惯很多，而老年人要做的就是多留意。

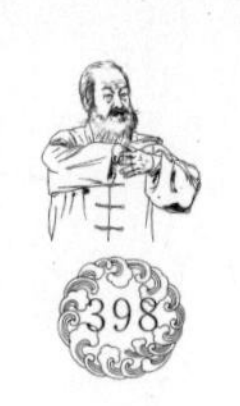

慎药

小病可用饮食来调理

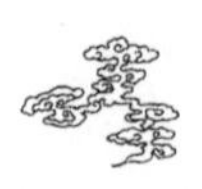

《老老恒言》曰：老年偶患微疾，加意调停饮食，就食物中之当病者食之。食亦宜少，使腹常空虚，则经络易于转运，元气渐复，微邪自退，乃第一要诀。

药不当病，服之每未见害，所以言医易，而医者日益多。殊不知既不当病，便隐然受其累。病家不觉，医者亦不自省。愚谓微疾自可勿药有喜，重病则寒凉攻补，又不敢轻试。谚云：不服药为中医。于老年尤当。

《老老恒言》说：老年人偶尔有点不适，如不是什么大毛病，可通过饮食调理来解决。我们知道，药食同源，许多食品本身就是药物，厨房里的生姜、葱白、大蒜、桂皮、大枣、红糖、冬瓜皮等全是药。比如，外感风寒了，周身怕冷，用生姜、葱白、红糖煎水喝；有点轻度浮肿，用冬瓜皮煮汤；血脂偏高，适当多吃点蒜；轻度贫血，煮粥、煲汤时加点大枣……

面对各种疾病，我们无能、无助、无知，总是翘首以盼灵丹妙药的问世，寄希望于先进的医疗手段，或是四处寻访名医。然而，药物能治病，也能致病，医院能救死扶伤也能夺人性命；名医能妙手回春，却不能包治百病。当我们过分依赖药物和医生时，似乎只能听天由命。事实上，求医求药并不是获得健康的唯一方式，健康完全可以由我们自己做主。

所以有点小病，不妨自己动手，用食物来调理。同时，若身体感到不适时，一定要减少饮食，让“腹常空虚”，这样易于经络运行。经络畅通了，元气自会慢慢恢复，小病自然就好了。这是预防治疗疾病的第一要诀。

有些药物并不适合病情，但服了以后也没有见到明显的害处，所以有人认为当医生太容易了，而从医的人也日益多了。殊不知既然这个药不适合病情，那么服下去后病人在不知不觉中已经受到侵害了，但由于这种危害微乎其微，病人往往没有明显的感觉，而可悲的是医生自己认识不到，不能自我反省。所以说，小病最好不吃药，自己用饮食来进行调理就可以了。真正得了病，应该用寒凉的药或该攻该补的时候，这些医生却又不敢下药了，所以有句话讲，“不服药为中医”，就是主张少用药、慎用药。对老年人来说，体质下降了，用药更应该慎重。

老年人在用药时需要遵循以下几个原则：

1. 先取食后用药。俗话说“是药三分毒”，所以能用食疗的先用食疗，此乃一举两得。例如：喝姜片红糖水可以治疗风寒性感冒。食疗后不见效果可考虑用理疗、按摩、针灸等方法，最后再选择药物治疗。

2. 先用中药后中西药。中药多属于天然药物，其毒性及不良反应一般比西药少，除非是使用西药的确有效。老年人多患慢性病或有老病根，一般情况下，最好先服用中药进行调理。

3. 先以外用，后用内服。为减少药物对机体的毒害，能用外用药物治疗的疾病，比如皮肤病、牙龈炎、扭伤等可先用外敷药物消毒、消肿，最好不要用内服消炎药。

4. 先用内服，后用注射。有些中老年人一有病就想注射针剂，以为用注射剂病好得快，其实不然。药物针剂通过血液流向全身，最后进入心脏，直接危及血管壁和心脏。因此，能用内服药使疾病缓解的，就不必用注射剂。

5. 先用成药，后用新药。近年来，新药、特药不断涌现，一般地说它们在某一方面有独特的疗效，但是由于应用时间短，其缺点和不良反应尤其是远期不良反应还没有被人们认识。因此，老年人患病时最好先用中西成药，确实需要使用新药、特药的时候也要慎重，特别是对进口药物尤其要慎重。

老年人用药须注意

《老老恒言》曰：病有必欲服药者，和平之品甚多，尽可施治俗见以为气血衰弱，攻与补皆用人参。愚谓人参不过药中一味耳．非得之则生，弗得则死者，且未必全利而无害，故可已即已。苟毒病确切，必不可已，宁谓人参必戒用哉！

随着老年人口的增加，老年病人也不断增多。老年人的用药特点由老年人的体质特点及老年疾病的发病特点决定。老年人多有正气不足、阴阳失调、气血不足、脏腑虚损或功能低下等情况。正如《寿亲养老新书》中指出的：“上寿之人，血气已虚，精神减耗”“大体老人药饵，正是扶持之法，只可用温平、顺气、进食、补虚、中和之药治之”。然而临床病情变化万千，病人体质各不相同，治疗上亦非仅有补虚，而应辨证治疗，以下简述老年病的用药原则。

补法是治疗老年病的根本大法。人进入老年，精血衰耗，脏腑功能减退，五脏皆虚，阴阳失和，老年病大多因于正虚，故治疗中应注意培补脾胃，滋肾填精，调整阴阳。近代名医岳美中教授对老年病治疗曾提出补益六法：

1. 平补法：主要用于调养及治疗虚弱病人，要求用药平和为上。

2. 清补法：补而兼清，用于温热病后阴液耗伤者。

3. 温补法：用于老年病人阳虚者。

4. 峻补法：用高效、速效补药挽其垂危或用味厚药填其精髓，用于危重病人。

5. 食补法：通过饮食滋补身体，助病痊愈。补虚一定要注意补阴不可过于滋腻，补阳不可过于刚燥，峻补气血还应避免滞塞不通。

用药宜小量。　老年疾病多属慢性疾病，故治疗颇难求速效，且老年人体质虚弱，抵抗力弱，对药物的反应也各不相同，耐受性不同。故老年人用药应慎重，用药量宜小不宜大，一般为常人药量的一半或2/3缓慢治疗，逐渐收效。

祛邪当慎用攻伐。　老年人虽气血虚衰，多用补法，但因常受外邪侵犯，形成虚实扶杂之证，故治疗亦当遵循“实则泻之，虚则补之”的原则。但考虑到大多数病人有本虚一面，故祛邪也应慎重，不可攻伐太过，过则伤正，更伤元气，邪虽祛而正气难复，达不到治疗目的。

调理当重食疗。　注意饮食调摄，不仅是养生延年的一项重要措施，更是治疗老年疾病的一大疗法。《神农本草经》中列为上品的多为药食同源之品，味性平和，适于老年人日常补益、养生服用，具有改善体质、促进疾病痊愈、预防其他疾病发生的作用。

人老多病，这是正常的，可是长病就要吃药。人老以后，身体各器官贮备功能及身体内环境的稳定机制随着年龄而衰退，老年人对药物的耐受程度明显下降，许多老年人因用药不当而发生不良反应，甚至导致死亡。因此，专家建议老年人在用药时要特别注意。

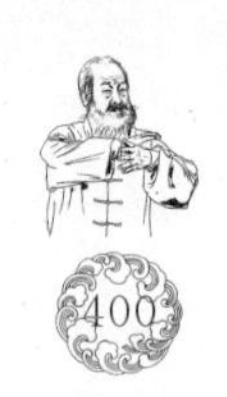

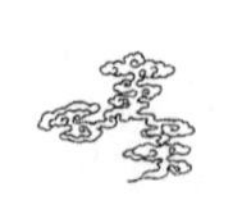

对自己的身体应做一个有心人

《老老恒言》曰：凡病必先自己体察，因其自现之证，原其致病之由，自顶至踵，寒热痛痒何如，自朝至暮，起居食息何如，则病情已得，施治亦易。至切脉又后一层事，所以医者在乎问之详，更在病者告之周也。

最了解自己病情的应该是自己，所以《老老恒言》讲，凡是疾病一般都是自己先觉察到的，因为疾病会让身体表现出与以往不同的症状。自己感到不舒服了，此时，人们要做的就是记录疾病的症状：受风了？着凉了？过于劳累了？……从头到脚逐一排查，是寒是热？是痛是痒？从早到晚起居如何？饮食如何？

老人为什么要记录生活起居呢？所谓中医“望闻问切”，对生活起居的记录，有助于帮助医生掌握病情、追溯病因、确认病症。病情清楚了，发病的原因找到了，治疗起来就容易了。所以，治病不仅需要医生的详细问诊，更需要患者把自己的病情尽可能全面地告诉医生，这样才能帮助医生尽快地摸清病情，对症下药。

不少人对什么事都挺有心，唯独对自己的身体不够细心，总觉得自己能吃能喝，不会有什么大问题。临床经常碰到不少悔之晚矣的病人，实在让人痛心。

对待我们的身体，就像对待我们的孩子，当孩子淘气不听话，犯了错误时，我们不能采取暴力、拳打脚踢，而是要循循善诱、悉心教导。同样身体不舒服，生病时我们也不能随便使用“暴力”，打针吃药动手术，不管身体接受不接受，都强加给它，这是不妥的。我们必须弄清疾病症状，并由此找出病因，如此才能根治疾病，让身体重新回到健康。

病者对自身疾病症状的把握是十分必要的。尽管现代医疗机构拥有先进的医疗设备以及经验老到的医生，即使不问症状也能检查出疾病产生的原因，但是疾病的治疗却有一个时机，而且是越早发现、治疗，效果越好。因此，要想拥有一个好身体，或者在患病时想要更快速、准确的治疗疾病，老人还需要对自己的身体做一个有心人，对生活起居等“小事情”多多上心。

疾病有一个从孕育到表现出来的过程，只要留心观察，大多数情况下是能早期发现苗头的。古人对此早有认识，《老老恒言》告诉我们，从头到脚、从早到晚、寒热痛痒、饮食起居，样样都应留意。那么老年朋友具体应该观察些什么呢？

1. 正常情况下，每年一定要做一次体检，以便早发现、早治疗。

2. 如感觉在短时期内记忆力下降特别快，而且还经常打鼾的时候要及时找原因。

3. 定期测体重，如明显增加或减少都应查找原因。

4. 观察体温，如有长期低热应及时就医。

5. 照镜子时不要只看容颜，要看看舌头、唇色、面色。

6. 刷牙时注意是否有欲呕的情况，牙龈是否出血。

7. 洗澡时触摸一下身体有无包块，腋窝、腹股沟、颌下、耳后、锁骨上窝是否有肿大的淋巴结。观察一下皮肤，是否有按之不退色的出血斑点。女性朋友一定要检查一下乳房。

8. 注意观察活动后是否有胸闷气短的现象。

9. 注意饮食情况，特别能吃或食欲不振都应引起警惕。

10. 身体是否有疼痛的地方，不管是骨关节还是脏腑，都应注意观察。

以上几种状况是生活中常见的，也是与疾病的发生密切相关的，但是也不可能面面俱到，但主要的方面基本包括了。要想长寿，就应该学会观察自己，把握好自己的身体，这样可以及时发现问题，及时进行调理。

用药一定要慎重

《老老恒言》曰：方药之书，多可充栋，大抵各有所偏，无不自以为是。窃考方书最古者，莫如《黄帝内经》，其中所载方药，本属无多，如不寐用半夏秫米汤，鼓胀用鸡矢醴，试之竟无效，他书可知。总之同一药，而地之所产各殊。同一痛，而人之禀气又异。更有同一人，同一病，同一药，而前后施治，有效有不效。乃欲于揣摩仿佛中求其必当，良非易事，方药之所以难于轻信也。

《老老恒言》说：有关中医方药的书籍，可谓汗牛充栋，各家有各家的说法，其中最早的一本应属《黄帝内经》。这本书涉及面广，但其中所列方药并不多，而仅有的方剂并非都是有效果的，如失眠用半夏秫米汤，肚胀用鸡矢醴，用了以后也未见到明显的疗效。《黄帝内经》尚且如此，其他的书就可想而知了。

即使是同一种药，也会因为生长地域不同，药性略有差异；患同一种疾病的人，也会因为身体抵抗力不同而不同；甚至是同一个人，患了同一种疾病，用同一种药方，也会因为施治时间的先后，所起的药效不同。所以说，养生应该从模糊的文字中，揣摩其意，并根据自身的实际情况而定。

中药与西药不同，西药分抗生素类、解热镇痛类、强心类、维生素类……应用时只要明确诊断，就可对症下药，只是年龄不同、体重不同，而剂量有别。而中药方剂，同一个人、同一种病，10个医生会开出10张不同的方子，有些是同一种药剂量不同。比如治疗风热感冒，有医生开连翘、金银花各9克，而有医生则各开15克；有些是同一种病，选用同一类治法中的不同方剂，还以风热感冒为例，有的医生认为应该用银翘散，有的医生认为应该用桑菊饮；再有就是对疾病的认识不同，采用完全不同的治则，比如临床的热证多用寒凉的药来治，称为“热者寒之”，但有一种热属真寒假热，这时应用热药来治，中医术语称“热因热用”，如医生没有认识到这是真寒假热证，还是用寒凉药来治疗，那就南辕北辙了。

而且，老年人的生理特点是体内调节功能减弱，代谢速度下降。与年轻人相比，老年人用药后，在体内容易发生蓄积。由于各脏器随着年龄增长而发生的改变各不相同，对药物的感受性也不同，从而药物发生效用的量和中毒量的差异也很大，药物不良反应的程度也较年轻人严重。因此，老年人用药时必须注意药物使用后的反应，严防药物中毒。具体表现在以下五个方面：

1. 安眠药尽量少用。

老年人长期服用安眠药可产生类似动脉硬化性痴呆的现象，并伴有智力障碍，讲话迟钝、不太稳定。因此，安眠药只是在特殊情况下偶尔才可以使用。

2. 止痛剂切忌长期使用。

老年人骨关节由于退行性病变，颈椎病、类风湿病、肩周炎增多，为了减轻疼痛，一些老年人长期服用阿司匹林、消炎药或布洛芬。这些药物不仅可以引发消化道出血，而且可以导致止痛剂肾炎，严重可引发肾功能不全及尿毒症。因此，切忌长期服用止痛剂。

3. 注意药物的相互作用。

老年人常患有多种疾病，因而采取多种药物治疗。有些药物合并服用不影响疗效，有些可取长补短，提高疗效，减少药物用量和不良反应。但是也有一些药物合并后可出现毒性增加，如地高辛和双氢克尿噻合并后用就会引起低钾，低镁、易产生洋地黄毒性反应。因此老年人在就诊时，应向医生讲清楚目前自己所服用的药物，以便医生开处方时避免使用抵抗性药物。

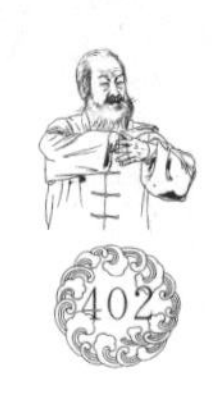

4. 损害肾脏的抗生素慎用。

肾脏是药物排泄的重要途径，它对药物的毒性较为敏感。老年人因为肾脏功能不同程度的降低，所以对肾脏有损害作用的药物如链霉素、卡那霉素、庆大素等抗生素，切记要慎用。

5. 用药的简单、个体化原则。

老年人用药应尽可能简单，品种不宜过多，剂量不宜过大。服药时经常需要别人的监督与帮助，应随时注意疗效和不良反应，用药剂量注意个体差异，切忌“一视同仁”。

正因为如此，《老老恒言》告诫人们用药要慎重，小病尽量通过食物来调理，或通过休息，通过非药物疗法，如刮痧、拔火罐、按摩、导引等方法加以调治。如确实需要服药，一定要到正规医院，找正规医生。老年人体质偏弱，更应该慎重用药。

调理好饮食起居胜过服长生药

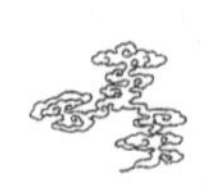

《老老恒言》曰：《本草》所载药品，每日服之延年，服之长生，不过极言其效而已，以身一试可乎？虽扶衰补弱，固药之能事，故有谓治已病，不若治未病。愚谓以方药治未病，不若以起居饮食调摄于未病。

凡感风寒暑，当时非必遽病。《内经》所谓邪之中人也，不知于其身，然身之受风受寒暑，未有不自知，病虽未现，即衣暖饮热，令有微汗，邪亦可从汗解。《道德经》曰：夫唯病病，是以不病。

“不治已病治未病”是中医理论的精髓。“治未病”，就是当疾病尚未发生时，能提前预测到疾病的发展趋势，并采取相应的防治方法，以杜绝或减少疾病的发生。《黄帝内经》的核心思想不是教人们怎样去治病，而是教人们怎么不得病，怎样防患于未然。《本草纲目》中记载了很多能让人长寿的药物，多有夸耀之嫌，真正疗效如何，可亲自试一试。药物确实有扶衰补弱、固本守元的作用，但是生了病去吃药，不如提前预防不生病；通过药物预防疾病，不如通过饮食起居的调理而不生病。所以说，治未病的最好方法是调理好饮食起居。

凡是感受了风寒暑热，当时不一定就立刻发病。《黄帝内经》讲，邪气侵入了身体，往往自己并不知道邪已伤身。但身体感受了风寒暑热，自己心里是清楚的，虽然病情还未表现出来。这时如及时多穿衣服，多喝热水，让身体微微出汗，邪气就可从汗中排解出去，人也就不会病倒了。《道德经》讲，因为感到会有病，所以才不患病，讲的就是这个道理。

由上可以看出，防病的最好方法是调理好饮食起居，防患于未然。《黄帝内经》讲：“知其道者，法于阴阳，和于术数，饮食有节，起居有常，不妄作劳，故能形与神俱，而尽终其天年，度百岁乃去。”古人早在2000多年前就已经把这个道理讲得清清楚楚了。所以说，“圣人不治已病治未病。不治已乱治未乱……夫病已成而后药之，乱已成而后治之，譬尤渴而穿井，斗而铸锥，不亦晚乎!”就是说，患了病再去治疗，就像口渴了才想起去挖井，战争打起来了才想到去铸造武器，那不是太晚了吗?

一项对长寿地区、长寿村老人的调查表明，长寿老人集中的地方，没有一个是因为当地盛产长生不老药才使人长寿的，而多是由于居住环境空气清新、污染少，老人饮食有节、生活规律、适当活动、性格平和、子女孝顺，所以才身体健康、尽享天年。

现代生活证明，不良的生活习惯、环境污染，以及心理的变化等逐渐积累，都可以导致慢性疾病。因此，要预防慢性疾病，防患于未病，最好注重科学的生活和行为方式。

老年人如何调理脾胃

《老老恒言》曰：病中食粥，宜淡食，清火利水，能使五脏安和，确有明验，患泄泻者尤验。《内经》曰：胃阳弱而百病生，脾阴足而万邪息，脾胃乃后天之本，老年更以调脾胃为切要。

《老老恒言》说：老年人患病的时候，应该喝清淡的粥，这样才能清火利水，使五脏得以安和，腹泻的人喝粥效果尤其好。《黄帝内经》中讲，胃阳弱而百病生，脾阴足而万邪息。脾胃乃后天之本，胃阳主气，司受纳；脾阴主血，司运化。

气虚体质的人说话语声低怯，呼吸气息轻浅。如果肺气虚，人对环境的适应能力差，遇到气候变化，季节转换很容感冒，冬天怕冷，夏天怕热；脾气虚主要表现为胃口不好、饭量小，经常腹胀，大便困难，每次一点点。也有胃强脾弱的情况，表现为食欲很好，食速很快；再有就是脾虚难化，表现为饭后腹胀明显，容易疲乏无力。另外，气虚者还会经常感到疲倦、怠惰、无力，整个人比较慵懒，能躺就不坐，能坐就不站。

脾胃健则身体壮，老年人更要调理好脾胃。那么如何调理脾胃呢？

1. 叩齿咽津是强健脾胃的实用小方法。

生活中，很多老年人，由于年纪大了，脾胃变得虚弱，常出现一些消化不良、腹泻等问题。为什么老年人的脾胃越来越虚弱呢？这主要是因为人体内的消化液减少、机械性消化功能减弱所致。而叩齿咽津则具有溶解食物、助消化和提高免疫力、“灌溉”五脏六腑、增强脾胃功能的作用。这两个动作虽小，却对脾胃有非常好的保健作用。

《脾胃论·脾胃胜衰论》中指出：“百病皆由脾胃衰而生也。”而叩齿咽津能健脾胃，这表现为两个方面：一是叩齿能健齿，齿健，则食物容易被嚼细，这样胃的消化负担就减轻了，从而可以养护胃；二是脾“在液为涎”，与胃相表里。我们前面说过，“涎”为口津是唾液中较清稀的部分，还说“肾为唾”，“唾”为唾液中较稠的部分，二者合为“唾液”，唾液具有帮助食物消化的功能。经常叩齿则能催生唾液，咽之有助于胃的“腐熟饮食物”和脾的“运化、升清”，减轻脾胃的负担，达到健脾胃的目的。

2. 食物要以清淡为主，荤素合理搭配。

可经常吃一些山药、莲子、薏苡仁等，有助于健脾利湿。素食主要包括植物蛋白、植物油以及含有维生素的食物，如面粉、大米、五谷杂粮、豆类及其制品、蔬菜、瓜果等。日常饮食应以清淡为主，以便清理肠胃。进食温良有当，不要过热也不可过凉，因为热伤黏膜、寒伤脾胃，均可导致运化失调。少食质硬、质黏、煎炸、油腻、辛辣性食品。

3. 不要酗酒，可适量小酌。

不要嗜酒无度，以免损伤脾胃。少量饮酒能刺激肠胃蠕动，以利消化，亦可畅通血脉、振奋精神、消除疲劳、除风散寒，但过量饮酒，脾胃必受其害，轻则腹胀不消，不思饮食，重则呕吐不止。

4. 调节情志，尤其在进食时不要生气。

老年人应注意调整心态，让精神振奋起来，豁达、乐观的精神状态对于治愈疾病有很好的辅助效果。

另外，老年人可以经常按按足三里、三阴交，拍拍脾经、胃经。老年人想要补脾健胃，可以每天饭前、饭后各半个小时的时间按揉两侧足三里穴 3 分钟，可以左右交替刺激，然后晚上 8 点左右再在两侧脾腧上拔罐 15 分钟，起罐之后喝一小杯温开水。

人人盼长寿，其实长寿的秘诀就在自己身边，人人都可以学会，人人都可以做到。《老老恒言》中强调，老人要增强身体抵抗力，调理脾胃为首要，各种医书中，记载了各种调

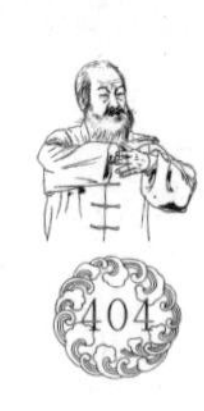

理脾胃的方法，老人不妨学习一下。让每一位老年朋友都从调理饮食起居入手，健康平安度过晚年。

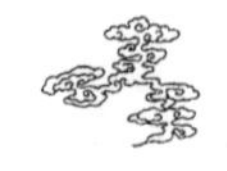

内心淡定是一副良药

《老老恒言》曰：程子曰：我尝夏葛而冬裘，饥食而渴饮，节食欲，定心气，如斯而已矣。盖谓养生却病，不待他求，然定心气，实是最难事，亦是至要事。东坡诗云“安心是药更无方。”

《老老恒言》说：宋代学者程颐介绍他的养生经验时说，夏天穿凉快的葛衣，冬天穿暖和的裘衣，饿的时候就吃饭，渴的时候就喝水，节制饮食，淡定心气，这样做就可以了。要想不生病，最关键的是要淡定，这也是最难做到的，却是最重要的。苏东坡讲“安心是药更无方”。说明内心的淡定对于养生来讲远比服药重要。

说起林妹妹，大多数人的第一感觉就是“多愁善感”，所以我们在日常生活中也经常把这种性格的人称为“林妹妹”。其实，林黛玉的这种性格是有成因的，自幼母亲去世，长大后又寄人篱下，这就使得林黛玉比其他人更加敏感，她的病就是多愁善感、忧虑多愁伤了肺。

忧伤肺其实就是一种由情绪引起的病，另外还有喜伤心、怒伤肝、恐伤肾、思伤脾。为什么情绪变化会伤到腑脏呢？其实正常的情绪变化是不会对身体造成伤害的，比如说，老友相见时心情非常愉快，只要不是大喜、过喜，对身体就有益无害，快乐的心情对身体是有好处的。只有情绪变化过于突然、过于强烈时，才对健康不利。

曾经有一个徒弟问自己的师父，什么是最好的修行，没想到师父却回答说：“吃饭睡觉而已。”徒弟听了师傅的话后很迷惑，就说：“每个人都会吃饭睡觉啊。”师傅正在打坐，眼睛都没睁开，就对徒弟说：“修行就是想吃饭的时候就吃饭，想睡觉的时候就睡觉，如今人们是吃饭的时候想着其他事，而睡觉的时候依然想着其他事，所以精力耗损，身体逐渐虚弱。”

正常情况下，人体的阴阳处于平衡状态，可保证机体的各项生理功能正常。而剧烈的情绪变化，会使阴阳平衡失调，影响人的气血正常运行，导致气血功能紊乱。因为人体的情绪变化必须以气血作为物质基础，而气血来源于腑脏的正常生理活动，同时腑脏要维持正常的生理功能，也必须依赖于气的温煦、推动和血的滋养。剧烈的情绪变化会影响生理功能所必需的物质基础，而情绪变化又是腑脏生理功能的外在表现。所以，如果情绪变化超过了腑脏所能承受的程度，人体就有发生病变的可能。

庄子说“水静尤明”，讲的就是一种淡定的境界。水在平静的状态下能够映出万物，但当水奔腾的时候，喧嚣的时候，浪花四溅的时候是什么也映不出来的。人也一样，当你愤怒的时候，悲伤的时候，嫉妒的时候，内心不平静的时候，就如同水在奔腾，这时候身体内的阴阳平衡就会受到破坏，就容易患病。

医学统计表明，心情抑郁可引起人体免疫功能明显下降，从而易患感染性疾病和肿瘤；性格急躁易患高血压、冠心病。

由此可见，淡定的内心对健康是多么重要。活在世上，人人都有一本难念的经，那么又如何做到内心淡定呢？

1. 性格要开朗，心胸要豁达。

2. 不要攀比，知足常乐。心往往因为贪念过多而累，少一分贪念，就会少一分烦心。

3. 简单的生活往往是自由快乐的生活，要学会摒弃声色、物质的诱惑，衣食随缘，随遇而安。

4. 拥有一颗包容的心。心量狭小，事事计较，必然耗气伤神，不如放宽心胸，容纳看不惯的、看不顺的，放下计较之心，心神安静，自然健康。

孔子曰："六十而耳顺，七十而从心所欲不逾矩。"人进入老年，经历了无数风风雨雨，应该成熟了，内心应该比较淡定了。我们讲养生，讲长寿，其实，内心淡定是一副最好的良药。老年朋友们，让我们走出小天地，融入大自然，淡定地面对生活，这就是《老老恒言》给我们的养生启迪。

养生不可尽信药

《老老恒言》曰：术家有延年丹药之方，最易惑人。服之不但无验，必得暴疾。其药大抵锻炼金石，故峻厉弥甚……或有以长生之说问程子，程子曰：譬如一炉火，置之风中则易过，置之密室则难过。故知人但可以久生，而不能长生。老年人唯当谨守烬余，勿置之风中可耳。

从古到今，人们对延年益寿的追求从未间断过。其中以服丹药最容易迷惑人，但是吃了丹药非但不能长生，反而会引起暴病。究其原因，丹药一般都是由金石烧炼而成，多含汞、硫等矿物药，对人体危害极大。

天下没有服了可以永生的药，长生不老药，尤其是丹药，在历史上不知迷惑了多少人，仅帝王死于丹药的，在史书上就多有记载（详见本书第一章）。现在，市场上各种包装的保健品琳琅满目，多打着"纯天然、无毒副作用"的旗号，其实，中药也同样具有不同程度的毒副作用，因此，切不可乱服。

从出生到死亡，这是亘古不变的规律，从科学角度来说，任何人都不可能逃过死亡的结局。所以，老年人不必抱着长生不老的信念，只要调养好身体，延年益寿即可。当然，人到老年，身体各系统的功能都有不同程度的衰退，容易被疾病所困扰，用药的机会比较多。

事实上，世间并没有什么长生不老之药，因为构成人体的各种细胞，每天都以人眼看不见的进化速度衰老，然后随着新陈代谢排出体外。于是，人体在新陈代谢中逐渐老去，不再年华依旧，这就是规律的力量。但是延缓衰老是完全可以做到的。人进入老年，机体退化，适当地用一些药物进行调理、治疗是必要的。《黄帝内经》讲："形不足者温之以气，精不足者补之以味。"这是老年人药物补养的基本原则。在古代，抗老防衰的常用治则是调整阴阳、补益脾胃、滋肾添精，而现在则多以补肾健脾、益气活血为主要治则。这一改变反映了随着时代的发展，老年人的常见病也有了变化。通过药物延缓衰老，是中医药对人类的一大贡献。

不过，由于老年人身体素质的下降，对药物耐受、排泄等能力大大降低，所以在用药时，还应该注意：

1. 不要盲目相信乱用滋补药物，人体是一个平衡的营养系统，擅自服用滋补药物容易打破身体营养平衡，反而对身体不利。

2. 不要盲目相信偏方、秘方。民间流传的偏方、秘方的确有对症的功效，但是地有南北、人体有别，适合别人的偏方未必适合自己。

3. 不要迷信名贵药物。药物并不是衣服、装饰品，越贵越好，药不在贵，只要对症就好。而名贵药如果不对症，不仅浪费了金钱，对身体的不良反应往往也比较大。

4. 使用中药调补身体，一定要辨证。老年人的体质以虚证为主，但虚证有阴虚、阳虚、气虚、血虚之不同，所以用于滋补的药物和方剂也有很大区别，只有针对每个人的具体情况调补阴阳气血，才能起到防病治病、增强体质的作用。老年朋友在服用时要有一个清醒

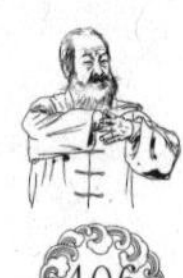

的认识，不要盲目跟风。

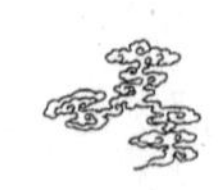

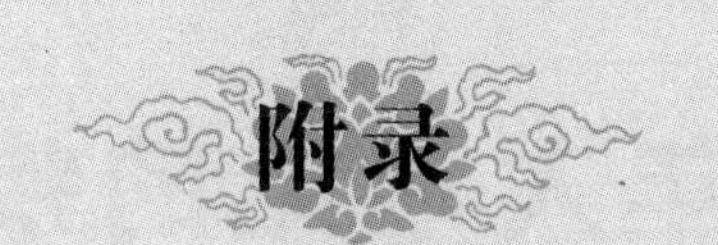

附录

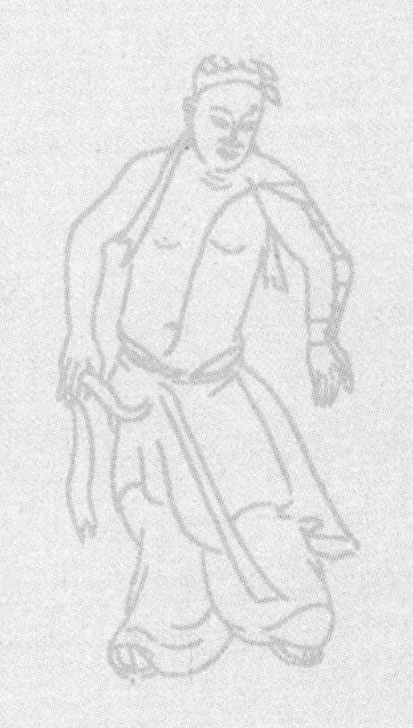

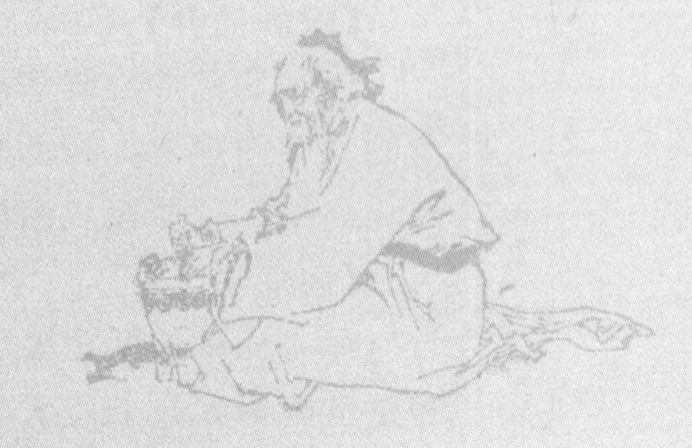

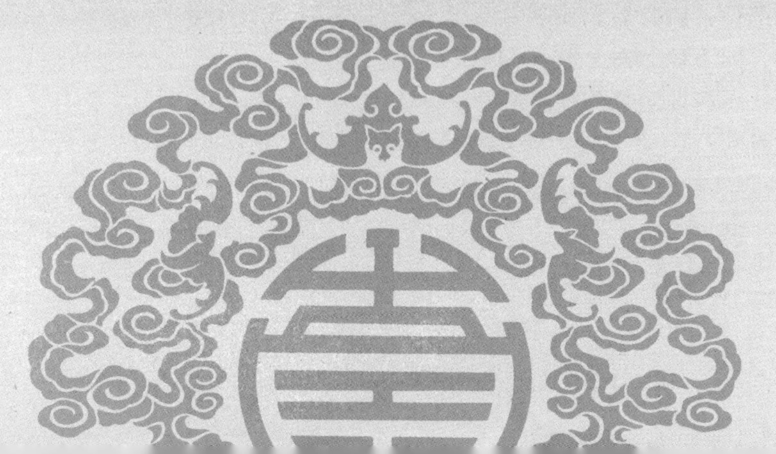

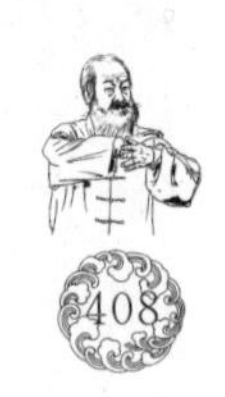

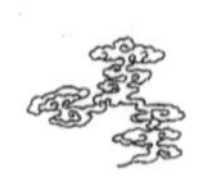

老年人常见的疾病

高血压

【疾病简介】

高血压是指在静息状态下动脉收缩压和（或）舒张压增高。高血压是一种以动脉压升高为特征，可伴有心脏、血管、脑和肾脏等器官功能性或器质性改变的全身性疾病，它有原发性高血压和继发性高血压之分。

【病症表现】

高血压定义为收缩压≥140mmHg和（1mmHg≈0．133kPa）（或）舒张压≥90mmHg，根据血压升高水平，又进一步将高血压分为1～3级。收缩压≥140mmHg和舒张压＜90mmHg单列为单纯性收缩期高血压。高血压定义为收缩压≥140mmHg和（或）舒张压≥90mmHg，根据血压升高水平，又进一步将高血压分为1～3级。收缩压≥140mmHg和舒张压＜90mmHg单列为单纯性收缩期高血压。若患者有高血压史，目前正在用抗高血压药，血压虽然低于140/90mmHg，亦应该诊断为高血压。抗高血压药，血压虽然低于140/90mmHg，亦应该诊断为高血压。

冠心病

【疾病简介】

冠状动脉性心脏病简称冠心病，指由于脂质代谢不正常，血液中的脂质沉着在原本光滑的动脉内膜上，在动脉内膜一些类似粥样的脂类物质堆积而成白色斑块，称为动脉粥样硬化病变。这些斑块渐渐增多造成动脉腔狭窄，使血流受阻，导致心脏缺血，产生心绞痛。

【病症表现】

冠心病的诊断主要靠临床表现（病人症状）。当一个具有冠心病发病基础（年龄较大，多重危险因素）的患者出现具有下列特征的胸痛时，要高度怀疑冠心病。

（1）疼痛部位：胸骨后。

（2）放射：向下颌、左上肢、左肩。

（3）性质：压榨性，烧灼样。

（4）持续时间：1～5分钟，不超过15分钟。

耳聋耳鸣

【疾病简介】

耳鸣是指病人自觉耳内鸣响，如闻蝉声，或如潮声。耳聋是指不同程度的听觉减退，甚至消失。耳鸣可伴有耳聋，耳聋亦可由耳鸣发展而来。

【病症表现】

（1）客观性耳鸣可用助听器或听诊器检查。

（2）若怀疑有腭肌阵挛者，可利用肌电图检查，将电极放入肌肉内，记下肌肉活动时电位改变与耳鸣的关系。

（3）X线血管造影有助诊断血管畸形、动静脉瘘、血管分布等；颈椎X线片可检查有无骨质增生压迫血管；X线断层片、CT头颅扫描以除外颅内病变。

前列腺增生

【疾病简介】

前列腺增生是老年男性常见疾病，其病因是由于前列腺的逐渐增大对尿道及膀胱出口产生压迫作用，临床上表现为尿频、尿急、夜间尿次增加和排尿费力，并能导致泌尿系统感染、膀胱结石和血尿等并发症，对老年男性的生活质量产生严重影响，因此需要积极治疗，部分患者甚至需要手术治疗。

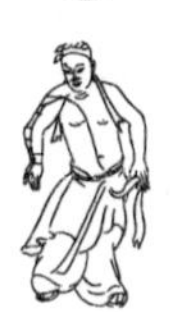

【病症表现】

（1）尿频、尿急、夜尿增多及急迫性尿失禁。

（2）排尿无力、尿线变细和尿滴沥。

（3）血尿。

（4）急性尿潴留。

糖尿病

【疾病简介】

“糖尿病”是一种常见的内分泌疾病，是由人体内胰岛素绝对或相对缺乏而引起的。国外给它的别名叫“沉默的杀手”，特别是“成人型糖尿病”。40岁以上的中年人染患率特别高，在日本，40岁以上的人口中患糖尿病的占10%，即10人当中就有1位“糖尿病”患者。

【病症表现】

糖尿病基本症状为三多一少：多食、多饮、多尿、体重减少。糖尿病早期症状主要表现为：1. 眼睛疲劳、视力下降。2. 饥饿和多食。3. 手脚麻痹、发抖。如果发现有以上症状时应及时对身体做检查，在平时合理控制饮食并经常参加体育锻炼可以降低糖尿病的发病率。

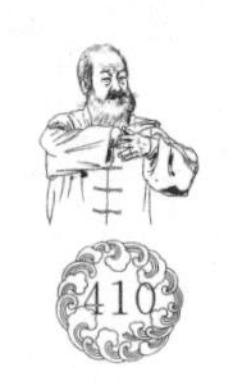

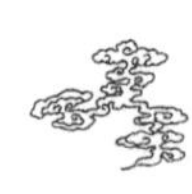

老年痴呆症

【疾病简介】

所谓的老年痴呆症，是一种进行性发展的致死性神经退行性疾病，是由于神经退行性病变、脑血管病变、感染、外伤、肿瘤、营养代谢障碍等多种原因引起的一组症候群，是病人在意识清醒的状态下出现的持久的、全面的机能减退，表现为记忆力、计算力、判断力、注意力、抽象思维能力、语言功能减退，情感和行为障碍，独立生活和工作能力丧失。根据疾病的发展和认知功能缺损的严重程度，可分为轻度、中度和重度。

【病症表现】

轻度老年痴呆症的主要病症表现有：

（1）轻度语言功能受损。

（2）认知和记忆功能不断恶化。

（3）做事缺乏主动性容易失去动机。

（4）出现忧郁或攻击行为。

（5）日常生活能力进行性减退，并有各种神经精神症状和行为障碍。

中度老年痴呆症的主要病症表现有：

（1）变得更加健忘，特别是常常忘记最近发生的事及人名。

（2）开始变得非常依赖，不能继续独立地生活，个人自理能力下降，需要他人的协助，如上厕所、洗衣服及穿衣等。

（3）说话越来越困难，出现无目的的游荡和其他异常行为。

（4）在居所及驻地这样熟悉的地方也会走失。

（5）出现幻觉。

中度老年痴呆症的主要病症表现有：

（1）不能独立进食。

（2）不能辨认家人、朋友及熟悉的物品。

（3）明显地语言理解和表达困难。

（4）在居所内找不到路。

（5）行走困难，行动开始需要轮椅或卧床不起。

（6）大、小便失禁。

白内障

【疾病简介】

凡是各种原因如老化、遗传、局部营养障碍、免疫与代谢异常、外伤、中毒、辐射等，都能引起晶状体代谢紊乱，导致晶状体蛋白质变性而发生混浊，称为白内障。此时光线被混浊晶状体阻挠无法投射在视网膜上，就不能看清物体。世界卫生组织从群体防盲、治盲角度出发，对晶状体发生变性和混浊，变为不透明，以至影响视力，而矫正视力在0.7或以下者，才归入白内障诊断范围。

【病症表现】

双侧性，但两眼发病可有先后。视力进行性减退，有时在光亮的背景下可以看到固定的黑点。由于晶体不同部位屈光力变化，可有多视、单眼复视、近视度增加等症状。临床上将老年性白内障分为皮质性、核性和囊下 3 种类型。

关节炎

【疾病简介】

关节炎泛指发生在人体关节及其周围组织的炎性疾病，可分为数十种。我国的关节炎患者有 1 亿以上，且人数还在不断增加。

【病症表现】

（1）疼痛：是关节炎最主要的表现。

（2）肿胀：是关节炎症的常见表现，与关节疼痛的程度不一定相关。

（3）功能障碍：关节疼痛及炎症引起的关节周围组织水肿，导致关节活动受限。慢性关节炎患者由于长期关节活动受限，可能导致永久性关节功能丧失。

此外，急性感染关节炎还可能出现关节红肿。

肩周炎

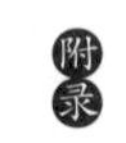

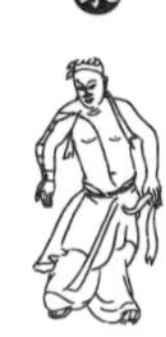

【疾病简介】

肩周炎是以肩关节疼痛和活动不便为主要症状的常见病症。本病的好发年龄在 50 岁左右，女性发病率略高于男性，多见于体力劳动者。如得不到有效的治疗，有可能严重影响肩关节的功能活动。本病早期肩关节会有阵发性疼痛，常因天气变化及劳累而诱发，以后逐渐发展为持续性疼痛，并逐渐加重，昼轻夜重，肩关节向各个方向的主动和被动活动均受限。肩部受到牵拉时，可引起剧烈疼痛。

【病症表现】

（1）肩部疼痛。

（2）肩关节活动受限。

（3）怕冷。

（4）压痛。

（5）肌肉痉挛与萎缩。

肺气肿

【疾病简介】

肺气肿是指终末细支气管远端（呼吸细支气管、肺泡管、肺泡囊和肺泡）的气道弹性减退，过度膨胀、充气和肺容积增大或同时伴有气道壁损坏的病理状态。按其发病原因，肺气肿有如下几种类型：老年性肺气肿、代偿性肺气肿、间质性肺气肿、灶性肺气肿、旁间隔性肺气肿、阻塞性肺气肿。

【病症表现】

早期可无症状或仅在劳动、运动时感到气短，逐渐难以胜任原来的工作。随着肺气肿病情的进展，呼吸困难程度随之加重，以至稍一活动甚或完全休息时仍感气短。此外尚可感到乏力、体重下降、食欲减退、上腹胀满。引起肺气肿的主要原因是慢性支气管炎，因此除气短外还有咳嗽、咳痰等症状，早期仅有呼气相延长或无异常。

落枕

【疾病简介】

落枕是指人在睡觉或受外伤后突感颈部肌肉疼痛，尤以头颈部转动时更甚，引起落枕的原因有：

（1）睡眠时头颈姿势不当。

（2）枕头垫得过高、软硬不当或高低不平。

（3）颈部外伤。

【病症表现】

以颈部疼痛、颈项僵硬、转侧不便为主要表现。

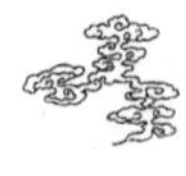

老年人家庭医药箱

日常仪器设备

1. 血压计。

测量血压的仪器称为血压计。现在市场上卖的血压计主要分为水银柱式血压计和电子（无液）血压计两大类。随着科技水平的发展，血压计正在告别传统的水银血压计，迎来电子血压计时代。

医院的医生所使用的水银柱式血压计，只是压力测量的工具。不少人认为水银柱式血压计是精确的血压计，其实这种观点是片面的，因为水银柱式血压计只是一个压力计而已，重点在于医生通过听诊器进行的听诊。目前国际上发达国家普遍禁止使用水银柱式血压计，而采用精度更高的电子压力计（表）。

况且，水银柱式血压计体积较大，携带不方便。电子血压计体积小，携带方便，使用亦方便，几乎所有的人都可以自己使用，作为自我简单检查血压的工具很受高血压患者的欢迎。另外，对老年人来说，推荐使用上臂式全自动血压计，不推荐使用半自动血压计和手腕式血压计。

2. 血糖仪。

自从20世纪70年代发明袖珍血糖仪（可用一滴毛细血管全血测定血糖）以来，病人可以自测血糖，快速得出结果，决定治疗手段，缩短住院日，因而被认为是糖尿病治疗史上的一个里程碑。

一个准确的血糖值可以为医生和患者自身提供一个用药保健的指导和参考值。而要实施精准的血糖监测，首先要选择一台精准度高的血糖仪，选择高精准度的血糖仪要从以下两方面入手：

第一，查验血糖仪本身的“品质”。这一点主要包括五项标准：品质是否有保障；血糖仪的操作是否便利；采血疼痛感如何；血糖仪的测量原理以及试纸采用的技术。

第二，注重血糖仪“人性化”特色。血糖监测出现误差，也跟不正确使用有关系。因此，如果血糖仪能通过一些技术手段，尽量克服一些人为使用误差，这样的血糖仪才是真正精准、人性化的血糖仪。

3. 氧气袋。

脑血管疾病是人类的多发病，有老人的家庭，最好备个氧气袋。如果老人常出现失眠、健忘、听力减退、容易疲乏、胸闷等症状，或患有老年痴呆、哮喘、肺气肿、冠心病、高血压、中风等疾病者，家里也最好常备氧气袋。氧气袋不仅在家中可以使用，也可以用于老人在家急性发病时，转送医院的途中急救用。

老人吸氧时间点需要掌握好，临睡前、早起后、运动前后都比较好。特别是冬天老人晚上睡不着觉时，吸氧可以明显改善睡眠质量，使之较容易入睡，并减少心脑血管疾病的

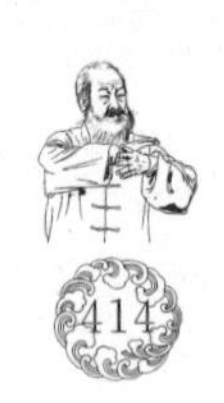

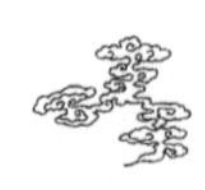

发病概率。患有慢性病的老人，可以每天间断吸氧，0.5～1升/分钟即可，如症状严重，则需遵医嘱采用家庭氧疗法。

需要注意的是，氧气浓度不宜过高，否则可能导致氧中毒，吸氧最好经过湿化装置和加温，37℃的温度和95%～100%的湿度是呼吸道黏膜系统正常工作的必要条件；尽量使用一次性导管；室内禁止吸烟，禁止点火，以防爆炸；在连接湿化瓶时，两根玻璃管切勿颠倒，否则能导致老人窒息；老人饮水或进食时，应暂停吸氧，待饮食结束后再给氧。

4. 体温计。

体温计种类主要有水银体温计、电子体温计、红外线体温计和液晶体温计等几类。

体温计测试的是体表温度，因为体表各部散热不同，所以测试腋窝、颈部、口腔、直肠、阴道、鼓膜、腹股沟、前额、排尿当时的尿等时，测试值会有所差异。腋窝与口腔比可低0.2～0.4℃；腋窝与直肠比可低0.4～0.8℃。

很多人都有这样的习惯做法：感觉身体好像发热了，就用手摸摸额头，看额头是否烫，然后予以确认。对于“用手摸额”这个动作，医生称这个不经意的举动，其实是有科学依据的。额头在脑部位置，大脑血液供给比较充足，更能准确反映人体的正常体温，所以用电子体温计在前额位置测量，既符合人们测量体温的习惯，也更准确。

体温计测试受多种因素影响，因此，体温测试结果仅仅是相对体温，并非是绝对体温。一般要求，在健康状态下，应于安静时用同一种体温计、同一时间、同一部位测2～3次体温，其平均数即为平时正常体温。如平时正常体温为36.5℃，不存在任何影响因素，突然上升至36.9℃，虽然在正常的37.0℃以下，也要密切观察，每2～3小时再测一次，看看是否继续升高。

必备外敷药

1. 止血药。

止血药，顾名思义，即那些具有制止体内外出血功能的药物。血液为人体重要的物质，当出现出血状况的时候，若不及时有效的制止，会致使血液耗损，而造成机体衰弱，甚至危及生命，故止血药的应用具有重要的意义。

常用的止血药按其作用机理可分为三种：

（1）直接作用于血管的药物，如安络血、脑垂体后叶素。

（2）改善和促进凝血因子活性的药物，如维生素K_1、止血敏（止血定）。

（3）抗纤溶药物，如6氨基己酸、抗血纤溶芳酸（氨甲苯酸）。

另外，需要明确的是止血药是治标之品，需配合相应的药物，如清热药、温热药、活血化瘀药以及补益药，以标本兼治。如果大量出血且有气随血脱、亡阳、亡阴之症，首应考虑大补元气、急救回阳以挽回气阳，以免贻误病机。

2. 创可贴。

创可贴，是人们生活中最常用的一种外科用药。创可贴，又名“止血膏药”，具有止血、护创作用。它是由一条长形的胶布，中间附以一小块浸过药物的纱条构成。由于结构的限制，创可贴只能用于小块的创伤应急治疗，从而起到暂时的止血、保护创面的作用。

创可贴适用于那些创伤较为表浅，伤口整齐干净、出血不多而又不需要缝合的小伤口。一般来说，如果仅是轻微的表皮创伤，大可不必使用创可贴。只需用碘酒或用乙醇涂抹一下，就能起到防止感染的目的。如果不放心，还可以用紫药水薄薄的涂一层。这样经过两三天伤口就可以结痂、干燥。

使用创可贴时应注意，在以下情况下不能直接用创可贴：

（1）小而深的伤口不能贴。

（2）动物咬的伤口不能贴。

（3）各种皮肤疖肿不能贴。

（4）污染较重伤口不能贴。

（5）表皮轻微擦伤不需贴。

（6）创伤严重、伤口有污染者，不能使用。

（7）被铁钉、刀尖扎伤等，不能使用。

（8）创面不干净或伤口内有异物时，不能使用。

（9）烫伤后出现溃烂、流黄水时，不能使用。

（10）已污染或感染的伤口，创面有分泌物或脓液的伤口也不能使用创可贴。

3. 消毒用的酒精或碘酒。

碘酒、酒精是家喻户晓的消毒药水，然而，许多人对这些药水的使用并非特别清楚。如果使用不正确，将适得其反。

碘酒是由碘化钾溶入酒精配制而成的，一般常用浓度是2%～2.5%。碘酒和酒精一样是良好的皮肤消毒剂，具有杀菌、抑制细菌生长的作用，碘酒的应用范围跟酒精一样，但对皮肤的刺激较酒精大，新生儿要慎重使用。皮肤外伤未破裂及毛囊炎时，碘酒有消毒、阻止毛细血管出血、消肿、杀菌的作用。黏膜处如嘴唇等不宜用。碘酒的化学成分不稳定，必须保存在加盖的深色瓶内，并应放在阴暗处。

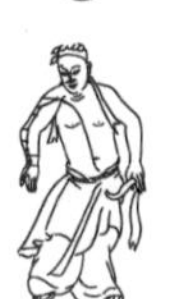

酒精又名乙醇，是易挥发的液体。因为它能与水任意混合，所以是最为方便的常用消毒剂。酒精能使细菌蛋白质变性，故有杀菌作用，其中以75%浓度的酒精杀菌力最强。浓度过高易使菌体表面蛋白凝固，阻滞乙醇的渗透性而降低杀菌效力。除消毒外，高热病人用50%浓度的酒精擦拭血管丰富的腋下、颈部、胸窝、腹股沟以及四肢等部位，有利于散热，起到物理降温的作用；用酒精擦拭长期卧床病人易受压部位的皮肤，可促进局部血液循环，防止皮肤因长期受压形成褥疮。但酒精有破坏细胞和较强的刺激性，故不能用于伤口内、破溃部位以及眼、鼻、口、阴道等部位黏膜的消毒。另外，酒精贮藏的容器应密封，用完后瓶口应塞紧，防止因挥发造成含量下降而影响杀菌效力。

一般内服药

1. 退热药。

日常生活中，感冒、饮食不消化、出痘疹、受到外伤等都会让我们发热。既然发热如此常见，家庭生活中自然免不了要备上一些退热药，以备不时之需。常用的退热药有以下几种。

（1）吲哚美辛（消炎痛）。有较强的抗风湿、消炎镇痛作用，用于风湿性、类风湿性关节炎及发热等。有胃肠道反应及胃穿孔、溃疡病、精神病、癫痫、孕妇禁用。

（2）扑炎痛。抗炎、解热、镇痛、抗风湿药，用于风湿、类风湿、头痛、发烧及神经痛。有胃肠道反应，肝、肾功能损害者慎用，阿司匹林过敏者禁用。

（3）阿司匹林。主要用于抑制前列腺素合成而解热、镇痛、抗炎、抗风湿，用于高热、感冒、头痛、肌肉痛等。胃及十二指肠溃疡病患者应慎用或不用，可引起胎儿异常，孕妇、肾功能不全者应慎用。

（4）布洛芬（芬必得）。解热镇痛作用强，对胃肠刺激作用较阿司匹林小，对造血系统无影响，适用于6个月以上儿童以及成人的解热镇痛。布洛芬用于解热镇痛是较新的药物，

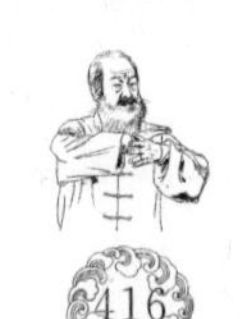

尤其在儿科退热方面是较为安全而高效的。

（5）对乙酰氨基酚。解热镇痛作用与阿司匹林相仿，退热作用可持续4～6小时，重复剂量会产生叠加退热作用，其不良反应小，不会引起胃肠道出血，更不会诱发雷氏综合征、过敏性哮喘和休克，偶见皮疹。此外，对乙酰氨基酚安全温和有效的镇痛作用使之在治疗头痛、肌肉酸痛和骨关节痛方面的应用也日益广泛。

发热是我们人体的一种防御功能，虽然会使我们感到不适，却有助于身体抗病能力的提高。当体温不超过38℃时，一般没必要吃退热药。因为退热药在短时间内连用，或一次用量过多，很容易使体温突降，身体出汗过多而发生虚脱，儿童和老年人更容易出现这种情况。此时采取物理退热法最为适宜，如用冰袋或冷毛巾敷患者头部，或在颈部、腋下、腹股沟等血管丰富的部位，以及胸、背部、四肢，涂擦20%～30%的酒精。对于原因不明的长期低热，最好不要随便吃退热药，而是应该尽早去医院查明发热的原因，以免延误诊断和治疗。在采取退热措施的同时，还应保持室内空气流通，多喝水。

2. 感冒药。

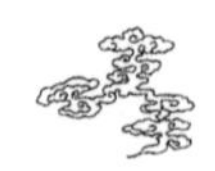

目前，治疗感冒的药物种类繁多，大体可分四类。

（1）抗过敏类：这类药物均含有马来酸氯苯那敏（扑尔敏）或苯海拉明成分，如氨咖黄敏胶囊、感康、泰诺感冒片、白加黑、快克、泰诺儿童感冒液、小儿速效感冒颗粒、感冒清片、感冒通片、VC银翘片、新康泰克胶囊。

（2）解热镇痛药类：如复方阿司匹林，对乙酰氨基酚（扑热息痛）、泰诺林（对乙酰氨基酚缓释片）、复方苯巴比妥注射液（安痛定）、柴胡注射液。

（3）抗病毒类：利巴韦林、阿昔洛韦、金刚烷胺。

（4）中成药：银翘解毒丸、桑菊感冒片、羚羊感冒片、抗感颗粒、清热解毒口服液（或胶囊）、正柴胡饮颗粒、银黄颗粒、板蓝根颗粒、双黄连口服液（或胶囊、片）、清开灵颗粒（或胶囊）、抗病毒口服液、莲花清瘟胶囊、藿香正气水（或胶囊）。

3. 抗变态反应药。

口服的抗过敏药物主要指抗组胺类药物，口服后吸收很快，能在15～30分钟内使过敏症状迅速得到改善，比较常用。

常用的抗过敏药物主要包括四种类型：

（1）抗组织胺药。

常用的有苯海拉明、异丙嗪、扑尔敏、赛庚啶、息斯敏、特非拉丁等，对皮肤黏膜过敏反应的治疗效果较好，对昆虫咬伤的皮肤瘙痒和水肿有良效；对血清病的荨麻疹也有效，但对有关节痛和高热者无效；对支气管哮喘疗效较差。用药剂量应个体化，驾驶人员或机械操作人员工作时应避免使用中枢抑制作用较强的药品。

（2）过敏反应介质阻滞剂，也称为肥大细胞稳定剂。

这类药物主要有色甘酸钠、色羟丙钠、酮替芬（甲哌噻庚酮）等。主要用于治疗过敏性鼻炎、支气管哮喘、溃疡性结肠炎以及过敏性皮炎等。

（3）钙剂。

能增加毛细血管的致密度，降低通透性，从而减少渗出，减轻或缓解过敏症状。常用于治疗荨麻疹、湿疹、接触性皮炎、血清病以及血管神经性水肿等过敏性疾病的辅助治疗。主要有葡萄糖酸钙、氯化钙等，通常采用静脉注射，起效迅速。钙剂注射时有热感，宜缓慢推注，注射过快或剂量过大时，可引起心律紊乱，严重的可致心室纤颤或心脏停搏。

（4）免疫抑制剂。

主要对机体免疫功能具有非特异性的抑制作用，对各型变态反应均有效，主要用于治疗顽固性外源性变态反应性疾病、自身免疫病和器官移植等。这类药物主要有肾上腺皮质激素，如强的松、地塞米松以及环磷酰胺、硫唑嘌呤等。

需要注意的是，病情较轻的病人可以自己服用抗变态反应药物治疗，但对症状较重或第一次发生变态反应的人，最好去医院诊治。因为如果自己处理不当，可能会延误病情，或诱发其他并发症，甚至导致死亡。

4．各类维生素。

（1）维生素 A（视黄醇）。

【功能】与视觉有关，并能维持黏膜正常功能，调节皮肤状态。帮助人体生长和组织修补，对眼睛保健很重要，能抵御细菌以免感染，保护上皮组织健康，促进骨骼与牙齿发育。

【缺乏症】夜盲症、眼球干燥，皮肤干燥。

【主要食物来源〕红萝卜、绿叶蔬菜、蛋黄及动物肝脏。

（2）维生素 B_1（硫胺素）。

【功能】强化神经系统，保证心脏正常活动。促进碳水化合物之新陈代谢，能维护神经系统健康，稳定食欲，刺激生长以及保持良好的肌肉状况。

【缺乏症】情绪低落、肠胃不适、手脚麻木、脚气病。

【主要食物来源】糙米、豆类、牛奶、家禽。

（3）维生素 B_2（核黄素）。

【功能】维持眼睛视力，防止白内障，维持口腔及消化道黏膜的健康。促进碳水化合物、脂肪与蛋白质之新陈代谢，并有助于形成抗体及红血球，维持细胞呼吸。

【缺乏症】嘴角开裂、溃疡，口腔内黏膜发炎，眼睛易疲劳。

【主要食物来源】动物肝脏、瘦肉、酵母、大豆、米糠及绿叶蔬菜。

（4）维生素 B_3（烟酸）（烟草酸、烟碱酸）。

【功能】保持皮肤健康及促进血液循环，有助神经系统正常工作。强健消化系统，有助于皮肤的保健及美容，改善偏头痛、高血压、腹泻、加速血液循环，治疗口疮，消除口臭，减少胆固醇。

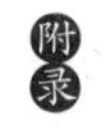

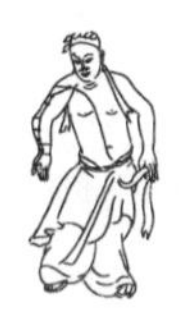

【缺乏症】头痛、疲劳、呕吐、肌肉酸痛。

【主要食物来源】绿叶蔬菜，动物肾、肝，蛋等。

（5）维生素 B_5（泛酸）。

【功能】制造抗体，增强免疫力，辅助糖类、脂肪及蛋白质产生人体能量。加速伤口痊愈，建立人体的抗体以防止细菌感染，治疗手术后的颤抖，防止疲劳。

【缺乏症】口疮、记忆力衰退、失眠、腹泻、疲倦、血糖过低等。

【主要食物来源】糙米、动物肝脏、蛋、肉。

（6）维生素 B_6。

【功能】保持身体及精神系统正常工作，维持体内钠，钾成分平衡，制造红血球。调节体液，增进神经和骨骼肌肉系统正常功能，是天然的利尿剂。

【缺乏症】贫血、抽筋、头痛、呕吐、暗疮。

【主要食物来源】瘦肉、果仁、糙米、绿叶蔬菜、香蕉。

（7）维生素 B_{12}（钴胺素）。

【功能】制造及换新体内的红血球，可防止贫血，有助于儿童的发育成长，保持健康的神经系统，减除过敏性症状，增进记忆力及身体的平衡力。

【缺乏症】疲倦、精神抑郁、记忆力衰退、恶性贫血。

【主要食物来源】动物肝脏、肉、蛋、鱼、奶。

（8）维生素 B_{13}。

【功能】有助于 B 族维生素的新陈代谢，可与维生素 B_{12}、叶酸一同进行新陈代谢，对细胞的复原和修补很重要。

（9）维生素 B_{15}。

【功能】排除缺氧的状态，缺氧是组织体内氧气不足，特别指心脏和其他肌肉。可促进蛋白质的新陈代谢，刺激腺体神经系统的活动。

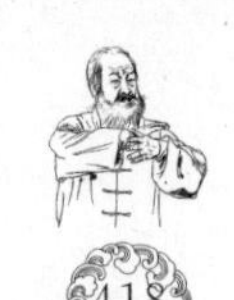

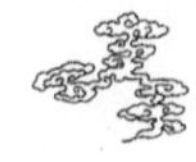

（10）维生素 B_{17}。

【功能】具有防癌、治癌的功效，因维生素 B_{17} 含有“氰”分子，正常细胞吸收 B_{17} 时，会将“氰”毒分解从尿中排出，而癌细胞无法分解“氰”，而被攻击。

（11）叶酸

【功能】制造红血球及白血球，增强免疫力。

【缺乏症】舌头红肿、贫血、消化不良、疲劳、头发变白、记忆力衰退。

【主要食物来源】蔬菜、肉、酵母等。

（12）维生素 C（抗坏血酸）。

【功能】对抗游离基、有助防癌；降低胆固醇，加强身体免疫力，防止坏血病。

【缺乏症】牙龈出血，牙齿脱落；毛细血管脆弱，伤口愈合缓慢，皮下出血等。

【主要食物来源】水果（特别是橙类）、绿色蔬菜、番茄、马铃薯等。

（13）维生素 D。

【功能】协助钙离子运输，有助小孩牙齿及骨骼发育；补充成人骨骼所需钙质，防止骨质疏松。

【缺乏症】小孩软骨病、食欲不振；腹泻等。

【主要食物来源】鱼肝油、奶制品、蛋。

（14）维生素 E（生育酚）。

【功能】抗氧化剂、有助防癌；与生育相关。

【缺乏症】红血球受破坏、神经受损害、营养性肌肉萎缩、不育症、月经不调、子宫机能衰退等。

【主要食物来源】植物油、深绿色蔬菜、牛奶、蛋、动物肝脏、麦及果仁。

（15）维生素 F（亚麻油酸、花生油酸）。

【功能】防止动脉中胆固醇的沉积，治疗心脏病。帮助腺体发挥作用，使钙能被细胞充分利用，从而增进健康和成长，也有助于皮肤和毛发健康生长。

【缺乏症】心血管疾病等。

【主要食物来源】植物油（由亚麻、葵花子、大豆、花生等榨取的油）以及花生、葵花子、核桃等坚果类食品。

（16）维生素 H（生物素）。

【功能】合成维生素 C 的必要物质，是脂肪和蛋白质正常代谢不可或缺的物质；还具有防止白发和脱发，保持皮肤健康的作用。

【缺乏症】白发、脱发、皮肤干裂等。

【主要食物来源】牛奶、牛肝、蛋黄、动物肾脏、水果、糙米。

（17）维生素 K。

【功能】与凝血作用相关，许多凝血因子的合成与维生素 K 有关。

【缺乏症】体内不正常出血。

【主要食物来源】花椰菜、西蓝花、动蛋黄、动物肝脏、稞麦等。

（18）维生素 P（生物类黄酮）。

【功能】防止维生素 C 被氧化而受到破坏，增强维生素功效；增加毛细血管壁强度，防止瘀伤。有助于牙龈出血的预防和治疗，有助于因内耳疾病引起的浮肿或头晕的治疗等。

【缺乏症】与维生素 C 缺乏症类似。

【主要食物来源】橙、柠檬、杏、樱桃、玫瑰果实以及荞麦粉。

呼吸类药物

1. 镇咳药。

（1） 可待因（甲基吗啡）。

直接抑制延髓咳嗽中枢，镇咳作用迅速且较强，强度为吗啡的 1/4。主要用于各种频繁、剧烈干咳及轻度疼痛等。对大量咯血者也有镇静、减少出血的作用。主要不良反应是成瘾性和呼吸抑制，也可引起便秘等。

（2） 利多卡因。

为酰胺类局麻药及抗心律失常药。麻醉作用比普鲁卡因强 2 倍。通过麻醉感受器和传入途径产生镇咳作用，喷雾吸入治疗顽固性咳嗽，一次可维持数周。作用于中枢神经系统，引起嗜睡、感觉异常、肌肉震颤、惊厥昏迷及呼吸抑制等不良反应。

2. 平喘药。

（1） 二羟丙茶碱（喘定）。

其平喘作用和对心脏的兴奋作用均较氨茶碱弱，胃肠刺激性较小。主要用于不宜使用肾上腺素类药物及氨茶碱的哮喘病人。其与红霉素、林可霉素、克林霉素以及某些氟喹诺酮类并用可减少本品的清除，血药浓度增高而易中毒。本品服用后可有头痛、失眠、心悸、恶心和呕吐等胃肠道症状。

（2） 酮替芬。

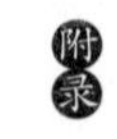

平喘作用时间长，中枢作用时间短。抑制变态反应介质释放，拮抗 5—HT 和多种过敏物质引起的支气管痉挛。为口服强效变态反应介质，主要用于预防成人及小儿支气管哮喘的发作，对外源性哮喘比内源性哮喘更有效。也可用于变态反应性鼻炎，变态反应性皮炎，变态反应性结、直肠炎，荨麻疹和湿疹的防治。其不良反应主要有嗜睡，还有倦怠以及胃肠道反应等。

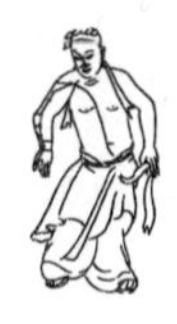

（3） 布地奈德（普米克）。

其是一具有高效局部抗炎作用的糖皮质激素，可用于糖皮质激素依赖性或非依赖性的支气管哮喘和哮喘性慢性支气管炎患者。使用后可能发生轻度喉部刺激、咳嗽；口咽部念珠菌感染；速发或迟发的变态反应，包括皮疹、接触性皮炎、荨麻疹、血管神经性水肿和支气管痉挛；精神症状，如紧张、不安、抑郁和行为障碍等。

3. 祛痰药。

氨溴索（沐舒坦）。

主要用于急、慢性支气管炎、支气管哮喘、支气管扩张、肺结核、肺炎及手术后的咳痰困难者等；还可预防和治疗新生儿窘迫综合征等。同时本品可增加头孢哌酮—舒巴坦（舒普深）、头孢呋辛、阿莫西林等抗生素向支气管和肺内转运，增强抗菌作用。偶有皮疹、恶心、腹痛、腹泻、胃部不适和消化不良等症状。

消化类药物

1. 乳酶生。

乳酶生，又叫表飞鸣，是一种传统的活菌素制剂。乳酶生为白色或淡黄色干燥粉末，微臭、无味、几不溶于水。乳酶生为活肠球菌的干燥制剂，在肠内分解糖类生成乳酸，使肠内酸度增高，从而抑制腐败菌的生长繁殖，并防止肠内发酵，减少产气，因而有促进消

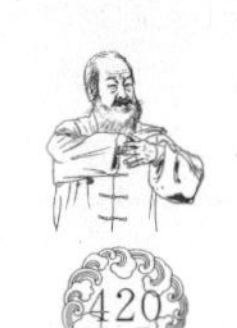

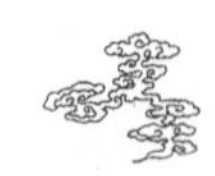

化和止泻的作用。

2. 酵母片。

酵母片也叫食母生，临床上常用于治疗消化不良。本药中含有丰富的B族维生素、氨基酸和微量元素铬，是一种营养补充剂。本药中所含的微量元素铬是糖代谢中一种酶的重要组成成分；也是分解蛋白质酶的组成成分；还直接参与血糖水平的控制。铬对体内胰岛素有活化作用，只能从食物中获取，但糖尿病病人由于控制饮食，所以单从食物中难以得到充足的铬。根据专家建议和临床观察证明，常服酵母片对糖尿病患者有很好的治疗作用，而且安全无不良反应。

3. 氟哌酸。

该药为第三代喹诺酮类广谱抗菌抗生素，主要用于各种敏感的革兰阴性菌感染性治疗。口服后迅速吸收，组织分布良好，在肝、肾、胰、脾、淋巴结、腮腺、支气管黏膜等组织中的浓度均高于血浓度，并可渗入各种渗出液中，但在脑组织和骨组织中浓度较低。在体内几乎不被代谢，绝大部分随尿液排出，尿中药物浓度极高。

4. 吗丁啉。

本品为胃肠促动力药类非处方药，适应于消化不良、腹胀、嗳气、恶心、呕吐。该品可阻断催吐化学感受区多巴胺的作用，抑制呕吐的发生；可促进上胃肠道的蠕动和张力恢复正常，并能加速餐后的胃排空。此外，还可增进贲门括约肌的紧张性，促进幽门括约肌餐后蠕动的扩张度。然而，该品并不影响胃液的分泌。由于其通过血脑屏障弱，故无明显的镇静、嗜睡及锥体外系等不良反应。

5. 开塞露。

开塞露是一种润滑剂，其成分主要是由甘油和其他辅助药物组成。临床上通常用开塞露刺激肠壁引起排便反射来协助排便。常见的开塞露有两种制剂，一种是甘油制剂，另一种是甘露醇、硫酸镁制剂。两种制剂成分不同，但原理基本一样，都是利用甘油或山梨醇的高浓度，即高渗作用，软化大便，刺激肠壁，反射性地引起排便反应，再加上其具有润滑作用，能使大便容易排出。

6. 健胃消食片。

健胃消食片属片剂，以山药、麦芽、山楂、陈皮等理气消食的中药为主，可健胃消食，用于脾胃虚弱所致的食积，症状表现有不思饮食、嗳腐酸臭、脘腹胀满、消化不良等。该品具有促进胃肠蠕动、促进胃消化液分泌、增强胃蛋白酶活性、增强体质、增强免疫功能等作用。通过增加调理胃部功能，增强胃部蠕动和胃酸分泌达到促进消化的效果。

健胃药，应在饭前服用；用于消食导滞的药物，则在饭后服，以达开胃、导滞之功效。“饭前服用”则是指此药需要空腹（餐前1小时或餐后2小时）服用以利吸收。如果你在吃饭前刚吃进一大堆零食，那此时的“饭前”可不等于“空腹”。“饭后服用”则是指饱腹（餐后半小时）时服药，利用食物减少药物对胃肠的刺激或促进胃肠对药物的吸收。一般不注明饭前的药品皆在饭后服用。

7. 黄连素。

黄连素是一种重要的生物碱，是我国应用很久的中药。可从黄连、黄柏、三颗针等植物中提取。它具有显著的抑菌作用。黄连素在临床中一直作为非处方药用于治疗腹泻，但是现代药理学研究证实黄连素具有显著的抗心力衰竭、抗心律失常、降低胆固醇、抗制血管平滑肌增殖、改善胰岛素抵抗、抗血小板、抗炎等作用，日益受到重视，因而在心血管系统和神经系统疾病方面将可能有广泛、重要的应用前景。

心脑血管药物

1. 卡托普利。

卡托普利（开博通）于1981年由百时美施贵宝公司首先开发上市。作为一种历史悠久的普利类降血压老药，价格低廉，为国内众多低收入病人所接受，也是临床医生的首选药品之一，适用于治疗各种类型高血压。

本品为血管紧张素转换酶抑制剂（ACE1），能抑制血管紧张素转化酶活性，降低血管紧张素Ⅱ水平，减少缓激肽的失活，降低血管张力，扩张血管（包括舒张小动脉），从而使血压下降，进而可降低心脏负荷，改善心排血量，增加肾血流量，但不影响肾小球滤过率。

2. 寿比山。

寿比山是一种口服片剂药，主要用于治疗轻度、中度高血压，对肾性高血压、糖尿病性高血压等。寿比山的机制包括以下几个方面：调节血管平滑肌细胞的钙内流；刺激前列腺素PGE2和前列腺素PGI2的合成；减低血管对血管加压胺的超敏感性，从而抑制血管收缩。本品降压时对心排血量、心率及心律影响小或无。长期用本品很少影响肾小球滤过率或肾血流量。本药不影响血脂及碳水化合物的代谢。

口服吸收快而完全，生物利用度达93%，不受食物影响。血浆结合力为71%～79%，也可与血管平滑肌的弹性蛋白结合。口服后1～2小时血药浓度达高峰；口服单剂后约24小时达高峰降压作用；多次给药8～12周达高峰作用，维持8周，半衰期为14～18小时。在肝内代谢，产生19种代谢产物，约70%的代谢产物经肾排泄，其中7%为原形，23%经胃肠道排出。肾功能衰竭者的药代动力学参数没有改变。

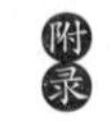

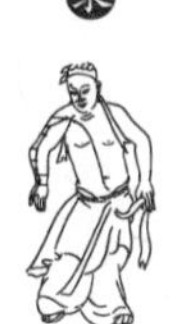

3. 络活喜。

络活喜（苯磺酸氨氯地平片）属片剂。具有抗动脉粥样硬化作用，长期应用于冠心病患者可显著减少心血管事件，可以治疗高血压，是迄今处方量最大的治疗高血压的品牌药物。该药品的成功得益于其显著的疗效，起效和缓、作用持久平稳、每日一次的方便剂量、24小时稳定控制高血压和心绞痛以及极佳的安全性和耐受性。

该品为钙离子拮抗剂，阻滞心肌和血管平滑肌细胞外的钙离子经细胞膜的钙离子通道进入细胞。直接舒张血管平滑肌，具有抗高血压作用，该品缓解心绞痛是通过扩张外周小动脉，使外周阻力降低，从而降低心肌耗氧量，另外扩张正常和缺血区的冠状动脉及冠状小动脉，使冠状动脉痉挛病人的心肌供氧量增加。用于治疗高血压、稳定型心绞痛和缺血性心脏病。

4. 消心痛。

消心痛又称硝酸异山梨酯，与硝酸甘油同为硝酸酯类抗心绞痛的代表药物。因其价格低廉，疗效确切，目前仍是治疗冠心病的首选药物。患者服用消心痛时应注意以下事项：

（1）凌晨服药，防止晨起心绞痛。早晨起床前服用消心痛，可有效松弛血管平滑肌，降低心肌耗氧量，防止清晨心肌缺血及心绞痛发作。

（2）间断服药，避免耐药现象。少数病人最初使用消心痛效果不错，但长期使用效果越来越不明显，其原因是产生了耐药现象。因此，最好每天服药2～3次，中间有一长达10小时以上的间隔时间，使血浆中有一个无硝酸盐间歇期，以恢复对消心痛的敏感性。

（3）逐步加量，消除头痛。部分病人服常规剂量消心痛后，可出现头涨、头痛症状。有症状但能坚持者，可继续常量治疗，一般用药1～2周后头涨、头痛症状可消失。难以忍受而不能坚持治疗者，可采取能忍受的小剂量逐步增加至常规剂量。

（4）舌下含化，用于急救。消心痛也可用于治疗心绞痛急性发作。虽然起效时间较硝

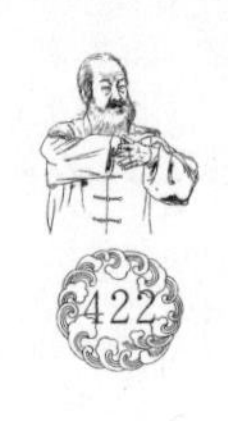

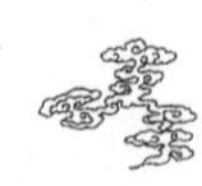

酸甘油稍迟（2～3分钟见效），但作用时间持久。同时，消心痛药物稳定性比硝酸甘油好，不易失效，可作为心绞痛急救药物常备。但需注意，消心痛用于急救时，必须将药片咬碎后舌下含化，才能迅速起效。

5. 复方丹参片。

复方丹参片为褐色的片、糖衣片或薄膜衣片，糖衣片和薄膜衣片除去包衣后显褐色，气芳香，味微苦。用于治疗胸中憋闷、心绞痛等疾病。服用此药，应注意以下三点：

（1）复方丹参片是治疗冠心病的常用中药，但也只是治标之药，不宜久服。因为复方丹参片中的冰片具有芳香走窜的特性，耗气伤阳，久服易致心脏功能减退。

（2）复方丹参片中冰片含量偏大，对胃肠道刺激也较大，冠心病兼有胃炎、胃十二指肠溃疡、食道炎的患者，或属于虚寒体质的患者均不宜选用。

（3）长期服用复方丹参片可能引起低钾血症。研究发现，有的冠心病患者按常规量连续服用复方丹参片1个月，血钾水平较治疗前降低，患者可出现腹胀、乏力等缺钾表现。这可能与丹参对肾功能的影响有关。丹参能使肾小球滤过率、肾血流量显著增加，引起尿排钾增多，血钾降低。因此，老年人服此药过程中应注意适当补钾，可经常吃些富钾食物，如香蕉、橘子汁、黄豆、花生、蘑菇、土豆、白薯等。当出现腹胀、乏力等缺钾表现时，可加服钾盐（如门冬氨酸钾镁片或口服液）。

6. 速效救心丸。

速效救心丸是治疗冠心病、心绞痛的必备良药。独特的配方、高新技术的应用及先进的剂型等多方面突出的优势，继承了中药标本兼治、毒副作用小的优势，长期服用效果会更加显著。

其是由川芎、冰片等制成的滴丸型中成药，功能是活血化瘀、宣通脉络、行气止痛，具有用量小、起效快、服用方便的特点，是治疗冠心病、心绞痛的常用药物。从问世之初就以显著、独特的疗效，及其剂量小、起效快、生物利用度高、服用方便、安全高效等特点，特别是服用后无明显不适感和毒副作用，无耐药性的优势而驰名中外。

7. 华佗再造丸。

华佗再造丸的配方，来源于建国初期“京城四大名医”之一冉雪峰祖传治疗中风的秘方。在20世纪80年代，冉雪峰之子著名中医冉小峰将这一家传验方无偿献给国家。1985年，国家科委和国家药品监督管理局将其列为保密处方，连生产工艺也一并保密。同时，为了弄清该配方的奥秘，它曾被作为国家“六五”重大科技攻关项目，是中药界为数不多的“国家一级保密处方”之一。

本处方采用纯植物药组方，既能治疗缺血性中风，又能治疗出血性中风；而且既克服了动物药因其破血作用和毒性而易致再发脑出血或其他不良反应，又克服了动物药因其有效成分（如酶等）易被分解而影响治疗效果的问题，可以说是百年难遇的高效治疗中风的纯植物配方。

8. 通心络。

本品为硬胶囊，内容物为灰棕色至灰褐色颗粒和粉末；气香、微腥，味微咸、苦，由人参、水蛭、全蝎、檀香、土鳖虫、蜈蚣、蝉蜕等药味经加工制成。

主要功能是益气活血，通络止痛。用于冠心病、心绞痛证属心气虚乏、血瘀络阻者。症见胸部憋闷、刺痛、绞痛、气短乏力、心悸自汗、舌质紫暗或有瘀斑、脉细涩或结代。亦用于气虚血瘀络阻型中风病，症见半身不遂或偏身麻木、口舌歪斜、言语不利。

饮食起居均有健康学问
生活点滴皆有长寿法则

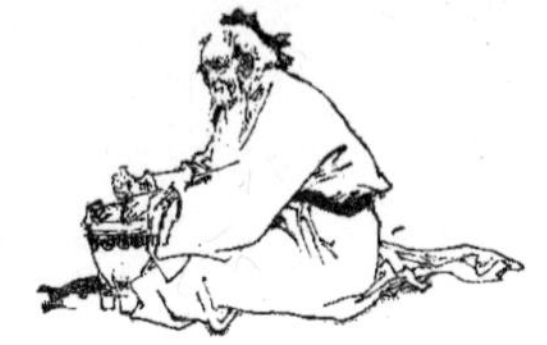

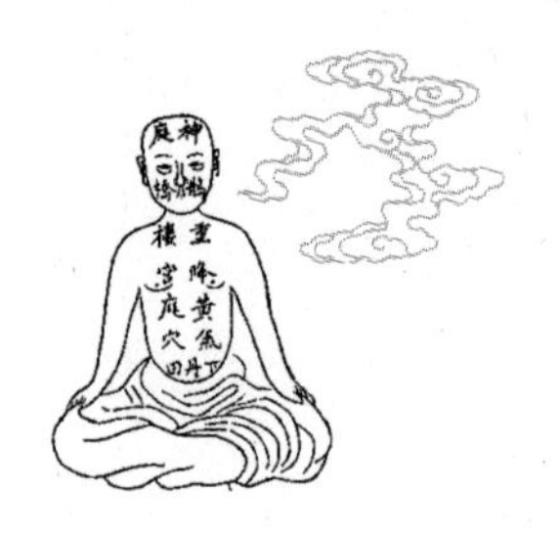